INDIVIDUUM UND KRANKHEIT

GRUNDZÜGE EINER INDIVIDUALPATHOLOGIE

VON

FRIEDRICH CURTIUS

PROFESSOR DR. MED.
CHEFARZT DER MEDIZINISCHEN KLINIK
DES STÄDTISCHEN KRANKENHAUSES OST, LÜBECK

MIT 58 ZUM TEIL FARBIGEN ABBILDUNGEN

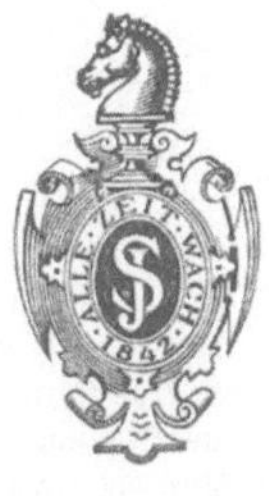

Springer-Verlag Berlin Heidelberg GmbH

1959

Ursprünglich erschienen bei Springer-Verlag OHG. Berlin · Göttingen · Heidelberg 1959
Softcover reprint of the hardcover 1st edition 1959

ISBN 978-3-642-87057-6 ISBN 978-3-642-87056-9 (eBook)
DOI 10.1007/978-3-642-87056-9

MARIE CURTIUS

IN

DANKBARKEIT

Vorwort

Dem Bestreben, die Krankheitserscheinungen des Menschen auf die Gesetzmäßigkeiten der Pathophysiologie, der pathologischen Anatomie, der üblichen generalisierenden klinischen Nosologie und auf die genaue Kenntnis der ursächlichen Kräfte zurückzuführen, sind Grenzen gezogen, die hauptsächlich in der Individualität bestehen. Deshalb wurde von altersher immer wieder geraten, in Diagnostik und Therapie zu „individualisieren“, ohne daß jedoch ernstliche Versuche zum Ausbau einer geeigneten Methode unternommen worden wären. Von der dringenden Notwendigkeit derartiger Untersuchungen überzeugt, habe ich 1934 eine entsprechende programmatische Arbeit veröffentlicht (Z. Morph. u. Anthropol. Bd. 34) und später einen Fortbildungskurs am ehemaligen Kaiserin-Friedrich-Haus für ärztliche Fortbildung ins Leben gerufen, den ich einleitete mit dem Vortrag „Begriff, Aufgaben und Wege der Individualpathologie“ (in: „Individualpathologie“ Gust. Fischer 1939).

Seit dieser Zeit habe ich mich fortlaufend mit diesem Thema beschäftigt und eine große Zahl von Kranken unter individualpathologischen Gesichtspunkten untersucht und behandelt, wobei mir vor allem meine Lübecker Mitarbeiter hilfreich zur Seite standen. Ihnen allen, besonders den Herren Dr. H.-G. ROHRMOSER, Dr. H.-E. SEHNERT, Dr. H. FEIEREIS, Dr. H. SCHIBALSKI und Dr. K. BOHM gilt mein herzlicher Dank.

Herrn Prof. Dr. E. JECKELN, Chefarzt des Pathologischen Instituts unserer Städtischen Krankenanstalten, danke ich für die liebenswürdige Genehmigung zur Verwertung mehrerer Sektionsprotokolle. Es ist mir ein Bedürfnis, auch Herrn Oberarzt Dr. FR. WEGENER, der seit Jahren die Sektionen im Krankenhaus Ost durchführt, für vielfache Anregung und Belehrung am Sektionstisch meinen herzlichen Dank auszusprechen.

Ferner danke ich Frau LIESELOTTE BREMER und meiner Frau für unermüdliche Hilfe.

Herrn Dr. HEINRICH DRÄGER, Lübeck, danke ich herzlich für die großzügige finanzielle Unterstützung meiner Forschungen.

Lübeck, im September 1959 Der Verfasser

Inhaltsverzeichnis

A. Einleitung 1

B. Theoretische Grundlagen 11

I. Typologie und Individualität 11

1. Konstitutionstypologie und Individualität 11

2. Typologie und Individualität in ihrer Bedeutung für die Krankheitsforschung 14

II. Methode der Individualpathologie 29

C. Individualität und Krankheitsentstehung 32

I. Die Krankheitsverursachung: Plurikausalität 32

1. Die empirische Begründung der Plurikausalität 32

2. Über die Wirkungsweise der Ursachenkoeffizienten 45

3. Die Auslösung von Krankheiten 48

Art des Auslösungsfaktors 55

Zur Analyse des Auslösungsvorgangs 56

4. Die Variokausalität und ihr Einfluß auf die Krankheitsgestalt 59

5. Der Ursachenbegriff in der medizinischen Ätiologie, seine theoretische Bewertung in Philosophie, Biologie, Medizin und Rechtswissenschaft 63

Praktische Bewertung mehrerer Ursachen in der medizinischen Ätiologie und Versicherungsmedizin 64

6. Über psychische Krankheitsverursachung 67

Kasuistische Beispiele 71

a) Auslösung von Einzelsymptomen, Krankheitsschüben und ganzen Syndromen 72

b) „Vorbereitende Schäden“ als Auslösungsfaktoren von Infektionskrankheiten 79

c) Krankheitsauslösung durch den Alternsvorgang 81

II. Der prämorbide Zustand 81

Kasuistische Beispiele 94

III. Die individuelle Reaktionsweise 99

Kasuistische Beispiele 105

IV. Die Organdisposition 115

1. Erbliche Organdisposition 118

2. Erworbene Organdisposition 128

3. Wesen der Organdisposition 132

Kasuistische Beispiele 136

D. Individualität und Krankheitsgestaltung 150

I. Morbus compositus 151

1. Krankheitskombinationen 151

2. Das Mosaiksyndrom 159

Kasuistische Beispiele 160

II. Pathoplastik 178
1. Nosologisch-symptomatologische Beurteilung 178
a) Pathoplastische Färbung des ganzen Krankheitsbildes 178
b) Pathoplastische Beeinflussung von Symptomen 181
α) Quantitative Abwandlung von Symptomen 181
Symptom-Verstärkung S. 181. — Symptom-Abschwächung S. 182. — Heilungsverzögerung S. 184.
β) Qualitative Abwandlung von Symptomen 184
2. Art der pathoplastisch wirkenden Faktoren 186
3. Zur Ätiologie und Pathogenese pathoplastischer Erscheinungen 189
Kasuistische Beispiele 191

III. Komplikationen 216
Anhang: Die komplizierte Schwangerschaft 231
Kasuistische Beispiele 240

IV. Krankheit und Persönlichkeit 244
Kasuistische Beispiele 257

E. Individualität und Krankheitsbeurteilung 267
I. Nosologie und Symptomatologie im Lichte der Individualität 267
1. Die nosologische Wirklichkeit gegenüber der dogmatischen Fiktion 267
2. Spezifische Krankheitseinheit oder Syndrom? 280
3. Individualpathologische Beurteilung der Symptome 285
a) Art und Bewertung der Symptome 285
α) Die nosologisch-diagnostische Wertigkeit der Symptome 285
β) Welche Symptome sind prozeß-, welche individualitätsbedingt? . . . 289
b) Die Wechselbeziehungen der Symptome. Genetische Symptomatologie . . 291

II. Individualdiagnose 293
1. Fehlerquellen und Problematik der „alten Diagnose“ 294
2. Notwendige Ergänzung der Schuldiagnose durch die Individualdiagnose . . . 295
Einzelbeispiele von Individualdiagnosen 298

III. Individualpathologie und Begutachtung 301
Kasuistische Beispiele 310

IV. Individualität und Prognose 333

F. Individualität und Therapie 344
I. Allgemeines 344
II. Individualtherapeutische Regeln bei Krankheitskombinationen 351
III. Zur Therapie der Schwangerschaftskomplikationen 357
IV. Zusammenfassende Bemerkungen zur Individualtherapie 362
Kasuistische Beispiele 362

G. Rück- und Ausblick 381
Literaturverzeichnis 386
Namenverzeichnis 437
Sachverzeichnis 457

A. Einleitung

Es gibt keinen Arzt, der nicht schon beklommen am Bette eines Kranken stand, weil es trotz größter Bemühungen nicht gelingen wollte, das gegenwärtige Bild mit einem der erlernten Krankheitsbegriffe zur Deckung zu bringen und dadurch zu einer befriedigenden Beurteilung und Behandlung zu gelangen. Selbstverständlich wird der gut Geschulte und Erfahrene seltener in derartige Verlegenheiten kommen, aber auch ihm begegnen sie noch oft genug, wie der Genfer Kliniker Prof. M. Roch von sich bekannte: «. . . Un demi-siècle après le début de mes études il m'arrive souvent de me trouver hésitant devant quelque malheureux aux symptomes multiples et contradictoires qu'on ne peut introduire dans aucune des classes qui constituent les chapitres de nos traités».

Worauf beruht dieser Zwiespalt? Auf der Grundeigenschaft alles Lebens, der Individualität, auf der einen, der Struktur unseres rationalisierenden und nivellierenden menschlichen Ordnungsstrebens auf der anderen Seite. Um der Fülle der Besonderheiten einigermaßen Herr zu werden, ziehen wir aus den Einzelfällen das Gemeinsame heraus, wir abstrahieren, und legen diese Idealkonstruktionen unserem ärztlichen Denken und Handeln als Leitbilder zugrunde. Daraus resultiert das „hochspezialisierte schematische Krankheitsbild" (H. Siegmund) unserer Lehrbücher. Die Lehrbuchdarstellung geht nicht wie Hippokrates, der Begründer des strengen Individualisierens, vom gegenwärtigen Zustandsbilde aus, sondern von den generellen Verlaufsmöglichkeiten der einzelnen Krankheiten. Zahlreiche ältere wie neuere Ärzte, vor allem Internisten und Psychiater, haben sich für die unbedingt nötige Ergänzung dieser Krankheitsschemata durch eine wirklichkeitsnähere, d. h. individualisierende Diagnostik ausgesprochen (Birnbaum, A. Cahn, Heinrich Curschmann, C. Gerhardt, Hoche, Jaspers, Rich. Koch, Krehl, Kronfeld, Kussmaul, v. Leyden, Friedr. Müller, Munk, v. Neergaard, O. Rosenbach, Wunderlich, Th. Ziehen u. v. a.). Im Gegensatz hierzu stehen jene, bei welchen nach „schematisch durchgeführter internistischer Untersuchung . . . nur konstatiert wird, ob das Ergebnis in eines der diagnostischen Schubfächer paßt" (Brock 1945).

Daß nicht nur in der Symptomatologie, sondern auch in der *Therapie* der Schematisierung enge Grenzen gezogen sind, ist selbstverständlich: „Ich weiß nicht, ob diejenigen, welche sich bestreben, die Therapie zu einer exakten Wissenschaft zu machen, den ganzen Aufgaben des ärztlichen Berufes förderlich sind. Ausschließlich nach mechanischen, physikalischen und chemischen Grundsätzen lassen sich Krankheiten nicht behandeln . . . Das Schematisieren, wie es heute wieder Mode ist . . . führt vielfach Unheil herbei" (E. v. Leyden 1885).

Dasselbe gilt schließlich auch für ein Großteil der aufgestellten Theorien und Hypothesen über „die" *Pathogenese* „dieser" Krankheit. Nur ein Beispiel sei hierfür genannt. Nach dem Urteil des Tuberkuloseforschers W. Pagel (1930) gibt es „keine einheitliche allergische Struktur der Tuberkulose, genau so wenig, wie sich für die tuberkulöse Gewebsreaktion überhaupt ein einheitliches, zwangsläufig erfülltes Schema aufstellen läßt. Solche Versuche sind . . . immer . . . überrasch und übereifrig aufgenommen worden".

Trotz zahlreicher gleichsinniger Warnungen wird die Biologie und Pathologie des Menschen bis in die jüngste Zeit immer wieder streng schematisierend behandelt und gelehrt, wie Eug. Pittard 1949 betonte: «Beaucoup des savants . . . ont conservé l'habitude de considérer les hommes si ... ils étaient, grosso modo, identiques dans leurs charactéristiques morphologiques et dans leurs comportements physiologiques et aussi pathologiques». Die tiefe Verwurzelung einer derartigen Einstellung in manchen ärztlichen Kreisen ergibt sich beispielsweise aus einer Äußerung des bekannten Schweizer Psychiaters MAX MÜLLER, die diagnostische Berücksichtigung der individuellen Besonderheiten sei „im Gegensatz zur Körpermedizin" nur in der Psychiatrie erforderlich. Auch HEYER glaubt, eine Lungenentzündung[1] oder ein Beinbruch gäben schließlich doch immer wieder sehr ähnliche Bilder, da „im Bereich des Körperlichen die Menschen sehr ähnlich organisiert" seien. (Daß man auch umgekehrter Ansicht sein kann — inwiefern mit Recht, bleibe dahingestellt — zeigt ein Wort ALEX. CARRELs: „Zuweilen ist die geistige Individualität weit weniger ausgeprägt als die organische").

Wenn dem wirklich so wäre, hätten sich kaum so zahlreiche Kliniker, Pathologen, Physiologen und Morphologen als überzeugte Anhänger des Individualisierens bekannt. Später wird an konkreten Beispielen zu zeigen sein, daß auch in der Körpermedizin die individuelle Variabilität von genau derselben Bedeutung ist wie in der Psychopathologie, des weiteren, daß der Hinweis auf die immer noch blühende, überstarke Schematisierungstendenz nach wie vor dringend erforderlich ist.

Freilich unterscheiden sich die Ärzte je nach Wesensart, Schulzugehörigkeit und herrschendem Zeitgeist in der mehr oder weniger starken Neigung zum Besonderen. In der griechischen Medizin hatte die Ärzteschule von KNIDOS das Bestreben, möglichst viele Krankheitsbilder aufzustellen, um so der Vielfältigkeit der Erscheinungen gerecht zu werden (R. KOCH). Auch THUKYDIDES will ohne Rücksicht auf die Individualität den Krankheits*typ* beschreiben (J.-H. KÜHN 1956). Demgegenüber steht für HIPPOKRATES bzw. die Koische Schule der Einzelfall im Vordergrund aller Bemühungen. Über die immer erneute Diskussion dieser Frage unter den griechischen Ärzten und Philosophen unterrichtet die gehaltvolle Schrift J.-H. KÜHNs.

Die vom Aristotelismus beherrschte Medizin des Mittelalters wird mit Recht stets als Schulbeispiel eines starren, wirklichkeitsfremden jurare in verba magistri angeführt, welches sich auf subtil per definitionem ausgeklügelte Krankheitsarten stützt: „Es werden immer weitergehende Unterarten aufgestellt, aber sie sind meist spekulativ abgeleitet, mit Hilfe dieses Denkens gelingt es nicht, dem Einmaligen, Einzigartigen wissenschaftliche Geltung zu verleihen, und so wird es vernachlässigt ... Individuum est ineffabile" (O. TEMKIN 1929). Allerdings meldet sich bald die Kritik. So war für J. B. VAN HELMONT (1577—1644) Aristoteles „der Prototyp jener Leute, die die Natur nicht aus ihr selbst, sondern aus allgemeinen und abgezogenen Begriffen ... und Schematen beurteilen" (DELFF). Es darf jedoch nicht verkannt werden, daß zur Entwicklung der modernen Medizin auch die Zusammenfassung ähnlicher Krankheitsbilder und -Verläufe unter lehrbare Regeln erforderlich war, wobei u. a. SYDENHAM (1624—1689) bahnbrechend wirkte. Was er „am Krankenbett sieht, ... herausgreift ist das Typische, das sich an anderen Wiederholende des pathologischen Geschehens ... Die Krankheiten sind ihm Wesenheiten ..., seine Krankheitsauffassung ... daher eine ontologische. HIPPOKRATES schreibt Krankengeschichte, SYDENHAM dagegen die Geschichte von Krankheiten" (SIGERIST 1932). Für SYDENHAM stand fest, „daß die gleiche Krankheit bei verschiedenen Menschen mit zum größten Teil gleichen Symptomen auftritt".

[1] Vgl. demgegenüber z. B. meine Untersuchungen mit M. WALLENBERG über Pneumoniedelir [Arch. klin. Med. **176** (1933)] bzw. diejenigen meines Mitarbeiters H. TÖPFER über chronische Pneumonien [Arch. klin. Med. **198** (1951)].

Auch in der Medizin des 18. Jahrhunderts steht der Zug zum Verallgemeinern im Vordergrund, der Zug zum Besonderen tritt stark zurück (RICH. KOCH), ohne aber Männern wie BOERHAVE und STAHL fremd zu sein (O. TEMKIN 1929). Die generalisierende Tendenz hat sich dann unter dem Einfluß der materialistischen Weltanschauung des 19. Jahrhunderts und dem damit verbundenen Bestreben, alle Lebensvorgänge auf chemisch-physikalische Gesetze zurückzuführen, eher noch verstärkt. So stand um 1900 der bekannte Internist v. MERING „noch ganz unter dem Grundgedanken der pathologisch-physiologischen Generalisierung der Krankheitsvorgänge", wie KREHL 1925 ausführt, um dann aber festzustellen, die *Klinik habe sich seitdem gewandelt*, das Persönliche sei viel mehr in seiner Bedeutung erkannt worden. Die schematisierende Pathophysiologie müsse deshalb durch das Verständnis der individuellen Verhältnisse des Einzelkranken ergänzt werden.

Auch M. MATTHES nennt in seiner Kongreß-Eröffnungsrede 1924 die Individualitätsfrage ein Hauptkennzeichen des Umschwungs im medizinischen Denken, dem für die moderne Forschungsrichtung maßgebende Bedeutung zukomme.

Dieser Kurswandel im medizinischen Denken hat zeitlich seine Vorläufer auf anderen Wissenschaftsgebieten. Stellte doch W. DILTHEY bereits 1896 fest, „daß der Schwerpunkt der Geisteswissenschaften aus dem Erkennen des Generellen ... hinüberrückt in das große Problem der Individuation. Die Wissenschaft strebt hier, sich der Fülle des individuellen Lebens zu bemächtigen".

Der Normung und Durchschnittsbetrachtung, die mit der ordnenden und veranschaulichenden Tätigkeit jeder Forschung und Lehre zwangsläufig verknüpft ist, steht die *Individualität* des Lebens als schwer zu bewältigender Gegenpol gegenüber. Diese wie auch die Komplexität alles Geschehens bedingen, daß *alle Verallgemeinerungen* nur einen *Notbehelf* darstellen können und deshalb oft genug mit schweren Mängeln unserer Beurteilung erkauft werden. Die Methode der *schulgemäßen klinischen Krankenbeurteilung* besteht großenteils darin, „Krankheiten ..., Einheiten des krankhaften Geschehens ... aus der Gleichartigkeit oder Ähnlichkeit von Zustandsbildern und Verläufen" zu erschließen, „ein im Erfolge zweifelhaftes Verfahren" (A. KRONFELD 1920), dessen Gefahren u. a. darin bestehen, daß „die diagnostischen Auffassungen klinischer Einzelfälle ... schwankend und widerspruchsvoll werden. Es bilden sich schulmäßige Gegensätzlichkeiten und die klinische Forschung selber bietet uns kein Mittel, um sie zu überwinden" (KRONFELD). Die endlosen, unerquicklichen und unproduktiven Polemiken in der Geschichte der Medizin bieten hierfür mannigfache Belege.

Es geht aber keineswegs allein um akademische Debatten, sondern — wie in diesem Buche noch genügend belegt werden wird — auch um *höchst konkrete Fragen der Beurteilung und Behandlung kranker Menschen.* Kein Geringerer als der berühmte Kliniker und Experimentalforscher ALEX. CARREL hat dies mit nachdrücklichem Ernste ausgedrückt: „*Das Mißtrauen der Öffentlichkeit gegen die Medizin ..., die Hilflosigkeit der Heilkunde ... ist vielleicht verschuldet durch die Verwechselung der Symbolwelt ... mit dem konkreten Kranken ... Der Mißerfolg der Ärzte kommt davon, daß sie in einer imaginären Welt leben. Statt ihrer Patienten sehen sie Krankheiten vor sich, wie sie in den medizinischen Lehrbüchern beschrieben sind*". Vom Arzt werde aber „die unmögliche Leistung verlangt, *eine Wissenschaft der besonderen Fälle aufzubauen*". Die Führer unserer klinischen Medizin haben diese bedrohliche Lücke unserer Heilkunde keineswegs übersehen. So schreibt K. WUNDERLICH (1841): „Der gleiche Name, unter dem man eine Anzahl von Fällen zusammenfaßt, bedeckt und verhüllt nur die unendlichen Modifikationen, die jeden einzelnen Fall auszeichnen, und *die am Ende gerade die Hauptsache sind*". Fast ein Jahrhundert später hören wir von KREHL (1929): „Die Schwankungen des Organgeschehens am einzelnen, ihre Verschiedenheiten bei den verschiedenen Menschen kennen wir kaum. Wir müßten sie aber viel genauer erfassen, wollen wir die individuelle Krankheitsgestalt verstehen". Ebenso hat FRIEDR. KRAUS (1922) ernstlich getadelt, daß der fiktive Durchschnittsmensch „für alles herhalten soll". „Nicht genügend berücksichtigt worden ist bisher ... daß unsere praktisch-ärztlichen Aufgaben stets geknüpft sind an die Singularität des menschlichen Artexemplars". KRAUS hat sich aber nicht mit programmatischen Äußerungen begnügt, sondern als erster den Versuch zum Ausbau einer „*Personallehre*" unternommen. Dabei war für ihn richtungweisend die Definition WILL. STERNs: „Im Begriff der Individualität liegt nicht nur das Besondere, Singuläre, sondern zugleich das Ungeteilte, Einheitliche". Hatte KRAUS jenes erste und wichtigste Kennzeichen der Individualität in seiner Bedeutung auch voll erfaßt, so bezieht sich der von KRAUS und seinem Schüler TH. BRUGSCH entwickelte „Personalismus" doch nur auf die Einheit des Organismus. Der Personalismus soll „das Feld der Forschung auf die psychophysische Person in ihrer Ganzheit" ausdehnen (BRUGSCH u. LEWY). Hat diese Forschungsrichtung gehalten, was sie versprach? Ich möchte es bezweifeln und dabei auch auf eine später (S. 13) zitierte Äußerung BRUGSCHs verweisen.

Wollen wir die geringe Auswirkung verstehen, welche der Personallehre tatsächlich vergönnt war, so müssen wir uns darüber klar sein, daß Person für KRAUS soviel bedeutet wie *Gesamtgebilde*. Er wendet sich gegen die isolierende Betrachtung der Funktionen, fordert die kollektive, synthetische, syzygiologische Betrachtung des Ganzen. „Dagegen handelt sein Buch nicht vom Einzelexemplar der Art, nicht von den Aufgaben, die aus dem Verstehen dieses einzelnen Patienten Herm. Müller oder Ernst Schulze erwachsen" (v. WEIZSÄCKER 1919).

Die ausgiebige Berücksichtigung der Individualität soll, wie KRAUS mit Recht fordert, „ein integrierender Bestandteil der Klinik überhaupt werden und sie ganz und gar zusammenfassen", sich dabei aber nicht erschöpfen in Form des „sich Offenbarens", sondern wissenschaftlicher Arbeit. *Dieses Programm so weit als möglich zu verwirklichen, ist das Hauptziel der folgenden Untersuchungen.*

Daß es sich dabei allerdings um eine ungemein schwierige Aufgabe handelt, kann nicht übersehen werden. Entgegen den starren Lehrsätzen einer verflossenen Wissenschaftsepoche wird sich jedoch später zeigen, daß diese Aufgabe auch nach Erörterung aller grundsätzlichen Problematik durchaus bewältigt werden kann, ja noch mehr: daß die wissenschaftliche Durchdringung des medizinischen Individualitätsproblems aus theoretischen wie praktischen Gründen auch heute noch unbedingt erforderlich ist. Hören wir doch vor wenigen Jahren W. LÖFFLER (1954) in seinem programmatischen Referat sagen: „Die Spannung zwischen wissenschaftlich-dozierter Medizin und angewandter Heilkunst ist eine der Hauptquellen des heutigen Unbehagens".

Das Ziel derartiger Untersuchungen ist klar. In weiten ärztlichen Kreisen besteht auch Einigkeit darüber, daß das erstarrte System der „von Morphologie und Organeinzelbetrachtung beherrschten medizinischen Wissenschaft" (LICHTWITZ) einer Auflockerung und Verlebendigung bedarf. Einer der wundesten Punkte unserer Forschung und Lehre sind Einseitigkeit und Begrenztheit der sog. „allgemeinen Pathologie" und der *Mangel eines planmäßigen medizinischen Denkens.* Schon 1929 erhob RICH. KOCH die Forderung nach einer „Denklehre der Medizin", nach verallgemeinernden Sätzen, ihrer Zusammenstellung und Ordnung, denn es sei „Aufgabe der Heilproblematik, überwiegend gedanklich ihren Gegenstand zu erforschen". Diese Forderung des ausgezeichneten Medizinhistorikers und Konstitutionsforschers darf nicht mißverstanden werden: er wußte selbstverständlich genau Bescheid um die Fülle und den Reichtum schärfster Gedankenarbeit, die am Mikroskop, im Laboratorium und auch am Krankenbett geleistet worden ist. Hier kann sich die Medizin mit jeder anderen Naturwissenschaft messen. Was KOCH jedoch vermißte, war jene individualisierende Betrachtung des Einzelkranken, welche der normierenden Gesetzeswissenschaft zur Seite treten muß.

Betrachtet man eines unserer Bücher über „*Allgemeine Pathologie*", etwa das gediegene 216seitige Werk HÜBSCHMANNs, so findet man dort auf 165 Seiten reine pathologische Anatomie, auf weiteren 20 Seiten rein unikausale Ätiologie im Sinne der bisherigen Medizin. Aber auch der geringe Rest des Buches läßt jene oben geforderten allgemeinen Regeln und Hinweise zur individualisierenden Beurteilung des Einzelkranken vermissen: über den bei fast allen Erkrankungen höchst bedeutsamen prämorbiden Zustand, über Organdisposition, über Konditionalismus bzw. Plurikausalismus (die einzig wirklichkeitsgerechte Ursachenlehre), den Gegensatz von Typus und Einzelfall (das Kernproblem von Biologie und Medizin), die zergliedernde Aufbaubetrachtung des aktuellen Krankheitsbildes, das ja immer einen "morbus compositus" darstellt, die Interferenzerscheinungen der so überaus häufigen Krankheitskombinationen, das oft entscheidende Phänomen der Pathoplastik u. v. a. mehr, findet der Leser nichts. Dies sind aber gerade die Probleme, welche dem Arzt alltäglich auf den Nägeln brennen (wenn er sie auch wegen des bisherigen Fehlens einer einschlägigen Forschung und Lehre nicht bei diesen Namen zu nennen weiß), während die seit Jahrzehnten abrollende Diskussion über den Entzündungsbegriff, komplizierte Einzelheiten der Teratogenese, zahllose Feinheiten und Varianten des Feinbaus der Zelle und viele andere Themen der sog. „Allgemeinen Pathologie" für die klinische Medizin kaum irgendwelche unmittelbare Bedeutung besitzen. „Der praktische Arzt erhofft ... von der wissenschaftlichen Forschung die schließliche Lösung der dem Arzt bisher unbeantwortet gebliebenen Fragen, die in seiner täglichen Praxis an ihn herantreten und deren Problematik ihm stets neue Sorgen und schlaflose Nächte bereitet" (H. NEUFFER 1949). Auch der Pathologe C. FROBOESE stellt fest, daß „der Kliniker heute keinen entscheidenden Wert mehr legt auf ... gelehrte Klassifizierungen im Sinne der großen Kategorien der allgemeinen Pathologie". Diese Ausstellungen betreffen alle anderen entsprechenden Werke in gleicher Weise[1]. Sie dürften sich deshalb nur „Allgemeine pathologische Anatomie" oder allenfalls noch „Allgemeine Pathologie vom Standpunkte des Anatomen" nennen.

W. HUECK hat dies klar erkannt, wenn er den 380 Seiten starken Hauptteil seiner Monographie betitelt: „Allgemeine morphologische Pathologie". Er schreibt ferner: „Die allgemeine Pathologie umgreift die ganze theoretische Medizin. In welchem deutschen Lehrbuch dieses Namens findet man das? Es werden nur die pathologischen Erscheinungen geschildert, zu deren Aufklärung auch die anatomische Methode ihren Beitrag liefert". Dementsprechend haben auch KREHL u. MARCHAND ausgedrückt, was sie zur Herausgabe ihrer „Allgemeinen Pathologie" veranlaßte: „Die allgemeine Pathologie als biologische Wissenschaft und als die Grundlage der Klinik kann nicht einseitig vom anatomischen Standpunkt aus begriffen werden". Diese tiefe Einsicht in das, was not tut, verhinderte allerdings nicht, daß die Mehrzahl der Autoren jenes Werkes Anatomen und Themen sowie Art ihrer Bearbeitung vorwiegend anatomisch geblieben sind. Ferner zeigt das Werk noch durchaus das Übergewicht der lokalistischen Krankheitsauffassung.

[1] Genannt sei nur noch die umfangreiche „Allgemeine Pathologie" F. BÜCHNERs (1950). Die Worte „Individuum" und „Konstitution" sind im Index nicht enthalten. Man findet zwar die üblichen, immer wiederholten elementaren Mendel-Regeln, mit denen jedoch dem Arzte für die Analyse der Individualität gar nicht gedient ist. Unsere bisherige, unlebendige, von Generation zu Generation fortgeschleppte Lehrbuch-Dogmatik ist tatsächlich weniger „in Bewegung" als mancherorts verkündet wird.

Wie schon aus der obigen Andeutung HUECKs entnommen werden kann, ist die Identifizierung von „Pathologie" und pathologischer Anatomie nur in Deutschland üblich: In Frankreich und England blieb die Klinik unabhängiger, die Physiologie wichtiger (ACKERKNECHT).

Es wäre verfehlt, in dieser Kritik den einseitigen Standpunkt des Klinikers sehen zu wollen, haben doch schon seit Jahrzehnten weitblickende Anatomen die rein pathologisch-anatomische Ausrichtung der Medizin abgelehnt. R. VIRCHOW schrieb 1867: „Die anatomische ist *nicht* die höchste Form der Anschauung in der Krankheitslehre" (Gleichsinnig: H. J. HEIDENHAIN zit. nach DIEPGEN 1948, v. RECKLINGHAUSEN). G. JÜRGENS schildert sehr eindrucksvoll, wie VIRCHOW bei der Sektion eines an Diphtherie verstorbenen Kindes die hier bestehende Unmöglichkeit einer anatomischen Erklärung in der Vorlesung vortrug. Wie RÖSSLE (1940) bemerkt, „entziehen sich u. a. Lebensschwäche, Organminderwertigkeiten, erworbene Anfälligkeiten im Sinne von Überempfindlichkeit dem Blick des Pathologen". D. v. HANSEMANN (1912) bespricht die völlige Negativität des Sektionsbefundes bei vielen Fällen von Schock-Tod und legt besonderen Nachdruck auf die hier wesentlich verantwortliche individuelle Disposition. Entgegen manchen Ansichten kann ferner „die pathologische Anatomie nicht immer die Grenzen für die Aufstellung nosologischer Einheiten geben" (MEESEN 1954). Auch RICKER, GRAEFF, SIEGMUND haben sich gleichsinnig geäußert: „Die pathologische Anatomie ist nicht die Grundlage der Krankheitslehre, weil diese eine dem lebenden Menschen gewidmete Disziplin ist" (G. RICKER). Nach SIEGMUND „darf die allgemeine Krankheitslehre nicht auf eine deskriptive anatomische Cellularpathologie beschränkt bleiben, sondern muß eine Korrelations- und Konstitutionspathologie lebendiger Systeme sein, wenn sie ein wissenschaftliches Verständnis der außergewöhnlichen, ungeordneten und krankhaften Lebensvorgänge vermitteln . . . soll".

Man könnte vermuten, daß die von OTTOMAR ROSENBACH, v. LEYDEN und LEUBE begründete[1] und später u. a. durch FR. KRAUS und dann auch durch seinen Schüler G. v. BERGMANN geförderte *funktionelle Pathologie* geeignet sei, jene Fragen der klinischen Medizin zu beantworten, auf welche die Anatomie wesensgemäß als rein morphologische Wissenschaft die Antwort schuldig bleiben muß. So förderlich die funktionelle Pathologie und ihre Zwillingsschwester, *die pathologische Physiologie* im Sinne L. KREHLs auch dem Verständnis pathogenetischer Fragen waren, so liegen doch beiden Disziplinen jene vorerwähnten Themen der klinischen Medizin durchaus fern, wie ein Blick in die zahlreichen Werke über pathologische Physiologie (KREHL, BECHER-BOHNENKAMP, LUCKE, ENGEL, GROSSE-BROCKHOFF, VOGT) eindeutig erweist: es handelt sich dort fast ausschließlich um angewandte Physiologie, d. h. eine Wissenschaft, die mit Recht ihren Stolz darin erblickt, als exakte Naturwissenschaft zu gelten. Für die Sammlung klinischen Beobachtungsgutes zur Frage individueller Krankheitsentstehung und -gestaltung und die Ableitung entsprechender allgemeiner Gesichtspunkte und Regeln im Sinne RICH. KOCHs und A. CARRELs ist in der pathologischen Physiologie kein Raum. Ebensowenig für die Gewinnung von Fortschritten, um der durch K. v. NEERGAARD festgestellten „tiefgehenden Resignation hinsichtlich der Fruchtbarkeit des ätiologischen (sprich unikausalen Ref.) Forschungsprinzips" in seiner bisherigen, einseitig organpathologischen und bakteriologischen Begründung entgegenzutreten. Dem entspricht es, daß sich KREHL außerordentlich resigniert über die Auswertung der pathologischen Physiologie für die klinische Medizin geäußert hat: „Mein ursprünglicher Plan war, die Behandlung innerer Krankheiten nach

---

[1] Mit HONIGMANN (1925) kann der Beginn des funktionellen Denkens etwa um das Jahr 1880 angesetzt werden.

den Grundsätzen der pathologischen Physiologie darzustellen ... Mit Schmerz muß ich sehen, daß solche Darstellung nicht möglich ist ...: nur in einem Bruchteil der Fälle stimmt die Form der Überlegung, die uns als Ärzte in der Krankenbehandlung leitet, mit der in der pathologischen Physiologie überein." Diese Inkongruenz beruht zweifellos ganz überwiegend auf der durch keine Labormethoden faßbaren individuellen Variabilität und Komplexität.

Wohl sind aber hier manche andere Bestrebungen zu nennen, welche der einseitigen wissenschaftlichen „Objektivität" und Rationalisierung auch in der Medizin entgegentreten. Demgegenüber werden von diesen neueren Forschern *Person und Subjekt als entscheidende Ausgangspunkte ärztlicher Menschenbeurteilung angesehen.* Wenn von *Person und Krankheit* die Rede ist, so versteht man heute darunter meist die Person als den Träger der „Persönlichkeit": Individuum ist jedes belebte Einzelwesen, Personen dagegen sind nur solche Individuen, „denen wir Persönlichkeit zuzusprechen uns berechtigt ... sehen: Persönlichkeit ist das konstitutive Prinzip, das Individuen zu Personen macht" (THIELE).

Selbstverständlich wirkt sich der geistig-seelische Persönlichkeitskern des Individuums, sein Ich (Subjekt) auch maßgebend aus auf Erlebnis und Gestaltung der Krankheit. Dies darf aber nicht zu ätiologischen Übertreibungen führen wie sie beispielsweise in BOVETs Buch „Die Person, ihre Krankheiten und Wandlungen" zu finden sind, wo behauptet wird, „die Wurzel aller Krankheit" liege allein in einer Störung der göttlichen Ordnung der Lebensführung. Wir wären damit wieder am Standpunkte eines RINGSEIS angelangt, der alle Krankheiten für Folgen der menschlichen Sünde erklärte. Andrerseits kann sich kein einsichtiger Arzt der grundlegenden Wichtigkeit einer *anthropologischen Medizin* entziehen, wie sie besonders in V. v. WEIZSÄCKERs Werk bedeutenden Ausdruck fand. So mußte auch ich ein komplexes, vielseitig verkanntes Krankheitsbild durchaus im Sinne v. WEIZSÄCKERs deuten (Zur sozialmedizinischen Beurteilung psychogener Schmerzen, Dtsch. Kriegsopferversorgung 1956, H. 6).

Es handelt sich hier um Kranke „wo die ganze Person in Mitleidenschaft gezogen ist und eine ständige Korrelation physischer und psychischer Symptome das ganze Krankheitsbild bestimmt", wo also „Klugheit des Herzens", Blick für den Menschen, Takt als „nicht naturwissenschaftliche Wahrnehmungshilfen für die Diagnose und Gewichte von therapeutischem Wert" zur Anwendung kommen müssen (H. PLESSNER).

Die überwiegende Mehrzahl aller individualpathologischer Probleme kann aber niemals allein durch mitmenschliches Verstehen gelöst werden, sondern bedarf ganz anderer Gesichtspunkte und Methoden.

Es dürfte deshalb auch keine wesentliche Förderung einer klinischen Individualpathologie bedeuten, wenn CHRISTIAN in einer Studienreihe der Evangelischen Akademie Person als „Träger eines Mit-Vollzugs" bzw. die Krankengeschichte als „Niederschlag einer echten mitmenschlichen Anteilnahme" definiert (Das Personenverständnis im modernen medizinischen Denken, Tübingen 1952). Wir bekennen uns demgegenüber zu dem Wort eines überragenden Arztes und ärztlichen Denkers: „Ich bin kein Anhänger jener sentimentalen Auffassung der Medizin, die immer nur die Hilfeleistung für leidende Mitmenschen im Munde führt" (KARL WUNDERLICH 1841). Dazu kommt, wie auch der Inhalt dieses Buches beweisen wird, daß „es viele Mißstände in der Medizin gibt, die nicht durch den Appell an die Ethik des Arztes zu beheben, sondern die Folge wissenschaftlicher Anschauungen vergangener Zeiten sind" (K. v. NEERGAARD 1946).

Die wachsende Einsicht in den Geltungsbereich außerbiologischer Kräfte für die Pathologie hat in den letzten Jahren Gesichtspunkte hervortreten lassen, die der bisherigen medizinischen Betrachtungsweise fremd waren. So fragen V. v.

Weizsäcker u. a. nach dem *Sinn der Krankheiten* und stellen sich dadurch in einen bewußten und stark betonten Gegensatz zur Kausalforschung.

Bei aller Hochachtung vor diesen Konzeptionen[1] mußten wir — fern aller metaphysischen Deutung — andere Wege beschreiten, um zur Pathologie des Individuums vorzudringen. Daß ein derartiger Standpunkt auch von philosophischer Seite als angemessen betrachtet wird, zeigt die Mahnung, welche M. Heidegger jüngst den Ärzten zurief: „Philosophieren Sie nicht zuviel!" Auch ein anderer Philosoph, der sich um Grundfragen der Medizin erfolgreich bemühte, schrieb: „Ärztliches Handeln ... wird von empirischen Erkenntnissen, niemals von philosophischen abhängig gemacht" (H. Plessner). Ähnliche Skepsis gegenüber philosophierender Medizin ist schon wiederholt von hervorragenden Männern ausgesprochen worden. Bereits Hippokrates ging „mit aller Schärfe ... gegen alle Versuche vor, allgemeine philosophische Spekulationen zur Grundlage der Heilkunst zu machen" ..., es verdiene „die schärfste Abweisung, sich in Hypothesen über das Wesen der menschlichen Natur zum Zwecke der Heilkunde zu verlieren" (Honigmann 1924). Hippokrates schreibt selbst: „*Will man Kranke richtig behandeln, so kommt es nicht darauf an, zu wissen, was der Mensch ist*". Selbst der so stark spekulativ eingestellte und in Medizin dilettierende Schelling hat sich nach Wunderlichs Zeugnis gegen das Philosphieren der Ärzte ausgesprochen.

Bei der Verwandtschaft von individueller Krankheitsforschung, d. h. Analyse der einzelnen „Krankengeschichte" und *historischer Forschung* (Rich. Koch, Leibbrand, v. Weizsäcker, M. Frischeisen-Köhler) — sie gehören beide zu den idiographischen Wissenschaften W. Windelbands — dürfte es erlaubt sein, Umschau zu halten nach dem methodischen Vorgehen des Historikers. Wir hören, daß es Leopold v. Rankes Bestreben gewesen sei, „immer nur zu zeigen, wie es eigentlich gekommen und gegangen; auf metaphysische Fragen nach dem Verhältnis von Freiheit und Notwendigkeit, von wirkender Kraft und leitendem Zweck in dem historischen Geschehen gibt sein Weltbild ebensowenig bestimmte Antwort, wie die Welt selber" (Alfr. Dove). Wir glauben, daß auch der medizinischen Personalforschung eine gleichsinnige *Beschränkung auf das Tatsächliche* förderlicher ist, als die ausgiebige Heranziehung sinndeutender Wesensschau.

Nicht selten wird dagegen die Anschauung vertreten, die ärztliche Erfassung des Einzelmenschen sei Sache schöpferischer, überrationaler *Intuition*. So bezeichnet Grote (1930) eine „personale Pathologie" als rational grundsätzlich unlösbare Aufgabe und meint: „Mit der Nichterkennbarkeit des Individuums müssen wir uns abfinden" (Grote 1922).

Das intuitive Moment hat schon Hufeland betont, wenn er von einem „vollkommenen Rapport" zwischen Arzt und Kranken spricht, einem „ganz eigentümlichen Zustand der Seele, der allein erst das wahre Individualisieren ... möglich macht". Selbst aus den Reihen der pathologischen Anatomie wird in mystischer Weise ärztlicher Intuition das Wort geredet. Borst glaubt an eine „von der Erfahrung unabhängige Einfühlung in geheimnisvolle Zusammenhänge, eine schöpferische Einfühlung, die der künstlerischen Eingebung verwandt ist". Ähnliches meint auch Jaspers: „Das Ganze ist wohl manchmal dem »Gefühl« des Beobachters gegenwärtig, ohne daß die Elemente recht klar sind; es gibt einen Blick für Konstitutionen, Krankheitstypen, Symptomenkomplexe". Echt wissenschaftliche Kritik führt den Autor jedoch zu der Einsicht, *daß Intuition niemals wahre, sachlich begründete Erkenntnis vermitteln kann*, denn „die Auffassung geht

---

[1] Zur Kritik des „anthropologischen" Subjektivismus vgl. K. Balthasar: Zbl. Neur. **118**, 189 (1952) und Weitbrecht.

immer zu den Elementen hin, da nur durch ihre Bestimmung die Auffassung klar und faßbar wird ... Ganzheiten werden klarer nur in dem Maß als ihre Analyse gelingt".

Man könnte schließlich auch daran denken, eine wissenschaftliche Richtung auf ihre Brauchbarkeit für die Individualpathologie zu prüfen, welche die Intuition gewissermaßen salonfähig gemacht hat, die *Phänomenologie*; dies um so mehr, da gerade hier die „Souveränität des Einzelfalles" anerkannt wird (W. Fuchs 1920). Das methodische Vorgehen schildert Jaspers: „Die eindringende Versenkung in den *einzelnen* Fall lehrt phänomenologisch oft das Allgemeine für zahllose Fälle. Was man einmal erfaßt hat, findet man meistens bald wieder. Es kommt in der Phänomenologie weniger auf die Häufung von zahllosen Fällen an, sondern auf möglichst restlose innere Anschauung von Einzelfällen." Es ist klar, daß sich diese Methode nur für seelische Tatbestände verwenden läßt und da auch ihre volle Berechtigung besitzt. Ob allerdings nicht auch auf dem Gebiet der psychiatrisch-phänomenologischen Forschung strukturanalytische, der biologischen Konstellation ausgiebig Rechnung tragende Analyse — die ohne Zweifel von phänomenologisch eingestellten Forschern oft vernachlässigt wird — ebenso wichtige Bausteine zum Verständnis des Einzelkranken beizusteuern vermag, bleibe dahingestellt. Auch Oehme (1929) steht der auf unmittelbar gegebener Evidenz beruhenden Wesensschau für den Bereich der Körpermedizin ablehnend gegenüber.

Zusammenfassend *stellen wir demnach fest, daß anthropologische Medizin, die metaphysische Frage nach dem Sinn des einzelnen Krankheitsfalles, eine einseitig unikausale, psychogenetische Fragestellung, phänomenologische und rein intuitiv orientierte Persönlichkeitsforschung bei aller Anerkennung der großen Bedeutung, die sie in ihrem besonderen Rahmen besitzen mögen, für die Erforschung der biologischen Konstellation des Einzelkranken kaum fruchtbar gemacht werden können. Hier scheint uns vielmehr nur eine objektive Strukturanalyse des individuellen Bedingungskomplexes erfolgversprechend zu sein.*

Die „*Lehrkraft der Medizin*" „beruht zu einem großen Teil auf einer vereinfachenden, ordnenden Kraft" (Rich. Koch, 1926). Es erhebt sich deshalb die Frage, ob die individualpathologischen Bestrebungen, so berechtigt sie sind, schließlich doch an der Notwendigkeit eines durchsichtigen und nicht zu komplizierten Lehrsystems scheitern müssen. Diese Ansicht kann m. E. nur von dogmatisch Eingestellten vertreten werden, während viele Hochschullehrer dem Prokrustesbett des Schematismus mit größtem Unbehagen gegenüberstehen.

Herm. Nothnagel schrieb bereits 1883, beim klinischen Unterricht komme es nicht an „auf die Menge des gebotenen Materials, sondern auf die gründliche Durcharbeitung des einzelnen Falles ... Die Klinik ... hat es mit dem kranken Individuum zu tun ... Der Lernende soll erfahren ... wie das Lehrbuchbild im vorliegenden speziellen Fall etwa verändert erscheint, welche Züge desselben verwischt ... sich darstellen". Genau die gleiche Forderung erhob 1888 der bedeutende Leipziger Kliniker E. Wagner (Krehls, in seinen Vorlesungen viel zitierter, Lehrer), wenn er schrieb, die so außerordentlich häufigen Atypien klinischer Krankheitsbilder seien „es vorzugsweise, welche der klinische Lehrer ... dem Studierenden vorführt und deren Vergleich mit den ganz typischen und klassischen Fällen ... das Interesse der Studierenden erweckt". Dieser Forderung wird aber leider im klinischen Unterricht nur recht selten Rechnung getragen. Das didaktische Interesse gilt, wie später genauer gezeigt, meist der Herausarbeitung des „klassischen", d. h. dem typisierten Idealbild möglichst entsprechenden Falles. V. v. Weizsäcker (1941) fordert dagegen mit Recht, „daß man der *Kasuistik*, d. h. der Beobachtung des einzelnen Kranken ... ein ganz ungewöhnliches Gewicht wird beilegen müssen. Gegenüber allem systematischen, grundsätzlichen und bloß kollektiven Denken ist dieser allein persönlich mögliche Ansatz ... aussichtsreicher und zuverlässiger, als vielfach angenommen wird." Diese Forderung ist darum so berechtigt, weil die „klassischen" Fälle relativ selten sind, was HOCHE besonders für die Psychiatrie betont hat.

Angesichts der allgemein empfundenen Problematik jeder generalisierenden Schematisierung ist es kein Wunder, wenn fast paradox klingende Ratschläge für den *medizinischen Unterricht* erteilt werden. TOBY COHN vertritt z. B. die Ansicht, man dürfe zwar den Anfänger nicht durch die Fülle der stets vorhandenen Varianten verwirren, müsse ihm vielmehr schematisierte Typen vorstellen, die dann aber später „einzuschränken, zu korrigieren oder sogar teilweise zu widerrufen" seien. Ich stimme durchaus dem Pathologen C. FROBOESE zu, wenn er schreibt, die Qualität eines Arztes hänge davon ab, inwieweit es ihm gelungen sei, sich „von dem für den primären Medizinunterricht nicht zu entbehrenden Lehrbuchschematismus freizumachen. Die vollkommene Loslösung von ihm ist auch die Voraussetzung für eine den Forscher befreiende und befruchtend wirkende medizinisch-wissenschaftliche Grundhaltung. Die bleibende Verhaftung mit ihm führt zur Kathederkarikatur". Wenn H. SIEGMUND „die Erziehung zu konstruktivem ärztlichen Denken" fordert, und wenn E. PHILIPP die fortschreitende Technisierung des Medizinunterrichts beklagt, die schon den Studenten „zum Sklaven des Laboratoriums macht, ohne das er keine Diagnose mehr stellen kann", so daß der gute Diagnostiker der Praxis auszusterben drohe, so sind das ernste Worte aus dem Munde erfahrener Hochschullehrer. Sie decken sich durchaus mit dem, was ein älterer praktischer Arzt nach 40jähriger, vielseitiger Tätigkeit forderte: „Im Mittelpunkt jeder medizinischen Forschung muß der Mensch stehen, nicht die Krankheit, die er hat. Wir sehen ja jede Krankheit immer nur durch das Medium des kranken Menschen, der der Krankheit ihre subjektive Erscheinung gibt ... Jeder Kranke bietet Erscheinungen, die nie da waren und nie wiederkommen werden" (H. NEUFFER 1949).

Diese Stimmen dürften genügen, um darzutun, daß wie Forschung und praktisch-ärztliche Tätigkeit, so auch der sie begründende Hochschulunterricht einer erheblichen Erneuerung bedürfen, um den Studenten damit vertraut zu machen, was ihm später alle Tage begegnen wird: der kranke Einzelmensch mit seinen besonderen Beschwerden und besonderen Befunden. Hierzu genügt jedoch nicht das für jeden Arzt selbstverständliche mitmenschliche Verständnis, sondern es *bedarf einer Ordnungslehre*, die genauso erlernbar ist wie diejenige der generalisierenden Medizin. Ohne gesetzeswissenschaftliche Zielsetzung und Methodik wäre das stolze Gebäude der heutigen Medizin niemals errichtet worden. Künstliche Vereinfachung im Sinne systematischen Isolierens wie auch bewußten Generalisierens sind unentbehrliche Voraussetzungen sowohl der Lehre wie der Forschung, besonders der Experimentalforschung (allerdings gibt ein berufener Kenner dieses Gebiets, H. DRIESCH 1951 zu bedenken: „Experimentieren kann man ... nur am Individuum, ... «das Leben» gibt es nur in einem Exemplare!").

Kein kritischer Arzt wird sich dieser Grunderkenntnis entziehen, ohne allerdings auch den anderen Pol des Lebens, die Individualität zu übersehen. „Es gilt im einzelnen das Allgemeine zu sehen und umgekehrt zu erkennen, wie das Allgemeine durch das Einzelne geformt wird ... Diese beiden grundverschiedenen Haltungen dem Leben gegenüber, die individualisierende und die generelle in einer Person zu vereinen, das ist die ständig sich erneuernde Aufgabe des Arztes" (KREHL 1932).

Forschungsergebnisse und Lehrsystem der generalisierenden Medizin haben in einem unübersehbaren Schrifttum ihren Niederschlag gefunden. Die Individualpathologie dagegen bedeutet zunächst nur ein Wunschbild. „Stets wurde entweder an der Krankheit oder (konstitutionstypologisch Ref.) am Menschen systematisiert, nie an beiden zusammen. Und es ist fraglich, ob dies überhaupt durchführbar ist" (H. E. SIGERIST 1929). Mit dem Autor bin ich davon überzeugt, daß das *bisher in infinitum fortgesetzte Systematisieren am untauglichen Gegenstand aussichtslos* ist. Der Mensch und die von ihm gebildete und gestaltete Krankheit müssen vielmehr zergliedert werden, was allerdings auch wiederum in systematischer Weise zu erfolgen hat, denn jede Zergliederung verlangt Plan und Ziel. Wenn die so gewonnenen Regeln dann für den einzelnen Kranken nutzbar gemacht werden, so ist die scheinbar unüberwindliche Kluft zwischen Sonderfall und Regel überwunden. Hieran mitzuwirken ist das Ziel dieses Buches.

B. Theoretische Grundlagen

I. Typologie und Individualität

1. Konstitutionstypologie und Individualität

Die Konstitutionslehre entwickelte sich schon im Altertum als Ergänzung der normierenden Durchschnittsmedizin. Durch Aufstellung bestimmter Menschen-Gruppen mit relativ gleichartiger Beschaffenheit hoffte sie, einen Schlüssel für das Verständnis der unendlich vielfältigen Reaktionsformen der Einzelmenschen zu finden. Daß diese Hoffnung nur sehr begrenzt in Erfüllung ging, ergibt sich daraus, daß spätere Ärzte zu dem resignierenden Ergebnis kamen, es gebe so viele Konstitutionen wie Menschen (HARTMANN 1871). Dementsprechend bezeichnet die überwiegende Mehrzahl aller Forscher *das* Individuum, *nicht eine Gruppe von Individuen*, als Gegenstand der Konstitutionsforschung. So bedeutet beispielsweise *Konstitution* für WUNDERLICH das Ergebnis der Geschichte eines Individuums, für W. ALBRECHT „die Eigenart der Persönlichkeit", für M. RUBNER „die individuelle Eigenart". Auch TANDLER, BIEDL, TENDELOO, F. v. MÜLLER, LOTZE, GIGON, F. KRAUS, RÖSSLE u. a. haben sich gleichsinnig geäußert. Für W. SCHULZ ist Konstitution geradezu derjenige Anteil des menschlichen Organismus, in dem sich seine „Einzigartigkeit" offenbart. Merkwürdigerweise schreibt selbst KRETSCHMER (1936): „Das Wort Konstitution wurde von jeher so gebraucht, daß damit etwas für das Individuum charakteristisches gemeint ist."

Welcher Wege bedient sich nun die Konstitutionsforschung zur Erforschung des Individuums? Nach I. BAUER gibt es „doch unzweifelhaft mehr oder minder sinnfällige und wichtige gemeinsame Merkmale und Züge, Übereinstimmungen gewisser Partialkonstitutionen und Differenzen anderer, die eine Gruppierung sowohl der innerhalb der normalen Variationsbreite sich bewegenden als auch der ausgesprochen anormalen Gesamtkonstitution gestatten". Diese „Gesamtkonstitution" ist das eigentliche Substrat bzw. Postulat der bisherigen Konstitutionsforschung, der „Typus" einer den *gesamten* Menschen in gleichsinniger Weise nach einem einheitlichen Grundprinzip determinierenden und ausformenden Konstitution (der sog. „Konstitutionstyp"). Nach KRETSCHMER, heute wohl dem am strengsten typologisch eingestellten Vertreter dieser Richtung, können wir solche „den ganzen Menschen nach Soma und Psyche umfassende und die wirklichen biologischen Zusammenhänge treffende *Konstitutionstypen* vor allem dann als gefunden annehmen, wenn wir zwischen rein empirisch gefundenen komplexen Körperbautypen und ebenso komplexen psychisch endogenen Typen gesetzmäßige Beziehungen aufgedeckt haben". Die wichtigen Forschungsergebnisse KRETSCHMERs über den Zusammenhang von Schlankwuchs mit dem schizophrenen und Breitwuchs mit dem zirkulären Kreis endogener Psychosen sind ein besonders deutlicher Beleg für die Fruchtbarkeit einer derartigen Forschungsrichtung, deren Grenzen freilich nicht verkannt werden dürfen, wie ich an anderer Stelle (Fortschr. Med. **1957, 652**) kürzlich genau erörtert habe. Sie liegen da, wo die typologische Methode überhaupt versagt, was im folgenden Kapitel eingehend erörtert wird.

In seiner scharfsinnigen Analyse des Individualitätsproblems hat E. STRAUS (1926) die Methodik der offiziellen anthropometrischen, normativen Konstitutionsforschung dargelegt; er nennt folgende Punkte:

1. Auflösung des Organismus in eine große Zahl von Einzeleigenschaften.
2. Vergleichende Messung der Merkmale.
3. Bildung von Variationsreihen.
4. Willkürliche Abgrenzung einer Norm und der Abweichung von der Norm.
5. Aufstellung von Konstitutionstypen.
6. Feststellung des Erbgangs.

Daß die Punkte 2, 3, 4 kaum zur klinischen Individualanalyse beitragen können, ergibt sich aus unserer Darstellung von selbst. Die Auflösung (1) ist zwar auch der Individualanalyse unentbehrlich, sie beschreitet dabei aber andere Wege wie die Habitus- und Funktionsregistrierung der Konstitutionsforschung.

Daß „Konstitutionstypen" uns kaum etwas über die Besonderheit der Einzelkranken aussagen, geht aus früher und später Gesagtem eindeutig hervor. Die Erbanalyse ist zwar auch für die Kenntnis des Einzelkranken oft äußerst aufschlußreich, aber doch häufig unmöglich. Außerdem kann auch sie immer nur einen Teil des aktuellen Phänotyps erklären.

Uns geht es zunächst um die Frage: Kann die typologische Konstitutionsforschung dem Ziel, das sie nach allgemeinem Urteil anstrebt, der Erfassung des *Individuums* gerecht werden?

Sobald man nicht die Erforschung des Einzelmenschen, sondern diejenige von *Menschengruppen* als Gegenstand bezeichnet, ist gegen die Beschränkung auf eine normierende Typologie nichts einzuwenden, für welche dann aber nicht eine Konstitutionsdefinition im Sinne der eingangs erwähnten Autoren zulässig ist, sondern allein diejenige, wie sie B. STOERK gegeben hat. Für ihn bedeutet *Konstitution* „die ... *Beschaffenheit bestimmter Gruppen von Menschen*, die ... ein typisches Verhalten aufweisen". Gleichsinnig definiert v. EICKSTEDT neben Volk, Rasse und Familie auch die Konstitution als „*überindividuelle Ganzheit*". Und schließlich sei noch erwähnt, daß auch PAGELs Konstitutionsbegriff nach Gruppen orientiert ist, wenn er den „personellen Faktor" beim Ausfall gewisser Immunisierungsexperimente als „gattungsgebundene, besondere Reaktionsart des Kaninchens" anspricht. „Tatsächlich stehen alle ... Individuen jenseits der Typen und Schemata ... Sie heben sich über die Konstitutionstypen und haben ... ihre eigenen Gesetze" (SALLER 1949). Von diesen Erkenntnissen ausgehend, wurde die Unterscheidung zwischen typologischer und individualbiologischer Konstitutionsforschung empfohlen (CURTIUS 1939).

Die typisierende Methode, deren vorordnende Bedeutung keineswegs verkannt werden soll, *kann dem Problem der Einzelperson niemals gerecht werden*, da sie sich des Mittels bedient, das jeder Person-Forschung strikte zuwiderläuft, der Systematisierung, Rubrizierung, Klassifizierung, wie LIPSCHÜTZ mit Recht hervorhob. Die Aufteilung der Menschheit in Konstitutionstypen, sei es nach Körperbau oder Chemismus, führt wiederum zu nichts anderem, als zu einer etwas spezialisierteren Auffassung, zu einem nur gedachten, fiktiven Typusbild und „*damit erneut an der Wirklichkeit der Individualität vorbei*" (L. R. GROTE 1930)[1]. Diese Beurteilung ist

[1] Hervorhebung von mir.

darum besonders berechtigt, weil die Konstitutionstypologen stets dazu neigen, möglichst viele Menschen möglichst wenigen Typen unterzuordnen, wie schon F. MARTIUS richtig hervorhob und PFAUNDLER mit seinem Begriff der „Pandiathesen" kritisierte, des weiteren weil sie einen besonderen Hang zu „flotter Darstellung und starker Verallgemeinerung" besitzen (R. JUNG 1948). „Auf Kosten der Hervorhebung des Besonderen, Individuellen ist man zu stärkster Verallgemeinerung gelangt, hat man einen ... in Wirklichkeit gar nicht vorhandenen «Typus» aufgestellt" (W. HUECK 1937). Daraus folgt, daß die typologische Konstitutionslehre niemals die Frage nach den besonderen Reaktionen des Einzelnen beantworten oder mit anderen Worten, daß sie nur Kollektiv-, keine Individualurteile abgeben kann (W. HUECK). BRUGSCH (1922) schrieb deshalb, ihm liege „nichts an einer metaindividuellen Konstitutionstypisierung, sondern an einer medizinischen Personallehre". Auch POSNER hält wenig vom Einordnen in Konstitutionstypen als Methode klinischer Konstitutionsforschung, dies könne nämlich „leicht zu einem Schematismus führen, den gerade die Personalforschung vermeiden soll". „Uns interessiert die *individuelle Konstitution*; Ziel ist nicht die Feststellung von Durchschnittswerten, sondern die Auffindung von Zeichen für den Einzelfall" (ROB. BRANDT 1935). Diese „Zeichen" bestehen aber nicht oder wenigstens nur zu einem verschwindend kleinen Teil in den bestimmten „Konstitutionstypen" im landläufigen Sinne. Deshalb geht E. STRAUS (1926) von falschen Voraussetzungen aus mit seiner Behauptung, man müsse prinzipiell so viele verschiedene Unterarten bestimmter Krankheiten annehmen, als Konstitutionstypen abzweigbar seien, und wenn er fortfährt: „Jeder Typus hat seine Krankheit". Es kann nur heißen: zwischen Konstitutionstypen und Krankheitsneigung bestehen gewisse, lose Beziehungen; dagegen hat jede Einzelperson eine Sonderkrankheit, die von zahllosen Faktoren bestimmt wird, die mit dem morphologischen Konstitutionstyp bzw. einem bestimmten Funktionstyp nicht das geringste zu tun haben. Ganz abgesehen davon, daß ja nur ein kleiner Teil des Menschen — höchstens 10% — einem eindeutigen Typus zugeordnet werden kann. Auch ein erfahrener Konstitutionsforscher wie E. HANHART kommt (1945) zum Ergebnis: „Leider bietet auch die neuere (typologische Ref.) Konstitutionslehre nur recht beschränkte Anhaltspunkte zur Feststellung von Erkrankungsbereitschaften ... Daß einer Athletiker, Leptosomer oder Pykniker ist, involviert noch keineswegs irgendwelche Krankheitsdisposition". Es ist demnach verständlich, wenn manche Forscher von den Ergebnissen der bisherigen (typologischen) Konstitutionsforschung enttäuscht waren, wie TH. BRUGSCH, der einen großen Teil seiner Lebensarbeit der Ausarbeitung einer klinischen Anthropometrie gewidmet hat. 1932 stellte GROTE fest, daß BRUGSCH neuerdings „ein sehr starkes Bekenntnis zur Individualpathologie" abgelegt habe in Form einer „beinahe erschütternd resignierten Abkehr von der Typenpathologie unserer Konstitutionswissenschaft".

Die „Krise der Konstitutionspathologie", von der man gesprochen hat, sowie die auffallend geringe Auswirkung der offiziellen Konstitutionslehre auf die nicht psychiatrische Medizin dürften mit dieser Einsicht zusammenhängen, daß die *bisherige Konstitutionslehre zur Erforschung des Individuums tatsächlich kaum etwas beigetragen* hat. Dazu kommt die bis vor kurzem vorwiegend morphologische Ausrichtung der Konstitutionstypologie. Mit Recht schreibt OEHME (1929): „Zweifellos würde eine weniger an Habitus und Morphologie haftende Konstitutionsforschung in manchen Fällen Defekte aufdecken können, für die heute nur die hereditäre Belastung Hinweise gibt". Gewiß ist nicht zu verkennen, daß seitdem viel Arbeit zum Biochemismus der Habitustypen geleistet wurde mit dem Ziel, jenes oben erwähnte Grundprinzip, die einheitliche biologische Formel bestimmter Menschengruppen zu finden (KRETSCHMER u. Mitarb., JAHN). Aber abgesehen davon, daß auch hier ganz erheblich schematisiert und klassifiziert wurde, haben eingehende konkrete Nachprüfungen an meiner Klinik durch Fr. Grühn ergeben, daß zahlreiche der scheinbar gesicherten Ergebnisse der Kritik nicht standhalten können. Auf weitere kritische Stimmen wird später zurückzukommen sein.

Daß die Einordnung eines Menschen in einen bestimmten, bipolar ausgerichteten Konstitutionstyp niemals der Vielgestalt seiner morphologischen, physiologischen, psychologischen und dispositionellen Eigenschaften auch nur annähernd gerecht werden kann[1], ist aus den vielen in diesem Buch zusammengetragenen Tatsachen unwiderleglich zu entnehmen. Diese summarische Feststellung muß vorerst genügen, um unsere Ansicht zu belegen, daß die *typologische Konstitutionsforschung zwar wertvolle Einblicke in die Gestaltung von Menschengruppen gewährte, aber niemals die Kernfrage nach der besonderen Art des Einzelnen und seiner Erkrankungen zu beantworten vermag*. Soweit diese Frage überhaupt wissenschaftlicher Analyse zugänglich ist, bedarf sie einer besonderen, vielschichtig orientierten Methode, der Individualforschung, bzw. in unserem Sonderfall, der Individualpathologie.

2. Typologie und Individualität in ihrer Bedeutung für die Krankheitsforschung

Innerhalb der zu Arten und Rassen zusammengefaßten Gruppen von Lebewesen zeigen die einzelnen *Individuen* untereinander große Unterschiede, die sich beim Menschen auf körperbauliches, funktionelles, seelisches und dispositionelles Verhalten beziehen und durch die sog. Konstitutionstypen nicht genügend erfaßbar sind. Borchardt hat daran erinnert, „daß der Einzelne, auch wenn er einem Typus zugehört oder sich ihm nähert, sich noch immer durch tausende von individuellen Eigenschaften von anderen des gleichen Typs unterscheidet“ und ferner, daß sich viele konstitutionelle Eigenschaften in die Typenlehre nicht einordnen lassen. „Wie viele Faktoren müßten ausgeschaltet werden, um in der unendlichen Fülle der Individualitäten überhaupt einmal zur Typenbildung, zur Generalisierung zu kommen“ (v. Weizsäcker 1922). Dennoch kann nicht auf *Typisierung* verzichtet werden, da es nur auf diese Weise möglich ist, die Fülle des Lebens einigermaßen zu bewältigen. Zu diesem Zweck müssen gewisse Zusammenfassungen vorgenommen werden, die wir Typen nennen. Es sind Grundformen der Individuation, die im Spiel der Variationen immer wiederkehren; in einem Typus sind mehrere Merkmale, Teile oder Funktionen regelmäßig miteinander verbunden (Dilthey). Gemeinsamkeit von Aufbauelementen gibt auch in der Medizin die sachliche Berechtigung zur Typisierung.

Mit G. Schwarz können drei Arten des Typenbegriffs unterschieden werden: 1. Der errechnete, statistische (Durchschnitts-)Typus. 2. Der erschaute und induktiv verifizierte Strukturtypus. 3. Der deduzierte Idealtypus. Daß bei der Aufstellung von Typenbegriffen der letztgenannte Weg bewußt oder unbewußt in ungebührlicher Weise bevorzugt wird, ist die Hauptursache vieler Fehler im Bereich typologischer Forschung. In Morphologie wie Pathologie nennt man das typisch, was die Regel ist (Virchow, Bartels, zit. nach H. Günther 1935, Rautmann u. a.). Die Variabilität kann jedoch so groß sein, daß die Feststellung einer statistischen Durchschnittsnorm problematisch wird. „Die sog. Norm der Wirbelsäule, wie sie das anatomische Lehrbuch darstellt . . . dürfte bei Berücksichtigung der feinsten . . . Variationen . . . überhaupt nicht bestehen“ (E. Fischer). Ja, es scheint sogar, daß die sog. Norm gar nicht das eigentlich Naturgegebene ist. Auf Grund der neueren genealogischen Forschungen hat es vielmehr den Anschein, als ob die Wirbelsäulenvariationen das Allgemeine, ihr Fehlen

---

[1] Eine gleichsinnige Kritik wurde auch gegenüber der mittels Durchschnittswerten einseitig normierenden Rassentypologie geäußert (v. Eickstedt 1939). Sie werde der individuellen Vielfalt der Merkmalkombinationen niemals gerecht und führe zu der abstrakten Konstruktion von „Rechenrassen“.

das zufällige Besondere seien: „Sämtliche Menschen sind bezüglich der segmentalen Gliederung des Achsenskelets in einen kranial- und caudalwärts variierenden Typ einzuteilen" (REITER 1949). Erst recht gilt diese Variabilität naturgemäß auf physiologischem und pathologischem Gebiet, worauf später zurückzukommen ist. Lebensnäher als der errechnete Durchschnittstypus ist der erschaute *Strukturtypus*, der z. B. für die Beschreibung der Körperbauformen angewandt wird.

Jeder Typus ist eine von der Wirklichkeit abweichende Abstraktion. Man hat deshalb gesagt, Typen seien überhaupt keine realen Gebilde, sondern Ideen, Fiktionen (MAINZER, GAUPP, JASPERS), „Produkte unserer schöpferischen Phantasie" (HELWIG). Diese Bewertung des Typusbegriffs enthält schon deutliche Momente der *Kritik*. Die gekünstelte Ableitung eines Idealtypus bezeichnet A. KRONFELD (1920) als „ein stümperhaftes logisches Flickwerk". Bei den Konstitutionstypen besteht, wie F. MARTIUS 1914 betonte, allgemein die starke Tendenz zur Bildung möglichst weniger Gruppen, was naturgemäß dem abstrahierenden Schematismus Vorschub leistet. So kennt STILLER außer dem Normalmenschen nur seinen „Homo asthenicus", der nach seinen eigenen Worten „zum Grundpfeiler der ganzen künftigen Konstitutionspathologie" werden sollte. Für RETTBERG, dem sich LAMPERT anschließt, zerfällt die Menschheit „in zwei große krankhafte Gruppen . . ., in Kohlensäure- und Ammoniaknaturen". Ähnlich steht es mit dem sog. Status hypoplasticus (BARTEL), von dem F. MUNK sehr treffend schreibt: „Keine Mißbildung, keine Wachstums- oder Entwicklungsanomalie . . ., keine abwegige psychische Regung . . ., keine endokrine Störung, die . . . nicht dem «Habitus hypoplasticus» zugerechnet werden könnte. Der Begriff hat durch seinen Umfang jeden praktischen Wert verloren."

Mit diesen Beispielen haben wir einen Hauptfehler der Typisierung genannt, die *grenzenlose Ausweitungstendenz*. Jeder Begriff wird bedeutungslos, „wenn ich seinen Umfang zu sehr ausdehne, so daß er schlechterdings alles bezeichnen kann" (M. SCHLICK). Auch mit der Aufstellung unübersehbar großer Typengruppen ist nicht geholfen: Wenn beispielsweise SHELDON 76 oder E. NOBEL u. Mitarb. 81 verschiedene Körperbautypen unterschieden, so ist es zweifellos praktisch vorteilhafter, einige wenige Grundtypen mit zusätzlichen individuellen Besonderheiten zu registrieren.

In Parenthese sei erwähnt, daß ein Übermaß von Aufzählung auch jede Symptomatologie illusorisch macht, etwa die Feststellung HAHNEMANNs, daß Gesunde auf Nux vomica mit 1300 (!) Symptomen reagieren (nach W. HEUBNER 1925).

Bei der Typisierung besteht die große Gefahr des „Pressens" individueller Gegebenheiten, des „Hineinsehens des Fehlenden in die (fiktiven) Krankheitsbilder" bzw. des „Ignorierens störender Symptome" oder nicht passender ursächlicher Beziehungen (HOCHE), um dem Schema Genüge zu tun. So hat z. B. KRISCH bemängelt, daß von manchen Psychiatern solche offenbar schizophrenen Syndrome nicht als „echt, d. h. nicht als idealtypisch" anerkannt werden, die dem konstruierten Leitbilde nicht in sämtlichen Einzelheiten entsprechen. Oft werden auch, wie J. DEUSSEN (1940) richtig bemerkte, nur *die* Krankheitsfälle veröffentlicht, die als Beweis für ein bestimmtes Schema dienen können, während die genaue Analyse der „atypischen" Fälle ebenso wichtig sei. „Es wird nicht mehr das Sehenswerte gesehen, sondern nur noch das, was in den Einheitstyp paßt" und damit der „wissenschaftliche Rundblick auf einen sterilen *Monoideismus*" eingeengt (W. BELART).

Dazu kommt, daß die Wirklichkeit nicht nur nicht die Regel, sondern meist geradezu die Ausnahme bildet und zwar — um nur einige Beispiele aus dem Gebiet der Medizin zu nennen — in der normalen Anatomie (E. FISCHER u. a.), pathologischen Anatomie (SALTYKOW, FROBOESE u. a.), Habitusforschung (v. ROHDEN, v. VERSCHUER, HELWIG, CURTIUS), Endokrinologie (H. MARX, GLATZEL, FEUCHTINGER u. a.), Psychopathologie (GAUPP, HOCHE, PANSE), Charakterologie (KLAGES, KÜNKEL, THIELE u. a.) usw. Man hat deshalb die Frage aufgeworfen, ob es methodisch überhaupt berechtigt sei, die Forschung vorwiegend auf ein derart fragwürdiges Prinzip zu gründen.

Diese Schwierigkeiten sind naturgemäß auch den betonten Anhängern des typologischen Prinzips begegnet. Sie sehen sich gezwungen, in weitem Ausmaß auf sog. *Mischfälle* oder sog. „Legierungen" zurückzugreifen, deren praktische Verwendung jedoch subjektiver Willkür einen großen Spielraum gewährt und deren theoretische Berechtigung stark fragwürdig ist (P. HELWIG, SALLER u. a.).

Andere Autoren, die zwar die Synthese von Merkmalen und Merkmalskomplexen zu einheitlichen Typen ablehnen, aber doch eine formelhafte Registrierung der Wirklichkeit anstreben, kommen zu hochkomplizierten Gebilden, die sich deshalb praktisch nicht durchsetzen konnten. Was z. B. mit der von TH. BRUGSCH für eine Einzelperson aufgestellten Konstitutionsformel 42 C F H L P S V, a 4 β, fI (1) (2) (3), II, III, gIII, hII gemeint ist, „weiß niemand", wie v. ROHDEN richtig schreibt. Ähnlich steht es mit EWALDS hochkomplizierten „Strukturformeln des Charakteraufbaus", die kein Autor verwendet. Die seelische Individualität entzieht sich der Formel und widersetzt sich der Mathematifizierung (THIELE). Der Biologe, der „nur noch sein Schema sieht ..., ist ein Kastalier, ein Glasperlenspieler, er treibt Mathematik am ungeeigneten Objekt" (HERM. HESSE).

Es ist, wie der Jurist I. W. HEDEMANN ausführt, naturgemäß „*leichter, nach Schablone und Schema zu arbeiten*, als das Besondere in seinem Sosein zu erfassen". „Je einseitiger man Persönlichkeiten betrachtet, desto weniger schwer wird die Typenbildung sein" (EUG. KAHN), so daß sich die Frage erhebe, ob es nicht am zweckmäßigsten sei, auf die Typenbildung zugunsten einer strukturanalytischen Betrachtung der Persönlichkeit zu verzichten.

Die *Gefahren eines übertriebenen Typenschematismus* sind teilweise schon aus dem Vorstehenden ersichtlich. „Die Eleganz, mit der durch einfache Typenbenennung eine mühsame Einzeluntersuchung und deren Formulierung umgangen werden kann, verführt zu Oberflächlichkeit und schönrednerischer Hohlheit" (BELART). Damit könnten aber die wissenschaftliche Diskussion u. U. auf ganz falsche Bahnen gelenkt und zahlreiche Widersprüche hervorgerufen werden. „Man kann einen komplexen Tatbestand nicht dadurch in den Griff bekommen, daß man ihn simplifiziert" (C. KORTH 1952). Beispielsweise weist HART überzeugend nach, daß die stark voneinander abweichenden Angaben über „den" Basedowthymus darauf beruhten, daß tatsächlich mindestens fünf ganz verschiedene Arten des Organs bei Basedowkranken vorkommen. Diese *Nichtberücksichtigung tatsächlich vorhandener Variabilität* ist der *Kernpunkt aller typologischen Irrtümer*, wie die Pathologen SALTYKOW sowie FROBOESE betonen. Auch der Anthropologe SALLER bemängelt, „daß mit der vielfach völlig willkürlichen Aufstellung von Typen ... sehr viel Unheil angerichtet worden ist". Selbst ein Anhänger der typologischen Methode wie PFAHLER warnt vor ihrem Mißbrauch, da „von einem Typus ... zum zweiten und dritten ... zahllose Nuancen hinüberführen: Jeder *Typus ist Zwischenglied auf dem Wege vom Allgemeinsten zum Einmaligen*". Aber auch unter Berücksichtigung dieser Feststellung bleibt das methodische Vorgehen des Typologen noch von zweifelhaftem Wert, denn „das synkretistische Allesvergleichen und Typisieren gibt nicht von selbst schon echte Wesenserkenntnis. Die Beherrschbarkeit des Mannigfaltigen in einer Tafel gewährleistet nicht ein wirkliches Verständnis dessen, was da geordnet vorliegt" (M. HEIDEGGER).

Nach all diesen starken begrifflichen, methodischen und sachlichen Bedenken, die der *Typologie* entgegenstehen, ist es nicht verwunderlich, wenn sie von *einigen Autoren* als wissenschaftliche Methode *völlig abgelehnt* wird (TH. BRUGSCH, FR. HARTMANN, L. KLAGES, F. MARTIUS, W. WAGNER). Besonders kraß drückte sich KLAGES aus, der von der „ebenso billigen wie nutzlosen Erfindung der Typen" spricht. Nach MAINZER handelt es sich bei der Typenzuordnung nicht um Wissenschaft, sondern um Ähnlichkeitsschätzung nach Art des Kenners. STUMPFL führt die bisherigen Irrwege der Persönlichkeitsforschung auf die vergröbernden Typenlehren zurück. „Summarische Feststellungen ... sind geeignet, die eigentlichen Probleme eher zu verdunkeln, als zu erhellen" (STUMPFL). Auch in der *Krankheitsforschung* warnt E. BRAUN vor der systematisierenden, den Begriff der Krankheitseinheit überspannenden Forschungsrichtung. LEWANDOWSKY stellt die Forderung auf: „Solange es Ausnahmen gibt, hat jedermann das Recht, die diese Ausnahmen vernachlässigenden Schematisierungen als unbewiesen und dem Fortschritt wahrscheinlich hinderlich zu bezeichnen". G. SIMMEL vermutet, daß spätere, dem Individualitätsgedanken aufgeschlossene Jahrhunderte die verallgemeinernden Abstraktionen „für keinen geringeren Aberglauben erklären werden wie Astrologie, Wunderheilung und Hexerei".

Nach unserer mit P. HELWIG, F. KEHRER, K. SCHNEIDER u. a. übereinstimmenden Ansicht *gehen manche dieser Ablehnungen wohl doch zu weit*. Die typologische Methode ist unentbehrlich zur Schaffung einer gewissen Vorordnung der unübersehbaren Fülle von Einzelsymptomen. *Gefährlich wird die Methode erst dann, wenn sie sich zur Alleinherrscherin erklärt* und darüber ihre letzten Endes doch sehr begrenzten Aufgaben und Möglichkeiten übersieht: *Das Wesentliche beginnt erst jenseits der typologischen Klassifizierung*; „die Typologie ist keine besonders wichtige Art der Wissenschaft" (V. v. WEIZSÄCKER 1949).

Unmittelbar schädlich sind jene typologischen Vergewaltigungen der Natur. So weist HUNGERLAND nach, daß SCHLOMKAS Typeneinteilung der Menschen nach ihrem Nüchternblutzuckerprofil „keinen Sinn hat", insofern sich bei Wiederholung sehr starke intraindividuelle Schwankungen ergaben: „Der Versuch SCHLOMKAS, eine Typeneinteilung durchzuführen, ist im Grunde nichts anderes als die Vernachlässigung der Tatsache der allgemeinen und individuellen Variabilität" (HUNGERLAND). Man fragt sich auch — ganz abgesehen von ihrer sachlichen Unhaltbarkeit — nach Sinn und Wert von SALLERS These (1950), daß „Nieren-, Leberkrankheiten, ... Hämorrhoiden, ... Furunkulose" der sog. „Hyperkonstitution", „Erkältungskrankheiten, ... Blähsucht, ... multiple Sklerose" der „Hypokonstitution" zuzuordnen seien. Noch bedenklicher ist es, wenn sich der gewaltsame Typenschematismus auf praktischem Gebiet auswirkt. Dies werden zahlreiche spätere Beispiele belegen. Hier sei nur noch erwähnt, daß der Versorgungsjurist W. WILDE über die oft „zu weitgehende Verallgemeinerung" in der medizinischen Begutachtung Klage führt.

Nach dieser allgemeinen Analyse und Kritik der *typologischen Forschungsmethode* sollen nun *ihre Anwendung und ihre Grenzen in der Krankheitslehre* genauer besprochen werden.

Wir gehen aus von einer kurzen Betrachtung des bis heute noch viel umstrittenen *Krankheitsbegriffs*. Wohl alle maßgebenden Kliniker und Anatomen sind sich darin einig, daß der Krankheitsbegriff eine Fiktion darstellt: Es gibt keine Krankheit, sondern nur kranke Einzelmenschen, von denen jeder seine eigene Krankheit hat, bzw. noch besser, bildet und gestaltet (BORST, KREHL, LEYDEN, MAINZER, E. WAGNER u. v. a.). „Die Krankheit ist nichts für sich Bestehendes, sondern ist der kranke Zustand des Menschen" (E. v. LEYDEN), die „Gesamtheit der Vorgänge, die sich am kranken Menschen abspielen, sowohl als direkte Folgen der zugrundeliegenden Schädlichkeit als auch als Reaktionserscheinungen des Organismus" (KREHL). Wie POPHAL ausführt, stammt der Krankheitsbegriff vom alten Ens morbi, d. h. der Auffassung der Krankheit als einer selbständigen Einheit und Wesenheit. Als Abstraktion sei der Krankheitsbegriff ein logischer Begriff, wie etwa „Staatsform", wohingegen z. B. „Stuhl", „Hut" ontologische Begriffe darstellen. Von jeher habe nun die Tendenz bestanden, auch aus dem Krankheitsbegriff einen ontologischen Begriff zu machen, mit anderen Worten, daraus Existenz, Realität abzuleiten. Noch immer spuke der Glaube, daß die Krankheiten etwas für sich Existierendes, am Körper nur Haftendes, von außen in ihn Eindringendes seien. Deshalb wurde der Bacillus während der ersten bakteriologischen Ära mit Freuden als das lange gesuchte Ens morbi begrüßt. Die ontologische Krankheitsbetrachtung ist aber, wie in Übereinstimmung mit F. MUNK (1949) u. a. festgestellt werden muß, trotz WUNDERLICH und VIRCHOW (einem ihrer strengsten Gegner) auch heute noch keineswegs überwunden. Mit der Tatsache, *daß* demgegenüber tatsächlich *allein die Einzelkrankheit existiert und faßbar ist*, ist ihr ausgesprochen individueller Charakter gegeben.

Als logische Abstraktion ist der Krankheitsbegriff ein Kollektivbegriff und umfaßt deshalb nur das Gemeinsame der Einzelerkrankungen, somit auch nur einen Teil der das Einzelgeschehen bedingenden Faktoren (MAINZER). „*Jeder Krankheitsvorgang ist ein neues Ereignis im Naturgeschehen, wie es noch nie da war*" (KREHL 1931). Diese Tatsachen veranlaßten z. B. HAHNEMANN zu einem energischen Kampf gegen die verallgemeinernde Typisierung der Lehrbücher und gegen Krankheitsnamen, statt deren er die unaussprechliche Zahl ungleichartiger

Krankheiten, *die „namenlose" Krankheit* des Einzelnen, d. h. eben ihre vorwiegend individuelle Ausformung betont.

Die praktische Erfahrung zeigt dem Arzt eine wesentlich größere Vielgestalt und Buntheit der Einzelkrankheiten, als das Lehrbuch sie schildern kann. „Man muß sich eben klar sein, daß sich *selbst die einfachsten Krankheiten kaum an bestimmte Gesetze halten* und dementsprechend nicht immer unter denselben Erscheinungen einhergehen. Das Individuum, das von der betreffenden Krankheit erfaßt wird, nimmt durch seine Konstitution und Vergangenheit ebenso bestimmten Einfluß auf das Bild, wie vielleicht die Intensität und Häufung der Noxen" (EPPINGER). So wird der zunächst überraschende Satz KREHLs verständlich: „Das ist als Grundsatz für den Arzt so wichtig: nie das Leben in Regeln einzwängen" (1937). Der Verfasser der berühmten pathologischen Physiologie, deren Leitmotiv es doch ist, nach wissenschaftlichen Regeln zum Verständnis der Vorgänge am Krankenbett zu suchen, hat damit sagen wollen, daß sie nicht zum Zweck der Vereinfachung mehr oder weniger willkürlich zurechtgestutzt werden dürfen, auch wenn es für Lehrenden und Lernenden noch so praktisch sein möge: „Einteilungen haben ja in erster Linie didaktischen Wert" (GAUPP), erweisen sich aber, wie viele Autoren mit Recht betonen, als sehr vergänglich.

Kein Geringerer als RUD. VIRCHOW (cit. nach MUNK 1948) hat die *begrenzte Verwertbarkeit von Abstraktionen in der Krankheitslehre* (zu denen die Idealtypen der Krankheiten auch gehören) klar erkannt: „Für die Darstellung . . . sind solche Abstraktionen eine Notwendigkeit . . . Für die Praxis, für die Auffassung des einzelnen Falles müssen sie aufgegeben werden, weil sie die Gefahr mit sich bringen, über die Krankheit den Kranken, über den Begriff die Wirklichkeit zu versäumen".

Die didaktischen Krankheitsabstraktionen schildern mit Vorliebe die schweren, voll ausgeprägten „klassischen" Krankheitsbilder, wie in Übereinstimmung mit HOCHE, KREHL, SUTERMEISTER, v. WEIZSÄCKER u. a. festzustellen ist. Aber der klassische, große Fall „erläutert nicht den kleinen (und atypischen Ref.) Fall der Praxis" (v. WEIZSÄCKER 1941).

In Wirklichkeit verläuft nämlich die „größere Mehrzahl der Krankheiten rudimentär, leicht, bis zur Symptomlosigkeit verarmt" (KREHL). So bilden beispielsweise bei der Tabes die großen, „klassischen" ataktischen Fälle — die die ältere Klinik allein kannte (daher der französische Name für Tabes: ataxie locomotrice) — die Ausnahme (etwa 20—30%), die bis zur Mikrosymptomatik abgeschwächten Rudimentärfälle die Regel. Schon der unerreichte Meister der stark schematisierenden Nosographie CHARCOT schrieb 1887, die "cas frustes anomaux" (atypisch) der Tabes seien wohl häufiger als die „klassischen" Krankheitsbilder. Er leitete daraus die Forderung ab, nach Aufstellung der großen Typen überzugehen zur «seconde opération nosographique: il faut apprendre a décomposer le type, . . . à reconnaitre les imparfaits, frustes, rudimentaires». Eine eingehende genetisch-statistische und strukturanalytische Analyse der Tabes-Symptomatologie wurde früher entwickelt (CURTIUS, SCHLOTTER u. SCHOLZ 1938). Bei der Multiplen Sklerose ist es genauso.

Gegen die *schematisierende Darstellung der Lehrbücher* haben sich schon manche Autoren gewandt, z. B. HOCHE, welcher der dem didaktischen Bedürfnis entspringenden dogmatischen Darstellung den Vorwurf macht, daß sie unsere ätiologische Unkenntnis nicht genügend zum Ausdruck bringe. Auch CURSCHMANN rügt die allgemeine „Neigung zur nosologischen Einschachtelung". Bereits 1885 hatte C. GERHARDT betont, die Diagnose „soll dem Kranken nicht allein einen Namen anhängen"! Aber immer wieder setzt sich — gewissermaßen gegen die Intentionen des Autors — die *didaktisch offenbar unerläßliche Tendenz zur Schematisierung* durch. So spricht ASSMANN von dem oft verwickelten Ineinandergreifen der verschiedensten Faktoren bei der Entstehung chronischer Arthritiden, welches die Einteilung nach ätiologischen Gesichtspunkten erschwere und für jeden Einzelfall die Ermittelung und Bewertung aller hier wirksamen Momente erforderlich mache. Dennoch könne „bei einer gemeinsamen Besprechung . . . eine Einteilung nach allgemeinen Gesichtspunkten" nicht umgangen werden. Dieser Standpunkt ist zweifellos berechtigt. Es fragt sich nur, ob nicht das allgemein-nosologische durch ein allgemein-individualpathologisches System ergänzt werden kann, ja muß, mit Hilfe der in dieser Darstellung entwickelten Gesichtspunkte.

Viele Autoren empfinden den Lehrbuchschematismus als etwas Quälendes und eigentlich Abzulehnendes. Als Kronzeugen dieses didaktischen Unbehagens führe ich zwei gewichtige Namen an. H. OPPENHEIM schreibt 1913 im Vorwort seines berühmten Lehrbuchs der Nervenkrankheiten, er habe sich zwar bemüht, nicht nur die typischen Krankheitsbilder zu entwerfen, sondern auch auf alle Varietäten hinzuweisen. (Dennoch blieb auch ihm — allerdings gelegentlich der Erstauflage 1894 — der Vorwurf nicht erspart, daß „mehrfach die Krankheitsbilder allzu abgerundet . . . herausgearbeitet" würden, was freilich „zunächst" dem Lernenden zum Vorteil gereiche [E. REMAK]). Dem Leser werde es aber ebenso ergehen wie ihm selbst, daß er sich immer wieder vor neue Probleme gestellt sieht, daß ihm immer wieder neue Erscheinungen, Symptomgruppierungen und Verlaufsarten begegnen. „ . . . Es ist, als ob aus der Hydra der Diagnose, wenn wir eine Schwierigkeit überwunden haben, zwei oder mehr wieder hervorwüchsen." Noch klarer drückt KREHL diese Gedanken aus: „Die Schwierigkeit jeglicher Darstellung klinischer Vorgänge für die Aufgaben des Unterrichts liegt darin, daß der einzelne krankhafte Vorgang sich durchaus am einzelnen kranken Menschen abspielt und damit mit all der unerschöpflichen Variabilität belastet ist, die aus der immer von neuem sich zeigenden Vielgestaltigkeit der Lebensvorgänge hervorgeht, während eine systematische Darstellung auch Verschiedenes unter gewissen (künstlich vereinheitlichenden und vereinfachenden Ref.) Gesichtspunkten unterzubringen hat." Dies wird erreicht mittels Abstraktion, die nach und nach „die veränderlichen und zufälligen Merkmale ausschaltet", um nur die konstanten und „wesentlichen" Merkmale festzuhalten (E. BOUTROUX).

Die *Art der Krankheitsbetrachtung* und Darstellung hängt — wie schon angedeutet — weitgehend ab von der *Persönlichkeit des Hochschullehrers.*

Atypien sind „für den einen Forscher kritische, ewig umstrittene Dinge, mit denen er nie fertig zu werden vermag, für den anderen bedeuten sie ein natürliches Ergebnis, das überall dann zustande kommen muß, wo der Mensch ordnend in den natürlichen Fluß des Geschehens eingreift" (KIHN 1940). Wir nannten schon oben E. v. LEYDEN als *Repräsentanten des Individualisierens.* „Vielleicht das wohltuendste an seiner Persönlichkeit war der Gegensatz gegen jeden Schematismus . . . Er war deshalb kein sog. guter Lehrer für Anfänger, auch keiner von denen, bei denen man auf ein Kollegheft glänzende Examina machen konnte . . . Zum sog. »guten Lehrer« gehört gemeinhin ein etwas weites Gewissen. Er muß die Sachen runder darstellen als sie sind" (LEWANDOWSKY 1910). Zu der Gruppe individualisierender klinischer Lehrer zählen beispielsweise auch O. ROSENBACH, L. TRAUBE und F. v. MÜLLER. ROSENBACH „hat es verstanden, Krankheitsbilder zu zeichnen, die wirklich vorkommen und nicht bloß dem Schema der Lehrbücher entsprechen" (W. GUTTMANN). Von TRAUBE berichtet sein Biograph PAGEL (1894): „Während die Auseinandersetzungen vieler klinischer Lehrer mehr allgemeiner Art sind und nur dieses oder jenes Kapitel der speziellen Pathologie und Therapie betreffen, zu dessen Wahl der jeweils vorgestellte Fall rein zufälligen und mehr äußeren Anlaß bietet, also sehr gut auch ohne Krankenvorstellung . . . denkbar sind, wie das z. B. bei den zeitweise recht glänzenden, meist sehr ruhigen und kühlen, häufig zu nüchternen und fast zynischen Vorträgen von TRAUBEs großem Rivalen, dem vorzüglichen Diagnostiker FRERICHS der Fall war, trugen die Unterweisungen TRAUBEs, der mit Leib und Seele akademischer Jugendlehrer war, durchaus individuelles Gepräge. Stets gingen sie von dem vorgestellten klinischen Fall aus, hielten sich lediglich an diesen und waren ohne ihn kaum möglich. Dadurch erlangte TRAUBEs Lehrmethode, die besonders anregende und fesselnde Kraft und wurde für den jungen Mediziner eine . . . im besten und wirklichen Sinne propädeutische." PAGELs Schilderung der beiden berühmten Charité-Lehrer wird von WILH. EBSTEIN (1923) vollinhaltlich bestätigt. Auch die durch FRIEDR. V. MÜLLER vorgestellten Patienten waren nach dem Zeugnis seines Schülers A. v. DOMARUS „kranke Menschen und nicht abstrakte Lehrbuchtypen oder gar zu dem Zweck der Vorlesung wahrheitswidrig zurechtgestutzte Fälle". „Ein ausgesprochener Feind jeder Dogmatik war ... FRIEDR. V. MÜLLER ständig bereit, sein eigenes Urteil zu revidieren." Freilich konnte MÜLLERS Vorlesung, wie mir der eigene Eindruck bestätigte, auch anders wirken: „Das Problematische tritt zurück, für seine Erörterung ist v. MÜLLER zu sehr überzeugter Lehrer. Ich wurde erinnert an die großen Traditionen der französischen Klinik des Hôtel Dieu aus der Mitte des vergangenen Jahrhunderts" (KREHL 1928).

Neben dem oben schon genannten FRERICHS (der auch nach LEYDENS Darstellung „durch die sorgfältige Abrundung seiner Krankheitsbilder glänzte") seien noch E. v. ROMBERG und F. VOLHARD als *Typen des schematisierenden Forscherarztes* genannt. FRIEDR. V. MÜLLER berichtet: „ROMBERG gab nicht wie ich Zweifeln und Bedenken Raum, sondern stellte vielmehr *feste*[1], dogmatische Lehrsätze auf und gab den Studierenden präzise Regeln für die Therapie. Die Studenten waren mit seiner Klinik sehr einverstanden, weil sie darin feste, didaktische Grundlagen und Rezepte für ihre spätere Tätigkeit empfingen"[2]. Auch VOLHARDS großer Lehrerfolg und die weite Verbreitung seines Systems der Nierenkrankheiten beruhten wesentlich darauf, daß „das Vereinfachte oft die Möglichkeit der praktischen Verwendung gibt", wie sein Schüler GROTE in einem Nachruf schreibt, um dann fortzufahren: „Vielleicht war es sein ... Lehrtalent, das ihn zu der Unterstreichung des Typischen zwang." Daß aber diese Typisierung sehr oft mit einer Vergewaltigung der Tatsachen erkauft wird, zeigt gerade die starke Kritik, welche das Volhardsche System von verschiedenen Seiten erfuhr (vgl. S. 270).

Es ist also unverkennbar, daß *zwei gegensätzliche Lehrertypen* (hier ist der Typusbegriff zweifellos fruchtbar) am Werke sind: der Dogmatiker und der individualisierende Empiriker. Daß jener dem Fortschritt von Forschung und Lehre im allgemeinen weniger dienlich ist als dieser, dürfte aus dem Inhalt dieses Buches deutlich hervorgehen.

Die *didaktischen Gefahren einer starren nosologischen Systematik* gehen aus FR. HARTMANNS Schilderung hervor: „Der klinische Mediziner lernt die Erscheinungen der Krankheit abstrahieren von der »Person« und generalisieren als ein gedachtes »Ens«, das in Lehrbüchern ein selbständiges Leben führt, in der Wirklichkeit des Krankenbetts aber von einer »Person« getragen und mit, in und aus ihr heraus gestaltet wird." Diese „Entpersonalisierung" der Krankheit wird auch von R. EHRENBERG mit Recht beklagt, ebenso wie BIGLER auf die vielseitigen Gefahren einer reinen Begriffsdiagnostik hingewiesen hat. Sie schweben wohl auch dem anonymen Verfasser des Aufsatzes: „Bilanz meines Medizinstudiums" vor, wenn er den klinischen Unterricht als „flächenhaft ausgebreitete Fülle exakter Einzelergebnisse bezeichnet", während unter dieser Fläche ein gedankliches Vacuum oder ein chaotisches Durcheinander widersprechendster Meinungen sich ausbreitet und resümiert: „Es fehlt die »theoretische Medizin« im Unterricht". Tatsächlich können sich die klinischen Studierenden über Mangel an abstrahierend-generalisierender „Theorie" wirklich kaum beklagen: Topographische Anatomie, Pathologie, pathologische Physiologie, Pharmakologie, Medizingeschichte, Hygiene, soziale Medizin u. a. m. Unter „theoretischer Medizin" wird hier offenbar die Vermittlung eines einigenden Bandes verstanden, das jenes beklagte disparate Chaos zu einer Einheit zusammenfassen soll. In gleichem Sinne hat auch HONIGMANN das Medizinstudium kritisiert. Der junge Arzt bedarf einer *theoretisch begründeten Persönlichkeitslehre* als Ergänzung des unübersehbaren Wissensstoffes, mit welchem ihn die technisierten Spezialdisziplinen belasten. Die den Anspruch einer Ganzheitslehre machende typologische Konstitutionsforschung vermittelt

---

[1] Vom Verf. hervorgehoben.

[2] Unwillkürlich zieht der Leser von F. v. MÜLLERS Buch dessen an späterer Stelle zu findenden Worte zum Vergleich heran: „Das Dogma und die feste Regel kann, vor allem auch in der Therapie, nur dem dummen und kritiklosen Hörer gefallen." Wie ähnlich klingt die oben (S. 18) zitierte Warnung seines Zeitgenossen L. KREHL.

auch nur ein starres System. *Nur eine wissenschaftliche Personallehre auf individualpathologischer Grundlage kann hier weiterhelfen.* Wie mir langjährige Erfahrungen mit Studenten und Assistenten gezeigt haben, wirkt sie *befreiend* dadurch, daß sie dem jungen Arzt dazu *hilft*, die *Kluft zwischen abstrahiertem Schema und lebendiger Wirklichkeit zu überbrücken.* In Anbetracht dieser Sachlage scheint es nicht übertrieben, wenn FROBOESE „die vollkommene Loslösung" von dem zunächst unentbehrlichen Lehrbuchschematismus fordert. Sie ist aber für den jungen Arzt außerordentlich schwierig und bleibt — wie RICH. KOCH schon vor Jahren beklagte — mehr oder weniger dem Zufall überlassen. Auch in modernsten Lehrbüchern und allgemein-medizinischen Spezialwerken internistischer Autoren — sie sind ja berufen, die Einheit der Medizin zu repräsentieren — wird man *vergeblich nach einer Anleitung zur Erfassung der Individualität suchen.*

Zusammenfassend stellen wir also fest:

1. Unsere Krankheitsidee ist ein fiktives Leitbild mit den oben kritisierten Eigenschaften des Typus.

2. Die allein konkret faßbare Einzelkrankheit unterliegt einer hochgradigen individuellen Variabilität.

3. Aus 1. und 2. ergibt sich eine starke Polymorphie *„der"* Krankheit unseres nosologischen Systems, welches deshalb zwangsläufig mit großen, später zu erörternden Mängeln behaftet sein muß.

Unser Krankheitssystem gründet sich heute noch überwiegend auf die Vorstellung einfacher und naturgesetzlich klar definierter Kausalbeziehungen zwischen „der" (unikausal verstandenen) Krankheitsursache, „der" (eingleisig und nach experimentellen Vorbildern streng determiniert gedachten) Wirkung des Schadenfaktors auf „den" (rein morphologisch-lokalistisch beurteilten) Ort der Erkrankung. Ein solches System orientiert sich naturgemäß hauptsächlich und zweifellos sehr oft auch mit durchschlagendem Erfolg an dem Vorbild der reinen Naturwissenschaft.

Es ist die Forschungsrichtung in Biologie und Medizin, die das *Ideal einer ausnahmefreien, überindividuellen Gesetzeswissenschaft* anstrebt. In diesem Sinne haben sich pathologische Anatomen (RICKER, W. PAGEL), Experimentalforscher (S. JANSSEN) und Kliniker (SCHLEICH) geäußert. RICKERs Programm der „Physiologie als reiner Naturwissenschaft" hat, bei aller Anerkennung seiner sonstigen großen Verdienste, vielfache, berechtigte Kritik erfahren. JANSSEN meint, daß durch den „Kollektivversuch im Laboratorium", der „sich unter einfachen und einigermaßen konstanten Bedingungen beliebig oft und an einer unbeschränkten Anzahl von Individuen durchführen" lasse, „die individuelle Reaktion bewußt ausgeschaltet" werden könne. Der Versuch werde ja „nicht an einem Einzelwesen, sondern an einer Gruppe von Vielen vorgenommen". In Analogie dazu fordert JANSSEN pharmakotherapeutische Reihenversuche auch am Krankenbett, um auch zu Kenntnissen „über die Regelmäßigkeit des therapeutischen Erfolges" zu gelangen. Inwieweit jenes tierexperimentelle Vorgehen tatsächlich einer völligen Normierung entspricht, bleibe dahingestellt. Im bakteriologischen Schrifttum finden sich zahlreiche Hinweise auf erhebliche Resistenzunterschiede gleichartiger Tiere (HAHN, KISSKALT, MARTOS, MARX, WAMOSCHER u. v. a.). Ebenso werden auf JANSSENs Fachgebiet, der experimentellen Pharmakologie, die Verhältnisse auch ganz anders und — wie mir scheint — biologischer beurteilt; so teilt beispielsweise HUNGERLAND folgendes mit: „Als J. H. BURNS 1922 die Wirksamkeit von Digitalis mit der Hatcherschen Katzenmethode untersuchte, kam er mit ein und derselben Probe zu sehr verschiedenen Ergebnissen. Die tödliche Dosis pro Kilogramm für verschiedene Katzen war äußerst verschieden. Man schloß daraus, daß die Methode wertlos sei, und erkannte zunächst nicht die Tatsache der Tiervariation. *Der entscheidende Fortschritt auf dem Gebiet biologischer Methoden liegt in der Anerkennung der Tatsache der Tiervariation.*" Die menschliche Therapie wird nach klinischen Erfahrungen wohl stets den individuellen Faktor entscheidend mit in Rechnung stellen müssen. Allerdings sind auch in dieser Hinsicht andersartige, extreme Ansichten geäußert worden, z. B. von SCHLEICH: „Die dem Laien schmeichelhafte Vorstellung, als könne die Medizin ein geheimnisvolles Eingehen auf etwas gänzlich Undefinierbares, die biologische Persönlichkeit, erreichen, ist leider nicht mehr als eine Phrase." Statt dessen fordert er „gegen jedes Leid eine streng lernbare Methode". Die Medizin müsse immer chirurgischer werden. Der Arzt solle zwar individualisieren, insofern er auf die psychologischen Bedürfnisse eingehe, aber vor allem „die Weisheit des Entdeckers am Generellen in ihrer Anwendbarkeit auf den Einzelfall übersetzen", denn die „Wissenschaft generalisiert". Die Apotheke müsse durch die Fabrik, der Hausarzt durch die „generelle Laboratoriumsmedizin" ersetzt werden. Einst werde die Zeit kommen, wo „fern vom Patienten ... Reagenzglas und Mikroskop die Diagnosen stellen ... um damit den ganzen Wust der persönlichen Diagnostik über den Haufen zu werfen". Abgesehen von der klar zu Tage tretenden Utopie dieser Gedankengänge, wird gleich zu zeigen sein, daß auch die Biologie, ja sogar die exakte Naturwissenschaft, die *wissenschaftliche Erforschung des Individuellen gleichwertig* neben diejenige allgemeiner Gesetzmäßigkeiten stellt.

Im Sinne der vorgenannten Anhänger einer streng gesetzeswissenschaftlichen Krankheitsforschung betont auch der Pathologe W. Pagel, daß „die Tuberkulose in ihren Entwicklungsgängen und vor allem ihrer anatomischen Erscheinungsform Gesetzmäßigkeiten folgt, die sich abgesondert von den individuellen Varianten des Einzelnen als Idealverlauf und Krankheits*norm* fassen lassen, und deren Erkenntnis die Tuberkuloseforschung der neueren Zeit ungemein gefördert haben. Zwar sieht auf dem Sektionstisch *eine* Tuberkulose immer *anders* aus als die *andere*. Aber die grundsätzliche Struktur, der *Typus*, bleibt allemal der gleiche".

Die unermüdliche Suche nach Allgemeingesetzen in der Krankheitslehre hängt damit zusammen, daß sie auf naturwissenschaftlicher Grundlage beruht. „Die Naturwissenschaften bleiben ... mit ihren allgemeinen Begriffen dem in seiner unmittelbaren und anschaulichen, realen Lebendigkeit stets individuellen Leben alle fern" (Rickert 1920). Ja, Wissenschaft überhaupt neigt zum Verallgemeinern, denn Erkennen ist das Auffinden des Gleichen im Verschiedenen (M. Schlick). Man hat deshalb häufig behauptet, die Erforschung des Individuellen könne nicht Gegenstand der Wissenschaft sein, die sich nur mit der Ermittlung allgemein gültiger Gesetze, nicht aber mit der Beschreibung und Aufklärung des mehr oder weniger zufällig so seienden Besonderen zu beschäftigen habe. So kam es zu „einer seit Jahrzehnten festzustellenden auffälligen Vernachlässigung der ... Variabilität in den biologischen Wissenschaften, obwohl sie eine der Grundeigentümlichkeiten alles Lebendigen ist" (Wachholder).

Dieser ausschließlich nomothetischen Anschauung stehen aber zahlreiche Argumente entgegen. Siegmund sagt mit Recht, daß viele medizinische Fragen „durch eine einzige Art von kausalmechanischen, naturwissenschaftlichen und statistischen Untersuchungen nicht zu erfassen sind" und Kronfeld (1922) kann nicht widersprochen werden in der Behauptung, die „Erweiterung in der *Möglichkeit, das Individuelle zu rationalisieren*, ist ... ein Ziel echter Naturwissenschaft". Auch in der Biologie (z. B. der Phylogenese), ja sogar in den sog. exakten Naturwissenschaften werden Einzelereignisse, wie z. B. die Entstehung des Saturnrings, analysiert (R. Hesse). Zur Diskussion der Frage, inwieweit überhaupt in Biologie und Medizin statt unsicherer Regeln oder gar rein „zufälliger" Ereignisse auch gesetzmäßige Vorgänge erfaßt werden können, muß auf die Arbeiten von R. Fick, R. Hesse, W. Roux verwiesen werden.

Schließlich zeigt auch ein Blick auf die zum Hüter unseres wissenschaftlichen Denkens berufene *Philosophie*, daß einmal ganz allgemein die Rickertsche Identifizierung schematisierender Generalisierung und Wissenschaft zugunsten der Anerkennung auch des Besonderen abgelehnt wird (Dilthey, M. Frischeisen-Köhler, Simmel u. a.).

Es ist immer ein fragwürdiges Verstehen, „wenn alles in ein Allgemeines verwandelt" wird (Jaspers 1932). Zum anderen wurde gezeigt, daß *auch das Individuelle wissenschaftlicher Analyse durchaus zugängig* ist. Ausgehend von der grundlegenden Entdeckung I. St. Mills, daß die Ursache stets in komplexer Weise aus Einzelbedingungen zusammengesetzt ist, deren möglichst vollständige hier und jetzt gegebene Konstellation erfaßt werden müsse, verneint der Prager Philosoph HUGO BERGMANN die Behauptung, „das Individuelle sei schlechthin ... dem begrifflichen Erfassen nicht zugänglich". Davon könne keine Rede sein, daß „eine volle individuelle kausale Verknüpfung ... nur zu erleben, aber nie wissenschaftlich darzustellen ist. Warum soll das Individuum nicht Gegenstand eines allgemeinen Urteils sein? Die Struktur eines solchen gibt keinen Grund dafür, daß dieses Urteil nicht ... auf einen einmaligen Vorgang oder Gegenstand Anwendung finden könne". HUGO BERGMANN verweist auch auf den schon früher erwähnten, von BERGSON u. a. hervorgehobenen Parallelismus zwischen Einzigartigkeit der biologischen und geschichtlichen Vorgänge und die daraus abzuleitende gleichartige Methode in der Beschreibung singulärer Ereignisse. Auch für den Tübinger Philosophen TH. L. HAERING „ist alle Rede über Rationalität oder Irrationalität der Individualität nur ein leerer Schall ... Es gibt nichts, das wir nicht in seiner Bedeutung mindestens annähernd analysieren und ... begrifflich fassen könnten". „Auch das Einzigartigste kann sehr wohl begrifflich erfaßt werden; ja dies ist notwendig, wenn es überhaupt gedacht werden soll."

Schließlich hat sich auch GG. SIMMEL (1907) in durchaus bejahendem Sinne mit der „*individuellen Kausalität*" auseinandergesetzt. Auch er weist auf das Unbefriedigende einer nur Kollektivurteile ermöglichenden Allgemeingesetzlichkeit und auf die Notwendigkeit der Auflösung in Teilursachen hin, die allein gestatte, konkrete Kausalfragen zu beantworten. „»Ursache« hat nur das wirkliche, einzelne Geschehen, nämlich an einer anderen einzelnen Wirklichkeit; ein Gesetz hat keine Ursache, da es vielmehr das ideelle Vorbild der Ursache ist." Das Individuelle versteht sich für SIMMEL als „Schnittpunkt des gerade hic et nunc, ... nicht als ein Zufälliges, sondern als ein so besonders Bestimmtes und Notwendiges". Es ist also „gerade der gesetzmäßige Charakter, das besondere Zusammentreffen einer Vielzahl von Gesetzen in bezug auf die Einheit eines Vorganges ..., welches diese Einheit als notwendige erscheinen läßt, dasjenige, was das wahre Wesen der Individualität ausmacht". Es ist deshalb, wie eine genaue Durchsicht unserer folgenden Erörterungen und Krankengeschichten zeigen wird, zweifellos berechtigt, wenn der Pathologe G. SCHORR den „Umschwung im ärztlichen Denken durch den Konditionalismus" als diejenige Methode begrüßt, welche „die Medizin den exakten Wissenschaften an die Seite stellt"; konditionales Denken sei zwar viel komplizierter als „das so fest eingewurzelte ätiologische Denken", enthülle aber „das, was dem kausalen Denken verborgen blieb".

Diese wenigen Andeutungen müssen genügen, um zu zeigen, daß die Individualforschung auch nach dem sorgfältig erwogenen Urteil von Kennern wissenschaftlichen Denkens durchaus legitim ist. Für KRONFELD (1920) ist entgegen RICKERT und im Anschluß an DRIESCH „die Individualität selber ... eine Erkenntnisgrundform unauflöslicher Art".

Wenn hier zum Nachweis der *Wissenschaftlichkeit der Individualforschung* ihre Berechtigung gegenüber der verallgemeinernden Gesetzeswissenschaft hervorgehoben wurde, so bedeutet das selbstverständlich keineswegs eine Verkennung der letzteren. Beide sind nötig, beide hängen aufs innigste zusammen: „Das Allgemeine und das Besondere fallen zusammen, das Besondere ist das Allgemeine, unter verschiedenen Bedingungen erscheinend". „Das Besondere unterliegt ewig dem Allgemeinen; das Allgemeine hat sich ewig dem Besonderen zu fügen" (GOETHE). Wie GG. LENZ (1948) — dem diese Zitate entnommen wurden — ausführt, stehen demnach Allgemeines und Besonderes in einem durchaus dialektischen Verhältnis zueinander; es sind nur zwei Aspekte ein und desselben Tatbestandes, die beide berücksichtigt werden müssen, ohne daß der eine vor dem anderen ungebührlich zurückzutreten hat. „Die Gesetzmäßigkeit der Zufälligkeiten besteht also neben der Gesetzmäßigkeit der Kausalverknüpfung zu vollem Recht" (LENZ). Aus diesem Grunde sind alle *rücksichtslos vereinheitlichenden, unizentrischen Generalisierungsbestrebungen* auch in der Medizin mit großer Zurückhaltung zu bewerten; sei es, daß sie komplizierte pathogenetische Vorgänge um jeden Preis einem simplifizierten Idealschema unterordnen oder gar darüber hinausgehend, die gesamte Medizin in einem einheitlichen „monoideistischen" System aufgehen lassen wollen.

Unter jenen *pathogenetischen Systemen* wurde besonders viel diskutiert RANKEs Dreistadienlehre der Tuberkulose. Es zeigte sich, daß die Wirklichkeit mit der genialen Konzeption oft nicht übereinstimmt: man findet anatomisch Übergänge zwischen Sekundär- und Tertiärstadium, ferner, daß unspezifische Einflüsse mannigfacher Art für den Verlauf einer Tuberkulose eine entscheidende Rolle spielen. Statt der 3 Stadien wird heute einfach das Primär- und Postprimärstadium unterschieden. Allerdings: auch „Primärkomplex und Verallgemeinerung der Tuberkulose sind nicht scharf zu trennen" (W. Pagel 1933). „Alle Einteilungsversuche der Tuberkulose scheitern an ihrer Vielgestaltigkeit und haben nur didaktischen Wert" (Pagel). Als praktische Konsequenz aus diesen Tatsachen ergibt sich, daß jede verallgemeinernde Prognose bei exsudativer Tuberkulose als falsch abgelehnt wird (Assmann). Nach E. Frank ist „die Konzeption der Vagotonie im Grunde genommen ein Rückfall in die Zeiten der »physiologischen Heilkunde«, wie sie von manchem Kliniker im Beginn des Aufblühens der experimentellen Physiologie geübt wurde: schematische Konstruktion des pathologischen Geschehens von einer imponierenden physiologischen Neuerkenntnis her. Das klinische Bild aber mit seinen vielfältigen Wurzeln läßt sich nicht vergewaltigen". Obwohl ich in Übereinstimmung mit manchen anderen Autoren die Eppinger-Hesssche Vagotonie doch für praktisch ergiebiger halte als Frank, wurde dies Beispiel erwähnt, weil es zeigt, wie tatsächlich in Form apriorischer Konstruktion ein nosologisches Schema ersonnen und damit zweifellos auch übersteigert werden kann. Historisch interessant ist übrigens die Tatsache, daß, im Gegensatz zu Frank (1936), F. Martius (1914) die Eppinger-Hesssche Konzeption gerade umgekehrt als ersten Versuch individualisierender Krankheitsforschung begrüßt hat!

Was die umfassenden *Systeme der Gesamtmedizin* anbelangt, so wurde und wird seit Jahrtausenden immer wieder mit unerschütterlicher Besessenheit der Anspruch erhoben, „die" Pathologie gefunden zu haben: von der humoralen, solidaren, lokalistischen, cellularen, konstitutionstypologischen, funktionellen, relationellen, personalen, neuralen, psychosomatischen Pathologie und noch manchen ihrer Abzweigungen. Allein der ständige, wenn auch oft genug kreisförmig verlaufende Wechsel von Standpunkt und Betrachtungsweise zeigt deutlich genug, daß keine der Lehren voll befriedigt, und zwar vorwiegend deshalb, weil *alle einseitig bzw. einzielig ausgerichteten Systeme der Medizin zu Schematismus und Dogmatismus neigen*, dem selbst bedeutende Forscher nicht entgangen sind, der sich aber andererseits oft genug zum Schaden der Heilkunde ausgewirkt hat.

Die *Kritik der unizentrischen Systeme* ist alt. Schon in dem gleichen Corpus hippocraticum, welches aus der Viersäftelehre sämtliche Krankheiten ableiten will, findet sich eine Polemik gegen diese generalisierende „Hypothesenmedizin" mit der Feststellung, die Reaktion des Einzelmenschen sei maßgebend (Herter 1957). Der Göttinger Kliniker J. W. Hrch. Conradi verkündet als Programm seiner „Allgemeinen Pathologie" (1826) den Kampf gegen die „Einseitigkeit der Humoral- und Solidarpathologie, der Jatrochemiker, Brownianer usw.". Der medizinisch sehr interessierte Mineraloge und Naturphilosoph Henrich Steffens, der Freund Goethes und Schellings, schrieb 1841: „Die Neigung theoretisierender Ärzte ... allgemein abstrakte Prinzipien als leitende Grundlagen für die ärztliche Praxis zu betrachten, ist mir von jeher etwas sehr Auffallendes gewesen. Daß Unkundige, besonders Frauen, mit einer Art von Enthusiasmus von solchen Ansichten ergriffen werden können, begreife ich sehr wohl. Aber wie der erfahrene Arzt, dem am Krankenbett die wunderbaren und seltsamen Abzweigungen des Organismus ... alle Augenblicke entgegentreten, glauben kann, eine solche Welt mannigfaltiger Erscheinungen durch einige abstrakte Sätze ... beherrschen zu können, war mir von jeher unerklärlich."

Auch Virchow (1855) „erkannte als den einzigen Weg ... die Fernhaltung alles Systematischen, die Vernichtung der Schulen, die *Bekämpfung des Dogmatismus in der Medizin*" (daß er selbst diesem Programm nur teilweise entsprochen hat, sei dabei allerdings nicht vergessen; dies ist jedoch wegen des dialektisch-komplementären Verhältnisses von Abstraktem und Konkretem bis zu einem gewissen Grade unvermeidlich). Manche glauben zwar, die Zeit der starren Systeme sei vorüber, was jedoch angesichts alltäglich zu lesender Proklamationen zu optimistisch gesehen sein dürfte. So hörten wir von dem bekannten Pariser Kliniker M. Loeper vor einigen Jahren die beherzigenswerten Worte: «L'ère est close des systèmes absolus, rigides, philosophiques ou métaphysiques, fatalement inexacts par leur universalité, ces grandes machines à tout expliquer, si commodes pour l'enseignement, si favorables aussi au prestige d'un homme et d'une école[1], mais si dangereuses pour la science q'elles immobilisent pour un temps.» Auf diesen letzten Punkt wird immer wieder hingewiesen, so von RICH. KOCH, B. BREITNER (zit. nach KUX), FR. MÜLLER, KYLIN, L. BINSWANGER (1914), KNEUCKER u. v. a. Dieser bekämpft mit Recht auch besonders den Dogmatismus des medizinischen Unterrichts.

Schon manche mit großer Sicherheit vorgetragene Tatsache oder Lehre hat sich spätere Korrektur gefallen lassen müssen. HILDEBRANDs Behauptung, daß die Linea alba der Frau niemals behaart sei, steht, wie SCHEUER mit Recht bemerkt „in striktem Gegensatz" zu zahlreichen Beobachtungen. Die Angabe SCHITTENHELMs (1936), bei der Panmyelophthise finde „sich stets äußerst zellarmes, fettreiches Mark", trifft nicht zu, da tatsächlich alle Varianten bis zu normalem Mark vorkommen (SCHULTEN), was uns auch Fälle unserer Klinik zeigten (D. SAATHOFF 1954). Auch ein Milztumor fehlt durchaus nicht immer. Die Behauptung CRISTOFOLETTIs, ADLERs u. a., daß bei Klimakterischen bzw. Kastrierten stets eine sympathicotone Reaktionslage bestehe, konnte nicht generell aufrecht erhalten werden (R. KELLER 1913). HÜBSCHMANNs apodiktische Leugnung jeder Bedeutung des Alters für die Entstehung von Neubildungen steht in starkem Widerspruch zu allen Erfahrungen und speziellen Untersuchungen, die ergeben haben, daß „der Krebs unter den altersgebundenen Krankheiten eine führende Rolle spielt ... Unter allen »Ursachen«, welche man für die Krebsentstehung diskutiert hat, steht der Altersfaktor an erster Stelle" (BÜRGER 1954). Die Behauptung LUXENBURGERs, die Bedeutungslosigkeit von Erbfaktoren für die Entstehung der multiplen Sklerose sei „einwandfrei nachgewiesen", hat sich entsprechend meiner langjährigen Anschauung nach neueren Untersuchungen als falsch herausgestellt[2], obwohl GG. VOSS sich — anhand unzureichender Befunde — auf LUXENBURGERs Seite stellt mit der Begründung, daß seine „Autorität ... wohl kaum bestritten werden kann". Die Beispiele ließen sich verhundertfachen.

Man wird einwenden, Irrtümer gebe es in jeder Wissenschaft, sie würden durch unsere Fortschritte beseitigt. Das ist unbestreitbar. Es kommt aber hier gar nicht auf den (unvermeidbaren) Irrtum als solchen an, vielmehr darauf, Stellen aufzuzeigen, wo Dogmatismus, Schul- und Autoritätsglaube, generalisierender Unikausalismus und Überschätzung des fiktiven Idealtyps in *wissenschaftliche Sackgassen* geführt haben, die vermeidbar gewesen wären.

Die individualpathologische Betrachtungsweise erhebt im Gegensatz zu den oben aufgeführten Lehren nicht den geringsten Anspruch darauf, ein neues System der Medizin entdeckt zu haben, ist doch die Erkenntnis von der Einmaligkeit jeder Erkrankung und der Notwendigkeit ihrer Berücksichtigung schon uralt. Des weiteren liegt es im Wesen der Individualpathologie begründet, daß sie jedem Schema mit großer Zurückhaltung begegnet und bei der Vielzahl ätiologischer Faktoren und persönlicher Konstellationen auf die nur relative Bedeutung jedes mit Totalitätsanspruch auftretenden Systems dringen muß, was auch darin zum Ausdruck kommt, daß sich die zergliedernde Aufbaubetrachtung nicht selten mehrerer Methoden zu bedienen hat, um den einzelnen Krankheitsfall zu verstehen.

Daß eine *nur* verallgemeinernde Medizin ihren wissenschaftlichen wie praktischen Aufgaben nie gerecht werden kann, ergibt sich aus der grundlegenden, oben geschilderten Tatsache des individuellen Charakters der — allein faßbaren — Einzelkrankheit. Diese wiederum beruht darauf, daß jede Einzelkrankheit ihre oft entscheidenden Sonderbestandteile besitzt, die einer nivellierenden Betrachtungsweise naturgemäß entgehen müssen. „*Ein Tatbestand ist immer etwas Komplexes*, aus dem sich mehrere Momente herausschälen lassen", der Ursachenbegriff — der ja bei der nosologischen Systematik eine führende Rolle spielt — ist vieldeutig, „weil schließlich jeder Vorgang von unzähligen Bedingungen abhängt" (M.

[1] Vgl. hierzu etwa meine Besprechung SELYEs in Fortschr. Med. **1954**, 158.

[2] CURTIUS: Dtsch. med. Wschr. **1958**, 2171 und Fortschr. Neur. **1959**, No. 3

SCHLICK). Es sind also vorwiegend die *Komplexität*, die *Zusammengesetztheit der Einzel-Erkrankung* (der Morbus compositus GAUBs, 1758) und die *Vielheit ihrer Erscheinungsformen*, welche die *Analyse des Einzelfalls* als *gleichwertig neben die abstrahierende Allgemeinpathologie* stellen und den Ausbau einer eigenen Forschungs- und Lehrmethode erforderlich machen.

Beide Erscheinungsreihen sind naturgemäß zu einem erheblichen Teil in der *Einzigartigkeit jedes Menschen* begründet, die (trotz aller heute wieder mehr zu hörenden Behauptungen) zunächst und überwiegend auf erbbiologischen Tatsachen beruht. Da beim Menschen rund 12000 Genpaare angenommen werden, bestehen mehr Kombinationsmöglichkeiten, als von allen Menschen, die jemals lebten, phänotypisch verwirklicht werden könnten (L. H. SNYDER 1949)[1].

Der genetischen entspricht die anatomische und physiologische Vielgestaltigkeit des Menschen, die nur mit wenigen Beispielen belegt werden soll. Entsprechend den früher zitierten Angaben E. FISCHERs ergab sich beispielweise auch bei SELBERGs konstitutionsanatomischen Untersuchungen u. a. „wie unzulänglich es ist, für die Aorta ascendens als Normalmaß 3,5 cm (SIEGLBAUER) oder 7 cm (SUTER) ganz allgemein anzugeben". Nachdem schon CRUVEILHER eine schematisierende Darstellung der venösen Gefäßbilder abgelehnt hatte, fand auch GLASSER in über 50% ein der üblichen Lehrbuchdarstellung keineswegs entsprechendes Bild und HILTY eine beiderseits lehrbuchmäßig ideale V. saphena nur bei 9 von 104 Präparaten! Ebenso verhält es sich mit der Errechnung des durchschnittlichen Hirngewichts, vor dem REICHARDT gewarnt hat (1919). „Kein Organ trägt so viele individuelle Züge wie das Gehirn" (RÖSSLE 1940).

Noch bedeutungsvoller ist die chemische Variabilität des menschlichen Organismus. Bei gleicher Art und Menge der am Aufbau des Eiweißmoleküls beteiligten Aminosäuren bedingen Abweichungen in der Lagerung der einzelnen Bausteine eine Zahl möglicher Modifikationen, die weit über unser Vorstellungsvermögen hinausgeht; ROSEMANN berechnet sie auf mehr als 1000 Quadrillionen (vgl. auch R. J. WILLIAMS).

Angesichts derart starker individueller Verschiedenheiten des Biochemismus ist es selbstverständlich, daß die schematisch geschilderten Funktionsabläufe wesentlich stärkeren Schwankungen unterworfen sind, als in weiten ärztlichen Kreisen angenommen wird. Die Gesetzmäßigkeiten der Variabilität werden jedoch „in keinem einzigen Lehr- oder Handbuche der Physiologie erörtert ..., man sieht in ihr offenbar kein allgemein-physiologisches Problem" (WACHHOLDER 1952).

Die festgestellten „Normen" des menschlichen Wachstums lassen infolge der großen Entwicklungsvariabilität im individuellen Fall im Stich (W. ZELLER 1952). Das gleiche gilt für viele sonstige physiologische Befunde; so gibt es, wie schon EINTHOVEN erkannte, keine normtypische Einheitsform des Elektrokardiogramms, sondern nur individuell abgewandelte Kurven verschiedenster Form (HECHT und GUPTA).

Das von F. HOFF als typisch bezeichnete Blutdruckverhalten nach Encephalographie wurde von TATERKA, SCHÖPE, KEHRER jun., PIEPER u. a. entweder vermißt oder doch relativ selten gefunden, wobei zweifellos auch wechselvolle, von den Empfindungen des Untersuchten abhängige vegetativ-reflektorische Faktoren beteiligt sein dürften. „Gerade die konstitutionell verschiedene Einstellung des Individuums zum Schmerzerlebnis zeigt sich bei der Encephalographie immer wieder in markanter Weise" (GUTTMANN). Die von HOFF wiederholt betonte Regelhaftigkeit der sog. vegetativen Umschaltung ist demnach keineswegs so ausgeprägt wie angegeben. Auch die von STAUB beschriebene Blutzuckerkurve nach Doppelbelastung verläuft bei Normalen durchaus nicht immer so typisch, wie es der Autor darstellte (v. MEDVES). Dies gilt ganz allgemein für die überwiegende Mehrzahl aller Belastungsproben, besonders derjenigen des vegetativen Nervensystems[2]. Die apodiktische Behauptung von MEYTHALER u. Mitarb. (1950) von der generell festliegenden „Spannungs"-Lage des sympathicochromaffinen Adrenalsystems bei verschiedenen Körperbautypen widerspricht der von uns gefundenen weitgehenden Unabhängigkeit der experimentell geprüften Stoffwechselvorgänge von dem Körperbautyp (GRÜHN; ref. bei CURTIUS 1954, S. 101) und ist auch sonst wenig wahrscheinlich. Die Problematik der Körperbautypologie ist schon oft, zuletzt von mir behandelt worden[3].

---

[1] Vgl. auch meine eingehende Erörterung dieser Frage. Fortschr. Med. **1957**, 652.

[2] Näheres bei CURTIUS u. KRÜGER 1952, S. 74, sowie CURTIUS, Fortschr. Med. **1957**, Nr. 24.

[3] Fortschr. Med. **1957**, Nr. 24.

Diese *große Variabilität von Form und Funktion* wird sich selbstverständlich auch auf die klinische Beurteilung von Krankheitsbefunden auswirken. Hierfür genüge ein Beispiel. SCHALTENBRAND (1950) sagt dankenswerterweise — im Gegensatz zu vielen anderen Lehrbuch-Autoren — sehr nachdrücklich von den Verhältnissen der neurologischen Lokalisationslehre folgendes: „Die Lokalisationsbeobachtungen der Physiologie und der Klinik haben lediglich einen *statistischen* Wert. Bei einzelnen Individuen ist zwar die Lokalisation der Funktion sehr präzis, aber jedes Individuum hat seine individuellen Lösungen für die Lokalisation gefunden." Dies entspricht ja auch der oben wiedergegebenen Äußerung RÖSSLEs. Somit überrascht es keineswegs, beispielsweise von BODECHTEL (1948) über die Symptomatologie des Hypothalamus zu hören, „daß nicht nur die Zusammenfassung der Symptome von Fall zu Fall wechselt, sondern daß bei gleicher Lokalisation derselben Schädlichkeit, z. B. bei einem Tumor, der eine dies, der andere jenes vegetative Symptom bietet", ja daß klinische Symptome selbst bei ausgedehnten Neubildungen völlig fehlen können.

Die biologische, ätiologische und symptomatologische Variabilität hat viele Autoren veranlaßt, die selbständige *Bedeutung einer wissenschaftlichen Individual-Pathologie* voll anzuerkennen. So verlangt KREHL, daß bei jeder einzelnen erkrankten Persönlichkeit alle Bedingungen studiert werden, die für ihre besondere Erkrankung in Betracht kommen. Wegen der Krankheitsindividualität ist der Arzt „in jedem Fall zugleich ein Gelehrter, indem er neue biologische Vorgänge aufzuklären hat. Das verbindet ihn also unausgesetzt mit der höchsten und mit der künstlerischen Tätigkeit des Menschen". Daß auch aus den Reihen der pathologischen Anatomie gleichsinnige Anschauungen geäußert wurden, zeigt u. a. v. HANSEMANNs viel zu wenig bekanntes, grundlegendes Buch „Über das konditionale Denken in der Medizin". Auch WESTENHÖFER hat sich zu diesem Standpunkt bekannt (1923): „Aufgabe der Pathologie ist es, nicht nur, wie bisher, die allgemein gültigen Vorgänge bei funktionellen und anatomischen Veränderungen unter bestimmten Ursachen aufzudecken, sondern dem Problem nachzugehen, wodurch gerade bei diesem oder jenem Menschen gerade in diesen oder jenen Formen oder gar überhaupt nicht eine bestimmte pathologische Reaktion auftritt, eine Forschungsrichtung, die man am besten als *Individualpathologie* bezeichnen kann". „Wir brauchen neben einer normativen Wissenschaft, die allgemeine Gesetzmäßigkeiten erfassen will, viel stärker noch eine Beschreibung des so seienden Besonderen" (HILF 1935).

Daß diese Methode ganz allgemein in der Biologie ihre selbständige Daseinsberechtigung besitzt, wurde oben auseinandergesetzt. Vor allem die klinische Krankheitsforschung kann ihrer aber im Gegensatz zu manchen extremistischen Anschauungen keinesfalls entraten: „Kasuistik bleibt das Fundament der Klinik und der klinischen Pathologie, wie denn im Wandel der Erkenntnismethoden doch jede Epoche zu ihr zurückkehren muß" (v. WEIZSÄCKER 1931).

Es wäre irrtümlich anzunehmen, daß mittels der individualpathologischen Strukturanalyse nur Kenntnisse gewonnen werden, deren Geltungsbereich sich auf den Einzelfall beschränkt. Sie führt vielmehr auch zu Allgemeinerkenntnissen. E. BRAUN vertritt z. B. den Standpunkt, daß die „immer tiefer schürfende Strukturanalyse des Einzelfalls" sicherere Resultate verspricht als manche nosologischen Homogenisierungs- und Schematisierungstendenzen; ähnlich äußerten sich STUMPFL sowie BETZENDAHL. An anderer Stelle (S. 274) werden überzeugende Beispiele dafür erbracht, daß die Verkennung individueller Besonderheiten zur überflüssigen und Verwirrung stiftenden Aufstellung „neuer" Krankheitsbilder geführt hat[1].

[1] Mit großer Berechtigung weist neuerdings (1959) PETRILOWITSCH darauf hin, daß die von extremen Psychosomatikern abgelehnte Endogenität der beiden großen Psychosenkreise nur dadurch möglich sei, daß „Pathoplastisches andauernd mit Pathogenetischem verwechselt wird".

Wenn einleitend die Ansicht zurückgewiesen wurde, das Individualisieren sei nur auf psychiatrischem Gebiet erforderlich, so soll dies noch durch einige weitere Beispiele belegt werden. Dieselben mögen weiterhin zeigen, daß auch hier ein über den Einzelfall hinausgehender allgemeiner Erkenntniswert anerkannt wird. W. LÖHLEIN schreibt, es sei in jedem Einzelfall einer heredodegenerativen Erkrankung wichtig, ihre Beeinflussung durch Umweltfaktoren aufzuklären „um so zu grundsätzlichen Erkenntnissen zu gelangen". Nach O. GANS steht bei der Analyse der Beziehungen von Hautkrankheiten zu endokrinen Störungen die genaue Durchforschung jedes Einzelfalles im Vordergrund. Ähnlich äußert sich der Chirurg E. MELCHIOR in einer lesenswerten Arbeit über den Erkenntniswert kasuistischer Mitteilungen, denen nach weit verbreiteter Meinung „geradezu ein Makel anzuhaften scheint". Nach ORTNER fehlt es an sorgfältig analysierten Einzelfällen, sie werden ferner von G. MAURER für die Meteoropathologie als gleichwertig den großen Sammelstatistiken zur Seite gestellt. Nach FOSTERs Ansicht sind Statistiken von geringem Wert, wenn ein Urteil im konkretem Fall gefällt werden soll — eine Anschauung, die sicher manches Richtige enthält, aber (wie SPANG zuzugeben ist) keine universelle Geltung besitzt. Auch W. PETERS äußert sich im gleichen Sinne wie FOSTER und weist mit Recht darauf hin, daß die statistisch gefundene Gesetzmäßigkeit nur für ein Kollektiv Geltung besitze. Es handele sich demnach um *Kollektivgesetze*. Demgegenüber spricht auch PETERS — im Sinne der früher besprochenen philosophischen Anschauungen — von „*Individualgesetzen*", wenn die gefundene Gesetzmäßigkeit eine Voraussage für den Einzelfall gestattet. OSTERTAG zeigt, wie schwierige differentialdiagnostische Entscheidungen auf teratogenetischem Gebiet „nur durch die exakte Untersuchung des Einzelfalls" möglich seien, und auch HÖRING fordert, sich bei den Infektionskrankheiten „mehr mit den Bedingungen jedes einzelnen Falles zu beschäftigen und die bakteriologische Untersuchung nicht nur darauf abzustellen, ob bekannte, typische »Infektionserreger« zu finden sind, oder nicht. So wird mancher Infektionsfall einer befriedigenden Klärung zugeführt werden können, der bei Außerachtlassung dieser Forderung rätselhaft erscheint".

Eine ausgesprochen individualisierende Methode ist das gründliche Studium jahrelanger *Einzelverläufe*, das von KAHLBAUM inauguriert, in der Phthisiologie sehr erfolgreich beim Studium von Röntgenserien verwandt, von GAUPP für die Psychiatrie, von ROSENSTERN sowie W. ZELLER für die körperliche Pubertätsentwicklung verwertet und von C. KORTH für die Elektrokardiographie vorbildlich verwirklicht wurde (vgl. hierzu unseren Fall Erna Su. 98). Mit großem Recht hat deshalb A. STÜHMER die katamnestische Forschung als „eine dringliche Aufgabe" bezeichnet (1955). Ihre hohe Bedeutung wird unter dem Zeichen der Labormedizin in weitesten Kreisen verkannt.

Immer wieder wird darauf hingewiesen, daß die Aufstellung von Durchschnittstypen und das Einpressen in schematische Systeme zu einer starken *Wirklichkeitsentfremdung* führt: es gibt nicht „*die*" Beschwerden des Klimakteriums (WIESEL), nicht „*den*" Tic (STIEFLER), „*die*" Fettsucht (GLATZEL). Diese Krankheitsliste ließe sich leicht um zahlreiche Beispiele vermehren. In entsprechender Weise entwickelte sich die Beurteilung in der Kriminalbiologie: im Gegensatz zu früheren Anschauungen im Sinne LOMBROSOs gibt es nicht „den" Verbrechertyp (GRUHLE, ZURUKZOGLU), nicht „die" Prostituierte: K. SCHNEIDER kommt hier zum Ergebnis, daß die Schilderung der Einzelschicksale von keiner Statistik jemals ersetzbar sei, meint allerdings, daß auch nicht aus Einzelschicksalen allgemeine Schlüsse gezogen werden könnten, was m. E. angesichts der zahlreichen Regel-Erfahrungen, die wir mittels zergliedernder Aufbaubetrachtung gewinnen, bezweifelt werden muß. Die gründliche Individualanalyse ist ferner unentbehrlich bei der medizinischen *Begutachtung*, wie später eingehend darzulegen ist. Schließlich fordert ORTH, daß der *pathologische Anatom* bei der Beurteilung der Todesursachen — wie auch sonstiger Befunde — „nicht schablonisiert", vielmehr „besonders scharf individualisiert".

In all diesen Beispielen tritt uns die „Souveränität des Einzelfalls" entgegen, von der W. FUCHS auf medizinischem Gebiet gesprochen hat, ganz analog der Äußerung I. W. HEDEMANNs, daß sich in allen juristischen Tätigkeiten „immer wieder durch das allgemeine Denken mit elementarer Gewalt der Einzelfall hindurchschiebt" und daß oft die Neigung bestehe, dessen Bedeutung ganz erheblich zu unterschätzen.

II. Methode der Individualpathologie

Der häufig geäußerte Standpunkt, die Individualität, speziell die Krankheit des Einzelmenschen sei methodisch nicht faßbar und deshalb wissenschaftlich steril, konnte früher widerlegt werden. Auch der einzelne Fall wird nämlich von allgemeinen Gesetzmäßigkeiten beherrscht, die allerdings auf dem allein üblichen typologischen Wege weder erfaßt werden können noch sollen (O. TEMKIN 1929). Es „gilt die Regel, daß ungewöhnliche, differenzierte, reiche Fälle am meisten lehren, daß von ihnen her Licht auf die übrigen fällt und daß hier Erfahrung weniger durch die Menge der Fälle als durch Tiefe des Eindringens in den *einzelnen*[1] Fall gewonnen wird" (JASPERS 1946). Auch v. WEIZSÄCKER (1951) sagt der Medizin, daß sie von konkreten Fällen und Krankheiten ausgehen müsse, auch wenn sie zu einer Allgemeinen Krankheitslehre weiterstrebte, wobei ihm allerdings das Ideal der in manchen Fällen zweifellos segensreichen, für die meisten individualpathologischen Fragen aber unverwendbaren anthropologischen Medizin vorschwebt.

Die Individualpathologie braucht und darf sich deshalb nicht auf die Sammlung zahlreicher Krankheitsfälle beschränken — so wertvoll eine sorgfältige Kasuistik auch ist —, falls sie sich nicht in zahllosen, zusammenhanglosen Einzelheiten erschöpfen will. Vielmehr hat auch die Individualpathologie die Aufgabe, *nach leitenden Gesichtspunkten und Regeln zu fahnden*, die es gestatten, eine gewisse Ordnung in die vielerlei Erscheinungsformen des Besonderen zu bringen. In diesem Sinne haben sich schon verschiedene Autoren ausgesprochen (RICH. KOCH, G. MITTASCH, F. A. MÜLLEREISERT u. a.). Es handelt sich dabei um die bewährte *induktive Methode*, d. h. den „Weg, um aus Einzelergebnissen, die sonst nur zu Einzelaussagen (hic et nunc) führen können, Allgemeinaussagen zu gewinnen" (H. DINGLER), während uns gerade die generalisierende und abstrahierende Schulmedizin die Grenzen und Gefahren überwuchernder Deduktion in der Krankheitslehre gezeigt hat.

Ein Blick auf unser Inhaltsverzeichnis, das möglichst übersichtlich die leitenden Gesichtspunkte der Individualpathologie herausstellt, zeigt unverkennbar, daß ein natürliches System gewonnen werden konnte, das es durchaus gestattet, aller individuellen Vielgestaltigkeit gerecht zu werden. Jede nur einen Ausschnitt berücksichtigende Einseitigkeit muß dabei natürlich streng vermieden werden, so auch die früher erwähnte Ansicht mancher Autoren (C. BOVET, KNEUCKER, MAX MÜLLER, HEYER, MITSCHERLICH u. a.), die Individualanalyse könne sich in charakterologischen bzw. psychologischen Feststellungen erschöpfen. Abgesehen von den schon genannten Tatsachen genügt ein Hinweis auf den Inhalt dieser Monographie, um diese Anschauung zu widerlegen.

Die Plurikausalität, Variokausalität (vgl. S. 59) und Zusammengesetztheit des Einzelfalles leiten ohne größere Überlegungen zu der Erkenntnis, daß am Anfang

[1] Vom Verf. hervorgehoben.

jeder individualpathologischen Methode die *Zergliederung* des Einzelfalls in alle greifbaren wesentlichen Bestandteile zu stehen hat. Dies war schon der älteren Medizin, so dem ersten Schöpfer einer allgemeinen Pathologie HIER. DAV. GAUB (1705—1780) geläufig: „Will man nun die Krankheitsursache gehörig einsehen, so muß man dieselbe in die einfachen Teile, woraus sie besteht, auflösen ... So viele Teile nun das Ganze hat, das wir Krankheit nennen, so viel verschiedene Bedingungen oder Vermögen gibt es in der Ursache, wovon jede einzelne einen Teil der Krankheit und alle zusammen das Ganze ausmachen." GAUB wußte auch, daß der Einzelfall öfter zusammengesetzt als einfach ist („Morbus compositus"), worin ihm in Deutschland u. a. der Bonner Internist M. E. A. NAUMANN (1840) und der Jenaer Internist A. SIEBERT (1855), in Frankreich CORVISART, PINEL u. a. gefolgt sind. Früher wurde auch besprochen, daß diese Erkenntnis durchaus allgemeinen Auffassungen über Kausalität (vgl. SCHLICK S. 25) und Konditionalismus entspricht.

Summarische Kollektivurteile versagen vor komplexen Tatbeständen, welche die „Auflösung in Teilursachen und Teilwirkungen" erfordern (G. SIMMEL 1907). Dieselben sind aber von verschieden großer Bedeutung für die Verursachung und Gestaltung des vorliegenden Einzelfalls. Deshalb war man stets bestrebt, in der allgemeinen wie auch in der medizinischen Ursachenlehre eine *Wertskala der zusammenwirkenden Faktoren* aufzustellen. Schon seit Jahrhunderten hat man Causae proximae, C. remotae, C. praedisponentes, C. occasionales, C. sufficientes usw. unterschieden. Aber erst in neuerer Zeit wurde ein klares System der Ursachenbegriffe in der medizinischen Lehre geschaffen, und zwar — soweit ich sehe — erstmals in vorbildlicher Klarheit und Geschlossenheit 1895 durch den genialen SIGM. FREUD[1], dem sich schon im Frühstadium seiner Lehre (ja vielleicht noch mehr als in späteren Jahren) die konditionale Grunderkenntnis erschlossen hatte, wozu er vermutlich wie manche seiner Zeitgenossen durch J. ST. MILL bzw. MACH angeregt worden sein mag. Es ist deshalb unzutreffend, wenn FREUD einer „Geringschätzung kausaler Ansprüche" beschuldigt wird (P. MARTINI 1954). Ganz im Gegenteil gehört er zu den schärfsten ätiologisch-pathogenetischen Denkern der neueren Medizin!

Bei der Analyse der „Ätiologie in der Neuropathologie" ergaben sich FREUD drei Kategorien: Bedingungen, spezifische Ursachen und Hilfsursachen: „*Bedingungen* heißen jene Momente, die zur Erzielung des Effektes zwar unentbehrlich sind, diesen aber nicht allein für sich erzielen können, sondern der spezifischen Ursachen hierzu bedürfen. Die *spezifischen Ursachen* unterscheiden sich von den Bedingungen dadurch, daß sie nur in wenigen ätiologischen Formeln auftreten, während die Bedingungen bei zahlreichen Affektionen die nämliche Rolle spielen können. *Hilfsursachen* sind solche, die weder jedesmal vorhanden sein müssen, noch für sich allein den betreffenden Effekt erzeugen können. — Für den Fall der Neurosen stellt vielleicht die Heredität die Bedingung dar; die spezifische Ursache ist in sexuellen Momenten gegeben, alles andere, was sonst als Ätiologie der Neurosen angeführt wird (Überarbeitung, Gemütsbewegung, physische Erkrankung) ist Hilfsursache und kann das spezifische Moment niemals vollständig vertreten". Sowohl der durch FREUDs Forschungen errungene Fortschritt wie die Bedeutung einer Bewertung von Einzelfaktoren werden schlagartig beleuchtet durch die Arbeit des Göttinger Psychiaters CRAMER (1910) über die Angst. Die Sexualität wird nur als „auslösende Ursache", Unfälle und besonders Verdauungsstörungen werden dagegen als Hauptursache bezeichnet; therapeutisch wird dementsprechend die Ölkur nach EBSTEIN empfohlen!

[1] Entnommen aus: SIGM. FREUD: Aus den Anfängen der Psychoanalyse. Imago Publ. Comp. Ltd. London 1950. Daß allerdings auch schon früher „strukturanalytisch" gesehen wurde, zeigt beispielsweise ein Fall W. SOMMERs aus dem Jahre 1886 [Allg. Z. Psychiat. **42**, 303 (1886)].

Als nächster scheint sich der Psychiater und spätere Philosoph TH. ZIEHEN (1910) in dieser Richtung bemüht zu haben. Mit der Pionierarbeit FREUDs sowie ZIEHENs war die Methode geschaffen, die heute in der deutschen Psychiatrie allgemein anerkannt und viel verwandt wird, die *Strukturanalyse* (BIRNBAUM). Auf diese Weise gelingt es, um mit BIRNBAUM zu reden, „schließlich bei jedem Einzelfall eine restlose Erfassung in seiner individuellen Ganzheit und vollen Realität" herbeizuführen.

BIRNBAUMs System der Krankheitsursachen ist außerordentlich zweckmäßig und erfaßt tatsächlich alle vorkommenden Strukturelemente. Er unterscheidet *prädisponierende, pathogenetische,* d. h. durch die spezifische Krankheitsursache bedingte, *provozierende* und *pathoplastische* Faktoren. Die letzteren geben dem „ätiologisch bereits in seiner Grundform . . . festgelegten Krankheitsfalle . . . Inhalt, Färbung, Sondergestalt".

Somit besitzen wir also ein brauchbares System, das — wie zahlreiche Arbeiten der klinischen Psychiatrie der letzten Jahrzehnte gezeigt haben — durchaus geeignet ist, die Komplexität des Einzelfalles verständlich zu machen. Wie F. KEHRER betonte, ist die Strukturanalyse aber auch zur ätiologischen Beurteilung organischer Nervenkrankheiten geeignet. Dies wurde mir durch Untersuchungen bestätigt, die ich bei Polysklerotikern (1933) und Tabikern (1938 gemeinsam mit SCHLOTTER und SCHOLZ) ausführte. Besonders im letztgenannten Falle gelang es auf diesem Wege, die übliche, enumerativ-registrierende durch eine „*genetische Symptomatologie*" zu ersetzen, die allgemein imstande ist, die Variabilität der Krankheitserscheinungen verständlich zu machen und die nur zu oft bestehende Kluft zwischen fiktivem Idealtyp des Lehrbuchs und wirklicher Krankheitsbeobachtung zu überbrücken. *Die strukturanalytische Methode sollte deshalb auch in die anderen Fachgebiete der Medizin Eingang finden.* Daß sie sich auch für die mit so besonders komplexer Krankheitsverursachung und Krankheitsgestaltung belastete *Innere Medizin* äußerst fruchtbar auswirken kann, haben uns eigene Studien bei der Ulcuskrankheit (ELISAB. KAUFMANN), der chronischen Pneumonie (H. TOEPFER), dem Abdominaltyphus (CURTIUS u. KÄRST), der Grippe (BOHM u. TRÄNKLE), dem Feldfieber (KÄRST u. ROHRMOSER), der Lebercirrhose (GERH. MÜLLER), der Hepatitis (CURTIUS, GRÜHN u. WILCKHAUS), der Eklampsie (KAMROWSKI) gezeigt.

Der einzige neuere internistische Autor, bei dem sich gewisse, wenn auch noch recht schüchterne Ansätze zur strukturanalytischen Krankheitsbetrachtung finden, ist G. WÜLLENWEBER mit seinem Buch „Ärztliches Denken am Krankenbett". Die Darstellung folgt aber im großen und ganzen den herkömmlichen Grundlehren, ohne den Ausbau eines individualpathologischen Systems anzustreben.

Nur andeutungsweise kann hier erwähnt werden, daß der Wirkungseffekt der Einzelfaktoren nicht als rein summativ, sondern als multiplikativ verstanden werden muß (v. NEERGAARD 1946). Bezüglich der — allerdings überwiegend theoretischen — Einzelheiten muß auf die interessanten Ausführungen des Autors verwiesen werden.

Eine methodische Bemerkung ist noch erforderlich. Ganz im Gegensatz zu manchen Anschauungen ist gerade bei der Individualpathologie die sorgfältige Berücksichtigung der *Statistik* erforderlich, etwa zur Unterscheidung rein zufälliger Koincidenz („Zufall") von korrelativer Verknüpfung, beispielsweise bei der Kombination zweier Krankheiten. Schon der große Kliniker GRIESINGER verband nach dem Zeugnis seines Freundes WUNDERLICH die „genaue Beobachtung des Einzelfalls" mit der „statistischen Verwertung von Massenbeobachtung". An vielen Stellen dieses Buches finden sich einschlägige Beispiele für die Fruchtbarkeit dieser vergleichenden Methode.

Beim Abschluß dieses Abschnittes möge ein Wort V. v. WEIZSÄCKERs aus dem Jahre 1919 Platz finden: „Denn gerade in der ärztlichen Technik scheinen mir die nötigen Begriffe und selbst Worte für die Geltendmachung des konstitutionellen und individualistischen Gedankens noch zu fehlen." Ich glaube, daß wir heute in der Lage sind, die komplexe Vielgestaltigkeit des Einzelfalles weitgehend zu erfassen. „Die Individualdiagnose . . ., die Erörterung der Verhältnisse des Kranken nach allen Richtungen hin, ist . . ., sofern es genau durchgearbeitet wird, die Diagnose der Zukunft" (KREHL 1935). Über das praktische Vorgehen unterrichtet ein späterer Abschnitt dieses Buches.

C. Individualität und Krankheitsentstehung

I. Die Krankheitsverursachung: Plurikausalität

Den bisherigen Ausführungen ist zu entnehmen, daß die theoretische wie klinische Medizin einer Denklehre bedarf, die dem Einmaligen, „Atypischen", Besonderen Rechnung trägt, und daß diese individuellen Faktoren schon bei der *Krankheitsentstehung* eine große, oft ausschlaggebende Rolle spielen. Es handelt sich meist nicht um *eine* Krankheits-„Ursache", sondern verschiedene Krankheitsbedingungen, die jedoch — im Gegensatz zum extremen Äquivalenz-Konditionalismus Verwornscher Prägung — einer quantitativen Abstufung und Bewertung bedürfen, wobei beispielsweise dem Auslösungsvorgang eine meist nicht scharf erfaßte Sonderstellung zukommt. Aber selbst die „spezifische" „Haupt"-Ursache ist bei derselben „Krankheit" nicht stets dieselbe. Es handelt sich eben bei den verschiedenen Einzelfällen ein und derselben „Krankheit" gar nicht um durchaus Gleichartiges und Gleichwertiges, sondern tatsächlich um Verschiedenartiges: jeder Mensch hat seine besondere Krankheit, bei deren Aufbau meist ebenso viele Faktoren beteiligt sind, die er selbst mitbringt, wie solche, die „von außen" auf ihn eindringen.

Es wäre aber verfehlt, wenn man angesichts dieses komplizierten Wechselspiels innerer und äußerer Faktoren auf jede Zergliederung der Krankheitsentstehung verzichten wollte. In dem folgenden Abschnitt soll vielmehr gezeigt werden, daß eine mehrschichtige Ätiologie und Pathogenese möglich und dringend erforderlich ist.

1. Die empirische Begründung der Plurikausalität

Wenn in Lehrbüchern der allgemeinen Pathologie von Krankheitsursachen gesprochen wird, so finden wir eine ausführliche Schilderung von Art und Wirkungsweise sog. innerer Krankheitsbedingungen und äußerer Krankheitsursachen physikalischer, chemischer und biologischer Art, die hintereinander abgehandelt werden. Man könnte aus derartigen und verwandten Darstellungen wie auch aus manchen akademischen Vorlesungen den Schluß ziehen, daß mit der minutiösen Aufzählung all dieser *zahlreichen „Ursachen"*, etwa der detaillierten morphologischen Analyse der Bakterien, die Krankheits-„Verursachung" erschöpfend behandelt wäre (zumal der eine, ungeteilte äußere Faktor das ist, „was wir im gewöhnlichen medizinischen Sprachgebrauch schlechthin — fälschlicherweise Ref. — als Krankheitsursache bezeichnen" [BR. BLOCH 1923], vgl. auch VIRCHOWs Definition S. 36).

Nichts wäre falscher als diese mit der *alten ontologischen Krankheitsauffassung* zusammenhängende Annahme. Mit Kenntnis der einzelnen „Ursachen" — und seien sie auch naturwissenschaftlich noch so genau bekannt — fängt vielmehr die Analyse der Krankheitsentstehung überhaupt erst an, denn eine noch so gut definierte Bedingung muß durchaus nicht immer bestimmte Folgen nach sich ziehen (LICHTWITZ 1921); vielmehr ist dies sogar in der Mehrzahl der Fälle *nicht* der Fall (vgl. S. 38/39).

Daß dies bis vor kurzem völlig übersehen wurde, hat uns die Geschichte der *Bakteriologie* gezeigt. Es ist hier nicht der Ort, auf die Auswüchse des „Bakteriologismus" einzugehen, die von F. MARTIUS, GOTTSTEIN, HUEPPE, ROSENBACH, V. SZONTAGH, GG. JÜRGENS und manchen anderen scharf zurückgewiesen wurden. Der Ausspruch COHNHEIMS: „Tuberkulös wird jeder, in dessen Körper sich das tuberkulöse Virus etabliert", ist ebenso falsch wie derjenige KLEBS': „Ein natürliches System der Infektionskrankheiten ist identisch mit dem natürlichen System der dieselben erzeugenden Organismen." Den ausschließlich bakteriologischen Standpunkt in der Ätiologie der Infektionskrankheiten glaubte sogar „vor nicht allzu langer Zeit ... noch ein angesehener Bakteriologe (GILDEMEISTER) ... einnehmen zu dürfen" (S. GRÄFF 1950). Wieviel weiter war da schon PASTEUR, der am Ende seines Lebens erklärte: «Le microbe n'est rien, le terrain est tout»! ROBERT KOCHS Äußerung von 1890, daß zwischen Bakterien und Krankheit kein anderes Verhältnis mehr denkbar sei als das von Ursache und Wirkung, besitzt nur noch stark eingeschränkte Geltung. Infektion ist, wie heute wohl allgemein anerkannt wird, nicht gleich Infektionskrankheit.

War es eine Hauptlehre der hippokratischen Heilkunde, den Kranken in seinen wichtigsten kosmischen, persönlichen und sozialen Beziehungen zu begreifen, so hat die spätere Medizin diese Ermittlungen mehr und mehr vernachlässigt. „*Man beschuldigte die Umstände als Ursachen, die am plausibelsten schienen, ohne besondere Berechtigung dafür zu haben*" (HONIGMANN). Den ätiologischen Kurzschlüssen begegnen wir nicht allein bei Infektionskrankheiten. Hierzu einige Beispiele.

FERGERS Behauptung, daß es sich bei 160 Diabetikern der Katschschen Klinik in 10% sicher und in 9,4% vielleicht um die Folge der von Gallenblase und Leber auf das Pankreas fortgeleiteten Entzündungsprozesse handle, besitzt wenig Überzeugungskraft; einmal aus klinischen und anatomischen Gründen, dann wegen der völlig ignorierten Erblichkeitsanalyse. Eine den Zufall übersteigende Kombination von Gallenleiden und Diabetes ist tatsächlich anzunehmen. Sie beruht jedoch nicht auf einer problematischen Infektion per continuitatem, sondern auf erbkonstitutionellen Beziehungen im Sinne des Arthritismus (zahlreiche entsprechende Unterlagen bei CURTIUS, HARTWIG u. SEHNERT). SCHETTLER spricht von der „gefährlichen Simplifizierung, mit der man bisweilen versucht, die Entstehung der Arteriosklerose einem einzelnen Stoffwechselfaktor zuzuordnen".

Auch bei den zahllosen, häufig äußerst unkritischen Annahmen „fokalbedingter" Erkrankungen, z. B. angeblich der meisten Psychosen (W. HUNTER), der juvenilen Kyphose (SCHUHKNECHT) usw.[1], bleibt das konstitutionelle Moment oft unberücksichtigt.

Ganz abwegig ist ferner die Vermutung von LANNOIS u. PORROT, Friedreichsche Ataxie und die dabei auffallend häufigen Klappenfehler (Lit. bei CURTIUS-STÖRRING-SCHÖNBERG sowie bei HALLERVORDEN) seien auf eine gemeinsame, infektiöse Grundursache zurückzuführen. Tatsächlich handelt es sich um erbbiologische Korrelationen — höchstwahrscheinlich im Sinne der Pleiotropie. Solche bestehen auch zwischen Friedreichscher Krankheit und Aplasie der Langerhansschen Inseln. Dieser Annahme, die wir auf unsere klinisch-genealogischen Befunde sowie ein Autopsie-Ergebnis MELTZERS gegründet hatten, widersprach E. GRAFE mit der Behauptung, es handle sich um zufällige Koincidenz von Diabetes und M. Friedreich. Unsere Annahme wurde jedoch durch den späteren anatomischen Befund KÖHNES an unseren diabetischen Friedreich-Schwestern bestätigt (kongenitale Aplasie der Pankreas-Inseln).

Man sieht an diesen Beispielen, wie zugunsten mehr oder weniger oberflächlicher Kausalannahmen die häufig erst bei eingehenden Korrelations- bzw. Erbstudien hervortretenden Zusammenhänge vernachlässigt werden.

Mangelhafte Berücksichtigung der Erbkonstitution und einseitig mechanistische pathogenetische Anschauungen führten ferner beispielsweise zur Annahme, daß die Kyphose der

[1] Zur Kritik vgl. folgende Arbeiten meiner Klinik: H. FEIEREIS, Kritisches zur Bedeutung der Fokalinfektion. Fortschr. d. Med. **1955**, 393; H. FEIEREIS u. W. KÄRST, Fokalsanierung und Entspannungsbehandlung. Dtsch. med. Wschr. **1955**, 716; F. CURTIUS, Ref. Fortschr. Med. **1956**, 290.

Vgl. auch die beherzigenswerte Kritik A. HERMANNSDORFERS (1954), K. W. ESSENS, D. BRÜCKS (1952), STORKS (1952) u. a. Die berechtigte Ablehnun g der „extremistischen", rein unikausalistischen Fokalhypothesen von FISCHER u. HEIN (1952) erfolgte durch FRANKE (1957).

Syringomyelie- bzw. Friedreich-Kranken auf trophische Wirbelveränderungen bzw. isolierte Muskelparesen zurückzuführen sei, wo das Symptom doch häufig schon *vor* dem Beginn des Prozeßleidens besteht und nicht selten auch bei gesunden Blutsverwandten gefunden wird (Bremer, van Bogaert, Curtius-Störring-Schönberg, daselbst weitere Lit.-Angaben). Extrem unikausalistisch, mechanistisch und konstitutionsfremd ist auch die Annahme Wartenbergs (1936), bei der ausgesprochen an das weibliche Geschlecht gebundenen, nächtlichen Akroparaesthesie spiele „nur das statische Moment und kein anderes eine Rolle". Dem widersprechen zahllose Befunde (vgl. Curtius u. Krüger 1952, Broser; Klinke, Destunis u. a.). Das gleiche gilt von den angeblich auf Kompression des Karpaltunnels durch Bindegewebe bzw. ein verdicktes Lig. transversum bedingten Akroparaesthesien, die E. Stricker u. Mitarb. beschreiben: auch hier läßt schon die Geschlechtsverteilung (32 ♀ : 4 ♂) erkennen, daß das ätiologisch wesentliche Moment keineswegs allein in mechanischen Faktoren gesucht werden darf. Daß ein verkalktes Selladach als Migräne-Ursache angeschuldigt wird (Horwitz), besitzt so lange geringe Wahrscheinlichkeit, bis nicht erwiesen wurde, daß die Migräne nicht auch hier, wie in der überwiegenden Mehrzahl aller Fälle, auf erbbedingter angiospastischer Diathese beruht.

Die *vorschnelle Annahme eines einzigen ätiologischen Faktors* ließe sich an zahllosen Beispielen der früheren wie auch heutigen Medizin zeigen. Dabei ist, wie gezeigt wurde, die Wirkung des angeblichen exogenen Schadens häufig viel unwahrscheinlicher als diejenige eines Anlagefehlers. So etwa auch bei den von A. Meyer auf CO zurückgeführten Hirnveränderungen zweier Brüder, die nach Pollaks und Rezeks überzeugenden Ausführungen viel eher an dysontogenetische Entstehung denken lassen.

Selbstverständlich liegt mir eine einseitige Überbewertung der Erbursachen fern. Wir werden später genügend Beispiele dafür kennenlernen, daß Erbkonstitution, Außenschaden und auch noch weitere Faktoren bei der Entstehung einer Krankheit zusammenwirken. Die bei unikausalem Standpunkt besonders naheliegende *Überschätzung eines Einzelfaktors* und Unterschätzung von Nebenfaktoren müssen jedenfalls vermieden werden.

Eine Krankheit entsteht in der überwiegenden Mehrzahl der Fälle nicht durch eine Ursache, sondern durch die in einer bestimmten Konstellation gegebene Zusammenwirkung mehrerer Bedingungen (Tendeloo, v. Hansemann u. a.). Dies war schon H. D. Gaub (1708—1780) bekannt: Die Krankheitsursache „ist selten einfach, sondern meistens aus mehreren zusammentreffenden Umständen zusammengesetzt". Was für die allgemeine und spezielle gilt, gilt natürlich erst recht für den weiteren Rahmen der sozialen Pathologie. A. Grotjahn fordert, sich ängstlich davor zu hüten, einen Faktor auf Kosten der übrigen, z. B. Klima, geselliges Leben, soziale Umwelt, zu überwerten.

Man hat neuerdings behauptet, die Plurikausalität sei selbstverständlich und bedürfe keiner besonderen Erörterungen mehr (Siebeck).

Diesen Standpunkt halte ich nicht nur für unzutreffend, sondern auch gefährlich. Daß demgegenüber auch andere Autoren den weitgehend unikausalen Charakter der heutigen Krankheitslehre kritisieren, zeigt folgende Bemerkung F. Hoffs (1950): In unseren Lehrbüchern werde noch größtenteils „jeweilig einem einzelnen Faktor das Primat oder gar das »Monopol« im ätiologischen Sinne zuerkannt". Auch K. W. Essen hat (1951) in seiner ausgezeichneten Kritik mit vollem Recht „von dem monistischen Denken der Fokalinfektionslehre" und J. Schleicher (1958) von der „immer monistischer werdenden Betrachtungsweise" jener Autoren gesprochen, welche alle Krankheit auf moralische Verschuldung zurückführen wollen. „Die Frage nach *der* Ursache . . . eines Krankheitsprozesses wurde beherrschend" (v. Neergard 1946). Ebenso stellte F. Kehrer (1928) fest, „daß selbst bis in die jüngste Zeit hinein die Neigung besteht, scheuklappenhaft jeweils nur eine Art ursächlicher Kräfte zu berücksichtigen".

In katastrophaler Weise wirkt sich das unikausale Prinzip in unserer *Todesursachen-Statistik* aus, die hauptsächlich hierdurch zu weitgehender Sterilität bezüglich der Krankheitsforschung verurteilt ist. Bei der Todesursachen-Statistik tritt nämlich „zu den allgemeinen Unklarheiten einer jeden klinischen Diagnose die Bezeichnung *einer* Krankheit als Todesursache erschwerend hinzu. Es soll das Grundleiden des Verstorbenen erfaßt werden. Die den Tod letzten Endes auslösenden Momente werden grundsätzlich nicht berücksichtigt" (S. KOLLER 1936). Der Autor weist darauf hin, daß dem jungen Arzt weder im Studium noch in der Klinik eine Anleitung zur Bezeichnung der Todesursache gegeben werde; eine solche ist eben nur möglich auf dem Boden einer exakten plurikausalen Ursachenlehre. Wir kommen später noch einmal auf die Notwendigkeit einer konditionalen Analyse des Todes zurück.

Wie wichtig die fortlaufende Betonung des plurikausalen Standpunktes auch heute noch ist, zeigt weiterhin das fast hoffnungslose, zickzackartige Hin und Her der *ätiologischen Modeströmungen*, welchen der vielgerühmte Erkenntnisfortschritt häufig nicht anzumerken ist. Einmal gilt vieles, selbst der Krebs, als infektiös, dann wieder als hormonal bedingt; in einer weiteren Phase werden *alle*, selbst die Infektionsvorgänge „neuralpathologisch" erklärt bzw. zahllose Erkrankungen auf die in den letzten Jahren „fast bis zum Überdruß erörterte" (O. u. G. DOMNICK 1955) Wirbel-Osteochondrose zurückgeführt, oder schließlich räumt man Vitaminmangelzuständen einen über das tatsächlich gesicherte Gebiet weit hinausgehenden ausschlaggebenden Geltungsbereich ein, etwa bei der Polysklerose-Entstehung; dadurch wurden bei den unglücklichen, oft jahrelang Körnerkost verzehrenden Kranken unerfüllbare Hoffnungen erweckt.

Etwas eingehender sei als Modellfall in dieser Beleuchtung das *Bronchialasthma* besprochen, von dem POLLNOW, PETOW und WITTKOWER schon 1929 richtig bemerkten, es werde meist *entweder* der somatische *oder* der psychische Standpunkt mit ausschließender Einseitigkeit verkündet. Neuerdings kann man wieder lesen, das Asthma sei eine reine Neurose. Ähnliches ist schon früher behauptet worden. Wenn z. B. NABER (1929) als einzige „Ursache" des Asthmas bei einem 22jährigen Mädchen mit Ekzem und Urticaria anführt, daß die Eltern mit ihrem „Verhältnis" nicht einverstanden waren, so ist dies ebenso einseitig wie seine Ablehnung einer spezifischen, erblichen, allergischen Diathese bzw. wie die neuerdings zu lesende Behauptung, die Allergie des Asthmatikers sei eine rein sekundäre Erscheinung (JORES)! Hier wird das Kausalverhältnis auf den Kopf gestellt. In praktisch-therapeutischer Hinsicht stimme ich allerdings mit NABER durchaus überein: am wirksamsten und anhaltendsten ist die Entspannungs- und Psychotherapie des Asthmas (vgl. CURTIUS 1952). Selbst dann, wenn Behandlungserfolge durch Desensibilisierung beobachtet werden, dürfte es sich meist um Suggestiv-Wirkungen handeln: H. HERXHEIMER teilt nämlich neuerdings mit, „daß verschiedene Allergisten in Nordamerika gleich gute Erfolge haben, wenn sie ganz verschiedene Behandlungsmethoden anwenden. Es scheint sicher, daß hierbei psychische und nervöse Faktoren eine große Rolle spielen. Ebenso sicher ist es, daß das Stärkeverhältnis dieser Faktoren von Patient zu Patient und selbst bei den gleichen Patienten wechseln kann".

FRIEDA REICHMANN sprach von dem „Heer der von den Autoren angeführten ursächlichen Faktoren" und kommt mit Recht zum Ergebnis, daß „diese merkwürdig uneinheitlichen und einander widersprechenden Auffassungen . . . etwas außerordentlich Unbefriedigendes" hätten. Für A. SCHMIDT war der Katarrh, für STRÜMPELL die „asthmatische", für STÄUBLI die sog. „eosinophile" Diathese, für CURSCHMANN, SCHITTENHELM u. v. a. die Allergie, für EPPINGER und HESS die Vagotonie, für WINTRICH der Zwerchfellkrampf, für WILLIAMS, BIERMER u. a. die Reflexneurose, für WEBER und STÖRCH die sekretorische bzw. vasomotorische Neurose (letzteres neuerdings wieder von HOCHREIN behauptet), für EICHHORST eine zentrale (bulbäre) Neurose, für LEWANDOWSKY eine nervöse Erkrankung sui generis der pathogenetische Kernpunkt. Viele dieser Faktoren sind in einer von Fall zu Fall und weiterhin von geringstem zu stärkstem Ausmaß wechselnden Konstellation von Bedeutung. Es gibt keinen Gegensatz von „allergischem" und „nervösem" Asthma. Wohl kann aber bald der eine, bald der andere Faktor das Krankheitsbild beherrschen. In Parenthese sei bemerkt, daß die Bedeutung des allergischen Faktors, wenigstens im Sinne der Hauptursache, offenbar überschätzt wurde. FAGERBERG (1957) fand unter 748 Kranken mittels Anamnese und Testmethoden nur 18% Fälle von „exogenem Asthma". Bei mehr als 80% der Untersuchten konnte keinerlei spezifisches Allergen ermittelt werden. Es handelt sich eben, wie schon PETOW richtig erkannte, beim Asthma um eine *Kombination mehrerer Bedingungsfaktoren*, von denen er zwei nannte: allergische Diathese und Psychogenese. Nach meinen Erfahrungen muß noch ein dritter angenommen werden, nämlich eine Organdisposition des Respirationstraktes, die es allein erklärlich macht, daß in Allergikerfamilien jeweils eine bestimmte Ausdrucksform der Diathese stark überwiegt. 1944 habe ich deshalb anhand genealogischer Befunde eingehend begründet, „daß man auch bei Eigenschaften der Gesamtkonstitution ohne die Annahme erblicher Besonderheiten der Organbeschaffenheit nicht auskommt". W. BERGER sowie HANHART vertreten die gleiche Anschauung. Diese Feststellung mag die Tatsache illustrieren, daß mit vordringender Forschung die Zahl der als wesentlich anzusehenden Faktoren wächst.

Daß es sich bei dem Kampf um ein plurikausales Verständnis des Asthmas nicht etwa um längst überlebte bzw. korrigierte Dinge handelt, ergibt sich auch aus einer dringenden gleichsinnigen Mahnung von CL. LAPLANCHE aus dem Jahre 1955. Auch auf experimentellem Wege konnte die Plurikausalität beim Asthma nachgewiesen werden. Asthma auf Injektion von Eieralbumin war bei der weißen Ratte nur dann zu erzeugen, wenn vorher die Bronchialschleimhaut durch künstliche Aerosole von verdünnter Essigsäure geschädigt worden war. Dazu war noch — auch beim männlichen Tier — ein starkes Follikulinangebot erforderlich (A. GROSS 1958). Der Autor schließt daraus auf die *hohe Komplexität der Asthmapathogenese* auch beim Menschen, bei welcher allergische und vegetativ-endokrine Faktoren zusammen wirken. Ferner sei mit einer örtlichen Disposition und Auslösungsfaktoren zu rechnen. Wie beim Asthma muß auch bei der nah verwandten vasomotorischen Rhinitis mit einer Mehrzahl von Bedingungsfaktoren gerechnet werden, worunter auch hier die Psychogenese eine oft ausschlaggebende Rolle spielt, wie die Erfahrungen von ROHRMOSER u. SAATHOFF (1956) an unserer Klinik eindeutig beweisen.

Entsprechend dem Asthma ist auch bei anderen inneren Krankheiten bzw. Funktionsstörungen neuerdings wieder behauptet worden, es handle sich um eine *reine* Psychoneurose (Ulcus, Obstipation, Colitis usw.). Von extremen „Psychosomatikern" wird demgemäß die Konstitution als ein durchaus nebensächlicher Faktor bewertet (WEISS u. ENGLISH, WYSS u. a.). Wir kommen auf diese Dinge später zurück. Es wird sich auch hier zeigen, daß die Besinnung auf kritischen Plurikausalismus anstelle von dogmatischem Unikausalismus heute genauso notwendig ist wie zur Zeit des anfänglichen Bakteriologismus.

Eine exakte plurikausale Ursachenlehre muß erst geschaffen werden, wie die folgenden Ausführungen zur Genüge belegen werden. Kein geringerer als R. VIRCHOW hat trotz seines genialen Weitblicks gelegentlich Anschauungen geäußert, die noch durchaus in der unikausalen Betrachtungsweise befangen waren: „Ein pathologischer Elementarprozeß im Sinne der Cellularpathologie stellt sich demnach so dar: ein äußeres Ding wirkt auf die lebende Zelle und verändert dieselbe in mechanischer oder chemischer Weise. Das äußere Ding ist die Causa externa oder . . . die Krankheitsursache" (1880 in einem programmatischen Aufsatz über Krankheitswesen und Krankheitsursachen). An anderen Stellen hat freilich auch VIRCHOW die Mitwirkung zusätzlicher Faktoren berücksichtigt.

Überraschender ist es jedoch, daß wir auch heute noch unikausal orientierten Äußerungen begegnen, und zwar auch bei Forschern, die als scharfsinnige Denker allgemein anerkannt sind: z. B. V. v. WEIZSÄCKER, der den Begriff des Zusammenwirkens mehrerer Faktoren bei der Krankheitsentstehung „als ein einziges Asyl der Unwissenheit und Willkür" bezeichnete.

Wie mir der Verf. seinerzeit auf meine Anfrage freundlichst mitteilte, galt sein Angriff von 1935 hauptsächlich der Verwässerung eines klaren Ursachenbegriffs durch den Konditionalismus, dessen Äquivalenztheorie ja auch in dieser Arbeit abgelehnt wird (S. 64). Daß aber v. WEIZSÄCKER selbst wie jeder medizinische Denker ohne eine konditionalistische Grundanschauung nicht auskommt, zeigt seine anderwärts zu findende Äußerung: „. . . von vielen Seiten kommen mannigfache und nicht immer gleichartige Kräfte zusammen, die endlich doch zu dem einen, einförmigen Resultat des (epileptischen) Anfalls führen" (Klin. Vorstellungen 1941, 4. Aufl. 1955).

Auch wenn W. MAYER-GROSS meint, „daß das hereditäre Moment an Wert einbüßt dort, wo man streng kausal fragt" (es ist die Rede von der erblichen Disposition zu Encephalitis-

Psychosen, die Verf. rein mono- und exogenetisch erklären will[1]), so kann dem nicht gefolgt werden. Im Hinblick auf MAYER-GROSS scheint mir in diesem Zusammenhang eine Kritik von BIRNBAUM an JASPERS' allgemeiner Psychopathologie bemerkenswert, insofern MAYER-GROSS, auf dem Boden der Heidelberger psychiatrischen Schule stehend, sich eng an JASPERS anschließt. Nach BIRNBAUM werden zwar von JASPERS die Ursachen der Geisteskrankheiten wie Anlage, Alter, Hirnprozesse, seelische Erregungen „sämtlich einzeln angeführt und ... bewertet, daß sie aber bei der Realisierung der Psychose zusammen- und wechselwirken und in welcher Weise dies ... geschieht, wird kaum angedeutet". Ergänzend sei bemerkt, daß auch die vierte Auflage des sonst auch allgemeinpathologisch so wertvollen Jasperschen Werkes eine genügende Berücksichtigung des Plurikausalismus und insbesondere der Strukturanalyse durchaus vermissen läßt.

Genau so verhält es sich in den Lehrbüchern der übrigen medizinischen Fachgebiete. Wenn z. B. in dem Lepehneschen Lehrbuch der Leberkrankheiten als mehr oder weniger gesicherte „Ursachen" der Lebercirrhose hintereinander Alkohol, Blei, Kupfer, Syphilis, Cholangitis und Malaria aufgeführt werden (bei der Alkoholwirkung findet allerdings das konstitutionelle Moment Erwähnung), so muß demgegenüber v. BERGMANN durchaus beigepflichtet werden, wenn er schreibt: „Eine Einteilung ätiologisch nach Alkohol, Infekt und anderen toxischen Momenten, auch Lues, ist vielleicht systematisch berechtigt, unter den hier gegebenen Gesichtspunkten aber nicht regelmäßig erlaubt, da sich die Ätiologien kombinieren." Die außerordentliche Häufigkeit der Plurikausalität bei Lebercirrhose wurde unter meiner Leitung von GERH. MÜLLER (1952) und bei Hepatitis von mir in Gemeinschaft mit GRÜHN und WILCKHAUS (1952) zahlenmäßig nachgewiesen. Dasselbe gelang uns auch bezüglich der Vorbedingungen für die Eklampsie-Entstehung (vgl. KAMROWSKI 1958).

Daß bei der oben referierten Einstellung autoritativer Forscher zur Ursachenfrage auch in weiteren Ärztekreisen unikausale Auffassungen noch weit verbreitet sind, verwundert nicht. Einige Belege seien noch angeführt. Wie zu den Zeiten, wo es hieß: frigus pneumoniae unica causa, wird auch heute noch behauptet: „Seit wir die wahre und einzige Ursache der Tabes erkannt haben, ist es still geworden von Prädisposition ..., vom familären Auftreten derselben" (R. v. HOESSLIN 1934) bzw. der ganze, angeblich monoton-einheitliche Verlauf des Leidens beruhe allein auf „inneren Gesetzen, die durch die Tätigkeit des Syphiliserregers bestimmt werden" (F. KEHRER). Tatsächlich sind gerade die metaluischen Erkrankungen ein Schulbeispiel des Zusammenwirkens mehrerer Faktoren bei der Krankheitsentstehung sowie der starken individuellen Unterschiede (vgl. S. 44, 45). „Wir kommen auch bei der Tabes ohne die so oft von uns erwähnte Kombination der Faktoren nicht aus. Auch hier ist die luische Infektion nur eine, wenn auch unumgängliche Bedingung der Erkrankung" (KROLL). Daß schon aus rein logischen Gründen der unikausale Standpunkt in der Tabesätiologie unhaltbar ist, beweist die Tatsache, daß nur etwa 10% aller Syphilitiker tabisch werden, weshalb auch schon ältere Autoren wie OPPENHEIM die Annahme von „Hilfsursachen" zur Tabesentstehung für nötig erachteten. Genau dasselbe gilt für Lues cerebri (TARNOWSKY) und Paralyse: „Die einfache Ätiologie macht, je mehr unsere Kenntnisse fortschreiten, einem sehr komplizierten System von Bedingungen, einem konditionalen System Platz" (RÜMKE 1932). Schon 1910 hat sich E. SCHROEDER gleichsinnig geäußert und von dem «ensemble des causes» der Paralyseätiologie gesprochen.

---

[1] Daß dies auch in diesem Falle unmöglich ist, beweist u. a. eine Untersuchung von MAKAROW, der bei 4 von 6 postencephalitischen Psychotikern eine eindeutige neuro-psychopathische Erbbelastung feststellte und weitere Fälle des Schrifttums mitteilt. Die Patienten MAKAROWs waren auch selbst wiederholt prämorbide abwegig, was überhaupt bei Encephalitikern häufig der Fall ist (vgl. CURTIUS Erbkrankheiten d. N.S. S. 176; vgl. auch dies Buch S. 86). Auch zahlreiche andere Beobachtungen von Psychosen bei organischen Hirnkrankheiten sprechen im gleichen Sinne.

Wieviel einsichtsvoller ist dieser Standpunkt innerhalb der psychiatrischen Ursachenlehre als die noch 1923 zu lesende unfruchtbare Diskussion um die Frage, ob es eine „ovariprive Melancholie" gebe, was M. ROSENBERG unbezweifelbar war, aber „von manchen Autoren bestritten" werde: Sicher ist, daß hormonale Umstellungen einen wesentlichen Teilfaktor bei der Psychoseentstehung bedeuten können, ebenso sicher aber, daß hierzu weitere (von ROSENBERG übrigens nicht bestrittene) Hilfsfaktoren erforderlich sind, weil ja nur ein verschwindend kleiner Prozentsatz ovaripriver Frauen psychotisch wird. Es ist, wie POHLISCH (1940) bezüglich der sog. „Menstruationsepilepsie" richtig bemerkte, falsch, einen ätiologischen Faktor, „nur weil er sinnenfällig hervortritt", zu überschätzen.

Eigentlich sollten derart unikausale Auffassungen, wie sie v. HOESSLIN für die Tabes und MAYER-GROSS für Encephalitispsychosen äußerten, heute gar nicht mehr möglich sein, denn nicht nur „das Zustandekommen einer *Infektionskrankheit* ist Resultante aus den Angriffskräften des ... Mikroorganismus und den Abwehrkräften des Körpers", sondern auch die letzteren stellen „ein Zusammenspiel *verschiedenster* Faktoren dar", wie P. MANTEUFEL sagt: Zustand des Körpers z. Z. der Infektion (zusammengesetzt aus Erbanlage und überstandenen exogenen Schädigungen), äußere, das Angehen der Infektion fördernde „Anlässe" (Hunger, Erkältung usw.). Dies notwendige Zusammenwirken bedingt es — wie schon früher gesagt wurde —, „daß Infekt und Infektionskrankheit nicht gleichbedeutend sind, daß der Infekt auch vollkommen »stumm« ablaufen kann ... Wir können jetzt verstehen, daß bei gewissen pathogenen Kleinlebewesen trotz sozusagen ubiquitärer Verbreitung ... nur relativ selten manifeste Erkrankungen auftreten" (MANTEUFEL).

Über den „Komplex von Ursachen" bei der Entstehung von Infektionskrankheiten hat sich auch der bekannte Tuberkuloseforscher BR. LANGE (1930 und 1935) aufschlußreich geäußert. Neben dem Variieren der Erreger (verschiedene Virulenz der einzelnen Stämme, aber auch Virulenzschwankungen desselben Stammes, Mengenverhältnisse der Erreger) hat besonders die (oft erbliche) nicht spezifische „natürliche Resistenz" des infizierten Menschen „oft eine größere Bedeutung ... als die erworbene Immunität. Als geradezu entscheidend möchte ich den Einfluß der natürlichen Resistenz für Entstehung und Verlauf der Tuberkulose ansehen".

Nachdrücklich sei auch auf die Ausführungen F. O. HÖRINGS „über die *Gefahr des ätiologischen Denkens* in der Klinik der Infektionskrankheiten" hingewiesen, wo unmißverständlich gezeigt wird, daß der Erreger nicht *die* Ursache der Krankheit ist; dieselbe sieht HÖRING mit überzeugenden Gründen vielmehr in der „Empfindlichkeitsreaktion des Organismus". Im Augenblick, wo dieselbe vom Erreger „ausgelöst" ist, „läuft sie dann unabhängig von der Art und Beschaffenheit des Erregers allein nach den dem Organismus innewohnenden Gesetzen ab". Dies hat nicht nur hohes theoretisches Interesse, sondern auch weittragende praktisch-therapeutische Konsequenzen, denn „einer ätiologischen Therapie können daher ... zu dieser Zeit keine Erfolgsmöglichkeiten mehr gegeben sein". Wie manchen Tabiker habe ich gesehen, der über Jahre hinweg mit wiederholten, intensiven Salvarsan-Kuren „behandelt" und wie manchen Polysklerotiker, der mit dem gleichen oder einem ähnlichen Medikament schwer geschädigt, wenn nicht gar getötet wurde!

Auch nach RICKER (1948) ist die Auffassung, daß infektiöse und toxische Prozesse vom Anfang bis zum Ende spezifischen Charakter tragen, unrichtig: Das spezifische Agens bewirke lediglich das Initialstadium des Prozesses, dessen weiterer Verlauf von anderen, nicht spezifischen Einflüssen abhängt.

Die noch viel verkannte Tatsache, daß *mit* der *Anwesenheit eines Keims allein noch keine Krankheit* gegeben ist, wurde von verschiedenen Autoren betont, von denen hier nur KLINGE bezüglich des Rheumatismus, v. SZONTAGH, BESSAU u. a. bezüglich der Diphtherie (vgl. hierzu auch AHRENS), HAGENTORN bezüglich Tonsillitis und Appendicitis, O. LENTZ bezüglich „vollvirulenten" Meningokokken genannt seien. Hochvirulente Keime (Strepto-, Staphylo- und Pneumokokken) können auf Schleimhäuten vegetieren, ohne daß eine Infektion entsteht (HENKE, v. DOMARUS u. a.). Der Di-Bacillus ist an sich ein harmloser Saprophyt, der erst dann pathogen wird, wenn eine örtliche (z. B. Anginen: BESSAU, v. DOMARUS, eigene Beobachtungen, vgl. AHRENS) bzw. allgemeine Resistenzminderung (BESSAU, v. DOMARUS, Erfahrungen des letzten Weltkrieges) stattfindet. DÜRCK stellte post mortem in 12 von 13 gesunden Lungen Pneumokokken fest; dem entsprechen die Befunde U. FRIEDEMANNs (1929) an den Schleimhäuten Lebender: es handelt sich um Saprophyten, die erst infolge äußerer Schäden (Erkältung, Kreislaufschäden) pathogen werden. Nach FRIEDEMANN hat „das bakteriologische Prinzip auf dem Gebiet der Pneumonieforschung vollständig versagt". Von der ausgesprochen spezifischen Wirkung der Pneumokokken, die noch vor kurzem von Bakteriologen angenommen wurde, kann nicht mehr gesprochen werden: Im Gegensatz zu GUNDELs Behauptung können sämtliche 22 Pneumokokkentypen sowohl lobäre wie lobuläre Pneumonien „erzeugen' (HEGGLIN 1952) bzw., besser gesagt, mitwirken. Auch nach BÜRGER ist der pneumonische Prozeß viel weniger vom Pneumokokkentyp als von der Beschaffenheit des Erkrankten abhängig. Nach tierexperimentellen Befunden entstehen Pneumonien mittels Pneumokokkeneinverleibung nur dann, wenn eine Verletzung der Trachea gesetzt wird (SYLLA 1943, daselbst weiteres Schrifttum). Zahllos sind die Beispiele für die schon erwähnte Vielzahl der Zusatzbzw. Hilfsfaktoren beim Zustandekommen einer manifesten Infektionskrankheit. Aus der unübersehbaren Zahl von klinischen, vor allem aber tierexperimentellen Beobachtungen sollen einige wenige genannt werden. Hunger als Schrittmacher von Infektionen auf dem Wege der Resistenzminderung ermittelten M. HAHN, LONDON, BAKUNIN u. Mitarb., FICKER, E. WIELAND, MORGULIS u. v. a. Auch zwischen Grad des Hungerzustandes und Stärke des tierexperimentellen anaphylaktischen Schocks besteht ein deutlicher Parallelismus (KONSTANSOFF). Umfangreiche Schrifttumshinweise über den Zusammenhang zwischen prä- und postoperativer Eiweißverarmung des Organismus auf der einen, Infektanfälligkeit und Wundheilung auf der anderen Seite verdanken wir GLATZEL (1955). Die Resistenzminderung durch alimentäre Hypovitaminosen wie Skorbut, Rachitis, C-Avitaminose usw. ist bekannt (M. HAHN), dgl. die hochgradige Resistenzminderung durch Diabetes (vgl. besonders H. HORSTER 1934). Auch zahlreiche andere Krankheiten wie Perniciosa, Myxödem, ferner chemische (z. B. Benzol) und physikalische Schäden (Röntgen, Radium) wirken gleichsinnig. Daß diese Wechselwirkungen u. a. oft auf humoralen, speziell serologischen Umstimmungen beruhen, steht außer Zweifel. KISSLING fand nach interkurrenten Erkrankungen (Bronchitis, Angina, Durchfall) häufig ein schlagartiges Verschwinden des Di-Antitoxins im Blut. Der Normalamboceptorgehalt des Blutes zeigt im Fieber Erhöhung (GEORGI u. FISCHER 1935). Bei ein und demselben Menschen kommt es nach Anstrengungen, Nahrungsaufnahme und in Abhängigkeit von der Jahreszeit zu Schwankungen des Komplementgehaltes im Blut (GEORGI u. FISCHER). Ich erwähne ferner die von M. RÖSGEN festgestellte Herabsetzung der Tbc-Reaktion (MORO) nach Schutzpockenimpfung. Eine eingehende Diskussion über das Verschwinden der Tuberkulinreaktion bei Masern, Scharlach, Keuchhusten, Diabetes, Silikose, Kachexie, weiblichen Generationsvorgängen u. a. findet sich bei ICKERT. Die allgemeine Anergie des Status postmorbillosus, die zu deletären Folgen führen kann, gehört ebenfalls hierher (vgl. O. ULLRICH). Auch WIELAND u. v. a. besprechen diesen *Einfluß vorgängiger Erkrankungen.* Eine interessante einschlägige Mitteilung verdanke ich Herrn Prof. C. KORTH: Polyarthritiker zeigen die bekannte PQ-Verlängerung im EKG auf Digitalisgabe in stärkerem Maße als Normale. Neben den vorgenannten kommen noch folgende Hilfsfaktoren bei der Infektionsgenese in Betracht: Dursten (HOLLER), Kältewirkung (LÖWIT, HITTMAIER u. a.), Übermüdung (HITTMAIER, CHARRIN u. Mitarb. u. v. a.). In seinen wertvollen tierexperimentellen Dispositionsstudien hat KISSKALT gezeigt, daß durch verschiedene anorganische Gifte die Disposition zu Infektionen, z. B. mit Gärtner- bzw. Mäusetyphusbacillen, gesteigert werden kann. In den Versuchen KISSKALTs ergab sich die wichtige, klinischen Beobachtungen entsprechende Tatsache, daß neben der planmäßig variablen Schädigungsdosis und der schwankenden Bakterienvirulenz auch die „normale" Disposition bei jedem Tier verschieden ist. Abgesehen von den schon erwähnten serologischen Veränderungen sind es solche des Alexingehaltes, ferner Abwandlungen der Phagocytose, Thrombopenie, Durchlässigwerden von Membranen u. v. a. m. als Substrat dieser Wirkungen anzusehen. Eine genauere Erörterung dieser pathophysiologischen Fragen überschreitet den Rahmen unserer Darstellung.

Auf einer *Verkennung der Plurikausalität bei Entstehung und Verlauf von Infektionskrankheiten* beruht auch die jüngst veröffentlichte unergiebige Polemik zwischen RODEWALD auf der einen und mehreren Tuberkulose-Fürsorgeärzten auf der anderen Seite (Ärztl. Mitteilungen 1956 S. 125), insofern daselbst teilweise übersehen wird, daß die verschiedensten Faktoren am

Verlauf der Tuberkulose gleichermaßen beteiligt sind. Es muß deshalb ein ganz schiefes Bild entstehen und zu einer Beunruhigung weiter Volkskreise führen, wenn (auch in Tageszeitungen) epidemiologische Gesichtspunkte auf der einen Seite gegen solche chemotherapeutischer Art auf der anderen Seite ausgespielt werden: auch hier kann es sich nicht um ein Entweder/Oder, sondern nur um ein Sowohl-als-auch handeln. Dies Beispiel zeigt deutlich, bis in wie weite staatsmedizinische Belange eine einseitig-unikausale Krankheitsauffassung sich negativ auszuwirken vermag.

Daß der *prämorbide Zustand* für den *Ablauf* einer Infektionskrankheit häufig von größerer Bedeutung ist als Eigenschaften des Erregers, ist jedem erfahrenen Arzte bekannt, wohingegen es an exakten klinischen Untersuchungen in dieser Richtung mangelt, was z. B. von KREHL hinsichtlich des Typhus beklagt wurde. Gemeinsam mit KÄRST habe ich diese Lücke einigermaßen zu schließen versucht. Die epidemische Meningitis ist nach O. LENTZ wohl nur die relativ seltene „Komplikation" einer durch „Meningokokken" hervorgerufenen Pharyngitis, die nur bei solchen auf die Meningen übergreift, die „besondere Verhältnisse des lymphatischen Apparates" aufweisen. Ähnlich liegen laut O. LENTZ die Verhältnisse bei Poliomyelitis und Encephalitis epidemica. Auch harmlose, örtliche Gewebsreaktionen sind geeignet, die individuell verschiedene Reaktionsweise auf den sicher gleichen Erregerstamm zu verdeutlichen, wie z. B. AXENFELD hinsichtlich der Conjunctivitis durch Koch-Weeks-Bacillen zeigte. Ebenso ist der eigentliche *Krankheitsverlauf* meist viel mehr von der Individualität des Erkrankten als der Beschaffenheit des Erregers abhängig. Dazu nur wenige von zahllosen Beispielen: nach experimentellen Befunden aus der Czernyschen Klinik erliegen gemästete Säugetiere künstlicher Tbc-Infektion schneller als knapper ernährte (nach ECKERT 1929). Nach den Beobachtungen von ABT u. Mitarb. schneiden die Säuglinge mit voll leistungsfähigen Regulationen des Wasserhaushaltes beim Ablauf von Eiweißfieber und akuten Ernährungsstörungen günstiger ab als anders reagierende Kinder. Nach BARATHs Untersuchungen sollen Astheniker eine erheblich herabgesetzte Typhusagglutininbildung aufweisen.

Bei den hier wesentlichen Eigenschaften des prämorbiden Zustandes handelt es sich vorwiegend um lange Bestehendes, oft Ererbtes, wie vegetative Reaktionslage, allergische Diathese, vielleicht auch Stoffwechseleigentümlichkeiten usw.

Aus all diesen Tatsachen kann die ungeheure *Kompliziertheit des Zustandekommens einer Infektionskrankheit* und — im Sinne der obigen Angaben — die relative Seltenheit dieses Ereignisses ermessen werden. Die Komplexität der normalen Disposition wird etwa aus M. HAHNs Angabe verständlich, daß sicher nicht Einzelfaktoren wie die Alexine bzw. Leukocyten des Blutes für die Ansiedlung eingedrungener Erreger verantwortlich seien, sondern das Zusammenwirken verschiedener Faktoren. Bekanntlich sind jedoch durchaus nicht allein die chemischen und cellulären Abwehreinrichtungen des Blutes maßgebend für die Infektionsabwehr, sondern noch zahlreiche andere Faktoren, wie etwa die Zusammensetzung der „Säfte". Dies veranschaulicht beispielsweise die Herabsetzung der Infektionsresistenz bei vielen Blutdrüsenerkrankungen (H. MARX, HÖRING u. a.) sowie analoge Beziehungen bei Allergosen (KOUSMINE). Überhaupt ist, wie manche der obigen experimentellen, besonders aber auch klinische Erfahrungen belegen, oft die Herabsetzung der Gesamtresistenz als wesentlicher infektionsfördernder Faktor neben den lokalen Schädigungen gebührend zu berücksichtigen. Dies zeigen u. a. die Zahlenergebnisse umfangreicher bioklimatischer Untersuchungen über den Ausbruch von Infektionskrankheiten (DE RUDDER, G. MAURER u. a.).

Nach all diesen hier nur angedeuteten Tatsachen ist es demnach berechtigt, wenn v. SZONTAGH sagte: „Einzig und allein Bakterien vermögen nie und nimmer Krankheiten zu »verursachen«, wohl aber vermögen sie unter ganz bestimmten ... Bedingungen ... Krankheiten zu erregen. Die Bakterien repräsentieren also eine der Bedingungen, die aber alle einsetzen müssen, damit Infektionskrankheiten sich zu entwickeln vermögen." Weiterhin muß ihm zugestimmt werden, wenn er mit berechtigter Schärfe und im Gegensatz zu jener oben vermerkten Anschauung KLEBS' immer wieder betonte, daß die Reaktion, welche wir *Infektionskrankheit* nennen, *ein Erzeugnis des infizierten, nicht des infizierenden Organismus* sei. Daß sich die Vielzahl der Faktoren beim Versuch einer epidemiologischen Analyse ins Unübersehbare steigert, ist selbstverständlich. Und dennoch muß man mit Hilfe derartiger Überlegungen epidemiologische Gesetzmäßigkeiten zu klären versuchen, wie etwa den jahreszeitlichen Rhythmus der Typhusepidemien (Bürgers) im Sinne des eingangs genannten sozialpathologischen Programms von A. Grotjahn.

Wie bei Infektionen muß man auch bei den *Folgen mechanischer Schädigungen,* falls sie nicht gröbster Art sind, mit einer Vielheit wirksamer Faktoren rechnen. Diesen Standpunkt vertreten beispielsweise Jakob, Marburg, Matzdorff bezüglich der Traumen des Zentralnervensystems gegenüber der Anschauung anderer Autoren, die *ein* Moment allein beschuldigten, wie molekulare Schädigung des Gewebes (Obersteiner, Schmaus u. a.), grobmechanische Zerrungen und Quetschungen (Kocher, Fickler u. a.), primäre Gefäßschädigungen (Ricker, Hartmann; alle zit. nach Matzdorff 1924). Von über 47000 Kopfverletzten erwarben nur 50 (0,1%) eine sichere „traumatische" Epilepsie (Feinberg), bei Contusio cerebri 5% (Sachou), bei Kopfschüssen rund 30% (Steinthal u. Nagel, Krause u. a.). Auch bei leichteren Ausfallserscheinungen nach Kopftraumen spielt die prätraumatische Erbkonstitution eine überraschend große Rolle, wie aus sehr gründlichen Untersuchungen Denckers (1957) an 167 gleichgeschlechtlichen Zwillingspaaren hervorgeht. Kopfschmerzen, Schwindel, neurasthenische Bilder usw. fanden sich bei den Zwillingspartnern ohne Kopftrauma ebenso häufig wie bei den Traumatikern. Derartig summarisch-statistische Befunde werden anschaulich ergänzt durch eingehende Individualverläufe von Kopftraumatikern, wie ein solcher in seltener Geschlossenheit bei unserem Fall X. Y. (S. 317) gegeben ist.

Auch an dem sehr problematischen traumatischen Parkinsonismus hat F. Kehrer die Unmöglichkeit des unikausalen Standpunktes dargetan und von „Kurzschlüssen des Kausalitätsbedürfnisses" gesprochen. Ohne das heikle Gebiet der *psychogenen Reaktionen von Hirntraumatikern* anschneiden zu wollen — vgl. übrigens auch später S. 67 —, sei nur bemerkt, daß H. W. Janz vor wenigen Jahren mit guten Gründen den von Dansauer und Schellworth noch 1939 in dieser Frage eingenommenen Standpunkt als „Rückkehr zur eindimensionalen Ursachenlehre" und damit als „Anachronismus" kritisiert hat.

Wie das cerebrale kann auch das periphere Trauma nicht mechanistisch-unikausal gedeutet werden. Nach Telford u. Mitarb. ist bei der Anklopferkrankheit erstens eine besondere Disposition (es erkrankten nur 75 von 300 gleichartig exponierten Männern), zweitens die Vibrationswirkung (die den Apparat haltende linke Hand erkrankt häufiger als die rechte), drittens Kälte als Auslösungsfaktor erforderlich. Geradezu klassisch ausgeprägt ist R. Wartenbergs (1936) unikausalistisches Bekenntnis, „daß ätiologisch (bei der von ihm beschriebenen sog. »Brachialgia statica paraesthetica«) nur das statische Moment und kein anderes eine Rolle spielt". Diese Auffassung wird schon damit hinfällig, daß nach Wartenberg selbst sowie zahlreichen anderen von ihm sowie später von Curtius u. Krüger zitierten Autoren fast ausschließlich Frauen erkranken. Außerdem spielt das mechanische Moment nach umfangreichen Nachuntersuchungen (Broser) sowie unseren Befunden keine maßgebende Rolle und kann deshalb höchstens als zweitrangiger Hilfsfaktor beansprucht werden.

Das unikausale Prinzip hat sich naturgemäß erst recht bei solchen Krankheiten als unzutreffend erwiesen, die weder auf ein umschriebenes chemisches oder physikalisches Agens noch auf einen bestimmten Mikroorganismus zurückführbar sind, sondern — bei *erblicher Disposition — in bestimmten Altersklassen offenbar relativ autonom zur Entwicklung gelangen.*

So hat sich, wie Stepp ausführt, auch beim Ulcusleiden jene ältere Auffassung als irrig erwiesen, die *einen* Faktor als ätiologisch entscheidend in den Vordergrund stellte; vielmehr handele es sich jeweils um eine ganze Menge verschiedener Momente. Im gleichen Sinne äußern sich auch v. Redwitz und Fuss in ihrer erschöpfenden Ulcusmonographie und beweisen unwiderlegbar, daß jeder Versuch, bei manchen Kranken als wichtig erkannte Bedingungen und Zusammenhänge „als allgemeingültig für alle Fälle von peptischen Geschwüren anzuwenden . . . , immer wieder nach kürzester Zeit" zum Scheitern verursacht war. „Nach unserer Auffassung ist es nicht möglich, die Pathogenese des peptischen Geschwürs durch Aufstellung einer einfachen Beziehung von Ursache und Wirkung restlos zu erschöpfen . . . Die Pathogenese des chronischen Geschwürs stellt sich uns dar als ein Komplex von ineinandergreifenden, sich gegenseitig ergänzenden, z. T. verstärkenden, z. T. abschwächenden Vorgängen, den wir einstweilen nur in seinem groben Gerüst erkennen können" (v. REDWITZ und FUSS). Daß dieser Standpunkt auch auf die modernen, aber schon wieder überholten Anschauungen anzuwenden ist, welche (ohne Rücksicht auf Erbkonstitution u. v. a. Faktoren) das Ulcus kurzweg als reine psychogene Erlebnisreaktion abstempeln wollten, bedarf keiner näheren Begründung. FR. BÜCHNER (1957) kann demnach keineswegs gefolgt werden, wenn er in Anlehnung an extreme Psychosomatiker Erregungen „als primäre Ursache der Geschwürskrankheit" bezeichnet, ohne die vielen wichtigen anderen Faktoren überhaupt zu erwähnen. Schließlich sei auch noch I. BAUER genannt, für den das Ulcus „in besonders schöner Weise das Prinzip der Krankheitsentstehung illustriert: nicht eine Ursache, sondern zahlreiche Bedingungen führen zur Erkrankung".

Ähnlich steht es mit der *Angina pectoris vasomotorica*, die NOTHNAGEL, der sie 1867 erstmals beschrieb, allein auf Kältewirkung zurückführen wollte, oder mit den chronischen Arthritiden, deren „Einteilung nach rein ätiologischen Gesichtspunkten (d. h. in unikausaler Weise Ref.) grundsätzlich am klarsten erscheint", was jedoch auf große Schwierigkeiten stoße, da es sich oft um ein verwickeltes Ineinandergreifen konstitutioneller und erblicher, endokriner und exogener Schäden (Infekte, Traumen) handele (ASSMANN).

Auch auf einem Gebiet, wo man noch vielerorts die „Unter-" bzw. „Überfunktion" eines bestimmten Organs für ätiologisch entscheidend betrachtet, liegen die Dinge offenbar komplizierter: die Annahme der rein thyreogenen Natur des Kretinismus kann nicht mehr aufrechterhalten werden (v. PFAUNDLER, EPPINGER, TH. LANG). Auch die Pathogenese des M. Basedow ist mit der Annahme einer Hyperthyreose nicht erschöpft. Sowohl die rein neurogene (CHARCOT) wie die rein thyreogene Theorie (MÖBIUS) sind nicht haltbar (K. HOLM u. a.). Ätiologisch wurden im Laufe der Jahre zahllose Einzelfaktoren „als »die Ursache« des M. Basedow" angeschuldigt (H. MARX 1944), was der Autor mit Recht bedingungslos ablehnt. Schließlich seien noch die klimakterischen Ausfallserscheinungen genannt, bei deren Entstehung neben dem Ausfall des Ovarialhormons auch konstitutionelle Faktoren, vor allem die erbliche Vasolabilität und vorbestehende konstitutionelle Ovarialinsuffizienz von ausschlaggebender Bedeutung sind (CURTIUS u. KRÜGER), ebenso wie die Entstehung der klimakterischen Fettsucht weitgehend von der individuellen Reaktionsweise abhängt (G. A. WAGNER).

In vielen der vorbesprochenen ätiologischen Einzelüberlegungen wie auch in der ganzen (uni-)kausalen, „ätiologischen" Auffassung begegnete uns immer wieder der simplifizierende Standpunkt des „*Entweder/Oder*", der als Kernpunkt aller schematisierenden Typologie der Elastizität der Lebensvorgänge niemals gerecht wird. Das Entweder („äußere") / Oder („innere Krankheitsursachen") hat schon TENDELOO (1921) mit Recht verurteilt. Wenn beispielsweise in der Krankengeschichte einer prominenten Klinik von einem fettsüchtigen jungen Mädchen gesagt wird, weil die Stoffwechselanalyse ein normales Ergebnis hatte, „konnte eine zentrale Stoffwechselstörung als Ursache ... ausgeschlossen werden", die „exogene Ätiologie" sei deshalb wahrscheinlich, so widerspricht dieser Auffassung ja schon die elementare Tatsache, daß Tausende bei gleicher Kost schlank bleiben. Außerdem ergeben bekanntlich die üblichen Laborbefunde bei Fettsucht überhaupt keine Abweichungen. Schließlich ist bekannt, daß gerade bei der Fettsucht die starre Trennung in „exogen" und „endogen" überhaupt nicht durchführbar ist. Auch GUHR stellt sich auf den unbiologischen Alternativstandpunkt bei der Erörterung der vikariierenden Blutungen während der Menstruation: sie seien wohl meist nicht dieser, sondern „der hämorrhagischen Diathese" zuzuschreiben. Sicher stellt letztere den entscheidenden dispositionellen Faktor dar; aber gerade das gesetzmäßige menstruelle Rezidivieren, die intermenstruell häufige bzw. regelmäßige Latenz sowie andererseits die Tatsache, daß nur äußerst wenige Frauen derart erkranken: all dies zeigt mit experimenteller Deutlichkeit, daß nur die Zusammen- und Wechselwirkung beider (und wohl noch weiterer unbekannter) Faktoren, d. h. die bei den betreffenden Menschen hic et nunc bestehende Bedingungskonstellation, das ätiologisch-pathogenetisch Entscheidende ist. Wenn DIETEL (1947) bei Besprechung der Todesfälle infolge Schwangeren-Hepatitis annimmt, der Zusammenbruch der Leberfunktion sei wohl nicht durch die Schwangerschaft, sondern durch die Hepatitis bedingt, so scheint mir wesentlich wahrscheinlicher, daß es sich um eine Zusammen- und Wechselwirkung beider Faktoren handelt, wie es auch sonst bei Leberatrophie Schwangerer beobachtet und beurteilt wurde (vgl. LINSER u. VOHWINKEL). Dies ergeben schon die Häufigkeitsverhältnisse unter DIETELs Fällen (auf 8 Kranke 2 Todesfälle), welche von denjenigen unter einem gewöhnlichen Hepatitis-Kollektiv stark abweichen. BECKMANN erwägt, ob für die Entstehung einer Schwangerschaftshepatitis (neben Scharlach und Pneumonie) die Gravidität, der Scharlach oder das angewandte Eleudron verantwortlich zu machen seien, hält aber auch eine Kombinationswirkung für möglich. Meines Erachtens muß hier von hoher Wahrscheinlichkeit gesprochen werden, da nachgewiesen werden konnte, daß ganz allgemein bei der Hepatitis häufig ein Ursachenbündel vorliegt (CURTIUS, GRÜHN u. WILCKHAUS). Für ganz abwegig halte ich die Besprechung BRAEUNINGs in seinem Buch über Lungentuberkulose und Schwangerschaft (1935) von Fall 2 (S. 18); hier sei die Tuberkulose-„Ursache: entweder kurz aufeinanderfolgende Entbindungen oder wahrscheinlich“ die offene Tuberkulose des Ehemannes. Es liegt auf der Hand, daß die Infektion als conditio sine qua non (causa proxima), die Entbindungen aber mit größter Wahrscheinlichkeit im Sinne unserer späteren Ausführungen als causa remota anzusprechen sind. Aus der Summe und Potenzierung der Teilfaktoren ergibt sich erst die Gesamtkonstellation; diese, nicht ein Einzelfaktor ist „die Ursache“. Tausende sind auch exponiert und erkranken doch nicht.

Man mag es vielleicht für nicht so wichtig erachten, ob der konditionale Gesichtspunkt in jedem einschlägigen Falle folgerichtig angewandt wird. Es hat sich aber gezeigt, daß auch *in Grundfragen der allgemeinen medizinischen Ursachenforschung* und der speziellen Nosologie die überstarke Betonung des unikausalen Standpunktes zu Irrwegen führen muß. Es war schon wiederholt von dem einseitig-dogmatischen „Bakteriologismus“ und von der ebenso dogmatischen „Psychosomatik“ mancher Extremisten die Rede.

Als ein weiteres, sehr lehrreiches Beispiel sei schließlich noch BONHOEFFERs Lehre von den psychiatrischen „exogenen Reaktionstypen“ genannt. Entgegen BONHOEFFER haben KLEIST, SPECHT, BUMKE (ich folge hier der auch für den Internisten sehr gehaltvollen Schrift E. KRAPFs über die Seelenstörungen der Blutdruckkranken) vor einer scharfen Gegenüberstellung „endogener“ und „exogener“ Psychosen gewarnt (vgl. auch die Fälle S. 51). BUMKE nennt diese Begriffe mißverständlich und „nicht ganz durchdacht“. Nach KRAPF ist „die Quelle dieser Mißverständnisse BONHOEFFERs Lehre“; sie müsse überwunden werden, denn es handle sich im ganzen gesehen um einen Irrweg, vor allem wegen der häufig zu beobachtenden Mitwirkung der prämorbiden Konstitution.

Hier stehen wir vor einem deutlichen Dilemma der bisherigen medizinischen Ursachenforschung, denn es besteht andrerseits kein Zweifel an der Fruchtbarkeit der Bonhoefferschen Lehre. Wie wir es vom Ulcusleiden hörten, schildert MEGGENDORFER von den symptomatischen Psychosen: man stellte sich bis vor kurzem die Wechselwirkung zwischen Außenschaden und Erkrankung „recht einfach vor“ (vgl. auch die oben zitierte Bemerkung VIRCHOWs S. 36), insofern einem bestimmten Schaden stets auch „ganz bestimmte Geisteskrankheiten entsprechen sollten“. So war „KRAEPELIN ursprünglich der Meinung, jede Schädigung, jedes Gift, jede Infektionskrankheit müßte eine eigene, spezifische Psychose zur Folge haben, wie er ja auch im psychologischen Versuch mit kleinen Giftmengen verschiedene psychische Reaktionen fand“. BONHOEFFER erkannte dagegen, daß seine „exogenen Reaktionstypen“ auf die verschiedensten äußeren Schädigungen immer wieder die gleichen psychischen Syndrome hervorbringen. Nach Untersuchungen von KLEIST, MEGGENDORFER, F. WALTHER, CURTIUS und WALLENBERG, CURTIUS und KÄRST u. a. erkranken nun aber an Infektionspsychosen, nach SELBERG (in 7 von 8 Fällen) an postoperativen Psychosen, vorzugsweise Menschen mit einer besonderen erblichen Reaktionsbereitschaft, von KLEIST nicht ganz glücklich als „symptomatische Labilität“ bezeichnet (vgl. S. 100). Die *Überwindung der Kraepelinschen Spezifitätslehre* durch BONHOEFFER, der entsprechend seiner Zeit noch weitgehend den unikausalen Generalisierungsstandpunkt vertrat, ist ein großer Fortschritt, der aber nun wiederum seinerseits der Ergänzung und Erweiterung durch die strukturanalytische Methode im Sinne FREUDS, ZIEHENS und BIRNBAUMS bedarf.

Wie die *Geradlinigkeit und Spezifität der Beziehungen zwischen exogenem Faktor und Hirnsymptom*, so *überschätzte man* auch diejenige körpereigener Noxen: *So* wurde bis in die Mitte des 19. Jahrhunderts die Menstruation als direkte und einzige Ursache von Geisteskrankheiten angesehen. Die Unsinnigkeit dieser Annahme geht bereits aus den einfachsten statistischen Überlegungen hervor und beleuchtet in deutlichster Weise die Unzulänglichkeit des bis heute noch nachwirkenden Unikausalismus.

Daß auch in der Tierheilkunde der ursprünglich vorherrschende Standpunkt der Unikausalität allmählich verdrängt wird, zeigen beispielsweise die Angaben KRONACHERS über die Schnüffelkrankheit der Schweine, die, entgegen bisherigen Anschauungen, durch einen Infektionsvorgang allein nicht erklärbar ist.

Wenn der Bakteriologe MUCH (1911) erklärte, das „mystisch klingende Wort Disposition" entspreche einem asylum ignorantiae, einer Begriffslücke, so kann dies nicht für Forschungen zutreffen, die sich auf *eingehende Konstitutions- und besonders Familienuntersuchungen* stützen. So besitzt etwa unser Nachweis, daß sich weitere Tabesfälle unter Geschwistern und Eltern von 101 Tabesprobanden fast doppelt so häufig, rudimentäre Tabesfälle sogar 3mal so häufig fanden als in der mit genau der gleichen Gründlichkeit untersuchten Durchschnittsbevölkerung, die gleiche Exaktheit wie ein sonstiges naturwissenschaftliches Untersuchungsergebnis. Ohne eine besondere, zahlenmäßig faßbare Disposition läßt sich die Tabesentstehung nicht erklären. Wenn von „Begriffslücken" gesprochen werden soll, so wäre es hier höchstens das starre Festhalten am unikausalen Prinzip da, wo es versagt hat (vgl. die obigen Bemerkungen zu HOESSLIN S. 37).

Mit diesen wenigen Beispielen wurde wohl genügend verdeutlicht, daß wir *bei der Krankheitsentstehung meist ohne die Annahme mehrerer Faktoren nicht auskommen*, daß aber das Festhalten am Prinzip der einen Krankheitsursache noch weit verbreitet ist.

Andererseits hat jedoch die *Anerkennung des Plurikausalismus* schon viel an Boden gewonnen und wurde beispielsweise bei folgenden Krankheiten ausdrücklich betont: Periphere Durchblutungsstörungen (ASSMANN), Tetanie (MAINZER), chronische Bronchitis (BURGHARD), Thrombose und Embolie (EPPINGER 1935; ausdrückliche Ablehnung unikausal-mechanischer Anschauungen). Laut NORDMANN (1955) wirken nach dem jetzigen Wissensstande 10 Einzelfaktoren bei der Thromboseentstehung zusammen. Ferner nenne ich Lebercirrhose (F. CHVOSTEK, EPPINGER, eigene ausgedehnte Befunde, veröffentlicht von GERH. MÜLLER 1952). UHLENHUTH (1935) machte interessante Mitteilungen über die „Kombinationswirkung" von Arsen und Alkohol als „zweifellose" Ursache von Lebercirrhose in Südbaden. Weiterhin nenne ich Sprue (HOTZ, ROHR), sekundäre Anämien (O. NAEGELI), Rheumatismus (KLINGE), postoperative Pneumopathie (KÖNIG), Colitis ulcerosa (MURRAY), Retinitis diabetica (HEINSIUS), perivenöse Encephalitis bei Allgemeintuberkulose (H. JACOB), tabische Arthropathie (RISAK, eigene Befunde), Rachitis (MORO), Osteomyelitis (ORTH u. a.), Ekzem (BLOCH), Myopie (FLEISCHER), Netzhautablösung (ISAKOWITZ, SCHMELZER u. v. a.), Zahnkaries (KROGMANN). Selbst bei einem scheinbar so klar definierten Schaden wie der Reaktion auf Wanzenstiche spielen Zusatzfaktoren eine wesentliche pathogenetische Rolle (WEYER und ZUMPT).

Erstaunlich mag es ferner erscheinen, daß ein brutales und meist unheilbares Leiden wie der Krebs nach Untersuchungen von COCCHI an 373 Verstorbenen in 25% der Fälle weder mittel- noch unmittelbar den Tod verursachte und auch bei zahlreichen weiteren Krebskranken andere Krankheiten die Hauptursache des Todes darstellten. Ähnlich ist es bei anderen Krankheitsarten. Aus unserem Tabikerkollektiv von 101 Männern starben während unserer 3 Jahre beanspruchenden Untersuchungen 8; darunter nur ein einziger an unmittelbaren Tabesfolgen unter dem — sehr seltenen — perakuten Fortschreiten des Prozeßleidens. Dies entspricht den Lehren der neueren, von G. SCHORR ausgebauten *Thanatologie*, wonach die früher allgemein verbreiteten Kausal-Vorstellungen über einfache, eingleisige Beziehungen zwischen den Organveränderungen des „Grundleidens" und dem Tode durch die konditionale

Analyse der Todesbeziehungen im Sinne der pathologischen Anatomen v. HANSEMANN, TENDELOO, WESTENHÖFER, LUBARSCH, RIBBERT, SCHMINCKE ersetzt werden. Dabei müssen wie in der konditional ausgerichteten klinischen Medizin die Todesursachen zergliedert werden in solche unmittelbarer, begünstigender und entfernter Art. Unter Umständen wird der Tod im Sinne TENDELOOs nur aus einer mehr oder weniger zufällig hier und jetzt gegebenen Konstellation besonderer Umstände verständlich wie in einem Falle ASCHOFFs: Tod eines 20 jährigen sofort nach Aufsetzen von Elektroden zur Suggestivtherapie (wegen hysterischer Aphonie im Kriege!). Abgesehen von einem Status thymicolymphaticus fanden sich eine eitrige Cholecystitis und ein stark gefüllter Magen, dem ASCHOFF besonderes Gewicht beilegt, da er eine mit der Verdauung gegebene „physiologische" Disposition geschaffen habe. ASCHOFF spricht hier von „konkurrierenden Todesursachen" und erinnert an ähnliche Todesfälle bei frisch Laparatomierten usw. (vgl. zu dieser Frage auch HART 1922). Man wird also bei sorgfältiger Überprüfung der *individuellen Todesbedingungen* überraschend oft einer solchen Kombination und Konstellation begegnen. Ich nenne nur noch zwei Beispiele: Eine 28 jährige Kranke NONNENBRUCHs (1922) mit erblichem hämolytischen Ikterus und regelmäßig menstruell auftretenden Gallenkoliken erlitt bei der letzten Regel außer der Kolik auch eine typische hämolytische Krise und terminales tödliches cerebrales Koma. Anatomisch fand sich ein nicht totaler Choledochusverschluß durch Bilirubinstein. Mit Recht nimmt der Autor eine Kombinationswirkung der verschiedenen Momente an, ohne die Hauptursächlichkeit eines Einzelfaktors entscheiden zu können. Ein klassisches Beispiel individualkonditionell verursachten Todes sind tödliche Blutungen bei Hämophilen nach starken, aber für den Gesunden völlig harmlosen körperlichen Anstrengungen (KISSINGER, daselbst weiteres Schrifttum).

Wie überall da, wo ein neues Prinzip aufgestellt wird, finden sich auch *Behauptungen, die kritischer Prüfung nicht standhalten*, wie diejenige GUTZEITs, daß die Bechterewsche Krankheit als „ausgesprochener Kombinationsschaden" anzusprechen sei, da bei ihr „fast niemals ... hochgradige Verdauungsstörungen mit Indicanurie infolge einer Gastroenteritis" fehlten, welch letztere als fokalbedingt angesehen wird und die zusammen mit der angeblichen „intestinalen Autointoxikation" den M. Bechterew verursachen solle. Aus dieser Konzeption leitet GUTZEIT phantasievolle therapeutische Folgerungen ab. Bei 50 Bechterew-Kranken, die K. BOHM, gestützt auf Versorgungsakten, im Verlauf mehrerer Jahre in unserer Klinik eingehend untersucht hat, fanden sich nur 2 Patienten, die angaben, einen Darmkatarrh gehabt zu haben. In älteren Schriften begegnet man auf dem Boden unklar lamarckistischer Vorstellungen öfters plurikausalen Hypothesen, die heute nur noch historisches Interesse besitzen. Als Beispiel nenne ich die Vermutung von MENDEL u. TOBIAS (1912), daß eine Tabes bei angeborener Syphilis (Vater auch Tabiker) durch den Diabetes von Vatersvater und Vatersbruder pathogenetisch mitbedingt sei. Auch der Behauptung PORGES' kann nicht gefolgt werden, daß nach Erregung nur dann Durchfall auftrete, wenn gleichzeitig eine Enteritis besteht.

All diese Beispiele, die auf jedem Sondergebiet der Medizin vervielfältigt werden könnten, bestätigen die Richtigkeit von KREHLs an v. HANSEMANN, TENDELOO u. a. sich anlehnendem Ausspruch, „*daß erst ein ganz bestimmtes Zusammentreffen mannigfachster Bedingungen eine krankhafte Erscheinung nach sich zieht*". „Wo immer im Gesamtbereich der Medizin die Abhängigkeit einer Krankheit von ihrer vermeintlich immer klarer hervortretenden Ursache näher untersucht wurde, war das Ergebnis eine Relativierung"; man war gezwungen, Konstitution, Disposition, Hilfsursachen, ätiologische Zwischenglieder anzunehmen, wodurch der „ursprünglich so einfache Ursachenzusammenhang undurchsichtiger" wurde (E. GUTTMANN und JOH. LANGE 1930).

2. Über die Wirkungsweise der Ursachenkoeffizienten

Schon im *Genotypus* wirken die Einzelfaktoren, denen so häufig auch wesentliche ätiologische Bedeutung zukommt, teils synergistisch, teils antagonistisch, was in Ausdrücken wie Epi- bzw. Peristase, genotypisches Milieu, Modifikationsgene usw. zum Ausdruck kommt. Die letzteren wirken sich z. B. aus auf die Penetranz, Expressivität bzw. „Gewebebereitschaft" anderer Gene. Dabei zeigte sich u. a. „eindeutig, daß die Vitalität einer bestimmten Genmutation durch eine andere bedeutend beeinflußt werden kann" (H. STUBBE 1938). Auch auf dem Gebiet der somatischen Mutationen (die im Zusammenhang mit K. H. BAUERs Theorie der Krebsentstehung auch für die Medizin unmittelbares Interesse besitzen) läßt sich die entscheidende Bedeutung des *Zusammenwirkens mehrerer Faktoren* zahlenmäßig beweisen. Dies zeigt beispielsweise der Befund J. T. PATTERSONs, daß die Größe der durch die Mutation "white" bedingten Augenflecke bei Drosophila melanogaster davon abhängt, in welchem Alter die Larven bestrahlt wurden. Auch in der menschlichen Erbpathologie ist die Annahme ähnlicher Wirkungsgefüge unentbehrlich. So nimmt z. B. HUTTER an, daß die Schizophrenie aus dem Zusammentreffen eines dominanten Schizoidie-Gens mit einem zweiten Gen und bestimmten Umweltfaktoren entstehe; ähnlich E. KAHN (des Hypothetischen dieser letztgenannten Vermutungen bin ich mir allerdings bewußt). Die Bedeutung des Status dysraphicus als genotypischen Milieus der Friedreichschen Ataxie stellten CURTIUS, STÖRRING und SCHOENBERG fest. Ihre Befunde wurden durch FRANCESCHETTI und KLEIN sowie LENZ und PICHLER bestätigt.

Gelingt es der experimentellen Genetik, etwa bei Untersuchungen über die Beeinflussung der Genmanifestierung durch das genotypische Milieu (N. W. TIMOFÉEFF-RESSOWSKY), zu quantitativen Vorstellungen zu gelangen, so vermag auch die *klinische Pathologie* zuweilen gewisse Einblicke in die Art der Faktorenwirkung zu gewinnen. Wichtig sind zunächst Beobachtungen, aus denen hervorgeht, daß *ein Faktor allein unwirksam* ist oder wenigstens sein kann. Trotz Hyperurikämie braucht es nicht zur Gicht zu kommen, vor allem nicht bei Frauen (SMITH, COTTERMANN u. a. 1948). In anderen Fällen gelingt der Nachweis, daß erst nach Hinzutreten eines weiteren gleichsinnig wirkenden Faktors der Erfolg eintritt. Bakterienbesiedlung der Gallenblase (sog. Bakteriocholie) führt häufig erst nach Addition eines weiteren Faktors, z. B. mechanischer Stauung, zur Cholecystitis (HENNING 1950 u. a.). Nach SCHULTEN können bei älteren, anämischen Menschen erhebliche Bewegungsstenokardien auftreten, die nach Beseitigung der Anämie verschwinden. Coronarsklerose bzw. Anämie allein genügen hier also nicht zur Entstehung der Beschwerden.

Mit experimenteller Deutlichkeit beleuchtet diese Zusammenhänge ein Fall von RUFF und STRUGHOLD: ein 46jähriger Offizier stirbt nach mehrstündigem Fluge in der relativ geringen Höhe von 3500 m im Angina pectoris-Anfall. Sektion: Stenosierende Coronarsklerose mit anämischen Muskelnekrosen im linken Ventrikel. Der geringe Sauerstoffmangel als Zusatzfaktor genügte also zur Entstehung der schweren Herzmuskelschädigung. Durchaus entsprechend ist der Tatbestand bei unserem Begutachtungsfall Franz S. (S. 324). Gerade bei den so lebenswichtigen Kranzgefäßen können an sich geringfügige Modifikationen der Bedingungskonstellation entscheidende Bedeutung besitzen. „Lokalisierte Coronarinsuffizienz führt im ungünstigsten Falle zum Myokardinfarkt" (LEPESCHKIN).

L. v. FRANKL-HOCHWART berichtete von interessanten Rückenmarksbefunden (besonders Hydromyelie) bei Jugendlichen mit schweren Störungen der Blasenentleerung, die außerdem auch Klappenbildungen der Urethra aufwiesen. Nach seiner wie auch BAZYs Ansicht genügt in diesen Fällen eine Anomalie allein nicht, um die Blasenstörung hervorzurufen, sie entstehe vielmehr erst durch die Summation beider Fehlbildungen.

NAUNYN schildert Fälle neoplastisch bedingter Darmenge, bei denen es erst durch zusätzliche Passagehindernisse (z. B. Obstkerne) zum Ileus kommt.

Nach TH. ZIEHEN können sich zwei Faktoren wechselseitig derart fördern („*Auxiliation*"), daß durch ihr Zusammenwirken eine Psychose entsteht, während jeder Faktor für sich allein „überhaupt nicht pathologisch bzw. pathogen" ist. Wenn auch ZIEHENs Beispiele der Kritik wohl nur begrenzt standhalten, bleibt diese Auffassung doch von großem Interesse und sollte zu entsprechenden Untersuchungen Anlaß geben. Aber auch die Innere Medizin kennt solche Fälle: Vgl.

MUMMEs Befunde über metastatische Pneumokokkenabscesse (S. 130), unsere eigenen gleichsinnigen Feststellungen über die Entstehung der Pyelitis typhosa (S. 219), ferner die dort erwähnten Befunde von CARGILL, die Aktivierung eines bislang latenten Glaukoms durch Feldfieber (KÄRST u. ROHRMOSER) u. a. m. Der durchaus konditionalistisch eingestellte Pathologe RIBBERT weist auf den wichtigen Tatbestand hin, daß zwei oder mehr latent bereitliegende Teilbedingungen zunächst wirkungslos bleiben können, solange sie nicht in Kontakt geraten; RIBBERT nennt dies den „Anlaß" der Krankheit, was zweckmäßig sein mag, aber stets exakt von dem üblichen Begriff des Anlasses (vgl. S. 47, 56, 66) abgegrenzt werden muß.

Über die Unwirksamkeit eines Faktors allein liegen auch experimentelle Untersuchungen vor, von denen nur wenige genannt werden sollen: Bei einer größeren Zahl von Kaninchen riefen subcutane Adrenalin- bzw. intravenöse Streptokokken-Injektionen keine Reaktion hervor. Bei der Kombination beider Maßnahmen kam es jedoch zur Gangrän, und zwar fast stets an dem adrenalisierten Ohre (H. MARCUS). Hier wären noch viele Beispiele aus der experimentellen Pathologie zu nennen, deren Methode ja gerade darin besteht, durch planmäßige Variation in der Anwendung oder Ausschaltung einzelner Faktoren Einblick in Ätiologie und Pathogenese zu gewinnen, wie das in eleganter Weise auch Kaninchenversuche SONNENBERGs illustrieren. Hyperergische Serumarthritis führt nur dann zur Ankylose, wenn sie mit Gelenkruhigstellung verbunden wird. Diese allein bedingt, auch bei $1^1/_2$jähriger Dauer, keine Ankylose. JAHNEL berichtet über interessante Zusammenhänge zwischen Syphilis-Ausheilung und Winterschlaf: Temperatur-Herabsetzung und Stoffwechsel-Umstellung erwiesen sich in diesen Versuchen als entscheidende Faktoren bei der Bewältigung der Spirochäten. Sehr interessant ist die vermutliche Auxiliationswirkung zwischen hämolytischen Streptokokken und einem Virus bei der Scharlachentstehung (BINGEL). GARRÈ erzielte im Selbstversuch an dem mit Staphylokokkenkulturen bestrichenen Unteram erst dann Furunkelbildung, „wenn ein mechanisches Einreiben der aufgestrichenen Kultur in die Haut hinzugefügt wurde" (nach HENKE). H. WEICHARDT (1950) zeigte — wie früher schon R. STAEHELIN —, daß die bisherige einseitig „bakteriozentrische" Beurteilung der Erysipel-Pathogenese verfehlt ist. Bei einem rezidivierenden Erysipel auf dem Boden von Lupus vulgaris erwiesen sich außer der Hautulceration örtliche Kreislaufstörungen als „entscheidend . . . zum Pathogenwerden der saprophytären Haftkeime". Nach STAEHELIN (1936) verursacht derselbe Streptococcus je nach Art des Eindringens in den Körper, der Disposition und vielleicht auch der Virulenz ein Erysipel, eine Phlegmone oder auch andere Krankheitsbilder. Analog den Angaben WEICHARDTs ist die Beobachtung von BÖHMIG und KLEIN (1953), daß bei geschwächter Abwehrkraft oder vorangegangenen entzündlichen Klappenveränderungen auch solche Streptokokken eine Endocarditis lenta hervorzurufen vermögen, die normalerweise beim Menschen nur als Saprophyten vorkommen.

Das Prinzip der „Auxiliation" läßt sich bei den verschiedensten Bedingungskomplexen und zuweilen im Bereich der Humanpathologie in geradezu experimenteller Evidenz nachweisen. R. THOMA (1888) berichtet von einer 52jährigen Frau mit allgemeiner Arteriosklerose († an Apoplexie), die jahrzehntelang 2—3mal wöchentlich an neuralgischen Anfällen im linken N. supraorbitalis mit deutlicher örtlicher Hyperämie litt. Lückenlose Stufenschnittserien durch die Weichteile der Supraorbitalgegend ergaben Bindegewebsvermehrung in der Arterienintima rechts in 12,5, links dagegen in 21,8% der Arterien. Die Arteriosklerose hatte sich also links in dem langjähriger intermittierender Hyperämie ausgesetzten Gebiet wesentlich stärker entwickelt als rechts. Den Zusammenhang zwischen Arteriosklerose und „andauernden vasomotorischen Störungen" bestätigen auch OPPENHEIM und DEHIO.

Besonders günstige Bedingungen zur Analyse der Kombinationswirkung zweier Faktoren sind dann gegeben, wenn ein *größerer Zeitabstand* zwischen Manifestation des bisher harmlosen Erst- und Hinzutreten des Zweitschadens besteht und nunmehr die Krankheit zum Ausbruch kommt.

So entwickelte sich bei einem Kranken BOUCHARDATs 10 Jahre nach dem Auftreten von Totenfingern nach zusätzlichem Diabetes eine tödliche Fingergangrän. Eine 13jährige Kranke REHBERGs mit vorgeschrittener Versteifung bei Coxitis tuberculosa erlitt unmittelbar nach langsamer, maschineller Mobilisation in einem Laien-Institut ein typisches infraclaviculäres

Frühinfiltrat. Mehrere vorhergehende Durchleuchtungen hatten ein normales Ergebnis. MATZDORFFs 28jähriger Kranker mit operativ geheilter Paraplegie nach schwerem Trauma erkrankte 39jährig erneut paraplegisch im unmittelbaren Anschluß an eine Enteritis und starb nach erneuter Laminektomie. Sektion: Myelo-Meningopathia hypertrophica et adhaesiva mit frischen Erweichungen und Blutungen. Gestützt auf Experimentalbefunde nimmt MATZDORFF an, daß sich Bakterientoxine an dem durch das alte Trauma sowie die erste Laminektomie geschaffenen Locus minoris resistentiae ausgewirkt und eine frische Myelitis hervorgerufen hätten. BONNET und WERTHEIMER beobachteten bei einer Frau mit blauen Skleren während der Schwangerschaft die Entwicklung einer Osteomalacie. Bei der einer Diabetikerfamilie entstammenden Patientin LICHTWITZ' zeigte sich nach der 9. Geburt eine Glykosurie, die nach der 11. Geburt in einen echten, fortschreitenden acidotischen Diabetes überging. RÜBE beschreibt die Entwicklung eines Röntgenkrebses bei einem 86jährigen Mann 40 Jahre nach dem Auftreten des Röntgengeschwürs! O. ORTH (1944) berichtet von einem Mann, der 20 Jahre nach der Heilung einer Osteomyelitis infolge Unterschenkelschusses nach Stoß gegen dieselbe Tibia an Schmerzen und Fieber erkrankte. Nach der Aufmeißelung (man fragt sich, ob sie wirklich indiziert war?) Tod an Pyämie. Der Autor erörtert den Begriff der Bakterienlatenz („Mikrobismus"). Äußerst lehrreich ist in diesem Zusammenhang eine Beobachtung ANSELMINOs und HOFFMANNs: eine Syphilitikerin zeigt nur während 2 Schwangerschaften einen Diabetes insipidus. Hier ist also in Form des wiederholten Naturexperiments bewiesen, daß ein Faktor allein unwirksam ist, während durch Hinzutreten des zweiten jeweils der gleiche Erfolg eintritt. Schließlich nenne ich noch die später (S. 189) erwähnte Auslösung lange Jahre latenter Erbleiden durch einen Zweitschaden (O. NAEGELI).

Pathogenetisch sehr aufschlußreich sind weiterhin solche Faktorenkombinationen, in welchen *ein Faktor allein* zwar auch nicht das volle Krankheitsbild, aber doch *schon Störungen hervorruft.* So kann nach H. STRAUB durch kalte Bäder angiospastische Albuminurie hervorgerufen werden, die an sich, auch bei häufigem Auftreten, unschädlich ist. „Bei gleichzeitig bestehender Infektion disponiert sie allerdings die Niere zum Haften der infektiösen Noxe", d. h. aus der harmlosen Albuminurie entwickelt sich eine Nephritis. Nach BRENTANO sollen Schwangerschaft, Thyreotoxikose, Narkosen u. ä. zu einem Glykogenzerfall, hauptsächlich in der Skeletmuskulatur führen, wodurch im Falle eines bestehenden Diabetes die Stoffwechsellage verschlechtert und nach Ansicht des Autors nicht selten ein Koma verursacht werde. „Es addiert sich nämlich dabei zu der diabetischen Stoffwechselstörung ein neuer Schaden, der in seinen Auswirkungen dem Insulinmangel sehr ähnlich ist."

In diesen beiden Fällen resultierten also aus der *Summation von Zuständen* (die noch fast oder ganz dem Bereich des Physiologischen angehören) mit Krankheiten, die aber an sich ungefährlich sind, gefährliche, lebensbedrohende Erkrankungen. Eine solche konditionale Betrachtungsweise bewährt sich auch bei der Analyse pathogenetischer Vorgänge, gerade da, wo es sich — wie in den vorstehenden Beispielen — um ein Grenzgebiet des Gesunden und Krankhaften handelt. Von den mindestens 5 „Teilursachen" der Ödembildung (onkotischer Druck der Plasmaelektrolyte, Gefäßwandschaden usw.) überwiegt bei der einen Ödemform mehr dieser, bei der anderen mehr jener. „Für sich allein liefert ein jeder Faktor nur eine Ödembereitschaft", die dann unter Hinzutreten weiterer Faktoren, besonders auch starkem Wasser- und Salzangebot in das manifeste Ödem übergeführt wird (OEHME 1949).

3. Die Auslösung von Krankheiten

Nach REICHARDT erfolgt die Auslösung einer Krankheit aus einem bis dahin latenten Ruhezustand durch den *einzelnen* Anstoß, d. h. ein ganz bestimmtes, einmaliges Ereignis. Diesem Faktor wird in dem generalisierenden medizinischen Schrifttum wenig Raum gegönnt, obwohl die *Verwechslung von Verursachung und Auslösung* theoretisch nicht berechtigt ist (MAX HARTMANN, v. HANSEMANN, A.

Mittasch u. a.) und praktisch zu folgenschweren Fehlbeurteilungen und Fehlhandlungen führen kann (Frankl, Schober, Biran, O. Pfister u. a.). Über die ungenaue und häufig fehlerhafte Anwendung des Auslösungsbegriffs in der Medizin wird von der Sozialmedizin (Günther, Martineck, Reichardt, Scholtze), und der Rechtswissenschaft Klage geführt, die in der scharfen Präzision und fortdauernden Entwicklung ihres Begriffsapparates der Medizin so sehr überlegen ist.

Der Auslösungsbegriff spielt auch in der Biologie eine wichtige Rolle (A. Mittasch, M. Frischeisen-Köhler, der dies gegenüber Rickert mit Recht hervorgehoben hat; Driesch, Max Hartmann, v. Hansemann u. a.). Eine scharfe Auseinanderhaltung beider Begriffe kann auch der pathogenetischen Analyse sehr förderlich sein, wie beispielsweise F. Hoffmann (1953) an den klimakterischen Störungen zeigt. Sie werden wahrscheinlich *verursacht* durch Änderung der über die diencephalen Bahnen laufenden Hormonkorrelationen, dagegen *ausgelöst* durch den Ausfall der Ovarialfunktion.

Gleichsinnig mit der medizingeschichtlichen Entwicklung hat sich auch der Auslösungsbegriff stark gewandelt. Wenn noch Charcot die Lues als agent provocateur der Tabes, den akuten Gelenkrheumatismus als denjenigen der Chorea minor bezeichnete (ähnlich Hueppe 1901, F. Martius 1914), so ist das z. T. in den noch mangelhaften ätiologischen Kenntnissen begründet.

Aber auch im heutigen Schrifttum wird noch unentwegt von „Auslösung“ gesprochen, wo es sich tatsächlich um die spezifische Haupt-*Ursache* handelt; beispielsweise von der „Auslösung“ der Hepatitis durch Viren (v. Oldershausen 1950), des Todes durch Schwerthieb auf den Kopf (Kindler 1957), des Prädiabetes beim Hunde nach partieller Pankreasresektion (Grafe u. Kühnau 1955), des Salvarsanikterus durch die Injektion (Siede 1949). Auch Theoretiker machen keine Ausnahme: der Pathologe v. Gierke spricht von der Auslösung neuer Addisonsymptome infolge Erkrankung der Nebennierenrinde, der Bakteriologe Doerr von der Auslösung von Krankheitserscheinungen durch Mikroorganismen, Genetiker von der Mutationsauslösung durch Röntgenstrahlen (Hadorn) bzw. chemische Lösungen (Stubbe).

Handelt es sich hier um eine unpräzise, allerdings möglichst zu vermeidende Ausdrucksweise, so betreffen die folgenden Beispiele auch inhaltlich abzulehnende Verwendungen des Auslösungsbegriffs. Wenn kurzerhand angenommen wird, eine Epilepsie sei durch Unfall, eine fortschreitende Syringomyelie durch Fußtrauma, eine Arteriosklerose durch Kopftrauma „ausgelöst“ worden, so müssen wir mit Reichardt, dem diese Beispiele entnommen wurden, derartige Behauptungen ablehnen und auf das „Überwuchern eines blinden Kausaltriebes“ zurückführen (dem entspricht unsere gutachtliche Kritik der Fälle 6—8 S. 315—316).

Man hat gesagt, daß Krankheiten überhaupt nicht, wohl aber *einzelne*, besonders anfallsweise auftretende *Krankheitssymptome* ausgelöst, d. h. bei vorhandener Grundkrankheit durch hinzutretende, akzidentelle Außenfaktoren hervorgerufen werden könnten; wobei wohl stets eine plötzliche Umstimmung der vegetativen Reaktionslage beteiligt ist.

So erklärt sich der Frühjahrsgipfel der Tetanie (Moro), der erste epileptische Anfall eines neuropathisch schwer belasteten, seit der Jugend an häufigen „Ohnmachten“ leidenden 38jährigen Arztes nach einer Gallenkolik (Umber) bzw. derjenige eines 12jährigen Mädchens nach Diphtherie-Serum-Spritze, nachdem schon seit dem 7. Lebensjahr Absencen bestanden hatten (eigene Beobachtung). Dem entspricht die „reflektorische Auslösung“ des einzelnen Migräneanfalls nach Matzdorff. W. Schulte schildert die recht verschiedenartigen Auslösungsfaktoren cerebralangiospastischer Anfälle sowie die durch ganznächtiges Postenstehen provozierte traumatische Epilepsie eines Mannes mit hemiparetischem Restzustand nach zweimaligen schweren Schädelverletzungen (Contusio). Klinisch wie pathogenetisch sehr eindrucksvoll war mir ferner die Beobachtung eines Studenten, dessen Ménière-Anfall durch einen Zoster ausgelöst wurde (vgl. S. 192). Als Beispiel der zahlreichen Fälle hormonaler Umstellung als Auslösungsfaktor nenne ich: erster Asthmaanfall mit Menarche (Schickele); Auslösung von Bronchialasthma durch M. Basedow (E. Fränkel 1931). Tabische Krisen werden nach

Wagner-Jauregg ausgelöst durch meteorologische, alimentäre sowie infektiös-toxische Momente. „Die Empfindlichkeit der Tabiker gegen Erkältung und Durchnässung und die prompte Auslösung von Schmerzanfällen durch diese Schädlichkeiten ist bekannt" (L. Mann). Die alimentären Schäden betreffen hauptsächlich gastrische Krisen (Mann, Hauptmann, Foerster). Nach Marinesco beruht die Auslösung der Krisen darauf, daß es durch verschiedenartige Faktoren zu einer Störung des Säure-Basen-Haushaltes und damit zu vermehrter Vagotonie komme. v. Malaisé sah nach 17 jähriger Pause wiederauftretende und anhaltende tabische Blasenstörungen im Anschluß an eine Otitis und gleichzeitige Karbunkeloperation mit starker Entkräftung. In einem Fall Dujardins — Kombination von Tabes und Nephritis — kam es mit dem Auftreten von Ödemen zu Krisen, die nach Rückgang der Ödeme wieder verschwanden. Bei einem anderen Kranken des Autors (Tabes und Malaria) traten bei jedem Malariaanfall Krisen auf, die nach erfolgreicher Chininbehandlung unterblieben.

Durch Pneumonie, Erysipel, Tonsillitis usw. sollen die bis dahin „schlafenden Gallensteine aus dem Schlafe gerüttelt werden" können, so daß es zur ersten Kolik kommt (Eppinger). Gleichsinnig wirken Wochenbett und Diätfehler. Auch wir sahen Gallenkolik bei Angina lacunaris, schweres akutes Gallenblasensyndrom bei Pneumonie sowie eine Serie von Gallenkoliken nach Röntgenbestrahlung des Uterus myomatosus.

In schöner Weise hat A. Bielschowsky die Genese des Bergarbeiter-Nystagmus analysiert: Obligate Hauptursache ist der Grubenaufenthalt, der aber nur bei Männern mit besonderer erbkonstitutioneller Insuffizienz der corticalen Augenbewegungsapparate in Wirkung tritt. Zu diesen obligaten Bedingungs-Faktoren tritt häufig die vorzeitige Auslösung durch akzidentelle Ereignisse, welche die Gehirnfunktion beeinträchtigen (schwere Infektionen und Ähnliches). Charakteristisch ist der oft unmittelbare Ausbruch des Nystagmus nach dem ersten Wiedereinfahren zur Grube. Malariarezidive werden durch äußere Einwirkung wie Abkühlung, Operationen, Überanstrengungen, Impfungen, interkurrente Erkrankungen, Geburten u. ä. ausgelöst (Claus Schilling, R. Staehelin u. a.).

Ist in allen diesen Fällen das Wesen des Auslösungsvorganges in ziemliches Dunkel gehüllt, so ergeben sich etwas klarere Verhältnisse bei exakten *bioklimatischen Feststellungen*. G. Sommer zeigte, daß bei 53 von 64 Gallensteinkranken, 44 von 52 Nierensteinkranken und 30 von 32 Embolikern der Anfall bei Luftkörperwechsel eintrat.

Daß, wie Reichardt meint, die pathologische Einzelreaktion meist ohne greifbaren äußeren Anlaß „von selbst" eintrete, trifft jedenfalls für die *Innere Medizin* nicht zu: von Malariaanfällen war schon die Rede. Ferner kennen wir Auslösung von Nierenkoliken durch mechanische Erschütterungen (die auch oft erfolgreich therapeutisch angewandt werden), von Asthmaanfällen durch Witterungsumschlag, seelische Erregungen, Infekte. Die Bedeutung dieser „Hilfsursachen" des Asthmas betonen E. Fränkel sowie Rackeman u. Toby, Bray, Gillcarey (alle zit. nach Fränkel 1931) unter dem wichtigen Hinweis, daß bei derartigen Fällen mit Allergen-Ausschaltung nichts erreicht werden könne.

Das Asthma zeigt auch, daß irrtümlicherweise von „Verursachung" (einem gerade hier zusammengesetzten Gebilde vgl. S. 35f) gesprochen wird, obgleich es sich tatsächlich um die typische Auslösung eines Einzelanfalls handelt. Nach Fr. Büchner (1957) „verursachen psychische Spannungen akute Anfallskrankheiten" (u. a. Asthma); er zieht hieraus sehr problematische, supranaturalistische Schlußfolgerungen, wo tatsächlich nicht mehr „Geheimnis" waltet als bei jedem anderen pathogenetischen Vorgang. Auf dem Wege über vegetative Reaktionen sind uns emotionelle Auslösungen internistischer Krankheitsbilder durchaus geläufig, etwa Lungenödem bei einem Arteriosklerotiker (S. 75). Niemand wird aber deshalb den Affekt als die „Ursache" der Gefäßerkrankung ansprechen.

Stenokardische Anfälle bzw. Coronarthrombose werden durch Überfüllung des Magens, Hinaustreten auf die kalte Straße (Kältereflex), Rauchen, Erregungen und körperliche Überanstrengung ausgelöst. So beobachteten wir beispielsweise 3 alte arteriosklerotische Männer mit nach einigen Tagen tödlicher Coronarthrombose unmittelbar nach Radfahrt auf der steilen Holstenstraße in Lübeck bzw. nach seit Jahren erstmaligem Schieben des schweren Speiseeiswagens im Hochsommer. Der dritte Kranke schleppte in stundenlanger Arbeit 30 Eimer Jauche in den Garten; war ebenfalls körperlicher Arbeit entwöhnt. Ein vierter und fünfter Patient erkrankten unmittelbar nach Radfahrt von 30—40 km bei Gegenwind bzw. nach längerem Wäschewringen. Bei 3 weiteren älteren Kranken beobachteten wir Infarktrezidive nach Pressen beim Stuhlgang (trotz strenger Gegenanweisungen), die zweimal zum Tode führten.

Bei der Entstehung der Herzinsuffizienz unterscheidet SCHWIEGK scharf zwischen Verursachung und Auslösung, PREIDT schildert die Auslösung einer hämolytischen Krise (bei entsprechender Erbveranlagung) durch ein schweres stumpfes Bauchtrauma; THADDEA und AUERSBACH diejenige einer akuten Nebenniereninsuffizienz durch intensives Sonnenbad (auch heiße Bäder, Rö-Strahlen, Verbrennungen u. a. können gleichsinnig wirken; nach THADDEA wohl infolge Eiweißzerfalls). Die Auslösung alter gastritischer Beschwerden durch Bronchopneumonie zeigt unser Fall Ernst Ga. (S. 144).

Gegenüber der Auslösung von Einzelsymptomen wird die *Auslösung von Krankheiten* als fraglich bezeichnet (REICHARDT 1942). Es ist richtig, daß entsprechende Urteile oft der Kritik nicht standhalten. Die folgenden Beispiele gestatten aber u. E. keine andersartige Erklärung. Ausgelöst werden kann definitionsgemäß nur eine Krankheit, die potentiell präformiert, in latentem Zustande bereits vorliegt, wie z. B. eine *Erbkrankheit*, die deshalb als Modell dienen soll. Nach einer Grundlehre der Erbbiologie wird nicht das Merkmal, sondern die genotypische Reaktionsbereitschaft vererbt, die erst im Zusammenstoß mit der Umwelt zur phänotypischen Manifestation gelangt. FYKOW sah die Entwicklung eines manifesten, später aber verschwindenden Diabetes bei einem Kinde im Verlauf einer Pneumonie. Vater und Schwester boten die aus Diabetiker-Familien bekannte, pathologische Blutzuckerkurve. Bei 2 37jährigen eineiigen Zwillingsschwestern H. SCHULTEs entwickelte sich nach dem ersten Partus eine, auch symptomalogisch recht gleichartige Migräne, die, wie ja meist, in der Familie dominant erblich war. Sehr interessant ist die Beobachtung ERNA BALLs: 4 von 5 Geschwistern zwischen 12 und 23 Jahren erkrankten nach dem ersten Weltkrieg in einem östlichen Grenzort unter kümmerlichsten Wohnungs- und Ernährungsverhältnissen (im gleichen Ort auch Hungerödeme, jedoch keine weiteren Lähmungsfälle) gleichzeitig an einer schweren Affektion der Rückenmarkshinterstränge. Die 3 Beobachtungen *zeigen mit experimenteller Exaktheit die Manifestation einer streng erblichen Reaktionsbereitschaft* infolge der Einwirkung peristatischer Faktoren. M. a. W. es handelt sich um *echte Auslösungsvorgänge*.

Bekannt ist ferner die Auslösung symptomatischer wie genuiner Perniciosa durch Gravidität u. a. (SCHOEN und TISCHENDORF), die Entstehung einer Miliar-Tbc nach Elektroschock (KUNTZ, daselbst Schrifttum); von neurologischen Erbkrankheiten durch Infektionskrankheiten (Zusammenstellung bei CURTIUS 1935), von ganz akut durch eine exogene Meningitis ausgelöster erblicher Kleinhirnatrophie: „Ein in seiner Anlage minderwertiges Kleinhirn mußte hier derart auf eine Noxe reagieren, die sonst nicht imstande ist, derartige Bilder zu machen" (MAAS und SCHERER). Einen analogen Fall beschrieb BROUWER. Ferner nennen wir die Auslösung von paranoischen und manisch-depressiven Polysklerose-Psychosen durch den anatomischen Hirnprozeß (KRAEPELIN, RUNGE, REDLICH, vgl. die eingehende Besprechung in der unter meiner Leitung verfaßten Dissertation von FR. RIEGEL), von endogenen Psychosen durch Kopfschüsse (BOSTROEM u. a.), Hirntumoren (BOSTROEM 1929, DEUSSEN), Arteriosklerose (MAX MEYER), Infektionskrankheiten, Vergiftungen, Traumen, Generationsvorgänge (PANSE 1949), von Manie bzw. schizophrenen Schüben durch das unkomplizierte Wochenbett u. ä. (A. ROEMER, HOCHE u. v. a.), von endogenen Psychosebestandteilen durch die Paralyse (BOSTROEM, MEGGENDORFER). Das umfangreichste Material veröffentlichte 1953 H.-H. MEYER: von 1000 Schizophrenen erkrankten 8,1% in zeitlichem Zusammenhang mit akuten körperlichen (besonders fieberhaften) Krankheiten, von 1000 Zyklothymen 6,7%. Unter 611 schizophrenen Frauen erkrankten 6,54% in zeitlichem Zusammenhang mit Generationsvorgängen. Einen lehrreichen einschlägigen Auslösungsfall schilderte ENKE: bei einem 35jährigen Mann (Vater Suicid, Bruder „extrem schizoid") kam es zum ersten langanhaltenden schizophrenen Schub im unmittelbaren Anschluß an eine delirante symptomatische Psychose bei septischer Angina. „Der Patient wird also durch sein Fieberdelir unmittelbar in einen schizophrenen Prozeß hineingerissen" (ENKE). In derartigen Fällen „setzt der »Reiz« der Körperkrankheit die »präformierte« schizoide Krankheitsreaktion in Tätigkeit", bzw. in solchen Fällen „wäre zu diskutieren, ob die Körperstörung oder diese zusammen mit der symptomatischen Psychose die Schizophrenie *auslöst*". Allerdings bestehen bezüglich des Auslösungsmechanismus der Schizophrenie noch manche gegensätzliche Auffassungen (s. MAYER-GROSS), auf die im einzelnen hier nicht eingegangen werden kann (vgl. auch unsere Fälle Ruth Ka. S., Ingeliese Lei. S. 200 u. a.). Gelegentlich scheint es möglich, bestimmte Symptome eines fortschreitenden Krankheitsprozesses für die Auslösung endogener Krankheitsbilder verantwortlich zu machen, so die polysklerotische Demenz für hierbei auftretende „symptomatische Psychosen (RUNGE, FR. RIEGEL).

Auf Grund derartiger Beobachtungen steht es im Gegensatz zu anderen Behauptungen fest, daß bei Erbkrankheiten nicht nur Einzelsymptome, vielmehr auch die ganze Krankheit ausgelöst werden kann. *Erbkrankheiten können andererseits zeitlebens*, zum mindesten klinisch, *latent bleiben*, wie u. a. das häufig diskordante Verhalten eineiiger Zwillinge beweist. Ich selbst sah das z. B. bei Perniciosa, Syringomyelie und Schizophrenie (vgl. meinen eingehenden Bericht Fortschr. Neur. 1959, H. 3). Als Beispiel für die Auslösung einer gemischtursachigen (sog. idiodispositionellen) Erkrankung nenne ich das Bronchialasthma. Nach gründlichen Studien FAGERBERGs (1958) wird es laut Literaturangaben, die meinen eigenen Erfahrungen durchaus entsprechen, in 30—100% der Fälle durch Infektionen ausgelöst. Auch FAGERBERG selbst kam anhand seiner 615 Fälle zu dem gleichen Ergebnis.

Aber auch bei der Entstehung *vorwiegend exogener Erkrankungen* sind Auslösungsvorgänge nicht selten beteiligt und zwar handelt es sich dabei im Sinne der obigen Definition meist um die Manifestation latenter, mehr oder weniger erbabhängiger Bereitschaften, so daß also kein grundsätzlicher Gegensatz gegenüber den reinen Erbkrankheiten besteht.

So ereignete sich bei einer von uns behandelten 62jährigen Frau mit Hypertension im Verlauf eines Typhus eine Apoplexie, desgleichen bei einer anderen älteren Frau bei Bronchopneumonie. Ein junger Mann aus tuberkulös schwer belasteter Familie mit einer (auch anatomisch) vorwiegend produktiven, alten, hämatogenen Lungen-Tbc. starb 3 Monate, nachdem er wegen einer auffallend hartnäckigen Hepatitis bei uns gelegen hatte, an einer Meningitis tuberculosa. Bei einer jungen, vor 6 Wochen appendektomierten Frau kam es im Anschluß an eine infektiöse Gastroenteritis zu einem frischen Strangulationsileus infolge Adhäsionen in der Operationsgegend.

HÄUSSLER berichtet von 6 unter 60 Kranken mit Hirntumor, bei denen die ersten Tumorsymptome durch Schädeltraumen ausgelöst wurden, weshalb die cerebralen Erscheinungen zunächst auf eine Contusio zurückgeführt wurden. Manche der Kranken HÄUSSLERs bezogen deshalb jahrelang Rente wegen „Beschwerden nach Hirnerschütterung". Auch ich habe einen ähnlichen Fall beobachtet, der eingehend geschildert wird (S. 166). Nach POSSELT können sich die ersten Symptome eines Ulcusleidens mit einem Typhus oder einer Ruhr einstellen. Zur Entwicklung des Schwarzwasserfiebers kommt es bei besonders Disponierten unter dem Einfluß der chronischen Malaria mittels einer hämolytischen Disposition, die wahrscheinlich auf der Vermehrung oder Neubildung von Hämolysinen in Leber und Milz beruht. „Zum Entstehen des Schwarzwasserfieberanfalls gehört neben der Ausbildung einer hämolytischen Disposition noch ein *auslösender Faktor*. Das ist in den meisten Fällen das Chinin" (NOCHT). Chinin kann im Tierkörper auch andere hämolytische Körper, wie hämolytische Ambozeptoren, Kobragift usw. in ihrer Wirkung verstärken. Eine bemerkenswerte Illustration der verfehlten unikausalen Ursachenlehre ist die frühere Annahme, es handle sich beim Schwarzwasserfieber um eine hypothetische Krankheitseinheit mit dem „Schwarzwasserfiebererreger"; man beschuldigte u. a. Keime vom Typ der Leptospirae icterohaemorrhagicae (vgl. RUGE 1939).

Vielleicht noch häufiger als die Auslösung *alter Krankheiten* ist die Auslösung von Syndromen oder auch nur Einzelsymptomen im Verlauf einer Neuerkrankung. Auch hier haben wir es demnach mit echten Auslösungsvorgängen zu tun, wobei es sich oft um die Reaktion eines erworbenen locus minoris resistentiae handeln mag.

So löste Typhus bei einer Frau, die vor einigen Monaten eine Hepatitis durchgemacht hatte, erneut Ikterus aus. Ein Kranker bekam im Verlauf eines Pfeifferschen Drüsenfiebers eine Otitis media am rechten Ohr, das vor 10 Jahren bereits Sitz dieser Erkrankung gewesen war. DIETRICH schildert die Auslösung neuer Schübe von Glomerulonephritis durch Erkältungen. Dem entsprechen auch Beobachtungen H. STRAUBs sowie Feststellungen an 43 Kriegsnephritikern, die ich — entgegen anderslautenden Angaben — in Nord-Norwegen und an der Ostseeküste über die Kälte als pathogenetischen Faktor machen konnte (Näheres in der Dissertation von F. HOFMANN). Von der hohen Bedeutung, die VOLHARD der Kälte bei der

Nephritisentstehung beimißt, wird noch zu sprechen sein (S. 55). BÖHMIG hat dasselbe nachdrücklich für die Feldnephritis hervorgehoben.

Nach CURSCHMANN kann zwischen manifestem und latentem *M. Bang* unterschieden werden. Der letztere (früher bewußte oder unbewußte Erkrankung) kann durch banale Infekte (Grippe), aber auch durch Traumen ausgelöst werden. Mancherlei Literaturangaben existieren über Auslösungsvorgänge im Verlauf der *Tuberkulose* (WIESE, REDECKER u. a.). Auch die „endogene Reinfektion" bei Lungen-Tuberkulose, d. h. das Wiederaufflammen alter, anscheinend harmloser, in Wahrheit aber noch bacillenhaltiger Herde durch „eine Zwischenerkrankung wie Diabetes oder ein Ereignis wie Schwangerschaft und Wochenbett" (W. PAGEL) stellt einen echten Auslösungsvorgang dar. Die gefährliche Latenz tuberkulöser Herde ist auch an den Lymphdrüsen zu beobachten; sie gab die Voraussetzung für die gewaltige Zunahme aktiver Drüsenprozesse während des ersten und zweiten Weltkrieges. Lehrreich ist in dieser Hinsicht unser Kranker Mu. La. (S. 106). Als Beispiel einer nicht tuberkulösen Lungenkrankheit nenne ich die Beobachtung von HOLTZMANN und HARMS: Durch interkurrente Lungenkrankheiten entwickelten sich schwere Staublungenkrankheiten nach vorheriger Latenz. Das gleiche beobachtete GEISSLER 2 mal im Anschluß an grippeartige Infekte.

Es gibt wohl kein Organ, an dem sich nicht *Aktivierungsvorgänge präexistenter Erkrankungen* infolge Auslösung abspielten. Als Beispiel einer Dermatose nennen wir die langjährige Epidermophytie einer 55jährigen Frau, die im Verlauf einer akuten Poliomyelitis eine bisher nie erlebte Stärke und Ausdehnung erfuhr. Zum Schluß noch einige neurologische Beispiele. MICHON schildert das Wiederauftreten von Parkinsonismus bei 2 Encephalitikern im Anschluß an Serumkrankheit. Wie relativ häufig diese Reaktivierungsvorgänge sind, zeigt die wichtige Mitteilung K. H. STAUDERs (1951), der bei 14 Männern mit alten symptomlos abgeheilten traumatischen Hirnherden das Wiederauftreten verschiedenartiger Herdsymptome im Verlauf schwerer Infektionskrankheiten (Typhus, Ruhr, Diphtherie usw.) beobachtete (vgl. auch unseren Fall Hans Rie. S. 143). STAUDER bemerkt mit Recht, wie wichtig die Sammlung derartiger Beobachtungen zum Verständnis der „individuellen Symptomatik" sei. Bei einem von mir beobachteten Tabiker entwickelte sich erstmals im Verlauf einer Pneumonie Harnverhaltung, was zur Entdeckung des Leidens führte. Entsprechend ist STAUDERs Beobachtung: bei einem Taboparalytiker (neurologisch nur Areflexie und Ataxie) kam es unter Pyrifer zu reversiblen lanzinierenden und gastrischen Krisen sowie quälenden Parästhesien. Bei einer Kranken RUNGEs kam es mit den ersten Erscheinungen einer multiplen Sklerose zum Wiederausbruch einer schon früher vorhanden gewesenen Psychose.

Selten nur wird es gelingen, ein *morphologisches Substrat des Auslösungsvorgangs* zu gewinnen. Deshalb ist ein von POLSTORFF mitgeteilter Befund von großem Interesse: Eine 49jährige Frau leidet seit 9 Jahren an typischer multipler Sklerose. Wegen — später nicht bestätigten — Verdachts auf die „Mitbeteiligung eines Lues" (positive Liquorreaktionen) kombinierte Salvarsan-Pyrifer-Behandlung. Am Tage nach der 8. Injektion Urticaria mit starkem Juckreiz. Fünf Tage später generalisierte Ödeme sowie linksseitige Hemiplegie (vorher daselbst leichte Parese). Hochgradige Verschlechterung des A. Z. Anschließend Pneumonie. 7 Tage nach Ausbruch des inzwischen abgeklungenen Exanthems (noch Schuppung) †. Sektion: Typische multiple Sklerose. (Tochter an Mischfall von diffuser und multipler Sklerose †; Sektion). Angeborene Hirnhypoplasie (965 g). Auffallend und nicht zum Bilde der typischen multiplen Sklerose gehörig sind dichte, vorwiegend plasmacelluläre perivaskuläre Infiltratmäntel (Abb. 1), von denen der Verfasser — dessen Präparate auch Prof. SCHOLZ, München, zur Beurteilung vorlegen haben — überzeugend annimmt, daß Stärke und Ausbreitung der Infiltrationen auf einen ziemlich akuten, entzündlichen Krankheitsvorgang schließen ließen, der wohl durch die allergische Reaktion auf die Salvarsan-Pyrifer-Kur bedingt sei: durch die damit verbundene Gefäßschädigung war ein erneutes Aufflackern der bis dahin (relativ) latenten multiplen Sklerose im Sinne der Auslösung des letalen Schubes hervorgerufen worden. Die Salvarsanempfindlichkeit der Polysklerotiker ist bekannt (CREUTZFELDT, HOMANN, MEYERSOHN, SCHÄFGEN, LÖWENTHAL, MANN, FLECK, SIEMERLING, STEINER, VERAGUTH,

Wichura, Sauer, Adams, Douglas, Kinchin, Wajson, Lit-Angaben Hb. Inn. Med. 3. A. V/2, S. 1371). Es kommt teils zu Exanthemen, teils zu rapiden Befundverschlechterungen. Wir selbst hatten einen Eisenbahner zu begutachten, bei dem seit 1918 eine ganz milde stationäre multiple Sklerose bei völliger Arbeitsfähigkeit bestand. 1940, als Eisenbahner in Polen, luetische Infektion. Spezifische Kur. Schweres Salvarsanexanthem und rapide Verschlechterung des Leidens, das von nun an fortschreitend blieb.

Rückblickend kommen wir zum Ergebnis, daß Reichardts *Standpunkt*, eine *Krankheitsverschlimmerung durch Auslösung* sei *äußerst selten* und weiterhin, der

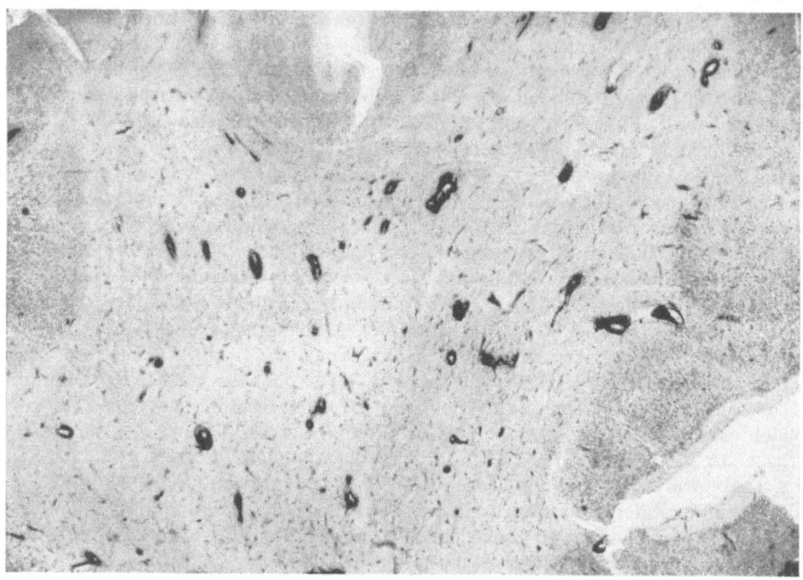

Abb. 1. Perivasculäre, vorwiegend plasmacelluläre Infiltratmäntel im Marklager des Gehirns bei sonst typischer multipler Sklerose. Die Infiltrate beruhen auf einer allgemeinen toxisch-allergischen Reaktion auf Salvarsan (nach Polstorff)

fortschreitende Krankheitsverlauf sei fast stets in der *Eigengesetzlichkeit der Primärerkrankung begründet, nicht anerkannt werden kann. Im Gegenteil* sind *Auslösungsvorgänge sehr häufig*, viel häufiger als man nach ihrer weitgehenden Vernachlässigung erwarten sollte.

Anhangsweise sei noch eine Gruppe von Beobachtungen besprochen, deren Zugehörigkeit zu den eigentlichen Auslösungsvorgängen fraglich sein mag. Sicherlich bestehen aber nahe Beziehungen: die *vorbereitenden Schäden*, welche der Entstehung einer anderen Krankheit den Weg ebnen.

„Für die Entstehung und den Verlauf von Infektionen haben konstitutionelle und dispositionelle Faktoren oft eine größere Bedeutung als die erworbene Immunität“ (Much). Höring spricht von den unspezifischen „prädysenterischen Diarrhoen“, die vor Beginn eines Ruhrausbruchs in der betroffenen Menschengruppe auftreten und auf deren Boden die Ruhrinfektion dann leicht haftet. Wie I. Löwy bei Ruhr fanden auch wir 1947 in Lübeck eine Welle von Enteritiden der zweiten Darmbrand-Epidemie vorausgehen.

Umfangreichere Untersuchungen existieren über die Bahnung der Poliomyelitis durch vorausgehende, meist infektiöse Schädigungen des Organismus, die Helm. Müller bei 32 von 42 Fällen der Pfaundlerschen Klinik als Hauptkomponente der erworbenen Poliomyelitisdisposition nachweisen konnte, wobei es sich besonders um Infektionen und Irritationen des vegetativen Nervensystems handelte. Auch für Pette „spricht vieles dafür, daß die katarrhalischen Erscheinungen nicht Ausdruck des spezifischen neuralen Infektes, sondern Folge eines andersartigen, der Poliomyelitis vorausgehenden infektiösen Prozesses sind", dem „lediglich die Bedeutung eines unspezifischen, den Prozeß vorbereitenden Vorganges" zukomme. Diese Anschauungen werden durch eine umfangreiche Literaturübersicht NOTTERs (1943) weitgehend bestätigt, von BEHREND (1956) dagegen bestritten.

RABINER (1924) berichtet über einen bemerkenswerten Fall aus dem bekannten neuropathologischen Laboratorium A. JAKOBs in Hamburg: Bei einem 19 jährigen entwickelte sich eine histologisch gesicherte Encephalitis, unmittelbar nach Sturz von 4 m. Der Zusammenhang im Sinne des Traumas als pathologischen Faktors erschien „nach klinischer Entwicklung eindeutig". HÖRINGs Vorstellungen über den parallergischen Charakter des Auslösungsvorgangs bei Viruskrankheiten werden an anderer Stelle besprochen.

Auch DIEZELs Beobachtung über den Tod nach zweimaliger Injektion niedriger Pyrifer-Dosen gibt Einblick in das Kräfteverhältnis der Einzelfaktoren bei Mitwirkung eines Vorschadens, wenn es sich auch nicht um lebende Erreger handelt. Der Kranke hatte sich vor $1^1/_2$ Jahren syphilitisch infiziert und war jetzt nach der zweiten Injektion mit einem akuten Zwischenhirnsyndrom erkrankt (Fieber, Blutdruckkrisen, „Tonussteigerung"). Sektion: Hirnschwellung, frische Ringblutungen um kleine Zwischenhirngefäße, chronische luische Basalmeningitis. DIEZEL vermutet eine durch die Syphilis hervorgerufene Sensibilisierung der Zwischenhirngefäße, bei welcher die kleinen Pyrifergaben genügt hätten, um „dort eine Entgleisung im Gefäßtonus in Richtung eines prästatischen Zustandes" zu bewirken. Der Autor machte gleichsinnige Versuche mit Pyrifer bei Tieren, die mit artfremdem Serum vorbehandelt wurden und — im Gegensatz zu den Kontrolltieren — frische Serumaustritte und Diapedeseblutungen zeigten. BROCK beobachtete den Ausbruch einer Encephalitis bei einem 10jährigen Jungen (dessen Bruder früher eine Poliomyelitis durchgemacht hatte) nach 7stündigem Fußmarsch sowie bei einem 13jährigen Mädchen nach einstündigem Flußbad. G. MAURER konnte an 1398 sicheren akuten Appendicitiden erweisen, daß der Krankheitsausbruch durch atmosphärische Ereignisse maßgebend beeinflußt wird; 78,5% der Fälle erfolgten bei Luftkörperwechsel.

Im Sinne der vorerwähnten Läsionen der Schleimhaut als infektionsbahnendem Prozeß sprechen umfangreiche Untersuchungen, die AHRENS an unserer Klinik über die Zusammenhänge von chronischer Tonsillitis und Diphtherie vornahm. In dieser Arbeit werden gleichsinnige Beobachtungen und Anschauungen führender Kliniker mitgeteilt.

Zusammenfassend kann wohl kein Zweifel daran bestehen, daß *unspezifische* Faktoren, die eine allgemeine (oder auch lokale ?) Resistenzminderung bedingen, *der Entwicklung einer spezifischen Infektion* (bzw. einer ähnlichen unspezifischen humoralen Reaktion) *den Weg ebnen.* Im Sinne der eingangs genannten Ansicht MUCHs ist zu vermuten, daß derartige Bahnungsvorgänge wesentlich häufiger vorkommen als allgemein angenommen und in den Lehrbüchern angegeben wird.

Art des Auslösungsfaktors

Ohne den Stoff erschöpfen zu wollen, seien die *verschiedenartigen Faktoren* genannt, welche auslösend wirken können:

a) *Physiologische Phasen* des Organismus, vor allem sämtliche weiblichen Generationsvorgänge, Wachstumsvorgänge (z. B. Weisheitszahndurchbruch), Altern (vgl. unten).

b) *Bioklimatische Einwirkungen.*

c) Sonstige *physikalische Einwirkungen* (mechanische Traumen schwerer und milder Art, von der Contusio cerebri durch Sturz bis zur Eisenbahnfahrt; Abkühlung, Verbrennung, Röntgen- und Höhensonnenbestrahlung, Operationen).

d) *Ernährungsschäden* und perorale Intoxikationen (z. B. Alkohol).

e) *Krankheiten,* vor allem Infektionen, aber auch Stoffwechselkrisen (z. B. Coma diabeticum), vegetative Funktionsstörungen (z. B. Gallenkolik, Obstipation).

f) Humorale Umstellungen durch *Therapie* (aktive und passive Immunisierung, Proteinkörpertherapie, Bluttransfusion).

g) *Seelische Erschütterungen.*

Die wesentlichen *Kennzeichen des Auslösungsvorgangs* sind:

1. Die Auslösung, der Anstoß einer krankhaften Reaktion, hat, wie erwähnt, das *Vorliegen anderer ätiologischer Faktoren zur Voraussetzung*, worüber später im Zusammenhang gesprochen wird.

2. Im Gegensatz zu der obligaten Hauptursache sind die Auslösungsfaktoren durchaus *individuell-variabler Natur* (Variokausalität vgl. S. 59f.).

3. Im allgemeinen *folgt die krankhafte Reaktion* der Einwirkung des Auslösungsfaktors *schnell* auf dem Fuße. Die Reaktion kann aber auch mittels langsamer Umstimmung und „Reifung" erst Monate und selbst Jahre nach der Einwirkung des Auslösungsfaktors erfolgen, wie etwa in unserer Beobachtung von Meningitis tuberculosa nach Hepatitis (S. 52). Auch in der übrigen Biologie ist bekannt, daß „ein stärkerer Reiz von kürzerer Dauer ... Veränderungen hervorrufen" kann, „die sich über einen längeren Zeitraum erstrecken" und ferner, „daß nicht selten zwischen dem einwirkenden Reiz und dem Auftreten der Wirkung eine längere Pause liegt, die durch die inneren, der Wahrnehmung entzogenen Umsetzungen in Anspruch genommen wird. Hier spricht man dann in der Physiologie von Reiznachwirkungen" (O. HERTWIG).

Unklare und fragliche Einwirkungen können vor allem dann nicht als echte Krankheitsauslösung anerkannt werden, wenn die angebliche Schädigung schon lange zurückliegt; so halten wir mit REICHARDT die Behauptung für unwahrscheinlich, der erste epileptische Anfall sei durch einen vor Monaten erfolgten Unfall „ausgelöst" worden. (Vgl. auch unsere S. 315/16 gebrachten eigenen kasuistischen Beispiele fehlerhafter gutachtlicher Annahme von „Auslösung").

4. Der obligate Hauptfaktor entspricht der „*Ursache im engsten Sinne*", von der SCHOPENHAUER sagt: „Von ihr allein gilt das dritte Newtonsche Grundgesetz »Wirkung und Gegenwirkung sind einander gleich«: Es besagt, daß der vorhergehende Zustand (die Ursache) eine Veränderung erfährt, die an Größe der gleichkommt, die er hervorgerufen hat (der Wirkung)." Der *Auslösungsfaktor* ist dagegen quantitativ unbedeutend, er wirkt oft nach Art eines Katalysators (A. MITTASCH).

Als Beispiel für die häufige Inkongruenz von Auslösungsfaktor und Reaktion diene CLAUSENs Angabe, daß es sich bei den „Realisationsfaktoren" der erblichen Netzhautablösung um „fast belanglose äußere Anlässe" handeln könne. Auch beim Myokardinfarkt kann eine kleine körperliche Anstrengung letzten Endes das auslösende Moment eines schicksalsmäßig verlaufenden Vorgangs sein. Daß allerdings zuweilen auch hier quantitativ recht erhebliche Traumen wirksam werden, wie in unseren oben genannten Beispielen, widerspricht dem keineswegs.

Selbst der Tod kann durch „kleine, anscheinend harmlose Zufälle (Gelegenheitsursache) ausgelöst werden", wie HAMPERL u. a. hervorheben. Es handelt sich bei derartigen Fällen um den Tropfen, der den Topf zum Überlaufen bringt (HAMPERL).

Zur Analyse des Auslösungsvorgangs

Gegenüber der Bedeutung, welche dem Auslösungsbegriff in den sonstigen Wissenschaften beigemessen wird, und dem reichen klinischen Tatsachengut muß die Feststellung überraschen, daß die theoretische Medizin — abgesehen von der doch recht einseitigen Stress-Lehre SELYEs — die Auslösung so gut wie gar nicht berücksichtigt. Weder in den Lehrbüchern der pathologischen Physiologie noch bei Besprechung der sog. äußeren und inneren Krankheitsursachen in den Lehrbüchern der Pathologie, Inneren Medizin oder Konstitutionspathologie wird der Auslösung gedacht. Aber auch da, wo die Kausalitätsfrage in der Medizin grundsätzlich behandelt wird, wie in einem 1948 erschienenen umfangreichen Aufsatz P. MARTINIs, sucht man vergeblich nach einer Behandlung des Auslösungsvorgangs, wie übrigens auch anderer Grundfragen der allgemeinen Ätiologie, etwa der Abgrenzung von Kausalismus und Konditionalismus. Diese Vernachlässigung des Auslösungsvorgangs in unserer Schulmedizin ist schon deshalb verwunderlich, weil kein Geringerer als ROB. MAYER vor über 70 Jahren die fundamentale Bedeutung der Auslösungs-Kausalität erkannt hatte. Ich verweise auf die gehaltvolle Monographie ALW. MITTASCHs. Es kann sich hier nur um Andeutungen handeln. Dringend erwünscht wäre es allerdings, wenn sich die verschiedenen medizinischen Fachgebiete, vor allem auch mittels experimenteller Methoden, dieser Fragen etwas mehr annähmen. Ansätze hierzu auf bakteriologischem Gebiet liegen vor (KISSKALT, PETTE u. a.).

Man kann zur ersten groben Orientierung *mechanisch-anatomische, neurale* und *humorale Vorgänge* als Substrat der Auslösungsvorgänge unterscheiden.

So muß z. B. die oben erwähnte Auslösung endogener Psychosen durch den organischen Hirnprozeß einer sich entwickelnden multiplen Sklerose *anatomisch* verstanden werden. Die Berechtigung zu dieser Annahme ergibt sich u. a. daraus, daß Psychosen nur bei 1,5% der Polysklerotiker auftreten, ferner, daß sich in diesen Familien die gleichartige Vererbung der betreffenden endogenen Psychose (meist Schizophrenie) sehr häufig nachweisen läßt (FR. RIEGEL u. a.). Bemerkenswerterweise fand E. SCHMIDT (1953) bei 7 depressiven Polysklerotikerinnen 5mal eine konstitutionell-depressive Veranlagung. Wichtig ist schließlich, daß der organische Hirnprozeß in der Mehrzahl der Fälle dem Ausbruch der Psychose vorausgeht.

Anatomisch ist auch HÄUSSLERs Deutung der oben erwähnten Auslösung von Hirntumorsymptomen durch eine Commotio (Blutungen in dem Tumor bzw. Hirnschwellung).

Man hat mit Recht darauf hingewiesen, daß sich der Auslösungsvorgang sehr häufig der Vermittlung des *vegetativen Nervensystems* bediene, was bei dessen zentraler Stellung und Beherrschung der Regulationen und Organkorrelationen ohne weiteres einleuchtet. Klar auf der Hand liegt eine solche Annahme bei den „reflektorisch bedingten und reflektorisch ausgelösten Migräneanfällen“, von denen MATZDORFF berichtete, ferner bei Frauen, die regelmäßig während der Menstruation astmathische bzw. Ulcusbeschwerden zeigten, die sich durch Progynon beseitigen ließen (HABBE). Es ist bekannt, daß intramenstruell sehr häufig eine vagotone Reaktionslage auftritt (EUFINGER und EICHBAUM, ROHDE, DAHLMANN, FRANKE, HEILIG und HOFF, ZIEMBICKI).

Eine Bereicherung unserer Kenntnisse von den wohl auch über das vegetative Nervensystem verlaufenden unspezifischen Reaktionen des Organismus auf Traumen, insbesondere hinsichtlich der „postoperativen Alarmreaktion“, stellen die Untersuchungen von STUHLFAUTH und STRUPPLER dar (1954). Sie stellten Störungen im Eiweißstoffwechsel und Kaliumverluste fest und fanden in der parenteralen, hochdosierten Zuckerzufuhr ein wirksames Gegenmittel. Wichtige Einblicke haben auch die auf eine „neurohumorale Gesamtumschaltung“ zurückgeführten Vorgänge bei der Schocktherapie vermittelt (E. KUNTZ 1955, Schrifttum). Auch hier kommt es zu vielerlei humoralen und sonstigen physiologischen Reaktionen, die Parallelen haben in der Allgemeinwirkung von Besonnung, Kurzwellenbestrahlung u. a. m.

Heute werden alle diese Vorgänge meist mit SELYEs bekannter Lehre vom "Stress" und dem „Adaptationssyndrom“ identifiziert. Daß verschiedenartige Faktoren zu einer relativ einheitlichen Gesamtreaktion führen können, ist an sich schon lange bekannt, gerade aus dem Studium der Auslösungsvorgänge. Auch die unspezifische und endogene Bedingtheit zahlreicher krankhafter Reaktionen ist schon lange vor SELYE nachdrücklich betont worden. Inwieweit seine These von der einheitlichen, ausschließlich auf die Tätigkeit von Hypophyse und Nebenniere abgestellte Genese des „Adaptationssyndroms“ zutrifft, müssen exakte experimentelle Nachprüfungen erweisen. [1])

Auch bei den oben genannten Feststellungen über bioklimatische Krankheitsauslösung (DE RUDDER, KLOTZ, MAURER u. a.) hat man „im autonomen Nervensystem ... den letzten Angriffspunkt atmosphärischer Ereignisse zu suchen“ (G. MAURER): Jede Wetteränderung ist mit einer Wandlung des elektrischen Zustandes der Atmosphäre verbunden (LINKE, KUNZE u. a.), die vorwiegend durch Vermittlung der Haut (DORNO), vielleicht auch der Lungen (SCHORER) zu einer Umstimmung des vegetativen Nervensystems und der von ihm versorgten Organe führt (KLOTZ). Bereits oben wurden Auslösungsvorgänge mit dem vegetativen Nervensystem in Verbindung gebracht: bei den tabischen Krisen (MARINESCO) sowie der Wirkung des vorbereitenden Schadens bei der Poliomyelitis (HELM. MÜLLER).

Ein außerordentlich umfangreiches Gebiet umfassen die *Auslösungsvorgänge* am *Zentralnervensystem*, wofür die oben geschilderten Befunde A. BIELSCHOWSKYs bei Bergarbeiternystagmus ein geradezu modellartiges Beispiel bilden.

Das vielumstrittene Gebiet *psychosomatischer Auslösungsvorgänge* wird in einem Sonderabschnitt besprochen (S. 67). An anderer Stelle wurden diese Fragen am Beispiele der Psycholabilität von Vasomotorikern ausführlich erörtert und gezeigt, daß es sich wohl wesentlich häufiger um eine konstitutionelle Koordination psychischer und vegetativer Symptome als um das echte Primat des Seelischen handelt (CURTIUS und KRÜGER).

Unter den *humoralen Auslösungsvorgängen* stehen die infektiös bedingten oben an. Hier liegen auch tierexperimentelle Modellversuche vor. So zeigten z. B. PETTE u. a. von ihm zitierte Autoren, daß künstlich gesetzte akute Infektionen der Anlaß zum Pathogenwerden bis dahin für den Organismus apathogener Keime werden können.

Beim Menschen liegen die Verhältnisse naturgemäß wesentlich undurchsichtiger. So ist es z. B. unbekannt, worauf die tuberkulose-aktivierende Rolle der Masern beruht. Die Annahme, daß der durch die Masern-Bronchitis nach den Hilusdrüsen hin verstärkte Lymphstrom eine Verschleppung der Tbc.-Bacillen begünstige, wird von GOEBEL abgelehnt. Die Bedeutung der sog. anergischen Phase ist umstritten, während die Einwirkung der Masern-Prodrome auf den tuberkulösen Organismus als erwiesen gilt. Sie soll derjenigen parenteral einverleibter Tbc.-Bacillen gleichen. O. WIESE, dem ich hier gefolgt bin, hält es deshalb für denkbar, daß unter Maserneinfluß am tuberkulösen Herde Veränderungen auftreten, die den Anstoß zur Aktivierung geben. Jedenfalls ist auch nach WIESE u. a. im Sinne der obigen Angaben MUCHs und PETTEs nicht daran zu zweifeln, daß eine mit Senkung der Infektionsresistenz verbundene Durchbrechung der natürlichen Immunität durch akute Infektionskrankheiten hervorgerufen werden kann. Sie stellt bei der Tuberkulose nach NOEGGERATH und ECKSTEIN eine Mischung spezifischer und unspezifischer Vorgänge dar und äußert sich in erneuter Überempfindlichkeit, Entzündungsbereitschaft, Infiltrierungen um alte Herde, Zunahme sich rückbildender Infiltrierungen, Einschmelzungen, Streuungen usw.

---

[1]) Die SELYE'sche Lehre hat schon von verschiedenen kritischen Autoren weitgehende Zurückhaltung bzw. auch Ablehnung erfahren: DECOURT [Le postulat du «syndrome général d'adaptation», son irréalité. Presse méd. **60**,47, 1028 (1952)], PFEFFER u. STAUDINGER (Ärztl. Forschg. 1952), HOCHREIN u. SCHLEICHER (Leistungssteigerung, 3. A., Gg. Thieme Stuttgart 1953) u. a.

Bekannt ist ferner die *Beeinflussung des serologischen Verhaltens* im Verlauf von Infektionskrankheiten. Wir beobachteten z. B. bei einem jungen Mädchen während einer Pneumonie (die übrigens 2 Tage ante menses rezidivierte) einen wiederholt positiven Blutwassermann. Bei der Mutter war die Reaktion dauernd positiv. 1948 hat HÖRING den Versuch unternommen, die schon lange bekannte Symbiose zwischen bakteriellen und Viruskrankheiten (z. B. Pneumonie/Herpes) mittels des Prinzips der *parallergischen Reaktion* verständlich zu machen. Dabei kann bei einer Gruppe (z. B. Herpes simplex, Zoster, Poliomyelitis, Hepatitis) die bakterielle Infektion (etwa bei Pneumonie, Meningitis epidemica) als Primärfaktor wirken, während sekundär auf dem Wege parallergischer Provokation die Viruskrankheit entsteht. Umgekehrt verhält es sich bei einer zweiten Krankheitsgruppe (Pocken, Windpocken, Masern). Auch der oben erörterte Mechanismus der „vorbereitenden Schäden“ erhält auf diese Weise eine neue Beleuchtung.

Diese wenigen Andeutungen sollen genügen, um zu zeigen, *welch verschiedenartiger Wege sich der Vorgang der Krankheitsauslösung zu bedienen vermag*, um seine alltäglich zu beobachtende pathogenetische Rolle zu spielen und wie aussichtsreich es sein dürfte, diesen bisher u. E. vernachlässigten pathogenetischen Vorgang einer eingehenderen Analyse zuzuführen.

4. Die Variokausalität und ihr Einfluß auf die Krankheitsgestalt

Die spezifische Hauptursache einer Krankheit ist sämtlichen Einzelfällen gemeinsam: Bei allen Klimakterischen besteht ein Ausfall der Ovarialfunktion, alle Tabiker sind syphilitisch infiziert. Daß aber nicht alle Syphilitiker tabisch werden und nicht alle Klimakterischen Beschwerden haben, hängt von Zusatzbedingungen ab, die teilweise variabler Natur sind. In anderen Fällen ist die *Auswechselbarkeit der Zusatzfaktoren* noch wesentlich ausgeprägter, ja wir werden gleich Beispiele kennenlernen, wo sogar die sog. Hauptursache variabel, die spezifische Disposition bzw. die durch sie bedingte Reaktionsform jedoch feststehend ist.

Bei gleicher spezifischer Krankheitsursache und gleicher oder zumindest ähnlicher sonstiger Ursachenkonstellation können doch jeweils verschiedene Faktoren hauptursächliche Bedeutung gewinnen. B. FISCHER unterscheidet spezifische (die Krankheitsart bestimmende) = *Determinationsfaktoren* (ROUX) von unspezifischen, die er wieder in wesentliche *(Realisationsfaktoren)* und unwesentliche Faktoren einteilt, je nachdem ob sie bei der Entstehung der Krankheit mehr oder weniger konstant mitwirken. So stelle ein Trauma bei der Geschwulstentstehung meist eine unwesentliche, selten eine realisierende, dagegen nie eine spezifische, determinierende Krankheitsursache dar. Dagegen könne je nach Lage des Falls ein Trauma im Bedingungskomplex der Tuberkulose bald als Realisations-, bald als Determinationsfaktor wirken und damit die eigentliche „Ursache“ sein.

Die individuell schwankende Beschaffenheit der Zusatzfaktoren hat A. PRIBAM schon 1901 betont. Eine scharfe begriffliche Fassung erfuhr die Tatsache aber erst durch TH. ZIEHEN, der 1910 das ganz vergessene, aber m. E. sehr brauchbare Wort der *Variokausalität* einführte. Er verstand darunter allgemein die Tatsache, daß verschiedene Ursachen zur gleichen Krankheit führen können. Es kann aber nicht nur die gleiche „Krankheit“ bei A durch diesen, bei B durch jenen Faktor mitverursacht sein, vielmehr kann beim gleichen Menschen die gleiche Krankheit (bzw. Syndrom oder Symptom) zu verschiedenen Zeiten von verschiedenen Faktoren mitverursacht, speziell ausgelöst werden.

KLINGE kommt als Pathologe zu dem auch dem unvoreingenommenen Kliniker durchaus wahrscheinlichen Ergebnis, daß verschiedene Erreger wie Kokken, Tuberkelbacillen und noch unbekannte Keime nicht als *der* Erreger des Rheumatismus anzusprechen seien. Vielmehr sind diese und noch andere Keime nur der auswechselbare „*eine* Faktor in der Kette der Bedingungen". „Unerläßlich, gleichartig" ist dagegen nach KLINGE für die Pathogenese des Rheumatismus die „gegebene rheumatische, allergische Reaktionsfähigkeit, die ... wesentliche Voraussetzung, ... der dominierende unter den verschiedenen ursächlichen Faktoren, insofern, als erst die Bereitschaft des menschlichen Körpers einen diesen treffenden Infekt dazu zwingt, rheumatisch zu wirken". Dementsprechend führten auch B. LEIBERs (1952) interessante altersbiologische Rheumatismusstudien zum Ergebnis, daß die Natur des unbekannten Erregers viel bedeutungsloser sei als wie die ausschlaggebende Reaktionslage des Organismus. Auch R. BIELING konnte bei spezifisch vorbehandelten Serum-Pferden mittels verschiedener Erreger wie Strepto-, Pneumo- und Meningokokken, also „unabhängig von der Art der ... benutzten Bakterien" stets das gleiche Krankheitsbild einer Endocarditis und Arthritis erzeugen.

Bei Intoxikations-Konstellationen kann offenbar u. U. das endogene durch ein exogenes Gift vertreten werden: VOLHARD (1918) macht wahrscheinlich, daß bei der Entstehung der Schwangerschaftseklampsie gelegentlich auch exogene Gifte wie Schwefelkohlenstoff bzw. Karbol wirksam werden können.

Auch JULIUS BAUER muß man beipflichten, wenn er — in Übereinstimmung mit MÖLLER — feststellt, daß bei der Entstehung des Ulcusleidens „nicht immer dieselben Bedingungen, sondern je nach ihrer Wertigkeit verschiedene Konstellationen von Bedingungskomplexen konstitutioneller und konditioneller Art schließlich den Ausbruch der Krankheit zur Folge haben". Es sei ganz verfehlt, aus den Ergebnissen gewisser Tierversuche, welche die Unwirksamkeit einzelner, jeweils gesondert gesetzter Schädigungen ergeben hätten, negative Schlußfolgerungen zu ziehen. „Gerade im Gegenteil! Alle gehören sie vielleicht zu den Bedingungen, welche in geeigneter Kombination und unter gewissen Umständen ein peptisches Ulcus erzeugen können." (Vgl. auch die obengenannte gleichsinnige Anschauung v. REDWITZ' u. FUSS' S. 41).

In diesen Beispielen ist die *Komplexität des Ursachenbündels* groß. In anderen Fällen liegen durchsichtigere Verhältnisse vor. Nach ISAKOWITZ kann beim hochgradig myopischen Auge sowohl ein direktes — z. B. perforierende Verletzung — wie ein indirektes Trauma, etwa eine starke körperliche Anstrengung, zur Netzhautablösung führen. WOHLWILL führt die Entstehung eines Zoster auf 2 Faktoren zurück: ein neurotropes Ultravirus sowie die Schädigung des segmentalen Hautgebietes „durch eine mit Reizwirkung einhergehende Erkrankung im Bereich des zugehörigen viscero-sensiblen Reflexbogens". Dieselbe werde meist ebenfalls durch das Zostervirus hervorgerufen, könne aber wohl auch gelegentlich durch eine in dem gleichen Gebiet lokalisierte unspezifische Affektion wie Tumoren und dergleichen bedingt sein. Dem entspricht eine eigene Beboachtung von Zoster auf der Seite einer frischen apoplektischen Hemiplegie.

Besonders ausgeprägt ist die *Variokausalität beim Auslösungsvorgang*: es ist gleichgültig, ob eine gespannte Feder durch Wärmeeinwirkung oder Erschütterung entspannt wird. Unter unseren Auslösungsfällen ist die Variokausalität deutlich bei dem jungen Mann mit tuberkulösen Lymphomen (S. 106), dem Pleuraschmerz bei alter Schwarte (S. 72), den rezidivierenden Nackenneuralgien (S. 107), der Kranken mit subakuter Glomerulonephritis (S. 73), rezidivierendem Delir (S. 109), ferner bei der zitierten Literaturkasuistik: rezidivierender Neuritis bzw. rezidivierender Gaumensegellähmung (GUBLER, S. 100), polyneuritischen Symptomen (BÄUMLER, S. 100), Lederer-Anämie (HEILMEYER, S. 103), schizophrenen Schüben (BOSTROEM, S. 103) u. a. m. HÖRING bespricht die Auswechselbarkeit der von ihm als parallergisch gedeuteten Auslösungsfaktoren bei Viruskrankheiten. So werde die Hepatitis epidemica häufig durch einen Darmkatarrh oder andere Infektionskrankheiten, zuweilen aber auch durch andere Faktoren wie Klimawechsel, eine Reise oder dgl. ausgelöst. Nach v. DOMARUS können diabetische Stoffwechselentgleisung durch Infektionskrankheiten, schwere seelische Erschütterungen, Hirnkrankheiten (Tumoren, Blutungen), Alkoholismus; das Coma diabeticum durch körperliche und geistige Überanstrengung, Erregungen, hartnäckige Obstipation; die Blutungen bei familiärer Thrombopenie können nach SCHITTENHELM durch Menses und Infekte; der Migräneanfall nach MATZDORFF durch Eisenbahnfahrten, vestibuläre sowie Mittelohraffektionen, Zahnerkrankungen, Nackenmyalgien, der schizophrene Prozeß kann (meist bei vorbestehender schizoider Anlage) durch infektiöse oder toxische Noxen, endokrine Störungen, Traumen ausgelöst werden (ENGELMANN 1928). Der Autor konnte das bei 28 von 123 dem schizophrenen Formkreis angehörigen Psychosen nachweisen. Ferner erinnere ich an die oben erwähnte, besonders reichhaltige Variokausalität des M. Basedow sowie an die planmäßigen Untersuchungen H. MÜLLERs bei Poliomyelitis (S. 54). Die Beispiele ließen sich leicht vervielfachen.

Auf *pathogenetische Erörterungen* des Variokausalitätsphänomens soll nicht weiter eingegangen werden — dies bleibt die wichtige Aufgabe einer speziellen Individualpathologie der einzelnen Fachgebiete. Ein Punkt sei aber erwähnt: Nach v. BORMANN (1933) und anderen bei ihm zitierten Autoren scheint beim Kinde eine nicht erregerspezifische Neigung zum Larynxkroup zu bestehen, die bei Grippe und Masern ebenso wie bei Diphtherie in Erscheinung tritt und mit bioklimatischen Faktoren zusammenhängt („Stenosewetter" nach LADE). Dies Beispiel sollte Veranlassung sein zu einer möglichst umfassenden, *sämtliche* greifbaren endogenen und exogenen Momente in dem jeweiligen Bedingungskomplex, nicht allein — wie heute noch meist üblich — in „spezifischer", sondern auch in „unspezifischer" Hinsicht zu analysieren.

Es ist zwar richtig und pathogenetisch von großer Bedeutung, daß, wie verschiedentlich, z. B. durch G. v. BERGMANN (bezüglich des Ulcusleidens und der Lebercirrhose) betont wurde, auf eine Vielzahl von Ursachen meist eine einheitliche Reaktion des Körpers erfolgt. Entsprechend sind die oben gemachten Angaben BONHOEFFERs über seine exogenen Reaktionstypen. Dabei darf jedoch nicht verkannt werden, daß derartige *Krankheitseinheiten* doch *aus* anatomisch wie *pathophysiologisch* und klinisch recht *heterogenen Einzelfällen zusammengesetzt* sind, was durch die individuell wechselnden Ursachen-Konstellationen bedingt wird. Diese Gesichtspunkte sind auch dem plurikausal ausgerichteten Pathologen nicht fremd. So unterstreicht A. SCHMINCKE (1935) die ausschlaggebende Bedeutung der Gesamtkonstellation *aller* Einzelfaktoren und deren von Fall zu Fall qualitativ und quantitativ wechselnde Beschaffenheit. „Daraus resultiert die Vielseitigkeit des jeweiligen Krankheitsbildes." Deshalb wurde auf den verschiedensten Gebieten betont, daß sich hinter der angeblichen Einheit sehr häufig eine Vielheit zwar oft ähnlicher, aber doch interindividuell verschiedener Krankheitsbilder verberge. Dies betonten beispielsweise ASSMANN von den Arthritiden, GLATZEL von der Fettsucht, MAINZER von der Tetanie und WEXBERG von der sog. rheumatischen Facialislähmung. Es sei deshalb „ärztliche Aufgabe, in jedem Einzelfall die besonderen Ursachen zu ermitteln und zu bewerten" (ASSMANN). Wegen der wechselnden Ursachenkonstellation können wir „nur auf dem Wege einer mehrdimensionalen Strukturanalyse *von Fall zu Fall* hoffen, dem verwickelten Ineinandergreifen von (Grund-, Haupt-, Neben-, Teil-)Ursachen und Bedingungen, Veranlagungen, Bereitschaften und dergleichen näher zu kommen" (F. KEHRER 1933).

Die Berücksichtigung dieser Tatsachen, wie der gesamten Variokausalität ist für den Kliniker deshalb so wichtig, weil damit ein für alle Mal jene oft so unfruchtbaren *Diskussionen über „die" Ätiologie von „dieser" Krankheit* in ihrer ganzen Relativität und Fragwürdigkeit erkannt werden können. Wenn wir von KLINGE hörten, daß unter der Voraussetzung bestimmter Zusatzbedingungen verschiedenartige Erreger imstande sind, das Syndrom der Polyarthritis hervorzurufen, dann verliert der Streit um *„den"* Erreger *„der"* Polyarthritis an Interesse und ein Begriff wie der des angeblich streng spezifischen „Rheumatismus infectiosus" hat eigentlich nur noch historischen Wert, ganz abgesehen davon, daß auch bei der Serumkrankheit ein polyarthritisches Syndrom vorkommt, dem allerdings, wie zugegeben werden muß, die Komplikationen, besonders in Form der Endokarditis fehlen. Haben wir doch auch vor nicht allzu langer Zeit erlebt, wie die nach W. SCHULTZs Ansicht bakteriologisch spezifische „Krankheit" Agranulocytose zu einem weitgehend unspezifischen, toxisch, allergisch oder bakteriell bedingten

Syndrom „degradiert“ wurde, bei dessen Entstehung eine entsprechende Disposition eine ausschlaggebende Rolle spielt. Dasselbe wurde schon früher vom Schwarzwasserfieber berichtet. Auch für „Krankheiten“, bei denen Infektionen nur für einen Teil der Fälle (Lebercirrhose) oder überhaupt nicht in Frage kommen (Migräne), gilt diese Feststellung. Die zahlreichen Diskussionen darüber, ob „die“ Laennecsche Cirrhose auf Alkoholismus zurückzuführen sei oder nicht (auch nach unseren Erfahrungen spielt der Alkoholismus in den meisten Fällen eine Hauptrolle, vgl. G. MÜLLER 1951), sind ebenso unfruchtbar, wie die vielen Behauptungen über „die“ Ätiologie „der“ Migräne: die Reflextheorie, die myalgische, die mechanische Hypophysentheorie, die zahlreichen Hirntheorien (Rinde, Dura, Liquor), die verschiedenen Stoffwechseltheorien, die Theorie der Nasenverengerung, der Brechungsfehler, der Autointoxikation, die ovarielle und die allergische Theorie greifen alle in dogmatischer Verallgemeinerung *ein* Moment heraus, das sich teils auf viele (ovarielle Theorie), teils auf nur einen kleinen Teil der Kranken anwenden läßt: So fanden beispielsweise JIMÉNEZ-DIÁZ unter 273 nur 4%, BASSOE unter 270 Migränekranken nur 3% Allergiker. Wie RICHTER und zahlreiche andere Autoren sehen wir auf Grund der Untersuchungen von 2000 Frauen das pathogenetisch Entscheidende in einem anfallsweisen Angiospasmus bei erblicher Vasolabilität. Die zahlreichen angeschuldigten Faktoren (auch die von manchen ganz unberechtigt verabsolutierte Psychogenese) haben die Bedeutung auslösender, verstärkender und modifizierender Koeffizienten, deren Rolle gelegentlich aber auch maßgebend sein kann und deren Konstellation von Fall zu Fall wechselt. So ist es durchaus möglich, daß gelegentlich auch einmal, wenn auch sicher sehr selten, der allergische Faktor zur entscheidenden Hauptursache wird, wie etwa in Migräneanfällen nach Quallenbiß (CURSCHMANN).

Die Multiplizität der Faktoren beginnt im Genotyp und beherrscht weiterhin den ganzen Lebensablauf des Organismus. Aus der *Kombination dieser beiden Ursachenkomplexe* erwächst selbstverständlich ein *noch weit komplizierter zusammengesetztes Ursachenbündel*. Mit der Menge wirkender Einzelfaktoren wächst aber die Variabilität. Es handelt sich jedoch nicht nur um die Summe, sondern außerdem auch die wechselseitige Beeinflussung der Einzelfaktoren, wie TENDELOO am nachdrücklichsten betont hat. *Die oft so erstaunliche Vielgestaltigkeit von Krankheitserscheinungen* auch bei relativ ähnlich Konstituierten und gleichartig Exponierten *findet so ihre Erklärung*. Die Schwangerschaft kann beispielsweise abschwächend, aber auch verstärkend auf das Myxödem wirken (H. MARX); Migräne kann durch das Klimakterium beseitigt oder — seltener — erstmals ausgelöst werden; dasselbe gilt für die Totenfinger.

Auch die Zwillingspathologie ist hier lehrreich. DIEHL und v. VERSCHUER fanden beispielsweise bei eineiigen Zwillingen eine pathogenetisch und klinisch hochgradig ähnliche Bronchialdrüsen-Tbc. Es bestand auch — wie meist bei E. Z.-Partnern — eine weitgehend übereinstimmende Umwelt, insbesondere auch gleichartige Exposition durch den tuberkulösen Vater. Dennoch war der schließliche Verlauf grundverschieden: während der eine Partner genas, starb der andere an einer tuberkulösen Meningitis. Man muß aus derartigen Beobachtungen den Schluß ziehen, daß die letzte Entscheidung über ein Krankheitsschicksal von häufig gar nicht absehbaren, akzidentellen Momenten abhängen kann, die man wohl kaum je restlos ergründen wird: „Durch die Summation und Multiplizität mehrerer Wirkungen entsteht eine für uns unübersehbar große, unregelmäßige, örtliche Mannigfaltigkeit“ (W. ROUX 1920). So wird verständlich, weshalb zuweilen trotz Vorliegens mehrerer, erfahrungsgemäß schädlicher Verlaufsbedingungen die Krankheitsgestaltung sich nicht zum Ungünstigen wendet. Möglicherweise ist ähnlich die von G. A. MARTINI u. Mitarb. (1953) als besonders bemerkenswert hervorgehobene Tatsache zu deuten, daß trotz anerkannter Schädigungsfaktoren die von ihnen beobachteten Hepatitiden Schwangerer durchweg günstig verliefen. Allerdings muß in diesem Fall angesichts epidemiologischer Tatsachen noch mit dem Vorliegen eines generell günstigen Genius epidemicus gerechnet werden.

Die *Krankheitsnamen* der Lehrbücher umfassen eine große Zahl angeblich „gleicher" Einzelfälle, wie bei der Besprechung der typologischen Methode genauer erörtert wurde. Tatsächlich ist aber jeweils ätiologisch, pathogenetisch und symptomatologisch immer nur einiges gleich. Wenn wir dennoch nach wie vor die abstrakt-fiktiven „Krankheiten" weiterführen, so ist dies aus denkökonomischen und anderen praktischen Gesichtspunkten unvermeidbar und auch sachlich insofern berechtigt, als tatsächlich die Reaktionen verschiedener Menschen auf gleiche oder ähnliche Reize häufig ziemlich übereinstimmen. Dennoch müssen wir uns immer wieder der grundsätzlichen Richtigkeit der auf der Variabilität von Umweltschaden und Mensch beruhenden *Individualität der krankhaften Reaktionen* bewußt bleiben.

5. Der Ursachenbegriff in der medizinischen Ätiologie, seine theoretische Bewertung in Philosophie, Biologie, Medizin und Rechtswissenschaft

Das Dunkel, welches über dem letzten Wesen kausaler Verknüpfung liegt, ist in der Philosophie viel besprochen worden. Nach SCHOPENHAUERs Ausspruch ist „kein Begriff in der Philisophie mehr mißbraucht worden, als der der Ursache". Aber auch die medizinische Ursachenforschung entfernt sich mit zunehmender Einsicht immer mehr von der naiven Zufriedenheit älterer Zeiten, wie es in dem oben zitierten Wort von I. LANGE und E. GUTTMANN zum Ausdruck kam. Dennoch darf naturgemäß auch auf dem Gebiet theoretischer Krankheitsforschung der Versuch, durch immer neue Ansätze der Wirklichkeit näherzukommen, nie abgebrochen werden. Unter diesen Gesichtspunkten kann man auch versuchen, einige Leitsätze über unsere heutige Auffassung von der Krankheitsentstehung aufzustellen, wie sie sich unter individualpathologischen, d. h. nicht dogmatisch abstrahierenden Gesichtspunkten darstellt.

Zur *Grundfrage der Bewertung mehrerer Ursachen* ist zu sagen: Wohl alle Wissenschaften sind davon überzeugt, daß meist mehrere Faktoren zusammentreffen müssen, um ein bestimmtes Ereignis hervorzurufen. Es bestehen jedoch einmal zwischen verschiedenen Wissenschaften, dann aber auch (wie könnte es anders sein) zwischen den verschiedenen Autoren erhebliche Unterschiede in der *Bewertung* dessen, was man *als wesentliche Bedingung* anerkennt, der man allein oder wenigstens vorzugsweise den Namen „Ursache" zuerkennen dürfe.

Zahlreiche Philosophen vertreten den Standpunkt, daß sämtliche überhaupt faßbaren Bedingungen eines Ereignisses als Teile der Gesamtursache anzuerkennen seien (LOTZE, J. ST. MILL, SCHOPENHAUER, WINDELBAND u. a.). Nach MILL ist die Ursache die Gesamtsumme der „Bedingungen, die Totalität der Umstände und Möglichkeiten jeder Art, die, einmal gegeben, unveränderlich von dem Consequens gefolgt sind." W. WUNDT fordert jedoch, zwischen dem allgemeineren Begriff der Bedingungen, unter denen ein Ereignis eintritt, und der „Ursache" als maßgebendem, unabänderlichem Geschehen zu unterscheiden. Freilich läßt sich, wie WINDELBAND ausführt, keineswegs immer eindeutig entscheiden, was Haupt-, was Nebenursache ist, vielmehr unterliegt diese Bestimmung im Einzelfalle „willkürlichen Interessen des zerlegenden und gliedernden Denkens".

Auch im Bereich der *Medizin* wurde von VERWORN der Standpunkt vertreten, daß nur aus dem Zusammenwirken verschiedener Bedingungen (daher der Name „Konditionalismus"), nicht aus einer Ursache, ein Ereignis resultiere. Ihm schlossen sich die Pathologen v. HANSEMANN, RIBBERT, WESTENHÖFER und LUBARSCH an. Allerdings halten es diese Autoren mit

Recht für *notwendig*, die verschiedenen *Krankheitsbedingungen nach ihrer Wertigkeit abzustufen*. In der Tat läßt sich die Anerkennung des Plurikausalismus durchaus mit dem letztgenannten Standpunkt vereinen, wie auch der Pathologe ORTH und der Entwicklungsmechaniker ROUX betonten. Der orthodoxe Konditionalismus im Mill-Verwornschen Sinne (Äquivalenz der Einzelbedingungen) dürfte wohl heute nur noch wenige Anhänger haben. Damit verliert die scharfe Polemik, wie sie vor etwa 40 Jahren von verschiedenen medizinischen Autoren um die Kausalfrage geführt wurde, ihren hauptsächlichen Gegenstand (außer den oben Genannten B. FISCHER, M. LÖHLEIN, F. MARTIUS, RÖDER, ROUX u. a.).

In der *Rechtswissenschaft*, mit der sich die Medizin bezüglich der Kausalfrage ja ununterbrochen auseinanderzusetzen hat, wird straf- und zuweilen auch zivilrechtlich im Sinne des Verwornschen Konditionalismus bei Bewertung der Einzelfaktoren meist der Äquivalenzstandpunkt vertreten. Dadurch gerieten die Urteile des ehemaligen Reichsgerichts gelegentlich in Gegensatz sowohl zur medizinischen Forschung wie zur Rechtsprechung des medizinisch-wissenschaftlich bestens informierten früheren Reichsversicherungsamtes (vgl. MOSCHEL). Im allgemeinen hat jedoch im Zivilrecht die von dem Physiologen J. v. KRIES geschaffene *Adäquanz-Theorie* Anerkennung gefunden, die besagt, daß nur diejenigen Faktoren als wesentliche Haupt- oder Nebenursachen in Frage kommen, die unter den gegebenen Umständen die generelle Qualifikation besitzen, zu dem bestimmten Ereignis zu führen.

Praktische Bewertung mehrerer Ursachen in der medizinischen Ätiologie und Versicherungsmedizin

Von juristischer (vgl. Nachr. RVA. **1912**, Nr. 2585) wie medizinischer Seite (REICHARDT, RÖSSLE u. a.) wurde betont, daß wir in Recht wie Medizin mit dem umfassenden philosophischen Ursachenbegriff nichts anfangen können, da damit jede praktische Arbeit ausgeschlossen wäre. Es muß vielmehr eine gewisse, willkürliche Auswahl der ursächlichen Faktoren stattfinden, wobei nach juristischer Ansicht die Auffassung des „praktischen Lebens“ maßgebend sein soll. Dieser Standpunkt ist keineswegs erst eine Errungenschaft der Neuzeit. Schon GIORDANO BRUNO († 1600) trat für die Bewertung der Ursachen „in einem eingeschränkten und angewandten Sinn“ ein, auch für Ärzte sei die umfassende philosophische Ursachenlehre überflüssig.

Hier soll versucht werden, ein gewisses *System ätiologischer Gesichtspunkte im Rahmen der plurikausalen Krankheitsentstehung* zu entwickeln. Denn wir müssen — wie besonders konsequent von TENDELOO betont — stets versuchen, *sämtliche Faktoren* der gegenwärtigen Ursachenkonstellation „*genau qualitativ* und *quantitativ* festzustellen“; erst dann verstehen wir „die Ursache“ einer Erkrankung. Wie dringend nötig die quantitative Abstufung der Einzelbedingungen ist, ergibt sich alltäglich, vor allem in Fragen der Prophylaxe, Prognose, Therapie und Begutachtung. Ein einziges Beispiel soll dies noch beleuchten. KÜHTEMEYER stellte die Behauptung auf, die ausschließliche oder mindestens ganz überwiegende Ursache der Schizophrenie seien psychogene Faktoren. Dies widerspricht den alltäglichen Erfahrungen wie besonderen Untersuchungen, z. B. denjenigen KALLMANNs. Die Schizophreniehäufikeit unter der Umgebung von 794 Schizophrenen mit Zwillingseigenschaft verhielt sich nämlich folgendermaßen: Stiefgeschwister 1,8%, Eheleute 2,7%, Halbgeschwister 7%, Eltern 9,2%, Vollgeschwister 14,3%, zweieiige Zwillingspartner 14,7%, eineiige Zwillingspartner 85,8%. Diese Zahlen ergeben mit experimenteller Sicherheit die ganz überwiegende Abhängigkeit der Schizophrenieentstehung von der Erbanlage. Daß Auslösungsfaktoren hierbei eine untergeordnete Nebenrolle spielen (können, aber nicht müssen), wurde früher gezeigt. Psychogene Momente sind unter diesen Auslösungsfaktoren erfahrungsgemäß wiederum von zweitrangiger Bedeutung. Eine wichtige Ergänzung erfahren diese Befunde durch diejenigen über die präpsychotische Persönlichkeit der Schizophrenen (vgl. S. 86). Eine praktische Auswirkung jener Überschätzung der

Psychogenese bei Schizophrenie war beispielsweise die, daß das Leiden bei Kriegsteilnehmern nach 1918 vielfach als WDB anerkannt wurde.

In vielen Fällen wird die *Hauptursächlichkeit eines ätiologischen Faktors* durch die Häufigkeitsverhältnisse entschieden: Alle Phthisiker sind tuberkulös, alle Tabiker syphilitisch infiziert. Allerdings bleibt die kritische Einstellung des Bakteriologen K. Kisskalt (1952) bemerkenswert: „Jetzt gilt allgemein der Tuberkelbacillus als Faktor I. Trotzdem möchte ich bezweifeln, daß dies immer der Fall sein wird... Ich bin überzeugt, daß eine künftige Forschung die Disposition an die erste Stelle setzen wird". Auch bei sonstigen Infektionskrankheiten ist bekanntlich in qualitativer wie quantitativer Hinsicht eine starke Relativierung eingetreten.

Unsicher wird die Kennzeichnung freilich dort, wo keine streng spezifische Infektion vorliegt. Wir sahen oben, daß bei den rheumatischen Erkrankungen die konstitutionell (wohl meist erblich) bedingte Reaktionsweise wichtiger ist als die Art des Erregers (Klinge). In analoger Weise hält Kroner den Ovarialausfall nur für die „auslösende Nebenbedingung" der „ovaripriven" Gelenkerkrankungen wegen deren bekannter großer Seltenheit. Die arthritische Veranlagung sei dagegen als Hauptursache aufzufassen. Als Gegenbeispiele nennt Kroner die Tetanie nach Totalexstirpation der Epithelkörperchen sowie den Diabetes nach Pankreasexstirpation, welche beide mit Gesetzmäßigkeit zu erwarten seien.

Die *Relativität in der Anschuldigung einer Hauptursache* bezieht sich selbstverständlich auf alle Gebiete. Obwohl z. B. Orth Fälle und experimentelle Befunde mitteilt, bei denen ein Trauma von maßgebender Bedeutung für die Osteomyelitis-Entstehung war, sei das Trauma dennoch keine notwendige Bedingung, da es in 75% der Fälle fehle.

Der hauptursächliche Charakter eines Faktors kommt zuweilen darin zum Ausdruck, daß der (Summations-)Effekt verschwindet, wenn der eine Schadensfaktor ausgeheilt werden kann: so die (mit Coronarsklerose kombinierte) Anämie im Falle Schultens (vgl. S. 46). Wir beobachteten dasselbe beispielsweise bei einem schweren Coronarsklerotiker (Sektion), dessen anginöse Beschwerden nur während zeitweiliger Anämie infolge eines blutenden Ulcus bestanden, um nach der Sanierung des Blutbildes jeweils wieder zu verschwinden. Analoges sahen wir bei angiospastischer Angina pectoris vasomotorica nach seelischer Beruhigung und Entspannung bei fortbestehender angiospastischer Diathese.

In der Bewertung des oben genau geschilderten *Auslösungsvorganges* kommt die Gegensätzlichkeit zwischen uni- und plurikausaler Ursachenbetrachtung zu besonders deutlichem Ausdruck, d. h. man ist bestrebt darzutun, daß es sich bei Auslösungsvorgängen meist nur um „Gelegenheitsursachen" handele, während die „eigentliche Ursache" eines Ereignisses in dem eigengesetzlichen, keines wesentlichen äußeren Anstoßes bedürfenden Verlauf der Grundkrankheit zu suchen sei (Reichardt, Martineck). Beispielsweise wäre ein durch irgendwelche Einwirkungen ausgelöster Schlaganfall sonst aus einem beliebigen anderen Anlaß erfolgt; ein dienstsportlich ausgelöster Herzinfarkt hätte ebenso gut zu Hause, z. B. bei der Stuhlentleerung, eintreten können. Bei der Annahme von Auslösung handele es sich meistens um eine unbewiesene und unwahrscheinliche Behauptung.

Diese Einstellung geht m. E., wie schon früher erörtert, an der Wirklichkeit vorbei. Die experimentelle Biologie kennt diese Art von Wirkungsfaktoren als sog. „Umstände" (Roux). Auch der Biologe O. Hertwig verwendet den Auslösungsbegriff und zwar in Anlehnung an Schopenhauers Unterscheidung von „Ursache im engsten Sinn" und „Reiz"-Auslösung. *Es ist eben Aufgabe individualisierender Analyse der betreffenden Ursachenkonstellation, die Abgrenzung und Bewertung der Einzelfaktoren soweit als möglich vorzunehmen,* was natürlich therapeutisch und gutachtlich von hoher Bedeutung sein kann. Letzteres erhellt z. B. aus dem Gebrauch des früheren Reichsversorgungsgerichtes, Gelegenheitsursachen, die infolge der höchst gespannten prämorbiden Situation auf jeden Fall zur Katastrophe geführt hätten (vgl. obiges Beispiel vom Schlaganfall), nicht als Betriebsunfall anzuerkennen. Ganz allgemein vertrat jene Behörde bei der Kombinationswirkung mehrerer Teilursachen den Standpunkt, daß sie rechtlich nur zu berücksichtigen seien, wenn sie annähernd gleichwertig wären. ,,Kommt jedoch einem der Umstände gegenüber den anderen eine überragende Bedeutung . . . für den Eintritt des Erfolges zu, so ist der betreffende Umstand allein Ursache im Rechtssinne".[1]

Es ist also m. E. berechtigt und geboten, den Auslösungsbegriff beizubehalten. Freilich ist es nötig, wo irgend möglich *streng zu unterscheiden zwischen Disposition, obligater Haupt- und mehr oder weniger akzidenteller, auslösender Nebenursache.*

Unter ,,Umstand", ,,Anlaß" usw. werden die *unwesentlichen Teilursachen* einer Krankheitsentstehung zusammengefaßt, d. h. dieselben, denen nach der Adäquanztheorie nicht die generelle Qualifikation zur (Mit-)Verursachung einer krankhaften Reaktion zugebilligt werden kann. Sie stehen demnach im Gegensatz zu dem eben behandelten Auslösungsvorgang, der — wie wir sahen — trotz seines nur teilursächlichen Anstoß-Charakters für die Krankheitsentstehung häufig doch entscheidend ist (REICHARDT, F. MARTIUS u. a.).

Bei der Analyse der individuellen Ursachenkonstellation ist die oben eingehend geschilderte *Variokausalität* insofern sorgfältig zu berücksichtigen, als von Fall zu Fall, auch bei gleichen ,,Krankheiten" verschiedene Faktoren den ätiologischen Hauptfaktor darstellen können. So kann das Trauma bei der Entstehung einer Knochen-Tbc. einmal die Rolle des nebenursächlichen Lokalisationsfaktors, ein anderes Mal diejenige des hauptursächlichen Determinationsfaktors spielen (B. FISCHER). Ähnlich verhält es sich mit der Variokausalität des Traumas bei der Entstehung der Netzhautablösung (ISAKOWITZ vgl. S. 60).

Das Eingreifen eines Traumas, aber auch anderer, z. B. infektiöser Faktoren, hängt häufig von dem sog. *Zufall* ab. Wie bei der zu verfolgenden Bedingungskette der philosophischen Kausalbetrachtung müssen wir auch bezüglich des Zufalls die rein theoretische Betrachtungsweise ausschalten. Ihr zufolge gibt es überhaupt keinen Zufall, da es bei genügender Kenntnis sämtlicher in Frage kommender Faktoren gelingt, das Jetzt, Warum und Wie jedes, auch des scheinbar völlig regelwidrigen Ereignisses zu ermitteln. Der Zufall ist ,,die resultierende Wirkung einer unbekannten Anzahl unbekannter Ursachen" (W. WUNDT). Auch nach W. ROUX ist der Zufall ,,nur ein Schein, ein Ergebnis unserer Unwissenheit ohne Realität". In diesem Sinne hat sich auch der Pathologe v. HANSEMANN geäußert.

Es gibt aber auch Zufallsdefinitionen von Philosophen, die der Praxis gerecht werden und auch den individuellen Charakter zufälliger Ereignisse klar beleuchten: Nach LASSON sind Wesensmerkmale des Zufalls ,,die Einzelheit schlechthin, die Abweichung von dem Allgemeinen, von der Gattung des Seienden und von dem Gesetz des Geschehenden . . ., die Individualisierung". Ähnlich haben sich auch WINDELBAND sowie F. MEINECKE ausgesprochen. Dementsprechend bedeutet *Zufall* auch *in der Pathologie* nichts anderes als *eine besonders ausgeprägte und vom Durchschnittlichen abweichende Einzigartigkeit eines individuellen Bedingungskomplexes.* Es dürfte somit durchaus berechtigt sein, dem zufälligen Geschehen in der Krankheitsentstehung einen besonderen Charakter beizumessen.

Es gibt gerade bei pathologisch-anatomischer Analyse — wie auch TENDELOO bemerkt — Beobachtungen, die nur als Zufallsprodukt gedeutet werden können, was auch RÖSSLE wiederholt betont hat, beispielsweise angesichts der Feststellung, daß unter 18 sezierten Ehepaaren

[1] Maßgebliche Entscheidungen des Reichsversorgungsgerichts Bd. 6, S. 197.

mit extrapulmonaler Organtuberkulose einmal beide Ehegatten neben alter Hilus-Tbc eine rechtsseitige hämorrhagische tbc Pleuritis aufwiesen, während sich als Gesamtbild ergab, „daß eine Organtuberkulose kein Analogon beim anderen Ehegatten findet". Aus diesen und ähnlichen Beobachtungen schließt RÖSSLE, „daß es Zufälle oder individuelle Dispositionen sind, wenn sich die tuberkulöse Infektion an selteneren Stellen des Körpers lokalisiert". Wir kommen tatsächlich ohne die Anerkennung des Zufälligen bei vielen ätiologischen und pathogenetischen Überlegungen nicht aus: sei es, daß wir mit G. SCHMIDT feststellen, der Zufall sei im Spiel, wenn schwangerschaftsähnliche Symptome (Amenorrhoe, Bauchtumoren) zur Annahme der „irrtümlichen Schwangerschaft" (nicht zu verwechseln mit der eingebildeten Schwangerschaft) führen, sei es, daß wir, G. SCHORR folgend, den zufälligen Tod infolge Katastrophen und Unglücksfällen dem plötzlichen bzw. gewöhnlichen Tod gegenüberstellen (vgl. auch die entsprechenden Angaben HAMPERLs S. 56). Der Zufall kann auch für die Beurteilung und Behandlung große Bedeutung gewinnen. Mit Recht warnt HERMANNSDORFER (1954) an Hand konkreter Beispiele vor dem „typischen Fehler des post hoc ergo propter hoc", wo es sich tatsächlich um einen zufälligen, nicht um einen echten Kausalzusammenhang handelt. In segensreicher Weise vermag sich der Zufall dagegen auszuwirken, wenn er — wie ja so häufig in der Geschichte der Entdeckungen — zu neuen Erkenntnissen führt. So ging nach F. H. SCHULZ (1952) die Einführung gehäufter Bluttransfusionen in die Therapie der Leukämien von einer Gelegenheitsbeobachtung BÜRGERs aus: bei einem Kranken mit blutendem Magengeschwür und chronisch-myeloischer Leukämie kam es nach 29 Bluttransfusionen nicht nur zur Besserung des roten Blutbildes, sondern auch zu deutlichem Leukocytenabfall. Nebenbei bemerkt, auch ein Beleg für die Bedeutung von Krankheitskombinationen.

All diese Beobachtungen sind nur unter kritischer Bewertung der Konstellation des Einzelfalles, d. h. mit Hilfe echter Individualpathologie zu verstehen; die generalisierende Lehrbuchmedizin kann hier nicht weiterhelfen. Allerdings ist auch hier, wie schon wiederholt bemerkt, das Individuelle besonders aufschlußreich bei Heranziehung von Reihenbeobachtungen, wie obige Angabe RÖSSLEs deutlich zeigte.

Selbstverständlich wird der Zufallsbegriff auch falsch verwendet, beispielsweise da, wo tatsächlich eine erbbedingte Korrelation besteht, wie das oben hinsichtlich Diabetes und Friedreichscher Ataxie gezeigt wurde (S. 33) oder bezüglich des von TR. WERNER als zufällig bezeichneten, tatsächlich aber auch endogen-konstitutionell bedingten Zusammenvorkommens von Syringomyelie und multipler Sklerose.

Noch heute hat die 1895 ausgesprochene Feststellung des Pariser Klinikers H. ROGER Geltung, daß Symptomatologie, Verlauf und Ausgang einer Krankheit oft zufälligen Faktoren unterliegen. Wenn er dann weiterhin beklagt, daß wir kaum etwas wüßten über die Gesetze individueller Krankheitsgestaltung, so darf auf diesem Gebiet doch ein deutlicher Fortschritt gebucht werden.

6. Über psychische Krankheitsverursachung

Im Rahmen einer individualpathologischen Ursachenlehre beansprucht die psychische Kausalität ein Sonderkapitel wegen ihres theoretischen Interesses und ihrer praktischen Bedeutung. Gerade hier wird sich zeigen, daß eine mangelhafte Berücksichtigung von Plurikausalität, Variokausalität, wertmäßiger Abstufung der mitwirkenden Faktoren und Strukturanalyse zu folgenschweren Irrtümern führen muß, die — wenn man die Frage einmal vom wirtschaftlichen Standpunkte aus betrachtet — eine kaum tragbare finanzielle Belastung bedeuten.

Die Beantwortung der Frage, ob die Kausalbetrachtung auf dem Gebiet *rein psychogener Zustandsbilder* überhaupt anwendbar sei, möchte ich Berufeneren überlassen unter besonderem Hinweis auf die grundsätzliche Entscheidung des ehemaligen Reichsversicherungsamtes (amtl. Nachr. des RVA. 1926, S. 480), auf eine aufschlußreiche Schrift des Juristen MOSCHEL, in der auch die medizinische Seite der Frage eingehend berücksichtigt wird sowie eine neuere, gehaltvolle Arbeit von H. W. JANZ, aus der u. a. hervorgeht, daß nur eine strukturanalytische

Betrachtungsweise der komplexen Verflochtenheit psychosomatischer Mischzustände gerecht wird, während die von DANSAUER und SCHELLWORTH geübte schematische Behandlung derartiger Fälle der Wirklichkeit und den praktischen Bedürfnissen wenig angepaßt erscheint. Auch auf die jüngst erschienene Arbeit E. TILINGs (1958) über „Neurose und Wehrdienstbeschädigung" möge verwiesen werden, zumal hier grundsätzliche Fragen, u. a. die heute beliebte Gegenüberstellung von Kausalität und Motivation, kritisch beleuchtet werden.

Etwas eingehender soll untersucht werden, inwieweit die heute wieder in Mode kommende rein oder *vorwiegend psychogenetische Erklärung mancher innerer Krankheiten* unter dem Gesichtswinkel der plurikausalen Ursachenlehre berechtigt ist.

Kaum scheint nämlich der unikausale Standpunkt in der Pathologie, wie er sich besonders auf bakteriologischem Gebiete auswirkte, überwunden, so taucht er aufs neue in der sog. Psychosomatik auf, d. h. man behauptet wiederum, daß *ein* exogener Schaden die Hauptursache vieler Krankheiten sei, und vernachlässigt völlig den Anteil anderer wesentlicher, exogener Faktoren an dem Reaktionsprodukt, insbesondere aber auch dessen, was der Erkrankende selber anlagemäßig mitbringt. So werden wir von WEISS und ENGLISH, den Verfassern eines dickleibigen amerikanischen Werkes über Psychosomatik (1949), dahingehend belehrt, daß die Konstitution einen ziemlich unveränderlichen und für die Gestaltung des Individuums (also auch seine Krankheiten Ref.) belanglosen Faktor darstelle, sie könne deshalb im Gegensatz zu Umwelteinwirkungen meist vernachlässigt werden. So will man neuerdings Ulcusleiden, Obstipation, essentielle Hypertension, Bronchialasthma, Migräne usw. als rein oder überwiegend psychogene Erkrankungen auffassen.

Gegen die Richtigkeit dieser Anschauung sprechen — abgesehen von der häufigen Dürftigkeit und Subjektivität der Beweisführung — folgende Tatsachen:

1. Umfangreiche Forschungsergebnisse, die entgegen jenen obengenannten laienhaften Behauptungen von WEISS und ENGLISH die *weitgehende Erbbedingtheit* dieser Erkrankungen beweisen: ein Blick in entsprechende Handbücher mit ihrem umfangreichen Schrifttum muß denjenigen, welchen diese Dinge noch nicht bekannt sein sollten, genügende Unterlagen liefern, abgesehen davon, daß sie sich jedem erfahrenen Arzte täglich neu bestätigen. Wenn man andererseits das familiäre Vorkommen vegetativer Funktionsstörungen, wie der Obstipation durch gleichartige Konfliktsituationen bzw. Nachahmung erklären will (SCHWÖBEL), so ist dies aus den verschiedensten Gründen abzulehnen. Im übrigen mag der Defäkations-Rhythmus durch Übung veränderbar sein (nach meinen Erfahrungen wird das Moment überschätzt), so ist etwas derartiges bei einem Ulcus, einer Hypertension oder dem Spasmus bestimmter Fingerarterien (Totenfinger) kaum vorstellbar.

Erbliche vegetative Labilität — beim Ulcus und dem Bronchialasthma vorwiegend in Form der Vagotonie —, erbliche Organdisposition und — beim Bronchialasthma — erbliche allergische Diathese sind die entscheidenden Faktoren bei der Entstehung von Geschwürskrankheiten bzw. Bronchialasthma.

2. Die Existenz *streng spezifisch wirkender Umwelt-Faktoren* wie der Allergene bei Bronchialasthma und verwandten Krankheiten.

3. Vegetative Labilität ist ganz allgemein sehr häufig von einer *psychopathischen bzw. neurotischen Persönlichkeitsstruktur* begleitet (I. BAUER, v. BERGMANN, BRUGSCH, CURTIUS, DRESEL, EPPINGER und HESS, G. KATSCH, v. NOORDEN, J. H. SCHULTZ, M. WERNER, K. WESTPHAL, WILDER u. a. ENKE) fand unter 100 Unfallneurotikern 49mal vegetativ-nervöse Erscheinungen; von 100 Rentenneurotikern MEIER-BLAAUWs waren 60 vegetativ Labile. I. LANGE findet das gleiche und denkt deshalb an „eine anlagemäßig fehlerhafte Entwicklung jener Hirnstätten, von denen das vegetative Leben gesteuert wird". Über das Zwischenhirn als Umschalt-

stelle seelischer und vegetativer Erregungen liegen verschiedene klinische und hirnpathologische Beobachtungen und Theorien vor (Albrecht, E. Braun, Gagel u. a.).

Für E. Frank sind die Vagotoniker „Neurastheniker, bei welchen sich die vaso- und visceromotorischen Symptome in den Vordergrund drängen". I. Bauer bedeutet die vegetative Übererregbarkeit nur eine Teilerscheinung der allgemeinen, neuropathischen Konstitution. Dem entspricht es etwa auch, wenn der Psychiater E. Braun die „nervöse Konstitution" durch die Vereinigung somatischer Regulationsschwäche des vegetativen Nervensystems mit seelischer Disharmonie kennzeichnet, oder wenn der Psychiater P. Loewy schreibt: „Die neuro- und psychopathische Belastung, die wir bei unseren (vegetativ labilen) Patienten finden, macht es uns sehr begreiflich, daß eben die Menschen mit übererregbarem vegetativem System zu gleicher Zeit auch häufig eine hysterische Reaktionsfähigkeit zeigen." Das gleiche meint der bedeutende frühere Züricher Psychiater E. Bleuler mit seiner Vermutung, daß „*affektive und vasomotorische Labilität* vielleicht nur verschiedene *Erscheinungsweisen der nämlichen Eigenschaft* sind".

4. Vegetativ-funktionelle Störungen bei Neurotikern sind daher sehr häufig nicht etwa die Folge der seelischen Konfliktslage, sondern sie beruhen auf einer erblichen Unausgeglichenheit des Vagus-Sympathicus-Verhältnisses. Dieselbe kann sich als Vagotonie, Sympathicotonie oder Vasolabilität äußern und ist häufig mit entsprechenden Regulationsstörungen des Blutdrüsensystems verknüpft (Vegetativ-endokrines Syndrom der Frau, Curtius u. Krüger). Diese Funktionsstörungen sind so gut wie ausnahmslos vorwiegend erbbedingt.

Bei Menschen mit einer derartigen erblichen vegetativen Labilität führen nun seelische Konflikte naturgemäß vorzugsweise zu vegetativen Reaktionen, die von I. Bauer, E. Braun, E. Frank, W. Jahrreiss, P. Loewy, I. H. Schultz, H. Schultz-Hencke, J. Wilder u. v. a. geschildert und auch von uns immer wieder bestätigt wurden (vgl. besonders Curtius u. Krüger).

Umgekehrt ist es klar, daß „die Psychoneurose diese vegetativen Anomalien verstärken kann" (Wilder). Ähnlich äußern sich andere Autoren und weisen auf den verhängnisvollen Circulus vitiosus zwischen vegetativen und seelischen Beschwerden hin (Donath, G. Flatau, P. Loewy, Schuberth u. a.).

Häufig ist der Sachverhalt gegeben, daß relativ harmlose vegetative oder endokrine Funktionsabweichungen erst durch die in jeder Beziehung gespannte seelische Verfassung zum Bewußtsein gebracht oder wenigstens subjektiv gesteigert werden. Es ist allgemein bekannt, „wie sehr Entstehung und Verlauf der Organneurosen von der individuellen Stellungnahme zu körperlichen Mißempfindungen und Funktionsstörungen abhängig ist" (Jahrreiss). So schreibt z. B. Ohnsorge, daß der männliche Psychastheniker — im Gegensatz zur vitalkräftigen Persönlichkeit — „bei gleichzeitiger vasopathischer Konstitution alle Symptome verstärkt zeigt". Das gleiche konnten wir zahlenmäßig bei der Vasolabilität der Frau nachweisen. Entsprechende Beobachtungen wurden ferner von zahlreichen Gynäkologen bezüglich der dysmenorrhoischen Beschwerden vermerkt (Walthard, H. Winkler, Menge u. a.). Nach Menge ist die normale Frau für die Uteruskontraktionen unempfindlich im Gegensatz zu der Schmerz empfindenden Neurotikerin. Für Walthard ist eine „pathologische Denkweise" geradezu die Voraussetzung dafür, daß Menstruationsstörungen als krankhaft erlebt werden. Das gleiche gilt bekanntlich für die Beschwerden bei Obstipation und bei Enteroptose.

Selbstverständlich kann in all diesen Fällen die stark anlageabhängige psychische Reaktionsweise nicht als exogen entstandene „Ursache" der Beschwerden bezeichnet werden. Vielmehr möchte ich mich der Ansicht psychiatrischer Autoren anschließen, die vegetative und seelische Unausgeglichenheit als Ausdruck ein und derselben konstitutionell (wohl vorwiegend erblich) bedingten Einheitsstörung auffassen im Sinne der oben zitierten Vermutung E. BLEULERs bzw. der Angabe von P. LOEWY, daß „die Affektlabilität und insbesondere die Neigung zur Depression als psychische Parallelerscheinung einer vegetativen Funktionsstörung aufzufassen" sei. Etwa gleichsinnig äußerten sich hinsichtlich der Beziehungen von seelischer Störung (besonders Angst) und Vasolabilität W. SCHULTE, OHNSORGE, E. BRAUN, JAHRREISS u. a.

Wenn man öfters einem bestimmten *vegetativ mitbedingten Leiden* eine *charakteristische Typologie* zuordnen möchte, wie z. B. GLATZEL, der „die" Ulcuspersönlichkeit als hyperaesthetisch, sensibel, gehemmt schildert und annimmt, daß gerade dieser Komplex umschriebener Affekte die spezifische „Ursache" des Geschwürsleidens darstelle, so ist dazu folgendes zu sagen: Ganz allgemein müssen gegen die Aufstellung derartiger Typen alle jene Bedenken vorgebracht werden, die früher gegenüber der typologischen Methode überhaupt geltend gemacht wurden. Andererseits ist es auch mir wahrscheinlich, daß Ulcuskranke häufig die in GLATZELs interessanten psychobiographischen Studien dargestellte seelische Struktur zeigen. Ich vermag jedoch diese seelische Artung nicht als Ursache, ja nicht einmal als Auslösungsmoment anzusehen. Vielmehr ist der Zusammenhang m. E. folgendermaßen zu deuten: Ulcuskranke zeigen nach verschiedenen Autoren wie J. BAUER, A. CATSCH, HUECK und EMMERICH, RUHMANN, STILLER, TSCHERRING u. v. a. bei ELISABETH KAUFMANN zitierten Autoren und eigenen Befunden an 200 ulcuskranken Männern (vgl. ELISABETH KAUFMANN sowie spätere gleichsinnige Befunde von FREDENHAGEN sowie POSTH u. BAUERMEISTER) häufiger als Vergleichspersonen Schlankwuchs. Es ist nun bekannt, daß eine Korrelation zwischen Schlankwuchs und schizothymer bzw. schizoider Wesensart besteht. Die häufige — wenn auch keineswegs regelmäßige — schizothyme Wesensart Ulcuskranker beruht deshalb höchstwahrscheinlich auf einer erbbedingten Korrelation des Schlankwuchses zum Ulcusleiden einerseits, zur schizoiden Charakterstruktur andererseits. M. a. W.: Es besteht eine Koordination von seelischer Wesensart, Körperbau und Ulcusleiden, jedoch nicht eine wechselseitige Kausalbeziehung. Gegen die vorzitierten Behauptungen über die Psychogenese des Ulcus sprechen auch die Befunde von E. KAHN u. F. A. FREYHAN (1951), daß unter den Ulcuskranken keine Häufung aggressiver Persönlichkeiten bestand, ferner, daß die Menschen in den USA trotz Hetze und sonstiger Erregungen nicht häufiger ulcuskrank werden als die Chinesen[1]. In die gleiche Richtung weist PASCHLAUs Feststellung (1951), daß die Zahl von Ulcus pepticum-Kranken unter 2000 Rußlandheimkehrern (0,95%) geringer war als in der Durchschnittsbevölkerung; des weiteren, daß 37 frühere Ulcusträger während der Gefangenschaft beschwerdefrei blieben.

6. Selbstverständlich soll nicht bestritten werden, daß im Sinne der unter 4. dargestellten Wechselwirkungen seelische Erlebnisse auf affektiv-reaktivem Wege zu zeitweisen Verschlimmerungen vegetativer Krankheitsbilder wie Ulcus, Obstipation, Diarrhoen, Bronchialasthma, Migräne usw. führen können. Meines Erachtens handelt es sich in derartigen Fällen aber niemals um eine echte Verursachung, höchstens um vorübergehende, zeitlich abgrenzbare Auslösungs- bzw. Verschlimmerungsvorgänge. Wir schließen uns durchaus einer Äußerung SCHOBERs an: „So berechtigt die Möglichkeit, vegetative Herzanfälle etwa durch eine Emotion auszulösen, nicht, diese als neurotisch aufzufassen. Das Seelische ist da nämlich nicht Ursache, also nicht eigentlich pathogen, sondern bloß auslösende Bedingung. . . Es wird auch niemand den essentiellen Hochdruck etwa . . . schlechthin psychisch bedingt auffassen, nur weil psychische Faktoren dabei eine fördernde

[1] Auch die eben erschienenen Ergebnisse von WIECK u. M. (1959) sind durchaus negativ.

Rolle spielen." Auch der bekannte Experimentalpsychologe B. Stokvis hat festgestellt: „Es ist unrichtig . . . daß eine falsche Einstellung der Vasomotoren während einer langen Reihe von Jahren unter dem Einfluß schwer drückender Affekte eine Disposition für chronische Blutdrucksteigerung geben sollte. Vielmehr wirken diese Faktoren als auslösende Momente"; „die konstitutionell anwesende angiospastische Veranlagung" bilde die hierzu notwendige Voraussetzung. Auf dem Deutschen Gynäkologen-Kongreß 1951 haben sich namhafte Autoren dagegen gewandt, die vegetativen Innervationsstörungen im kleinen Becken generell als „neurotisch" bedingt aufzufassen (Gauss, Klotz). Es handele sich vielmehr meist „lediglich um eine *seelische Auslösung*" (vom Verf. ausgezeichnet) der konstitutionell bedingten vegetativen Dystonie, die vor allem in einer Organvagotonie zum Ausdruck komme (Klotz).

In ähnlicher Weise haben sich auch die Psychiater E. Braun, P. Loewy, Wilder über den Zusammenhang von vegetativen und psychogenen Erscheinungen geäußert. So schreibt Loewy, es ließe sich „die Annahme nicht von der Hand weisen, daß die vegetativen Symptome in der Architektonik . . . vieler hysterischer Anfälle eine dominierende Rolle spielen". Selbst ein Vorkämpfer der psychologischen Krankheitslehre wie V. v. Weizsäcker schreibt zu dieser Frage: „Die bloße Anstoßbarkeit oder Auslösbarkeit einer Krankheit verdient kaum den Namen der Psychogenie." Im übrigen ist auch darauf hingewiesen worden, daß der medizinische Auslösungsbegriff in Urteilen des früheren Reichsgerichts bei psychogenen Erkrankungen oft zu Unrecht angewandt wurde (Moschel). Dies hängt zweifellos damit zusammen, daß — wie früher ausgeführt — die Rechtsprechung des Reichsgerichts auf dem Prinzip der conditio sine qua non aufgebaut war und deshalb (zit. nach Moschel) die Begriffe der wesentlichen und unwesentlichen Ursache ausdrücklich abgelehnt hat.

Aus den vorstehenden Punkten ist *zusammenfassend* zu *entnehmen*: *Erblichkeitsverhältnisse, sonstige spezifische Ursachen (Allergie bei Bronchialasthma), erbkonstitutionell bedingte Korrelationen — zwischen psychischer und vegetativer Labilität, zwischen diesen beiden und Körperbau — sowie klinische Beobachtungen über Auslösungsverhältnisse sprechen gegen die heute vielfach aufgestellte Behauptung, daß reaktiv bedingte seelische Erregungen als „die" Ursache vegetativ bedingter Krankheiten wie Ulcus, Obstipation, Bronchialasthma, essentielle Hypertension usw. anzusehen sind.*

Kasuistische Beispiele (Auslösung)

			Seite
		a) Auslösung von Einzelsymptomen, Krankheitsschüben und ganzen Syndromen	
1.	Sofie Gi.	Angehen von *Impf-Malaria* durch Pyrifer	72
2.	X. Y.	Rezidivierende Auslösung von *Pleuraschmerzen*	72
3.	Ida Fr.	Akute Reaktivierung v. subchron. *Scharlachnephritis*	72
4.	C. D.	Auslösung v. *Nephritisschüben* < Pleuritis / Bluttransfusion	73
5.	E. F.	Auslösung v. *Nephritis-Rezidiv* durch Pleuritis exsudativa	73
6.	Annel. Sa.	Auslösung v. *Nephritisschub* durch < Verbrennung / Pleuropneumonie	73
7.	J. K.	Auslösung v. *tödl. Urämie* bei chron. Glom.-Nephritis: Sonnenbad (Anlagefaktor! Konstellation!)	73
8.	L. M.	Auslösung v. *Hepatitis-Rezidiv* durch puerperale Pyelitis	74
9.	Erika Re.	Auslösung v. *akuten Tabes-Symptomen* durch Pneumonie	74
10.	Rud. Er.	Reaktivierung *subakuten Leberschadens* durch Bronchitis	74
11.	Otto P.	Durch tbc. Meningitis *Öffnung der Blutliquorschranke*	74
12.	Paul Neu.	*Latenter Diabetes* vorübergehend ausgelöst durch Herzinfarkt	74
13.	Karl Wie.	Emotionelle Auslösung eines *rezidivierenden Lungenödems* bei arteriosklerotischem Hypertoniker	75
14.	Theod. Ca.	Auslösung *passagerer absoluter Arrhythmie* durch Nierenkolik	75

			Seite
15.	Jul. Kr.	Emotionelle Auslösung eines *Herzinfarkts* in der Klinik	76
16.	Elli Ra.	Durch mechanisches *Trauma* Auslösung eines *Melano-Sarkoms* auf dem Boden eines Pigmentnaevus	77
		b) Vorbereitende Schäden	
17.	G. H.	Spritzenabsceß → *Scharlach*	79
18.	J. K.	Infekt → *Typhus*	79
19.	N. N.	Infekt → *Poliomyelitis*	79
20.	Bruno X.	Infekt → *Typhus*	79
		c) Krankheitsauslösung durch Alternsvorgang	
21.	N. M.	Klimakterium → Schub v. essent. hypochrom. Anämie; Senium → aplastische Anämie	81

a) Auslösung von Einzelsymptomen, Krankheitsschüben und ganzen Syndromen

1. Sofie Gi. 40 Jahre. Wegen beginnender Paralyse Einleitung einer Pyriferkur (Abb. 2). Nach der 3. Pyriferzacke wird i. v. mit 5 cm³ Malariablut geimpft. Danach nur eine Zacke und neg. Plasmodienbefund. Da zu der Zeit kein Malariablut zur Verfügung stand, erneut 8 Pyriferspritzen. Nach Absetzen derselben nunmehr 5 Malariazacken (der benützte Stamm zeigte auch sonst öfters den Quotidianatyp[1]), die durch Chinin unterbrochen wurden. Die Malaria wurde auch durch Plasmodienbefund und Milztumor gesichert.

Beurteilung. Das „Angehen“ einer therapeutischen Impfmalaria wird (in Form eines zufälligen Experiments) möglicherweise ausgelöst durch Pyrifer-Injektionen.

2. X. Y. 26jähriger sehr intelligenter Arzt. Stammt aus tuberkulös stark belasteter Asthenikerfamilie. Hochwüchsiger Astheniker. Jan. 1945—Jan. 46 wegen Pleuritis exsudativa re. mit anschließend pflaumengroßem Infiltrat im re. Untergeschoß in Laz. Behandlung. Weitgehende Ausheilung bis auf unangenehmes Ziehen und Stechen in der re. Seite, vor allem bei

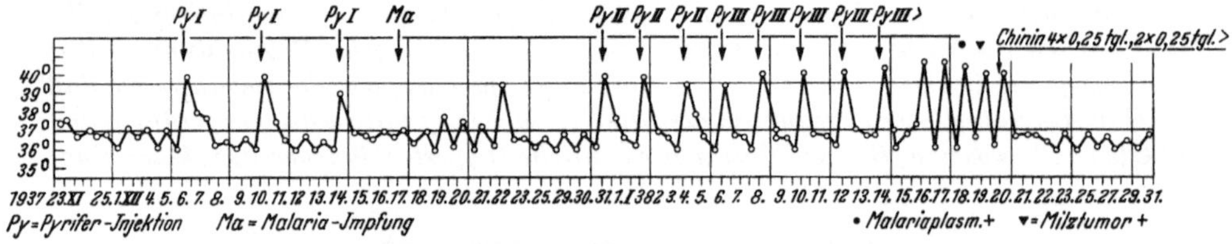

Abb. 2. Sofie G. Auslösung des Angehens von therapeutischer Impfmalaria durch Pyrifer

Witterungswechsel. Die betreffenden Schmerzen traten besonders heftig und in deutlicher Abhängigkeit von der Atmung auf gelegentlich einer heftigen fieberhaften Stomatitis aphthosa mit Schwellung der regionären Lymphdrüsen im August 1947 (P. ist, wie sämtliche 6 Geschwister, Allergiker). Dann wieder jeweils bei einer hartnäckigen fieberhaften Tracheobronchitis im Frühjahr sowie im August 1948, ferner im August 1948 bei einer 3tägigen Gastroenteritis. Objektive, insbesondere auch röntgenologische Lungenbefunde dabei stets negativ.

Beurteilung. Rezidivierende Auslösung von Schmerzen in der alten Pleuraschwarte bei verschiedenartigen interkurrenten Infekten.

3. Ida Fr. 76jährige Arztfrau. Hatte mit 13 Jahren eine schwere *Scharlachnephritis* durchgemacht, ohne danach bemerkbare Nierenerscheinungen zu zeigen. Die Nephritis „war längst vergessen“.

[1] Die weitgehende Abhängigkeit der Neigung zum Tertiana- bzw. Quotidiana-Typ von der Besonderheit des verwandten Malaria-Stammes ist bekannt. Schrifttum bei Wagner-Jauregg Hb. d. Neurol. VIII. S. 36.

Erkrankte 26jährig, einen Tag nach mehrstündigem Fußmarsch durch verschneites Mittelgebirge, an starken Unterschenkelödemen und starker Albuminurie. Die Erscheinungen klangen bald ab und Pat. hat niemals wieder entsprechende Symptome geboten. Auf internistischen Rat wurde jedoch auf weitere Konzeptionen verzichtet; 2 Partus waren vorausgegangen.

Beurteilung. Weiter schwelende *subchronische (Scharlach-)Nephritis* wird durch Kälte und Überanstrengung *akut reaktiviert.* In den folgenden 50 Jahren keinerlei nephritische Erscheinungen mehr aufgetreten.

4. C. D. 53 Jahre. Patientin erkrankte vor einem halben Jahr nach Nebenhöhlenentzündung an *Glomerulonephritis.* Laut Krankenblatt kam es in ihrem Verlauf zugleich mit einer akuten, interkurrenten Pleuritis exsudativa zu einer wesentlichen Verschlimmerung aller nephritischen Symptome. Das gleiche, vor allem eine sehr starke, erneute Albuminurie beobachteten wir 3 Tage nach einer wegen sekundärer Anämie durchgeführten Bluttransfusion: Ansteigen des Esbach von 2 auf 20‰, der Erythrocyturie von vereinzelten auf reichliche Zellen, erhebliche Cylindrurie. Bald danach Rückkehr zu den früheren Befunden.

Beurteilung. Auslösung neuer Nephritisschübe durch interkurrente *Pleuritis exsudativa* bzw. *Bluttransfusion.*

5. E. F. Die 38jährige Frau litt seit der 1. Schwangerschaft (24 J., Eklampsie) an einer chronischen Nephritis vom nephrotischem Typ mit Daueralbuminurie. Erstes Kind lebt. Danach 3 Partus (alle Kinder klein †) und 2 Aborte. Jetzige Einweisung mit akuter Pleuritis exsudativa. Dabei Entwicklung von schweren universellen Ödemen sowie Ascites, geringe Diurese. Stets hypotonische Blutdruckwerte. Die auf dem Höhepunkt der Erkrankung bis 20‰ betragenden Esbachwerte sanken zugleich mit Abheilung der Pleuritis neben weitgehendem Rückgang der anderen nephrogenen Erscheinungen wieder auf die frühere Höhe (1—4‰) ab. Vorübergehend Cylindrurie.

Beurteilung. Auslösung eines *schweren Nephritis-Rezidivs durch Pleuritis exsudativa.*

6. Anneliese Sa. 19 Jahre. 1935 8jährig wegen akuter Nephritis nach Otitis media 9 Monate in der Kinderklinik. Seitdem häufig Gesichtsschwellung. Mai 1945 wegen Albuminurie abgelehnt als Schwesterschülerin. Febr. 46 erstmals wieder stärkere Ödeme, Albuminurie. 14. 11. 46 starke Handverbrennung 2. Grades. 19. 11. 39,8 Fieber, heftige Kopfschmerzen, Husten, Einweisung. Neben einer Pleuropneumonie des re. Unterlappens (auch Rö.- und Punktionsbefund) erhebliche Zunahme des nephritischen Befundes. Esbach 13‰, starker Sedimentbefund, Rest-N 67 mg-% (bei Entlassung normal). Nach 3 Wochen beschwerdefrei entlassen.

Beurteilung. Auslösung eines akuten Schubes bei *subchronischer Nephritis* durch *Verbrennung* und unmittelbar anschließende *Pleuropneumonie.*

Zu den Fällen 3—6 ist auf gleichsinnige Beobachtungen v. HECKERs (1921) hinzuweisen. Daselbst weiteres Schrifttum.

7. J. K. Grazil-hypoplastische, minderbegabte 24jährige Arbeiterin, bei der eine besonders ungünstige Konstellation anlagemäßiger und krankheitsbedingter Faktoren bestand. So mußte man die hochgradige Anämie (38% Hb, 2,2 Mill Ery) nicht allein auf das Nierenleiden (das nach Anamnese und augenärztlichem Befund höchstens 1—2 Jahre bestand), sondern auch auf eine prämorbide essentielle hypochrome Anämie zurückführen: Hohlnägel, öfters Mundrhagaden, hypoplastisches Genitale. Seit einem halben Jahr zunehmende Mattigkeit und Gewichtsabnahme.

Seit $^1/_4$ Jahr weiterhin Magenschmerzen, Appetitlosigkeit, Erbrechen, Kopfschmerzen. Seltene, ambulante Tabletten-Verordnung wegen „Magenleiden". Selbstverständlich wäre klinische Behandlung erforderlich gewesen! Die beiden Sonntage vor der Einweisung (August) stundenlang dauernde See- und Sonnenbäder in Travemünde. Anschließend: Atemnot, Husten, Nasenbluten. Einweisung in bedrohlichem Zustande. Trotz umfassender Therapie nach 3 Tagen †. Klinisch und anatomisch handelte es sich um eine *Urämie bei subakuter Glomerulonephritis* mit sämtlichen schulgemäßen Symptomen, Lungenödem.

Beurteilung. Bei einer *konstitutionell unterwertigen Patientin* (hypoplastische Konstitution, Minderbegabung, essentielle hypochrome Anämie bei Ovarialinsuffizienz) mit *Glomerulonephritis* wird eine *tödliche Urämie durch ganz mangelhafte Behandlung und uneinsichtige Lebensweise* ausgelöst: unvernünftige See-, Sonnenbäder, keinerlei Diät.

8. L. M. 30jährig. Primipara. Infolge Hepatitis in graviditate (Kontaktinfektion) Frühgeburt im 8. Monat. Danach weitgehender Rückgang des Ikterus, der jedoch später infolge einer puerperalen Pyelitis mit hohem Fieber wieder stark zunahm. Dabei heftige Schmerzen re. Oberbauch, die anfangs an eine Gallenaffektion denken ließen, jedoch durch die plötzliche Volum-Zunahme der Leber mit Kapselspannung bedingt waren.

Beurteilung. Auslösung des Recidivs einer Hepatitis in graviditate durch puerperale Pyelitis.

Die Auslösung umschriebener biochemischer bzw. neuraler Vorgänge durch interkurrente Erkrankungen zeigen die folgenden 3 Beispiele:

9. Erika Re. 38 Jahre. Einweisung wegen Pneumonie li. Unterlappen mit 39° Fieber, Leuko 15200. SR 107/114. Ferner rudiment. Tabes: reflekt. Pupillenstarre, Anisokorie, WaR und NR im Blut wiederholt +++. Liquor 12/3 Zellen. Pandy +. Meinicke +++. WaR und Cardiolipin ∅. Während des Fieberstadiums: Verschwinden beider ASR und Kältehyperästhesie der Gürtelzone.

Beurteilung. Auslösung akuter Zusatzsymptome einer Tabes während des Fieberstadiums einer Pneumonie.

10. Rudolf Er. 49 Jahre, Reisender. *1950* leichte Hepatitis. Nur kurz gelegen. Diät. Dann noch im ikterischen Zustande wieder Geschäftsreisen. Erst nach Monaten Ikterus ganz verschwunden. Jetzt Serum-Bilirubin normal, Mancke-Sommer 100 mg-%. Keine Gallenfarbstoffe mehr im Urin.

Seit *Mitte Oktober 1950* Husten und Auswurf (mit 2 Jahren Lungenentzündung. Schon vor einigen Monaten hartnäckige Bronchitis). 18. 11. auf der Reise blutiger Auswurf. Ende November bis Ende Dezember 1950 stationäre Behandlung: Subfebr. Temp. SR 28/46. Leuko 10000. Täglich 25 cm^3 Sputum mit Blut und elastischen Fasern. Tb.-Bacillen stets ∅. Reichlich grobblas. RG HU bds. li. > re. Rö.: Bronchektasen li. Unterlappen. Mancke 60 mg %. Durch Behandlung Rückgang aller klinischen Symptome. Temperatur normal. SR 8/19. Gewichtszunahme 6,9 kg. Mancke jetzt 80 mg %.

Beurteilung. Durch akute Bronchitis und Peribronchitis bei Bronchektasen *Reaktivierung von posthepatitischem Leberschaden*: die Mancke-Sommer-Reaktion wird wieder pathologisch.

11. Otto P. 46 Jahre. Ausgedehnte, doppelseitige Phthise 1949; tbc. Meningitis. Zeigte 1943 gelegentlich eines Heilstättenaufenthaltes (wegen rechtsseitiger produktiv-infiltrativer, aktiver, geschlossener Lungen-Tbc.) stark positive WaR und NR im Blute, dagegen negative Liquorbefunde.

Bei uns fanden sich im Liquor neben 300/3 Zellen (vorwiegend Lymphocyten), 150 mg% Zucker und Spinngewebsgerinnsel (aber mehrfach neg. Tbc.-Bacillenbefund) die WaR und NR im Liquor stark positiv. Herrn Prof. LEIPOLD verdanken wir den freundlichen Hinweis, daß hier das Übertreten von Wassermann-Reaginen aus dem Blut in den Liquor angenommen und auf die Öffnung der Blut-Liquorschranke durch die tödlich verlaufende tbc. Meningitis zurückgeführt werden muß. Die *Sektion* ergab außer ausgedehnten alten und frischen tuberkulösen Lungenveränderungen und sonstigen Organ-Absiedlungen eine tbc. Basilar-Meningitis sowie Zeichen von Hirndruck.

Beurteilung. Eine *tbc. Meningitis öffnet* die *Blut-Liquor-Schranke* und bewirkt dadurch positive Lues-Reaktionen im Liquor, die früher negativ waren.

12. Paul Neu. 54 Jahre. 29. 2. 56 Vorderwandinfarkt (schon lange anginöse Beschwerden). SR 20/42, später 69/92. Fällt dann zu fast normalen Werten. Leuko 12000. RR 190/110 (später um 160/100). Erstmals Feststellung von *Glykosurie* (1,6%) und Hyperglykämie (204 mg-%).

Unter der üblichen Behandlung Rückbildung des Infarktes. Später bei wiederholten Untersuchungen unter salzarmer Normalkost *nie mehr Glykosurie*. Allmählicher Abfall des Blutzuckers über 171 bis zu 119 mg-%. 4 Wochen nach dem Infarkt Belastungskurve mit 100 g Dextrose: typische diabetoide Kurve mit sehr hohem Anstieg, mäßigem Plateau und ausgesprochenem Fehlen der hypoglykämischen Nachschwankung. Katamnese 1958 durch den Arzt: Relatives Wohlbefinden.

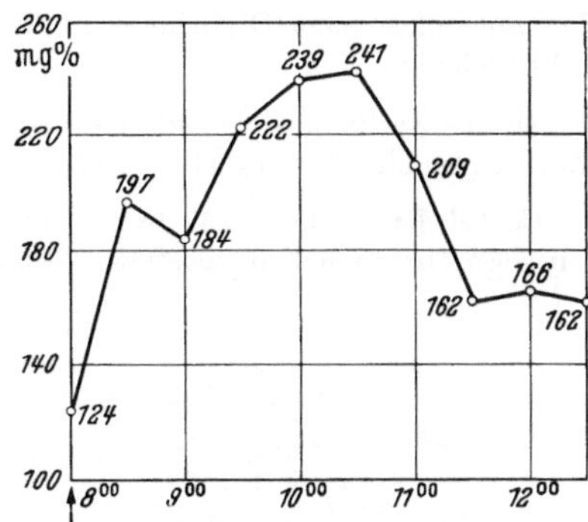

Abb. 3. Paul Neu. Diabetoide Blutzucker-Belastungskurve mit 100 g Dextrose bei Pat. mit Glykosurie nach Herzinfarkt

Beurteilung. Latenter Diabetes vorübergehend ausgelöst durch Herzinfarkt.

Die in Lehrbüchern häufig zu findende Angabe, Glykosurie sei ein (relativ häufiges) „Symptom“ des Infarktes ist nach unseren Hunderte von Infarkten im Verlauf von 12 Jahren umfassenden Beobachtungen unzutreffend. Wir fanden das Symptom nur ganz vereinzelt, in weniger als 1% der Fälle. Bei diesen handelte es sich dann — wie auch hier — um latente Diabetiker, gelegentlich mit nachweisbarer erblicher Diabetes-Belastung.

13. Karl Wie. geb. 1888. 1953 Klinikaufnahme. Seit 1949 wegen Herzbeschwerden beim Arzt. 1950 wegen Hochdruck Invalide. Jetzt starke Atemnot. Bei Einweisung moribund. Hochgradige Dyspnoe und Cyanose. Lungenödem. Auf Stellatumblockade, Aderlaß, O_2, fortlaufend Strophanthin relativ bald erholt. SR 60/76. RR 210/105 (fixiert). Albuminurie. Rö. Herzdilatation. EKG: linksseitiger Schenkelblock.

Nach 14 Tagen langsames Aufstehen. Erhält Besuch von der „Verlobten“, mit der er zusammen wohnt. Sie teilt ihm mit, daß der Einzug von Untermietern bevorstehe. Darauf hochgradige Erregung und *erneutes Lungenödem*, dessen Bekämpfung wiederum gelingt.

Beurteilung. *Emotionelle Auslösung* eines rezidivierenden *Lungenödems* bei arteriosklerotischem Hypertoniker.

14. Theodor Ca. 29 Jahre. Vor 3 Tagen nach Erdbeergenuß krampfartige Bauchschmerzen und Übelkeit. Nach Abklingen erneuter Kolikanfall re. Nierengegend.

Subfebrile Temperaturen. SR 15/38. Druckschmerz re. Niere und Ureterverlauf. Starke Hämaturie. Rö.: kleiner

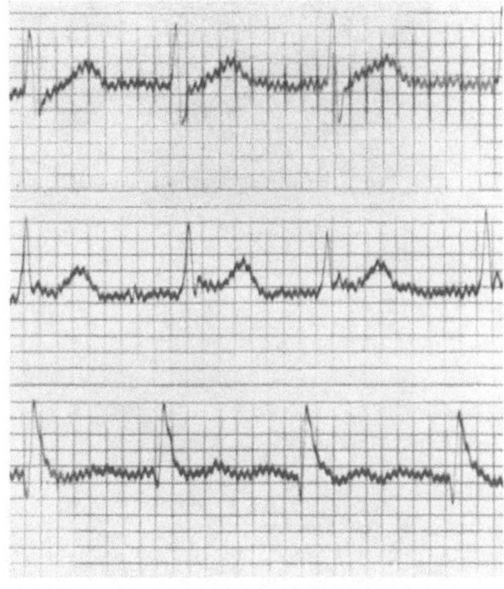

a

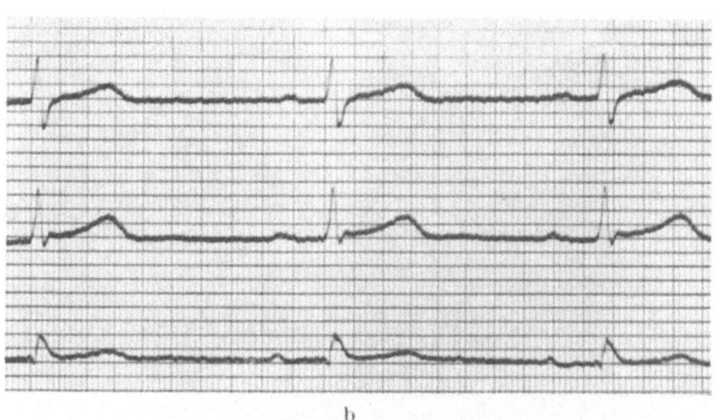

b

Abb. 4 a. u. b. Theod. Ca. Vorrübergehende absolute Arrhythmie nach Nierenkolik (a); Rückbildung zum Sinusrhythmus (b)

Konkrementschatten unmittelbar vor Uretereintritt in die Blase. Nach mehrmaligem Abtreibungsversuch Entleerung. Rö.-Kontrolle: o. B. Cystoskopie vor Entlassung o. B. Im akuten Anfall absolute Arrhythmie, die sich bald über Ersatzrhythmus zur Norm zurückbildet. Hat angeblich nach Diphtherie im Wehrdienst öfters Rhythmusstörungen gehabt. Wurde nicht mehr kv.

Beurteilung. Auslösung passagerer absoluter Arrhythmie durch Nierensteinkolik (bei vorgeschädigtem Herzen ?).

15. Jul. Kr. Dipl.-Ing. 57 Jahre. Seit 1952 starke anginöse Beschwerden (Bewegungsangina). Zeitweise Hochdruck festgestellt. Ohrensausen. Täglich etwa 15 Zigaretten. 3 von uns ein-

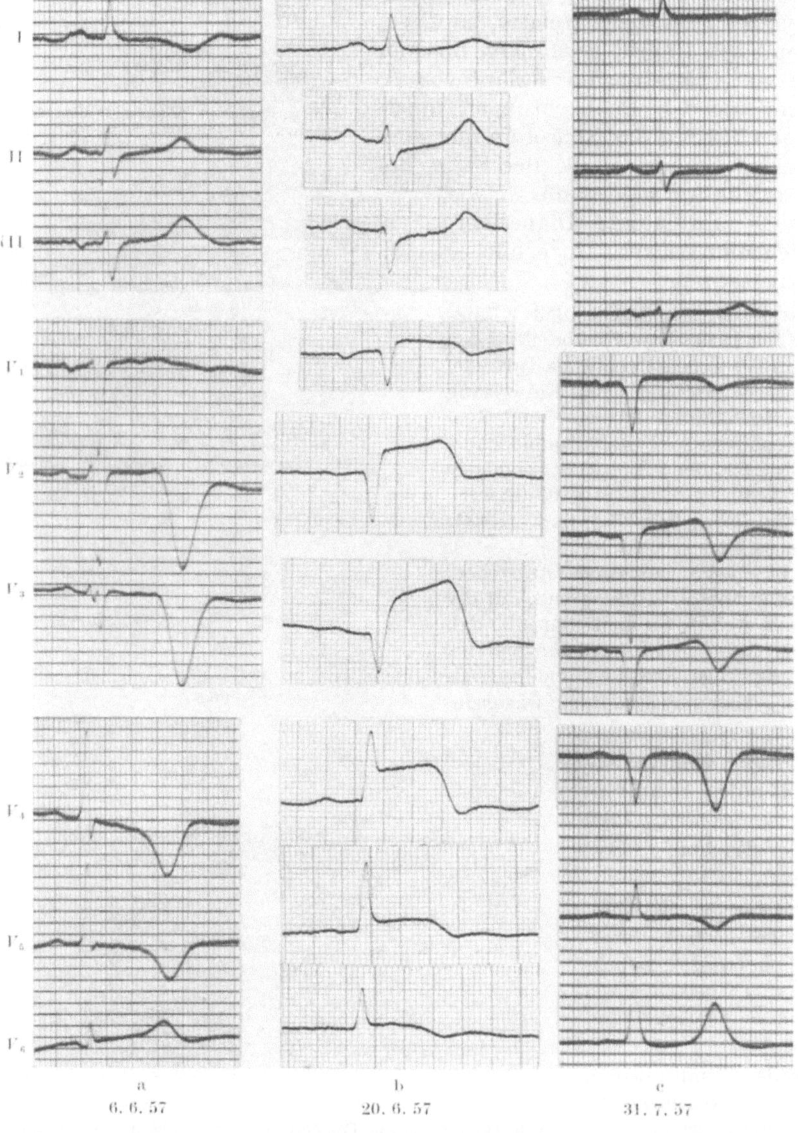

Abb. 5. Jul. Kr. Nach altem Vorderwandinfarkt (6. 6. 1957) Entwicklung eines frischen Vorderwandinfarktes (20. 6. 1957) im Anschluß an Erregung sowie Rückbildung des letzteren (31. 7. 1957)

gesehene EKG von 1951—1956 ohne pathologischen Befund. Bei der ambulanten Untersuchung durch mich (6. 6. 1957) im EKG nicht ganz frischer Vorderwandinfarkt (Abb. 5a): Coronares T_1, niedriges R in V_1 und V_2.

Befund: geringe Lippencyanose. Rö.: Herz nach li. verbreitert. SR 6/12. Kommt 18. 6. 1957 zur Aufnahme. Entsprechende Behandlung.

20. 6. 1957 erfährt er früh beim Waschen durch einen anderen Patienten, daß *letzte Nacht ein Kranker der Station verstorben* sei. Darauf starke Erregung mit erheblicher Vermehrung der anginösen Beschwerden, besonders zunehmenden Herzschmerzen, die sich in den folgenden Stunden immer weiter steigern, so daß Polamidon und schließlich sogar Dilaudid-Atropin gegeben werden müssen. EKG: frischer Vorderwandinfarkt! (Abb. 5b). R-Verlust bei V_1-V_3. ST in allen Brustwandableitungen eleviert. T bei V_1-V_5 vorwiegend biphasisch. SR 26.6. 36/54. Geringe Temperaturen bis 38,4°, die ab 11. 7. völlig verschwinden.

Unter entsprechender Therapie zunehmende Besserung. Kann ab 26. 7. wieder aufstehen.

EKG 31. 7.: Zustand nach Rückbildung des Vorderwandinfarktes mit coronarem T in V_1— V_5 (Abb. 5c).

28. 7. SR 17/28. — Entlassung 3. 8., nachdem der pyknische, übergewichtige Mann im ganzen 4,3 kg abgenommen hat.

Katamnese Sommer 1958. Der Kranke ist nach Süddeutschland verzogen. Hat seinen hiesigen Beruf als Betriebsleiter und auch spätere teilberufliche Arbeit aufgeben müssen, da es ihn zu sehr anstrengt. Viele anginöse Beschwerden, besonders nach kurzem Gehen. Zeitweise auch Atemnot. Starke Erregbarkeit.

Beurteilung. Auslösung eines zweiten Herzinfarktes durch Erregung.

16. Elli Ra. geb. 1913. *Gekürzt aus Obergutachten Juli 1952 für ein Oberversicherungsamt* gemeinsam mit Dr. H. Feiereis. An der Innenseite der li. Scapula bestand laut Bericht des Hausarztes (und sonstigen Unterlagen) *linsengroßer Pigmentaaevus*; jetzt daselbst Operationsnarbe.

E. R. (früher Putzmacherin) war von 1945—1948 als DRK-Helferin fortlaufend mit Kinder- und Krankentransporten im Interzonenverkehr beschäftigt, wobei sie stets einen schweren Rucksack zu tragen hatte. Am *26. 4. 1948* erlitt sie nach Umsteigen in Hannover in überfülltem Zug nach Helmstedt von Zeugen belegten Unfall: beim Anfahren zurückgefallen und heftig gegen die Wagenwand geprallt. Einreißen des Kleides, Blutflecken: es war zu einer Verletzung des Naevus gekommen. 2—3 Wochen später entzündliche Reizung und warzenartige Anschwellung des Naevus. Vom Hausarzt Einweisung in Krankenhaus Ri. Daselbst *1. 6. 1948* Tumorexcision, dabei erstmals Feststellung von Drüsenschwellungen axillar bds.

Exstirpationen der metastatisch geschwollenen Achseldrüsen Juli 1948, Mai 1949, August 1949. Oktober und Dezember 1949 Testoviron-Implantationen. Oktober 1950 Metastasen-Entfernung Oberrand beider Trapezii und Resektion eines 14 cm langen Dünndarmstücks wegen wallnußgroßen, braunen, stark höckrigen Tumorknotens, der in das Darminnere vorspringt. Weitere Metastasen auch in der Darmwand und den Mesenteriallymphknoten. Januar 1952 dgl. li. Halsseite. Seit Sommer 1950 fortlaufend Testoviron-Injektionen. Zur Zeit unserer Untersuchung (Juli 1952): „Metastasierender bösartiger melanotischer Tumor (histol. Melanosarkom bzw. — Carcinom, vgl. Abb. 6), gegenwärtig ohne nachweisbare Metastasen."

Gutachtliche Beurteilung. Im Gegensatz zu einem prominenten internistischen Vorgutachter mußten wir einen *ursächlichen Zusammenhang zwischen dem Unfall* bzw. den vorhergehenden mechanischen Traumen (Rucksackscheuern bei häufigen Dienstfahrten) *als Teilursache im Sinne der Auslösung des bösartigen Tumorwachstums anerkennen.* Allerdings nur deshalb, weil die übereinstimmend von verschiedenen Autoren (Thiem, Reichardt, Lubarsch [1932], Fischer-Wasels, E. Kaufmann, K. H. Bauer, Fenster u. a.) geforderten Faktoren, welche den Zusammenhang eines bösartigen Tumors mit vorausgegangenem Trauma wahrscheinlich machen, gegeben waren.

1. Der Unfall ist durch die Aktenunterlagen genügend bewiesen. Eine Gewebsschädigung hat stattgefunden.

2. Der Unfall traf die Körperstelle der späteren Geschwulstentstehung.

3. Bezüglich der geforderten *Erheblichkeit* des Unfalles ist folgendes zu sagen: Ein „schweres“ Trauma hat zweifellos *nicht* stattgefunden. Wohl aber sind die folgenden Forderungen erfüllt: die Einwirkung hatte länger dauernde und eingreifende Gewebs- und Stoffwechselstörungen zur Folge (was LUBARSCH fordert), war mit einer Trennung des Gewebszusammenhanges, Bluten, Degeneration und Nekrose verbunden (was FISCHER fordert), und es ist nach dem zeitlichen Ablauf überwiegend wahrscheinlich, daß es im Verlauf der posttraumatischen Regenerationsvorgänge im Sinne von FISCHER-WASELS zu einem „allmählich entgleisenden Regenerationsvorgang“ mit Übergang in eine bösartige Geschwulst gekommen ist.

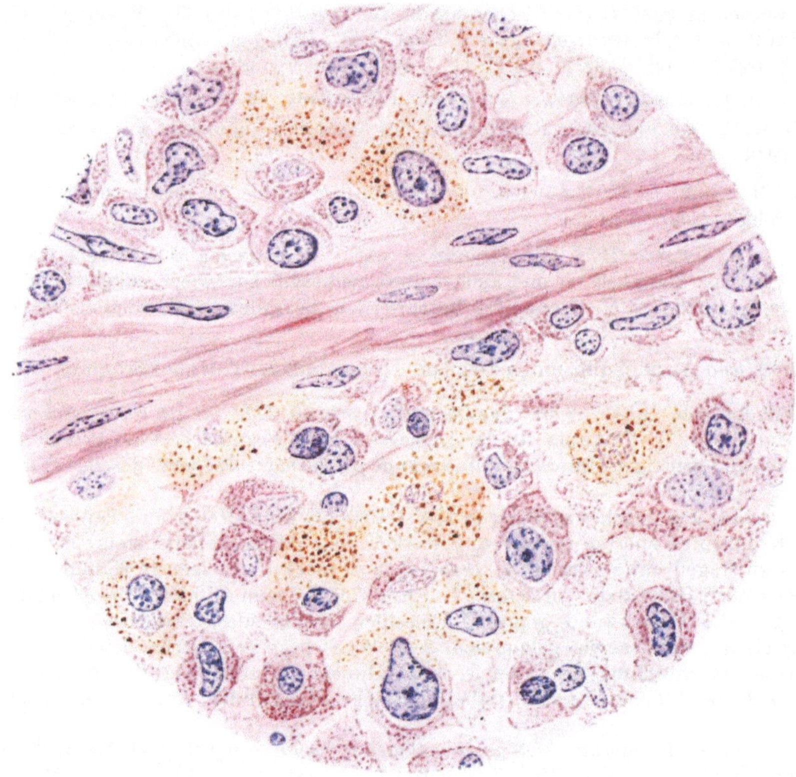

Abb. 6. Darmwandmetastase. Polymorphe pigmentierte u. unpigmentierte Melanomzellen

Die nach umfangreichen Statistiken große Seltenheit posttraumatischer Geschwulstentstehung beruht hauptsächlich darauf, daß *sonst fast stets gesundes, hier aber anlagemäßig krankes Gewebe getroffen* wurde, das sich aus einem zunächst gutartigen Pigmentnaevus zusammensetzte, der nicht selten zur malignen Entartung, und zwar zu dem vielleicht bösartigsten uns bekannten Tumor, dem Melanosarkom, neigt (AULER u. MARTIUS, E. KAUFMANN, HENKE-LUBARSCH, RIBBERT-HAMPERL u. a.). Diese Entwicklung des Pigmentnaevus zum Melanosarkom erfolgt besonders dann, wenn das Muttermal „irgendwie gereizt“ wurde (RIBBERT, GARRÈ-BAUER, SONNTAG u. a.).

Die *sonst* durchaus gerechtfertigte Forderung nach besonderer Erheblichkeit des Traumas als Faktor in der Geschwulst-Entstehung kann somit auf das naevogene Melanosarkom *keine* generalisierende Anwendung finden infolge der hier besonders ausgeprägten Reizempfindlichkeit und malignoplastischen Tendenz, die in dem (in Tausenden sonstiger Fälle stets harmlos bleibenden) Pigmentnaevus potentiell anlagemäßig gegeben sind.

Daß gerade zur Entwicklung des besonders bösartigen Melanosarkoms aus dem Pigmentnaevus schon sehr geringe mechanische Reize genügen, läßt sich auch aus der strengen chirurgischen Regel entnehmen, die kosmetische Entfernung solcher Naevi strikt abzulehnen. Selbst eine Ausschneidung weit im Gesunden kann die Sarkomentwicklung auslösen (SCHÖNFELD, eigene frühere Beobachtung).

Im Sinne der hier vorgetragenen Auffassung von der Notwendigkeit nur relativ geringer Traumen bei der Melanosarkomentstehung hat sich auch SEGOND ausgesprochen. Die von dem eingangs erwähnten Vorgutachter hervorgehobene Unerheblichkeit des Traumas in unserem Falle spricht also keineswegs gegen die Annahme seiner wesentlichen Mitursächlichkeit.

4. Ein zeitlicher Zusammenhang ist zweifellos gegeben.

Zusammenfassung. Durch mechanisches Trauma Auslösung eines Melanosarkoms auf dem Boden eines Pigmentnaevus.

Die sonst mit Recht zur Anerkennung des Traumas in der Tumorgenese geforderte besondere Erheblichkeit braucht gerade bei der hier bestehenden Tumorart *nicht* vorgelegen zu haben.

Katamnese 1958: E. R. ist noch heute (nach einer Reihe weiterer Nachoperationen) völlig gesund und in gutem AZ. Der Zusammenhang wurde nach uns auch noch von Prof. K. H. BAUER obergutachtlich als wahrscheinlich anerkannt. Auf Grund beider Gutachten erkannte dann auch das Soz. Ger. in X. (Dez. 1952) entgegen dem Urteil des Vorgerichts den Zusammenhang an.

Nach allen Erfahrungen ist die Tatsache, daß unsere Kranke den Beginn der Malignität bisher um 10 Jahre überlebt hat, wie von pathologisch-anatomischer Seite geäußert wurde, ein Wunder, woran vielleicht die intensive Sexualhormontherapie beteiligt ist. Nach E. KAUFMANN kommt es meist schon nach wenigen Monaten zum Exitus. McCUNE berichtet von 40 Radikaloperierten über nur ganz Vereinzelte mit einer Überlebensdauer von einigen Jahren.

b) „Vorbereitende Schäden" als Auslösungsfaktoren von Infektionskrankheiten

17. G. H. 27jährige Frau, die 1940 eine akute Polyarthritis durchgemacht hatte, erhielt vom 22.—29. 4. 1948 vom Außenarzt mehrere intraglutaeale Hormonspritzen und erkrankte am 30. 4. an massivem Spritzenabsceß (der später chirurgischer Behandlung bedurfte) sowie rheumatischen Schmerzen in sämtlichen, vor allem den Schultergelenken. 3 Tage später Ausbruch eines typischen Scharlachs ohne Angina (1943 Tonsillektomie).

Beurteilung. Spritzenabsceß als vorbereitender Schaden eines Scharlachs.

18. I. K. 15jähriger Junge, 6 Wochen vor der Aufnahme in ein anderes Krankenhaus aufgenommen und 3 Wochen wegen einer grippeartigen Infektion mit hohem Fieber behandelt; um einen Typhus handelte es sich damals sicherlich nicht, jetzt dagegen um ein klassisches, bakteriologisch und serologisch bestätigtes Krankheitsbild.

Beurteilung. Unspezifische Infektionskrankheit als *vorbereitender Schaden* eines Typhus.

19. N. N. 17jähriger Schlosserlehrling. Seit *3. 8. 49* mehrtägig Kopfschmerzen und Durchfälle. *17. 8.* Aufnahme wegen erneuter Kopfschmerzen und mehrmaligen Erbrechens; 39,5° rectal. Sonst kein Befund. Nach 6 Tagen gesund entlassen. *2. 9.* erneute Einweisung mit den früheren Beschwerden. *4. 9.* Ausbruch einer typischen Poliomyelitis mit Lähmungen und leichter Pleocytose.

Beurteilung. Infektiöser Prozeß als vorbereitender Schaden bei Poliomyelitis (vgl. die oben geschilderten Befunde von HELM. MÜLLER bzw. PETTE).

20. Bruno X. 44 Jahre. Regierungsinspektor. 29. 6.—12. 7. 53 wegen unregelmäßigen Fiebers, dann nochmals ab 9. 8. wegen erneuten Fiebers hausärztlich behandelt (vgl. Abb. 7).

Wegen des weiter anhaltenden Fiebers ohne wesentliche Beschwerden 21. 8. 1953 Einweisung. Temp. um 37—38° rect., Leuko um 10000.

Am 12. Behandlungstage (1. 9. 1953) erstmals Typhus-Bacillenkultur im Stuhl +. Nach weiteren 4 Tagen Entwicklung der charakteristischen Typhuskurve mit Continua. 8. 9. 1953 eindeutig positive Agglutinationsprobe (früher negativ, bzw. nur schwach +).

Blutbild-Entwicklung:

	21. 8.	28. 8.	30. 8.	1. 9.	8. 9.	12. 9.
Monoc.	13	6	7	13	5	3
Lymph.	29	55	50	37	20	14
Segm.	47	29	41	47	56	56
Stabk.	7	6	2	2	19	27
Jugendl.	3	2	—	—	—	—
Eos.	1	1	—	—	—	—
Basoph.	—	1	—	1	—	—

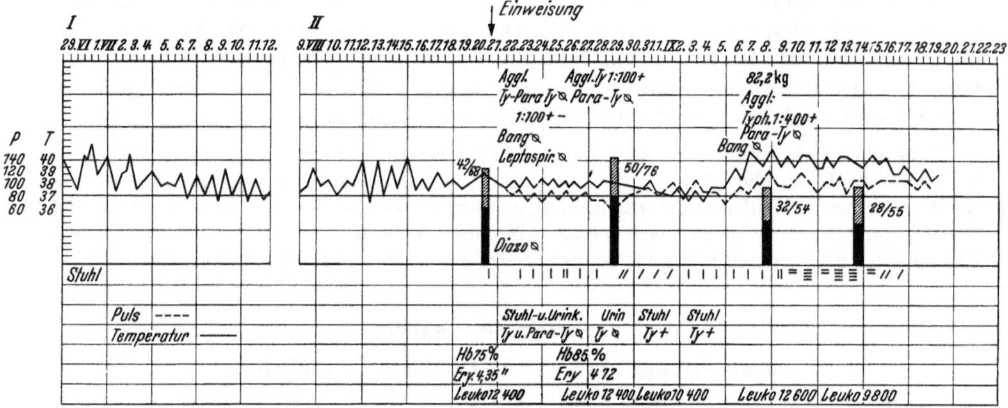

Abb. 7. Bruno X. Unspezifischer Infekt als vorbereitender Schaden bei Typhus

18. 9. Verlegung in die psychiatrische Klinik wegen eines Suicidversuchs. Dort pessimistisch, ängstlich (glaubt, die Krankenkasse werde nicht weiterzahlen, seine Behörde werde ihn entlassen usw.). Nach Megaphenkur ruhiger. Psychisch normalisiert und unter Abheilung des Typhus (Stuhl- und Urinproben bei 8maliger Kontrolle negativ) am 14. 10. entlassen.

Beurteilung. Man muß mit Bestimmtheit annehmen, daß es sich bei der Fieberperiode im Juni/Juli und August um einen *unspezifischen Infekt* handelte, der seinerseits, wie das im Schrifttum und auch bei eigenen Beobachtungen (CURTIUS u. KÄRST) immer wieder beschrieben wird, *auf dem Wege der Resistenzverminderung der Typhus-Infektion die Wege ebnete.* In diesem Sinne sprechen:

1. Die zeitlichen Verhältnisse: Typhus-Rezidive (woran man denken könnte) treten meist spätestens nach 4 Wochen auf.

Der Gesamtkrankheitsverlauf ist zu lang. Auch die Intervalle zwischen den 3 Fieberschüben sind zu groß.

2. Die Kurven der 3 Fieberschübe.

3. Das hämatologische Verhalten, vor allem die erst später ausgesprochene Lymphopenie, während vorher eine (postinfektiöse ?) Lymphocytose bestand. Die starke Li-Verschiebung erst mit Einsetzen der Continua; das Verschwinden der Eosinophilen. Die ausgesprochene relative Leukopenie im Verlauf der Continua.

4. Der Verlauf der bakteriologischen und serologischen Befunde.

Zusammenfassung. Unspezifischer Infekt als resistenzminderndes Vorstadium eines Typhus.

c) Krankheitsauslösung durch den Alternsvorgang

21. N. M. 74jährige Frau, in der Jugend blutarm. Angeblich Besserung der Blutbefunde jeweils während mehrerer Schwangerschaften; ziemlich beschwerdefrei bis zum Klimakterium: erneute Verschlechterung des Blutbefundes. Wird jetzt eingewiesen mit typischer aplastischer Anämie bei entsprechendem Markbefund. 35% Hb. 1,3 Mill. Ery, 3200 Leuko, 100000 Thrombocyten. Rumpel-Leede +, Magensäure max. 12/68. Bei eingehender Untersuchung kein Anhalt für bösartigen Tumor, wogegen auch die weitgehende Besserung auf entsprechende Therapie spricht. Auf Wunsch vorzeitige Entlassung. Der letzte Schub dieser früher offenbar „essentiell hypochromen", jetzt „aplastischen" Anämie dürfte mit Wahrscheinlichkeit durch die senile Involution mitbedingt sein. Nach allgemeinen und persönlichen Erfahrungen spielt dieselbe auch als wesentliche (auslösende ?) Teilursache der ja so häufig klinisch jahrelang latenten Perniciosa eine Rolle.

Beurteilung. Bei einer Frau mit *essentieller* ovariell mitbedingter *hypochromer Anämie* lösen das *Klimakterium* einen weiteren Schub und das *Senium* eine aplastische Anämie aus.

II. Der prämorbide Zustand

Wenn außer der schwer faßbaren und deshalb diagnostisch wenig zu verwertenden Gesamtkonstitution noch der prämorbide Zustand besonders hervorgehoben wird, so hat das einen (oft nicht scharf definierten) Sinn: es soll nämlich hier nicht der gesamte psychophysische Phänotyp, mit welchem der Patient in eine Krankheit eintritt, erfaßt werden, sondern nur derjenige Anteil, welcher am Aufbau, der Gestaltung und dem Verlauf gerade der besonderen aktuellen Erkrankung maßgebend beteiligt ist.

Demgegenüber wird die gegenwärtige, vor allem die akute Krankheit vielerorts im Sinne des ontologischen Krankheitsbegriffes als ein völliges Novum angesehen. So vielseitig auch der „. . . Mensch verändert sein mag, immer schwebt er uns doch neuen Krankheiten gegenüber zunächst als gesund vor" (Ribbert 1917). „Die eingehendste Analyse nur des momentanen Zustandes gibt uns ein falsches Bild, weil wir automatisch dadurch zu einer Umwertung des Zeitfaktors, d. h. des Geschehens und der *aktiven* Reaktion des Organismus kommen" (v. Neergaard 1946).

Nach der üblichen Darstellung „entsteht" die Pneumonie — vielleicht unter Mitwirkung einer Abkühlung — „durch" die Einwirkung eines bestimmten Erregers. Vor noch nicht langer Zeit wurde unendlich viel Mühe und Geld darauf verwandt, auf tierexperimentellem Wege den „Typ" des Pneumococcus zu bestimmen und eine „spezifische" Serumtherapie darauf aufzubauen. Daß aber die präformierte Reaktionsweise des Menschen eine mindestens ebenso große Rolle bei Entstehung und Verlauf der Erkrankung spielt, hat man vielerorts übersehen: die Organdisposition der Lunge, oft sogar eines bestimmten Lungenlappens, die häufig mitwirkende allergische Diathese, die Neigung zum Pneumonie-Delir (Curtius und Wallenberg), die endogenen Faktoren, welche die Lösung des Infiltrats beeinflussen (vgl. die Arbeit meines Mitarb. H. Töpfer) u. a. m.

Bei all diesen Personalfaktoren spielen frühere Beeinflussungen des Organismus eine tiefgreifende Rolle. Deshalb forderte schon Gaub „eine sorgfältige Aufspürung alles dessen, was vor der Krankheit hergegangen ist und wahrscheinlich etwas zu deren Erzeugung beigetragen hat". Die akute Krankheit beginnt wohl mit dem „ersten Krankheitstag": die disponierenden und gestaltenden konstitutionellen Faktoren sind aber schon lange vorher vorhanden und wirken sich — viel häufiger als die schulgemäße Darstellung vermuten läßt — auch noch im aktuellen Krankheitsbilde aus.

Dementsprechend hat auch WIELAND in seiner grundlegenden Bearbeitung des Dispositionsbegriffes betont, daß nicht beliebige Zellen auf beliebige Reize reagieren, sondern daß bestimmte Zellen auf jeden differenten Reiz jedesmal durch einen genau entsprechenden spezifischen Gegenreiz antworten. Man müsse deshalb im Innern bestimmter Zellen sehr komplex gebaute reizempfängliche Bestandteile annehmen, und ferner, daß an der Bildung des entstandenen Gegenreizes oder Abwehrproduktes *spezifische Stoffe* beteiligt sind, *die in der Zelle bereits vorgebildet waren*[1]. Dementsprechend definiert auch ORTH die Krankheitsdisposition als „einen Körperzustand, eine Eigenschaft des Baues, der chemischen Zusammensetzung und der Tätigkeit der Körpergewebe".

Es ist unzutreffend, wenn stets alle Symptome ausnahmslos auf „*die*" Krankheit zurückgeführt werden, welche den Organismus zu einem bestimmten Zeitpunkt „*befallen*" hat: häufig baut vielmehr der Mensch diejenigen Symptome auf, die in seiner erblichen oder erworbenen Konstitution bereits mehr oder weniger latent bereitstehen (JOH. LANGE 1927). Die Krankheit nimmt „ihr Material dort, wo sie es am reichsten findet" (LEDERER u. v. KÖNIG). Aber auch alltägliche Symptome sind ohne die wesentliche Mitwirkung der präexistenten Reaktionsbereitschaften nicht denkbar. So schreibt ISENSCHMID vom Fieber: „Die Vielheit der Ursachen des im wesentlichen immer gleichen Vorganges scheint . . . zu beweisen, daß im Fieber ein bereitliegender, labiler, nervöser Mechanismus ausgelöst wird." Daß allerdings auch dieser Vorgang stark von konstitutionellen Faktoren abhängt, zeigen die Beziehungen der Fieberneigung zum Lebensalter und auch zu der mehr oder weniger großen Veranlagung des Einzelmenschen.

Die psychopathologischen Syndrome beruhen nach HOCHEs gut begründeter Anschauung auf schon normalerweise bereitstehenden Symptomverbindungen analog dem Mechanismus des epileptischen Anfalls, der auf bestimmte Reize hin als präformierter Symptomenkomplex zutage tritt. In durchaus gleichsinniger Weise ist auch „der Migräneanfall kein Symptom einer bestimmten Krankheit, sondern ein Syndrom, in welchem wir eine spezifische, im Organismus gewissermaßen vorgebildete Reaktionsform des menschlichen Körpers erblicken" (H. RICHTER, gleichsinnig H. DIECKMANN). Die Migräne zeigt uns weiterhin, daß zu der weitverbreiteten allgemeinmenschlichen Migräne-Anlage häufig noch Sonderanlagen hinzutreten, welche die familientypische bzw. individuelle Symptomgestaltung bedingen: KOLLARITS vermutet, daß die seltene ophthalmoplegische Migräne außer der allgemeinen Migräne-Anlage einen vorbestehenden umschriebenen cerebralen Defekt zur Voraussetzung habe: er beobachtete die Entwicklung von Oculomotoriusparese im Verlauf von Migräne bei angeborener Amblyopie und Oculomotoriusschwäche. Ferner erwähnt er einen Fall ROSSOLIMOs: Eine Frau und ihre Tochter zeigen eine angeborene Facialisschwäche; bei der letzteren entwickelt sich eine Facialisparese nach Migräne-Anfall. HILPERT berichtet von einem Mann, seiner Schwester, Mutter und Muttersmutter, die an schwerer Migräne mit vorübergehenden Hirnsymptomen litten (Hemiplegie, Alexie, Agraphie, Aphasie); alle starben an Apoplexien bei Arteriosklerose. Auch CLARKE sowie HEYCK (1958) schilderten die familiäre Migräneform mit passagerer Hemiplegie. Ich nenne ferner die linksseitige Hemicrania ophthalmica mit Aphasie bei einem Mann und 3 Geschwistern (OPPENHEIM). Eine Patientin BRAVs erlitt nach jedem Partus einen heftigen Migräneanfall mit rechtsseitiger Abducenslähmung und multiplen Augenlid-Abscessen. Einen besonderen Familientyp der Migräne bilden auch unsere Fälle Eleonore und Alfr. Wo. (S. 108).

Im Gegensatz zu der vorerwähnten Anschauung HOCHEs vertrat BONHOEFFER den Standpunkt, daß die von ihm geschilderten „akuten, exogenen psychischen Zustandsbilder" — die sog. exogenen Reaktionstypen — „bei verschiedenartigsten körperlichen Erkrankungen auftreten", wobei es sich „eben nicht um krankhafte Anlage bestimmter Funktionssysteme handelt, sondern um die Reaktion ursprünglich gesunder Gehirne auf Schädigungen, die im Laufe des Lebens einsetzten". Selbstverständlich war auch BONHOEFFER die Mitwirkung erbkonstitutioneller Faktoren bei der Entstehung der exogenen Reaktionstypen nicht unbekannt.

[1] Hervorhebungen von mir.

Er betrachtete sie aber mehr als nebensächliche und nur gelegentlich in Wirkung tretende Erscheinung. Positive klinische Beiträge brachten auch Schüler BONHOEFFERs, z. B. W. BETZENDAHL in seiner Arbeit über „prämorbide Persönlichkeit und symptomatische Psychose" sowie seiner Monographie über den Wahnsinn. Ferner H. SCHULTE in seinem Beitrag „Schädeltrauma und endogene Psychose". Von methodischem Interesse bezüglich der gründlichen Berücksichtigung der prämorbiden Konstitution als eines nosologisch-diagnostischen Ordnungsprinzips ist die Mitteilung MAX MÜLLERs, daß die französische Psychiatrie die Alkoholpsychosen danach einteilt, ob sie prätoxisch psychisch unauffällige oder aber psychopathische Trinker betrifft.

Die schon oben erwähnte Kritik an BONHOEFFERs Auffassung im Sinne HOCHEs (S. 82) stützt sich entscheidend einerseits auf genealogische Befunde, andererseits auf die Wiederkehr des gleichen Syndroms bei demselben Kranken auf verschiedene exogene Schäden.

Derartige *konstitutionell präformierte Syndrome*, die häufig erst auf exogene Schäden in Erscheinung treten, müssen wohl auch bei anderen Erkrankungen als den Psychosen angenommen werden. Sie erklären u. a. die große Regelmäßigkeit, mit der gewisse Symptome kombiniert sind, was allein durch eine elektive Affinität bestimmter Noxen zu bestimmten Geweben (der Pathoklise O. VOGTs) kaum verstanden werden kann. Es kann sich hier nur um die hypothetische Andeutung gewisser Wege pathogenetischen Verständnisses handeln, deren weiterer Ausbau mir jedoch erfolgversprechend erscheint.

Die Kombination von Orchitis und doppelseitiger Parotitis wird nicht nur in typischer Weise bei Mumps, sondern auch bei Bangscher Krankheit beobachtet (HANS CURSCHMANN). Ja selbst bei aus Gefangenschaft kommenden Dystrophikern wurde gelegentlich neben der bekannten Parotisschwellung auch Hodenschwellung festgestellt (EIGLER und BOENNINGHAUS). Das klinische Bild von Typhus, Miliartuberkulose und Sepsis kann bekanntlich täuschend ähnlich sein, insbesondere hinsichtlich Fieber-Continua, Aneosinophilie und Lymphopenie. Daß hier das gleiche Syndrom durch ganz verschiedene Erreger hervorgerufen wird, dürfte sicher z. T. mit einer präformierten, weitverbreiteten, unspezifischen Reaktionsbereitschaft zusammenhängen.

Ob die auffallende Kongruenz zweier endogener (und in dem einen Fall sicher erblicher) und einer exogenen Nervenkrankheit in der Entwicklung von Störungen der Pupillenreflexe mit A- bzw. Hyporeflexie der Beine rein „zufälliger" Natur ist oder wiederum auf das Anspringen eines präformierten Syndroms hinweist, muß vorläufig dahingestellt bleiben. Es handelt sich um die Déjerine-Sottassche Krankheit, das Adie-Syndrom und die Tabes dorsalis.

Daß die Bleivergiftung sowohl Schrumpfniere als auch Gicht im Gefolge haben kann, ist bemerkenswert, insofern beide Krankheiten Beziehungen zum Konstitutionskreise des stark erbdispositionell mitbedingten Arthritismus besitzen.

Ob das Vorkommen von Stomatitis bzw. Glossitis in Kombination mit hyperchromer Anämie bei Perniciosa, Pellagra und Sprue (bei den beiden erstgenannten Krankheiten häufig noch kombiniert mit einer spinalen Myelose) allein durch Gemeinsamkeiten in bezug auf die bestehende Hypovitaminose oder nicht auch durch die Manifestation eines ähnlichen konstitutionell präformierten Syndroms zu erklären ist, kann zunächst nur zur Diskussion gestellt werden.

Schließlich sei noch die sog. Reitersche Krankheit erwähnt, bei der, ebenso wie bei Ruhr, eine Kombination von Conjunctivitis, Urethritis und blutigen Durchfällen mit Gelenkerscheischeinungen vorkommt. Es erscheint möglich, daß es sich bei der Reiterschen Krankheit nur um eine ruhrartige Erkrankung handelt (NAEGELI 1948). Im Rahmen unserer Untersuchung ist nun bedeutungsvoll, daß das Syndrom der sog. Reiterschen Krankheit nach ASSMANN „auch bei anderen Erkrankungen des Darmes gefunden" wird als sog. Polyarthritis enterica (ich beobachtete sie auch bei Colitis ulcerosa).

Ich vermute, daß dem Prinzip der konstitutionell präformierten Syndrome eine erhebliche Bedeutung beim Zustandekommen klinischer Krankheitsbilder beigemessen werden muß.

Die Bedeutung und das *Wesen des prämorbiden Zustandes* werden nahegelegt durch klinische sowie erbbiologische, aber auch anatomische Untersuchungen, welch letztere CÉCILE und OSKAR VOGT (1937) mit besonderem Hinblick auf prämorbide Konstitution und Prädisposition durchführten. Nach Ansicht der Autoren ist als „einzige Ursache für die ... Lokalisation der formativen Veränderungen die besondere Struktur der befallenen topistischen Einheit im Augenblick der Wirkung des Krankheitsfaktors“ zu bezeichnen. „Für die individuellen und familiären Abweichungen ... beginnen wir durch Aufdeckung struktureller Abänderungen der in ihrer Anfälligkeit veränderten topistischen Einheiten ein Verständnis anzubahnen.“ Zu solchen Anschauungen konnten die Verfasser nur dadurch gelangen, daß sie neben R. Rössle die einzigen sind, welche in groß angelegter Weise anatomisch-histologische Untersuchungen bei Blutsverwandten durchführten.

Mit seinem genialen Scharfblick für das Grundsätzliche hatte aber bereits Virchow die Bedeutung der prämorbiden Konstitution voll erkannt: „Ich würde es als *einen der wesentlichsten Fortschritte* der Wissenschaft betrachten, wenn man sich daran gewöhnen wollte, in dem Gange der Untersuchungen über die Ursachen der Erkrankungen der einzelnen Organe die *Frage* von *der ursprünglichen Beschaffenheit* derselben *mehr in den Vordergrund zu stellen*[1] und ihre Erkrankungen mit ihren individuellen Eigentümlichkeiten in Beziehung zu bringen. Obwohl noch keine einzige Arbeit vorhanden ist, welche diese Dinge ausführlich behandelt, so halte ich dieses doch für durchaus notwendig“ (1872).

Bis heute bestehen — mit Ausnahme der Psychiatrie — nur vereinzelte einschlägige Untersuchungen. Ich denke an die wertvolle Arbeit Spangs und Korths über das Herz der Basedow-Kranken, auf die ich später zurückkomme. Von planmäßigen Untersuchungen über den prämorbiden Zustand im allgemeinen ist mir überhaupt nichts bekannt. Dieselben hätten besonders nach folgenden Beziehungen zu fahnden:

1. *Vorhandensein* morphologischer, physiologischer oder psychischer Elemente im gegenwärtigen Krankheitsaufbau, die schon vorher vorhanden waren, meist in Form fest verankerter, oft erblicher Konstitutions-Radikale.
2. *Wirkungsweise* derselben.
3. Diagnostische, prognostische und sonstige *Bedeutung* derselben.

Relativ häufig wurde von endokrinologischer Seite auf die Bedeutung der prämorbiden Konstitution hingewiesen. Die Fettanordnung beim Fettsüchtigen „prägt sich“ — nach Glatzel — „schon im Fettverteilungstyp des Gesunden aus“. Der Autor vermutet mit Recht eine schon ontogenetisch-individuell bedingte Festlegung der Lipophilie gewisser Körpergegenden. „Dann würde jeder Fettsüchtige den Fettleibigkeitstypus bekommen, für den er vorbereitet ist“ (Glatzel). Kranke mit Morbus Cushing sind von Hause aus pyknisch (Kehrer, Malaguzzi-Valeri, zit. nach Marx). Es gibt bekanntlich auch Personen, bei denen kaum entschieden werden kann, ob es sich um einen prozeßhaften Vorgang im Sinne des echten Morbus *Cushing* oder aber um extreme Varianten des „vollblütigen Pyknikers“ handelt (Marx, eigene Beobachtungen). Kommt es zur Entwicklung des Prozesses aus dem Konstitutionstyp, so erfolgt dieselbe ganz langsam und unmerklich (Marx). Nach Türk handelt es sich bei kindlicher Magersucht vielfach um Individuen, „die an und für sich eine Veranlagung zu Magersucht haben“.

Ob es bei Kastraten zu Gewichtszunahme oder-abnahme kommt, ist ebenso konstitutionsbedingt (Marx), wie das Vorhandensein oder Fehlen von Ausfallserscheinungen bzw. der Grad der Erwerbsbehinderung (Joh. Lange). Das gleiche gilt für die Entwicklung eines Fett- bzw. Hochwuchses bei Eunuchoiden (W. Koch, Altmann, Marx) sowie für den histologischen Befund der Kastratenhypophysen, z. B. den Reichtum an Eosinophilen. Dieselben erweisen sich nämlich nach Rössle (1914) als „weder konstant noch vollkommen spezifisch“. Sie sind nach Ansicht des Autors vielmehr abhängig von den individuellen Bedingungen, wahrscheinlich der Stoffwechselrichtung. Gleichsinnig waren die Befunde Altmanns an den Hypophysen Eunuchoider. Dem Ausbruch einer Thyreotoxikose kann oft schon jahrelang eine Struma vorausgehen (E. Frank, Nothmann u. a., eigene Beobachtungen). Die gelegentlich geäußerte

[1] Hervorhebungen von mir.

Anschauung, daß die Struma nicht Ausdruck der prämorbiden Konstitution, vielmehr erst später auftretende Folge des M. Basedow sei, wird von C. A. HELLWIG mit Recht abgelehnt. Hier wird (wie bei dem später erwähnten Asthma) das Verhältnis von Ursache und Wirkung auf den Kopf gestellt. Auch die Sympathikotonie des Thyreotoxischen kann — wahrscheinlich öfter als angenommen wird — dem eigentlichen Prozeß vorausgehen, wie ein von ROMINGER mehrfach selbst untersuchter Kranker zeigte. Die Entscheidung darüber, ob es infolge sich entwickelnder thyreotoxischer Erscheinungen zu einem Basedow oder einem Basedowoid kommt, hängt nach EPPINGER davon ab, ob eine prämorbide Neuropathie bestand. Gleichsinnig äußert sich auch v. DOMARUS. Primäre „Schilddrüsenschwächlinge“ sind zum Erwerb eines späteren — z. B. postpartalen — Myxödems prädisponiert (EPPINGER). Auch ich habe seit Jahren auf die prämorbide Konstitution bei Myxödem geachtet und dabei ausnahmslos eine präexistente (hypophysär-ovariell bedingte ?) Hypotrichose beobachtet (vgl. die Fälle Elisab. Jü. und Martha Rem. S. 95). Personen mit Addisonscher Krankheit sind häufig brünett und geben dann an, schon immer bräunliche Haut gehabt zu haben (H. MARX 1941).

Die ätiologischen Wurzeln der „klimakterischen“ Arthritis reichen nach KRONERs Untersuchungen weit zurück in die Zeit voller Ovarialfunktion. Auch die übrigen klimakterischen „Ausfallserscheinungen“ beruhen weitgehend auf der prämorbiden Konstitution, wobei jedoch im Gegensatz zu manchen Behauptungen (WIESEL, P. MATHES u. a.) nicht der Körperbau (BORAK, CURSCHMANN, CURTIUS und KRÜGER), sondern die präformierte neurovegetative Reaktionsweise den Ausschlag gibt (W. ALBRECHT, FR. KISCH, O. SCHLESINGER u. a.). Nach unseren Untersuchungen traten nur bei 12% von 542 Klimakterischen entsprechende „Ausfalls“-Erscheinungen erstmals auf, auch hier kann demnach von keinem einfachen Kausalverhältnis die Rede sein. Bezüglich der weiteren Einzelheiten, die es gestatteten, den Anteil der prämorbiden Konstitution am Zustandekommen der klimakterischen Beschwerden zahlenmäßig zu bewerten, muß auf unsere Originalarbeit verwiesen werden. Die Befunde sind auch insofern von allgemeinerer individualpathologischer Bedeutung, als sie zeigen, weshalb summarische Urteile über pathogenetische „Gesetzmäßigkeiten“ oft so widerspruchsvoll ausfallen. (Entsprechende Zahlenangaben bezüglich des Klimakteriums bei ALBRECHT, GRAFF, H. MARX, SCHICKELE, WALTHARD u. a.).

Schon vor den ersten Erscheinungen der Skrophulose zeigen die Kinder einen Status lymphaticus, auf dessen Boden die Krankheit erst entstehen kann (ESCHERICH). „Daß die Skrophulose ein (latentes) Vorstadium hat, das mehr vom Standpunkte der Konstitution als der Infektion aufgefaßt werden muß, ist . . . von vielen Autoren angedeutet oder auch ziemlich klar gesagt worden, besonders von PONFICK und A. MONTI“ (M. v. PFAUNDLER 1938).

Zwischen Chorea minor und verschiedenen andersartigen extrapyramidalen Erkrankungen wie Chorea Huntington, Paralysis agitans, Torsionsdystonie, Tic, Athetose, Encephalitis (F. KEHRER, J. BAUER, MANKOWSKY-CZERNY, HUGHES, MEGGENDORFER, GORDON, RUNGE, COLLIER, LWOFF u. Mitarb., E. STRAUS, GUTTMANN, eigene Beobachtungen) bestehen nicht nur erbbiologische Beziehungen, sondern die Kinder mit Chorea minor zeigen selbst häufig schon lange vor dem Beginn der — ja meist rheumatisch bedingten — Erkrankung jenen Typ der kindlichen „Hypermotilitätsneurose“, wie er beispielsweise von LEDERER und KÖNIG beschrieben wurde (GUTTMANN, HOMBURGER, OPPENHEIM u. a.). Die prämorbide Konstitution bei Sydenhamscher Chorea besteht in einer erblichen Reaktionsbereitschaft des striären Systems, wie früher eingehend begründet wurde (CURTIUS 1935, S. 120). F. H. LEWY hat allgemein gezeigt, daß Beziehungen zwischen gewissen physiologischen Bewegungstypen und Erkrankungen bestimmter motorischer Hirnregionen bestehen. Wie sich die Struktur der prämorbiden Persönlichkeit bis in die feinsten Einzelheiten analysieren läßt, zeigt eine Beobachtung ASPERGER u. GOLLs. Eineiige Zwillingsschwestern waren beide an Hemichorea erkrankt; die von Hause aus sensiblere und intelligentere Schwester bot jedoch ein viel schwereres Krankheitsbild als ihre im Wesen robustere und körperlich etwas weniger entwickelte Schwester. Hier verlief die Chorea leichter und schneller.

Von den ausgedehnten Ergebnissen der Psychiatrie zur Frage des prämorbiden Zustandes kann hier nur weniges angedeutet werden, um die Fruchtbarkeit dieser Forschungsrichtung zu belegen. BOSTROEM (zit. nach MEGGENDORFER 1936) sieht eine ganze Reihe von Symptomen der beginnenden Paralyse weniger als Folge des paralytischen Hirnprozesses, denn als eine Manifestierung bis dahin latenter endogener Psychosen an. Auch zahlreiche andere Autoren beobachteten die Auswirkung der präpsychotischen Persönlichkeit auf die Symptomatologie der Paralyse (KRAEPELIN, KALB, PÖNITZ, F. KEHRER, FAUSER, SEELERT, ED. SCHNEIDER, MEGGENDORFER, FLESCH, alle zit. nach MEGGENDORFER 1936, DEMME 1936), der juvenilen Paralyse (BOETERS) und der Schizophrenie (BETZENDAHL u. a.). M. BLEULER fand unter 351 schwer Schizophrenen 64% mit präpsychotisch schizoider Persönlichkeitsstruktur, d. h. Sonderlinge, Pedanten, Gemütskalte, Verbohrte, Fanatiker, Verschrobene usw. Dem entsprechen die Untersuchungsergebnisse OSTMANNs über die präpsychotische Persönlichkeit von 1200 Schizophrenen: 88,5% derselben waren prämorbide ungesellig (43,5% in ausgesprochener und 35% in bedingter Weise). Daß diese prämorbiden Persönlichkeitsabwegigkeiten der Schizophrenen in deren Genotypus tief verankert sind, beweisen u. a. folgende Zahlen: HEYMANS und WIERSMA fanden unter 2593 Durchschnittspersonen 4,2%, unter den Eltern von Schizophrenen dagegen 22%, unter den Geschwistern etwa 20% still eingezogene, überempfindliche Menschen. Gleichsinnig sind die Ergebnisse sorgfältiger pathographischer Einzelstudien: Die Schizophrenie STRINDBERGs erweist sich symptomatologisch als eine Verstärkung und Verzerrung der ursprünglichen persönlichen Eigenheiten (STORCH). Die präpsychotische Persönlichkeit wirkt sich ferner aus auf die Gestaltung der paranoiden Alterspsychosen (die Kranken sind nach B. SCHULZ häufig präpsychotisch schizoid), ferner auf die Psychosen bei Encephalitikern (FLECK, EYRICH, ALLERS, MAKAROW, JENSCH, THIELE u. a.). Bei der genealogischen Untersuchung von 94 Encephalitikern stellte KL. JENSCH fest, daß die sog. „postencephalitische Wesensveränderung" „in stärkstem Maße" durch die prämorbide Konstitution bestimmt wurde". Auch bei Fleckfieberkranken gewann BETZENDAHL den „Eindruck, daß bereitliegende Mechanismen bzw. präformierte seelische Reaktionsweisen in Gang gesetzt werden", wobei es zu einer Konkurrenz topischer und konstitutioneller Faktoren komme. JOEL und FRÄNKEL beklagen den „Mangel einer gründlichen Erfassung der prä- und postmorbiden Persönlichkeit" Rauschgiftsüchtiger. Zahlreiche weitere einschlägige psychiatrische Literaturhinweise, besonders über Alterspsychosen, finden sich bei SCHEID (1933). Von prinzipiellem Interesse ist seine Herausstellung *überindividueller, spezifischer, obligater Syndrome*, die also *von der Struktur der prämorbiden Persönlichkeit unabhängig sind.*

Die bisher mitgeteilten Beispiele betrafen die Entstehung und Gestaltung ganzer *Syndrome* unter der entscheidenden Mitwirkung der prämorbiden Konstitution. In anderen Fällen werden auf diese Weise nur *Einzelsymptome* erzeugt. Natürlich bestehen hier fließende Übergänge.

Ich nenne folgende Beispiele: Eine 29jährige Frau mit Lipodystrophie magerte im Verlaufe eines starken Darmkatarrhs nur am Gesäß ab, „eben weil sie nur am Gesäß über ein größeres Fettlager verfügte" (SIMONS). Erbbiologischer Untersuchung gelingt zuweilen der Nachweis, daß nicht-obligate Symptome „einer Krankheit", d. h. solche, die nur bei einem Teil entsprechend Befallener auftreten, weniger durch diese Krankheit als eine entsprechende Erbkonstitution bedingt sind. Dies zeigt beispielsweise ein Mann mit chronischer Lungentuberkulose und Bronchiektasen, der die bei manchen dieser Kranken nachweisbaren (hier von jeher bestehenden) Trommelschlegelfinger bot. Dieselben zeigten auch seine zwei Söhne und zwar ohne Lungen- bzw. Herzleiden (DE SÈZE und JURMAND). Hier läßt sich demnach die Pathogenese eines Symptoms aus der prämorbiden Konstitution direkt ableiten. Azotämie entsteht bei Coma diabeticum vermutlich durch toxische Schädigung der schon vorher erkrankten Niere infolge des Stoffwechselzusammenbruchs (CHRISTENSEN und HOLST). Die immer wieder überraschende Tatsache, daß sich bei manchen Kranken mit sicherer Lebercirrhose kein Ascites bildet, und weiterhin, daß nur ein ganz geringer Bruchteil derselben das jedem Studenten aus dem Lehrbuch bekannte Caput Medusae entwickelt, ist nach CHVOSTEK von der individuellen Anlage des Venensystems abhängig. Sie bedingt es, ob sich Kollateralen entwickeln oder nicht. Daß diese Anschauung zutrifft, konnte ich bei 41 Cirrhotikern bestätigen, die Bauchwandvaricen fast ausschließlich dann bekamen, wenn es sich um Träger der erblichen Erweiterungstendenz des Venensystems (Status varicosus) handelte, wie folgende Tabelle zeigt:

	Anzahl anderer Körperstellen mit Phlebektasien		
	0—3	4—8	zus.
Bauchwandvaricen vorhanden	0	14 (1 ohne Ascites)	14
Bauchwandvaricen fehlen	23 (19 ohne Ascites)	4 (2 ohne Ascites)	27

Daneben ist naturgemäß auch ein vorhandener Ascites wirksam.

Menstruationsstörungen infolge Basedowscher Krankheit treten besonders bei solchen Frauen auf, die schon früher „gewisse Störungen" dieser Art hatten (NOTHMANN). 22 von 100 Wiener Klimakterischen zeigten eine Struma, die aber in 19 Fällen schon früher bestanden hatte. Nur bei 2 der letzteren kam es zu einer weiteren Größenzunahme der Struma im Klimakterium (GRAFF). Eine nähere Besprechung dieser Frage findet sich bei F. SIEGERT. Im Gegensatz zur Anschauung HEUPKEs können die vegetativen Symptome bei chronischer Obstipation nicht als Folgeerscheinung einer primären Schädigung von Magen-, Dünndarm-, Dickdarm- und Gallenblasenschleimhaut aufgefaßt werden, es handelt sich vielmehr um primär koordinierte Ausdruckserscheinungen einer Fehlregulation des vegetativen Nervensystems, wie u. a. schon DUNIN und später besonders STRASBURGER zeigten. Freilich konnte diese Anschauung erst durch umfangreiche eigene klinische, korrelationsstatistische und erbbiologische Untersuchungen unter Beweis gestellt werden (CURTIUS 1944, CURTIUS und KRÜGER 1952). Ganz analog liegen die Verhältnisse beim Magengeschwür, von dessen Ätiologie schon gesprochen wurde. Hier sei nur K. WESTPHAL (1914) erwähnt, der zeigen konnte, daß es sich bei den vegetativen Symptomen des Ulcus-Kranken nicht um Folgeerscheinungen des Geschwürs, sondern um gleich- bzw. pathogenetisch vor- und übergeordnete Erscheinungen handelt. Daß die Vagotonie jedoch prozeßhaft durch das floride Ulcus gesteigert werden kann, hat auch WESTPHAL beobachtet, ebenso wie v. REDWITZ hinsichtlich der Obstipation. Letzterer Beobachtung entsprechen auch die Ergebnisse eigener eingehender strukturanalytisch-statistischer Untersuchungen an 200 männlichen Ulcus-Kranken, die ELISAB. KAUFMANN unter meiner Leitung durchführte.

Es ergibt sich somit die interessante Tatsache, daß, unbeschadet des prämorbiden Charakters und der ätiologisch-pathogenetischen Wirksamkeit eines erbkonstitutionellen Funktionszustandes, die koordiniert auf diesem Boden entstandenen Symptome der aktuellen „Krankheit" dennoch durch letztere wiederum gesteigert werden können: entsprechend dem auch sonst in der Pathologie ja so häufig wirksamen Prinzip des *Circulus vitiosus*.

Wie beim Ulcuskranken muß ich nach zahlreichen Beobachtungen in Übereinstimmung mit EPPINGER-HESS, HANHART u. a. auch die Vagotonie des Asthmatikers für wesentlich konstitutionsbedingt ansehen. Demgegenüber vermutet EICHHOLTZ (1947) ein sekundäres Zustandekommen im späteren Stadium des Leidens. Völlig außer Zweifel steht der prämorbid-konstitutionelle Charakter der allergischen Diathese des Asthmatikers: sie besteht oft schon Jahrzehnte vor Ausbruch des Asthmaleidens, findet sich (mit und ohne Asthma) sehr häufig bei Blutsverwandten und ist in ihrem Ausmaß häufig ganz unabhängig vom Asthma (STRÜMPELL). Die Annahme, die allergische Diathese entstehe erst sekundär (JORES), widerspricht also zahllosen Erfahrungen.

GOSSKO betont mit Recht, daß die paroxysmale Tachykardie seiner Kranken mit Mitralvitium nicht auf die rezidivierende Polyarthritis, sondern auf eine spezifische Erbdisposition zurückzuführen sei, da 3 Nahverwandte die gleichen tachykardischen Anfälle, jedoch keine Polyarthritis aufweisen. Migräne findet sich sehr häufig in der Vorgeschichte von Hypertonikern (FRIEDR. MEIER, HADLICH, HAHN u. STEIN, JIMENEZ-DIAZ u. DE OYA, KRAPF, LICHTWITZ, NOLEN, NONNENBRUCH, OEHME, THAYSEN, KÄMMERER, EDW. WEISS, GARDNER u. Mitarb. u. a.). Die Letztgenannten schildern den häufigen Übergang von Migräne in den charakteristischen frühmorgendlichen Kopfschmerz der Hypertoniker. Die seichte Vorderkammer des Glaukomauges kann nach ROSENGREN nicht als Folge der Drucksteigerung aufgefaßt werden, da sie schon vor Eintritt der letzteren nachweisbar ist und dadurch umgekehrt einen Dispositionsfaktor zur Glaukomentstehung darstellt. Bei nervösen Symptomen am Auge handelt es sich nach E. BRAUN „allermeist um vorgebildete, also der konstitutionellen Nervosität angehörende oder sonstige angeborenen Anomalien . . ., die durch neurasthenische Erlebnisse nur gesteigert werden". BRAUN nennt beispielsweise Zunahme von angeborener Ptose, Auftreten des nervösen Nystagmoids (bei dem meistens daneben andere Störungen am Sehapparat beständen), den Nystagmus der Bergarbeiter, bei dem neben spezifischen Umweltschäden auch eine besondere konstitutionelle Disposition beteiligt ist (OHM, BIELSCHOWSKY, vgl. S. 50). Bei manchen neurologischen, insbesondere cerebralen Ausfallserscheinungen spielt der Vorzustand eine wichtige Rolle bezüglich Symptombildung und Gestaltung. So kommen beispielsweise schwere Formen der ideatorischen Apraxie nur dann zustande, wenn Herdwirkungen *und* Allgemeinstörungen bestehen (v. Monakow, Brun, O. Foerster, alle zit. nach Handb. Neur. VI, 955), was besonders aus der verschiedenen Rückbildungsfähigkeit des jugendlichen und des älteren Gehirns hervorgeht: bei Jugendlichen trifft die akute Herderkrankung meist ein intaktes und zur Rückbildung befähigtes Gehirn, Voraussetzungen, die bei älteren Leuten häufig nicht gegeben sind.

Die wie von verschiedenen Klinikern auch von uns häufig beobachtete Hypotrichose männlicher Lebercirrhotiker wird oft, so auch von Kalk (1947) als prozeßabhängiges Ausfallen der Achsel- und Schamhaare geschildert. Demgegenüber zeigten uns eigene, von Gerh. Müller (1951) veröffentlichte und seitdem von uns fortlaufend bestätigte Befunde die Richtigkeit der Auffassung F. Chvosteks (1922), daß es sich um den Ausdruck einer präexistenten, oft nachweisbar erblichen Anomalie der Sexualkonstitution handelt. Mag Chvosteks Wort, daß Männer mit ausgeprägter Stammbehaarung nicht an Cirrhose erkranken, auch zu weit gehen, so ist das Grundsätzliche dieser Beobachtung doch zweifellos richtig. In die gleiche Richtung weist vielleicht die bei Cirrhotikern auffallend häufige Hodenatrophie und Gynäkomastie (eigene Befunde und umfangreiches Schrifttum bei Bergonzi). Auch H. Günther (1927) denkt eher an eine primär-konstitutionelle als eine sekundäre Genese dieser Hodenatrophie und erwähnt Beobachtungen v. Neussers u. Fleckseders an jungen Männern mit Lebercirrhose und Hodenatrophie, welche die Autoren gleichsinnig gedeutet haben.

Lernten wir so den *prämorbiden Zustand* als mehr oder weniger wichtiges Aufbau-Element von Syndromen und Symptomen kennen, so zeigten schon manche der genannten Beispiele den prämorbiden Zustand auch als *pathogenetisch bedeutsamen Faktor dispositioneller Art.*

Diese zweite, nicht minder wichtige Rolle des prämorbiden Zustandes soll noch an einigen Beispielen illustriert werden, wobei wir bei der eben behandelten Lebercirrhose bleiben können. Sie gehört nach Eppingers Worten „in die Reihe jener Erkrankungen, bei welchen die abnorme Veranlagung des Körpers . . . von so ausschlaggebender Bedeutung ist, daß ihr gegenüber die verschiedenen . . . sonst noch mitspielenden Bedingungen stark in den Hintergrund treten“. Über das Wesen dieser Veranlagung bestehen freilich Meinungsverschiedenheiten. Mit Chvostek halte ich den erwähnten Hypogenitalismus für ätiopathogenetisch sehr bedeutungsvoll.

Zu Erfrierungen kommt es nach übereinstimmendem Urteil aller Erfahrenen vorzugsweise bei besonders Disponierten (Aminjew, Debrunner, Block, Starlinger u. v. Frisch, Läwen u. a.). Sowohl R. Staehelin in der zweiten als auch Lucke in der dritten Auflage des Handbuches der Inneren Medizin wollen die „örtliche Gewebsdisposition“ als entscheidend ansehen, „ohne daß es jedoch möglich wäre, in dieser Richtung konkrete Vorstellungen zu gewinnen“ (Lucke). Zwar wurde von Flörcken, v. Schürer, Osterland, W. Block, Wieting, Goldhahn u. a. die angiospastische Diathese als entscheidender Faktor angesehen. Den Beweis für die Richtigkeit dieser Anschauung brachten aber erst eigene Untersuchungen an 2000 Frauen. Erfrierungsneigung bestand nämlich bei denjenigen mit starker Vasolabilität in 56,9%, bei denjenigen ohne Vasolabilität dagegen nur in 17,9% (Curtius und Krüger 1952). Sehr aufschlußreich ist die Feststellung, daß von Fingererfrierungen vorzugsweise die Endglieder 2—5 befallen werden (Killian, Debrunner): dies sind nämlich auch diejenigen Finger, an denen fast nur der anfallsweise Totenfinger auftritt. Hier läßt sich also mit aller Deutlichkeit die prämorbide Konstitution als pathogenetischer Lokalisationsfaktor ermitteln. Lewis fand bei 27% gesunder Versuchspersonen Raynaud-artige Angiospasmen auf Kältereiz. Auch angeborene Arterienverengung, die relativ häufig bei Gesunden gefunden wird, kann der Entstehung von Erfrierungen Vorschub leisten (Läwen 1942) (vgl. unseren Fall Hyronimus B. S. 97).

Eine „*durch*“ eine akute Erkrankung „*hervorgerufene*“ Herzinsuffizienz hat häufig zur Voraussetzung einen vorbestehenden „unterschwelligen Herzmuskelschaden“ (Siebeck). An der Siebeckschen Klinik wurden wertvolle Beiträge zu diesem Thema veröffentlicht: Spang und Korth konnten zeigen, daß schwere Kreislaufsymptome nur bei solchen Basedow-Kranken auftreten, deren Herz schon vorgeschädigt ist. Ganz analog dem, was Eppinger zur Entstehung der Lebercirrhose sagte, bemerkt Spang (1946): „Es ist nicht so sehr die Thyreotoxikose an sich, sondern der Zustand des Herzens und des Kreislaufs, auf den sie trifft, für den Ablauf der Herzmuskelerkrankung entscheidend." Dasselbe fand KORTH bei Grippe-Kranken (1940). SPANG (1946) wies auf Herzmuskelschäden nach Diphtherie und Scharlach hin, die gelegentlich späterer akuter Erkrankungen zu ernsten Komplikationen führen können. Die prämorbide Verfassung des Herzens ist auch bestimmend für den Verlauf der Leuchtgasvergiftung (ZONDEK).

Ich nenne ferner die Neigung von Kranken mit jugendlicher orthostatischer Albuminurie zum Erwerb einer späteren Nephritis (F. MARTIUS, STRAUB), die disponierende Rolle früherer zum Erwerb neuer akuter Nephritiden (VOLHARD, eigene Beobachtungen). So stellte ich bei gründlicher Anamnestik von 44 Feldnephritikern 7 mal eindeutig frühere Nephritiden fest; einer der Männer war mit 33, 36 und 40 Jahren an Nephritis erkrankt (Näheres bei FR. HOFMANN). Endothelastheniker, d. h. Menschen mit einer — meist erbbedingten — abnormen Durchlässigkeit der Capillarwand, stellen nach W. BAYER die Kandidaten für hämorrhagische Reaktionen, z. B. bei Masern (vgl. unseren Fall Erna Ham. S. 205). Die erbkonstitutionelle Achylie ist als wesentlicher pathogenetischer Faktor in der prämorbiden Konstitution des Perniciosa-Kranken anzusehen; erworbene postgastritische Achylien führen dagegen zu keiner Perniciosa (HARING). Daß die erbliche Achylie aber allein nicht genügt, zeigen 2 Beobachtungen von diskordanter Perniciosa erwachsener EZ bei konkordanter Achylie (CURTIUS, M. WERNER). Die Beobachtungen weisen wieder mit großer Deutlichkeit auf das Plurikausal-Prinzip hin.

Bei der Entstehung der Akrodermatitis atrophicans muß eine präformierte Minderwertigkeit der Fasern des elastischen Bindegewebes angenommen werden (LÖWENFELD). Selbst bei Erkrankungen, die zunächst als eindeutige Folge einer rein exogenen Zufalls-Konstellation erscheinen, spielt der prämorbide Zustand oft eine entscheidende Rolle, u. a. bei den Unfällen, die in etwa 90% auf menchlichem Versagen beruhen (HERGT 1956). Dies zeigen durchaus übereinstimmend umfangreiche Untersuchungsreihen von MARBE, GERVAIS, TRAMER, HILDEBRAND, KLUGE, LISCHE, VOSS und MEYER, GEMELLI und PONZO, GRÜB, ALEXANDRA ADLER, VOIONMAA, v. EISELSBERG, FAUREN u. a., über die O. MARBURG eingehend berichtet. Die erhöhte Disposition wird geschaffen durch Mangel an Aufmerksamkeit, an Umsicht, an Einstellung auf die Arbeit, durch abnorme Affektivität, paranoide, psychasthenische und sonstige psychopathische Wesenszüge, vegetative Labilität, Organdispositionen, Ungeschicklichkeit („Pechvögel"), Überängstlichkeit, Streberei (Sport!), Alkoholismus, Minderbegabung, komplizierende Krankheiten — die LISCHE bei 50% seiner 626 Unfallpatienten feststellte (vgl. den Fall Kurt Co. S. 99) — u. a. m. BOSS will neuerdings auf tiefenpsychologischem Wege die Unfallneigung, die er, wie andere, als Ausdruck einer mit Fehlhandlungen verknüpften Lebensunangepaßtheit auffaßt, günstig beeinflußt haben (vgl. HOLLER). H. FLANDERS-DUNBAR konnte bei 1300 Knochenbrüchen eine 14mal größere „Unfall-Affinität" nachweisen als bei jeder anderen Patientengruppe des gleichen Krankenhauses. Zwei Drittel der Fraktur-Patienten hatten schon 2 und mehr Unfälle hinter sich.

Veranlaßt durch die besondere Berücksichtigung des Vorzustandes seitens der Schweizer Staatlichen Unfallversicherung haben sich Schweizer Kliniker mit dieser Frage im Hinblick auf den Unfall eingehend befaßt und darüber gemeinsam berichtet (Schweiz. med. Wschr. **1926**, No. 51, S. 1233ff).

Daß für das Ausmaß der postepileptischen Demenz die prämorbide Intelligenzstufe nach gründlichen Untersuchungen von LENNOX von großer Bedeutung ist, illustriert in klarer Weise (wie auch manche anderen unserer Beispiele), daß zuweilen die prozeßunabhängige, von jeher bestehende prämorbide Konstitution wichtiger ist als die „Krankheit". Bei anderen kann bekanntlich trotz Epilepsie ein hohes geistiges Niveau unangetastet bleiben. Auf die als Dispositionsfaktor häufige vegetative Labilität der Neurotiker wurde schon früher hingewiesen (S. 68). Sie ist — wie WILDER, ein ausgezeichneter Kenner dieses Gebietes, ausführt — u. U. „so groß, so führend, daß man ruhig sagen kann: ohne diese vegetativen Anomalien wäre der Patient nie ein Neurotiker geworden".

Schon unter den bisherigen Beispielen finden sich manche, wo vorbestehende krankhafte Zustände (die den Variationsbereich der Normalkonstitution schon überschritten hatten), aber auch wirkliche manifeste *Krankheiten das Substrat der prämorbiden Konstitution* bildeten; ich erinnere an die Pathogenese der Azotämie im diabetischen Koma (S. 86).

Die Wichtigkeit dieser Sondergruppe soll noch durch einige weitere einschlägige Beobachtungen beleuchtet werden. R. Bieling (1935) stellte in jahrelangen Kaninchenversuchen fest, daß bei dem mit Tuberkelbacillen reinfizierten Tier die Zweitinfektion ganz anders verläuft wie die Erstinfektion. Unter allergischen Erscheinungen kommt es zu stürmischen Schockreaktionen, öfters mit tödlichem Ausgang. Bemerkenswerterweise waren dabei „individuelle und konstitutionelle Unterschiede" nur gering vorhanden. Im übrigen hat Bieling versucht, „die Gestaltungsfaktoren des Infektionsablaufes beim Einzelindividuum" mittels Zerlegung des Tuberkelbacillus in biologisch verschiedene Komponenten aufzuklären. Er glaubt (ohne die Bedeutung konstitutioneller Faktoren ganz zu verkennen), daß hauptsächlich die „Vielfältigkeit der Wirkungsmöglichkeiten" des Bacillus die „Vielfältigkeit des Krankheitsbildes" bedinge. Meines Erachtens liegt jedoch das Schwergewicht in der wesentlich durch den prämorbiden Zustand gegebenen Reaktionsweise des Erkrankten, eine Auffassung, die auch von Pathologen wie A. Schmincke, Tuberkuloseforschern wie Br. Lange und Bakteriologen wie K. Kisskalt vertreten wird. Für die Wirkung von Vorkrankheiten bei der Infektionsentstehung und -gestaltung nannten wir schon mehrere Beispiele. Ich erwähne ferner, im Anschluß an Schiff: Bei Anämie sowie Ikterus erhöhte Disposition zu Erysipel, bei Masern für Keuchhusten, bei Diphtherie für Scharlach, bei chronischer Tonsillitis für Diphtherie (vgl. auch die Beobachtungen unserer Klinik bei Ahrens 1948), bei Pneumonie für Herpes labialis; ferner die ungünstige Verlaufsgestaltung vieler akuter Infektionskrankheiten durch vorbestehende Kreislauf- sowie Nierenkrankheiten usw. Die Pathogenese dieser Zusammenhänge ist z. T. noch unverständlich, z. B. die zwischen Masern und Keuchhusten, Masern und Tuberkulose. Neben allgemeinen Resistenzänderungen spielen auch immunologische Umstimmungen eine wichtige Rolle: so wird die durch die Schick-Reaktion kontrollierte Gewebsimmunität gegen Diphtherietoxin durch bestimmte akute Infektionskrankheiten herabgesetzt. Zingher fand, daß gesunde Kinder von 2—4 Jahren zu 32%, Scharlachkranke zu 66%, Poliomyelitiskranke zu 79% schickpositiv reagierten. Im Rahmen der Moro-Kellerschen Parallergie-Lehre wird verständlich, daß alte Tuberkulinhautproben aufflammen nach Milch-, Coli-, Eigenserum-Injektionen, nach UV-Bestrahlung, im präexanthematischen Stadium der Masern (während dieselben postexanthematisch die Tuberkulinempfindlichkeit gerade zum Erlöschen bringen) (W. Keller). W. Höfer (1953) möchte auch den von ihm beobachteten Fall von akutem Herztod nach Provokationsinjektion von Gonokokkenmischvaccine auf parallergische Vorgänge zurückführen: Autoptisch alte Myokarditis und frische Gastroenteritis. Höfer vermutet, daß nach primär allergischer Wirkung der injizierten Bakterientoxine auf die Gastroenteritis auf parallergischem Wege ein anaphylaktischer Schock entstand, der infolge des Vorschadens am Herzen zum Tode führte.

Wie in den bisher genannten Beispielen wirkt sich die vorbestehende auf die zweite Erkrankung fast stets negativ aus. So auch in bekannter Weise der meist primäre Diabetes auf die Lungentuberkulose (Näheres S. 153). Unter 2258 Leningrader Sektionsfällen vom 20. Lebensjahr an stellte Hesse 5 mal Arteriosklerose als Todesursache im 4. Dezennium fest (in dieser Altersstufe Arteriosklerosetod durchschnittlich bei 1,2%), darunter bei einer 37jährigen Frau mit „Arteriosklerose der Nieren in Kombination mit Glomerulonephritis".

Ein 44jähriger Bauer meiner Beobachtung leidet seit dem 19. Lebensjahr an typischem Lupus von Nase, Oberlippen und Wangen. Durch Behandlung in einer Universitätsklinik mit CO_2, Röntgen- und Höhensonnen-Bestrahlung usw. konnte ein Stillstand erzielt werden. Nach Einziehung zum Volkssturm (Oktober 1944) erlitt P. im Januar 1945 (Temp. etwa — 25°) eine Erfrierung; dabei Dunkelfärbung der Nase und Blasenbildung. Im Laufe der Lebertran-Behandlung in einer Hautklinik stießen sich erhebliche Gewebsteile von der nunmehr wesentlich stärker als vor der Erfrierung deformierten Nase ab (objektiviert durch Photos). Es besteht somit kein Zweifel an der dispositionell und verlaufsmäßig üblen Auswirkung des alten Lupus auf die frische Erfrierung. In diesem Zusammenhang interessieren schließlich noch statistische Befunde S. Kollers (1941) über den jahreszeitlichen Gang der Sterblichkeit an Kreislauf- und Lungenkrankheiten, insofern eine eindeutige Nachwirkung früherer Grippe-Epidemien nachgewiesen werden konnte. Seine Ergebnisse führten Koller zu der Feststellung, „daß Residuen einer überstandenen Grippe noch nach Monaten für die Entstehung einer krouppösen Pneumonie von Bedeutung sein können". Diese Befunde besitzen auch allgemeinere methodologische Bedeutung, da sie anzeigen, daß gewisse individualpathologische Fragen auch einer massenstatistischen Beantwortung zugänglich sind.

Schließlich soll noch, unter Hinweis auf weitere Angaben (S. 231 f.), die Bedeutung prägravider Erkrankungen für die Entstehung von Schwangerschaftskomplikationen berücksichtigt werden. Cerebrale Gefäßkomplikationen in der Schwangerschaft (Blutungen, Erweichungen) haben nach den Untersuchungen ELLERs eine vorbestehende Gefäßerkrankung zur Voraussetzung. Nach POHL entstehen die perniciosaartigen Schwangerschaftsanämien wahrscheinlich auf dem Boden einer Vorschädigung des Knochenmarks infolge schneller Geburtenfolge, Infektionen usw. Aus einer vorbestehenden essentiellen hypochromen Anämie kann sich die erstgenannte Anämieform unter den Einwirkungen der Schwangerschaft entwickeln. Die „Pubertätschlorose" kann bei jahrelanger klinischer Latenz nach Schwangerschaften (Blutverlust, Infektion) zu erneuter Anämie führen, die „ohne Kenntnis der Prädisposition" fälschlicherweise als rein exogen bedingt angesehen wird: „Ohne die endogene Disposition würden alle diese äußeren Faktoren keine Anämie verursacht haben" (NAEGELI). Manche Kranken mit „Maternitätstetanie" waren schon früher strumektomiert und zeigten schon vor der Schwangerschaft Tetaniebereitschaft (H. MARX 1941). Unter 38900 Geburten der Leipziger Frauenklinik kam es 259 mal (0,66%) zur Eklampsie, die 35 mal einen tödlichen Ausgang hatte, was jedoch 10 mal nicht durch die Eklampsie selbst bedingt war. Unter diesen 10 Kranken fand sich eine mit echter Urämie bei einer chronischen Nephritis (R. SCHRÖDER 1949). Auch WORM hat neuerdings wiederum über Präeklampsie bei einer Schwangeren mit vorbestehender Nephrose berichtet. Dem entsprechen die Befunde, welche K. KAMROWSKI auf meine Veranlassung an 100 eklamptischen Frauen und 100 schwangeren Vergleichspersonen ermitteln konnte. Von allgemein-pathologischer Bedeutung ist die bekannte Schwangerschaftsumwandlung des HVL. Es kommt zu starker, fast adenomartiger Hypertrophie der Hauptzellen, Zurücktreten der eosinophilen und basophilen Zellen. Infolge der nur unvollständigen postpartalen Rückbildung dieser Veränderungen liegt bei späteren Entbindungen eine veränderte Ausgangsbasis vor (ERDHEIM u. STUMME).

Für den Verlauf traumatischer Schädigungen ist der prämorbide Zustand oft von entscheidender Bedeutung wie M. ASKANAZY (1926) anhand eines großen Beobachtungsgutes überzeugend gezeigt hat.

Auch hinsichtlich der dispositionellen Bedeutung des prämorbiden Zustandes muß wieder vor *Kritiklosigkeit* gewarnt werden. Mehr aus medizingeschichtlichen Gründen nenne ich hier die kaum haltbare Annahme R. STERNs, eine Hypoplasie des Tabiker-Rückenmarks sei als Zeichen konstitutioneller Disposition aufzufassen. MOROs Vermutung, die Entzündungsneigung bei exsudativer Diathese beruhe auf der konstitutionell präformierten Vasomotoren-Labilität, die auch an dem „Zustandekommen der eruptiven Hauterscheinungen in hervorragendem Maße beteiligt" sei, wird durch neuere Befunde nicht bestätigt. Mittels korrelationsstatistischer Untersuchungen ergab sich nämlich das Fehlen jeglicher Korrelation zwischen allergischer Diathese (welcher die exsudative Diathese der Kinder zuzurechnen ist) und konstitutioneller Vasolabilität (CURTIUS und KRÜGER). Dem entspricht auch die Feststellung HANHARTs (1949), daß allergische Diathese und vegetative Labilität keinesfalls identifiziert werden dürften. „Selbst die stärkste Vasolabilität ist höchstens eine Hilfsdisposition der allergischen Diathese."

Auch in sonstiger Beziehung erfordert die Annahme prämorbider Krankheitselemente selbstverständlich große Kritik. Wenn z. B. R. SCHMIDT meint, die Akromegalie sei „vielfach" die Karrikatur des schon vor der Erkrankung bestehenden Körperbaus, so widersprechen dem meine Erfahrungen an etwa 20 Akromegalen[1] ebenso wie der verwandten Behauptung, normale Athletiker seien hypophysär stigmatisiert: Untersuchungen unserer Klinik an 30 Athletikern (BOHM) zeigten nur einen einzigen, bei dem sich später eine Akromegalie entwickelte. Alle anderen waren frei von jeglichen Hinweisen auf eine hypophysäre Stigmatisierung[2].

Als eine historisch zwar interessante, aber unhaltbare Überbetonung der prämorbiden Konstitution hat ferner R. STERNs Behauptung zu gelten, die Erscheinungen der Tabes seien „Zug um Zug" als Manifestation der konstitutionellen Asthenie anzusehen, welche nach Ansicht des Autors den dispositionellen Mutterboden für die Tabesentwicklung bilden soll, was spätere gründliche klinische, anthropometrische, konstitutions- und erbbiologische Untersuchungen

---

[1] Vgl. dazu die von mir beigebrachten Abbildungen im Handbuch der Inneren Medizin, 3. Aufl. Bd. VI/2, S. 112f.

[2] Näheres bei CURTIUS, Klinische Konstitutionslehre. Berlin-Göttingen-Heidelberg: Springer 1954, S. 130.

an 101 Tabikern nicht bestätigen konnten (CURTIUS, SCHLOTTER und SCHOLZ 1938). Besonders deutlich zeigt sich die unbegründete Anwendung des Prädispositionsprinzips auch bei einem umschriebenen und deshalb besonders klar analysierbaren Tabessymptom, der Tachykardie, die unabhängig vom Lebensalter bei 101 männlichen Kranken nachweisbar war: die Pulsfrequenz betrug mit 31—50 Jahren 91,6 (78,2)[1], mit 51—60 Jahren 84,1 (73,5), mit 61—70 Jahren 88,6 (75,1). Es handelt sich um ein „eigentliches, durch Störung der zentralen Innervation hervorgerufenes Tabessymptom" (MANN) und *nicht* ein Symptom prämorbider Thyreotoxikose, wie R. STERN annahm, der in dieser Endokrinopathie einen wichtigen Dispositionsfaktor zur Tabesentstehung erblickte: Unter unseren 101 genauestens untersuchten Tabikern konnten wir nämlich keinen einzigen mit Thyreotoxikose und nur 2 mit kleiner, harmloser Struma feststellen. Zuweilen ist es allerdings unmöglich zu entscheiden, ob ein Symptom Entstehungsbedingung oder Folgeerscheinung bedeutet, wie WENCKEBACH (1919) von der Bradykardie der Sportleute angibt.

Aus einer Behauptung SIEMERLINGs könnten unzutreffende Vorstellungen über das Wesen der prämorbiden Erbkonstitution entstehen: Angeborener Schwachsinn disponiert nach seiner Angabe zur Entwicklung eines symptomatischen amentiellen Syndroms, die Erblichkeit soll dabei aber keine Rolle spielen. Hierbei wird übersehen, daß ja der disponierende Schwachsinn in der weit überwiegenden Mehrzahl der Fälle erbbedingt ist. Hier begegnet uns noch die alte Auffassung, die Wirksamkeit erblicher Faktoren könne nur da angenommen werden, wo das gleiche Syndrom familiär wiederholt auftritt. Viel häufiger ist dagegen bei erbdispositioneller Veranlagung das Vorliegen einer unspezifischen, allgemeineren und sich vielseitig auswirkenden Abwegigkeit, ein Standpunkt, auf den ich schon seit etwa 20 Jahren wiederholt hinwies (z. B. 1935 in meinem Lehrbuch der Erbkrankheiten des Nervensystems). Bei der ätiologischen Bewertung prämorbider Erkrankungen dürfen, wie auch sonst so häufig, statistische Gesichtspunkte nicht außer Acht gelassen werden. Entgegen SCHETTLERs Angabe (1954) vermag ich aus der Tatsache, daß 18% seiner Coronarsklerotiker schwere Infektionskrankheiten durchgemacht hätten, keinerlei ätiologische Bedeutung dieser Vorkrankheiten für die Arteriosklerose abzulesen.

Wie Symptomatologie und Entstehung wird sehr häufig auch die *Prognose* vieler Erkrankungen von der prämorbiden Konstitution entscheidender bestimmt als von Art und Intensität „der" von außen einwirkenden „Krankheitsursache" im Sinne der geläufigen unikausalen Krankheitslehre.

Soor verläuft bei gesunden Kindern als ziemlich harmlose Krankheit, bei schwächlichen Säuglingen dagegen unter Diarrhoen und bedrohlichen Erscheinungen (v. DOMARUS, BAMBERGER, GOEBEL). Ein Skrophulöser reagiert auf banale, sonst harmlose Infekte des Auges mit Phlyktaenen (AXENFELD). Ernstere Herzmuskelschäden gehören nicht zum gewöhnlichen Bilde der Pneumonie. Sie beruhen vielmehr meist auf vorausgegangenen anderen Erkrankungen bzw. Alkoholismus (v. DOMARUS, vgl. die früheren Angaben auf S. 88). Die relativ seltenen Fälle tödlichen Verlaufs bei kleineren Lungenembolien beruhen nach EPPINGERs Vermutung (1935) auf einer schon vorbestehenden Lungenschädigung infolge Herz- oder Lungenkrankheiten. Die „Individualprognose" des Morbus Cushing hängt nach MARX vom prämorbiden Zustand des arteriellen Systems ab. Experimental-Untersuchungen DIETRICHs haben ergeben, daß schon kurzdauernde Zustände von Anoxämie zu Herzmuskelschädigungen führen, wenn sie ein Individuum mit erkrankten Kranzgefäßen betreffen. Einen analogen Fall hatte ich zu begutachten: einen herzkranken Bergmann, der unter Tage eine leichte Leuchtgasvergiftung erlitten hatte. Als geradezu experimenteller Beleg dieses pathogenetischen Zusammenhangs ist unser Fall Franz S. (S. 324) zu nennen. Von großer Bedeutung für die Prognose bei frischen Infarkten ist „der Zustand, in dem sich der Kreislauf beim Eintritt des Myokard-Infarktes befindet" (HOCHREIN 1941): Schon geringe Zeichen von Herzinsuffizienz, bestehende Hypotension, vorgeschrittenes Lebensalter sind hier entscheidend. „Das Krankheitsbild der akuten Nierenentzündung gestaltet sich verschieden, je nachdem bereits eine andere Grundkrankheit besteht oder ob es sich um ein sog. genuines oder kryptogenes Nierenleiden handelt" (v. DOMARUS). Unter sonstigen Umständen harmlose Infektionen können bei bestehender erblicher Thrombopenie zu bedrohlichen Blutungen führen (SCHITTENHELM 1936). Bei Kindern mit essentieller Thrombasthenie kann sich im Verlauf von Masern eine hochgradige Thrombopenie entwickeln (GLANZMANN).

[1] In Klammern die Werte gleichaltriger Kontrollpersonen.

Die bindegewebige Abkapselung eines abheilenden tuberkulösen Lungenherdes kann durch Störungen der Blutversorgung infolge Gefäßverengerung (Syphilis der A. pulmonalis, Druck einer Pleuraschwarte usw.) unterbunden und dadurch das rasche Fortschreiten des käsigen Prozesses verursacht werden (W. Pagel 1933). Die Prognose der traumatischen Hirnblutungen und Hirnmalacien wird wesentlich mitbedingt vom prämorbiden Zustand des Zentralorgans (Marburg). Auch bei der Commotio cerebri darf nie vergessen werden, daß „der gleiche Unfall unter gleichen Umständen je nach der Individualität ganz verschiedene Folgen haben kann" (Marburg). (Vgl. unsere Fälle Sylvester K. S. 320 und X. Y. S. 317). Daß Cerebralsklerotiker nach einer Hirnerschütterung häufig nicht mehr arbeitsfähig werden, ist eine bekannte und sozialmedizinisch bedeutsame Tatsache (vgl. Willi Vo. S. 316). Ich erinnere auch nochmals an das oben Gesagte über Intelligenzstand und epileptische Demenz. Todesfälle nach elektrischen Unfällen sind vielfach auf vorbestehende Herz- und Gefäßerkrankungen zurückzuführen (Neureiter).

Auch sonst ist der *tödliche Ausgang* einer Erkrankung u. U. in der prämorbiden Konstitution vorgezeichnet. Stolte erscheint bei manchen von Geburt an schwächlichen Säuglingen „die zum Tode führende Erkrankung gewissermaßen als Steigerung der schon vorher bestehenden Schwächlichkeit". Es ist selbstverständlich und kam auch schon in manchen der vorstehenden Beispiele zum Ausdruck, daß im Zusammenhang mit der prämorbiden Konstitution *verantwortungsvolle Fragen diagnostischer Art* auftauchen.

Therapeutisch wichtig ist die Entscheidung, ob eine alte Struma mit einer gewissen sympathikotonen Erregbarkeitssteigerung oder eine echte Thyreotoxikose, ob eine relativ „reine" Mastfettsucht oder ein Morb. Cushing besteht. Gutachtlich bedeutungsvoll ist es festzustellen, ob periphere Durchblutungsstörungen im Felde auf die bereits damals beginnende Thrombangitis obliterans oder auf eine prämorbide angiospastische Diathese zurückzuführen sind. Bei den beiden folgenden Fällen muß die prämorbide Konstitution ganz bewußt berücksichtigt werden, wenn schwerwiegende Fehlurteile vermieden werden sollen: Morawitz (1936) führt die häufige Fehldiagnose der Endocarditis lenta darauf zurück, daß die meist jahrelang bestehenden Herzklappenfehler den Arzt zur Vermutung führen, das Fieber könne nicht durch den alten Herzfehler bedingt sein. „Gerade das Umgekehrte ist richtig!" Entwicklung länger anhaltenden Fiebers ohne sonstigen objektiven Befund bei einem Menschen mit altem Herzklappenfehler spricht meist für rekurrierende, gewöhnlich septische Endokarditis (Morawitz). Eine Erfahrung, der sich wohl die meisten Internisten anschließen werden.

Unter 101 unserer genauestens (einschließlich der Versorgungsakten) untersuchten Tabiker fanden sich 5, bei denen wegen mangelhafter Berücksichtigung der prämorbiden Konstitution fälschlicherweise eine Paralyse diagnostiziert und eine entsprechende sozialmedizinische Einstufung vorgenommen wurde. Dadurch kam es zuweilen zu starken Schwankungen in der Bemessung der Erwerbsminderung. Bei einem Kranken wurde sie erst auf 100, dann auf 50, dann wieder auf 100 und schließlich wieder auf 50% eingeschätzt. Die Fehlbeurteilungen erfolgten nach dem Modell des später genau erörterten „*Mosaiksyndroms*" (Curtius 1939): Die Summation von angeborenem Schwachsinn bzw. psychopathischen Erscheinungen oder Stottern mit tabischen Symptomen täuschte jeweils eine Paralyse vor. Gleichsinnige Beobachtungen machten schon vorher Bostroem, Cassirer, Curtius.

Derartige Fehlbeurteilungen lassen sich nur mittels gründlicher *Objektivierung der Anamnese* vermeiden. Hierzu dienen eingehende Erhebung der persönlichen Vorgeschichte unter Heranziehung von Verwandten-Angaben und, wo möglich, auch von Akten-Unterlagen, sorgfältige Familienanamnese, womöglich ergänzt durch Eigenuntersuchungen der näheren Blutsverwandten. Selbstverständlich kann es aber auch vorkommen, daß die Anamnese versagt, während der objektive Befund eine eindeutige Minderwertigkeit des prämorbiden Zustandes beweist: So konnten Spang und Korth (1939) anamnestisch keine Anhaltspunkte dafür gewinnen, weshalb nur 15% ihrer Thyreotoxiker an Vorhofflimmern erkrankten. Dagegen ergab die Feststellung einer deutlichen Herzvergrößerung bei 75% dieser Kranken (bei sämtlichen Thyreotoxikern nur 25%) den Hinweis für einen vorbestehenden Herzschaden als Schrittmacher des thyreotoxischen Herzschadens.

Drüsenschwellungen dürfen bei Carcinomatösen nicht ohne weiteres als Metastasen aufgefaßt werden, da sie gelegentlich auf einem „präexistenten Lymphatismus" beruhen (E. NEUSSER 1911). Bis dahin völlig latente, chronisch-entzündliche Nierenerkrankungen, die erstmals während einer Schwangerschaft bemerkt werden, können leicht mit einer Schwangerschaftsniere verwechselt werden (STRAUB). In analoger Weise wird von manchen Autoren vermutet, daß stärkere Schwangerschaftshypertension (ohne Nierensymptome und Eklampsie) eine durch die Gravidität nur ausgelöste „essentielle" Hypertension darstellt (HERRICK u. Mitarb.).

Von einschneidender Bedeutung ist schließlich die ausgiebige kritische Berücksichtigung der prämorbiden Konstitution für die wissenschaftlich begründete *Begutachtung*: hierauf wird später im Zusammenhang zurückzukommen sein.

Fassen wir die *wichtigsten Ergebnisse dieses Abschnitts zusammen:* Der prämorbide Zustand erwies sich als häufiger Aufbaufaktor verschiedener Erkrankungen. Dies zeigten neben zahlreichen klinischen auch konstitutionspathologische (WIELAND), morphologische (C. und O. VOGT), experimentell-pathologische (BIELING u. a.), immunologische (W. KELLER u. a.) Untersuchungen. *Viel häufiger* als unsere Lehrbücher berichten, sind somit *Elemente des prämorbiden Zustandes im aktuellen Bilde der „neu entstandenen Krankheit"* enthalten, die sich damit häufig als ein tief in der psychophysischen Person des Kranken verankerter Vorgang erweist. Die prämorbiden Elemente können als solche unverändert fortbestehen oder auch als Kristallisationspunkte wirken, die u. U. prognostisch ausschlaggebendere Bedeutung besitzen als diejenigen Symptome, welche unmittelbare Folgen rezenter, exogener Einwirkungen darstellen. Die prämorbide Konstitution kann ferner entscheidende dispositionelle Bedeutung haben für die Entstehung des gegenwärtigen Krankheitsbildes und auch hierbei die Rolle von Umweltfaktoren oder anderweitigen endogenen Prozessen wesentlich übertreffen (Lebercirrhose, Herzkomplikationen des Basedow, Tuberkulose-Abheilung u. v. a.).

Die *ausgiebige* und gründliche *Berücksichtigung des prämorbiden Zustandes* mittels sorgfältiger Objektivierungsmethoden ist *deshalb* eine *Grundforderung individualpathologischer Krankheitsanalyse.* Viele Fragen der Diagnostik, Prognostik, Begutachtung und Therapie können nur auf diesem Wege befriedigend gelöst werden.

Daß andererseits auch bei der Annahme prämorbider Elemente im gegenwärtigen Krankheitsaufbau große Kritik zu walten hat, wurde mit mehreren Beispielen belegt.

Kasuistische Beispiele (Prämorbider Zustand)

			Seite
1.	Friedr. Do.	*Zoster bei Arzneiexanthem* an Stelle des alten Zosters	95
2.	Elisab. Jü.	*Hypothyreoidisme benigne* → Klimakt. Myxödem	95
3.	Martha Rem.	*Hypothyreoidisme benigne* → Klimakt. Myxödem	95
4.	Gustav Sto.	Wiederaufflackern v. alter Nephritis durch *M. Weil*: † an Glomerulo-N. (Minderbegabt; unzweckm. Verhalten)	96
5.	Hans X.	*Pathologischer Rausch* bei vorgeschädigtem Gehirn (Zustand nach cerebraler Kinderlähmung)	97
6.	Hyronym. B.	Endangitis obliterans bei besond. kälteempfindlichem, vasolabilem Mann. *Angiospastisches Vorpostensymptom:* Erfrierg.	97
7.	Elisab. Scha.	Durch Katarrhfieber bei allgem. Kachexie Verschlimmerung der Cystopyelitis bei Nephrolithiasis, was bei der *Restniere* zu *Urämie* führt	98
8.	Erna Su.	Entwicklung von *klimakterischer Hypertension* auf dem Boden vorbestehender angiospastischer Diathese	98
9.	Kurt Co.	*Unfallneigung* bei postencephalitischem *Parkinsonismus*	99

1. Friedr. Do. 35 Jahre. Auf Eleudron ausgedehntes, scarlatiformes Exanthem und Enanthem (vor 1 Jahr Urticaria durch Primeln). Temp. 39,3°. Auslösch-Phänomen ∅. 8600 Leuko, 6% Eos. Keine Schuppung. 14 Tage nach Entfieberung auf 0,5 g Eleudron unter Schüttelfrost 39,2° Fieber. Auch auf Intracutan-Probe mit Eleudron (1 : 100) stark positive Reaktion.

Wenige Tage nach Ausbruch des Exanthems Entwicklung eines *gürtelförmig angeordneten Zoster* im Bereich von D 8 (Abb. 8). *An der gleichen Stelle vor 3 Jahren bereits zweimal Zoster.*

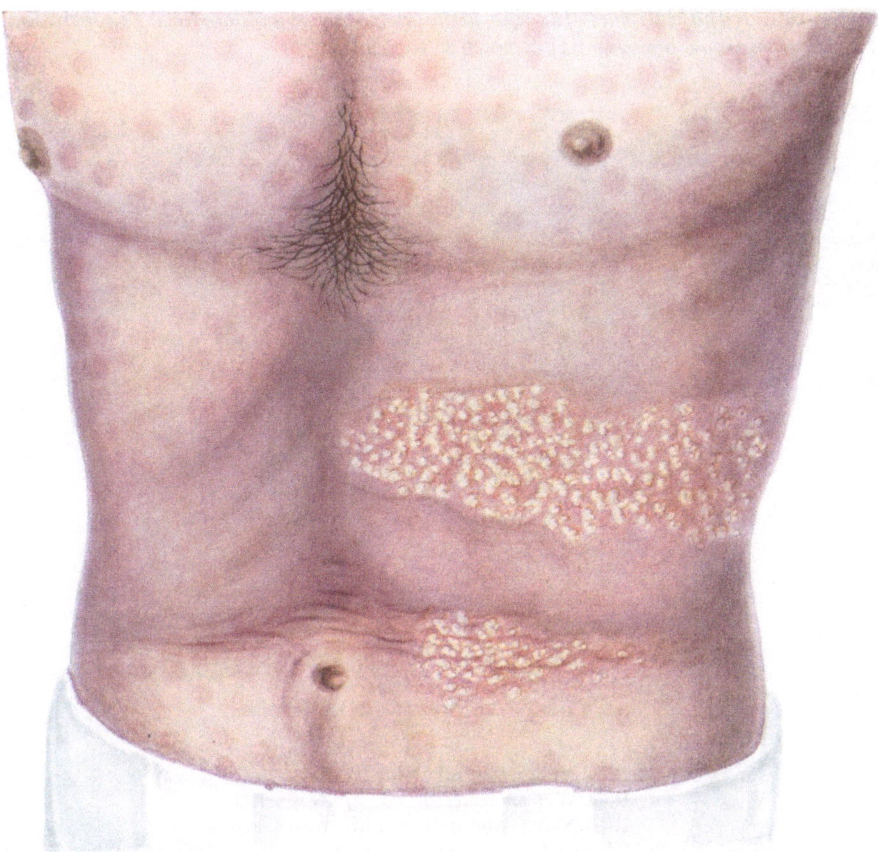

Abb. 8. Friedr. Do. Herpes zoster bei Arzneiexanthem an gleicher Stelle, wo früher Zoster bestanden hatte

Zusammenfassung. Zoster-Entwicklung im Verlauf eines Arznei-Exanthems an der Stelle, wo bereits vor 3 Jahren 2mal Zoster bestanden hatte.

2. Elisab. Jü. 67 Jahre. Klassisches, postklimakterisches Myxödem mit sämtlichen Symptomen. GU—34%. Durch Thyreoidin-Behandlung Heilung mit Gewichtsabnahme von 17,5 kg (Abb. in Curtius, Klin. Konstitionslehre 1954 S. 48).

Von jeher bestehende Hypotrichose, besonders deutlich in Achsel- und Schamgegend (Abb. 9) und an den Augenbrauen: typisch spärliche Behaarung der seitlichen Augenbrauen (Hertoghesches Symptom).

3. Martha Rem. geb. 1881. März 1952 sehr starke Obstipation, Appetitmangel, starke psychomotorische Verlangsamung.

Bradykardie. Myxödematöse Schwellung und hochgradige Trockenheit der Haut. Grundumsatz — 11%.

Fast fehlendes Achsel- und Schamhaar, seit mindestens 40 Jahren bestehend (länger ?). Mäßige Alopecie. Sonst außer Arteriosklerose und Hypertonus kein wesentlicher Befund.

Auf Thyreoidin weitgehende Besserung.

Juni 1954 2. Klinikbehandlung (Pneumonie). Myxödem gut kompensiert unter geringdosierter Thyreoidin-Dauerbehandlung.

Beurteilung von 2. und 3: vgl. die obigen Ausführungen über die Entstehung des postklimakterischen Myxödems (S. 85). Es liegt nahe, anzunehmen, daß es sich bei den *Kandidatinnen für* das *klimakterische Myxödem* um Trägerinnen des „*Hypothyreoidisme benigne*" HERTOGHEs handelt.

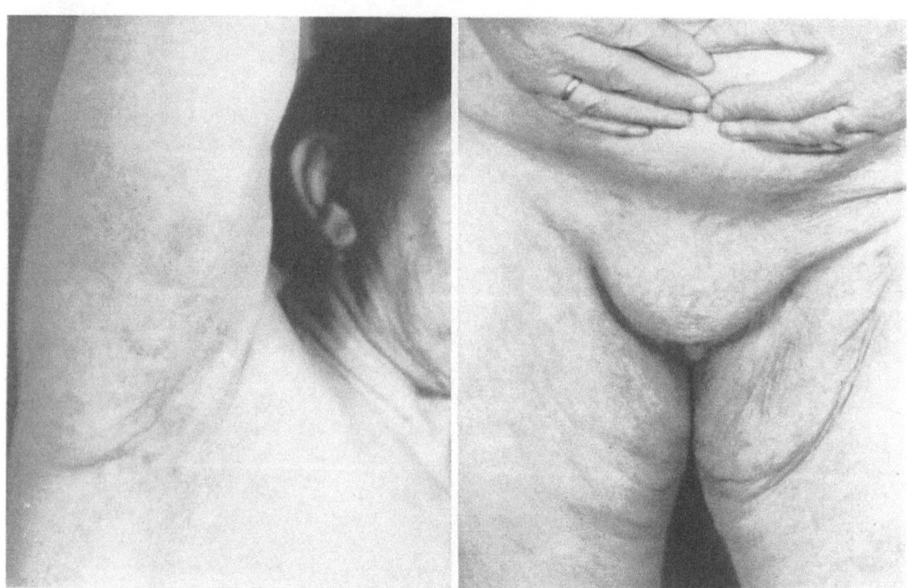

Abb. 9. Elisab. Jü. Hypotrichose bei Myxödem

4. Gust. Sto. 41 Jahre. 1944 Nephritis und Polyarthritis
1945 Weilsche Krankheit mit Nephritis
1946 Neuer Nephritis-Schub. † an Urämie.

Juli bis November 1944 klinische Behandlung wegen *akuter Polyarthritis mit Nephritis.* SR 142/148. Rest-N 50,7. Leukocytose, starke Linksverschiebung. Esbach 1,5‰. Starke Hämaturie. Fieber bis 39°. Durch Pyramidon weitgehende Besserung: Alb. ∅. Sed. o. B. SR 10/29. Rest-N 25,2.

August bis September 1945 klinische Behandlung wegen *Weilscher Krankheit.* Starke Wadenschmerzen. Hohes Fieber. Ikterus. Meningismus. Liquor 183/3 Zellen. Urin: einige Cylinder. Esbach 1—2‰, dann Alb. ∅. Starke Hämaturie. Granulierte Cylinder. Rest-N 84. RR um 135/95. Kompl. Bindgs. R. auf Weil 1 : 1600 +. Anfangs bedrohliches Krankheitsbild. Wesentliche Besserung durch Infusionen und Diätbehandlung. Verläßt gegen Rat vorzeitig die Klinik (ist minderbegabt: Nicht die geringsten geschichtlichen und geographischen Kenntnisse. Kopfrechnen schwach. Läppisches Verhalten).

September 1946. Erneute Klinik-Aufnahme wegen *chronischer Nephritis und universellen Hydrops.* Seit Entlassung nicht recht erholt. Verordnete Diät nicht eingehalten. Starke Hämaturie. Cylindrurie. Esbach 20—28‰. Rest-N 47,6. Pleuraerguß bds. Stauungslunge. Beinödeme. Oligurie. RR 190/100. Völlig uneinsichtig. Lehnt Diät ab. Wegen negativistischen Verhaltens Entlassung erforderlich.

Oktober bis November 1946. Letzte Klinik-Behandlung. Zu Hause täglich 2 Flaschen Mineralwasser getrunken. Massiver Hydrops. RR 230/130.

† im Coma uraemicum mit Lungenödem.

Sektion: Subakute Glomerulonephritis. Große bunte Niere. Urämische Gastritis. Hypertrophie und Dilatation des li. Ventrikels. Blutung in die Stammganglien.

Beurteilung. Schon vor der Weilschen Krankheit bestand eine *Nephritis*, die aber weitgehend *ausheilte*. *Durch* den *M. Weil Wiederaufflackern der Nephritis* und Entwicklung einer *tödlichen, chronischen Glomerulonephritis* mit Niereninsuffizienz. Der Prozeß wurde zweifellos durch die abwegige seelische Beschaffenheit des Patienten ungünstig beeinflußt.

Nephritis bei akuter Polyarthritis (1944)
\+ (1945) Tödliche
Morb. Weil → Urämie
\+
Minderbegabung (abnormes Verhalten)

5. Hans X. 44 Jahre. Jurist. Mit 7 Jahren akute, hochfieberhafte „*Kinderlähmung*". Hemiparese re. einschließlich Gesicht, Aphasie. Konnte nach $^3/_4$ Jahr wieder laufen. Elektrische Behandlung.

Es bestehen ferner eine (orthopädisch erfolglos behandelte) angeborene Hüftluxation re. und angeborene doppelseitige Hohlfüße (Rö.-Aufnahme LWS aus äußeren Gründen nicht möglich).

Jetzt: Gelegentlich einer Tagung bei Festessen reichlicher (ungewohnter) Alkohol-, auch Schnapsgenuß. Plötzlich setzte die Erinnerung aus; stellte sich erst am anderen Morgen im Hotelbett wieder ein. Hatte eingenäßt.

Anschließend starke anginöse Beschwerden, derentwegen stationäre Behandlung. Außer anfangs RR 175/105 und gering li.-verbreitertem Herzen internistisch o. B. Von der alten Hemiparese noch: geringe VII-Parese re., leichte (Inaktivitäts-) Atrophie re. Arm und Bein. PSR re. > li.

Beurteilung. Pathologischer Rausch mit cerebraler (epileptischer?) *Reaktion* nach ungewohntem, reichlichem Alkoholgenuß *bei vorgeschädigtem Gehirn* (Zustand nach cerebraler Kinderlähmung).

6. Hyronymus B. geb. 1905. Kam 1940 als Baupionier nach Norwegen. 1941 als einziger der ganzen Komp. Erfrierung beider Ohren, li. > re. Von jeher allgemeine Kälteempfindlichkeit, besonders an Händen und Füßen.

1954 erstmals Dysbasia intermittens bds. (nach 300 Schritten). Hätte vor Schmerz aufschreien können. Die Füße waren in wochenweisen Abständen rötlich und grauweißlich verfärbt.

1946 erster epileptischer Anfall.

4. 2. 1949 Gangrän re. Großzehe, die fortschreitet. Amputation re. Unterschenkel. Dabei 2. epileptischer Anfall.

Dezember 1949 Amputation li. Unterschenkel. Anatomischer Befund: *Endangitis obliterans* (Prof. Dr. Jeckeln, Lübeck).

Eigene Untersuchung August 1951: *Erfrierungsnarben an beiden Ohren*. A. femoralis bds. tastbar. Hände livide, auffallend kalt. A. radialis bds. o. B.

Beurteilung. Endangitis obliterans bei besonders kälteempfindlichem, vasolabilem *Mann. Angiospastisches Vorpostensymptom: Ohrerfrierungen als einziger der Exponierten.*

Auf die unerläßliche Voraussetzung einer *individuellen Disposition* für die Erfrierung wurde schon früher hingewiesen. Als Dispositionsfaktor haben sich meist vorher bestehende Durchblutungsstörungen erwiesen, die zu einem erheblichen Teil angiospastischer Natur sind, nicht selten aber auch auf einer angeborenen Arterienenge beruhen (Läwen). Starlinger u. v. Frisch halten es für möglich, daß der Angiospastiker „infolge krampfbereiter Gefäße zu wenig Wärme und Sauerstoff ans Gewebe heranbringt".

Über die angiospastische Ätiologie und Frühsymptomatik der Bürgerschen Krankheit vgl. Curtius, Klinische Konstitutionslehre 1954 S. 209—211.

7. Elisab. Scha. 67 Jahre (* 1887). 1927 Nierenexstirpation re. wegen Vereiterung. 1945 Pyelotomie li.: Entfernung eines Nierenbeckensteines.

Seit etwa 1952 „chronisches Blasenleiden" sowie öfters Nierenschmerzen li.

Januar 1954: Vor 8 Tagen im Zuge aus der Ostzone kommend erkältet: Fieber bis 40°, Frieren, Husten, Auswurf, Atemnot. Gelegentlich Erbrechen.

Hochgradig kachektisch. Schmutzig-graue Gesichtsfarbe. Urämischer Mundgeruch. Rest-N 211 mg-%. Urin fast rein eitrig. Leuko 23000. Diffuse Bronchitis. Starke Herz- und Kreislaufschwäche. Bald † im uräm. Koma.

Sektion: Starke Pyelitis li. mit Pyelonephritis. Mehrere Steine im Nierenbecken. Eitrige Bronchitis. Sept. Milz. Stauungsorgane.

Beurteilung. Durch Katarrh-Fieber bei allgemeiner Kachexie Verschlimmerung der Cystopyelitis bei Nephrolithiasis, was bei der Restniere zu Urämie führt.

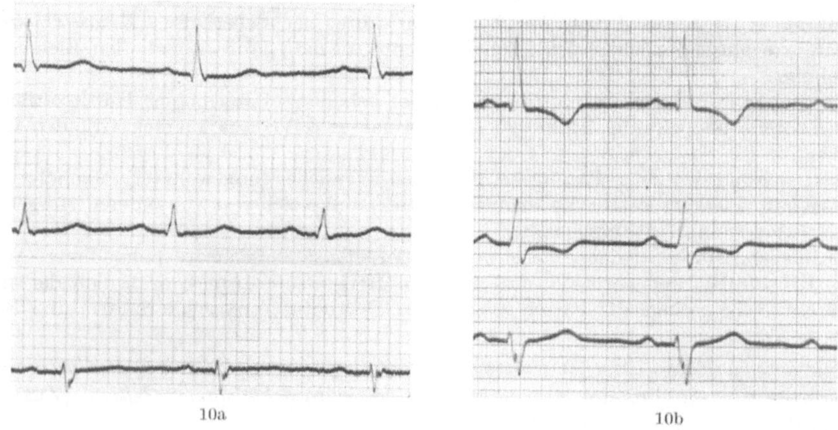

Abb. 10a. Erna Su. (45 J.). Linkstyp ohne sicheren patholog. Befund
Abb. 10b. Dieselbe (54 J.). Entwicklung von Linkstyp mit ausgesprochener Linkshypertrophieform

8. Erna Su. geb. H. geb. 1900.

Februar 1946	*Februar 1955*
Behandlung in der hiesigen Klinik. Rezidiv. Nephrolithiasis mit Pyelitis.	Neuaufnahme. Klimakt. Hypertension. Rudiment. Hemiplegie. Kein Anhalt für Endokarditis.
SR 130/145.	25/35.
	1950 Menopause (Wallungen seit 1946). Seit 1953 Hochdruck über 200 und viel Kopfschmerzen. Vor 8 Tagen Sprachstörung und schiefes Gesicht. Leichte VII-Parese re. Sprache dysarthrisch. Psych. verlangsamt.
Gew. 50 kg, Kgr. 156 cm.	79 kg.
RR zwischen 120/80 und 140/90.	Zwischen 200/110 und 260/180.
Rö. Thor: Herz nach li. verbreitert.	Deutlich nach li. verbreitertes Hypertonikerherz.
EKG Li.-Typ (Abb. 10).	Li.-Typ mit ausgeprägter Li.-Hypertrophie-Form. (Abb. 10).
	Nachtrag zur Anamnese:
	Spätmenarche (18 Jahre); Totenfinger, kalte Hände. Habit. Kopfschmerzen seit dem 30. Lebensjahr, besonders prämenstruell; häufig Tabletten.

Beurteilung. Entwicklung von klimakterischer Hypertension (bei klimakterischer Fettsucht) auf dem Boden vorbestehender konstitutioneller angiospastischer Diathese (VES; vgl. S. 69). Besonders markant die Ausbildung der Li-Hypertrophie-Form des EKG (vgl. hierzu S. 28).

9. Kurt Co. 56jährig (geb. 1896). 9. 12. 1952. Abends auf dem Weg zum Kino von Auto angefahren und gestürzt. Kopf aufgeschlagen. Geringe retrograde Amnesie.

Mit stark blutender Kopfplatzwunde Einweisung durch die Polizei. Bei Aufnahme stark benommen. Rö.: Keine Fraktur. Nach einigen Tagen Sensorium frei.

Am 20. 12. nach Abheilung von der Chirurgischen Klinik zu uns verlegt wegen leichtem Diabetes; etwa 10 g Harnzucker in 24 Std. 180 mg-% Blutzucker.

1923 „Kopfgrippe" mit Sehstörungen, Speichelfluß und Umkehr des Schlafrhythmus. Seit 1926/27 allmählich zunehmende Entwicklung des amyostatischen Syndroms.

Körpergröße 175 cm, Gewicht 116,6 kg. Starke Fettsucht. Haltung vornübergebeugt. Gang etwas kleinschrittig. Starres Salbengesicht mit Lippentremor. Pillendreherbewegungen. Muskel-Rigor.

August 1958: Zustand unverändert.

Beurteilung. Unfalldisposition bei postencephalitischem Parkinsonismus (mit leichtem Diabetes).

III. Die individuelle Reaktionsweise

Im weiteren Sinne könnte man mit diesem Namen jede Art individueller Krankheitsgestaltung bezeichnen. In diesem Abschnitt soll dagegen nur dargestellt werden, inwieweit genauer Längsschnitt-Betrachtung der Nachweis gelingt, *daß ein und derselbe Mensch in verschiedenen Lebensaltern und unter wechselnden äußeren (und z. T. auch inneren) Bedingungen mit sehr ähnlichen Erscheinungen reagiert.* In manchen der nachfolgenden Beispiele wurde die individuelle Reaktion allerdings nur einmal beobachtet, was natürlich nicht gegen die Individualität als wesentliche Ursache spricht. Am eindrucksvollsten bleiben aber naturgemäß wiederholte Reaktionen desselben Menschen. Ihre Feststellung erfordert jedoch die gründliche *Individualanalyse* im Längsschnitt, welche viel Erfahrung und Sorgfalt voraussetzt und deshalb *bei der Mehrzahl* aller Krankenbeobachtungen *vermißt* wird. Dies ist wohl auch ein wichtiger Grund für die seinerzeit von Krehl beklagte Tatsache, daß „uns für das Verständnis der individuellen Verschiedenheiten noch jede Unterlage fehlt". Ein weiterer Grund ist die noch heute in weitem Umfang herrschende Generalisierungs- und Typisierungstendenz. Darin hat sich seit 1913, als Krehl obige Worte niederschrieb, nicht allzuviel geändert, denn der oft überlaute Ruf nach Subjekt und Ganzheit schafft keine konkreten Grundlagen der Individualbiologie und Individualpathologie.

Es kann sich um die individuelle Reaktion auf exogene Einwirkungen wie Infektionen, Gifte, mechanische Faktoren oder die Ernährungsart handeln; in anderen Fällen haben wir es dagegen mit einem wesentlich endogen präformierten, gleichsam uhrwerkartig ablaufenden Vorgang zu tun, der jedoch wiederum, trotz ganz verschiedener Bedingungen, weitgehende Ähnlichkeit mit entsprechenden früheren Ereignissen bietet.

Zu den neuen Bedingungen gehört u. a. das höhere Lebensalter z. Z. der zweiten Erkrankung, was M. Bürger (zit. nach Keil 1955) zu dem Ausspruch veranlaßt: „Niemals erkrankt man zweimal in gleicher Weise." Daß diese kategorische Behauptung gerade für die von uns hier herausgestellte individuelle Reaktionsweise *nicht* zutrifft, beweisen die Beispiele.

Ich beginne mit einigen Fällen *exogener Krankheitsschädigungen.* Bei *Infektionen* kann sich die individuelle Reaktionsweise zunächst derart äußern, daß bei einem oder auch mehreren *Rezidiven* ein und derselben Krankheit gleiche Symptome oder Syndrome wiederkehren, bzw. daß der jeweilige Ablauf im ganzen eine überraschende, „photographische" Ähnlichkeit der einzelnen Etappen erkennen läßt.

Typhusrezidive bieten häufig ein Abbild der Ersterkrankung (SCHOTTMÜLLER, STAEHELIN, v. DOMARUS, CURTIUS u. KÄRST u. a.). Dies zeigt sich besonders hinsichtlich Senkungsreaktion, Leukocytose und Verhalten der Eosinophilen. Eine Kranke ACHARDs bot bei Typhus einen extrem seltenen Herpes genitalis, der beim Rezidiv ebenfalls wiederkehrte. EBERS beobachtete bei einem Tuberkulösen im Verlaufe von 3 Jahren 4 jeweils unter dem gleichen klinischen Bilde und dem gleichen Röntgenbefund verlaufende perifokale Entzündungen, die sich stets um den gleichen — vermutlich primären — Herd abspielten. Ein Patient BETTMANNs zeigte bei mehreren Influenza-Anfällen regelmäßig eine ausgedehnte Herpes-Eruption der Glutäalgegend.

Über die individuelle Reaktionsweise bei wiederholten *infektiösen Neuerkrankungen* liegen manche Beobachtungen vor. Ich nenne zunächst die individuelle Neigung zu wiederholten symptomatischen Psychosen desselben Kranken bei verschiedenen Infektionen wie Grippe, Pneumonie, Typhus, von der früher die Rede war (S. 43). Daß die individuelle Disposition zum Delir weitgehend erbbedingt ist, beweist u. a. BRUGGERs Feststellung: Unter den Geschwistern von Alkoholdeliranten fanden sich 7 mal so oft Delirien wie unter den Geschwistern der chronischen Alkoholiker ohne Delir. Ähnlich liegen die Verhältnisse bei der Alkoholhalluzinose (WOLFENBERGER). Wiederum ein Beispiel für die Möglichkeit, auf statistischem Wege individualpathologische Fragen zu beantworten.

EICHHORSTs Beobachtung betrifft ein 26 jähriges Dienstmädchen, das 3 mal — die beiden letzten Male in seiner Klinik — an Typhus erkrankte: beide Male bestand Herpes labialis (den wir nur in 3,1% unserer 226 Fälle beobachteten). Ferner fielen beide Male ungewöhnlich große Roseolen, ein ungeklärter — jeweils am gleichen Krankheitstage auftretender — Schüttelfrost, durchaus gleiche Fieberkurven auf. Wie weitgehend erbbedingt und unabhängig vom schulgemäß ihr zukommendem „krankheitsspezifischen" Typ die Fieberreaktion sein kann, zeigt auch eine Beobachtung M. MATTHES': 3 Geschwister zeigten „fast absolut korrespondierende, remittierende Temperaturkurven", obwohl das eine an Miliar-Tbc. starb, das zweite eine unkomplizierte Hilus-Tbc. und das dritte eine beiderseitige, disseminierte Peribronchitis hatte. Auch die klinischen Krankheitsbilder waren sehr ähnlich.

Bei systematischen Studien über die Konstitution bei Typhuskranken beobachteten KÄRST und ich u. a. Thrombophlebitis, heftiges Nasenbluten, Cholecystitis, Pyelitis bei Patienten, die bereits bei früheren Infektionskrankheiten bzw. während einer Schwangerschaft gleichsinnige Komplikationen durchgemacht hatten. GUBLER beobachtete eine (neuritische?) Beinlähmung bei einem Typhuskranken, die später wieder im Verlauf einer Variolosis auftrat; ferner typhöse Gaumensegellähmung, die 4 Jahre später bei einer (wohl diphtherischen) Angina rezidivierte. Ein ähnlicher Fall CONORs ist diagnostisch fragwürdig.

CH. BÄUMLER berichtete, daß sich bei ihm während leichteren Fiebers infolge von Schnupfen, Angina usw. und dann noch später während eines Fleckfiebers polyneuritische Erscheinungen einstellten. Die individuelle Wiederkehr einer Polyneuritis, die bis zu 6 mal beobachtet wurde (HÖSTERMANN), einer Neuritis bei 2 Diphtherie-Erkrankungen desselben Patienten (OPPENHEIM), das Auftreten erblicher Druckneuritis des Radialis (K. MENDEL), die Entstehung einer Polyneuritis postdiphtherica bei 4 Geschwistern (KEYSER) sind weitere Belege für eine erbbedingte Individualreaktion der peripheren Nerven. Als Ausdruck individueller Krankheitsgestaltung ist H. J. HUBERs (1943) Beobachtung sehr eindrucksvoll: bei 2 Geschwistern mit Diphtherie und Scharlach (typisches Exanthem) entwickelt sich innerhalb weniger Stunden ein grobfleckiges, blaurotes toxisches Exanthem mit Hyperpyrexie, Bewußtlosigkeit und Erbrechen; beide Kinder starben am gleichen Tage.

ROGER u. BALOZET berichten von einem Mann, bei dem sich mit gleicher Regelmäßigkeit im Zustand akuter Alkoholvergiftung eine isolierte Unsicherheit der rechten Hand und während 3 maliger Erkrankung an Sumpffieber Sensibilitätsstörungen und Parese im rechten Arm bemerkbar machten.

Die individuelle Reaktionsweise kommt sowohl bei banalen Alltagserkrankungen wie bei Raritäten vor. Es ist zweifellos richtig, wenn STEPP (1949) sagt, daß bei manchen die gleiche Schädlichkeit immer wieder mit einer Angina, bei anderen dagegen mit Schnupfen und wieder bei einer dritten Gruppe mit Bronchitis beantwortet wird. Es ist weiterhin sehr bemerkenswert, daß SCHOCH von der gleichartigen, lupoiden Lues im Gesicht bei Mutter und Sohn berichtet.

Die Haut ist auch sonst ein ausgezeichneter Indicator der individuellen Reaktionsweise, was z. B. in dem Prinzip des sog. isomorphen Reizeffektes (KÖBNER) zum Ausdruck kommt, wie ich selbst beobachten konnte.

Als Beispiele individueller Reizbeantwortung im Verlauf *chemischer Einwirkungen* nenne ich folgendes: Die Empfindlichkeit gegenüber Atropin ist außerordentlich verschieden und kann sich bei manchen Menschen schon bei minimalen Dosen bemerkbar machen und zu Vergiftungen führen (BINZ, BERNATZIK u. VOGEL, ROBINSON, KLEMPERER u. ROST u. a.).

Nicht selten kann die Berücksichtigung früherer Reaktionen auf differente *Heilmittel* von vitaler Bedeutung sein, z. B. bei einem Kranken BENNHOLDs, der infolge Pyramidonagranulocytose verstarb. Die rückschauende Analyse alter Krankenblätter ergab durchaus gleichsinnige Reaktionen des Granulocytensystems, die aber nur als hämatologischer „Nebenbefund" ohne klinische Ausfallserscheinungen verlaufen waren.

Nach STIER reagiert „jede einzelne Persönlichkeit im allgemeinen in einer konstanten, also immer wieder gleichen Form auf den Genuß alkoholischer Getränke, d. h. der eine wird schon nach mäßigem Genuß vor allem müde und schläfrig, der andere sexuell erregt oder lustig und zu Unternehmungen aufgelegt, wieder ein anderer neigt dann zu depressiver Verstimmung, eine kleine Gruppe von Menschen wird rasch unsicher im Erfassen optischer Eindrücke und unexakt in den Bewegungen, eine leider recht große Gruppe schließlich wird schon bald laut, reizbar, zornmütig und gerät dann unvermeidlich in Konflikte mit anderen". A. GUTTMANN beobachtete mehrfach während des experimentellen Meskalinrausches die gleichen Halluzinationen wie gelegentlich kindlicher Fieberträume bzw. späterer hypnagoger Zustände.

JOEL und FRÄNKEL halten gewisse Prädispositionen für die Voraussetzung zur Entstehung von Rauschgiftsucht; vor allem „ein eigenartiges Abgestimmtsein ... auf die dem Gift entsprechende Wirkung". Solche Menschen verspüren schon nach der ersten aus irgendwelchen banalen Gründen verabfolgten Morphiumspritze ein ungeheures Glücks- und Wohlgefühl, das über die beabsichtigte analgetische Wirkung weit hinausgeht und zur Sucht führt. In gleicher Richtung liegen die eingehenden genealogischen Befunde POHLISCHs, der zeigen konnte, daß bestimmte, weiche Psychopathen die prämorbide Qualifikation zur Rauschgiftsucht in sich tragen.

Bei einem Schulzahnarzt und seiner leiblichen Schwester und Assistentin bestanden ähnliche Symptome chronischer Quecksilber-Vergiftung im Vergleich mit 59 Berufskollegen (FLEISCHMANN). Auch KULKOW berichtet anhand ausgedehnter genealogischer Erhebungen über erbliche Hg-Überempfindlichkeit.

Aus all diesen und zahllosen anderen Beobachtungen ergibt sich die Richtigkeit von LEWINs Angabe, daß jeder Mensch seine „eigene toxische Gleichung" habe. Dem entspricht ZANGGERs Feststellung, daß das Symptombild nach Zufuhr gleicher Mengen desselben Giftes bei verschiedenen Menschen äußerst variabel sei.

Bekanntlich spielen — wohl nicht allein auf allergischer Grundlage — individuelle Reaktionsweisen auch bei der *Alltagsernährung* eine Rolle: Milch kann beispielsweise bei dem einen Durchfall, beim anderen Verstopfung hervorrufen (STRASBURGER).

Steht bei den vorgenannten Beobachtungen die individuelle Reaktionsweise auf eine bestimmte *exogene* Einwirkung (Infektion, Gift, Ernährung) im Vordergrunde, so gehen wir jetzt zu vorwiegend *endogenen Reaktionsabläufen* über, die aber wiederum eine bestimmte individuumspezifische Form bieten.

Wie J. BAUER mit Recht hervorhebt, stellt die *Schwangerschaft* einen besonders feinen Test der biologischen Persönlichkeit dar. Wir finden Berichte über den in verschiedenen Graviditäten rezidivierenden „idiopathischen Schwangerschafts-Ikterus" (EPPINGER, RISSMANN u. a., vgl. auch die untenstehende Eigenbeobachtung S. 109), die bis zu 13malige Wiederholung einer Schwangerschaftsniere (LICHTWITZ 1921) bzw. sog. „Schwangerschaftsnephrose", die bei LUMPEs Patientin 9mal in 13 Schwangerschaften, bei GROSSMANNs Patientin 8mal in 12 Schwangerschaften rezidivierte, das Auftreten einer thrombopenischen Purpura (MEULENGRACHT) bzw. einer Hämoglobinurie mit Ikterus, deren wiederholtes Rezidivieren BRAUER (1902) und andere von ihm zitierte Autoren beobachteten, bzw. hämolytischer Anämie (SCHOEN u. TISCHENDORF) und auch megaloblastischer Anämien in mehreren Schwangerschaften (HENNING, ROTER, SCHULTE u. a. zit. nach GROSS und LUDWIG), ferner rinden- bzw. allgemeinepileptischer Anfälle in mehreren Schwangerschaften (CURSCHMANN 1922). Ich nenne ferner den auf S. 48 zit. Diabetes insipidus-Fall von ANSELMINO u. HOFFMANN 1930 sowie Diabetes mellitus in der Schwangerschaft einer Frau mit relativer Unterfunktion des Inselorgans (UMBER u. ROSENBERG 1928). Nach GERSTMANNs und KLAFTENs Beobachtung, die wir bestätigen können, neigt der Diabetes in späteren Schwangerschaften zu erneuter Verschlimmerung.

MARX entnimmt seiner Literaturübersicht, daß die Schwangerschafts- bzw. Wochenbetttetanie (letztere überwiegend bei Stillenden) bei jeder neuen Schwangerschaft mit Vorliebe wiederkehrt. Auch UMBER und ROSENBERG berichten von leichten Tetanien in der Schwangerschaft sowie entsprechenden Hundeversuchen: nach teilweiser Epithelkörperchenresektion kommt es in der Schwangerschaft zu schweren tetanischen Anfällen. Bei manchen Frauen entwickelt sich im Verlauf mehrerer Schwangerschaften wiederholt ein reversibles Akromegaloid (H. MARX). Bei einer Kranken BROSERs stellte sich in 3 Schwangerschaften eine quälende, mit Ödemen einhergehende Brachialgia paraesthetica ein. L. SEITZ (1931) berichtet von „idiopathischen Schwangerschaftsdiarrhoen", die manchmal bei neuer Schwangerschaft rezidivieren, von hochgradiger Hyperemesis vom Beginn bis zum Ende der Schwangerschaft in 3 aufeinanderfolgenden Graviditäten, von rezidivierender Schwangerschaftstachykardie.

ZIEMANs Patientin erlitt in 14 Schwangerschaften jeweils im 5.—6. Monat eine Impetigo herpetiformis, die das letzte Mal den Tod herbeiführte. WENCKEBACH beobachtete eine stets nur in graviditate auftretende paroxysmale Tachykardie. Abgesehen von manchen Psychosen können auch Polyneuritis (WEXBERG, UNGLEY), quälende Akroparaesthesien (BROSER) und Myelitiden (MOSER) in wiederholten Schwangerschaften rezidivieren. KEHRERs Patientin litt als Kind und im Wochenbett an Tic. Allergosen können sich während der Schwangerschaft bessern oder verschlechtern. Stets bleibt diese Tendenz jedoch bei derselben Frau während verschiedener Schwangerschaften dieselbe (K. JENSEN 1935).

Über individuelle Gestaltung der *Menstruation* liegen noch mehr Beobachtungen vor. Wir nennen nur wenige, wie rezidivierendes menstruelles Erysipel (mehrere Fälle bei HÖRING 1927), bzw. einen völlig gleichartig angeordneten Herpes menstrualis bei 21jährigen EZ-Schwestern, der nach Angabe der Mädchen auch sonst regelmäßig in gleicher Form auftrat (CURTIUS u. KORKHAUS). Die Beobachtung illustriert gleichzeitig — wie manche andere dieses Kapitels — die erbliche Gewebsdisposition. MÖLLER schildert wiederholte menstruelle Peritonitis, die schließlich zum Tode führte. Interessant ist die Beobachtung SCHÜLEs: während einer menstruellen Depression stellte sich jeweils Purpura haemorrhagica ein. Eine Patientin von JAGIČ u. NAGL produzierte jahrelang einen menstruellen kompletten Herzblock, was die Autoren mit der auch sonst häufig beobachteten Schwangerschaftsvagotonie erklären möchten, die beispielsweise in Fällen HABBEs regelmäßig z. Z. der Corpus luteum-Phase Asthma und Ulcusbeschwerden sowie Obstipation verursachte, was durch Progynon beseitigt werden konnte.

Für die vielartigen erbkonstitutionellen Besonderheiten der weiblichen Involution diene nur folgendes Beispiel: 3 von STOECKEL behandelte Schwestern wurden nach dem ersten Partus klimakterisch.

Einen hohen Grad von — meist erbbedingter — Eigengesetzlichkeit zeigen viele *Migräne-Anfälle*, wie früher mit Beispielen belegt wurde (S. 82).

Ähnlich wie bei den geschilderten Sondertypen der Migräne sind auch entsprechende Erscheinungen im *Insulin-Schock* auf individuelle Eigentümlichkeiten des Gefäßsystems zurückgeführt worden; ein 34jähriger Mann mit gesundem Kreislauf hatte 3mal im Insulin-Schock eine transitorische Hemiplegie (1mal rechts, 2mal links) von 3—7 Std. Dauer (RAVID).

Wenn auch die gesteigerte Krampfbereitschaft an das Säuglings- und Kindesalter gebunden ist, so muß dennoch ein individueller Faktor angenommen werden, wo Säuglinge und Kleinkinder auf mehrere Infektionskrankheiten mit Krämpfen reagieren (POHLISCH 1940). Daß bei den rezidivierenden Fieber- und Infektionskrämpfen der Kinder auch ein Erbfaktor beteiligt ist, zeigen die Befunde von HERLITZ, der bei 10% der Eltern und 5,6% der Geschwister von 400 Probanden, und von ZELLWEGER, der familiäres Vorkommen in 20% ermittelte. In 40% dieser Familien waren außerdem noch Psychopathie und Neurosen nachweisbar.

Bezüglich der cerebrospinalen infektiösen Entmarkungskrankheiten legt VAN BOGAERT (1956) größten Wert auf „die Reaktionslage des Wirtes... Von nun an können identische Krankheitsbilder das Ergebnis nicht allein identischer Ursachen, sondern auch einer «analogen Reaktionsweise» ... bei verschiedenen Ursachen sein. Weckt nicht die Reaktivierung einer neurologischen Störung gleicher Art beim gleichen Individuum zu verschiedenen Zeiträumen ... unter dem Einfluß von verschiedenen Krankheiten ... einen Vergleich mit den sich fortentwickelnden Schüben der MS ...?"

Nicht nur der Ablauf, sondern schon die *Auslösung* von Anfällen kann individuumspezifisch sein: so schreibt W. SCHULTE hinsichtlich der epilepsieähnlichen vasomotorischen „synkopalen Anfälle": „In der Regel hat jeder Anfallskranke ... einen für ihn spezifischen krampfauslösenden oder begünstigenden Faktor bzw. eine Kombination von bestimmten Faktoren. Ein Wechsel der auslösenden Faktoren ist ganz ungewöhnlich." Ähnlich beobachtete ich einen 70jährigen Asthmatiker, der sowohl 1950 in unserer Klinik wie in einem anderen Krankenhause 1933 bestimmt erklärte, die Anfälle würden jeweils durch heftig quälende Flatulenz ausgelöst.

Wurde somit an verschiedenen Beispielen die Manifestation individueller Reaktionsweisen als eine typische Grundbeobachtung gezeigt, so sollen noch einige allgemeine Feststellungen folgen, um eine breitere Grundlage für das Verständnis dieser Erscheinungen zu gewinnen.

Die Form der individuellen Reaktionsweise besitzt bei aller überraschenden Beharrlichkeit doch wie alles Biologische eine erhebliche *Variationsbreite.* So können sich bei demselben Menschen Ulcusbeschwerden, Obstipation bzw. Migräne-Anfälle ablösen (CURTIUS u. ROHRMOSER, BARY, vgl. auch die Fälle Adolf Eh. und Fritz Mo. S. 161) — bzw. kombiniert auftreten —, oder aber Anfälle supraventrikulärer Tachykardie und Ulcusbeschwerden (KORTH). Es dürfte kein Zweifel bestehen, daß in diesen Fällen eine (erb-)konstitutionelle Regulationsstörung des vegetativen Nervensystems vorwiegend parasympathicotoner Prägung besteht. Es ist deshalb durchaus berechtigt, wenn man in diesem Zusammenhang beispielsweise von Äquivalenten der Migräne gesprochen hat (ganz entsprechend wie Heuschnupfen, Asthma, Ekzem usw. äquivalente Manifestationen ein und derselben allergischen Diathese sind).

Handelte es sich bei den Auslösungsfaktoren der Individualreaktionen meist um ein und denselben immer wieder wirkenden Faktor (Schwangerschaft, Infektionen — wenn auch zuweilen solche verschiedener Art —, Gifte), so lernten wir doch schon den Tatbestand kennen, daß z. B. beim gleichen Menschen erst eine Schwangerschaft, später eine Infektion die latente Veranlagung zur Manifestation bringt. Mit anderen Worten, die früher eingehend besprochene *Variokausalität* tritt selbstverständlich auch auf dem Gebiet der individuellen Reaktionsweisen in Erscheinung. Dafür noch 2 Belege: HEILMEYER berichtet von einem Manne mit schwerster, akuter febriler hämolytischer Anämie vom Typus *Lederer*, die erstmals durch eine schwere Erregung, mehrere Jahre später dagegen durch einen grippalen Infekt ausgelöst wurde. A. BOSTROEM wies darauf hin, daß das Gehirn eines Schizoiden auf jede Schädlichkeit (Alkoholismus, Lues cerebri usw.) mit einem schizophrenen Zustandsbild zu reagieren pflege.

Die Variokausalität ist sicherlich auch beteiligt an der Entstehung eines weiteren Phänomens: wenn uns in den obigen Beispielen auch Fälle ganz erstaunlicher Beharrlichkeit der individuellen Reaktionsweise entgegentraten, so gibt es andererseits doch Kranke, die ein solches Verhalten vermissen lassen. Sehr lehrreich ist eine Beobachtung v. WILLEBRANDTs u. JÜRGENS': bei einem 13jährigen Mädchen mit erblicher Thrombopathie, die sich hämatologisch objektivieren ließ, fielen die Menstrualblutungen bald normal, bald in lebensgefährlicher Stärke aus. Die Autoren weisen auf diesen schnellen und kaum erklärbaren Wechsel der individuellen Reaktionsweise besonders hin.

Halten wir uns freilich die zahllosen inneren und äußeren Bedingungen beim Zustandekommen biologischer Reaktionen sowie ihre starke Variabilität vor Augen, so muß man sich eigentlich mehr über die Konstanz als über den Wechsel der individuellen Reaktionsweise verwundern.

Selbstverständlich entsteht die Frage, auf welchen *physiologischen Voraussetzungen* das Phänomen der individuellen Reaktionsweise beruht. Bei ihrer Beantwortung kann es sich bis auf weiteres nur um tastende Versuche handeln. Immerhin wissen wir aus den Ergebnissen der Zwillingsphysiologie — ich verweise besonders auf die Untersuchungen M. WERNERs —, bis zu welch hohem Ausmaß Einzelheiten des Stoffwechsels, Blutchemismus, Wasserhaushaltes usw. von der erblichen Individualkonstitution gelenkt werden.

Ergänzend soll noch folgendes genannt werden: Nach WITTKOWERs bekannten, interessanten Untersuchungen über psychosomatische Erscheinungen ist die (affektiv beeinflußbare) Speichelsekretion „persönlich typisch festgelegt". Das gleiche gilt für die Magensekretion: „Gleiche Affekte bei der gleichen Vp. verursachen gleichartige Veränderungen. Gleiche Affekte bei verschiedenen Versuchspersonen rufen verschiedenartige Veränderungen hervor." F. MOHR betont die therapeutische Bedeutung der großen individuellen Differenzen in der Gewöhnungsfähigkeit an die Auslösung bedingter Reflexe.

Bei vielen Individualreaktionen spielt zweifellos die *persönliche Erbkonstitution des vegetativen Nervensystems* eine maßgebende Rolle. Sie bedingt z. B. die verschiedene Ansprechbarkeit und Reaktionsweise auf Ganglienblockade zur Hypertonie-Behandlung. Versuche an Normalpersonen ergaben, daß jede Versuchsperson ein anderes Bild zeigt, das sich jedoch beim Einzelindividuum „regelmäßig wieder produzieren ließ" (Europ. Kardiologen-Kongreß 1956). Dem entsprechen auch die von H. JUNGMANN (1953) erhobenen Befunde bei dem Versuch, im Sinne von WEZLER, THAUER, GREVEN, WILDER die „individuelle Reaktionsweise" kreislaufanalytisch zu erfassen: nur bei 10 von 97 Personen ergaben die Messungen an 2 verschiedenen Tagen Unterschiede um 20% und mehr, so daß noch eine dritte und vierte Registrierung notwendig wurde.

Die individuelle Reaktionsweise des sensiblen Nervensystems schwankt zwischen „Hyperpathie" (OTFR. FOERSTER) und „Hyposensibilität" (BREYER). Auch die Anordnung sensibler Leitungsbahnen in den Vorderwurzeln des Menschen „schwankt individuell außerordentlich", wie OTFR. FOERSTER auf Grund der Befunde bei Hinterwurzelausschaltung feststellen konnte. Gleichzeitig erinnert FOERSTER an die großen individuellen Verschiedenheiten bei Totaldurchtrennung eines peripheren Nerven, sowie an „die geradezu frappierenden individuellen Verschiedenheiten des ... Sensibilitätsausfalles bei Zerstörung der corticalen sensiblen Hauptfelder". Nach O. FOERSTER (zit. nach WARTENBERG 1936) ist die Strangulation eines Nerven bei dem einen stark schmerzhaft, bei dem anderen völlig schmerzlos. Ferner seien gleich lokalisierte Kriegsverletzungen peripherer Nerven einmal mit „enormen Reizerscheinungen" verbunden, das andere Mal ohne jegliche subjektive Folgen. Die Reflexzeiten sind „bei ein und derselben Person sehr konstant", bei verschiedenen Personen bestehen jedoch Unterschiede, die u. a. von der Körperlänge abhängig sind (H. ALTENBURGER). Verschiedene Personen reagieren durchaus verschieden auf die unipolar beladene Luft, „von nahezu 0 bis zu einem Maximum" (DESSAUER).

Diese beliebig zu vermehrenden Beispiele zeigen mit aller Deutlichkeit, daß auf den verschiedensten Gebieten eine *überraschend hohe Variabilität der Funktionen und Regulationen* besteht, die wiederum in auffallendem Gegensatz steht zu den „Normal"-Zahlen unserer Lehrbücher und Hörsäle. Diese variablen Funktionselemente liefern gewissermaßen die Bausteine, aus denen sich das komplizierte Gebäude der mannigfaltigen Reaktionsweisen eines Organismus zusammensetzt.

Alle diese Beobachtungen über die individuelle Form physiologischer Reizbeantwortung sowie sonstige individuelle (wohl meist erbliche) Reaktionsweisen bei exogenen und endogenen Ereignissen haben naturgemäß hohe Bedeutung für das Verständnis *individuumspezifischer Krankheitsabläufe*.

So zu verstehen sind einmal besondere, seltene oder atypische Bilder, wie foudroyanter Ablauf der Paralyse bei 2 Vettern (FLESCH), die gleichen cerebralen Komplikationen im Verlauf verschiedenartiger Exantheme bei Vater und Sohn (LE GARREC), das Auftreten des gleichen neurologischen Syndroms infolge verschiedener Exantheme im Verlauf des Lebens (LUCAS), das Auftreten neurologischer Komplikationen auf therapeutische Serumanwendung bei 8 Verwandten eines Jungen, der auf dieselbe Therapie mit schwerer, generalisierter, schlaffer Tetraplegie mit Pyramidensymptomen, Atemstörungen und Fieber reagierte (Bourgignon). Ferner nenne ich toxisch-septischen Scharlach bei 2 von 3 Geschwistern (S. Meyer und E. Burghard), oder das — sonst sehr seltene — familiäre Auftreten von Erythromelalgie bei Botriocephalus-Erkrankung (Cederberg) bzw. die Entstehung einer schweren fortschreitenden Polyarthritis bei Mutter und Tochter jeweils nach der sechsten Entbindung (Kroner).

Aber auch manche Syndrome und Verlaufsformen sind auf die (oft erbbedingte) individuelle Reaktionsweise zurückzuführen, die sich durchaus im Rahmen des Schulgemäßen bewegen: ich nenne etwa profuse Ulcus-Blutungen bei 2 Brüdern und 2 ihrer Muttersbrüder, von denen einer daran starb (J. Bauer), oder besonders starke Ödeme bei Schwangerschaftsniere, aber auch im Verlauf von Infektionskrankheiten in Familien mit sog. Elephantiasis hereditaria (Lannois, Lyon). Dieselbe wird von Lyon mit Schades konstitutioneller Ödembereitschaft des Bindegewebes in Zusammenhang gebracht. Die Rolle der Konstitution bei der Ödem-Entstehung wird besonders deutlich bei dem vasomotorischen Ödem im Rahmen des vegetativ-endokrinen Syndroms der Frau (Curtius und Krüger).

Die sorgfältigste Beachtung der individuellen Reaktionsweise hat nicht nur große theoretische Bedeutung für die Analyse von Krankheitsentstehung und Gestaltung, sondern darüber hinaus eine weit *entscheidendere Stellung in der praktischen Medizin.* Wir sahen schon an dem oben genannten Falle Bennholds, daß die Berücksichtigung dieses Moments zuweilen über Leben oder Tod entscheidet. Es steht außer jedem Zweifel, daß W. Heubner (1938) recht hat, wenn er annimmt, daß es sich bei den Literaturberichten über „Versagen" oder „Zwischenfälle" bei der Injektion von Narkotica fast stets um „unzureichende Einschätzung der Variabilität" handelt, der Heubner, wie anderwärts berichtet, so hohe Bedeutung beimißt.

Vom Standpunkt der Individualtherapie ist es auch problematisch, wenn bei einem jungen Mann mit erblicher Migräne vom hemiplegischen Typ, der auf die erste Arteriographie mit einer Hemiplegie reagiert hatte, der Eingriff wiederholt wird, und zwar wiederum mit dem gleichen (allerdings reversiblen) Erfolg. Die Autoren denken an Hirnödem bzw. arterielle Thrombose als Substrat der Störung (Blau u. Whitty 1955).

Kasuistische Beispiele (Individuelle Reaktionsweise)

			Seite
1.	Gust. B.	*Konstitutionelle Hypothermie*	106
2.	Gertr. E.	*Habituelles Erbrechen* bei Digitalis-Überempfindlichkeit	106
3.	Bernh. Bi.	Psychopathie mit *reakt. hypermotor. Entladungen* bei Lebenskrisen	106
4.	Mu. La.	*Chron. (spezif.?) Lymphadenitis.* Wiederaufflackern < Weish.-Zahndurchbruch / Wolhyn. Fieber	106
5.	Günther Ti.	*Habit. Nackenneuralgien* bei verschied. Gelegenheiten	107
6.	Henni Pe.	*Menstruelle Otitis-Sekretion*	107
7.	Minna We.	*Angina u. Eryth.nodos.* (3×). Auch bei EZ-Schwester	107
8.	Bernh. E.	Habit. Komb. v. *Angina u. Stomatitis*	107
9.	Eleonore Wo. Alfr. Wo.	Mutter Sohn } *atyp. Migräne-Anfälle* mit ak. Hirndruck und Hypertension	107
10.	Hans Be.	*Keratit. herpet.* bei Pneumonie. — Früher am gleichen Auge Keratitis	108
11.	Annem. Be.	Doppels. *schwere erbl. Nephrolith.* Aufflackern z. Z. der Schwangerschaften	108
12.	Fritz Ha.	*Rezidivierendes Delir* < Pneumonie / Hepatitis	109
13.	Erika Lü.	*Rezid. idiop. Schwangersch.-Ikterus u. Diabetes*	109
14.	Vilma Mo.	Hochgrad. lebensbedrohende *Resistenzlosigkeit bei abnormer Persönlichkeit*	109
15.	Dora Kn.	*Hyposensibilität* bei schwerster Diphtherie	110

			Seite
16.	Edith Be.	*Habituelle Hyperpathie* (z. T. erbbedingt?) mit cerebralen Ausnahmezuständen bei depressiver Konstitution	110
17.	Bernh. Gi.	Eigenartige, *individuumspezifische Reaktionsweise* auf hohes Fieber	111
18.	Annem. Sch.	*Wiederholt die gleiche psychogene Reaktion* („Pseudoptosis hysterica") bei nervöser Disposition u. seelischen Konflikten, ausgelöst durch akuten Infekt	111
19.	Ewald Li.	*Schweres cerebrales Bild bei Pneumonie.* Persönl. u. familiäre Disposition	112
20.	Alb. Gr.	Auf unspezif. Reiz (Typhus-Schutzimpfungen) regelmäßig *Gelenkreaktionen bei rheumatisch-allergischer Veranlagung*[1]	113
21.	Elisab. St.	*Individ. Resistenzschwäche* bei Infektion (erbl. Fettsucht)	113
22.	Rita We.	Auffallend starke *infektiöse Lymphopenie*	113
23.	Erich Ball.	Wiederholt schlecht sich lösende Pneumonie re. O.L.	115

Bei den ersten 5 Beobachtungen machte sich die individuelle Reaktionsweise *im Aufbau einer akuten Erkrankung* bemerkbar, ohne jedoch, im Gegensatz zu später folgenden Fällen, das Krankheitsbild entscheidend zu beeinflussen.

1. Gustav B. 60 Jahre. 4 Wochen in der Klinik wegen schwerer, doppelseitiger Grippe-Pneumonie, die nur den li. Oberlappen freiließ. Bei Einweisung schwerkranker Eindruck, cyanotisch. SR 68/118. Leuko 25000. Starke Linksverschiebung. Unter Eleudron (1948) nur sehr allmähliche Lösung. Sputum stets Tbc.-negativ.

Temperatur anfangs 38,6° rectal. Vom 2. Tage an stets normal bis gering subfebril. Gibt spontan an, bei früheren infektiösen Erkrankungen stets normale bzw. sogar subnormale Temperaturen gehabt zu haben (Anginen, Kieferhöhlenempyem mit Operation, Gallenblasenentzündung). Dieser *konstitutionellen Hypothermie* entspricht die *konstitutionelle Hyperthermie*, deren besonders charakteristischen Typ im Rahmen des vegetativ-endokrinen Syndroms der Frau R. Haag an unserer Klinik geschildert hat[2].

2. Gertr. E. 55 Jahre. DRK-Schwester. Erhielt wegen leichter Herzinsuffizienz vom Außenarzt 2 Tage je 20 Tr. Cedilanid. Darauf starkes anhaltendes Erbrechen, Bradykardie (56), zeitweise Bigeminus. EKG: Sinusarrhythmie, leichter Myokardschaden. Trotz Atropin und Nautisan-Suppositorien Erbrechen unverändert; verschwindet erst auf Mo.-Atropin. Sonst intern o. B., abgesehen von negativer Cholecystographie.

Vor 2 Jahren schon einmal 3tägiges heftiges Erbrechen bei Gallenblasen-Attacke infolge reichlicher fetter Mahlzeit.

Beurteilung. Habituelles Erbrechen bei Digitalis-Überempfindlichkeit.

3. Bernh. Bi. 60 Jahre. Justizangestellter, früher Kaffeehausmusiker. Klinische Behandlung wegen Ischialgie. Bei der Aufnahme stark psychogen gesteigerte PSR mit Seitenwechsel bei verschiedenen Untersuchungen. Auf Zuspruch merklicher Rückgang. Gelegentlich einer vor 19 Jahren (!) erfolgten Behandlung in Nervenheilanstalt wegen „Nervenzusammenbruch" (klinische Diagnose: „Neuropathie") „fallen die psychogen stark übertriebenen PSR auf" (Krankenblatt).

1918, 1942 nach Ausbombung und 1945 nach Pensionierung reagiert P. jeweils mit länger anhaltendem Facialis-Tic. Seit 1945 auch Stottern.

Beurteilung. Psychopath („Neuropath") mit reaktiven hypermotorischen Entladungen bei Lebenskrisen.

4. Mu. La. 20 Jahre. Soldat. 12jährig Nackendrüsen-Schwellung. Deshalb keine Impfung. 17jährig Rezidiv.

[1] Auch viele andere allergische Reaktionen gehören in das Kapitel der „individuellen Reaktionsweise", beispielsweise unsere Fälle Magdal. Pe. (S. 146) und Rose Vo. (S. 368). Die allergische Diathese ist jedoch derart viel untersucht und dargestellt worden, daß sich weitere Beispiele erübrigen.

[2] Die außerordentliche individuelle Variabilität der Temperatur-Regulation bedingt es, daß eine vorausschauende Beurteilung der nach Eingriffen (z. B. Hirnoperationen) u. U. zu erwartenden zentralen Hyperthermie kaum möglich ist. Nach Kutner wird hierdurch die pathophysiologische Analyse der zentralen Hyperthermie außerordentlich erschwert.

18jährig dgl. nach Weisheitszahndurchbruch (mit starker Gingivitis und 3tägigem Fieber um 40°).

Befund danach: am li. Kieferwinkel derbe, kirschgroße Drüse. Etwas große, zerklüftete Tonsillen. Früher oft Anginen. Internistisch sonst ganz o. B. K. v.

20jährig bei wolhynischem Fieber im Felde erneute Zunahme der Drüsenschwellung.

Beurteilung. Chronische (spezifische ?) Lymphadenitis, welche auf verschiedenartige Schäden unspezifischer Art (Weisheitszahndurchbruch, wolhynisches Fieber) jeweils anspringt.

5. Günther Ti. 21 Jahre. 6 Wochen in unserer Behandlung wegen Pleuritis exsudativa. Klagt heftige, neuralgische Schmerzen im Hinterkopf. N. occipitalis-Austrittsstelle stark druckschmerzhaft. Liegt während des ganzen Klinik-Aufenthaltes mit Wollmütze zu Bett.

Die Neuralgien bestehen seit Jahren und werden durch Verdauungsbeschwerden, feuchtkaltes Wetter, Erkältungen und sämtliche sonstigen interkurrenten Erkrankungen ausgelöst.

Mit Rückgang des pleuritischen Befundes und Besserung des Allgemeinzustandes (+ 2,6 kg) Verschwinden der Neuralgien. — Anschließend zur Heilstätte.

Beurteilung. Habituelle Nacken-Neuralgien, die bei verschiedensten Gelegenheiten (Witterung, Verdauungsstörungen, Infekte) anspringen.

Die jetzt folgenden Beobachtungen stellen den Übergang zur letzten Gruppe dar.

6. Henni Pe. 41 Jahre. Chronische Otitis media li. mit totalem Perforationsdefekt des Trommelfells. Seit über 10 Jahren kommt es nur jeweils menstruell zur eitrigen Sekretion. Sonst bei eingehender klinischer Untersuchung o. B., außer seropositiver Lues. In welchem Ausmaß die SR-Beschleunigung von 60/78 durch die Otitis bzw. die Lues bedingt ist, bleibt zunächst unentschieden.

Beurteilung. Menstruelle Otitis-Sekretion.

7. Minna We. 64 Jahre. Chronisch-rezidivierende Anginen, die schon 3mal mit Erythema nodosum kombiniert zu Krankenhaus-Behandlung geführt hatten (Krankenblatt). Lungen röntgenologisch stets o. B.

Die eineiige Zwillingsschwester war wegen des gleichen Symptomen-Komplexes ebenfalls schon in stationärer Behandlung.

Beurteilung. Angina + Erythema nodosum bei EZ.

8. Bernh. E. 29 Jahre. Doppelseitige Angina follicularis mit diffuser Stomatitis (diffuse Rötung, große flächenhafte Ulcerationen). Temperatur 39,6°. SR 18/40. Leuko 20600. Diff. Blutbild o. B.

Seit frühester Jugend häufig Anginen. Mit 11 Jahren Diphtherie[1].

Seit 10 Jahren öfters Mundschleimhautentzündung. Vor 2 Jahren lag er ebenfalls wegen Angina und schwerer Mundschleimhautentzündung 14 Tage in einem Krankenhaus. Nach Heilung dringender Rat zur T. E.

Beurteilung. Habituelle Kombination von Angina mit Stomatitis. Wir haben diese Kombination noch einmal bei einem jungen Mädchen mit schwerer Paradentose beobachtet.

9. Elenore Wo. 52 Jahre. Menarche 18 J. Früher heftige Dymenorrhoe. Starke Hypermenorrhoe (8 Tage starker Blutverlust). Seit Menarche stets heftige Kopfschmerzen, besonders Hinterkopf, nicht halbseitig. Seit 3 Jahren verbunden mit Augenflimmern und Erbrechen. Menopause 45jährig nach Radikal-Operation (Eiterung). Seitdem starke Hitzewallungen und Verstärkung der Kopfschmerzen. Derentwegen schon Krankenhausbehandlung: Aderlässe. RR damals (48jährig) 180. Sehr erregbar und herrschsüchtig, unglückliche Ehe. Heftige Obstipation (tgl. Laxantien). — Klinik-Aufnahme: Fette Pyknika. RR 190/90. EKG: Sinusbradykardie (57), sonst o. B.

---

[1] Zur Diphtherie-Disposition bei chronischer Tonsillitis vgl. die unserer Klinik entstammende Arbeit von H. Ahrens „Diphtherie und chronische Tonsillitis". Z. ges. Inn. Med. **1948,** 568.

Durch geeignete Therapie Blutdruck zur Norm gesenkt. Gleichzeitig Verschwinden der bei Aufnahme unerträglichen Kopfschmerzen. Sonst internistisch völlig o. B. bei gründlicher Untersuchung. „Mäßige Rigiditäten der Fundusgefäße" (Augenklinik).

Der 26jährige Sohn von Nr. 9: Alfred Wo., Kaufmann. Einweisung wegen heftigster von den Augen zum Hinterkopf ausstrahlender *Kopfschmerzen* mit Erbrechen, die neuerdings anfallsweise auftreten. In früheren Jahren gelegentlich schon leichtere Kopfschmerzen.

Bei Einweisung RR 160/100. Geringer Herpes labialis. Keinerlei Infekt.-Symptome (Temperatur, SR, Blutbild). Puls 46!. Sehr unruhig und undiszipliniert. Bei eingehender interner, neurologischer, ophthalmologischer und otologischer Untersuchung keinerlei pathologischer Befund. L. P.-Befund vollständig normal. ∅ Pleocytose.

Auf der Station erneuter Kopfschmerzanfall. RR 190/100 (später wieder 165). P. 56, sinkt bis 40.

Die Kopfschmerzanfälle klingen jeweils nach einigen Stunden wieder ab. Zwischendurch und auch bei Entlassung nach 8 Tagen (drängt fort) RR 130/100, P. 80.

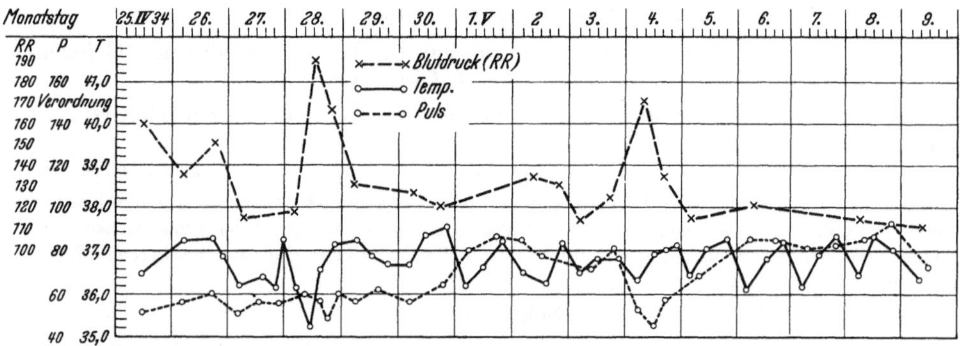

Abb. 11. Alfr. Wo. Atypische familiäre Migräne mit akuten Hirndruckerscheinungen bei Blutdruck-Anstieg

Der einzige 25jährige *Bruder* (Kaufmann) leidet gelegentlich etwas an Kopfschmerzen. Ist sonst subjektiv und objektiv gesund, aber auffallend ängstlich und psychisch infantil wirkend.

Vater subjektiv und objektiv (außer Beschränktheit) o. B. RR 120/70.

Beurteilung: Die Annahme einer behandelnden Klinik („seröse Meningitis") nach unserem Befund und der ganz ähnlichen Erkrankung der Mutter (9) durchaus unwahrscheinlich. Vielmehr bestehen bei Mutter und Sohn offenbar *atypische, mit akutem Hirndruck* und anfallsweiser Hypertension *und* (beim Sohn ebenfalls anfallsweiser) *Bradykardie einhergehende Migräneanfälle.* Die Migräne der Mutter steht in deutlicher Wechselbeziehung zum Endokrinium im Sinne des vegetativ-endokrinen Syndroms von Curtius und Krüger.

10. Hans Be. 57 Jahre. Vorarbeiter. Chronifizierende Pneumonie re. Unterlappen mit Lippenherpes und Keratitis dendritica (herpetica) febrilis re. mit conjunctivaler und ciliarer Injektion. Temperatur bis 39°. Leuko 17600. 14% Eosinophile. SR 72/89.

Bereits 1933 re.-seitige Keratitis. Seit 20 Jahren wiederholter Lippenherpes, besonders bei Erkältungen und Magenverstimmung.

Beurteilung. Keratitis herpetica im Verlauf einer Pneumonie. Vor 20 Jahren bereits am gleichen Auge Keratitis. „Herpetiker".

Zum Schluß folgen 12 ernstere Krankheitsbilder, bei deren Entstehung und Gestaltung die individuelle Reaktionsweise entscheidend beteiligt ist:

11. Annemarie Be. geb. 1919. 1938 19jährig 1. Gravidität mit „Eklampsie".

1940 21jährig. Im 3. Wochenbett erster Anfall von Nephrolithiasis.

1941 22jährig. Nephrektomie re. wegen re.-seitiger Steinkoliken.

1943 24jährig. 4. Gravidität. *Nierenkoliken li.* Frühgeburt. Kind nicht lebensfähig.

1944 25jährig. Schlingen-Entfernung von 3 Nierenkonkrementen li. (Urologe Prof. B.).
1946 27jährig. 5. Gravidität. *Nierenkoliken.* Partus normal.
1946. Durch Universitätsinternisten Feststellung von „Kreislaufschwäche".
1947 28jährig. Röntgenologisch li. Niere o. B. Auch sonst bei eingehender klinischer Untersuchung o. B. Katheter-Sediment: Leuko anfangs ++. Sanierung auf Sulfonamidstoß.
Mutter wegen Nierensteinen 1944 nephrektomiert.

Beurteilung. Doppelseitige schwere erbliche Nephrolithiasis mit rezidivierendem Aufflackern z. Z. der Schwangerschaften.

12. Fritz Ha. geb. 1885. 1937 52jährig Krankenhaus wegen re.-seitiger *apoplektischer Hemiplegie* (schon 1930 „schwerer Ohnmachtsanfall"). RR 160/105. WaR ∅. Rö. Aortensklerose. Fundus o. B. Rest-N 30. — Nach Angabe der Frau sei er immer weich von Gemüt gewesen und sein Weinen über die jetzige Erkrankung entspreche durchaus seinem sonstigen Verhalten und seiner *habituell depressiven Stimmungslage.*

Dezember 1951 bis Januar 1952 6 Wochen psychiatrische Klinik wegen *Pneumonie-Delir:* Vor einigen Tagen erkrankt. Pneumonie re. U. L. Einweisung wegen starker Unruhe (will unbedingt verreisen) und Desorientiertheit. — SR 60/92. Reste der alten Hemiplegie. Delirant: lebhafte optische und akustische Halluzinationen. Redet viel, oft zusammenhanglos. Nach einigen Tagen geordnet.

April 1952. Einweisung in unsere Klinik wegen *schwerer Hepatitis:* Starker Ikterus (Bilirubin im Serum 23,6 mg-%). Starke Leber- und Milz-Schwellung. Mancke-Sommer 40. Wegen erneuter, starker motorischer Unruhe mit Aufstehen und zeitweiser Desorientierung Verlegung in psychiatrische Klinik.

Beurteilung. Rezidivierendes Delir bei Pneumonie bzw. Hepatitis auf dem Boden einer konstitutionell depressiven Persönlichkeit mit Cerebralsklerose.

Im Gegensatz zur „zufälligen" Koincidenz von Schwangerschaft und Hepatitis, die wir in 6 Jahren auf insgesamt etwa 12000 weibliche Kranke (von denen 190 an Hepatitis litten) 9mal beobachteten und wobei es niemals zu ernsteren Erscheinungen gekommen ist, steht die folgende Krankengeschichte von rezidivierendem, idiopathischem Schwangerschaftsikterus (SEITZ)[1] mit Übergang in eine Präcirrhose:

13. Erika Lü. geb. 1904. 2mal im 6. Schwangerschaftsmonat Ikterus mit Pruritus, starker Appetitlosigkeit und Übelkeit. Beide Male bis zum Wochenbettsende mäßige Leberschwellung. Bis 6 mg-% Bilirubin. Stuhl acholisch. Takata in der 1. Gravidität wiederholt o. B., in der 2. Gravidität abfallend von 70 bis 40 mg-% (MANCKE-SOMMER). Keine Cholelithiasis. — In der 2. Gravidität zusätzlich Diabetes (kurz zuvor erstmals beobachtet), der sich — wie auch sonst bekannt — in der Gravidität besserte.

Nach der 1. Gravidität Frühgeburt (9. Monat), † mit 3 Monaten an Pneumonie. Nach der 2. Gravidität Frühgeburt ($7^1/_2$ Mon.). Durch mühevolle Aufzucht am Leben erhalten (Städtische Frauenklinik, damaliger Chefarzt Prof. KIRCHHOFF). Das jetzt $3^3/_4$jährige Kind ist gesund. —

Bei Pat. entwickelte sich allmählich eine zunächst kompensierte Lebercirrhose: erst 5 Monate p. p. Mancke-Sommer-Reaktion normal (70 mg-%), die sich dann trotz fortlaufender Methionin- sowie Prohepar-Behandlung usw. zunehmend verschlimmerte: 1951 Mancke 40. Häufige leichte hypoglykämische Schocks bei Insulinüberempfindlichkeit trotz nur 8—12 E. Dep.-Insulin. — 1954 Einweisung im Coma diabeticum bei Pneumonie. Trotz Normalisierung des KH-Stoffwechsels in 24 Std. und sonstiger intensiver Behandlung † in tiefem Koma.

Sektion: Bandartige Atrophie des Pankreas. Lebercirrhose mit zahlreichen grobknotigen Leberzell-Regeneraten. Pneumonie re. Unterlappen.

Zusammenfassung. Rezidivierender „Ikterus e graviditate" mit Diabetes. † an Lebercirrhose[2].

14. Vilma Mo. 45 Jahre. Krankenschwester. Bereits 3 schwere Retropharyngealabscesse, das letzte Mal in der chirurgischen Klinik unseres Hauses behandelt: schwere Thrombophlebitis der li. V. jugularis ext., die etwa 8 cm lang reseziert wird (O. A. Dr. CARRIÈRE), wodurch das schwere, septische Zustandsbild beseitigt wurde. Histologisch schwerste Erkrankung der

---

[1] FRERICHS beschrieb schon 1858 den rezidivierenden Ikterus menstrualis.
[2] PASCHKIS hat 12maliges Rezidivieren des Schwangerschaftsikterus beschrieben!

Venenwand mit fast vollständiger Zerstörung der Intima. Sommer 1950 peritonitischer Reizzustand, der Probelaparatomie erforderte. Kein objektiver Befund.

Dezember 1950 Durchfälle, anschließend Schüttelfrost und ausgedehnter Gesichtsherpes, nach einigen Tagen zentrale Pneumonie re., bald Bildung eines mandarinengroßen *Lungenabscesses* mit Sekretspiegel. Schnell Entwicklung eines schwersten bedrohlichen septischen Krankheitsbildes, stinkender eitrig-blutiger Auswurf. Auf Sulfonamide, Penicillin, Streptomycin kein Erfolg. Auf Aureomycin Heilung.

Depressiv-psychopathische Konstitution. Lebensunangepaßtheit, Ungeschicklichkeit. Morphinismus. Suicid-Versuch. Länger psychiatrische Behandlung in geschlossener Abteilung. Die von uns früher angebotene psychotherapeutische Behandlung wurde von der Pat. abgelehnt, offenbar, weil sie mit Recht dadurch die Aufdeckung ihres damals noch nicht bekannten Morphinismus befürchtete.

Beurteilung. Hochgradige Resistenzlosigkeit. Wiederholte *Abscesse* (*retropharyngeal, Lunge*). *2mal lebensgefährliche Erkrankung.* Die Resistenzlosigkeit hängt vielleicht zusammen mit der seelischen Abwegigkeit und negativen Einstellung zum Leben bei Morphinismus.

Wenn bekannt ist, daß chronische Gifteinverleibung (Alkohol, Nikotin, Morphin usw.) zu „tief eingreifenden Veränderungen des Stoffwechselgetriebes" führen kann und daß derartige Menschen auch auf Arzneimittel öfters abwegig reagieren (Keeser), so ist auch die Vorstellung einer Abwandlung der humoralen und cellulären Abwehrvorgänge nicht fernliegend.

15. Dora Kn. geb. 1891, Ehefrau. *Frühj. 1948* wegen *schwerer Diphtherie* in Klinik-Behandlung (Ansteckung durch Enkelin, die dem Leiden erlag). Schwere Rachen-Di. Uvula. und re. Rachenseite stark ödematös. Auf rechter Tonsille und größtem Teil des weichen Gaumens ausgedehnter gelb-grüner Belag. Cäsarenhals rechts. Wegen starken Stridors wird zeitweise an Tracheotomie gedacht. Temperatur um 39°. Erst nach 14 Tagen Reinigung des Rachens und Temperatur-Senkung. Leuko 12600. SR-Anstieg bis 98/112. Nach 8 Tagen Gaumensegelparese. Ab 5. Tag im EKG deutliche T-Abflachung. — Insgesamt 42000 E. Di.-Pferdeserum, Calcium i.v., Ephedrin, Kreislaufmittel, Eiskrawatte.

September 1952 Katamnese. Nasale Sprache blieb damals noch bis Weihnachten 1948. Habe sich viel verschluckt, die Suppe kam zur Nase heraus. Erst nach 1 Jahr Sprache und Schlucken völlig ungestört. Ferner bis Herbst 1948 hochgradige Unsicherheit und Gefühlsstörungen in beiden Händen. Öfters Teller fallen gelassen. Es ging viel kaputt. Mußte länger gefüttert werden und sich frisieren lassen. Auch Gehen länger stark behindert.

Auffallend war, daß Pat. trotz des schweren Krankheitsbildes *nie den Mut verlor, scherzte* und sich *in keiner Weise gehen ließ*. Sie wurde im Krankenzimmer (8 Betten) als „Feldwebel" bezeichnet. Aß *stets* mit ausgezeichnetem Appetit. Später sagte sie: „*Das Sensible liegt mir nicht. Das Getue, das viele Kranke an sich haben, kenne ich nicht.*" Dem entsprechen die Krankenblatt-Einträge wie die Erinnerung der behandelnden Ärzte. — EKG bei Katamnese völlig o. B.

Beurteilung. Ausgesprochene „Hyposensibilität" einer vitalen, energischen Persönlichkeit bei schwerster, bedrohlicher Di. mit schwerem Rachenbefund, Polyneuritis und Myokarditis.

16. Edith Be. 56 Jahre. Verheir. Kontrolleurin. Ehemann Ingenieur. Erkrankt 21. 1. 56 mit starkem Schienbein- und Wadenschmerz. Kann vor Schmerz nicht die Decke über den Beinen vertragen. Wegen zunehmender Steigerung unter Polyneuritis-Verdacht Einweisung in die Psychiatrische Klinik (Prof. G. Schmidt). Dort: Angedeuteter Meningismus. Liquor normal. Daselbst wegen der starken Schmerzen folgende Mittel erforderlich: 26. und 27. 1.: 4 cm^3 SEE, 2mal 1 g Evipan, 1 Phanod., 2 cm^3 Somnifen, 8 g Paraldehyd. Verlegung zu uns.

Temperatur bis 38°. SR 59/93. Leuko 9200, 5% Eos., sonstiges Blutbild o. B. Leichte Somnolenz. *Starke Schmerzempfindlichkeit an Haut, Muskulatur, ganzem Körper.* Neurologisch bei mehrfacher Untersuchung völlig o. B. Agglutination auf Salmonellagruppe und Feldfieber ⌀. Rö. o. B. Unter antiinfekt. und analget. Therapie Temperatur zur Norm, SR 18/45.

Schmerzen verschwinden, bleibt aber noch erregbar. Nach *Angaben des Ehemannes* ist sie *schon immer stark erregbar.* Jetzt vor Erkrankung besonders über die Tötung des Langhaardackels, der 12 Jahre im Hause war!

Lag *1941 in anderem Krankenhaus* wegen Angina. Daselbst *gleiche übertriebene Schmerzreaktion.* Gibt dazu an: „Wenn es bei mir kommt, dann kommt es gleich toll!" *Auch damals wegen Meningismus und Somnolenz L. P. o. B.*

Katamnese 1957. Weiß überhaupt nichts von der stationären Behandlung 1956 in Psychiatrischer Klinik. Erinnert sich allerdings noch an die heftigen Schmerzen sowie den Schmerz nach L. P. Dafür bekam sie eine Spritze, „dann war es aus".

Ihre seelische Empfindsamkeit ist ihr bekannt. „Es kann mich leicht etwas erschüttern." Muß dann viel weinen (z. B. bei Auseinandersetzung mit dem Wohnungsamt). Leide leicht unter „Schwermut", besonders früher zu Beginn der Menstruation. Niemals (außer oben) beim Nervenarzt. Sei schon als Kind sehr empfindsam gewesen. Oft „wurde alles ganz laut", „alles rauschte", oder alles, was sie anfaßte, fühlte sich „kraus" an. Meist kamen diese Sensationen vor dem Schlafengehen. Die Eltern sagten nur: „Du bist tüterig!"

Bei der Nachuntersuchung keine Nerven-Druckpunkte. Neurologisch und psychisch o. B.

Menarche 17jährig. Bis zur Menopause (52 Jahre) *starke* Dysmenorrhoe! Mußte öfters liegen. Kinderlos.

Die *85jährige Mutter* auch von jeher *stark schmerzempfindlich,* braucht viel Schmerztabletten. Bei einer „schweren Nervenentzündung" mit 54 Jahren *„geschrien vor Schmerzen".* Nachts mußte der Arzt geholt werden. Spritze. Auch bei der *Menstruation „wahnsinnige Schmerzen".* Will aber keinen besonderen Medikamentenverbrauch gehabt haben (?). Auch bei einer vor 2 Jahren stationär behandelten Ischialgie ohne wesentlich objektiven Befund mußten reichlich Analgetica und selbst Opiate gegeben werden.

Beurteilung. Habituelle (z. T. erbliche) *Hyperpathie* bei depressiver Konstitution. Dieselbe führt bei verschiedenen Gelegenheiten (Angina, harmloser Infekt) zu krisenartiger Steigerung mit cerebralen Ausnahmezuständen, so daß Krankenhausbehandlung erforderlich wird.

17. Bernh. Gi. geb. 1908. Seit Wochen appetitlos und abgeschlagen. Vor 5 Tagen heftiges Erbrechen und wäßrige Durchfälle.

Bei der Aufnahme (1954) somnolent. Eindruck einer Virus- oder Hirnerkrankung. Hohes Fieber. LP o. B. Rö.: doppelseitige zentrale Pneumonie. Auf Supracillin lytische Entfieberung. Gleichzeitig schlagartige Bewußtseinsaufhellung, liest schon 2 Tage nach der Aufnahme wieder Zeitung!

Mit 18 Jahren Krankenhausbehandlung wegen doppelseitiger Lungen- und Rippenfellentzündung. *Auch damals 9 Tage bewußtlos.*

Beurteilung. Eigenartige, individuumspezifische *cerebrale Reaktionsweise auf hohes Fieber.*

18. Annemarie Sch. 34 Jahre. Feldwebel-Ehefrau. Erkrankt 1. 6. 1953 abends „um 23.25 Uhr" plötzlich mit Frösteln und Kopfschmerzen. Später Fieber. Nach Annahme des Außenarztes fraglicher meningitischer Reizzustand, Somnolenz. Deshalb Einweisung.

Bei der Aufnahme psychisch etwas eigenartig, verlangsamt, dabei aber geziert wirkend. Grimassenartige Verziehung des Gesichts, erinnert an Schnauzkrampf. Ausgesprochener Spasmus des M. orbicularis oculi li. > als re. Auge kann aktiv li. überhaupt nicht, rechts nur zu einem kleinen Schlitz geöffnet werden (Abb. 12). Passivem Öffnungsversuch wird starker Widerstand entgegengesetzt. Augenmuskeln, soweit prüfbar, o. B. Pupillen-Reaktion o. B. Diese Befunde wurden vom Chefarzt Dr. CIMBAL bestätigt, der am folgenden Tage den Augenhintergrund normal fand. Auch sonst neurologisch o. B. SOP: Liquor o. B. SR anfangs 71/88, nach 8 Tagen 30/38. Sämtliche sonstigen Befunde negativ. Da es sich somit offensichtlich um eine *rein psychogene Reaktion* im Sinne der *„Pseudoptosis hysterica"* H. OPPENHEIM handelte, wurde die intelligente Frau (früher Buchhalterin) vorsichtig mehrfach exploriert und ihr dabei der psychogene Charakter der z. T. durch den akuten Infekt ausgelösten Reaktion vorsichtig deutlich gemacht. Vom 3. Tage an völlig unauffällig (Abb. 13).

Bereits 1940 *„Nervenzusammenbruch". Konnte auch damals die Augen nicht richtig öffnen.* Dauer einige Tage.

Vater „dauernd krank“. Hat „wahnsinnige Kopfschmerzen“ durch Geschoßsplitter im Kopf. Ist sehr nervös. Eltern nach langem Streit geschieden. Pat. selbst hat schwere Konflikte mit der Familie des Mannes und dadurch auch mit ihm selbst.

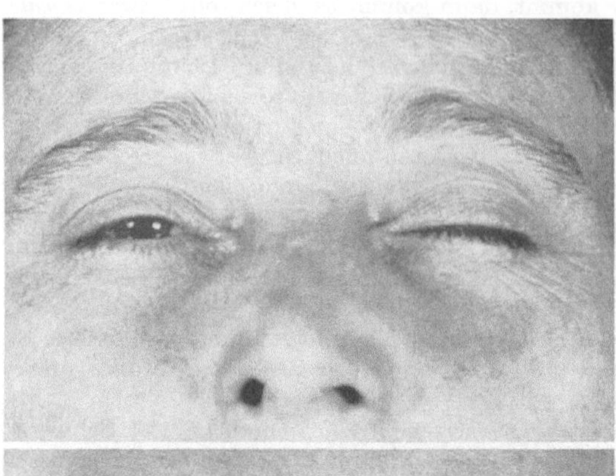

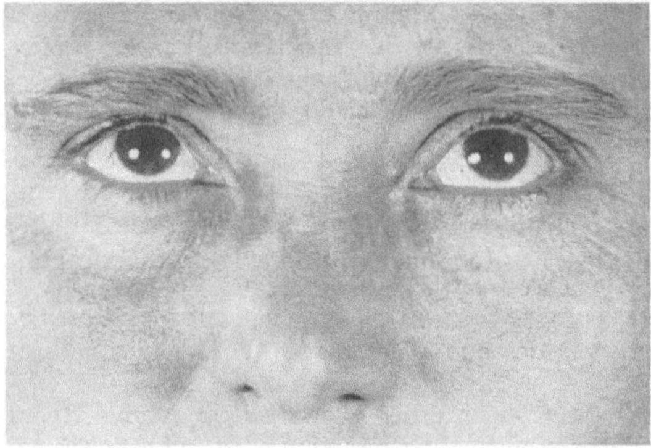

Abb. 12 (oben) u. 13 (unten). Annem. Sch. Versuch des Augenöffnens bei „Pseudoptosis hysterica“ (OPPENHEIM). Dieselbe Kranke 5 Tage später nach Abklingen der Reaktion

Beurteilung. Wiederholt die gleiche psychogene Reaktion („Pseudoptosis hysterica“) bei gewisser nervöser Disposition und seelischen Konflikten, ausgelöst durch akuten Infekt.

19. Ewald Li. 26 Jahre. 27. 12. 54 *bewußtlos* eingeliefert.

Angaben der Frau: 24. 12. noch ganz wohl, abgesehen von etwas Schnupfen und vermehrtem Schwitzen. Bis 2 Uhr auf. 25. 12. morgens Schüttelfrost. Temperatur 38°, stieg auf 41°, Kopf- und Rückenschmerzen. 26. 12. Erbrechen, auch in der folgenden Nacht. Wurde zunehmend bewußtloser, wälzte sich unruhig hin und her, krampfhafter Faustschluß. Reagiert dann nicht mehr auf Anruf.

Temperatur 39°, SR 95/111. Leuko 18800. Starke Linksverschiebung. Augen geschlossen. Pupillen L/R verzögert, fragliche geringe Nackensteifigkeit. Sonst neurologisch, ophthalmologisch, otologisch o. B. Liquor o. B. Auch hier tief benommen, nicht ansprechbar.

Auf Supracillin lytischer Temperaturabfall. Jetzt Befund einer Pneumonie re. Oberlappen (klinisch und röntgenologisch). Relativ schnell wieder klares Sensorium und sonstige Wiederherstellung. Nach 19tägigem Klinik-Aufenthalt entlassen.

Die *Mutter* gibt an, daß Pat. mit 4 Jahren *Fieberkrämpfe* hatte (damaliger Ruhrverdacht in östlichem Krankenhaus nicht bestätigt) und *im Fieber schon phantasiert* habe. Ist sehr intelligent. Sollte studieren, was aus Kriegsgründen nicht ging.

Familien-Befund: Abb. 14.

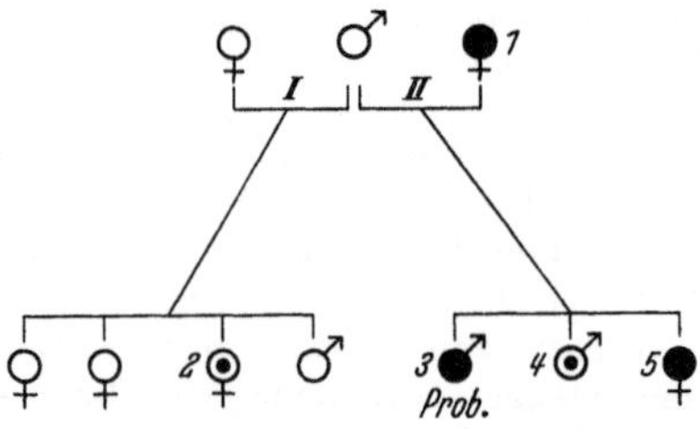

Abb. 14. Ewald Li. Erbliche Belastung bei cerebraler Reaktion im Beginn von Pneumonie

1. 50 Jahre. Als Kind bei Masern *stark phantasiert*; es sei — wie die Mutter sagte — schlimmer als Scharlach gewesen. 2. *U.S. Halbschwester: 31 Jahre.* Wegen *depressiver Reaktion* auf Ablehnung von Schwangerschaftsunterbrechung 3 W. psych. Klinik. Leichteres Bild. 3. Prob. 4. *Kl. S. Bruder 19 Jahre.* Kfm. Angest. Sehr nervös. Schlechter Schlaf. Viel Kopfschmerzen. Wiederholt beim Arzt. 5. *Chr. L. Schwester 18 Jahre.* Mit 4 J. Kinderkl. „Unklarer Infekt“ mit Fieber, Erbrechen, Benommenheit. „Ab und zu Aufschreien, Gähnen, ausfahrende, langsame Armbewegungen.“ Leicht benommen, jedoch ansprechbar. Neurolog. o. B. Liquor o. B. Temp. um 38°, ab 3. Beh.-Tag (u. etwa 12. Kr.tag) normal. SR 22/50. Leuko 4800.

Beurteilung. Schweres, an Meningitis erinnerndes Bild bei Oberlappen-Pneumonie. Ausgesprochene persönliche und familiäre Disposition zu cerebralen Komplikationen bei Infekten.

Daß dieselbe von der Fieberhöhe nicht allein abhängig ist, zeigt die Krankengeschichte der Schwester Chr. L.

Vergl. die eingehenden Erörterungen über die Erbdisposition zu cerebralen Infektionskomplikationen (S. 100, 102, 104, 224).

20. Alb. Gr. 49 Jahre, Arzt. 43jährig (1941) „typische akute Polyarthritis". Seitdem wiederholte Rückfälle. 44jährig bei sehr bekanntem Rheumatologen „Totalsanierung" (nachdem schon vorher tonsillektomiert). Vom Gebiß blieben nur 5 untere Frontzähne stehen: keinerlei Erfolg.

Seit dem 42. Lebensjahre typische *Heberdensche Knoten* über dem 1. Interphalangeal-Gelenk des 3. und 4. Fingers. Dupuytren-Kontrakt bds., in der letzten Zeit auch an der Plantaraponeurose.

Bei arthritischen Attacken öfters Herpes labialis. Als Kind nach Ricinus und Erdbeeren Urticaria. Öfters Eosinophilie, zuletzt vor einigen Monaten 8%. SR stets normal.

Bei Typhus-Schutzimpfungen im 2. Weltkrieg stets „starke Gelenkreaktionen".

Obj.: (in Heimatlazarett 1945): kein besonderer Allgemeinbefund.

Knacken und Bewegungseinschränkung li. Schulter. Knacken in beiden Kniegelenken. Heberden und Dupuytren sh. oben. Kein Anhalt für Gicht. Harnsäure im Blut normal.

Beurteilung. Auf unspezifischen Reiz (Typhus-Schutzimpfung) regelmäßig Gelenkreaktionen bei rheumatisch-allergischer Veranlagung.

Heberdensche Knoten kommen gelegentlich auch bei Rheumatikern vor. Häufiger sind sie ein Hinweis auf gichtische Veranlagung (vgl. CURTIUS, Klin. Konst. lehre. 1954, S. 243).

21. Elisab. St. geb. 1934. Laborantin. Vater und Mutter sehr dick.

Selbst auch von klein auf ziemlich dick. Versuche ambulanter Entfettung wegen mangelhafter Befolgung der Kostvorschriften nur von geringem Erfolg.

Bei klinischer Behandlung *Januar 1955* 7,8 kg Gewichtsabnahme (bei Entlassung 80 kg, 160 cm).

Erneute stationäre Behandlung *8.—15. 7. 1955* wegen hochfieberhafter Angina lacunaris. Trotz sofort einsetzender Supracillin-Behandlung erst am 7. Tage nach Aufnahme entfiebert.

November 1957 wieder Krankenhaus-Behandlung wegen Pneumonie re. Ober- und Mittelgeschoß. Anfangs fötid-hämorrhagisches Sputum. Schwerkranker Eindruck. Trotz Achromycin, später Erycin kein Temperaturabfall (39—40°). Dabei Anfälle von Tachy- und Dyspnoe bis zu Erstickungsnot, starker Hustenreiz, Lippencyanose, Neigung zu Kreislaufkollaps. Heisere, bis tonlose Stimme, außerordentliche Unruhe. Bedrohliches Bild. Kreislaufmittel. Erst ab 10. Krankenhaustag allmähliche Entfieberung.

Beurteilung. Starke Resistenzschwäche und mangelhafte Heilungstendenz sowie Neigung zu bedrohlichen infektiösen Kreislaufkomplikationen bei jungem Mädchen mit erbkonstitutioneller Fettsucht.

22. Rita We. 17. Jahre. Haustochter. August 1953 Angina mit hohem Fieber. Keine sonstigen Komplikationen. Auffallend jedoch die ungewöhnlich starke infektiöse *Lymphopenie.*

	4. 8.	6. 8.	10. 8.	14. 8.
Lymphocyten (%)	3	12	21	31
Eosinoph. (%)	0	0	3	2
Leukocyten	10400	10600	9000	5800
SR	76/108		60/83	30/58
Temp. rect.	39,7	37,8	37,2	36,8

Nachuntersuchung August 1958. Nie mehr ernstlich krank außer fünfwöchigem fieberhaftem Infekt Sommer 1957, der zu Hause abgemacht wurde.

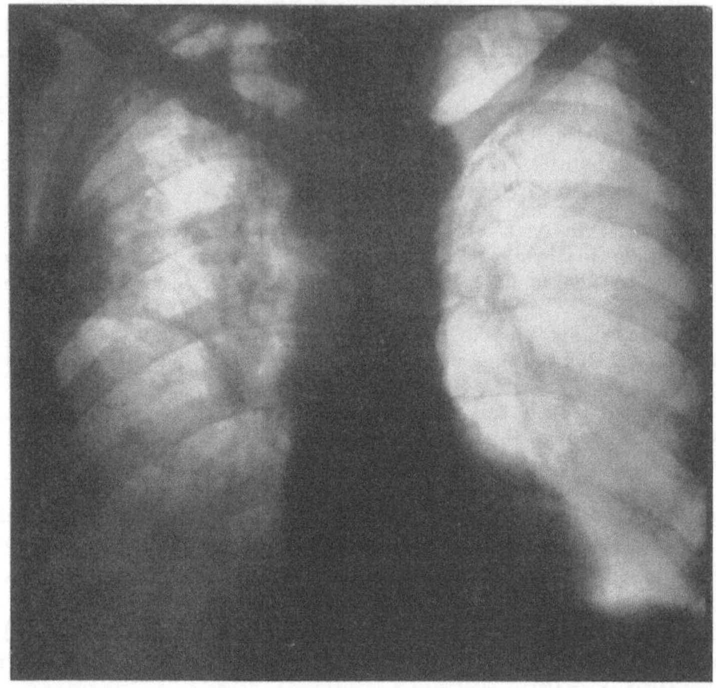

Abb. 15. Erich Ball. 28. 4. 1948. Pneumonie re. O. L. Bronchopneumonie re. U. L. (vgl. Abb. 16 u. 17)

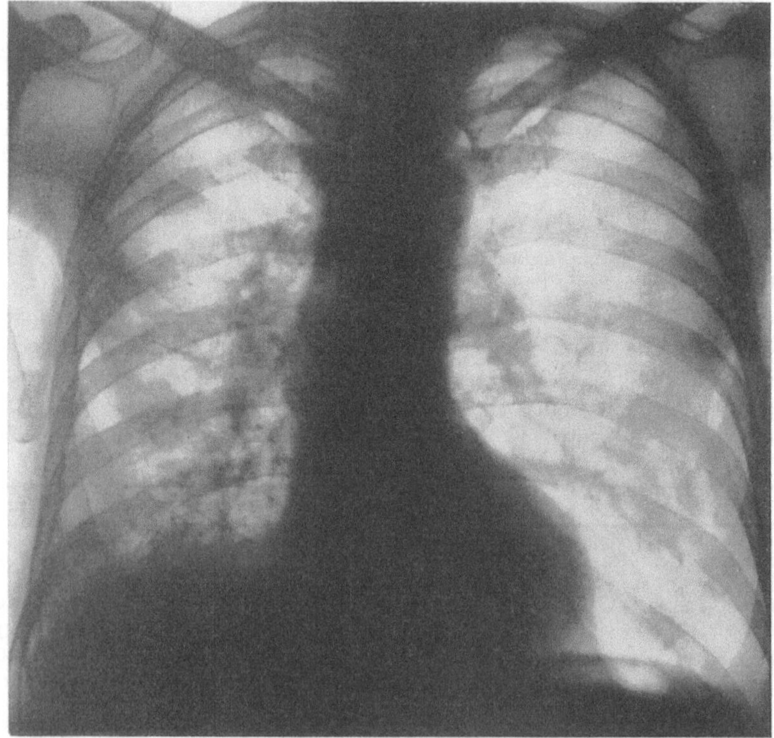

Abb. 16. Erich Ball. 25. 5. 1948. Weitgehende Lösung im re. O. L.; Restinfiltrationen im re. U. L. (vgl. Abb.15 u.17)

Gewicht 55 kg, ohne Schuhe. Körpergröße 166 cm. SR 5/10. Hb. 85%, Ery. 4,4 Mill., Leuko 6400. |— | 1 | —, —, —, 47 | 44,8 | Leber, Milz ∅.

Beurteilung. Auffallend starke infektiöse Lymphopenie.

23. Erich Ball. Kfm. geb. 1883. In früheren Jahren nie ernstlich krank.

1948 und 1954 Lungenentzündung. 1. 11. 55—10. 1. 1956 in der Klinik wegen erneuter O. L. Pneumonie re.

Wie 1948 (vgl. Abb. 15, klin. Krankenblätter von damals eingesehen) kam es auch jetzt wiederum zu einer sehr verzögerten Lösung der Pneumonie ROL.

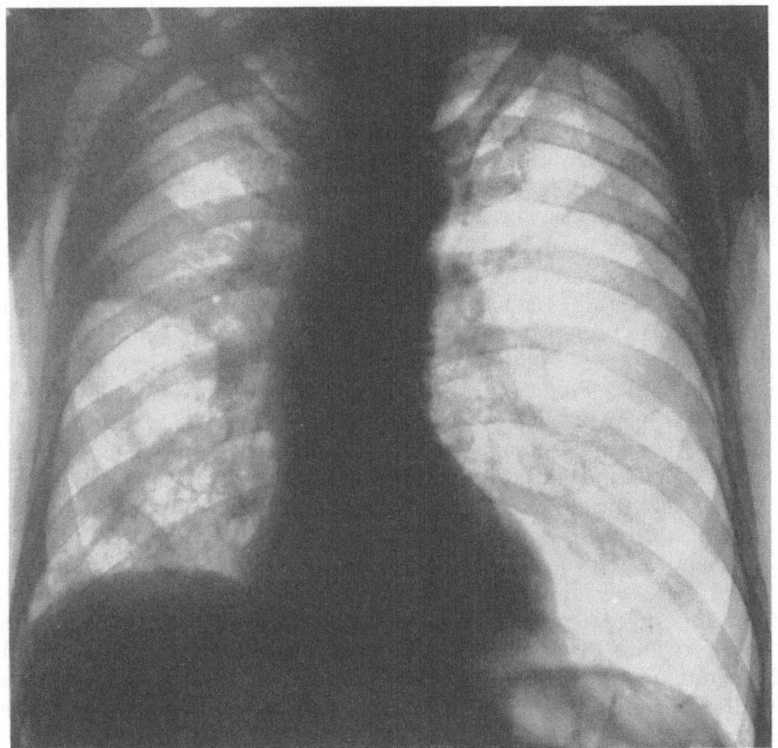

Abb. 17. Erich Ball. 5. 12. 1955. Erneute Pneumonie re. O. L. (vgl. Abb. 15 u. 16)

Befund zu Beginn: Schl. AZ. Herzinsuffizienz bei absoluter Arrhythmie. Temp. 39°. 36000 Leuko. SR 128/137. Auf entsprechende Behandlung Heilung.

Katamnese 1958: B. ist etwa $^1/_2$ Jahr später durch CO-Vergiftung (rauchender Ofen) †.

Beurteilung. Wiederholte Pneumonien. Dabei stets Infiltration re. Oberlappen, jeweils mit verzögerter Lösung.

IV. Die Organdisposition

Die Organdisposition, d. h. die bevorzugte Erkrankungsbereitschaft bestimmter Organe bzw. Gewebe ist, wie H. Strauss 1929 und Goldscheider 1930 mit Recht feststellten, ein noch wenig erforschtes Gebiet, an dessen Bedeutung aber nicht gezweifelt werden kann, denn auf die Wichtigkeit der Organverfassung stößt der Praktiker „ja nahezu in jedem Fall" (F. Chvostek 1922). Es ist deshalb begreiflich, daß ein so scharf beobachtender und genau denkender Arzt wie H. D. Gaub schon die Wichtigkeit „von der besonderen eigenen Beschaffenheit einzelner

Teile“ erkannt hatte: „Davon entspringt öfters eine gar besondere Empfindlichkeit, wodurch Dinge, welche Tausenden nichts tun, auf den einen ganz schädliche Wirkungen äußern.“

Sowohl der experimentellen Medizin, die dem Dispositionsbegriff an sich schon zurückhaltend, wenn nicht gar ablehnend gegenübersteht, wie einer heute allerdings schon überlebten Richtung der Erbpathologie, die sich nur mit den angeblich geradlinigen Beziehungen zwischen Einzelgen und Einzelmerkmal beschäftigte, war eine solche Betrachtungsweise fremd. Dabei handelt es sich bei der Lehre von der Organdisposition nur um die Anwendung eines Prinzips, welches auch der bisherigen Grundwissenschaft der Krankheitslehre, der pathologischen Anatomie, durchaus geläufig ist.

Es gibt nämlich eine *physiologische, allen Menschen gemeinsame Organdisposition*, die darin besteht, „daß der spezifische Bau und die spezifische Funktion von Geweben die geringere Widerstandsfähigkeit gegenüber krankmachenden Einflüssen bedingen“ (Rössle, 1919). Die bevorzugte Erkrankung der Hoden an tertiärer Syphilis, der Nebenhoden an Tuberkulose (vgl. Meessen, 1947), die Lokalisation von Parietalthromben in den Herzohren, an der Valvula Thebesii im rechten bzw. der Valv. foram. ovalis im linken Vorhof (Aschoff 1919), die Beteiligung der Leber an Erkrankungen des Pankreas, der Milz, die häufige Erkrankung des Douglasschen Raumes (Rössle 1919), die besondere Neigung zur Ansiedlung von Tuberkelbacillen in den Knochenepiphysen (Askanazy) sind einschlägige Beispiele. Dieses bevorzugte Befallenwerden bestimmter Organe bzw. Organteile „ist aber nicht so sehr die Folge individuell wechselnder Momente. Es ist mehr die Folge arteigener anatomischer . . . Verhältnisse sowie der . . . Organfunktionen“ (v. Hayek). Der allgemein-menschlichen positiven entspricht auch eine *negative Disposition*, z. B. zu primärer Muskeltuberkulose, von der bis 1941 nur etwa 73 Fälle bekannt wurden (Ogita). Sekundäre Muskeltuberkulose ist dagegen häufiger (H. Beck). Der Autor schildert selbst je einen Fall von primärer und sekundärer Kaumuskeltuberkulose. Um eine verwandte Erscheinung dürfte es sich auch bei der u. a. von Schairer hervorgehobenen angeborenen Resistenz mancher Organe, besonders von Milz und Muskeln, gegenüber Tumormetastasen handeln. Die erwähnte *Artdisposition* ließ sich auch experimentell veranschaulichen. Nekrosen infolge Sauerstoffmangel bei Unterdruck finden sich an den Herzmuskelfasern des Kaninchens in großer Zahl (Schirrmeister), beim Meerschweinchen (Luft) sowie der Katze (Altmann) sind sie dagegen unter gleichen Versuchsbedingungen viel seltener. Bei Serum-Pferden kommt es oft zu schwerer Amyloidose; im Gegensatz zum Menschen bleiben die Nieren aber meist ganz verschont (Meesen 1947).

Als Übergang von der Art- zur Individualdisposition kann die — hier nur kurz zu streifende — *Rassendisposition* betrachtet werden. Auch auf diesem zweifellos sehr aussichtsreichen Gebiet sind unsere Kenntnisse noch sehr lückenhaft. Ich möchte nur ein Beispiel nennen, die Annahme Westenhöfers, daß die Seltenheit der Appendicitis bei den Chilenen — einer Mischrasse aus Spaniern und Mapuche-Indianern — auf die Trichterform der Appendix zurückzuführen sei, während die beim Europäer vorliegende seitliche Implantation der Appendix der Entstehung der Entzündung Vorschub leiste (v. Hansemann).

Wie die Organdisposition der Art und der Rasse ist auch diejenige des *Individuums* zu einem erheblichen Teile erbbedingt, d. h. von den besonderen, einem Einzelmenschen bzw. einem Teil seiner Blutsverwandten eigentümlichen Reaktionsweisen abhängig. Dazu kommen aber beim Individuum Umwelteinwirkungen, und zwar solche, die allein oder in besonderer Form bzw. Stärke gerade auf den Betreffenden eingewirkt haben: neben der erblichen gibt es auch eine erworbene

Organdisposition. Nur durch die Berücksichtigung sämtlicher Kräfte kann man wenigstens annähernd allen Besonderheiten des Individuums gerecht werden.

Die bevorzugte Krankheitsdisposition bestimmter Organe war schon der alten Medizin als Locus minoris restistentiae bekannt. Nach historischen Darstellungen (BARTEL, BALLIN) haben in neuerer Zeit erstmals WUNDERLICH (1950), bzw. MARTIUS, ROSENBACH, HERING und L. ADLER gleichsinnige Gedanken geäußert. Ferner ist noch A. ADLERs 1907 erschienene „Studie über Minderwertigkeit von Organen" zu nennen, die freilich mehr wegen ihres psychologischen als ihres heute großenteils überholten somatologischen Gehaltes Bedeutung gewonnen hat.

Auf Grund der vorliegenden Beobachtungen kann also der *Begriff der Organdisposition* dahin definiert werden, „daß ein bestimmtes Organ (evtl. auch Organsystem) oder ein Organteil auf Grund struktureller oder funktioneller Besonderheiten exogenen und endogenen Reizen (Stoffwechselvorgänge, Abnutzung, Altern) gegenüber geringeren Widerstand entgegensetzt als andere Organe. Diese erhöhte Anfälligkeit kann erblich oder erworben bzw. durch ein Gemisch beider Kräftegruppen bedingt sein. Die Anwendung des Begriffs der *Organdisposition* ist also stets nur zweckmäßig, wo es sich um die *Charakterisierung einer besonderen Teilbereitschaft des Organismus* gegenüber bestimmten Reizen handelt. Es ist abwegig, rein erbliche Organkrankheiten hier einzugliedern, wenn es sich dabei auch um Affektionen bestimmter Organe bzw. Organteile handelt" (CURTIUS 1944).

Ein noch wenig eingebürgerter und schon häufig zu Unrecht abgelehnter Begriff kann nicht sorgfältig genug präzisiert und vor mißbräuchlicher Anwendung geschützt werden. Dem sollen die nächsten kritischen Erörterungen dienen.

In Fällen, die einer anderweitigen pathogenetischen Erklärung trotzen, hat man den *unklar-vitalistischen Begriff der „mangelnden Lebensenergie"* herangezogen, für den GOWERS den Namen *Abiotrophie* eingeführt hat. BORCHARDT meint, daß meist *„die erbliche Organschwäche* als das wesentlichste Kennzeichen der Abiotrophie anzusehen" sei. Der Begriff verliert jedoch seinen ursprünglichen Sinn, wenn er auf alle möglichen Erkrankungen angewandt wird wie z. B. auf Diabetes, Lebercirrhose, Arthrosis deformans, progressive labyrinthäre Schwerhörigkeit, Star (J. BAUER), Heufieber, Bronchialasthma, Myopie (bei der „es sich im letzten Grunde um eine angeborene spezifische Gewebsschwäche" handeln soll, MARTIUS), Arteriosklerose, Phlebektasien, endokrine Störungen (BORCHARDT). Wohl spielen bei der Entstehung dieser Krankheiten Organdispositionen eine Rolle — man denke besonders an die von UMBER betonte erbliche Unterwertigkeit des Inselapparates in der Pathogenese des Diabetes —, es ist aber unzweckmäßig, ätiologisch derart verschiedenartige Erkrankungen mit einem gemeinsamen Namen zu belegen, der einen pathogenetischen Teilvorgang, der zudem gar nicht überall erwiesen ist, zum entscheidenden Faktor stempelt. Schon MARTIUS sprach von der „reichlich buntscheckigen Reihe scheinbar ganz verschiedenartiger Erkrankungen", die unter dem gemeinsamen Namen zusammengefaßt wurden. Wenn HABERLAND sagt, bei allergischen Reaktionen (z. B. Urticaria), mangelhafter Infektionsresistenz bzw. Stoffwechselkrankheiten stelle „der betreffende Mensch in seiner Gesamtheit einen Locus minoris resistentiae dar", so hat er ebenfalls den eigentlichen Sinn der Organdispositionslehre völlig verkannt. Ebenso abwegig ist die von anderer Seite vorgeschlagene Einführung des Begriffs „Organismusminderwertigkeit". Es handelt sich bei derartigen Behauptungen um die mit Recht gerügte Ausweitung und Entartung konstitutionspathologischer Begriffe, die mehr Unheil als Nutzen stiften und uns veranlassen, ein so viel und damit nichtssagendes Wort wie Abiotrophie und seine Abkömmlinge ganz aufzugeben. Zu wie unglücklichen Konstruktionen ein weiterer Ausbau der Abiotrophielehre führen kann, zeigen die seinerzeit von STRÜMPELL geäußerten Vorstellungen über Parallelen in der Pathogenese von Muskeldystrophie und Schrumpfniere! Für wenig förderlich halte ich auch KÄMMERERs und MICHELs (1956) Besprechung über den „Einfluß von Organminderwertigkeiten" auf die Entstehung allergischer Erkrankungen, obgleich gerade hier die erbliche Organdisposition oft eine entscheidende Rolle als Lokalisationsfaktor spielt (HANHART, W. BERGER, CURTIUS, vgl. S. 122). Bei den vorgenannten Autoren werden dagegen unter dem Titel „Organminderwertigkeit" Vermutungen über „fehlerhafte Steuerung des vegetativen Nervensystems" und die Bedeutung des Zwischenhirns geäußert, d. h. Zusammenhänge, die an sich zweifellos sehr wichtig sind, aber Regulationsfragen des Gesamtorganismus betreffen, die meines Erachtens nicht in den Rahmen der durchaus lokalistisch oder *wenigstens* nach Organsystemen ausgerichteten Organdispositionslehre hineingehören.

Als unfruchtbar erwies sich ferner die heute immer noch zit. Lehre SIGAUDs, der annimmt, daß das gefährdete Organ, der Locus minoris resistentiae, typologisch vorgezeichnet sei. Diejenige Organgruppe, die bei dem betreffenden Typus besonders entwickelt ist und ihm sozusagen ihren Stempel aufdrückt, soll auch am stärksten krankheitsdisponiert sein (Neigung des Typus respiratorius mit langen Nasen und langem Thorax zu Lungenkrankheiten usw.). Sowohl hinsichtlich erblicher wie exogener Faktoren ist noch vieles behauptet worden, was der Kritik nicht standhält. Hierher gehören beispielsweise die Angabe, daß unter den Verwandten Kranker mit hypertrophischer Neuritis eine Neigung zu entzündlichen Neuritiden und Neuralgien bestehe (SLAUCK 1924), daß die elektive Hauptbeteiligung des li. Schläfenlappens bei einem Kranken mit tbc Meningitis von der Taubstummheit von Vettern und Basen mitbedingt sei (WASSERMANN 1904), oder daß die initialen Blasenstörungen eines Tabikers mit der Enuresis zweier Geschwister zusammenhängen sollen: ein bei 70% aller Erkrankten auftretendes und anatomisch-lokalisatorisch ausreichend erklärbares Symptom bedarf keiner derartigen Deutung. (Etwas anderes ist es allerdings, wenn der Kranke selbst von klein an lumbosakrale Myelodysplasie bzw. Enuresis zeigt [O. SCHWARZ 1923; eigene Fälle, vgl. CURTIUS u. LORENZ]). Auch die Angaben NOTHMANNs (1937) über die erbdispositionelle Bedingtheit der symptomatologischen Organwahl bei M. Basedow bzw. HENSCHENs über „Vererbung einer Organminderwertigkeit der Leber", die auch Diabetes, Gicht, Fettleibigkeit und Lithiasis mit einbezieht, LAMPENS über die lokalisierende Wirkung von Amputationen auf die (häufig gleichzeitig auftretende) Spättuberkulose der Lungen, bedürfen weiterer Bestätigung. Mißlich ist die Anwendung des Organdispositionsbegriffs insbesondere dann, wenn sie Theorien verwendet, die sich als unzureichend erweisen. Dies trifft etwa zu für TIMMERMANNs Annahme, die Disposition zu manchen Formen von Appendicitis beruhe auf dem Vorliegen eines „lymphatisch minderwertigen Processus vermiformis als einem Organ minderen Wertes". An anderer Stelle habe ich eine eingehende Kritik des Status thymico-lymphaticus wie lymphaticus gegeben. Für recht unwahrscheinlich halte ich schließlich v. DOMARUS' Angabe, daß im allgemeinen die beruflich am stärksten beanspruchten Gelenke beim akuten Gelenkrheumatismus zuerst erkranken. A. W. FISCHER hat sich kritisch geäußert zur Bedeutung der Organdispositionslehre für die Chirurgie, insbesondere hinsichtlich der infektions-lokalisierenden Rolle von Traumen.

1. Erbliche Organdisposition

Nach diesen Vorbemerkungen soll nun anhand mehrerer *Beispiele* gezeigt werden, in welchem Umfang die Anwendung des Organdispositionsbegriffs der Kritik standhält und inwiefern er eine unumgängliche Notwendigkeit der allgemeinen Pathologie darstellt. Die ersten Beispiele betreffen die *erbliche Organdisposition.* 1905 schuf BABES den Begriff der „hypogenetischen Nephritis" zur Kennzeichnung solcher Nierenentzündungen und Schrumpfnieren, die sich auf dem Boden angeborener Fehlbildungen der Niere entwickeln. Eine Zusammenstellung des Schrifttums findet sich bei M. WERNER (1940). Bei den Nierenmißbildungen handelt es sich um Aplasie einer oder beider Nieren, fetale Lappung, Hypoplasie von Nierenarterien, Mißbildungen der ableitenden Harnwege usw.

FAHR untersuchte weiterhin die Disposition derartiger Nierenapparate zu Pyelitis und maligner Nephrosklerose, die letztere wird in diesem Zusammenhang auch von ASK-UPMARK besprochen. Zweimal wurde familiäres Vorkommen einer hypogenetischen Nephritis beobachtet (E. ZEISS). Nach STRAUB erkranken Hufeisennieren häufig an Hydronephrose, Steinbildung und Tuberkulose. Die praktisch-klinische Bedeutung derartiger Zusammenhänge zeigt eine Beobachtung LEIMBACHs, bei der eine durch Tonsillitis infizierte Beckenniere jahrelang als septischer Focus wirksam war, bis durch Nephrektomie die Heilung erfolgte. Eine Einzelniere findet sich 1 mal auf 3000—18000 Sektionen (BIBUS), häufig kombiniert mit Dystopie, doppeltem Nierenbecken, Nierenektopie, Hodenaplasie, Uterus- bzw. Vagina-Anomalien; sie erkrankt in 38—50% besonders an Nephritis, ferner an Hydronephrose, Steinbildung, Tumoren, Tuberkulose (HEYMANN). Die Anfälligkeit der postoperativen Restniere ist nicht so groß. Eine Schwangerschaft darf bei Einzelniere zwar gestattet werden, falls keine Funktionsstörungen bestehen; eine erhöhte Gefährdung des Harntrakts muß aber in Kauf genommen werden (BIBUS). Des weiteren ist hier die ausgesprochen erbliche Cystenniere zu nennen, die bekanntlich sehr häufig zu sekundären Infektionen und Schrumpfnierenleiden und damit zu vorzeitigem Tode führen kann, wie SUTER, STAEHLER u. a. hervorheben. Dieser Autor berichtet auch von der hohen Rezidivbereitschaft zu pyelonephritischen Attacken (den „entzündlichen Anfällen" PAYRs), der Neigung zur Entstehung von Nierenkarbunkeln, den Gefahren der komplizierenden Harnsteine u. a. m. Die gutachtliche Bedeutung der Nierenfehlbildung und ihre Komplikationen beleuchtet DIETZE. Langjährige posttraumatische Blutungen sowie Steinbildung bei zweigeteilter, als locus minoris resistentiae wirksamer Langniere beschreibt W. SIEMENS und gibt einen Überblick der verschiedenen in ähnlicher Weise dispositionell bedeutsamen Nierenmißbildungen. Ein eindrucksvolles Beispiel für die erhöhte Gefährdung sehr tiefliegender Beckennieren („Wanderniere") durch mechanische Traumen hat KÜSTNER vor kurzem mitgeteilt und die praktisch-therapeutische und prophylaktische Bedeutung der Frage erörtert. Die erhöhte Disposition von Nierenmißbildungen für die Steinbildung ist nach Angabe des Pathologen G. B. GRUBER sichergestellt. (Vgl. zum Nierenabschnitt unsere einschlägigen Fälle Ilse Ra. S. 138, Heinz Ha. S. 138, Charl. Wo. S. 139, Käthe Di. S. 140, Elisab. Pe. S. 142.)

Hier mag andeutungsweise auch an einem Beispiel die Frage erörtert werden, inwieweit Tumoren eine erhöhte Nierenanfälligkeit bedingen. PITRALFFY-SZABÓ berichtet — unter Hinweis auf gleichsinnige Forschungen LUBARSCHs —, daß unter dem urologischen Krankengut der chirurgischen Universitätsklinik Budapest innerhalb von 20 Jahren 2 mal die Kombination von Hypernephrom und Tuberkulose in derselben Niere beobachtet wurde. Der Autor vermutet, daß „das Hypernephrom in der Niere Stauung, Blutung und Atrophie hervorrief und den Widerstand der Niere hierdurch derartig herabsetzte, daß sich in diesem Gewebe als an einem locus minoris resistentiae die Nierentuberkulose ansiedeln konnte".

Erbliche Nierenanfälligkeit beschränkt sich aber keineswegs auf derartige krasse Fälle grober Fehlbildungen. Im Gegenteil muß man annehmen, daß meist ein makro- und wohl auch mikroskopisches Substrat der vorhandenen Disposition vermißt wird. Ihr Vorhandensein kommt dann in erbpathologischen Beobachtungen zum Ausdruck. Wenn man z. B. von R. STAEHELIN hört, daß er nach mehreren hundert Fällen von Scharlach ohne Nephritis eine solche bei 3 Brüdern beobachtete, die hintereinander an Scharlach erkrankten — SELMA MEYER, MATHIES, SPIDER, SCHURICHT berichten über gleichsinnige Beobachtungen, wobei besonders die Feststellung urämischer Symptome bei 3 Geschwistern durch SCHURICHT interessiert, oder wenn EICHHORST bei 3 von 4 Schwestern mit Impetigo eine Nephritis auftreten sah (die eine Schwester zeigte später nach Rachendiphtherie erneut Albuminurie), bzw. OCHSENIUS bei 3 Geschwistern nach Windpocken, so lassen sich all diese Beobachtungen allein durch eine spezifische erbliche Disposition der Niere erklären, da vor allem die letztgenannten Infekte bekanntlich nur sehr selten zu Nephritiden führen. Sehr bemerkenswert ist auch H. P. KRETSCHMERs Beobachtung konkordanter Nieren-Tuberkulose bei EZ. In gewissen Fällen mag die erbliche Veranlagung in Gemeinsamkeiten des Gefäßsystems gelegen sein, z. B. bei folgenden autoptischen Beobachtungen R. RÖSSLEs, die den Verfasser an eine Organdisposition bzw. „Anfälligkeit" der Nieren denken lassen: Mutter † 80 jährig, arteriosklerotische Schrumpfniere. Sohn † 55 jährig, Nierentuberkulose und akute hämorrhagische Nephritis. Schwester † 88 jährig, arteriosklerotische Schrumpfniere. Bruder † 66 jährig, chronische Bleivergiftung mit Blei-Schrumpfniere.

Für die Entlarvung einer individuellen (d. h. in diesem Fall wohl meist einer erblichen) Nierendisposition kann es auch wichtig sein, wenn ein und derselbe Mensch zu verschiedenen Zeiten mit dem gleichen Organ, hier der Niere, auf Schäden reagiert. Eine entsprechende Beobachtung EICHHORSTs wurde schon oben genannt. Hierher gehört auch der Fall von MATTHES: eine Patientin mit Schwangerschaftsniere hatte als Mädchen an orthostatischer Albuminurie gelitten. Derartige Vorkommnisse würden bei der Erhebung genauerer, objektivierter Anamnesen, die die längsschnittmäßige Betrachtung eines Kranken zum Ziel haben, wesentlich häufiger festgestellt werden. Diese Beispiele zeigen, daß sich die pathogenetische Bedeutung einer erblichen Organdisposition der Nieren keineswegs auf Infektionskrankheiten beschränkt. Sie äußert sich z. B. auch deutlich in der familiären Neigung zu diabetischer Glomerulosklerose (vgl. Joh. Schm. S. 141). Eine systematische, klinisch-genealogische Erforschung dieser Zusammenhänge würde zweifellos unsere pathogenetischen Kenntnisse wesentlich erweitern.

Auch A. KAEDING (1956) hat sich anhand familienanamnestischer Daten um die „Beziehungen zwischen Häufigkeit der Diabeteskomplikationen" (z. B. Aortensklerose, EKG-Befunde, Neuritiden) und „Heredofamiliarität" bemüht mittels Registrierung der Häufigkeitsunterschiede dieser Symptome bei Diabetikern mit positiver bzw. negativer Familienanamnese. Diesem Vorgehen kann meines Erachtens kein wesentlicher Erkenntniswert beigemessen werden aus folgenden Gründen: Es herrscht heute Übereinstimmung darüber, daß es einen echten Diabetes ohne Erbveranlagung überhaupt nicht gibt (84% der EZ konkordant). Wenn die Familienanamnesen häufig „negativ" sind, so hat dies wenig zu bedeuten aus zwei Gründen: erstens ist der Erkenntniswert der Familienanamnese überhaupt sehr gering (CURTIUS, MmW 1931, 582; FEL. ENGEL 1941). Zweitens gibt es zahllose Erbleiden, deren Manifestation hochgradigen Schwankungen unterliegt, wie ich kürzlich zusammenfassend wieder eingehend darlegte (Fortschr. Neur. März 1959). Im übrigen ist eine unterschiedliche Pathogenese bzw. Symptomatologie familiärer bzw. nicht (nachweisbar) familiärer Diabetesfälle ebenso wenig wahrscheinlich wie bei den 40% familiären bzw. 60% „isolierten" Fällen von Muskeldystrophie.

Schon manche der vorstehenden Beispiele wiesen auf eine *erbbedingte Veranlagung zur Organwahl bei Infektionskrankheiten*[1]. Diesem Moment kommt eine außerordentlich hohe Bedeutung zu, u. a. für die Prognose, dann aber zur Illustration der von mir wiederholt betonten Tatsache, daß es der erkrankte Mensch ist, der die Krankheit macht, mehr als der Mikroorganismus, dessen „Spezifität" sich mehr und mehr als relativ herausstellt.

Ich nenne deshalb noch einige Beispiele. BESSAU sah 2 Geschwister nach Diphtherie an Appendicitis erkranken. GLEISSNER registrierte Otitis media bei 295 Scharlachkranken 8 mal (2,7%), bei 61 Personen aus Scharlachfamilien (mindestens 2 kranke Geschwister) aber 11 mal (18,1%). J. BAUER schildert 2 Geschwister, die an akuter gelber Leberatrophie bei Lues congenita starben. HERZOG sezierte Bruder und Schwester mit nicht erkannter Lues congenita und „ganz gleichartigen Veränderungen an den Organen (Milztumor, Lebercirrhose) und gleichartigem Tod durch Verblutung aus einem Schleimhautvarix des Oesophagus". Es sei deshalb an die Mitwirkung eines erblichen Faktors zu denken, „der die Wirkungen der Syphilis in dieser gleichartigen Weise ... zustandekommen ließ". RÖSSLE fand autoptisch Empyem der rechten Pleura bei Mutter und Tochter. Besonders aufschlußreich ist natürlich die erbliche Organwahl bei verschiedenen Erregern, wie das UMBER bezüglich familiärer Nephritisbeobachtungen mitteilt und wie ich es selbst bei einem Arzt und seiner Schwester, einer technischen Assistentin, beobachtete, die beide an Iritis erkrankten: jener auf luischer, diese auf tuberkulöser Grundlage.

Selbstverständlich ist diese *familiäre Idiosymptomatik* durchaus nicht regelmäßig gegeben, was nicht verwundert, wenn man die zahllosen, oft auch überwiegend umweltbedingten Faktoren berücksichtigt, die bei der Gestaltung einer Infektionskrankheit mitwirken. Deshalb kennt jeder Arzt Beispiele für außerordentlich verschiedene Bilder der gleichen Infektion bei Blutsverwandten, wie es beispielsweise WULF (1939) über den Paratyphus von 4 Geschwistern schildert. Bei A. meningo-encephalitisches Bild, bei B. vesiculäres Exanthem, bei C. und D. gastroenteritisches Bild, das aber bei C. mit Bronchitis, bei D. mit periarticulären Erscheinungen verbunden war. Alle hatten hohes Fieber, Leukopenie und Diazoreaktion, bei 3 der Kranken wurden Paratyphus-Erreger gefunden.

Auch die *Gynäkologie* kennt Beispiele von Organdispositionen: A. MAYER erwähnt Beziehungen zwischen genitalem Infantilismus und Genitaltuberkulose, zwischen infantiler Schlängelung der Tube und Tubargravidität. Nach der Darstellung MAYERs zu schließen, scheint dieser Zweig der ätiologischen Forschung in der Gynäkologie noch sehr des Ausbaus bedürftig.

Bei der erblichen Organdisposition der *Atmungsorgane* beginnen wir auch wieder mit Fehlbildungen als Schrittmachern entzündlicher Erkrankungen. Es ist eine bekannte Erscheinung, daß die sog. Waben- oder Cystenlunge bzw. die ihr nahestehenden örtlich umschriebenen kongenitalen Bronchiektasien mit Vorliebe den Sitz sekundär entzündlicher Prozesse abgeben

[1] Vgl. hierzu auch spätere Angaben (S. 222f).

(MATTHES-CURSCHMANN, F. H. WEISS u. a., vgl. unseren Fall Marie D. S. 138). RÖSSLE sah autoptisch bei Großmutter und Enkelin eine chronische Pneumonie auf dem Boden von Bronchiektasien des linken Oberlappens, bei der letzteren außerdem noch eine lobäre Pneumonie als Todesursache. Nach TURBAN (1900) haben sich FINKTEINER, KUTHY, STRANDGAARD, A. MAYER (alle zit. nach W. EDEL, vgl. auch das Schrifttum bei DIEHL 1940) sowie HUBER (1929) mit der Vererbung des locus minoris resistentiae bei Lungentuberkulose beschäftigt und übereinstimmend gefunden, daß bei etwa 70% der Patienten eine familiäre Lokalisation der Primär-Erkrankung besteht (vgl. auch unseren Fall H. B. S. 323). EDEL kommt bei kleinerem Material zu niedrigeren Werten, findet aber auch sehr häufig familiäre Übereinstimmung des Verlaufs. Besonders gewichtig im Sinne erblicher Organdisposition bei Tbc. sind natürlich familiäre Beobachtungen seltener Lokalisation z. B. die (der Einfachheit halber hier zu besprechende) Dünndarmtuberkulose bei Geschwistern (BÖHM 1953). Das Leiden kam unter 9100 Sektionen innerhalb von 8 Jahren in Ohio nur 3mal vor (WOLPAW). Die Vererbung einer „Lokaldisposition oder Organveranlagung für tuberkulöse Erkrankungen" läßt sich sehr deutlich auch am Auge nachweisen (WAARDENBURG; VAN DER HOEVE). Im Falle des letzteren erkrankten 28jährige EZ in 7jährigem Abstande an schwerer tuberkulöser Iridocyklitis. BREHMER (zit. nach WIESE) berichtete über Lupus auf derselben Wange bei einer Frau und 4 ihrer Kinder. Auch bei skrofulösen Erkrankungen spielt die Erbkonstitution eine maßgebende Lokalisations-Rolle, was beispielsweise ein genau beschriebenes EZ-Paar mit gleichseitiger und gleichstarker Keratitis phlyctaenulosa sowie übereinstimmenden Drüsen-, Lungen-, Tuberkulin- und SR-Befunden zeigte (CURTIUS und KORKHAUS). Bei der Entstehung der schweren Pneumonien und Schleimhautreizungen infolge Einatmung von Thomasschlackenmehl spielt die Beschäftigungsdauer der Arbeiter eine wesentlich geringere Rolle als die individuelle Empfindlichkeit der Schleimhäute. „Leute mit Neigung zu Katarrhen der Luftwege . . . sind besonders gefährdet" (A. LENZ).

Trotz derartiger Tatsachen wird von K. DIEHL (1940) eine erbliche Lokaldisposition bei der Entstehung der Tuberkulose, insbesondere *Lungentuberkulose*, ebenso von RÖSSLE (1940) in Zweifel gestellt, wenn auch nicht geleugnet. Mit den späteren tierexperimentellen Beobachtungen DIEHLs (1941) soll jedoch nach dem Urteil v. VERSCHUERs auch bei der Tuberkulose „der einwandfreie Nachweis von erblichen Organdispositionen gelungen sein" (1941). Auch der bekannte Tuberkuloseforscher BR. LANGE (1942) folgert aus DIEHLs Versuchen, daß die „Generationen hindurch gleichbleibende Häufung bestimmter Organtuberkulosen in gewissen Kaninchensippen stark zugunsten der Annahme" einer erblichen Organdisposition spreche. Ebenso kommt SCHWARTZ (1935) zum Ergebnis, daß die Art des menschlichen Tuberkuloseverlaufes „weniger durch die Menge und die Giftigkeit der . . . Bacillen, als durch die gewebliche Beschaffenheit der einzelnen Organe bestimmt" werde.

E. GEISLER fand in den Familien Staublungenkranker eine auffällige Häufung sonstiger Lungenkrankheiten und vermutete deshalb, „daß eine gewisse Organminderwertigkeit der Lunge für die Entwicklung einer schweren Staublunge mit verantwortlich gemacht werden kann". Nach GEISLER spielt bei der konstitutionellen Disposition zur Staublungenkrankheit eine „Minusvariante der Lungenbeschaffenheit" eine größere Rolle als die allgemeine Körperkonstitution. Diese Annahme findet eine weitere Bestätigung durch die Befunde von PARRISIUS und *im* BRAHM, die bei 28 EZ-Paaren nur 3mal Diskordanz und darüber hinaus eine „geradezu frappant ähnliche Lokalisation der silikotischen Schwielenbildung" feststellten. Daneben scheint aber nach den Untersuchungen G. LEHMANNs die Beschaffenheit der Nasenschleimhaut von Bedeutung zu sein. Es ergab sich nämlich, daß deren Staubbindungsvermögen in außerordentlich hohem Maße individuellen Schwankungen unterliegt.

Wie bei den Nierenleiden, begegnen wir auch bei den Lungenkrankheiten einem Alternieren verschiedenartiger Krankheitsformen, so bei einer Beobachtung RÖSSLEs: Beide Eltern starben an Lungentuberkulose, der ältere Bruder 41jährig an Bronchektasien, der jüngere Bruder 35jährig an Bronchialkrebs. RÖSSLE vermutet, sicherlich mit Recht, bei den Brüdern „ein vererbliches Moment, wenn auch in zwei verschiedenen Lungenleiden". Ähnlich hat nach der zustimmenden Darstellung K. DIEHLs „in letzter Zeit SCHWARZ eindringlich immer wieder darauf hingewiesen, daß zwischen verschiedenen Krankheiten im Bereich des respiratorischen Tractus zweifellos innige Zusammenhänge bestehen, und betont, daß nur eine zusammenfassende Betrachtungsweise in der Erkenntnis der verschiedenen Erkrankungen der oberen Luftwege weiterführen kann". Im gleichen Sinne sprechen nach DIEHLs, KARTAGENERs und ULRICHs Feststellungen die überdurchschnittlichen Häufigkeitsbeziehungen von angeborenen

Bronchiektasien und Entwicklungsstörungen bzw. Entzündungen der Nasennebenhöhlen. Damit kommen wir zu einem Punkt, der in der komplexen Organdisposition des Atmungssystems neben anderen, z. B. den vorher erwähnten dysontogenetischen Momenten, sicherlich eine wichtige Rolle spielt, nämlich der „anlagebedingten Schleimhautschwäche" bzw. „Schleimhautminderwertigkeit" oder „Schleimhautanfälligkeit", die M. Schwarz zusammenfassend behandelt hat. Sie bedingt es, daß trotz gleicher Infektionsmöglichkeiten nur ein Teil der Menschen an Mittelohrentzündungen und Tubenkatarrhen erkrankt und daß bei diesen und ihren Verwandten „eine besondere Neigung zu Katarrhen der Schleimhaut der Luftwege, zu Anginen mit Abscessen besteht, während in der Jugend oft eine lymphatische Diathese oder ein pastöser Habitus deutlich zum Ausdruck kommt. Oft haben solche Merkmalsträger auch die ganze Leiter der Kinderkrankheiten durchlaufen, als besonderes Zeichen der Schleimhautanfälligkeit, die grundsätzlich den gesamten Respirationstrakt betrifft" (M. Schwarz 1940). Dementsprechend weisen auch Kartagener und Ulrich im Verlauf ihrer oben erwähnten Untersuchungen darauf hin, „daß sich bei Bronchiektatikern die Schleimhäute der oberen und tieferen Abschnitte des Atmungsapparates in ihrem pathologischen Aussehen so ähneln, daß eine konstitutionell minderwertige Anlage des gesamten Systems vorliegen muß" (nach Diehl 1940).

Auf die persönliche und erbliche Disposition zu „Schnupfen, Husten, Halsweh, Katarrh" weisen auch Sticker (1916) und Weitz (1936) hin. Dieser erwähnt die von seinen Schülern Camerer und Schleicher festgestellten Zwillingsbefunde. Die Verfasser fanden Katarrhneigung bei 39 EZ-Paaren 32 mal konkordant, 7 mal diskordant, bei 53 ZZ-Paaren dagegen 7 mal konkordant und 46 mal diskordant. Bei der erblichen Katarrhneigung spielen nun zweifellos nicht nur lokale, sondern auch allgemeine Konstitutionsbesonderheiten eine wichtige Rolle, und zwar in erster Linie das Vorhandensein einer *allergischen Diathese.*

Gerade diese ausgesprochen dominant erbliche Reaktionsbereitschaft gibt aber ein schönes Beispiel dafür, daß man *auch bei Eigenschaften der Gesamtkonstitution ohne die Annahme erblicher Besonderheiten der Organbeschaffenheit nicht auskommt.* Die Organwahl und Gewebswahl ist vielmehr „ausschlaggebend für das jeweils entstehende Krankheitsbild. Es dürfen Unterschiede im Grade des Antikörpergehaltes, vor allem aber in der angeborenen und erworbenen Ansprechbarkeit des Gewebes, wohl auch in der Blutzufuhr der Allergene zur Erklärung herangezogen werden. Sogar innerhalb eines Organs kann eine gewisse Gewebswahl statthaben. So kann beim Asthma die glatte Bronchiolenmuskulatur (bronchiolospastisches Asthma), das submuköse Gefäßbindegewebe (enurtikarielles Asthma) oder der Schleimhautapparat (katarrhalisches Asthma) allein oder vorwiegend betroffen sein" (W. Berger 1940). Genealogisch kommt die Organdisposition in Allergiefamilien darin zum Ausdruck, daß „das Asthma bronchiale und die Migräne, aber auch Heufieber, Urticaria, Quinckesches Ödem und Ekzem, sehr häufig in mehreren aufeinanderfolgenden Generationen einer Familie vorherrschen, so daß die zumeist begleitenden Idiosynkrasien daneben stark zurücktreten" (E. Hanhart 1940). So berichtet beispielsweise Hanhart von 2 Heufiebersippen folgendes: In der ersten litten von 44 meist heufieberkranken Allergikern 16 an Bronchialasthma, in der anderen von 24 (auch vorwiegend Heufieberkranken) dagegen kein einziger. Ebenso kennt man ausgesprochene Migränesippen, Sippen mit Quincke-Ödem usw. Ford (1953) schreibt deshalb mit Recht, „it is clear, that in some instances ... the form taken by the allergy is due to other genes modifying the action of the single gene".

Auf Grund scharfsinniger allgemeinpathologischer Deduktionen und umfangreicher Versuche kommt auch Bloch zur Feststellung, daß die Ekzemdisposition in „einer besonderen individuellen Idiosynkrasie eines einzelnen Organs" beruhe und, „daß diese Organkonstitution für die Genese der Krankheit nicht leicht zu hoch einzuschätzen" sei.

Unter den *Kreislauferkrankungen* bieten die Endokarditiden auf dem Boden angeborener Herzfehler ein besonders lehrreiches Beispiel angeborener (und wohl meist, wenn auch oft nicht nachweisbar, erblicher) Organdisposition. Unter 24 Fällen angeborener Herzfehler, in denen die Todesursache bekannt war, handelte es sich 13 mal um sekundäre Endokarditiden

(W. KOCH 1936). Diese aufgepfropften, meist septischen Endokarditiden bedingen nach KOCH eine ausgesprochene Erhöhung der „Lebensbegrenzung", wie sie durch die Mißbildung allein in diesem Ausmaße nicht gegeben wäre. Endokarditis, meist E. lenta, bei Isthmusstenose der Aorta beschrieben BAHN, FOCKEN, BODE und KNOP, BENEKE, J. K. MACKENZIE, POYNTON und SHELDON u. a. In einem Teil dieser Fälle bestanden noch weiter Herzmißbildungen wie Dextrokardie und bicuspidale Aortenklappen. Gelegentlich zeigten auch die Mitralklappen chronisch-endokarditische Veränderungen. MÜHLHAUS schildert eine Viridanssepsis auf dem Boden eines offenen Ductus Botalli (daselbst weiteres Schrifttum). Rekurrierende Endokarditis eines an dem gleichen Vitium leidenden Studenten — der auch von WENCKEBACH behandelt wurde — habe ich ebenfalls beobachtet. Neuerdings haben auch LANGE und MUNDT an einem größeren Sektionsgut über die *erhöhte Disposition mißbildeter Herzen zur Endokarditis-Entstehung* berichtet (dort weiteres Schrifttum) und erhöhte mechanische Belastung und veränderte O_2-Sättigung als wesentliche pathogenetische Faktoren herausgestellt. Die angeborene „Organdisposition des Herzens" als pathogenetischen Faktor bei Leuchtgasvergiftungen behandelt H. ZONDEK und kommt zum Ergebnis, daß „zweifellos die Konstitution des Herzmuskels und der Zustand des Herzens, wie er bei Eintritt der Schädigung besteht", den Verlauf der Erkrankung, insbesondere das Ausmaß und die Rückbildungsfähigkeit einer akuten Herzerweiterung entscheidend beeinflussen. W. KOCH und LIN CHEN KONG haben sich sehr eingehend mit den individuellen Varianten des Coronarkreislaufs und ihrer Bedeutung für die Pathogenese des Coronarverschlusses beschäftigt: „Jeder Fall hat seine Eigenart." So kann beispielsweise die nicht seltene mangelhafte Ausbildung eines Hauptastes, die „dann sicher auch minderwertige Anastomosen bedingt", in Verbindung mit dem akuten Verschluß eines zweiten Hauptastes zum Herztod führen. Erbliche, organdispositionell bedeutsame Lokalisationsfaktoren bei Gefäßkrankheiten sind sowohl am Venensystem (CURTIUS) wie am arteriellen System bekannt. Auf Einzelheiten soll hier nicht eingegangen werden. Ich nenne nur beispielsweise die familiäre Häufung von Coronarsklerose, die anatomisch von HERZOG (1936) in 3, von RÖSSLE sowie GRUBER in 2 Generationen beobachtet wurde.

Bei der erblichen Veranlagung zu *exogenen Nervenkrankheiten* können zweckmäßigerweise drei Grundbedingungen unterschieden werden (CURTIUS 1934):

1. Eine allgemeine neuropathische Konstitution.
2. Eine spezielle topische Disposition.
3. Eine extraneurale Disposition.

Die spezielle topische Disposition entspricht der hier behandelten Organdisposition, müssen wir uns doch darüber klar sein, daß das Nervensystem, vor allem in seinen zentralen Anteilen, ein entwicklungsgeschichtlich, morphologisch und funktionell hochkompliziertes Gebilde darstellt. Das Gehirn ist kein einheitliches Organ, sondern ein als ganzheitliches Funktionsgefüge wirkender Komplex verschiedener Organe (v. ECONOMO).

Hier sollen nur 2 Hauptbeispiele für die Mitwirkung einer umschriebenen topischen Disposition im Zentralnervensystem genannt werden, die einmal das Rückenmark (Tabes), das zweitemal das Gehirn (Chorea minor) betreffen. CURTIUS, SCHLOTTER und SCHOLZ haben gezeigt, daß bei der Entstehung der Tabes eine umschriebene Veranlagung der Hinterstränge beteiligt ist. Dies ergibt sich daraus, daß in den Familien von 101 Tabikern Paralyse und Hirnlues nicht häufiger vorkommen als in einer gleichwertigen, mit genau den gleichen Methoden untersuchten Normalbevölkerung, während die voll entwickelte und die rudimentäre Tabes (zusammen 3,04%) bei Blutsverwandten der Tabiker doppelt so häufig vorkommen als in der Vergleichsbevölkerung (zusammen 1,36%). Mit diesen Befunden ist der Beweis erbracht, daß die Spirochäte bzw. ihre Toxine in bestimmten Familien vorzugsweise örtlich umschriebene Gewebe des Zentralnervensystems befallen, entsprechend der von C. und O. VOGT für die Pathogenese der Nervenkrankheiten aufgestellten Lehre von der *Pathoklise*.

Wir sind also doch etwas weiter als BÜCKER (1922) im Anschluß an NONNE noch meinte: es sei völlig unbekannt, weshalb der syphilitische Prozeß einmal die Meningen, dann mehr das Weiß oder Grau des Parenchyms befalle; ferner warum es hier zur Tabes, dort zur Paralyse komme. Die syphilitischen Nervenkrankheiten böten „keinerlei Aufklärung über die . . . Elektivität der Krankheitsform". Es besteht kein Zweifel, daß Fortschritte hier vorzugsweise auf dem Wege der Organdispositionslehre erreicht werden können: Bakteriologie und Serologie müssen bei diesen Fragen wesensgemäß versagen. Gewisse Hinweise kann vielleicht die Anatomie gewähren. PANDY (1924) vertritt beispielsweise die Auffassung, das Charcot-Pierretsche Feld der Hinterstränge sei gegenüber Ernährungsstörungen am empfindlichsten und werde deshalb nicht nur von der Lues, sondern auch von pellagrösen und anderen toxischen Veränderungen vorzugsweise befallen. Der Begriff der erblichen topischen Disposition hat sich im übrigen auch MEGGENDORFER (1936) bei der Erörterung der Metalues-Pathogenese als fruchtbar erwiesen.

Von einer Erbdisposition zu meningitischen Erkrankungen wurde schon wiederholt berichtet. Hier sei nur M. KLEINs Beobachtung erwähnt: Tod an Meningitis tuberculosa bei 3 Geschwistern im Verlauf mehrerer Jahre. Ferner diejenige von RIES, dessen EZ-Partner mit sechswöchigem Abstand an Meningitis purulenta erkrankten, wobei bei dem einen Pneumo-, dem anderen Staphylokokken nachgewiesen wurden. Bei solchen erblichen Lokaldispositionen mag es sich öfters um umschriebene Gewebsanomalien als Schrittmacher der Erkrankung handeln, wie sie H. BRUNNER (1936) bezüglich der Pathogenese der Otitis-Meningitis schildert. Er fand u. a. „kongenitale Dehiszenzen" des Tegmen tympani, die vielleicht als „Überleitungswege" der Infektion in Frage kommen, ebenso wie Hirnhernien und Pacchionische Granulationen.

Genau wie gegenüber exogenen zeigt das Rückenmark auch gegenüber endogenen Schäden nicht selten eine erbliche Organ- bzw. Systemdisposition. Als Beispiel diene LIEPELTs Beobachtung jeweils symptomatologisch stark übereinstimmender Perniciosa-Myelose bei Mutter und Tochter bzw. Vater und Sohn. Auch F. W. BREMER machte derartige Beobachtungen.

Unser zweites Hauptbeispiel einer erblichen topischen Disposition ist die *Chorea minor*. HUGHES, MEGGENDORFER, GORDON fanden in den Familien *Huntington*-Kranker Fälle infantiler, d. h. wohl im wesentlichen infektiöser Chorea (minor), entsprechend MANKOWSKY-CZERNY, sowie COLLIER Chorea minor in den Familien von Torsionsdystonikern. Auch ich stellte Chorea minor bei 2 von 3 Kindern eines Mannes fest, der an (luisch mitbedingter?) Torsionsdystonie litt. KOWALSKY beschreibt kongenital luisch bedingte Chorea bei sämtlichen Kindern eines syphilitischen Mannes. Es sind auch Fälle von Torsionsdystonie bekannt, die sich im Anschluß an eine polyarthritische Chorea minor entwickelten (LWOFF, CORNIL und TARGOWLA). RUNGE sah Chorea minor bei einem Mädchen, dessen 2 Vettern (Brüder) deutliche extrapyramidale Züge (choreatische Hyperkinese, Amimie, Mangel an Spontaneität) neben einer Muskeldystrophie aufwiesen. Die Beziehungen zwischen Chorea minor und Tic-Krankheit werden von H. OPPENHEIM, RUNGE sowie E. STRAUS erörtert. OSTERTAG, SPIELMEYER, A. WESTPHAL haben beobachtet, daß die Eltern von WILSON-Pseudosklerosekranken an degenerativer oder infektiöser Chorea gelitten haben. Auch die Pseudosklerosekranken selbst scheinen eine erhöhte Anfälligkeit gegenüber der Chorea minor zu zeigen (Fälle von LÜTHY, OSTERTAG). J. BAUERs Patientin litt in der Kindheit an Chorea minor, im Alter an seniler Chorea, eine Tochter an kindlicher Chorea minor. Ebenso liegt der anatomisch untersuchte Fall F. H. LEWYs: arteriosklerotische Chorea bei einer Frau, die mit 11 Jahren eine Chorea minor durchgemacht hatte und deren Schwester an „chronischer Chorea" litt. Eine Reihe weiterer einschlägiger Beobachtungen finden sich bei J. BAUER und KEHRER. GUTTMANN stellte in den Familien von 18 Chorea minor-Kranken „das gehäufte Vorkommen akinetischer und hyperkinetischer motorischer Syndrome" fest und möchte zunächst „eine möglichst allgemeine Minderwertigkeit oder Anlageschwäche im Motorium bzw. bestimmten Teilen desselben" (striopallidäres System) annehmen. Besonders bemerkenswert sind 2 seiner Fälle, in deren Familie sich eine Paralysis agitans bzw. ein postencephalitischer Parkinsonismus fanden. Entsprechend früheren Befunden BR. SCHULZ' fand auch ST. KRAUS in 23 der 24 Familien von Chorea minor-Kranken Schizophrenie „in weit größerer Anzahl als in bisherigen Untersuchungen" und vermutet bei der Chorea minor „eine durch hereditäre Anfälligkeit von Hirnterritorien bedingte und durch eine Infektion ausgelöste Erkrankung". Auch für die Prognose seien erbliche Faktoren ausschlaggebend. (Daß bei dem oben erwähnten postencephalitischen Parkinsonismus erbkonstitutionelle Faktoren ursächlich beteiligt sind, sei in Übereinstimmung mit PEUST, VILLINGER, ECKSTEIN, GÖSTA BECKER, HOLTHUSEN und HOPMANN, LÖFFLER-MEGGENDORFER, PALITSCH, SACCHETTO, SIMONS nur in Parenthese erwähnt. Näheres in meinen „Erbkrankheiten des Nervensystems".) Hierher muß auch die Tatsache gerechnet werden, daß eine bestehende multiple Sklerose den Boden bereiten kann für die sekundäre Entwicklung von epidemischer Encephalitis bzw. Poliomyelitis (WOHLWILL, MARKUS, NEU-

BÜRGER, v. WEIZSÄCKER, BILL, GERSTMANN und STRÄUSSLER, PETERS, DE WULF und VAN BOGAERT). Mit Recht vermutet FÉNYES, daß die von ihm bei einer jugendlichen Postencephalitikerin festgestellten Alzheimerschen Fibrillenveränderungen als Ausdruck angeborener Disposition anzusehen seien. Besonders eindrucksvoll im Hinblick auf die hier angeschnittenen Fragen ist die Beobachtung A. KRALs von weitgehend übereinstimmender Lokalisation und (atypischer!) Symptomatologie einer spinobulbären Form der Encephalitis epidemica bei 2 Geschwistern. Mit früheren Autoren (v. ECONOMO, STERN, SPATZ) nimmt KRAL eine individuelle Prädisposition des spinomotorischen Apparates an und bekennt sich auf Grund dieser Beobachtung zum Prinzip der erblichen topischen Disposition im Sinne der von mir entwickelten Gedankengänge, denen auch H. BOETERS bei der Darstellung der Erbdisposition zu exogenen Nervenkrankheiten im Handbuch der Erbbiologie gefolgt ist.

Bekannt ist weiterhin, daß Gesunde aus Chorea minor- wie auch Huntington-Familien ziemlich häufig eine dauernde Zappeligkeit und Unruhe zeigen (Status subchoreaticus, vgl. GUTTMANN, PATZIG, REISCH). Daß die Chorea minor, die eine relativ seltene Komplikation der Polyarthritis darstellt — nur 2% Erkrankte — besonders bei erblich Disponierten vorkommt, ist bekannt, ebenso ihre häufige Familiarität (HENRY, KEHRER, GUTTMANN, SCHULZ, rund 15 eigene Beobachtungen). Hierher gehört schließlich die elektive Lokalisation (Pathoklise) der Kohlenoxydvergiftung im Pallidum, während die benachbarten Bezirke des Putamens, Caudatums und der Capsula interna weitgehend intakt bleiben (C. u. O. VOGT, zit. nach MEESSEN).

Aus all diesen vorstehenden Tatsachen ist wohl mit Sicherheit zu entnehmen, daß entsprechend den Anschauungen von J. BAUER, KEHRER, GUTTMANN u. a., eine *erbliche Anfälligkeit des striären Systems*, d. h. eine *besondere erbliche Organdisposition*, als *Voraussetzung für die Entstehung einer Chorea minor* anzusehen ist. Allerdings muß zugegeben werden, daß sich diese Annahme mehr auf kasuistische Einzelbeobachtungen und relativ wenige, nicht eingehend untersuchte Familien stützt, im Gegensatz zu den vorher genannten umfangreichen Reihenuntersuchungen zur Pathogenese der Tabes.

Auch an den *Sinnesorganen* zeigte sich die Bedeutung erblicher Organdisposition, worauf W. LÖHLEIN sowie K. H. MÜLLER in bezug auf das Auge hingewiesen haben. W. LÖHLEIN faßt seine entsprechenden Erfahrungen folgendermaßen zusammen: „Ich bin überzeugt, daß wir bei darauf gerichteter Aufmerksamkeit recht häufig in der Lage wären, festzustellen, daß Augen mit bestimmter erblicher Mißbildung über den Rahmen dieser Mißbildung hinaus eine verminderte Widerstandsfähigkeit gegenüber physiologischen Belastungen ihrer Funktion, noch mehr aber gegenüber krankmachenden Umwelteinflüssen besitzen." Als einschlägige Beispiele seien noch genannt die Disposition des Mikrophthalmus zum Glaukom (FLEISCHER), der Iris-Hypochromie zu Präcipitaten der Descemet, Kammerwassertrübung und Katarakt (H. APPEL).

Am *Skeletsystem* finden wir häufig erblich mitbedingte Erkrankungen als Schrittmacher sekundärer entzündlicher und degenerativer Prozesse. Von verschiedenen Seiten wurde auf die wohl stets erbbedingte „kongenitale Minderwertigkeit des Hüftgelenks" (HACKENBROCH) hingewiesen, die sich in wechselnden Formen äußern kann: in abnormer Flachheit der Pfanne, verspätetem Auftreten des Kernes der Femurepiphyse, Hypoplasie des Femurkopfes, Coxa vara usw. (FABER, HILGENREINER, KREUZ, ROHLEDERER u. a.). Diese Anomalien sind nun zunächst eine wichtige Vorbedingung für die Entstehung einer angeborenen Hüftverrenkung (FABER u. a.): Alle sog. angeborenen Luxationen haben nach K. H. BAUER eine Störung in der Ossifikation der knöchernen Gelenkbestandteile, „eine primäre Gelenkdysplasie zur Voraussetzung". Diese Dysplasien bedeuten weiterhin ein sehr geeignetes Terrain zur Entwicklung sekundärer degenerativ-entzündlicher Veränderungen, nämlich von Osteochondritis, Perthesscher Krankheit, Arthrosis deformans usw. (ECKHARDT, BETTMANN, FABER u. a.). Ein eindrucksvolles Beispiel dieser Art habe ich in der 3. Auflage des Handbuches d. Inn. Med., VI/2 S. 176 abgebildet.

Aber auch andere angeborene Skeletabwegigkeiten erhöhen die Disposition ihrer Träger zum Erwerb von Arthritiden und Arthrosen. STÖREN fand z. B. in einer 10kindrigen Familie bei Vater und 4 Kindern chronische Polyarthritis, ein Erkrankter litt an einem angeborenen Hüftleiden (wahrscheinlich Verrenkung); sämtliche Arthritiker hatten eine Brachyphalangie und Klinodaktylie. Auch in der oben genannten Familie BETTMANNs zeigten „fast alle Erwachsenen" Erscheinungen von Kurzfingrigkeit bzw. Kurzzehigkeit. KIRSTEN beobachtete Osteochondritis deformans coxae juvenilis bei 2 Schwestern mit kongenitaler Patellarluxation.

An der Bonner Poliklinik beobachteten wir eine von HANGARTER (1931) beschriebene Familie, in der neben zahlreichen chronischen Arthritiden und Arthrosen mehrere Exostotiker, Fälle umschriebener Knochenatrophie und 1 Fall von Schlatterscher Apophysitis tibiae vorkamen. 1922 untersuchte ich eingehend, auch röntgenologisch, 21 Blutsverwandte eines 25jährigen Mannes mit schwerer chronisch-rezidivierender ankylosierender Polyarthritis, der ebenso wie 8 weitere Verwandte an schweren Platt-Knickfüßen mit eigenartiger, familientypischer Exostose des Navikulare litt. In der Familie fanden sich ferner ein weiterer Fall von chronisch-rezidivierender Polyarthritis und ein solcher von Köhlerscher Navikularatrophie. Diese sowie die Schlattersche und die Perthessche Krankheit, ferner die Osteochondritis dissecans des Kniegelenks, die „Apophysitis calcanei" und verschiedene weitere Einzelformen bilden die Gruppe der Osteochondropathien (Näheres bei K. H. BAUER und W. BODE 1940) und entstehen alle auf dem Boden einer abnormen Knochen-Knorpelanlage. Erbliche Momente spielen bei der Perthesschen Krankheit, der Osteochondritis dissecans, der Schlatterschen Krankheit, in geringerem Maße auch der Köhlerschen Navikularatrophie und wohl auch bei anderen Osteochrondropathien eine Rolle (Näheres bei K. H. BAUER und W. BODE 1940). Die hohe Bedeutung der Erbdisposition für die Entstehung von Arthritiden dürfte nach diesen und mancherlei anderen Befunden somit sichergestellt sein. Demgegenüber hatten E. WIRTHs sorgfältige experimentelle Nachprüfungen der Rosenowschen Lehre von der elektiven Lokalisationsfähigkeit von Bakterien aus menschlichen Tonsillen ein negatives Ergebnis (daselbst weiteres Schrifttum). Abnorme Kürze der Ulna fand HULTÉN bei 23% von 400 Gesunden, dagegen bei 74% von Personen mit Lunatummalacie; ähnliche Befunde erhoben JOECK, EDELHOFF u. a. Durchschnittlich ist nach diesem Autor festzustellen, daß die Ulnaverkürzung bei Lunatummalacieträgern 5mal häufiger vorkommt als bei Durchschnittspersonen.

Eine große organdispositionelle Bedeutung, die besonders bei der Analyse von Unfällen berücksichtigt werden muß, besitzen Fehlbildungen der Wirbelsäule (UEBERMUTH). Gleichsinnige Beobachtungen stammen von ASTROW, SEIN, RYZOW, RIZZACASA (alle zit. bei CURTIUS 1939) und BAKKE, der besonders die Disposition zu Spondylarthrosis deformans und Spondylitis tuberculosa hervorhebt. Diese Fehlbildungen gehören fast stets in das Gebiet des Status dysraphicus (Näheres bei CURTIUS 1939).

Entsprechend der allgemeinen Feststellung auf S. 119 bilden nun grobmakroskopische oder auch mikroskopische Formvarianten keineswegs das alleinige Substrat einer Organ- bzw. Systemdisposition des Skelets, sondern es gibt noch andere, vielleicht chemische Momente, die jenen „dunklen Lokalisationsfaktor" darstellen können, von dem BLOCH 1928 gesprochen hat und uns der Beantwortung mancher Fragen näher bringen. So derjenigen nach der Entstehung der tabischen Arthropathie, die nach ASSMANN „noch nicht sicher geklärt ist". Bei den Untersuchungen von CURTIUS, SCHLOTTER und SCHOLZ ergab sich, daß die persönliche oder auch die Familiengeschichte bei diesen Kranken häufig eine besondere arthritische Disposition aufdeckt, die wohl im wesentlichen dafür verantwortlich zu machen ist, daß die Komplikation nur bei 15% aller Tabiker auftritt. Auch VIRCHOW, BÜDINGER, KIENBÖCK, RISAK u. a. hatten auf derartige Zusammenhänge hingewiesen. Beispiele für diese Befunde bieten unser Fall Anna Fra. (S. 145) sowie früher veröffentlichte Befunde und Stammtafeln von CURTIUS, SCHLOTTER und SCHOLZ (l. c. S. 196, 197).

Als letztes Beispiel dieses Abschnittes soll die erbliche Lokaldisposition zur Entstehung bösartiger Neubildungen, vor allem des *Krebses* dienen. Die „*erblichen Präcancerosen*" hat K. H. BAUER eingehend behandelt (1940). Hierher gehört unter anderen die Polyposis intestini, die in einem hohen Prozentsatz aller Fälle zur malignen Entartung führt. Nach SCHMIEDEN und WESTHUES, sowie KENNEDA und WEBER sollen 60% aller Dickdarmkrebse auf dem Boden einer Polyposis entstehen. Neuere Beobachtungen stammen von COLVERT und BROWN. Nach SCHMIEDEN beruht der Zusammenhang zwischen beiden Erkrankungen in der örtlichen Zellmißbildung, die eine umschriebene Disposition zur Tumorbildung schafft. „Diese präcanceröse Gewebsanaplasie führt über adenomatöse Zwischenstufen unter dem Einfluß chronischer Reize zu maligner Entartung." Es handelt sich um eine monomer dominante „Vererbung minderwertigen Gewebes, das durch die Einwirkung körpereigener innerer Faktoren zur Krebsbildung führt" (K. H. BAUER 1940). (In Parenthese sei erwähnt, daß die Polyposis nach Schrifttumsangaben [STEPP 1936 u. a.] und eigenen Beobachtungen auch eine Disposition zur Colitisentstehung schafft. Über die Organdisposition zur Colitis berichten auf Grund weiterer Tatsachen unter anderem MURRAY sowie GROSSFELD [bei letzterem besonderer Hinweis auf die Erblichkeit dieser Disposition]).

S. Rubaschow verdanken wir eine sehr gründliche, auf 68 eigenen und 1178 Schrifttumsfällen beruhende Bearbeitung des Zusammenhangs zwischen Hodenektopie und Tumorbildung (meist handelt es sich um Teratoide). Dystopische Hoden werden über 20 mal häufiger befallen als normale. Die Disposition beruht auf einem „inneren Zusammenhang zwischen der Geschwulst und der Embryonalentwicklung des Hodens“. Aus neuerer Zeit stammen entsprechende Angaben Goldbergs und Maxwells.

Eine weitere, ausgesprochen erbliche Präcancerose ist das Xeroderma pigmentosum, bei dem es unter der Einwirkung physiologischer Sonnenbelichtung zur Bildung von Hautkrebs kommt. Auch hier handelt es sich nach K. H. Bauer „um die Vererbung minderwertigen Gewebes, das erst auf den äußeren Reiz der Belichtung mit maligner Entartung reagiert“. Nach K. H. Bauer, M. Simonsen u. a. gehören ferner die Cystennieren zu den erblichen Präcancerosen. Gisbertz berichtet von der Entstehung von Krebs an einer Hufeisenniere, wobei vielleicht auch noch ein starkes mechanisches Trauma mitwirkte. Nach A. Mayer disponiert der infantile Genitalapparat der Frau zur Krebsentwicklung. Frankl kommt anhand eines großen Krankenguts zum Ergebnis: „Es steht nach den Angaben aller Statistik treibenden Autoren wie auch nach meinem Material fest, daß im myomkranken Uterus ein Carcinom öfters vorkommt als im nicht myomkranken.“

Die Entwicklung von Carcinomen auf dem Boden angeborener Bronchiektasien hat Kartagener wiederholt gesehen; hier sei nochmals auf die oben zitierte Beobachtung Rössles verwiesen (S. 121). Sehr interessante Feststellungen über die Beziehung von Lungenmißbildungen und Bronchialkrebs verdanken wir M. Schwyter, einem Schüler R. Rössles. Der Verfasser betont mit Recht, daß es sich um kein allzu seltenes Vorkommnis handeln könne, da es bei relativ kleinem Sektionsgut (Basel) 6 mal im Verlauf von 3 Jahren beobachtet wurde; in der Arbeit weiteres Schrifttum.

Eingehende Familienuntersuchungen zur Frage der erblichen Organdisposition führten auf meine Veranlassung Schnorbusch und Kujath bei jugendlichen Krebskranken durch und zeigten die hohe Bedeutung dieses Prinzips (vgl. auch meine diesbezügliche Arbeit 1935). Eine der hierbei gewonnenen Stammtafeln möge dies verdeutlichen:

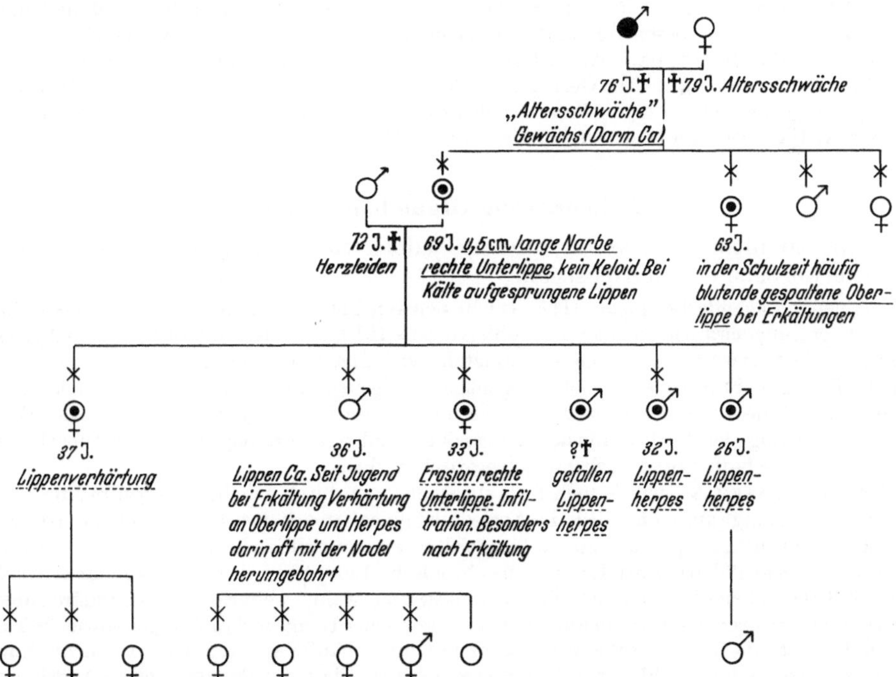

Abb. 18. Entstehung eines Lippenkrebses auf dem Boden erblicher Disposition zu Lippenherpes (Eigene Beobachtung mit Schnorbusch u. Kujath). ⚲ selbst Untersuchte

Rezidivierender Lippenherpes als Präcancerose ist auch später beschrieben worden *(K. A. 1958)*.

Die erbliche Organdisposition ist auch bei dem in der menschlichen Pathologie viel selteneren *Sarkom* wirksam. So zeigen die erblichen Ekchondrome nach K. H. Bauer ziemlich häufig sarkomatöse Entartung. Bei einer von 3 Schwestern mit Lipodystrophie und multiplen Knochencysten stellte van Leeuwen die Entwicklung eines Knochensarkoms fest. Wissing sah auf dem Boden der Osteodystrophia fibrosa (Paget) ein Sarkom entstehen, ebenso Looser. Vgl. den folgenden Fall 11.

Als Ausdruck einer erblichen Lokaldisposition muß auch das Vorkommen relativ seltener Krebsarten bei Nahverwandten betrachtet werden wie der Unterkieferkrebs bei Vater und Sohn (Fall Werner Mo. S. 170).

Die erblich bedingte Organdisposition zu malignen Tumoren ergibt sich weiterhin besonders eindrucksvoll aus der Tierpathologie. Auf die unterschiedliche Disposition verschiedener Tierarten zu besonderen Tumorformen sei nur kurz hingewiesen (vgl. Kröning 1940, S. 1081). Als Beispiel für eine erblich bedingte Organdisposition bei Tieren führt K. H. Bauer die Versuchsergebnisse von Miss Lynch an. Sie erzielte mit dem gleichen cancerogenen Stoff (Dibenzanthracen) im Mäusestamm Bagg a 89,1%, im Stamm Yellow dagegen nur 33,3% Lungentumoren.

Tabelle 1. *Konkordanz* (++) *und Diskordanz* (+—) *von Zwillingstumoren* (nach Macklin 1940 aus C. Stern 1950)

	62 EZ-Paare		27 ZZ-Paare	
	+ +	+ −	+ +	+ −
A	61,3	38,7	44,4	55,6
B	58,0	42,0	24,2	76,8

Auch Zwillingsbeobachtungen ergeben Hinweise für die Mitwirkung erblicher Faktoren bei der Organlokalisation des Krebses: während die allgemeine Tumor-Disposition bei EZ gegenüber ZZ zwar deutlich, aber nicht erheblich gesteigert ist (A), ist das letztere der Fall hinsichtlich des Tumortyps und der Tumorlokalisation (B) (vgl. S. 121).

Diese genealogischen und zwillingsbiologischen Untersuchungen sind die Forschungswege, auf denen zweifellos noch viel über die Erbdisposition zu malignen Tumoren erkannt werden kann. Wenn demgegenüber der frühere sog. „Reichsausschuß zur Krebsbekämpfung" u. a. nach Körperbau, „Hautbeschaffenheit", Behaarung, Haarfarbe, Kontrast zwischen Haut- und Haarfarbe fahndeten (zit. nach K. H. Bauer 1949), so ist mit diesen Gesichtspunkten nichts erreicht worden und nicht das Geringste mehr zu erwarten. Zur Begründung meiner Ablehnung dieser *überlebten Fragestellung der älteren Konstitutionslehre* muß ich auf meine eingehende Kritik verweisen (Fortschr. d. Med. 1957, 652).

2. Erworbene Organdisposition

Vielleicht nicht ganz so durchsichtig, jedoch von nicht geringerer Bedeutung ist die erworbene Organdisposition.

Ich nenne folgende Beispiele: „Die verschiedensten Lungenentzündungen leisten der Entstehung der Lungenschwindsucht Vorschub" (Rössle 1919, vgl. unseren Fall Martha M. S. 138), ebenso andere erworbene Lungenkrankheiten wie Pneumokoniosen (Staehelin). Nach Schinz-Baensch-Friedl gesellt sich Lungentbc. häufig zu den verschiedenen Pneumokoniose-Formen, „weil die durch den Prozeß hervorgerufene Irritation des ganzen Respirationstraktus eine Schwächung der Widerstandskraft desselben und eine Prädisposition für tuberkulöse Erkrankungen schafft" (und auch präcancerotisch wirkt).

Nach v. Hansemann wurde mehrfach an Stellen, wo durch geheilte Rippenfrakturen ein Druck auf die Lunge ausgeübt wird, die Ansiedlung einer Tuberkulose beobachtet. Ferner habe „die Beobachtung gezeigt, daß nur äußerst selten eine syphilitische Phthise, eine Pneumokoniose, eine Karnifikation der Lunge, eine chronische Lymphangitis einer sekundären Infektion mit Tuberkelbacillen entgeht". Von Hansemann erwähnt weiterhin die sekundäre tuberkulöse Infektion bronchektatischer und aktinomykotischer Lungenerkrankungen sowie die Tatsache, daß sich die Knochentuberkulose ganz besonders häufig an Traumen anschließt. Nach Baader sind die Thomasschlackenarbeiter wesentlich anfälliger für Pneumonien als Angehörige anderer Berufsschichten. Winkler schildert einerseits „die bevorzugte Ablagerung kieselsäurehaltigen Staubgutes an präexistenten spezifischen Organveränderungen", andererseits

„die bevorzugte Ansiedlung des wie immer in die Lunge eingedrungenen Infektionsgutes (hier schiene mir das heute verpönte Wort Material doch zweckmäßiger, Ref.) an präexistenten silikotischen Herdbildungen". Fibrös ausgeheilte kleine Entzündungsherde in der Lunge sollen bei Aspiration anaerober Keime aus der Mundhöhle die Entstehung der Lungengangrän durch mangelhafte Ventilation erklären (HART 1922). Auch nach E. GEISLER ist der begünstigende Einfluß früherer Lungenkrankheiten für die Staubablagerung „einwandfrei bewiesen". „Eine Organdisposition durch mangelhafte Lüftung der Lunge infolge Verminderung der costalen Atmung ist bei der Spondylarthritis ankylopoetica geschaffen, bei welcher die Rippen- und Wirbelgelenke versteift sind, so daß die Ausdehnungsfähigkeit des Brustkorbes hochgradig herabgesetzt ist" (ASSMANN). Diese auch sonst zu hörende Schulmeinung wird jedoch durch Erfahrungen K. BOHMs bei 57 Fällen unserer Klinik nur in begrenzter Form bestätigt: nur 7 derselben zeigten eine aktive Lungentuberkulose. Nach BORCHARDT schafften auch die rachitischen Wirbelsäulen- und Thoraxverkrümmungen durch Behinderung der Atmung einen locus minoris resistentiae „gegenüber allen schädlichen Einwirkungen". MARX teilt mit, daß die Beteiligung der Rippen an der Ostitis fibrosa (v. RECKLINGHAUSEN) zu schweren Veränderungen des Brustkorbes mit Atmungsbehinderung führt und dadurch eine Disposition der Lungen zu Atelektase und Pneumonie schafft. GOETTE schildert eindrucksvolle Fälle von Thoraxanomalien (Pagetsche Ostitis deformans, alte Fraktur der Brustwirbelsäule) als Ursachen einer Pneumoniedisposition und bringt weitere einschlägige Beispiele aus dem Schrifttum. Es handelt sich dabei vorwiegend um die Entwicklung chronischer Pneumonien. Gleichsinnig wirken auch Pleuraschwarten (KOOPMANN, NEUGARTEN und SCHRIDDE; vgl. unsere Fälle Marie De. S. 138, Herta Am. S. 142, A. Di. S. 142, Gerda Zie. S. 144, Wilh. Bu. S. 147, Emil Dang. S. 147, R. R. S. 148). KOOPMANN fand unter 3041 Sektionen von Menschen, die bis zum Tode gesund gewesen waren und infolge von Unglücksfällen, Selbstmord usw. verstarben, in 43,6% Pleuraverwachsungen, und zwar häufig ohne Zeichen von Tuberkulose. Bei den 102 festgestellten Pneumonien wurden jedoch ausnahmslos Pleuraverwachsungen ermittelt, worin KOOPMANN in Bestätigung früherer Befunde WALZ' mit Recht einen wichtigen Dispositionsfaktor für die Entstehung der Pneumonien erblickt. Das wesentliche pathogenetische Moment stellt in allen diesen Fällen die mangelhafte Entfaltbarkeit der Lungen dar, ebenso wie bei der Lokalisation mancher Säuglingspneumonien (ENGEL). Der gleiche Faktor erklärt wohl die Tatsache, daß sich Pneumonien mit Vorliebe bei Menschen mit chronisch entzündlichen Bronchialerkrankungen entwickeln. Dies fanden v. KAHLDEN sowie LINDEMANN und v. RECKLINGHAUSEN bei der chronischen Pneumonie. Von 50 Pneumonikern einer älteren eigenen Beobachtungsreihe litten 16 an chronisch-rezidivierenden Bronchitiden. Auf diese Weise erklärt sich nach EICKHOFF auch die Häufigkeit der Bronchialschleimhautveränderungen bei älteren Menschen mit ihrer erhöhten Pneumoniedisposition: Epithelabplattung, Verlust des Flimmerkleides und Vermehrung der Becherzellen, die zu vermehrter Schleimsekretion führt. Es ist einleuchtend, daß genau die gleichen Veränderungen auch bei jüngeren Menschen im Verlauf einer langjährigen Bronchitisneigung auftreten und der Pneumonieentstehung Vorschub leisten können. MELZER glaubt auf Grund von Tierversuchen, daß beim Menschen jeder fibrinösen Pneumonie eine Bronchitis vorausgehe; sie führe zur Verstopfung der Bronchien und in den so verschlossenen Kanälen seien optimale Bedingungen für die Entwicklung der Kokken und ihr Eindringen in die Bronchialschleimhaut gegeben. AUFRECHT vermutet, daß die Hustenstöße der präpneumonischen Bronchitis die Erreger in die tieferen Bronchialabschnitte hineinbefördern. Hierher gehört auch die Pneumoniedisposition in der Umgebung erworbener Bronchiektasien sowie von tuberkulösen Infiltraten (A. FRÄNKEL). LAUCHE zieht aus derartigen Beobachtungen den Schluß, daß die Tuberkulose auf dem Wege lokaler Schädigung zur unspezifisch-pneumonischen Infiltration disponiere. Eine eigene Beobachtung dieses nicht sehr häufigen Vorkommnisses — von A. FRÄNKEL 15mal auf 760 Pneumoniefälle beobachtet — folgt in der Beispielsammlung (S. 150).

Oesophagus-Tbc. ist außerordentlich selten trotz des häufigen Kontakts mit Bacillen. Durch eine örtliche Schädigung kann jedoch eine Disposition geschaffen werden, z. B. durch Kalilauge, Salzsäure, Krebs, Salpetersäure-Verätzung wie in dem Falle H. CHIARIS (1910), dem auch die vorstehenden Angaben entstammen. H. H. JANSEN berichtet über die Sektion eines Mannes, bei dem sich auf dem Boden eines 26 Jahre zurückliegenden Durchschußes durch beide Herzvorhöfe eine Endokarditis lenta entwickelt hatte.

Laut OPPENHEIM wurde mehrfach in tabischen Arthropathien eine sekundäre Tuberkuloseinfektion beobachtet. Nach KÖNIGSTEIN-WERTHEIM erwerben vorzugsweise starke

Raucher eine Leukoplakie im Sekundärstadium der Lues. Die syphilitische Infektion erfolgt leichter bei erworbener — oder auch angeborener — Phimose (E. WAGNER). Die Diphtherie befällt vorzugsweise Personen mit hypertrophischen Tonsillen (E. WAGNER, AHRENS. Daselbst weiteres Schrifttum).

Nach QUINCKE werden bei den verschiedenen Anfällen des Quinckeschen Ödems oft die gleichen Hautstellen befallen. Entsprechendes gilt aber naturgemäß nicht nur für die Körperoberfläche. Eine Kranke von MARGULIS, die seit ihrer Jugend an rezidivierender Oculomotoriusparese litt, zeigte dasselbe Symptom nach 8jähriger Pause im Verlauf eines Typhus, WILBRAND und SAENGER hatten dasselbe beobachtet. Bei der Entstehung septischer Metastasen besitzen Organdispositionen infolge früherer Erkrankungen, mechanischer Schädigungen usw. lokalisierende Bedeutung (v. DOMARUS). MUMME beobachtete 23 metastatische Pneumokokkenabscesse (die bei etwa 5% aller Pneumonien zustande kommen) bei 15 von 320 Lobärpneumonikern und zwar 19mal an Injektionsstellen, 1mal an einer Punktions- und 3mal an Druckstellen. Der Eiter enthielt ausnahmslos Pneumokokken in Reinkultur. Die bei Beginn stets vorhandene Bakteriämie führt also nur dann zu Metastasen, „wenn das gewebsschädigende, an sich harmlose Trauma ... die biologischen Schutzkräfte an Ort und Stelle herabsetzt“. Die Entstehung skorbutischer Entzündung ist häufig an bestehende Zahntaschen gebunden (KRETZ). Sekundäre (Papeln) wie tertiäre Lues (Ulcera) wird gelegentlich an tätowierten Hautstellen beobachtet (RIECKE). Überhaupt bestimmen regionäre Dispositionen weitgehend die Morphologie der syphilitischen Exantheme (STÜHMER 1934): man findet papulöse, oft sogar frambösiforme Entwicklungsformen an seborrhoischen Hautstellen, die Lokalisierung an Stellen, die durch Intertrigo, Schweiß, Sekretverhaltung „gereizt“ waren. A. FRANKs Kranker mit chronischer Myelose zeigte die hierbei nicht seltene Zostereruption im Anschluß an Urethan-Behandlung vorzugsweise im Gebiet einer alten Verbrennungsnarbe. Varicellenpusteln siedeln sich gerne an geschädigten Hautstellen an, z. B. solchen, die kürzlich mit Jod gepinselt, mit Senfanwendungen oder Höhensonne behandelt worden waren (TEZNER). Wichtige pathologisch-anatomische Befunde über die Lokalisation verschiedener, auch infektiöser Erkrankungen an unfallgeschädigten Geweben hat ASKANAZY (1926) zusammengestellt.

Chronische Appendicitis scheint der Entwicklung eines tuberkulösen Ileocöcaltumors den Weg zu ebnen (STRASBURGER). Die sehr seltene Gallenblasen-Tuberkulose pfropft sich wahrscheinlich auf ältere steinbedingte Cholecystitiden auf (DIETRICH). Nach Beobachtungen H. SAUPEs und einiger anderer bei ihm genannter Autoren kann gelegentlich eine bestehende gonorrhoische der Entwicklung einer tuberkulösen Epididymitis als Schrittmacher dienen. Unter den noch fraglichen Entstehungsbedingungen der chronischen Gonorrhoe des Mannes spielt nach BRUHNS sicher die individuelle erworbene Disposition auch eine Rolle; offenbar sind schon früher tripperkrank gewesene Männer erhöht gefährdet.

Intrakranielle Blutungen bilden einen Locus minoris resistentiae des Gehirns für toxische oder bakterielle Schäden, wie H. KEMPER anhand eines eigenen und von Literaturfällen darlegt. MARCHAND und COURTOIS stellten bei einer 28jährigen 7 Jahre nach Schußverletzung der Stirnhirngegend und 2 Jahre nach syphilitischer Infektion meningoencephalitische Paralyse-Veränderungen an der Verletzungsstelle fest. 1954 beschrieb VAN BOGAERT den anatomischen Befund eines 9jährigen Mädchens, das mit 6 Jahren eine schwere Di-Polyneuritis, 2 Monate später eine Masernencephalitis durchgemacht hatte und nunmehr an einer parainfektiösen Encephalitis verstarb. Der Autor weist mit Recht auf die bemerkenswerte Tatsache hin, daß „die Todeskrankheit an demselben Substrat angriff wie die Masernencephalitis“ (Formulierung durch den Referenten HALLERVORDEN). RABINER (Institut A. JAKOB 1924) hält es für wahrscheinlich, daß sich bei seinem 40jährigen Postencephalitiker mit altem, kirschkerngroßen Granatsplitter mit dichtem Gliawall „das Virus der Encephalitis epidemica leichter ansetzen könnte als bei einem völlig reaktionskräftigen Individuum“. Auch bei dem Kranken Nr. 4 A. ROTHMANNs (1942), der 1916 verwundet wurde, bis 1925 arbeitete und 1934 unter cerebralen Symptomen verstarb (1933 Pleuritis), fand sich „um einen Granatsplittersteckschuß im Kleinhirn ... die Bildung zahlreicher tuberkulöser Abscesse“. Der Autor hält es für wahrscheinlich, daß die Verletzungsstelle als „Ort des geringsten Widerstandes zur Entstehung der Konglomerattuberkel führte“. Gleichsinnig berichtet CERVÓS-NAVARRO über die 20 Jahre zurückliegende Hirnkontusion eines 49jährigen Mannes als lokalisierendem Faktor bei einer tuberkulösen Meningitis. Er vermutet, daß u. a. die durch meningitische Verwachsungen verursachte Behinderung des Liquorstromes pathogenetisch wirksam wurde. Der Autor nennt mehrere analoge Schrifttumsbeobachtungen. BETZENDAHL beobachtete bei seinem fleckfieberkranken Soldaten Nr. 8 Blickkrämpfe und Schauanfälle, die höchstwahrscheinlich pathogenetisch mitbedingt waren durch eine frühkindliche Encephalitis, welche einen „circumscripten Schaden ... des Zentralnervensystems" zurückgelassen hatte. Das Fleckfieber habe wohl zu einer Mobilisierung dieses postencephalitischen Residuärzustandes geführt. Der Autor berichtet auch über sonstige Beispiele für die Eigenschaft des Fleckfiebers, latente, kompensierte Schädigungen des ZNS zu wecken. In einem anatomisch untersuchten Falle MATZDORFFs kam es auf der Grundlage einer alten schweren Rückenmarksverletzung unter der Einwirkung einer Enteritis zu einer Querschnittslähmung.

Wertvolle Beispiele *erworbener Organdisposition des Auges* verdanken wir H. K. MÜLLER. Er erwähnt u. a. die „ganz ausgesprochene Neigung" der infektiösen Keratitis superficialis, sich an Augen zu entwickeln, die schon eine frühere Schädigung durchgemacht haben, während das gesunde Auge meist frei bleibt. MÜLLER weist wohl als erster auf die grundsätzlich wichtige Tatsache hin, daß somit in der Paarigkeit des Auges ein bedeutsames Kriterium für Beobachtungen zur Organdispositionslehre gegeben sei. Als prämorbide Schäden bei der genannten Keratitisform kommen u. a. in Frage alte Fremdkörperverletzungen, Operationsnarben (z. B. nach Katarakt), überstandene Keratitis bei Acne rosacea und eine frühere Iridocyclitis tuberculosa.

Was hier an zahlreichen Beispielen für die lokalisierende Rolle erworbener Organdisposition bei Infektionen gezeigt wurde, gilt auch für alle möglichen anderen Schäden, von denen hier nur noch die Kälteeinwirkung genannt sei: „Schon einmal erkrankte Organe sind gegen Kälte besonders empfindlich, da eben ihr Kreislauf nicht auf der Höhe ist" (STARLINGER und FRISCH).

Eine besonders bedeutsame Rolle spielt die *erworbene Organdisposition* in Form der *Präcancerose*, denn „chronische entzündliche Reizungen geben an Haut und Schleimhäuten, aber auch an inneren Organen (Leber mit Cirrhose) auslösende Momente zur Entstehung von Geschwülsten, besonders Krebsen ab" (RÖSSLE 1919).

Gewisse Leberkrebse erwachsen bis zu 70, ja 85% auf dem Boden einer Cirrhose (EGGEL, KÖHN 1955). In den letzten 7 Jahren haben wir 3 derartige Fälle, auch autoptisch, beobachten können (vgl. den Fall Henry Sch. S. 146). KALK berichtet, daß er auf laparaskopischem Wege wiederholt die Entstehung eines primären Leberkrebses auf dem Boden einer Cirrhose feststellen konnte. Von 267 Cirrhotikern BÜRGERs (87% ♂) zeigten 2 Frauen und 17 Männer die Entwicklung eines primären Leberkrebses auf dem Boden der Cirrhose. Diese Tatsachen sind um so bemerkenswerter, als der primäre Leberkrebs sehr selten ist: unter 713 Krebsobduktionen in der Charité in 5 Jahren 2 = 0,2% (ORTH), unter 18500 Gesamt-Sektionen 24 = 0,13% (McNEE).

Bekannt ist ferner die Krebsentwicklung auf Geschwüren (Lupus [REISNER], Syphilis, auf dem Ulcus cruris varicosum [K. H. BAUER]), in tuberkulösen Lungenkavernen (vgl. unseren Fall Marie Tie. S. 148). So schildert E. SCHWALBE ein derart entstandenes primäres Lungencarcinom, eine recht seltene Krebsart (1,8% aller Krebse). In SCHWALBEs Fall bestand eine „mikroskopisch nachgewiesene engste lokale Verbindung beider Erkrankungen". Auch G. FRIEDLÄNDER (1885) berichtet über entsprechende eigene und Literaturfälle. Ich nenne ferner die Krebsentwicklung auf Magengeschwüren, besonders solchen kallöser Art (ANSCHÜTZ und KONJETZNY), auf tuberkulösen Darmgeschwüren (HUEBSCHMANN), auf Röntgenschäden, auf Amputationsstümpfen (HABERLAND), auf Verbrennungs- und Verätzungsnarben, chronischen Osteomyelitisfisteln, nach cystischen Mastopathien (K. H. BAUER). Die folgenden Beispiele entnehme ich WEITZ (1936): Magenkrebs auf dem Boden alkoholischer Gastritis, Oesophaguskrebs nach peptischem Oesophagusgeschwür, Hautkrebs nach lange bestehenden Dermatosen (Psoriasis, Ekzem), Gallenblasenkrebs bei Gallensteinträgern (nach ZENKER sind Gallenblasencarcinome zu 84,5% mit Steinen kombiniert, die letzteren allein finden sich dagegen laut HAUSER nur bei rund 10% der Sektionen), Uteruscarcinom nach Narben, Fisteln, Geschwüren, infektiösen Geschwülsten, Metritiden, Endometritiden. Auf die präcancerotische Bedeutung der idiopathischen Speiseröhrenerweiterung, deren Entstehung unklar sei, hat zuerst WOHLWILL aufmerksam gemacht. HOLFELDER u. a. konnten seine Befunde bestätigen (vgl. unseren Fall Frieda Kl. S. 146). Auch auf dem Boden von Oesophagusdivertikeln können sich Carcinome entwickeln (STEPP). E. WAGNER erwähnt die Entstehung von Lungenkrebs nach früherer Pleuritis, SCHMORL nach „Narben", Bronchiektasien, Bronchitis deformans (nach SCHWYTER). Zur Beziehung von Asbestose und Lungenkrebs vgl. WEDLER. Um eine schärfere Fassung des Präcancerosebegriffs hat sich neuerdings HAMPERL bemüht.

Von besonderem allgemein-pathologischem Interesse ist es, daß auch *bei typischen „Allgemein-" (den früher sog. „Konstitutions-")Krankheiten* die *Organdisposition* eine maßgebende Rolle spielen kann. So schreibt H. ZONDEK (1926): „Wir verstehen ferner, wenn wir den Gesichtspunkt der lokalen Gewebsdisposition im Sinne gesteigerter oder verminderter Empfindlichkeit gegenüber den Hormonen ins Auge fassen, wie es möglich ist, daß es bei Überschwemmung des Organismus, z. B. mit Schilddrüsenstoffen, zur Entwicklung der bekannten *Teilbilder endokriner Krankheiten,* z. B. zur Bildung einer Forme fruste des Morb. Basedowii kommt. Der Hergang ist nur so zu denken, daß in solchen Fällen das Thyroxin, z. B. am Herzen, optimalen Wirkungsbedingungen begegnet, während andererseits die Gewebe im Bereich der Augen für das Schilddrüsenhormon ungeeignete physikalisch-chemische Bedingungen darstellen. Daraus resultiert, daß das betreffende Individuum dann wohl eine Tachykardie oder ein Basedowherz, nicht aber einen Exophthalmus darbietet." (Die exakte klinische Analyse des Basedow-Herzens durch SPANG und KORTH, die ebenfalls eine Illustration der Organdisposition bedeutet, wurde schon erwähnt, S. 88.) Auch bei allgemeinen Stoffwechseldiathesen lagern sich Endprodukte vorzugsweise an mechanisch geschädigten Hautstellen ab, wie BLOCH 1911, z.T. im Anschluß an JADASSOHN, ausführte, und zwar bezüglich der Cholesterin- wie der Kalkdiathese. Das gleiche gilt aber auch für die inneren Organe, wofür die interessante Beobachtung K. WOLFFs (1934) aus dem Institut STAEMMLERs als Beleg dienen möge. Bei einem Kranken mit generalisierter Xanthomatose fand sich xanthomatöses Granulationsgewebe im Herzmuskel überwiegend im Gebiet von Herzschwielen. Es war demnach eine „Lokalisation der Herde über geschädigten Herzmuskelteilen" festzustellen. Der Autor berichtet dann über weitere gleichsinnige, besonders experimentelle Erfahrungen. In diesem Zusammenhang sei ferner auf die oben besprochenen organdispositionellen Momente bei der Entstehung allergischer Krankheiten verwiesen (S. 117). Eine gewisse allgemeinpathologische Parallele zu der Beobachtung WOLFFs scheint mir auch POLSTORFFs früher erwähnter Fall frischer allergischer Entzündung um alte polysklerotische Hirnveränderungen zu zeigen. Beide Male läßt sich nämlich ablesen, wie frischere, örtliche pathologische Prozesse auf vorbestehende Organschäden hingelenkt werden, worin wiederum die pathogenetische Bedeutung des Vorzustandes zum Ausdruck kommt.

Diese Beispiele erworbener Organdisposition ließen sich aus dem ganzen Gebiete der Pathologie noch leicht vermehren.

3. Wesen der Organdisposition

Bedeutungsvoll ist die Tatsache, daß — nach WIELAND — experimentell durch KOCHER, WATERHOUSE, BUYWID u. a. erwiesen werden konnte, „daß schon geringfügige *Veränderungen der normalen Gewebsbeschaffenheit* (Austrocknung, chemische Schädigung durch antiseptische Flüssigkeiten, Verhinderung der normalem Resorption, WALTHARD) genügen, um Entzündung und Eiterung zu erregen bei ganz minimalen Infektionen, die sonst, d. h. von ganz normalem Gewebe (Peritoneum) symptomlos ertragen werden" (vgl. hierzu auch v. HANSEMANN 1912). Auch HOCHE hat gefunden, daß experimentelle Traumen des Zentralnervensystems Prädilektionsstellen für die Ansiedlung von Erregern schaffen. In entsprechender Weise illustrieren Versuche von ORTH und WYSSOKOWITSCH den pathogenetischen Mechanismus der erwähnten Beziehungen zwischen erworbenen und angeborenen Klappenanomalien einerseits, sekundären Endokarditiden andererseits. Durch geringfügige künstliche Verletzungen der Herzklappen und nachfolgende Injektion von Staphylokokken erzeugten sie eine typische Endokarditis. Alle diese Befunde bestätigen die „ganz allgemeine" Erfahrungstatsache, „daß ein in den Körper eingedrungener Mikroorganismus hauptsächlich da festen Fuß faßt, wo eine Herabsetzung der örtlichen Widerstandskraft besteht" (HART 1922). Dem entsprechen auch neuere Ergebnisse der Allergieforschung. Schädigt man das Auge eines durch

Injektion allergisch präparierten Tieres durch Prellungen und löst dann durch Reinjektion des Antigens einen anaphylaktischen Schock aus, so tritt dieser in Form eines Schockfragmentes am traumatisch geschädigten Auge auf (RIEHM). Auch unter den vorgenannten Beispielen aus der klinischen und anatomischen Pathologie finden sich mehrere zur Illustration des geschädigten Gewebes als bevorzugten Substrats einer erworbenen Organdisposition.

Das oft komplizierte pathogenetische und pathoplastische *Ineinandergreifen von Organdispositionen mit anderweitigen Faktoren*, dem wir schon in den angeführten Fällen wiederholt begegneten, soll noch einmal besonders hervorgehoben und mit einigen weiteren Beispielen belegt werden. Man muß vermuten, daß es sich bei einer erblichen Organdisposition nicht allzu selten um die Summation väterlicher und mütterlicher Anlagen handelt. So erklärt PEARL die Pneumonie-Disposition von 13 Geschwistern durch das Zusammentreffen der vom Vater ererbten konstitutionellen Minderwertigkeit der Atmungsorgane mit der in der mütterlichen Familie vorhandenen Bronchitis- und Pneumonie-Disposition. Bei labyrinthärer Überempfindlichkeit ist das Zusammenwirken eines allgemein vegetativen und eines lokal labyrinthären Faktors anzunehmen (THIELEMANN).

Daß Trinker entweder an Gefäßleiden oder an Nieren- bzw. Verdauungs- einschließlich Leberleiden bzw. an Nervenleiden erkranken, ist, wie F. CHVOSTEK mit Recht ausführt, in der prämorbiden Organbeschaffenheit begründet. Er führt die Beobachtung JAGIČs an, daß nur 14,6% von 151 Alkoholpsychotikern eine Lebercirrhose aufwiesen. Der Organbeschaffenheit „gegenüber spielen alle früher angeführten begünstigenden Momente nur eine untergeordnete Rolle". Individuelle Unterschiede in der Symptomatologie einer bestimmten Blutdrüse (bzw. eines sonstigen Organs) sind nach JUL. BAUER zum größten Teil auf Verschiedenheiten des Erfolgsorgans zu beziehen (vgl. die gleichsinnigen Befunde H. ZONDEKs S. 132).

Die zahlreichen vorstehenden Beispiele dürften zur Genüge gezeigt haben, *daß sowohl eine erbliche wie eine erworbene Organdisposition besteht* und einen *sehr wesentlichen pathogenetischen Faktor darstellt*, dessen Bedeutung allerdings vielerorts noch verkannt wird — wie u. a. W. LÖHLEIN sowie SAUPE mit Recht betonen —, was schon daraus hervorgeht, daß die Frage bisher noch keine genügende zusammenfassende Darstellung gefunden hat.

Deshalb ist auch noch so wenig bekannt über das *Wesen der Organdisposition.* „Daß die mehr oder minder große Erregbarkeit der Organe . . . individuell" sehr variiert, hat KREHL hervorgehoben, um freilich an anderer Stelle zu bekennen: „Aber die Schwankungen des Organgeschehens am einzelnen, ihre Verschiedenheiten bei den verschiedenen Menschen kennen wir kaum. Wir müßten sie aber viel genauer erfassen, wollen wir die individuelle Krankheitsgestalt erfassen" (1929). Auch KREHLs Lehrer E. WAGNER hatte bereits betont: „Der physiologische Nachweis der Stärke oder Schwäche eines Organs oder Gewebes läßt sich, soweit nicht die Anatomie die Basis ist, nur in wenigen Fällen direkt nachweisen, in anderen mit mehr oder weniger Sicherheit erschließen." Nach E. FRANK sind abnorme Reaktionen und Rektionsbereitschaften vegetativ innervierter Organe nicht nur auf eine Dauererregung oder Übererregbarkeit nervöser Zentren zurückzuführen, vielmehr bedeuten sie auch „ein Stigma von abnormer Organempfindlichkeit". In diesen und ähnlichen Feststellungen erblickt JAHRREIS mit Recht eine klinisch-physiologische Bestätigung der Organdispositionslehre. Auch W. R. HESS stellte bei seinen bekannten Forschungen über die Physiologie des vegetativen Nervensystems fest: „Es ist eine Eigentümlichkeit vieler biologisch aktiver Substanzen, daß ihre Wirkungen an einzelnen Organen oder Organgruppen besonders intensiv zum Ausdruck kommen. Es bestehen im Rahmen einer nur schwach getönten Allgemeinwirkung *spezifische Organempfindlichkeiten.*" Hierher gehört auch die Angabe RICKERs, „daß sich die innervierte Strombahn sehr vieler, aller Organe organspezifisch auf physiologische Reizung verhält, daß ihre Erregungsformen organspezifisch sind". Daß diese Verhältnisse für die Organdisposition bedeutungsvoll sein können, dürfte ohne weiteres einleuchten.

Hier möge anhangsweise kurz darauf hingewiesen werden, daß sich auch die *experimentelle Mikrobiologie* der Grenzen der bakteriologischen Forschung bewußt ist und ohne die Anerkennung eines im erkrankten Makroorganismus gelegenen Locus minoris resistentiae nicht auskommt (M. HAHN 1929). In dem gleichen Handbuch (KOLLE-UHLENHUTH) äußern sich auch BRAUN-HOFMEIER-V. HOLZHAUSEN durchaus gleichsinnig: „Daß es beim Menschen sowohl eine angeborene Minderwertigkeit als auch eine angeborene Widerstandsfähigkeit verschiedener Organe und dadurch bedingte herabgesetzte oder gesteigerte Resistenz gegenüber Infektionserregern gibt, soll nicht bezweifelt werden."

Etwas greifbarer als die vorerwähnten physiologischen sind unsere *morphologischen Vorstellungen* über Substrat und Wesen der Organdisposition. Für die oben erwähnten normalen Organdispositionen dürften Besonderheiten der örtlichen Kreislaufverhältnisse von maßgebender Bedeutung sein. Beispielsweise seien die bekannten angioarchitektonischen Gehirnstudien R. A. PFEIFFERs erwähnt, von denen RICKER schreibt, daß sie „eine so unfaßbare, für das Organ und seine Teile (Rindenregion, Kerne) in weitem Maße spezifische Komplikation des Strombahnbaues" enthüllt hätten. Man darf vermuten, daß auch die uns hier beschäftigende pathologische Organdisposition häufig mit umschriebenen Gefäßvarianten zusammenhängt. So verweist SCHINDLER auf Befunde v. HANSEMANNs, nämlich Hypoplasien lokaler Gefäßgebiete in den Nieren, Nebennieren und in der Milz. Würden solche Menschen luisch infiziert, so ließe sich die Entstehung einer umschriebenen Organsyphilis durch die besondere Disposition konstitutionell (d. h. in diesem Fall wohl erblich) minderwertiger Organe erklären. HARTs Gedanke, daß die oben erwähnten hypogenetischen Nephritiden mit derartigen Gefäßanomalien in Zusammenhang stehen, hat viel Wahrscheinlichkeit für sich. Auch ASKANAZY vermutet als eine Ursache der relativ häufigen Ansiedlung von Tuberkelbacillen in Kropfknoten Besonderheiten der lokalen Kreislaufverhältnisse. Daß letztere hier vorkommen (wie sicher auch sonst: dies beweisen die überraschend ähnlichen Gefäßbilder etwa am Augenhintergrund von EZ), zeigt die Beobachtung BOHDEs (1923): sehr starke Arterien-Hypo- bzw. Aplasie des linken, hochgradig hypoplastischen Schilddrüsenlappens bei 2 Brüdern. Sehr interessant sind die erwähnten Untersuchungen von W. KOCH und LIN über die relativ häufigen Hypoplasien im Gebiet der Coronargefäße und ihre Bedeutung für Entstehung und individuelle Gestaltung des klinischen Bildes der Coronarthrombose (vgl. W. KOCH 1936). Hier ist ferner auf die ausgesprochen erbliche Bevorzugung bestimmter Organgefäßgebiete von der Arteriosklerose hinzuweisen (Näheres bei WEITZ 1936 sowie bei L. BURKHARDT 1939), die zweifellos organdispositionell eine erhebliche Bedeutung besitzt, z. B. bei der besonderen Reaktionsform von Cerebral-Sklerotikern auf Kopftraumen. Die bestimmende Rolle der Gefäßanordnung spielt ja auch sonst in der Pathologie eine maßgebende Rolle: ich nenne nur die so erklärte Tatsache, daß die Wirbeltuberkulose in der Nähe der Zwischenwirbelscheiben zu beginnen pflegt (LEXER).

Die Bedeutung des Gefäßfaktors geht aber sicherlich über solche individuellen Makrovarianten weit hinaus. Vielmehr zeigt die modernste ultramikroskopische Forschung, daß jedes Organgebiet seine eigene Capillarstruktur besitzt (BARGMANN 1958). Bei der hohen physiologischen Bedeutung des Endstromgebiets darf in diesen Befunden ein wichtiger Hinweis für organelektive Reaktionen gesehen werden.

Sicherlich sind aber noch zahlreiche andere, nichtvaskuläre Momente bei der Entstehung morphologischer Organdispositionen wirksam. Hier ist besonders die allgemeine *Neigung mißgebildeter Gewebe* zur Entwicklung degenerativer und entzündlicher Prozesse zu erwähnen, auf die neben anderen C. HEIJL nachdrücklich hingewiesen hat. Ganz Entsprechendes gilt für die erworbenen Gewebsveränderungen, z. B. durch Einwirkung chemischer, parasitärer oder mechanischer Schäden, als Mutterboden neuer Infektionen (WIELAND) oder neoplastischer Vorgänge. O. VOGT und seine Schüler legen besonderen Wert auf den Gedanken, daß die elektive Affinität zwischen chemischen und bakteriellen Toxinen einerseits und gewissen Organen bzw. Organteilen andererseits („Pathoklise") auf physikalisch-chemischen Faktoren beruhe. MEESSEN, der 1947 eine zusammenfassende Darstellung dieser Forschungsrichtung gegeben hat, ist sich allerdings klar darüber, daß es bislang nur äußerst selten gelungen sei, konkrete Belege dieser Anschauung zu gewinnen. Als einen solchen führt er den elektiven Befall der weißen Hirnsubstanz bei der Caissonkrankheit an und glaubt ihn damit in Zusammenhang bringen zu können, daß Fette und Lipoide ein beträchtlich höheres Absorptionsvermögen für Stickstoff besitzen als für Sauerstoff. SPERANSKY (vgl. RICKER 1948) fand bei experimentellen Farbstoff-Studien die gleiche Verteilung wie bei Injektion von Tuberkelbacillen-Kulturen und schloß daraus auf spezifische Gewebs-Eigentümlichkeiten, welche die Ablagerungsbedingungen für so verschiedenartige Stoffe schüfen. Wenn er diese Bedingungen vollständig mit der besonderen Reaktionslage des „Neurikons" identifiziert, so dürfte allerdings eine derartige Verallgemeinerung heute kaum noch zulässig sein.

Zum Abschluß soll noch kurz auf die *Kritik* eingegangen werden, *welche die Organdispositionslehre von manchen Seiten gefunden hat:* Zunächst ist die Frage zu besprechen, ob es zulässig ist, die Widerstandskraft eines Organs abzuschätzen und besonders, sie negativ zu bewerten. Wenn GROTE schreibt: „Wertungen irgendwelcher Art gehören nicht in eine Definition, die nur mit gegebenen Tatsachen zu rechnen hat", so scheint er doch diesen Satz nicht auf den Begriff der Organdisposition anzuwenden, da er selbst wenige Seiten später von den „Leistungsschwächen" verschiedener innerer Organe bzw. von „minderwertigen Personalvarianten" spricht. In der Tat läßt sich bei konstitutionsbiologischen, ja überhaupt bei pathogenetischen Begriffen und Fragestellungen ein normativer Gesichtspunkt gar nicht vermeiden.

F. LENZ und, in besonders ausführlicher Form, ALBRECHT (1920) bekämpfen die Feststellung der Organdispositionslehre, daß auf gleicher oder ähnlicher Erbgrundlage am gleichen Organ phänotypisch verschiedenartige, teils erbliche, teils erbdispositionelle Erkrankungen vorkämen. An der Tatsächlichkeit und Häufigkeit dieses Vorkommnisses kann jedoch keinerlei Zweifel herrschen, wie aus dem vorstehenden reichhaltigen, sich auf verschiedene Organsysteme beziehenden Beobachtungsgut klar hervorgeht. Andererseits ist zuzugeben, daß manche erbbiologischen Hypothesen, die ALBRECHT in diesem Zusammenhang bekämpft, noch unbewiesen sind. Sie beziehen sich jedoch in erster Linie auf erbtheoretische Fragen, die gar nicht den Kern der Organdispositionslehre betreffen. Dieser besteht vielmehr in der Tatsache einer erblich oder peristatisch bedingten An- bzw. Hinfälligkeit eines bestimmten Organs bzw. Organsystems. Daß auch LENZ, ALBRECHT und sein Schüler M. SCHWARZ diesen Hauptinhalt der Organdispositionslehre anerkennen und verwerten, geht aus verschiedenen ihrer Äußerungen hervor. LENZ spricht in dem gleichen Bande, dem obiges Zitat entnommen ist, die Vermutung aus, daß „eine erbbedingte Organschwäche . . . für die Lokalisation der Tuberkulose in den Lungen, den Nieren, den Gelenken usw. bestimmend sein kann". ALBRECHT selbst hat den Begriff der „anlagebedingten Schleimhautschwäche" eingeführt, wie sein Schüler SCHWARZ 1940 des näheren erörterte und mit weiteren, eigenen Untersuchungen entnommenen Beispielen belegt. Wir hörten schon oben, daß SCHWARZ dabei zu der Vorstellung gelangte, daß es eine „Schleimhautminderwertigkeit" gibt, „die sich naturgemäß nicht nur auf das Mittelohr beschränkt, sondern den ganzen Respirationstrakt betrifft".

Wenn ALBRECHT 1940 angibt, daß „die Lehre von der Organminderwertigkeit von den meisten Erbbiologen abgelehnt" worden sei und dabei LENZ, WEITZ, HANHART, SIEMENS und NAEGELI anführt, so trifft dies jedenfalls nicht für den Begriff der Organdisposition zu, wie er fast allgemein verstanden und in dem vorstehenden Abschnitt ausführlich erörtert wird. Daß LENZ — und ja auch ALBRECHT und seine Schule — den Begriff der Organdisposition kennen und gebrauchen, wurde oben erörtert. PFAUNDLER schreibt 1940 mit Recht, daß sich WEITZ in seinem Buch über die Vererbung innerer Krankheiten zur Lehre von der Organdisposition „bekannt habe".

Nach HANHART hängt eine luische Taubstummheit bei 3 Geschwistern „wahrscheinlich mit einer unspezifischen Organminderwertigkeit" zusammen[1]: Auch nach SIEMENS „bleibt es Aufgabe der anatomischen Forschung, den lokalisierten Herd, von dem eine Disposition ausgeht, aufzusuchen. Denn das eigentliche Wesen jeder Reaktionsfähigkeit liegt, wie das Wesen jedes krankhaften Vorganges, in der Organisation und Funktion bestimmter Zellen". Deshalb müsse „aus der Dispositionspathologie eine Cellulardispositionspathologie werden" — ein Programm, dem man übrigens in dieser Einseitigkeit keinesfalls zustimmen wird. Somit dürfte klargestellt sein, daß sich ALBRECHT zu Unrecht auf die vorgenannten Autoren stützt und daß er selbst und sie Anhänger der Lehre von der Organdisposition sind.

Schließlich erwähne ich noch eine neuere Äußerung HANHARTS: „es sei zweifelhaft, ob es überhaupt Organminderwertigkeiten gibt", weil sich am Aufbau eines Organs viele Gene beteiligten, so daß „die Mutation eines derselben nur selten dessen gesamte Entwicklung hemmt". Hierzu sei folgendes bemerkt: 1. wird die Organdisposition häufig auf solchen Varianten beruhen, die nur von einem Haupt-Gen abhängen, z. B. die erwähnten umschriebenen Gefäßhypoplasien (Varicen vererben sich beispielsweise einfach dominant), 2. besteht das Substrat einer Organdisposition meist gar nicht in der Störung der „gesamten Entwicklung eines Organs". 3. spielen häufig (beispielsweise bei der Erbdisposition zur Scharlachnephritis) überhaupt keine makromorphologischen Befunde eine Rolle. Es ließen sich noch mehr Gegenargumente gegen jene kurzschlüssige Behauptung anführen. Ich glaube aber anhand des überreichen, leicht um ein Vielfaches zu erweiternden Materials darauf verzichten zu können: die Medizin ist eine empirische Wissenschaft, die freilich auch der Anwendung von Denkregeln bedarf. Apriorisch-spekulative Thesen führen jedoch in der Medizin selten zum Ziel.

Zusammenfassend muß die Organdispositionslehre als ein noch kaum planmäßig bearbeitetes, äußerst fruchtbares Gebiet für das Verständnis vieler ätiologisch-pathogenetischer Fragen bezeichnet werden. Sie vermag besonders auch Antworten zu geben hinsichtlich vieler individueller Momente bei Krankheitsentstehung und -gestaltung. Dabei ist die erbkonstitutionell präformierte Reaktionsweise von ebenso großer Bedeutung wie der umweltbedingte Neuerwerb des Einzelmenschen. Die Äquivalenz beider Kräftegruppen (allerdings auch ihre häufige Zusammen- und Wechselwirkung) läßt sich selten in so eleganter Weise belegen wie bei der Organdisposition: so bieten beispielsweise abwegige Klappenverhältnisse einen Locus minoris resistentiae, gleichgültig, ob es sich um angeboren (letzten Endes meist erblich) mißbildete Herzklappen oder aber um die Residuen einer während der Kindheit oder auch später erworbenen Endokarditis oder schließlich um experimentell gesetzte Schäden handelt.

Kasuistische Beispiele (Organdisposition)

a) Erbliche Organdisposition

			Seite
1.	Oskar Os.	† *an Meningitis tbc.* — Unspezif. Meningitis der Mutter	137
2.	Ilse Ra.	*Arteriosklerotische Schrumpfniere.* †. Bruder rezidiv. Nephritis	138
3.	Martha M.	Tbc. bei *chron. rezidiv. Pneumonien.* Pneumonische Disposition der Familie	138
4.	Heinz Ha.	*Höchstwahrscheinlich hypogenetische Nephritis* bei doppeltem Ureter li.	138
5.	Marie D.	*Disposition* vorwiegend der re. Lunge zu *rezidiv. Bronchopneumonien* bei angeborener *Wabenlunge* re.	138
6.	Charl. Wo.	*Pyelonephritische Schrumpfniere* auf dem Boden einer Nierenmißbildung bei entsprechender Erbdisposition	139
7.	Käthe Di.	Aus *Trauma und angeborener Hufeisenniere* Entwicklung einer rezidiv. einseitigen *Pyelitis u. Hydronephrose*	140

[1] Handbuch der Erbbiologie, IV/2, S. 695.

8.	Egon Sch.	„*Symptomatische*“ *Meningitis* bei grippalem Virus-Infekt. *Erbliche topische* u. allgemein neuropathische *Disposition*	141
9.	Joh. Schm.	Mittelschwerer *Diabetes. Familiäre Disposition zu* besonders intensiver *Glomerulosklerose*	141
10.	Elisab. Pe.	*Pyelitis besonders* re. *in* der *stärker ptotischen Niere* mit Ureterknickung	142
11.	Walter We.	*Spindelzellsarkom* auf dem Boden einer Osteogenesis imperfecta	142

b) Erworbene Organdisposition

(bei einigen Fällen mit mögl. erbkonstitutioneller Beteiligung)

12.	Herta Am.	*Wiederholte Pneumonie li. Unterlappen*	142
13.	Aug. Di.	*Frische Pneumonie auf* dem Boden eines *alten Rest-Sero-Pneu*	142
14.	Kathar. Fi.	*Starke Pneumonie-Disposition.* — Später Mitralstenose: Interferenz beider Erkrankungen	143
15.	Hans Rie.	*Individuelle Pneumoniedisposition u. Meningismus* durch Zustand nach schwerem Kopftrauma	143
16.	Gerda Zie.	*Individuelle Pneumoniedisposition.* † durch schwer lösende *Typhuspneumonie*	144
17.	Ernst Ga.	*Akute Bronchopneumonie → alte gastritische Beschwerden*	144
18.	Erich Ra.	Hepatitischer Schub bei *Lebercirrhose* → Aufflackern alter *Nephritis*	144
19.	Hildeg. Gd.	*Scharlach-Rheumatoid* bei Disposition	144
20.	Hedw. Stü.		145
21.	Anna Fra.	*Alte unspezifische Arthropathie.* — *Frischere Arthrop. tabica*	145
22.	Wilh. Wi.	*Prämorbide Disposition der Haut* zu allergischen Reaktionen	145
23.	Frieda Kl.	Jahrzehntelanger *Cardiospasmus* ⟶ *Ösophagus-Ca.*	146
24.	Henry Sch.	*Primäres Leber-Carcinom* auf dem Boden einer Lebercirrhose	146
25.	Magdal. Pe.	*Supronalallergie.* Die frische Reaktion betrifft u. a. das *vorgeschädigte li. Auge*	146
26.	Elfriede F.	*Erysipel* im Gebiet der *Mamma-Amputations-Narbe*	147
27.	Wilh. Bu.	*Örtliche Disposition* derselben Lungenseite zu *rezidivierenden Pneumonien*	147
28.	Emil Dang.	Posttraumatische *Pleuraverschwartung* als Lokalisationsfaktor einer *Pneumonie*	147
29.	R. R.	*Rezidiv. Pneumonien* um *Lungengranatsplitter*	148
30.	Marie Tie.	*Narben-Krebs* in tbc. Caverne	148
31.	Eduard J.	Kroupöse Pneumonie des RUL. Cirrhot. Tbc. des re. O.L.	150

a) Erbliche Organdisposition

Die beiden ersten Beispiele sollen zeigen, daß auf der Grundlage gemeinsamer *erblicher Organdisposition* bei verschiedenen Blutsverwandten ähnliche, an dem gleichen Organ lokalisierte Erkrankungen entstehen, dabei aber hinsichtlich des Verlaufs weitgehend differieren können: in beiden Beobachtungen führte die Erkrankung bei dem einen Verwandten (Sohn bzw. Schwester) zum Tode, bei dem anderen Verwandten (Mutter bzw. Bruder) dagegen zu keiner ernsten Gefährdung, nicht einmal zu einer dauernden Leistungsminderung.

1. Oskar Os. Tüncher. † 22jährig (1931) an Meningitis tuberculosa. Vor $^1/_2$ Jahr re.-seitige Hilusdrüsenaffektion (Rö.). Auf Schmierseifenbehandlung Wohlbefinden. Vor 4 Wochen apathisch, mißmutig. Vor 8 Tagen Erbrechen, Kopfschmerzen, Frösteln, 39,4° Fieber. Nackensteifigkeit. Etwas Kahnbauch. PSR re $>$ li. +, Lasègue, Kernig +. Liquor gelblich, trübe. 263/3 Zellen, Tbc.-Bacillen +. Nach 8 Tagen †. Sekt.: Tuberkulöse Basilarmeningitis. Käsiger tuberkulöser Primärherd re. U. L. Spärliche feinkörnige hämatogene Aussaat. Kleine Konglomerattuberkel der Leber. Kleine tbc. Geschwüre im Coecum und Ascendens.

Die 1887 geborene *Mutter* Anna Kr., geb. Zie., befand sich vom 15. 9. bis 25. 10. 1927 wegen „Meningitis unklarer Ätiologie“ in klinischer Behandlung. Liquor bakteriologisch steril. Wurde geheilt entlassen.

Epikrise. Tod an Meningitis tbc. des Sohnes. Leichte, unspezifische, blande Meningitis der Mutter.

2. Ilse Ra., geb. 1901, 46jährig. 1947 eingewiesen wegen dauernder Kopfschmerzen und Sehstörungen. Radialis und Brachialis derb. RR konstant um 260/140. Netzhautblutungen, hochgradige Gefäßverengerung mit scheinbar stellenweiser Unterbrechung. Verwaschene Papillengrenzen. Retinitis albuminurica. Rest-N 64 mg-%. Trinkversuch ohne groben Befund. Sediment: konstant leichte Hämaturie. Selten hyaline Cylinder. Esbach zwischen 1 und 5 ‰. EKG: geringe Mangeldurchblutung besonders li. Ventrikel. Niemals Nephritis. Nie Ödeme. † 2 Monate nach Klinik-Entlassung.

Diagnose. Arteriolosklerotische Schrumpfniere. Mutter 53jährig † an Hirnschlag.

Bruder Max Ra., geb. 1900. 1926 wegen Nierenentzündung in Beuthen im Krankenhaus: Schmerzen Nierengegend, starke Albuminurie. 4 Wochen Milchdiät. Seitdem salzfreie Kost beibehalten. 1932 erneute Nierenentzündung. $3^1/_2$ Monate im Krankenhaus im Rheinland. Hatte monatelang Eiweiß. Damals geringe Ödeme der Augengegend. Damaliger Blutdruck? 1938 etwa 4 min dauernde hochgradige Sehstörung. Meinte, es sei dunkel. Damals auch wieder Albuminurie festgestellt.

1951: Sediment: Erythrocyten. RR 140/95. SR 2/5. Urin: E. ∅, Z. ∅. Fundus o. B. Rest-N 30 mg-%. Blutbild und übriger interner Befund normal.

Epikrise. Arteriolosklerotische Schrumpfniere der Schwester, rezidivierende Nephritis mit Rest-Hämaturie beim Bruder.

3. Martha M., 51 jährig. Von 1946—1951 6mal in Krankenhäusern wegen stets rezidivierender Bronchopneumonien. Rö.: ausgedehnte fleck- und streifenförmige Infiltrationen bds. mit Schrumpfungsneigung und Verziehung des Herzschattens. Diffus wenige feinbl. RG. Temperatur normal. Sputum auf Tbc.-Bacillen wiederholt negativ. SR 26/47. Bei Durchsicht der ganzen Rö.-Serie und des jetzigen Befundes kommen wir in Übereinstimmung mit der Tbc.-Klinik unseres Krankenhauses (Chefarzt Dr. HERHOLZ) zur Annahme eines z. T. produktiv-cirrhotischen Tbc.-Prozesses. † 1954. Keine Sektion.

Auch Bruder, Vater und Schwester litten wiederholt an Lungenentzündungen.

Beurteilung. Produktiv-cirrhotische Lungen-Tbc. bei Organdisposition der Lunge: Neigung zu rezidivierenden unspezifischen Bronchopneumonien. Familiäre Pneumonie-Disposition.

4. Heinz Ha., 39 Jahre. Bei Meldung zur Bundeswehr (1956) Albuminurie festgestellt ohne jemals ernstlich (insbesondere nicht nieren-)krank gewesen zu sein. Auch keine familiären Nierenleiden. Keinerlei Beschwerden. Abgesehen vom Nierenbefund völlig unauffällig.

RR um 135/80. Ophthalmol.: Fundus o. B. Konstante Albuminurie um 0,2‰. Mikrohämaturie. Rest-N 22,7 mg-%, Xanthoprotein 21, Gesamtcholesterin 99 mg-%, Gesamteiweiß (Serum) 6,9 g-%. Elektrophorese: α 2- Globuline 10%. Trinkversuch: überschießende Diurese, normale Verdünnung. Erst bei verlängertem Durstversuch konzentriert bis 1025.

Retrogrades Pyelogramm: Ureter duplex li. (Abb. 19). Ureterenkatheterismus. Auch der Urin von re. zeigt Albuminurie und Mikrohämaturie. Beides von *links aber stärker als rechts.*

Beurteilung. Chronische Nephritis mit angedeutet nephrotischem Einschlag und ohne wesentliche allgemeine Funktionsstörung. Die Nephritis ist links, wo der doppelte Ureter besteht, zweifellos stärker entwickelt als rechts. Mit großer Wahrscheinlichkeit handelt es sich demnach letzten Endes um eine hypogenetische Nephritis.

5. Marie D., 45 Jahre (geb. 1910). *Seit 1934 Wabenlunge re. bekannt.* Wiederholt rechtsseitige Pneumonien (u. a. auch *1950* in unserer Klinik). Rö. 1950: Trachea nach re. verzogen. Fast ganze re. Lunge von zahlreichen erbs- bis kirschgroßen cystischen Aufhellungen durchsetzt, z. T. (besonders bei der Durchleuchtung) darin Spiegelbildung. Daneben zahlreiche klein- bis grobfleckige Infiltrationen. Seit Jahren verstärkten Auswurf und ständige subfebrile Temperaturen.

Februar 1955 wiederum Schüttelfrost, verstärkter Husten, Seitenstechen re., leichtes Fieber, schweres Krankheitsgefühl.

Erhebliche Adipositas. Starke Cyanose. Dys- und Tachypnoe (40/min). Somnolenz. Tachykardie (120/min). EKG Myokardschaden. RR 125/85. Über beiden Lungen grobes Rasseln, Giemen und Brummen. Rö. (Bett): neben der Wabenlunge re. relativ wenige Infiltrationen, ausgedehnte bronchopneumon. Infiltrationen li. O. L.

Trotz intensivster Behandlung mit Supracillin, Herz- und Kreislaufmitteln, Inhalationen mit Penicillin, O_2, †.

Sektion. Wabenlunge re.: dichtliegende bis kleinwalnußgroße, glattwandige, cystisch-sackförmige, eiter- und luftgefüllte Bronchektasien im re. Lungenober- und Unterlappen mit erheblicher eitriger Bronchitis, starken peribronchialen Narbenfeldern und Lungenschrumpfung: Verlagerung des ganzen Mediastinums um 3 QF. nach re. Breitflächige Adhäsionen der Lunge, re. > li. Beginnende Herdpneumonie li. O. L. Wandhypertrophie und Dilatation der re. Herzkammer. Allgemeine Stauung. Grundleiden: Wabenlunge re. mit erheblicher eitriger Bronchitis. Todesursache: Herdpneumonie li. Versagen des re. Herzens.

Beurteilung. Disposition vorwiegend der re. Lunge zu rezidivierenden Bronchopneumonien bei angeborener Wabenlunge re. Herz- und Kreislaufversagen bei Pneumonie li. Oberlappen infolge starker Einschränkung der Atemfläche und Versagen des langjährig überlasteten re. Herzens sowie allgemeiner Fettsucht.

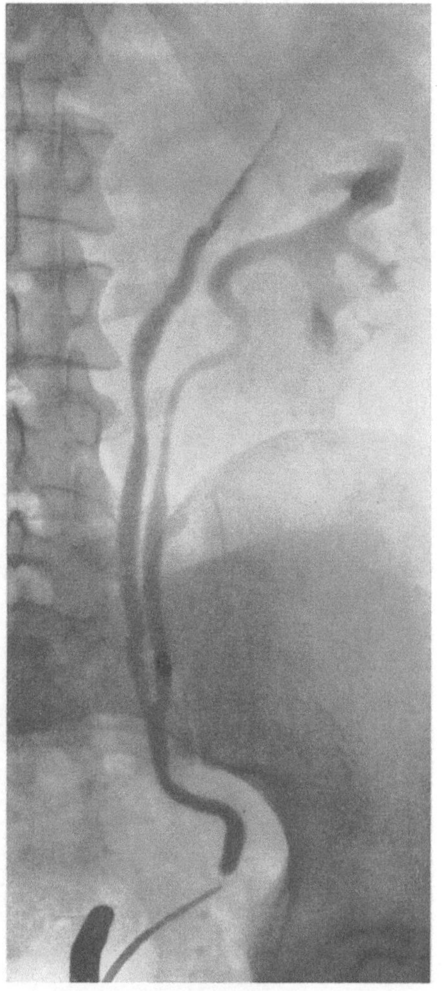

Abb. 19. Heinz Ha. (S. 138). Doppelureter li. Hypogenetische Nephritis

6. Charl. Wo. 40 Jahre, Wäschereiangestellte. Oktober 1950 wegen Nierenausgußstein im oberen Kelchsystem re. Teilresektion der Niere. März 1957 erneute Krankenhauseinweisung wegen Cystopyelitis. Urin: Eiweiß +, Kultur: Colibakterien. Cystoskopie: diffus Cystitis granulosa. Ostien o. B. Normale Blauausscheidung. Retrogrades Pyelogramm: re. Zustand nach Heminephrektomie mit guter Darstellung des unteren Nierenbeckens und Nierenpols. *Linker oberer Nierenpol nelkenförmig ausgebildet i. S. einer kongenitalen Doppelnierenanlage bei nur einem Nierenbecken und einem Ureter* (Abb. 20). Durch Streptomycin-Blasenspülungen und Chloromycetin weitgehend gebessert entlassen.

Seit der Operation *Blutdruckerhöhung.* Starke Blutungsneigung (Zahnfleisch, Blutbrechen), Schwindel, Wadenkrämpfe. Da Rest-N-Erhöhung festgestellt, Dezember 1953 Einweisung in unsere Klinik.

Hb 36%, Ery 1,4 Mill., Thromboc. 64000. Rumpel-Leede ∅. Rest-N 147 mg-%. Hypoproteinämie: 5 g-%. Keine Verschiebung der Fraktionen. SR 15/25. RR um 170/105. Alb. +. Sed. o. B. Isosthenurie. Unter Diät und Eisen i. v. Rückgang des Rest-N und Besserung des Blutbefundes (Hb 63%). — $1^1/_2$ Jahre später zu Hause †.

Mutter an Nierenleiden, wahrscheinlich Schrumpfniere †.

Beurteilung. Pyelonephritische Schrumpfniere auf dem Boden einer Nierenmißbildung bei entsprechender Erbdisposition.

7. Käte Di. 42 Jahre, Kriegerwitwe. *September 1933* mit 21 Jahren bei Grätsche über das lange Pferd zu Boden gestürzt; stieß sich dabei mit dem Ellenbogen in die l. Seite. Einweisung in Chirurgische Klinik. Aus dem Krankenblatt: Blaß, Hb. 70%. *Starke Hämaturie.* Dg.: Nierenruptur li. Hämaturie nach 14tägiger Bettruhe und Eisblase verschwunden. „Dafür setzt aber am 14. Tag eine *Infektion der Harnwege* ein mit Fieber und pyelitischem Sedimentbefund. Bact. coli hämolyt.“ Esbach bis 0,5‰. Auf entsprechende Behandlung Heilung.

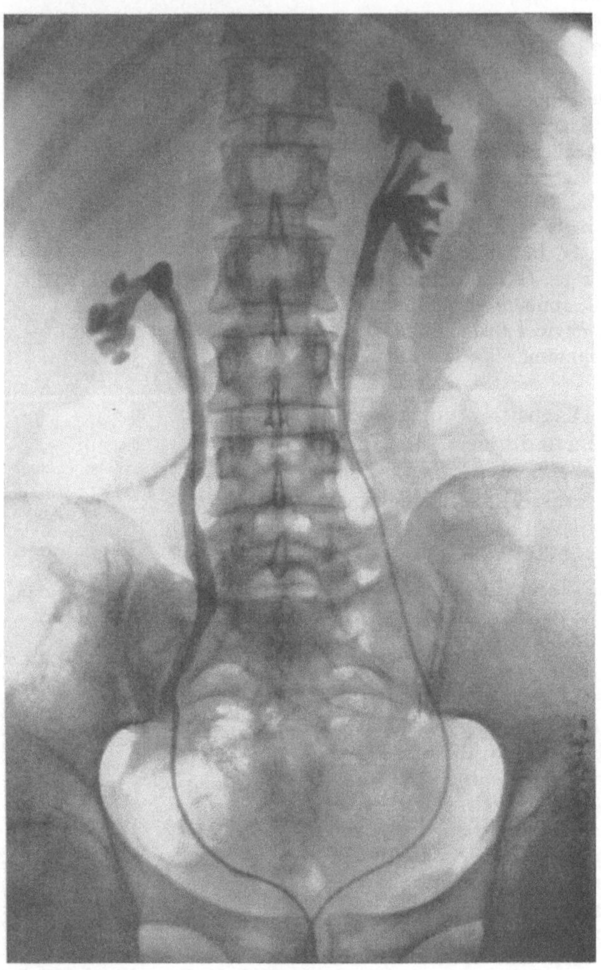

Abb. 20. Charl. Wo. (S. 139). Nelkenförmige Ausbildung des li. oberen Nierenpols im Sinne einer kongenitalen Doppelnieren-Anlage

Januar 1934 zweite Aufnahme wegen *Cystopyelitis:* Bald nach Entlassung wieder Schmerzen li. Nierengegend und bei der Miktion, Fieber.

Sediment: Leuko +++. Im Urin des *linken* Ureterenkatheters reichlich Bact. coli haemolyt. Dg.: *Status nach Nierenruptur li., Pyelitis li.* Trotz intensiver Therapie (u. a. Cylotropin i. v., Schaukelkost) bleibt der Urin trübe und bakterienhaltig (nur vorübergehend geringe Albuminurie). Deshalb Nierenbeckenspülung mit Ag NO_3-Lösung: darauf schnelle Heilung.

Sedimentbefund	*16. 1.*	*24. 1.*
Ery	+	∅
Leuko	++++	ganz. vereinz.
Bakt.	+	∅

Herbst 1953 Aufnahme in unsere Klinik: In den Jahren nach der letzten Behandlung noch „empfindliche Niere“: Schmerzen bei Erkältungen. Jetzt: morgens starke Schmerzen li. Nierengegend, die bis in die Blase ziehen, starker Harndrang und Brennen. Urin blutig. Im Sediment massenhaft Leuko und Ery. Temperatur 39,2°. Auf Antibiotika wesentliche Besserung. Cystoskopie und retrograde Pyelographie: Mächtige *Hydronephrose li.* Prähydronephrotisches Nierenbecken re. Blauausscheidung li. ∅. Verlegung in die Chirurgische Klinik.

18. 9. 1953 *Nephrektomie li.* (Prof. Dr. REMÉ): „Nach Eröffnung der Fettkapsel ... ein Organ, das schon makroskopisch erheblich verändert ist ... Mächtige Hydronephrose li. Nierenbecken abnorm erweitert, setzt sich medial fort und ist vor der Wirbelsäule mit dem unteren Pol der re. Niere verschmolzen: unvollständige Hufeisenniere mit vollständiger hydronephrotischer Degeneration der li. Niere.“ Unter entsprechender Modifikation Exstirpation der li. Niere. — Postoperativer Verlauf komplikationslos.

Sektion der exstirpierten Niere: Befund wie operativ festgestellt. Histologisch in der exstirpierten Niere Pyelitis. Die barrierenförmige Markfibrose könnte im Anschluß an STAEMMLERs Befunde als Restzustand einer abgelaufenen Pyelonephritis angesehen werden. Bei routinemäßiger Untersuchung mikroskopisch keine Reste des früheren Nierentraumas. Nach Auskunft des Obduzenten wäre sicheres Urteil aber nur durch Serienschnitte möglich gewesen, was z. Z. aus technischen Gründen unmöglich.

Beurteilung.

1. Die *angeborene Nierenmißbildung* (Hufeisennieren) bedingt — wie öfters beobachtet — eine *erhöhte Disposition* für eine
2. *traumatische Nierenschädigung.*
3. Die streng *einseitige* (schon $^1/_4$ Jahr nach dem Trauma festgestellte) *Pyelitis* ist hier eindeutig zurückzuführen auf den Locus minoris resistentiae, der durch 1. und 2. bedingt wird. Auch die späteren Pyelitis-Rezidive sind stets linksseitig.
4. Auf dem Boden dieser Erkrankungen entwickelte sich die linksseitige Hydronephrose.

8. Egon Sch., 25 Jahre. Früher nie ernstlich krank. Vor 8 Tagen im Rahmen einer Grippe-Epidemie Schlappheit, Kopfschmerzen, später Fieber bis 38,5°, Erbrechen, Nackensteifheit, Husten.

Auch objektiv deutliche Nackensteifheit, Lasègue bds. +. Subfebrile Temperaturen. Lungen auch rö. o. B. Geringe anfängliche Albuminurie. Leuko 17000. Blutbild sonst o. B. SR 30/60. Wa. und NR ∅. Agglut. auf Feldfieber ∅. Keine Episkleritis. Mäßige Ptose re. Auge (auch bei Muttersbruder), sonst neurologisch o. B. Liquor klar, Druck normal. Etwa 400/3 Zellen (vorwiegend Lympho). Pandy +. Kolloid-Kurven normal. Kein Spinngewebe.

Unter Analgetica und Supracillin langsame Entfieberung. Kopfschmerzen nach der LP deutlich gebessert. SR und Leuko normal. Kontroll-Liquor: noch 57/3 Zellen (vorw. Lympho), Pandy (+), Normo-Mastix: tiefe Linkszacke.

Familie: Schwester mit 6 Jahren an Hirnhautentzündung nach Scharlach †. Mutter excess. Myopie.

Beurteilung. Grippaler Infekt (Virus-Infektion) mit „symptomatischer Meningitis“ bei entsprechender topischer Disposition.

Derartige Beobachtungen sind offenbar sehr selten, wie u. a. aus den äußerst spärlichen Literaturangaben F. STERNs im Handbuch der Neurologie hervorgeht (Bd. 13, S. 488).

9. Joh. Schm., 68 Jahre. Seit Jahren zuckerkrank. In letzter Zeit vermehrte Kopfschmerzen. Gewichtsabnahme. Seit 8 Tagen Übelkeit, Erbrechen, ständig Durst, Benommenheit.

Schlechter AZ. Urinöser Mundgeruch. Trockene Schleimhäute. Rest-N 170 mg-%. NaCl (Ser.) 470 mg-%. Harnsäure 8 mg-%, Xanthoprotein 89. Blutzucker 384 mg-%. Urin: niemals Glykosurie. Aceton und Acetessigsäure ∅. Blutserum: geringe γ-Globulin-Vermehrung, SR 60/114. Hb. 85%, Leuko 11600, Diff. Bl. B. o. B. Urin: Alb. +. Vereinzelte hyal. Z. RR 200/100. Fundus (Chefarzt Dr. CIMBAL): Kreuzungsphänomen an den großen Venen, vermehrte Schlängelung und Füllung der Gefäße. Ausgedehnte Cholesterinausfällungen.

Rö.: Aortensklerose. Herz linksbetont.

Auf NaCl- + Tr.Z.-Infusion, diätetische Diabetes-Einstellung mit 44 E. Depot-Insulin baldiges Verschwinden des urämischen Zustandes. Blutzucker ständig unter 160 mg-% (Hagedorn). Rest-N wird normal. Gewichtszunahme von 2,3 kg. SR bleibt dauernd hoch (91/125).

Familie: Vater † an Schlaganfall bei Diabetes. 1 Schwester Diabetes. † an Schrumpfniere.

Beurteilung. Mittelschwerer Diabetes mit familiärer Disposition zu besonders intensiver Glomerulosklerose.

10. Elisab. Pe., 21 Jahre. Mai 1951 Fieber, Schmerzen re. Nierengegend. August 1951 Rückfall, auch Kopfschmerzen und Erbrechen. Ausgesprochen leptosom. 169 cm, 53,7 kg. Thorax 86 cm. Temp. bis 40,8°. SR 31/67. Leuko 15000. Sed. Leuko ++. Palpation: der erwartete Druckschmerz in der Nierengegend fehlt. Man tastet aber im re. Mittelbauch sehr schmerzhaften rundlichen Tumor mit deutlichem Ballottement. Daß es sich um die re. > li. ptotische Niere handelt, bestätigt auch ein Vergleich der Rö.-Aufnahmen nach Cystoskopie und doppels. Pyelogramm im Stehen und Liegen: bei ersterer tritt die re. Niere etwa handbreit tiefer (Unterpol bis unterhalb der Crista) gegenüber jener. Re. zeigt sich auch eine Knickbildung des Ureters mit deutlicher Erweiterung. Heilung des pyelit. Schubes in üblicher Weise. SR bei Entl. 10/21. Sed. o. B. Gew.-Zunahme 2,1 kg.

Beurteilung. Pyelitis besonders re. in der stärker ptotischen Niere mit Ureterknickung.

11. Walter We. (geb. 1927). Von klein an *Osteogenesis imperfecta:* Bis zum 20. Lebensjahr etwa 38 Bein- und 12 Armbrüche. *Blaue Skleren.* Am re. Oberschenkel an alter Frakturstelle vor $1^1/_2$ Jahren langsame Entwicklung eines histologisch gesicherten Spindelzell-Sarkoms. Damals hatte der Tumor Kindskopfgröße. Durch Rö.-Bestrahlungen keine wesentliche Besserung. Jetzt Einweisung wegen starker Zunahme der Schmerzen. Am re. Oberschenkel über-mannskopfgroßer walzenförmiger Tumor. Lungen: multiple Lungenmetastasen bds. Blutbild normal; Leuko 12600. SR 35/69. Unter zunehmender Kachexie †. Sektion: Bestätigung des früheren histologischen und der klinischen Befunde; starke Osteoporose, besonders der Wirbelkörper.

Beurteilung. Spindelzellensarkom auf dem Boden einer Osteogenesis imperfecta.

In den folgenden Beispielen ist die individuelle Disposition eines Organs bzw. umschriebener Organteile offenbar im Sinne *erworbener Organdisposition* entstanden. Inwieweit nicht auch erbkonstitutionelle Faktoren beteiligt sind, muß dahingestellt bleiben.

b) Erworbene Organdisposition

12. Herta Am., 49 Jahre. Neigt zu häufigen Bronchitiden. 1943 Pneumonie li. Unterlappen mit Empyem. 1944 und 1947 erneut wegen „karnifizierender Pneumonie“ im Krankenhaus (Krankenblatt). Jetzt (1948) viertes Mal Pneumonie. Stets wieder li. Unterlappen erkrankt. Zur Zeit typische akute Erkrankung mit entsprechend klinischem und Rö.-Befund. Wiederum sehr langsame Lösung.

Beurteilung. Örtliche Disposition zu chronisch rezidivierenden und chronifizierten Pneumonien.

13. Aug. Di., geb. 1908, 40 Jahre. 1941 Lungenentzündung re. Seitdem häufig Erkältungen und Kurzatmigkeit. Januar bis März 1945 wegen Pleuritis exsud. re. im Krankenhaus. Januar 1948 Einweisung wegen Fieber, Schüttelfrost, re.-seitigem Bruststechen. Schwerkrank. Leuko 28000. SR 54/80. Hohes Fieber: Pneumonie re. mit Begleitpleuritis. Die Rö.-Aufnahme zeigt außerdem ausgedehnte alte Pleuraschwarte und mehrkammerigen Seropneumothorax re. mit mehrfacher Spiegelbildung sowie bei späterer Kontrastfüllung Bronchektasen (Abb. 21). Punktat: trübe, fötide, massenhaft Leukocyten. Kulturell Streptococcus haemolyticus. Es hatte sich also *auf dem Boden des alten Rest-Seropneumothorax mit starker Schwartenbildung* eine *frische Pneumonie mit Empyem* entwickelt. Nach Ausheilung der Pneumonie mittels Eleudron Verlegung zur chirurgischen Klinik zur Empyem-Behandlung. Rippenresektion. Entleerung von 1000 cm³ Eiter. Juni 1948 Bronchographie: zylindrische Bronchektasen beider U. L.

Beurteilung. Rezidiv. Pneumonien bei Pleuraverschwartung und Bronchiektasen.

Bestand die pathogenetische Bedeutung der Organdisposition in den vorstehenden Fällen in der Schaffung eines *Locus minoris resistentiae an umschriebener Stelle* und damit eines kontinuierlichen, langsamen bzw. perakut abrollenden Krankheitsverlaufs, so ist der Vorgang in den folgenden Beispielen komplizierter: in eine relativ einfach determinierte Grundkrankheit greift eine bestehende Organdisposition interferierend ein und führt so zu besonderen individuellen Varianten.

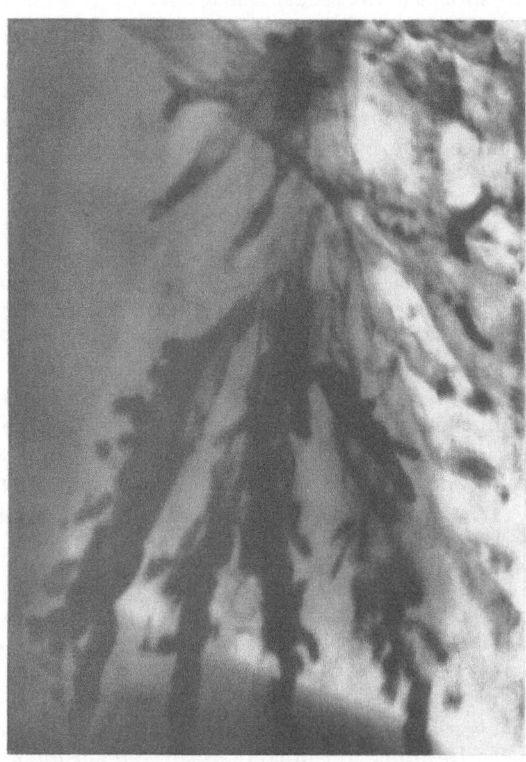

Abb. 21. Aug. Di. (S. 142). Zylindrische Bronchektasien re.

14. Kathar. Fi. geb. 1889, 61 Jahre. Mit 1, 4, 5 und 8 Jahren z. T. schwere Lungenentzündungen. Mit 17 Jahren akute Polyarthritis und Herzfehler. 54- und 56 jährig Pneumonien mit Hämoptysen. Seitdem allmählich zunehmende Herzinsuffizienz-Erscheinungen. Februar bis Mai 1949 in unserer Behandlung wegen erneuter Pleuropneumonie re. mit reichlich fein- bis mittelblasigen RG (bei diffusen mittelblasigen RG und Giemen über den übrigen Lungenabschnitten als Ausdruck der vorbestehenden Stauungslunge). SR 101/116. Temperatur um 39°. Klinisch und röntgenologisch klassische Mitralstenose. Auffallend lange blutiges Sputum (auch nach Abheilung der akuten Pneumonie). Danach Entwicklung eines großen Pleura-Ex- bzw. Transsudates re. 2 mal Entleerung von je 1500 cm³. Bei Entlassung auch röntgenologisch kein Erguß mehr. — September 1950 erneute klin. Behandlung wegen erheblicher Dyspnoe und starker anginöser Beschwerden (letztere ausgelöst durch schwere Ehedifferenzen). Erneuter (Stauungs-) Erguß RHU. SR 10/31. Keine Temp. Nochmalige Aufnahme Juni 1951 wegen Pneumonie re. Untergeschoß und November 1951 wegen Lungenembolien und schwerer Kreislaufstauung. Plötzlich †.

Sektion: Hochgradige Mitralstenose. Coronarsklerose. Multiple kleine Infarkte li. Oberlappen. Doppelseitiger Stauungserguß.

Beurteilung. Von klein an bestehende starke Pneumonie-Disposition. Später zusätzlich polyarthritische Mitralstenose. Wechselseitige Interferenz beider Zustände: die chronische Stauungslunge disponiert zu rezidivierenden Pneumonien, deren auffallend blutiges Sputum z. T. auch kardial bedingt ist. Beide Zustände lassen sich physikalisch (1949) und verlaufsmäßig (Befund von 1949 und 1950) deutlich auseinanderhalten. Der re.-seitige Stauungserguß der Pleura (1949) ist vorwiegend durch die (erstmals 1949 hier nachweisbare) re.-seitige Pleuropneumonie mit Schwartenbildung lokalisiert (erworbene Organdisposition).

15. Hans Rie. geb. 1900, Schiffszimmermann. Voranamnese nach Unfall-Akten und alten Krankenblättern: 1916 und 1917 wegen Lungenentzündung Krankenhaus-Behandlung. 4. 3. 1927 bei der Arbeit Sturz in Schiffsluke. 2 Tage bewußtlos. Liquorrhoe aus re. Ohr. Großer Defekt re. Trommelfell. Schwere Commotio + Contusio cerebri und Schädelbasisfraktur mit Labyrinth-Beteiligung und kombinierter Mittel-Innenohrschwerhörigkeit re.

(entsprechend Befunde u. a. in Hamburg-Eppendorf, Nerven- und HNO-Klinik). Leichte re.-seitige Hemiparese. Bezog 3 Jahre Rente.

August 1951 typische Pneumonie re. Unterlappen. Dabei starke Kopfschmerzen und Erbrechen, dysarthrische Sprache, deutliche Nackensteifigkeit, positiver Kernig. Im Liquor Eiweißvermehrung bei Normalität von Druck und Zellzahl. Durch Penicillin schneller Rückgang der Pneumonie. Sämtliche Zeichen des Meningismus sind 3 Tage nach Aufnahme wieder verschwunden. SR bei der Aufnahme 90/121, bei Entlassung 11/24.

Beurteilung. Individuelle Pneumonie-Disposition. Bei der letzten Pneumonie deutlicher Meningismus, der hierbei bekanntlich äußerst selten beobachtet wird und auf die *erworbene Organdisposition infolge früheren schwersten Schädel-Hirntraumas* zurückzuführen ist. Katamnese und Nachuntersuchung 1958: seither Wohlbefinden.

16. Gerda Zie. 40 Jahre, geb. 1907. Als Kind 2mal Lungenentzündung. Später häufige Bronchialkatarrhe. Deshalb 1943 Priesnitz-Badekur.

1929 und 1930 Gallenblasenentzündung bei Koliken. Seitdem öfters Gallenbeschwerden. Februar 1948 Einweisung wegen typischem Typhus. Dabei auch wieder Druckschmerz Gallengegend. 8 Tage nach Einweisung li.-seitige Pneumonie. Trotz Eleudron, Eubasin i. v. und Strophanthin zunehmende Verschlechterung und Tod bei Versagen des Kreislaufs. Sektion: abklingender Typhus. Abscedierende Bronchopneumonie li. Lunge.

Beurteilung. Von klein an *Pneumonie- und Bronchitis-Disposition. Chronisches Gallenblasenleiden.* Während des Typhus neben *Cholecystitis typhosa* — infolge prämorbider Disposition[1] — *abscedierende Bronchopneumonie*, deren Entwicklung und mangelhafte Heilungstendenz *mit großer Wahrscheinlichkeit* auf die *vorbestehende Organdisposition der Lunge* zurückzuführen ist.

17. Ernst Ga. 46 Jahre. Seit 21 Jahren Magenbeschwerden mit deutlichem Frühjahrs- und Herbstgipfel, 2—3 Std. p. c. Sodbrennen. Erbrechen. 1942 und 1948 wegen Ulcus Krankenhaus-Behandlung.

4. 7. 1949 Bespritzen von Obstbäumen mit neuem Desinfektionsmittel (einem Phosphorsäuremethylester), von dem er viel eingeatmet habe. Abends hohes Fieber und Atembeschwerden. Während der nächsten Tage Oberbauchschmerzen, häufiges Erbrechen. — Bronchopneumonie re. Oberfeld. Druckschmerz des Epigastriums. Bei fraktionierter Ausheberung Hyperacidität, lange Sekretionsdauer. Mikroskopisch reichlich Leukocyten.

Beurteilung. Durch eine *akute Bronchopneumonie* (fragliche Mitbedingtheit durch Desinfektionsmittel) *Auslösung der alten gastritischen Beschwerden.* Die evtl. auch zu erwägende Bedingtheit der Magenbeschwerden durch das Desinfektionsmittel erscheint uns unwahrscheinlicher.

18. Erich Ra. 35 Jahre, Kfm., geb. 1900. 14jährig schwerer Scharlach mit Di. und Nierenentzündung. Trinkt viel Alkohol (besonders Bier). Täglich 10—20 Zigaretten. — Jetzige Erkrankung (Januar 1935): Schmerzen in fast allen Gelenken.

Starke Fettsucht: 170 cm, 102 kg. Subikterus. Urin: Eiweiß +. Urobil. und Ubg. +. Sediment: Erythrocyten. Leber vergrößert, derb. Milz tastbar. Nach 4 Wochen Klinikbehandlung ohne Ikterus und ohne nephritischen Befund entlassen.

Beurteilung. Hepatitischer Schub bei latenter Lebercirrhose (ausgelöst durch leichte Polyarthritis ? oder vielleicht auch pseudoarthritisches Vorstadium einer rudimentären Hepatitis[2] ?) mit *Wiederaufflackern des alten nephritischen Nierenschadens: erworbene Organdisposition nach Scharlach-Nephritis.*

19. Hildegard Gd. 22 Jahre. Seit Kindheit rheumatische Beschwerden in den Beinen. Jetzt typischer Scharlach. Im Rachenabstrich hämolytische Streptokokken. Rumpel-Leede +. Von Beginn des Scharlachs an verstärkt Gelenkschmerzen.

Beurteilung vgl. Nr. 20.

---

[1] Vgl. dazu CURTIUS u. KÄRST, dies Buch S. 219.

[2] Vgl. hierzu die Beobachtungen unserer Klinik bei CHR. SCHOLZ Z. ges. Inn. M. 1948 u. 1952. Katamnese infolge Nachkriegsbedingungen nicht möglich.

20. Hedwig Stü. 53 Jahre. Erkrankte im Anschluß an Scharlach an Rheumatoid der Hand-, Finger-, Schulter- und Kniegelenke. Von jeher viel Rheuma. Allergikerin: 14% Eos. Chronische Rhinitis. Überempfindlichkeit gegenüber verschiedenen Medikamenten.

Mutter Asthma und schwere chronische Polyarthritis. Eine Schwester leichtes Rheuma.

Beurteilung von 19. und 20.: Scharlach-Rheumatoid bei entsprechender Disposition, im Fall 20 kombiniert mit allergischer Diathese.

21. Anna Fra. 56 Jahre. Seit 25 Jahren starke primär chronische Polyarthritis, besonders Arm- und Fingergelenke bds.

Seit etwa 8 Jahren beide Kniegelenke (re. > li.) verdickt und erheblich eingeschränkt in den Bewegungen. Rö. (Abb. 22 u. 23): starke Ausziehung der Eminentia intercondyloidea mit Aufrauhung an den Tibia-Epikondylen und starker Knochenatrophie bds.

Pupillen: miotisch, reflektorische Pupillenstarre. PSR und ASR ∅. Sensibilitätsstörungen der Beine. Kältehyperaesthesie im Bereich von D 8—12. Blut-WaR. ++.

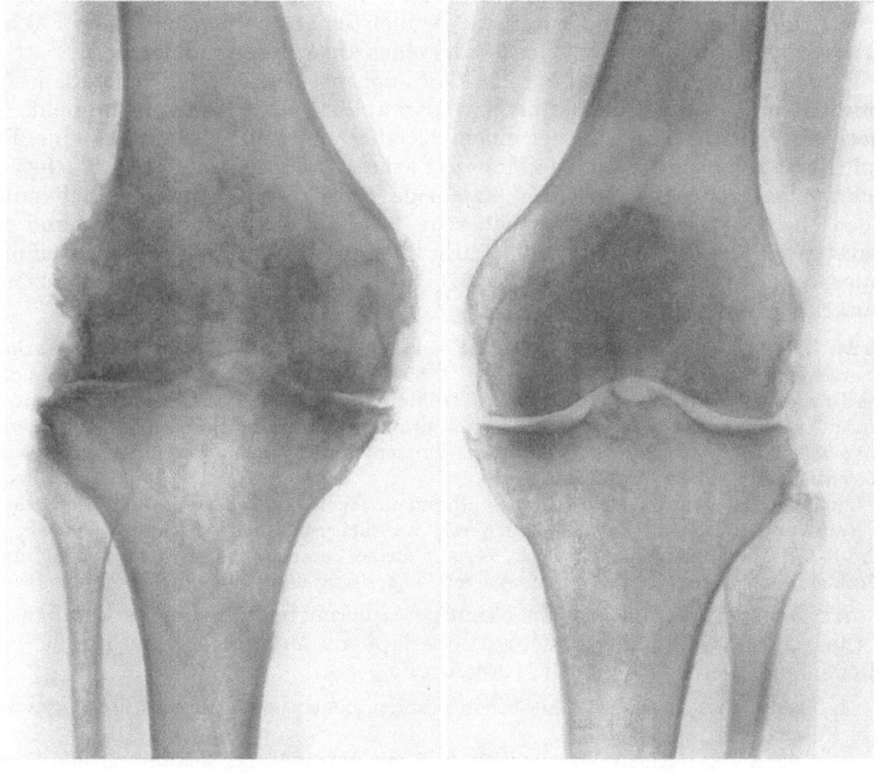

Abb. 22. Anna Fra. Re. Kniegelenk, tabische Arthropathie (bei Arthrose)
Abb. 23. Dieselbe. Li. Kniegelenk. Mäßige Arthrose (starke Ausziehung d. Eminentia intercondyloidea, st. Aufrauhung an d. Tibiaepikondylen mit Zackenbildung)

Beurteilung. Alte unspezifische chronische Arthrose. Frischere Arthropathia tabica[1].

22. Wilh. W. 42 Jahre. Tabes. Mit 21 J. schwerer akuter, nässender Hautausschlag zwischen beiden Oberschenkeln (Ekzem?). Nach 3wöchiger Salbenbehandlung abgeheilt. 40jährig (1935) Feststellung einer stark positiven WaR. Neo-Salv.-Kur: schwere Salvarsan-Dermatitis (Diagnose der Charité-Hautklinik). Darauf Jodkali und Bismutrat. 1936 im

[1] Bezüglich der konstitutionellen Disposition zur tabischen Arthropathie vgl. S. 126, 129.

Robert-Koch-Krankenhaus Malaria-Kur mit erneuter anschließender Salvarsan-Behandlung: wegen starken Hautjuckens und Conjunctivitis mußte das Salvarsan erneut abgesetzt werden.

Beurteilung. Prämorbide, dem Hautorgan innewohnende Organdisposition zu allergischer Erkrankung.

Die konstitutionelle Organdisposition als *präcancerotischen Faktor* zeigt folgende Beobachtung:

23. Frieda Kl. geb. 1907. Bekommt seit dem 14. Lebensjahr die Speisen schlecht herunter. Rö.-Befund 1926: „Schwere spastisch-neurotische Zustände im Magen. Kardiospasmus mit sekundärer Dilatation des Oesophagus, Pylorusspasmus. Magenentleerung deutlich gestört."

Seit Frühjahr 1950 etwa 30 Pfund Gewichtsabnahme. Kachexie. SR 121/134. Anämie. Röntgenologisch und oesophagoskopisch Carcinom des unteren Drittels. Histologische Bestätigung. Witzel-Fistel. Rö.-Bestrahlung. †. Sektion: Handflächengroßes, fast circuläres Ca dicht oberhalb der Kardia.

Beurteilung. Oesophagus-Ca. auf dem Boden eines jahrzehntealten Cardiospasmus.

Die Organdisposition bedeutet wie die meisten ätiopathogenetischen Faktoren nur *ein* Moment in dem Ursachenbündel eines aktuellen Krankheitsfalles.

Es ist deshalb selbstverständlich, daß auch bei bestehender Organdisposition keine entsprechende Erkrankung bzw. Komplikation einzutreten braucht. Beispielsweise entwickelte sich bei einem 22jährigen Mann, der früher eine Feldnephritis durchgemacht hatte (4 Monate Lazarett) während eines Scharlachs keine nephritische Komplikation. Eine 43jährige Frau stand in unserer Behandlung wegen eines Paratyphus B mit Fieber bis 39,8°; massenhaft Roseolen und Senkungsbeschleunigung bis 98/122. 35jährig Pyelotomie bei doppelseitiger Steinniere. Dauernde leichte Albuminurie um 1—2‰ Esbach, die durch den Paratyphus nicht verstärkt wurde.

24. Henry Sch. 68 Jahre (geb. 1889). Viehkaufmann. 1935 Gelbsucht. Bei Operation sei Leberschwellung festgestellt worden. Seit 1950 wieder wegen der Leber in Behandlung. Rezidivierende Temperaturen, die von Außeninternist (und mit Vorbehalt auch von uns) als cholecystitisch aufgefaßt wurden, wenn auch draußen schon eine Lebercirrhose, u. a. wegen röntgenologisch nachweisbarer Oesophagus-Varicen, angenommen war, aus denen es auch gelegentlich zu starken Blutungen kam.

Typische Lebercirrhose mit allen Symptomen. Auch bei uns wiederholt Fieberzacken. Es wurde auch an die Möglichkeit von *Krebsfieber* (bei primärem Leberkrebs) gedacht. Dasselbe hat HAHN (Med. Klin. 1954, Nr. 14) auf meine Veranlassung am Krankengut unserer Klinik eingehend bearbeitet. Trotz intensiver Behandlung unter Zunahme der Entkräftung †.

Sektion und Beurteilung. Grobknotige Lebercirrhose. Primäres knolliges, die Cirrhose durchwachsendes Ca des re. Leberlappens. Mehrere bis kirschgroße Leberzelladenome. *Keine* Cholangitis. Gallensteine.

25. Magdal. Pe. geb. 1894. Früher schon zweimal, zuletzt vor 3 Jahren, *Hornhautgeschwüre links.* Behandlung: *Supronalsalbe.*

Jetzt vor 8 Tagen leichte Verletzung li. Fuß mit entzündlicher Schwellung und Schmerzen. Behandlung: 6 Tabletten *Supronal.* Darauf

1. generalisiertes, maculo-papulöses, stark juckendes Exanthem.
2. Conjunctivitis li. und Quincke-Ödem im Bereich des li. Auges.
3. Reste der Lymphangitis am li. Fuß. Eos. 7%.

Auf *antiallergische Behandlung* (Calcium, Synpen, Privin-Augentropfen, Einreibung der juckenden Hautstellen mit Sandosten) weitgehender Rückgang der allergischen Erscheinungen.

Behandlung der *Lymphangitis* am li. Fuß mit Ruhigstellung und Alkoholverbänden.

Zur Nachbehandlung des Auges Verlegung in die Augenklinik (Chefarzt Dr. CIMBAL). Dort (Med. Klinik Süd) mittels Kutantestung Bestätigung der schon anamnestisch höchstwahrscheinlichen *Supronal-Allergie.*

Nach Rückverlegung zu uns (zur Durchführung einer Entfettung bei relativer Herzinsuffizienz) allergische Erscheinungen restlos abgeklungen. Eos. 1%.

Beurteilung. Eindeutige *Supronalallergie* mit 3 Jahre zuvor erfolgter Sensibilisierung. Die allergische Reaktion betrifft i. S. der Lokaldisposition u. a. das vorgeschädigte li. Auge.

26. Elfriede F. 51 Jahre. Vor 3 Jahren Ablatio mammae re. (Ca) mit Rö-Nachbestrahlung.

Jetzt hochfieberhaft erkrankt mit Schüttelfrost und Erbrechen, starken Schmerzen in dem geschwollenen re. Oberarm.

Temp. 40°, Leuko 12000. SR 58/97. Ganzer re. Oberarm erheblich geschwollen, bedeckt von Rötung, die zungenförmig auf Brust und Rücken übergreift. Erysipel.

Auf Penicillin baldige Heilung.

Beurteilung. Erysipel im Gebiet der Mamma-Amputationsnarbe.

27. Wilh. Bu. 78 Jahre (geb. 1878). 1956 wegen Altersulcus in unserer Behandlung. Mäßige Arteriosklerose. Sonst o. B. und in gutem AZ. Thorax-Rö: minimale fleckförmige Verschattung re. Unterfeld; Status nach früherer Pneumonie. Der geistig intakte Mann gibt an, *6mal re-seitige Pneumonien* gehabt zu haben: 1884, 1903, 1923, 1942, 1951. Die letztgenannte Pneumonie der ganzen rechten Seite nach „Grippe“ wurde in unserer Klinik behandelt. Katamnese 1958 durch Hausarzt: Seither gesund, geht tgl. spazieren.

Beurteilung. Örtliche Disposition derselben Lungenseite zu rezidivierenden Pneumonien.

28. Emil Dang. 41 Jahre (geb. 1912), Lehrschweißer. Okt. 1944 Durchschuß li. Schulter mit weitgehender Versteifung und ausgedehnter Pleuraverschwartung li. Heben li. Arm nur um 35° möglich. Starke Atrophie der Schultermuskulatur li., besonders des Deltoides. Jetzt (1953) akut erkrankt mit Schüttelfrost und ausgedehnter Pneumonie li., die sich unter entsprechender Behandlung schnell zurückbildet. Zurück bleibt die li.-seitige alte posttraumatische Pleuraverschwartung (Abb. 24 u. 25). Katamn. 1958 durch den Hausarzt: seither nie mehr ernstlich krank.

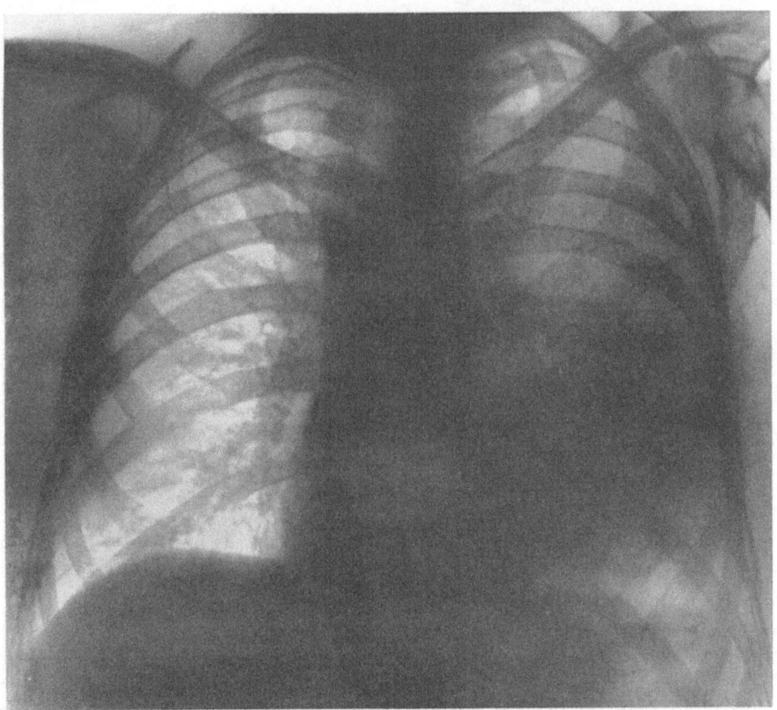

Abb. 24. Emil Dang. Posttraumatische Pleuraschwarte als Dispositionsfaktor für Pneumonie (vgl. Abb. 25)

Beurteilung. Posttraumatische Pleuraverschwartung als Dispositionsfaktor zur Lokalisation einer Pneumonie.

29. R. R. 34jähriger Höherer Beamter. 1942 multiple Granatsplitterverletzungen Rücken usw. Im Lazarett 4 Pleurapunktionen: sanguinolenter Eiter. 1944 Brustdurchschuß re. mit Pneumothorax.

1953 wiederholtes Fieber, anfallsweise bis etwa 38°, seitdem öfteres Frösteln. *Befund Dezember 1956:* Zahlreiche Granatsplitternarben am Thorax. Rö.-Thorax: Re. Zwerchfell an zwei Stellen zipflig ausgezogen. Re. Unterfeld streifige Verschattungsbezirke. Im re. Oberfeld intrapulmonal zwei Metallschatten (Granatsplitter). SR 3/11. Blutbild o. B.

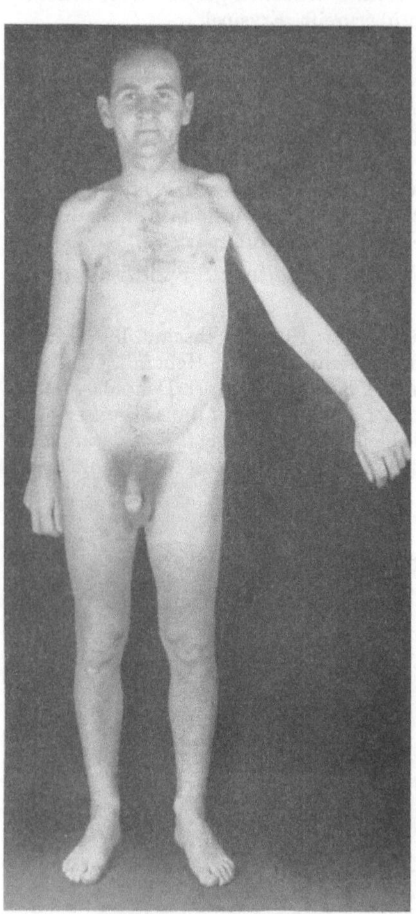

Abb. 25. Emil Dang. Granatsplitterdurchschuß li. Thorax u. li. Schulter. Pleuraschwarte als Dispositionsfaktor für Pneumonie (vgl. Abb. 24)

Diagnose: Reizlos eingeheilte A.G.-Splitter re. Lunge; Zustand nach posttraumatischem Pleuraempyem (Verschwartung). Hochfieberhafte Zustände innerhalb der letzten Monate nicht objektivierbar (war aufgefordert, sich sofort nach Fiebereintritt zu melden).

März 1957. Nach *plötzlichem Fieber von 39,9°* die Klinik aufgesucht: Lappenrandständige Pneumonie im Bereich der Stecksplitter re. (Abb. 26 u. 27). Leuko 14400. SR 70/107.

Katamnese August 1958. März 1957 erneuter Fieberschub mit Aushusten eines Splitters. Am folgenden Tage fieberfrei. Seither nur zweimal geringe Beschwerden mit leichter Temperatur. Deutliche Besserung des Allgemeinzustandes.

Beurteilung. Rezidivierende Pneumonien um Lungen-Granatsplitter im re. Lungenoberlappen.

30. Marie Tie. 66 Jahre. Mit etwa 30 Jahren Beginn von Sklerodermie der Hände, später des Gesichts. Wegen *Durchblutungsstörungen an den Beinen* mit zunehmender, absteigender Gangrän 1952 Zehenamputation, Sympathektomie. 1953 Amputation des re. Beins. 1954 Amputation des li. Fußes, bald danach des li. Oberschenkels. Anatomische Untersuchung: Schwerste stenosierende Arteriosklerose aller untersuchten Arterien mit völligem Verschluß durch hyaline Intimapolster und schweren zirkulären Mediaverkalkungen. Stellenweise größere Atheromherde. Die Heilung der Amputationswunden ist jeweils sehr verzögert durch komplizierende Randnekrosen, Hauteiterungen nach Mückenstichen usw. Seit 6 Jahren zunehmende Kreislaufdekompensation. Hypertens. (190/90). Deshalb Krankenhaus-Behandlung erforderlich. Seit 4 Wochen *zunehmende Kachexie.* Erhebliche Dyspnoe. Cyanose. Allgemeine Stauungszeichen. Rö.: Herz bds. stark verbreitert. Aortensklerose. Ältere Tbc-Veränderungen re. Oberfeld. Bald †.

Sektion (Hauptbefunde):

1. Chronische, narbig schrumpfende *Tbc der re. Lunge.*
2. Bohnengroßes *Narbencarcinom* eines haselnußgroßen, schiefrig indurierten, tuberkulösen Herdes im re. Oberlappen. Lymphangitis carcinomatosa. Metastasen in den Hilus- und Tracheallymphknoten bds. sowie Perikard, krebsige Perikarditis. Hydroperikard (900 cm).

3. Mäßige Hypertrophie und Dilatation beider Herzkammern. Allgemeine Stauungsorgane. Herzmuskelverfettung (Tigerfellzeichnung). Stärkere, teils stenosierende Coronarsklerose. *Schwerste geschwürige Atherosklerose der Aorta*, Ae. ilciacae und Ae. femorales.
4. *Sklerodermie* (Hände, Gesicht) mit starker Atrophie und Schrumpfung.

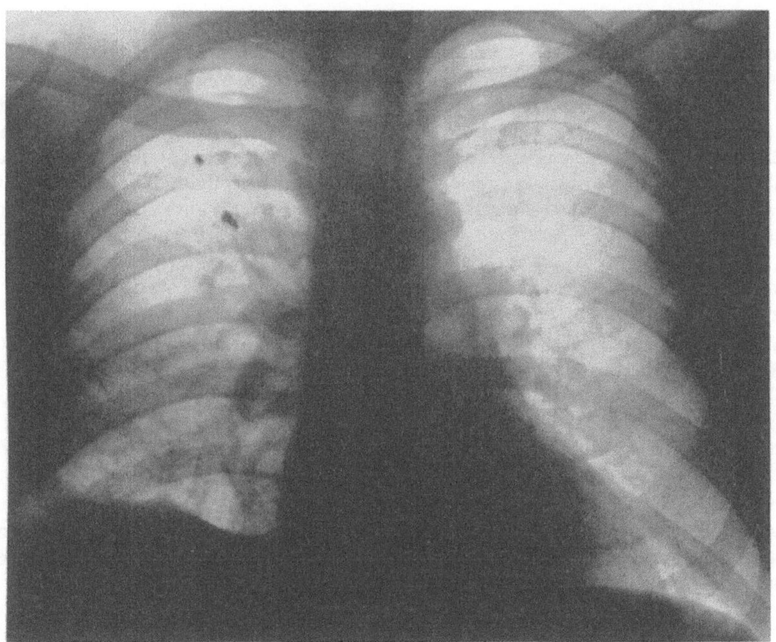

Abb. 26. R. R. (Vgl. S. 148). Granatsplitter re. Obergeschoß (vgl. Abb. 27)

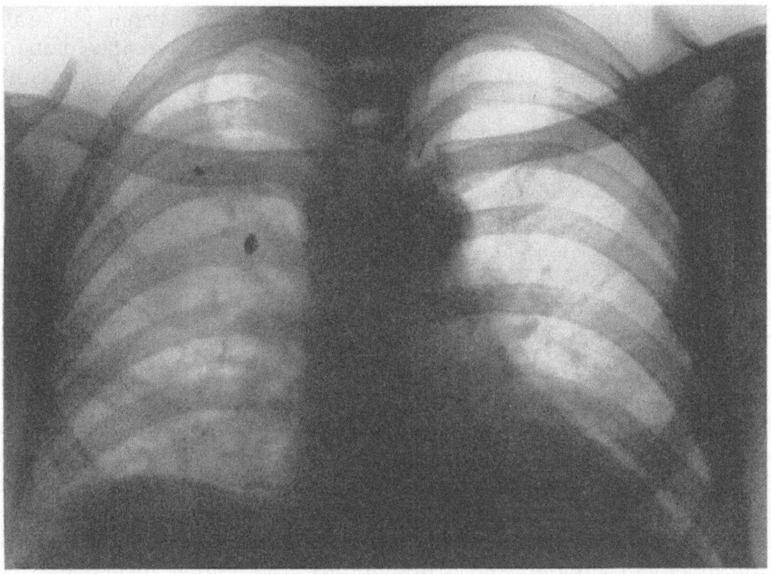

Abb. 27. R. R. (Vgl. S. 148). (Recidiv.) Pneumonien um Granatsplitter (vgl. Abb. 26)

Beurteilung. Tödliche *Krebsbildung* auf dem Boden einer chronischen Lungen-Tbc. Langjähriges, schweres Siechtum an den außerdem bestehenden Leiden: schwerste *Arteriosklerose* und *Sklerodermie*, die sich wechselseitig sehr ungünstig beeinflußten und den Heilverlauf nach den notwendigen Palliativ-Operationen äußerst verzögerten.

31. Eduard J. 63jähriger Beamter. Eine Tochter † $2^1/_2$jährig an Lungenentzündung bei Keuchhusten. Gedient 1891—1894. 23jährig „Lungenkatarrh", 34jährig Brust- und Rückenschmerzen. 1914 eingezogen. Aus den Versorgungsakten: August 1914 „relative Mitralinsuffizienz" (Mannsch.-Unters.-Liste). Februar 1916 (im Felde) Husten und Schüttelfrost. Deshalb in die Heimat: über den Lungen zähe Geräusche. Auswurf. Bis zur Entlassung (November 1918) im Ersatztruppenteil. Ohne Versorgung entlassen. März 1919 Heilstättenkur. Juli 1919 links Schwarte; Aussaat rechtes Ober- und Mittelfeld, li. auch, aber weniger; Sputum: Tbc.-Bac. +. KDB anerkannt, EM 100%. 1921: gute Heilungstendenz; 6 kg Gewichtszunahme: EM 60%. 1927: Ebenso. 1929: „Chronische Bronchitis mit Lungenerweiterung", Tuberkulose zum Stillstand gekommen. März 1933: Klagt viel Atemnot und Husten, besonders bei nebligem Wetter. Jetzt akut erkrankt mit Schüttelfrost, Schweißen, Brust- und Rückenstechen, bräunlichem Auswurf, Temperatur um 38°.

Befund. Mittelgroß, guter Ernährungszustand. Hochgradige Dyspnoe und Cyanose, 13000 Leukocyten, davon 60% Stabkernige, 20% Segmentkernige, Urobilin und Urobilinogen +. Über der ganzen re. Lunge Dämpfung, Bronchialatmen, mittel- und grobblasige R. G., li. A. G. verschärft, spärliche R. G. Sputum: Pneumokokken Typ III. EKG: Vorhofflimmern. Blutdruck 125/80 mm Hg. Trotz energischer Herztherapie am 6. Krankheitstage Exitus.

Sektion. Croupöse Pleuropneumonie des rechten Unterlappens (graurote Hepatisation). Cirrhotische Phthise mit Kalkherdstreuung re. Oberlappen und geschlossener pastenartiger Erweichung li. Oberlappen. Erweiterung beider Ventrikel, besonders des re. Fortgeschrittene Coronarsklerose. Reichliche Herzmuskelschwielen. Stauungsleber.

Beurteilung. Kroupöse Pneumonie des re. UL. Cirrhot.-Tbc. des re. OL. Vgl. S. 129.

D. Individualität und Krankheitsgestaltung

Nachdem einleitend die Gegensätzlichkeit von medizinischer Generalisierung und Wirklichkeit in allgemeiner Hinsicht beleuchtet und dann anschließend dieses Verhältnis in seiner besonderen Anwendung auf die Ursachenforschung untersucht wurde, soll nunmehr die gleiche Fragestellung auf die *Erscheinungsweise des aktuellen Krankheitsbildes* angewandt werden.

Fragt man nach dem individualpathologischen Grundphänomen, so ist es das der Vielheit und Zusammengesetztheit: *„der" Krankheitstypus erweist sich als eine Abstraktion aus zahllosen individuellen Varianten, „die" Ursache als eine Vielheit zusammenwirkender Bedingungen.* Ebenso lernen wir bei näherer Betrachtung das *individuelle Krankheitsbild oft genug als komplexes Gebilde* kennen. Viel häufiger als es die übliche Darstellung klinischer Krankheitsbilder wahrhaben will, handelt es sich gar nicht um „eine" Pneumonie, „einen" Diabetes oder „eine" Hepatitis, sondern um einen „Morbus compositus". Weit häufiger als die offizielle Diagnostik und manche weit verbreiteten Vorurteile vermuten lassen, finden wir tatsächlich ein Nebeneinander von zwei oder noch mehr verschiedenen Einzelkrankheiten: mit diesen echten *Krankheitskombinationen* wird sich das folgende Kapitel befassen.

Wenig beachtet wurde bisher eine Sonderform von Krankheits- bzw. Symptom-Kombination, die ich erstmals (1939) unter dem Begriff des „*Mosaiksyndroms*" zusammengefaßt habe. Ihrer diagnostischen Bedeutung halber wurden diese Beobachtungen in einem Sonderkapitel geschildert. Schließlich begegnet man nicht selten Fällen, die zwar nur einer Hauptkrankheit entsprechen, wo aber durch

Zusatzfaktoren eine starke „pathoplastische" Abwandlung des klassischen Krankheitsbildes erfolgte. Auch diesem praktisch besonders bedeutsamen Gebiet ist ein eigener Abschnitt gewidmet.

I. Morbus compositus

1. Krankheitskombinationen

Die ältere Medizin hat sich viel mit den Krankheitskombinationen beschäftigt. ROKITANSKY, SCHOENLEIN, F. W. BENEKE, J. BARTEL, LAACHE u. a. betrachteten sie gewissermaßen als Naturexperiment zur Klärung offener pathogenetischer Fragen.

Daneben machte sich aber eine Gegenströmung bemerkbar, die im Interesse klarer, durchsichtiger, lehrbarer Krankheitsbetrachtung die Krankheitskombinationen als eine zu vernachlässigende Seltenheit bezeichnete. Dies ist die Lehre von der «incompabilité morbide», der „Unverträglichkeit der Krankheiten", die u. a. GRISOLLE, TROUSSEAU, CHARCOT, HEBRA mit Nachdruck vertreten haben. Die auf naturwissenschaftliche Gesetzlichkeit dringende Medizin der Jahrhundertwende hielt an derartigen Anschauungen weitgehend fest und sie finden auch heute noch manche Vertreter. So spricht beispielsweise I. L. ENTRES (1921) von dem „ungewöhnlichen Fall, daß zwei genetisch und klinisch wohlunterschiedene Krankheitsformen sich aneinander" koppelten. Ebenso schreibt GOLDFLAM (1930): „Wir diagnostizieren nicht gern zwei nebeneinander verlaufende Nervenkrankheiten bei demselben Patienten, nicht etwa, daß sie sich ausschließen, aber wir sind mit Recht bestrebt, alle Symptome unter einen Gesichtswinkel zu bringen." Freilich schrieb ein anderer bedeutender Neurologe in einer Arbeit über „Kombinosen", «que *les maladies isolées existent plus souvent sur les pages des manuels* de médecine, que dans la vie réelle» (L. S. MINOR 1929).

Der vorgenannten Einstellung entspricht auch die klinisch weit verbreitete und oft recht nützliche *Regel*[1], „in erster Linie den Versuch zu machen, von der festen Grundlage der *diagnostischen Hauptkrankheit* ausgehend, alle Symptome damit in genetischen Zusammenhang zu bringen, unter der stillschweigenden Voraussetzung, daß in der Mehrzahl der Fälle nur eine Hauptkrankheit vorliegt", wie MAXIM. STERNBERG kritisch bemerkt hat. Der Autor konnte in seiner geistvollen und gelehrten Schrift nachweisen, daß diese diagnostische Einheitsregel weniger auf Erfahrung beruht, als auf der Anwendung des uralten methodologischen „Grundsatzes der Sparsamkeit der Setzungen". Wie häufig diese *Einheitsregel* in der Diagnostik angewandt wird, zeigt ein Vergleich mit dem Sektionssaal, wo Krankheitskombinationen alltäglich gefunden werden. RÖSSLE möchte diese Diskrepanz hauptsächlich darauf zurückführen, daß im klinischen Bilde häufig eine Krankheit die andere übertönt, wobei besonders schmerzhafte Leiden eine „überdeckende" Rolle spielen sollen. Dies Moment erschöpft den Tatbestand aber sicher nicht.

Die Lehre von den Krankheitskombinationen hat aus diesen und wohl auch noch manchen anderen Gründen erst in der jüngsten Zeit wieder eine Wiedergeburt erfahren. Hier ist vor allem der starke Antrieb zu nennen, den M. v. PFAUNDLER (in einer gemeinsam mit L. v. SEHT veröffentlichten Arbeit 1921) diesem Forschungsgebiet gegeben hat. Mittels exakter korrelationsstatistischer Untersuchungen unternahm er es, die „*Syntropie*" bzw. „Dystropie" verschiedener Krankheiten aufzuklären. Ihm folgten dann JUL. LÖWY 1921, E. VEIEL 1923,

[1] Vgl. zu dieser Frage: F. CURTIUS u. H. G. ROHRMOSER: Wert und Grenzen der diagnostischen Einheitsregel. Schlesw.-Holst. Ärzteblatt 1950, H. 6. — Siehe auch S. 376f.

K. Scheer 1930, Rössle 1932, Höring 1937, 1947, Franke 1949, Curtius u. Rohrmoser 1949, Lindner 1949. All diesen Autoren war die relative Häufigkeit der Krankheitskombinationen aufgefallen sowie gewisse Regelmäßigkeiten der wechselseitigen Anziehung bzw. „Abstoßung“ verschiedener Erkrankungen. Schließlich beschäftigten sie sich mit der Analyse der verschiedenartigen Wechselwirkungen, welche die kombinierten Krankheiten aufeinander ausüben.

In umgekehrtem Verhältnis zu der geringen Beachtung, welche bisher die klinische Medizin den Krankheitskombinationen geschenkt hat, steht ihre hohe *sozialmedizinische Bedeutung*. So erkannte z. B. das Reichsversicherungsamt das Zusammenwirken zweier Erkrankungen als Todesursache an. Nach § 31 des Reichsversorgungsgesetzes war Pflegezulage auch beim Zusammenwirken von Dienstbeschädigungsleiden mit anderen Erkrankungen zu gewähren. Nach den Gepflogenheiten des vertrauensärztlichen Dienstes ist die auf Kräfteverfall beruhende Altersgebrechlichkeit kein Fürsorgegrund, kann es aber sein, wenn sie einen vorhandenen krankhaften Zustand verschlimmert (nach Vaternahm). Ich erinnere ferner an die hohe sozialmedizinische Bedeutung der Kombination von Steinhauer- bzw. Tabakarbeiter-Lunge mit Tuberkulose.

Über die tatsächliche *Häufigkeit klinischer Krankheitskombinationen* haben erst meine gemeinsam mit Rohrmoser durchgeführten Untersuchungen Aufschluß gebracht[1]. Innerhalb von 17 Monaten fanden sich an unserer Klinik auf 4637 intern Kranke (einschließlich 1227 Infektionskranken) 384 Kranke mit Krankheitskombinationen (8,3%).

Als Zweitkrankheit wurden nicht gezählt Banalitäten wie Herpes bei Pneumonie, inaktive alte Spitzen-Tbc, die als Komplikationen bekannten Bronchopneumonien, Thrombose und Cholecystopathie bei Typhus, Otitis media bei Scharlach usw. Arteriosklerose, Lungenemphysem, Varicen wurden nur dann berücksichtigt, wenn sie eindeutigen Krankheitswert besaßen; auch psychogene und funktionelle Beschwerden wurden nicht gesondert bewertet. Bei 131 der 384 Fälle handelte es sich um „unwichtige“, pathogenetisch „uninteressante“ Zweitkrankheiten wie chronische Adnexitis bei Hepatitis, Uterus myomatosus oder Sinusitis frontalis bei Hypertonus.

Um ein tieferes Verständnis für die vielerlei verschiedenartigen und verschiedenwertigen Krankheitskombinationen zu gewinnen, die uns am Einzelmenschen begegnen, ist es zweckmäßig, nach folgendem Plan vorzugehen:

I. Entstehung von Krankheitskombinationen
- *1. Innerer Zusammenhang*
  - a) Gemeinsamer erbkonstitutioneller Mutterboden (echte Syntropie)
  - b) Organdisposition
    - Erbliche Organdisposition
    - Erworbene Organdisposition
  - c) Sonstige Konstellation
    - Die „zweite Krankheit“; Auslösung
    - Resistenzverminderung
    - Therapiefolgen
- *2. Zufällige Koincidenz*
- *3. Dystropie* („Ausschlußverhältnis“, „antagonistische Krankheiten“)

II. Krankheitskombinationen und Krankheitsgestaltung
1. Morbus salutarius
2. Morbus nocens; Aktivierung
3. Pathoplastik
4. Krankheitskombinationen und Diagnose
5. Mosaiksyndrome

[1] Z. ges. Inn. Med. **1949**, 721.

Nach Entstehung und Gestaltung sollen dann zum Abschluß dieses Kapitels noch die diagnostische sowie die therapeutische Bedeutung der Krankheitskombinationen besprochen werden.

Schon die ältere Medizin kannte die „*Affinitäten*" (SCHOENLEIN) bzw. die „Sympathie" verschiedener, in einem inneren Verwandtschaftsverhältnis stehender Krankheiten, die wesentlich auf der Gemeinsamkeit erbkonstitutioneller Wurzeln beruht. Hierher gehört z. B. die Syntropie von Schizophrenie und Tuberkulose (LUXENBURGER); von Tuberkulose und Ulcus; vielleicht auch von M. Basedow und Diabetes; von Erkrankungen aus dem Kreise des Arthritismus, insbesondere Fettsucht, Diabetes, Arteriosklerose und Arthrose (vgl. unsere Fälle Adolf Eh., Fritz Mo., Paul X. S. 162; Kurt Zie. S. 163; Luise P. S. 163; Hans He. S. 164; Pauline Fa. S. 164; Wanda Gre. S. 208).

Die *erbliche Organdisposition* wurde früher eingehend erörtert. Dort finden sich auch zahlreiche Beispiele für derart erklärbare Doppelerkrankungen wie Hufeisenniere + Nieren-Tbc.; Steinniere + Nieren-Tbc.; Nierenmißbildungen + Steinniere; angeborene Herzklappenfehler + Endokarditis usw.

Auch für die *erworbene Organdisposition* wurden oben zahlreiche Beispiele angeführt, darunter auch solche mit Krankheitskombinationen: Carcinom neben Steinen der Gallenblase; unspezifische Cholecystitis + Tbc. der Gallenblase; Spondylarthritis ankylopoetica + Lungen-Tbc.; gonorrhoische + tuberkulöse Epididymitis usw.

Daneben sind mancherlei „*sonstige Konstellationen*" geeignet, die Entstehung von Krankheitskombinationen zu begünstigen bzw. zu bedingen. Hier ist zunächst der von RÖSSLE eingeführte Begriff der „*zweiten Krankheit*" zu nennen, der Schule gemacht hat. Er besagt, daß eine Krankheit der Entstehung einer zweiten den Weg ebnet. Bekannt sind folgende Beispiele: Lungen-Tbc. → Diabetes und umgekehrt (HÖRING 1937, HORSTER, BENKERT u. KESTERMANN, PFAFFENBERG u. RICKMANN, L. BURKHARDT u. v. a.); SIEDHOFF (1953) stellte röntgenologisch unter 2962 Diabetikern 7,6% mit Lungentuberkulose fest. Die Literaturangaben schwanken zwischen 2 und 8,4%. Unter 3542 Berliner Tuberkulösen fanden sich 56 (1,6%), unter 3316 Wiener Tuberkulösen 116 (3,2%) Diabetiker. Man schätzt die Dispositionserhöhung des Diabetikers gegenüber Tbc. auf das 5—10fache der Norm. Nach FETT ist die Lebenserwartung zuckerkranker Tuberkulöser etwa halb so groß wie die der Nichtdiabetiker. L. BURKARDT (1951) kommt in seiner sehr gründlichen Monographie zu weniger extremen Zahlen, wobei allerdings, auch seiner eigenen Ansicht nach, mangelhafte klinische Unterlagen (Sektionsgut!) eine Rolle spielen mögen.

Weitere Kombinationsdispositionen sind: Gallenerkrankungen → Pankreasnekrose; Scharlach → Diphtherie (SCHIFF, DEGKWITZ u. KIRCHMAIR); Pneumokoniose → Lungen-Tbc; Perniciosa → Magenkrebs (LIECHTI 1939, THIELE, ROLLER zit. nach LIECHTI u. a., vgl. auch unseren Fall Franz La. S. 204). Manche Schulmeinung, wie z. B. die, daß Lebercirrhose eine starke Disposition zur Peritoneal-Tbc. schaffe, hält freilich der Kritik nicht stand, wie mein Mitarb. GERH. MÜLLER bei 150 Cirrhotikern feststellen konnte. Auch die Auffassungen vom Ulcus (RÖSSLE) bzw. dem Diabetes (KATSCH) als „zweite Krankheit" vermochten sich nicht durchzusetzen.

In einem Teil der vorstehenden Zweiterkrankungen kann von einer *Auslösung* durch die Ersterkrankungen gesprochen werden. Zu klarer Anwendung gelangt dieser Begriff jedoch nur dann, wenn die in einem früheren Abschnitt umrissenen Kriterien des Auslösungsvorganges gegeben sind. Dort wurden auch bereits mehrere Krankheitskombinationen genannt. Ich wiederhole hier beispielshalber kurz die folgenden: Meningitis → Morb. Friedreich; Typhus → Apoplexie;

Typhus → erste Ulcus-Manifestation. Als pathogenetisch wirksame Zwischenglieder sind in diesen Fällen die lokalisierende Rolle der Organdisposition, ferner die infektionsbedingte Alteration des Gefäßsystems bzw. des veget. Nervensystems anzunehmen.

Hier schließt sich eine Gruppe von Beobachtungen an, deren Gemeinsamkeit darin besteht, daß die Ersterkrankung mittels *allgemeiner Resistenzminderung* zu einer Zweitkrankheit führt. Ich nenne folgende, gemeinsam mit ROHRMOSER beobachteten Beispiele: Hepatitis epidemica → Erysipel; Darmbrand → Parotitis; Pneumonie → doppelseitige Parotitis; Pneumonie → Karbunkel; Typhus → ständig rezidivierende Schweißdrüsen-Abscesse und schwere Handphlegmone (vgl. auch die nachfolgenden Fälle Wilh. Sm. und Minna Pl. S. 168). Auch die recht häufigen Doppelinfektionen im Kindesalter, über die H. G. HUBER (1943) zusammenfassend berichtete, mögen zu einem erheblichen Teil auf Resistenzminderung, vielleicht aber, nach Ansicht des Autors, auch auf Besonderheiten der Kriegsverhältnisse beruht haben. Die Doppelinfektionen des Erwachsenen hat HÖRING (1947) zusammenfassend analysiert und gewisse Regeln über die Wechselwirkung der Einzelerkrankungen aufgestellt, die sich hauptsächlich nach der Art der beteiligten Infektionskrankheit richten sollen (akute bzw. chronische zyklische Infektionskrankheit, Fieberanfallkrankheit usw.).

Die Kombination und Interferenz verschiedener Einzelerkrankungen kann bei ein und demselben Patienten auf Grund seiner Erbkonstitution bzw. schwerer, seine Konstitution abändernder Erkrankung so stark sein, daß ROHRMOSER und ich von *Krankheitshäufung* gesprochen haben. Zu regelhaften Vorstellungen wird man erst nach der sehr wünschenswerten lückenlosen Sammlung größerer Beobachtungsreihen gelangen.

Das ungeheure Gebiet der *sekundären Erkrankung von Organgebieten* im Verlauf einer primären Infektion (Sepsis, Ausscheidungserkrankungen usw.), weiterhin die heute noch in Deutschland (aber nicht in Amerika) vielangewandte Fokallehre können hier nicht besprochen werden. Es sei nur vermerkt, daß nach W. GIESEs (1938) gründlichen Untersuchungen über das Zusammentreffen von Mittelohr- und Nierenentzündung häufig kein direkter Zusammenhang, sondern ein mehr oder weniger „zufälliges" Zusammentreffen anzunehmen ist. In anderen Fällen treten nach GIESEs Befunden beide Erkrankungen als koordinierte Symptome einer einheitlichen Allgemeininfektion auf.

Eine nicht unerhebliche Rolle spielen nach unseren Beobachtungen (CURTIUS u. ROHRMOSER 1949) *Krankheitskombinationen als Folgen therapeutischer Maßnahmen* (13mal auf unsere 110 Fälle innerlich verbundener Krankheitskombinationen). Wir sahen u. a. mehrmals Ikterus, Polyneuritis bzw. Agranulocytose nach Salvarsan-Behandlung. Über die häufige Hepatitis der Diabetiker handelt auch WALLER (1949) (vgl. auch den Fall Rahel Ho. S. 165). KAEDING konnte eine besondere Disposition nicht bestätigen (nur 1,5% von 270 Diabetikern hepatitisch). Über die — z. T. erheblichen — allergischen Reaktionen auf Sulfonamid-Behandlung hat K. BOHM aus unserer Klinik berichtet. Des weiteren sahen wir heftige Hg-Dermatitis nach Chologen, welches vom Außenarzt wegen eines leichten Ikterus gegeben worden war. Ein mehr als 7 Wochen fiebernder Typhuskranker konnte zwar durch Pyrifer prompt entfiebert werden; jedoch entwickelte sich bald nach der Injektion eine mehrtägige Finger-Arthritis. Weitere Beispiele finden sich in unserer Originalarbeit (CURTIUS u. KÄRST).

All diesen Beobachtungen, die auf einen inneren Zusammenhang der kombinierten Krankheiten hinweisen, stehen solche gegenüber, die nach unseren heutigen Kenntnissen auf *rein zufälliger Koincidenz* beruhen. Dies war bei 274 unserer 384 Krankheitskombinationen anzunehmen. Als Beispiele aus unserem Beobachtungsgut nenne ich Pleuropneumonie bei Tabes, Herzinfarkt bei Lungentumor, Parotitis epid. bei Aortenstenose, chronisch rezidivierendes Ulcus ventriculi neben Portiocarcinom.

Das Schrifttum enthält viele Beispiele *zufälliger Koincidenz*, etwa von Morb. Basedow mit Erythromelalgie (SAINTON u. VÉRAN 1928; nach Angabe der Autoren bisher erst einmal von ENGELEN beobachtet) bzw. mit Schwangerschaftspolyneuritis (PERRERO u. FENOGLIETTO) bzw. mit Tabes (BJELOUS)[1]; von Hyperthyreoidismus mit Angina pectoris bei Coronarsklerose (LEV u. HAMBURGER 1928). Ob, wie MEULENGRACHT (8 weibliche Fälle bei 151 Perniciosa-Kranken), ferner STENSTAM sowie VANNOTTI vermuten, M. Basedow relativ häufig bei Perniciosa-Kranken vorkommt, scheint noch nicht sicher entschieden, da weder von hämatologischer (HEILMEYER) noch von endokrinologischer Seite (MARX 1941) Entsprechendes beobachtet und die Kombination von anderer Seite als ausgesprochen selten bezeichnet wird (BRAM, zit. nach MARX); dem entsprechend habe ich selbst unter etwa 200 Perniciosa-Kranken keinen Basedowiker beobachtet. Weiter sei genannt Eunuchoidismus neben Bechterewscher Krankheit (RATNER 1929)[2]; Perniciosa neben Diabetes (R. SCHUMANN); Krebs neben Diabetes (E. MAIER 1950); amyotrophische Lateralsklerose neben Akromegalie (LECHELLE u. Mitarb.) bzw. tuberkulöser Meningitis (v. LEHOCZKY 1930); Pialipom im Kleinhirnbrückenwinkel neben Meningitis tuberculosa (H. STEFAN 1933); Hirntumor (Fibrom) neben Taboparalyse (HENNEBERG 1902) u. v. a. m.

Als letzte Frage zur Entstehung von Krankheitskombinationen ist das sog. „*Ausschlußverhältnis*" zweier „antagonistischer" Krankheiten, die sog. „Dystropie" PFAUNDLERs zu erörtern. Vor allem die ältere Krasenpathologie hatte sich für diese Fragen interessiert, ohne jedoch zu allgemein anerkannten Ergebnissen zu gelangen.

So meinte WUNDERLICH, ROKITANSKYs Lehre vom Ausschlußverhältnis habe „eine widernatürliche Form angenommen" (vgl. hierzu auch KRISCHE 1913, BARTEL 1916). RÖSSLE nennt als spezielles Beispiel das Ausschlußverhältnis von *Tuberkulose und Krebs*, das nach statistischen Erhebungen R. PEARLs mindestens nicht in dem hohen Maße bestehe, wie ROKITANSKY annahm. A. REINHARD (1917) hat Schrifttum und eigene Sektionsbeobachtungen (838 Erwachsene) sehr exakt und kritisch verarbeitet. Unter seinem Beobachtungsgut fanden sich 16% Krebs-Todesfälle und 24% Tbc.-Todesfälle. Die Kombination beider Erkrankungen war zwar häufig, REINHART fand aber Krebs bei Nicht-Tuberkulösen (22,3%) häufiger als bei Tuberkulösen (13,3%); zweitens stellte er fest, „daß nie beide Prozesse in ihrer vollständigen Ausbildung in demselben Individuum vorkommen", so daß also „ein gewisses Ausschlußverhältnis" festgestellt werden müsse. Unverständlich ist LUBARSCHs (1888) Feststellung, die Rokitanskysche Exklusionstheorie sei „selbst in der abgeschwächten Form nicht mehr haltbar", da er andererseits angibt, die Phthise komme bei Krebskranken bedeutend seltener vor als bei gleichaltrigen Nicht-Carcinomatösen. Dem entsprechen auch die Zahlen LUBARSCHs:

Unter 2244 an Tbc. Verstorbenen fand sich Krebs bei 117 = 5,2%.
Unter 4292 nicht an Tbc. Verstorbenen fand sich Krebs bei 452 = 10,5%.

[1] Die Behauptung R. STERNs, daß Basedow und Tabes häufig kombiniert seien und daß die thyreotische Konstitution bei der Tabes-Entstehung maßgebend beteiligt sei, konnte durch gründliche klinisch-konstitutionspathologische Untersuchungen an 101 Tabikern eindeutig widerlegt werden (CURTIUS, SCHLOTTER u. SCHOLZ 1938).

[2] Die vom Verfasser angenommenen ätiologischen Beziehungen halte ich für durchaus unwahrscheinlich, da mein Mitarbeiter K. BOHM unter 56 von uns untersuchten männlichen Bechterew-Kranken niemals Hypogenitalismus feststellen konnte.

Interessant ist, daß LUBARSCH in seinem Beobachtungsgut, das etwa 8mal größer ist als das REINHARDs, doch in 2 Fällen die Kombination florider Lungen-Tbc. mit Magen- bzw. Hodenkrebs feststellen konnte. Diese kleine Ausbeute auf ein Sektionsgut von 6536 Fällen muß jedoch m. E. auch wieder als Bestätigung der Rokitanskyschen Theorie angesehen werden. Auch weitere einschlägige Einzelbeobachtungen fanden sich im Schrifttum: z. B. offene Lungen-Tbc. neben Bronchialkrebs (H. RIEMER). Die Frage der Krebsentwicklung in einer Lungenkaverne wurde schon besprochen (S. 131, vgl. auch unseren Fall Marie Tie. S. 148).

Auch manche anderen Ausschlußbeziehungen sind umstritten, etwa die von Lungen-Tbc. ↔ Polyarthritis bzw. Gicht; Malaria ↔ Krebs (LÖFFLER 1901); endogenen Psychosen ↔ Paralyse (nach BOSTROEM u. a. scheinen sogar erstere häufig durch letztere ausgelöst zu werden); Lungen-Tbc. ↔ Lupus (vgl. v. SEUTTER 1926, KALKHOFF 1947); Athyreose ↔ Rachitis (vgl. hierzu FRIK u. UFFENHEIMER, SIEGERT). Daß — entgegen anderweitigen Behauptungen — zwischen Tbc und Struma kein Ausschlußverhältnis besteht, konnte REINHARD (jedenfalls für Bern) eindeutig zeigen.

Eine unterdurchschnittliche Häufigkeitsbeziehung scheint jedoch tatsächlich zwischen *Diabetes und Ulcusleiden* zu bestehen trotz der Ablehnung dieses Standpunktes durch ROSENBERGs u. KELLNERs offenbar wenig gründliche Untersuchungen in Berlin (6 sichere Ulcera auf 650 Diabetiker). Den ersteren Standpunkt vertreten BOLLER u. a. von ihm zit. Autoren. Nach den klinischen Befunden WOODs aus der Joslinschen Klinik kamen 94 Ulcuskranke auf 12000 Diabetiker, d. h. 0,78%. Die Durchschnittshäufigkeit des Ulcus beim Lebenden beträgt 5% (CURTIUS, SCHLOTTER u. SCHOLZ). Auch anatomische Befunde sind gleichsinnig, die LESER an 35—84jährigen (Sektionsmaterial) in Wien erhob:

	Nichtdiabetiker			Diabetiker		
	n	Positiver Ulcus- bzw. Nebenbefund	Erlaubte Schwankung	n	Positiver Ulcus- bzw. Nebenbefund	Erlaubte Schwankung
♂	444	91 = 20,5%	21,2 bis 16,9%	10	0 = 0%	—
♀	438	81 = 18,5%	22,2 bis 14,8%	24	1 = 4,17%	12,3 bis 0%

Die relativ seltene Koincidenz wird von BOLLER u. a. auf die häufige An- bzw. Subacidität der Diabetiker zurückgeführt.

Fast noch wichtiger als für die Erkenntnis der Krankheitsentstehung ist die *Bedeutung der Krankheitskombinationen für die Krankheitsgestaltung*, da es hierbei recht häufig zu diagnostisch wie prognostisch einschneidenden Abänderungen der Grundkrankheit kommt. Gerade hier macht sich deshalb die Notwendigkeit geltend, statt der üblichen Beschränkung auf „*die*“ bestehende Krankheit und „*ihre*“ Regeln den Blick zu richten auf den im vorliegenden Einzelfall bestehenden „*Morbus compositus*“. Daß man auf diese Weise nicht in einem uferlosen Empirismus und Singularismus zu ertrinken braucht, dürften die vor- und nachstehenden Erörterungen zeigen: wie im Verlaufe unserer Untersuchungen immer wieder festzustellen war, stehen nämlich der unübersehbaren Möglichkeit von Neukombinationen eben nur relativ wenige Reaktionsweisen und Reaktionsergebnisse gegenüber. Auf diese Weise gelingt es, auch in scheinbar Zufälligem und Willkürlichem Regelhaftigkeit zu erkennen.

Dies gelingt gar nicht selten bei dem Kreise von Beobachtungen, dem wir uns nun zuwenden, den sog. *Morbi salubres* oder *salutarii* der alten Medizin. Heute im Zeitalter der Malaria-Therapie der Neurolues kann ich mich mit Andeutungen begnügen. Leider ist die Heilwirkung der Zweitkrankheit wesentlich seltener als die Schadenswirkung. ROHRMOSER und ich sahen Verschwinden von Armmyalgien während Typhus, die aber nach Abklingen des Fiebers wieder auftraten. Bei mehreren Asthmatikern sistierten die Anfälle während interkurrenter Pneumonien (vgl. auch unsere Fälle Ewald Se. S. 211, Auguste Bri., Hilda Bi., Fritz Be. S. 211).

Im Schrifttum finden sich erwähnt Besserung bzw. angeblich sogar Heilung (?) von Diabetes durch Pneumonie, von Migräne, Pneumonie, Erysipel, Nephrose durch Typhus, von Bronchialasthma durch Erysipel. Die positive Beeinflussung kann teils im Sinne des Heilfiebers durch die „depuratorischen" oder „metasynkritischen" Krankheiten der alten Medizin verstanden werden. Prototyp: Malaria-Therapie der Neurolues (vgl. hierzu die historische Studie v. WAGNER-JAUREGGs).

Von Verschlimmerungen — man könnte von „*Morbus nocens*" sprechen — beobachteten wir u. a. KH-Toleranz-Verschlechterung bei Diabetes infolge Thyreotoxikose, Pneumonie, Frakturen und Lungentbc (Einzelheiten in unserer Originalarbeit). Weiterhin Status epilepticus bei einem an Rachendiphtherie erkrankten Epileptiker sowie Häufung von Gallenkoliken nach Auftreten starker Genitalblutungen infolge Uterus myomatosus. Zweimal sahen wir deutliche Verschlechterung von Lungentbc während eines Typhus: das eine Mal deutliche Vergrößerung des Infiltrats; bei dem anderen Kranken waren bei vorher geschlossener Tbc nunmehr laufend Bacillen im Sputum nachweisbar. Auch hier hatten die tuberkulösen Veränderungen an Ausdehnung zugenommen. Überraschend stark war die Verschlechterung eines alten Handekzems durch akute Poliomyelitis, eines Gesichtsekzems durch Pneumonie, einer Epidermophytie durch Salvarsan-Ikterus. Ungünstig war zweifellos auch die Kombination von rezid. Ikterus in Gravid. und Diabetes (Erika Lü. S. 109).

Noch einige Beispiele von Krankheitsverschlechterung aus dem Schrifttum: zunehmende Beschwerden bei Herzklappenfehler (infolge Steigerung der „Reflexsymptome") nach Auftreten eines Magengeschwürs (MACKENZIE-ROTHBERGER), Steigerung von Hypomanien durch Herz- und Nierenleiden (JOH. LANGE), von Mitralstenosebeschwerden durch Lungentbc, von M. Basedow durch Tuberkulose, von Diabetes durch Tbc und umgekehrt. In bezug auf Infektionskrankheiten sei auf HÖRINGs zusammenfassende Darstellung verwiesen (1947) sowie auf H. G. HUBER (1943) (vgl. S. 154).

Wichtiger und häufiger als die bisher genannten, durch Kombinationen bedingten Interferenzerscheinungen aus dem Gebiete der Krankheitsgestaltung ist das große und bisher — abgesehen von der Psychiatrie — noch kaum erforschte Gebiet der *Pathoplastik*, d. h. Umgestaltung, Abwandlung, Atypisierung einer Krankheit durch eine zweite. Da dem Gebiet der Pathoplastik ein Sonderabschnitt gewidmet ist, sollen die einschlägigen Beobachtungen von Krankheitskombinationen dort im Zusammenhang behandelt werden.

Nachdem vorstehend versucht wurde, ein System der Krankheitskombinationen zu entwickeln, das geeignet sein dürfte, sämtliche vorkommenden Einzelbeobachtungen einzuordnen, soll der Schluß dieses Abschnitts der *praktisch-klinischen Bedeutung der Krankheitskombinationen* gewidmet sein. Es leuchtet ein, daß die übliche lehrbuchmäßige *Diagnostik* durch die, wie wir sahen, gar nicht besonders seltenen Krankheitskombinationen erheblich gestört werden kann. Ist es nun auch selbstverständlich nicht möglich, Regeln zu finden, mit deren Hilfe jede Einzelkombination faßbar ist, so wird die Diagnostik der Krankheitskombinationen doch schon dadurch gefördert, daß man sich die wesentlichsten der vorkommenden Möglichkeiten vor Augen führt, ein Versuch, dem wir sonst noch kaum begegnet sind. Die *Häufigkeit von Fehldiagnosen* infolge Verkennung tatsächlich vorliegender Krankheitskombinationen wird dartun, daß ein derartiger Versuch systematischer Ordnung gerade auf diesem Gebiet einer dringenden Notwendigkeit entspricht. Es wäre sehr zu wünschen, daß sich recht viele Ärzte und zahlreiche Fachgebiete an der Erweiterung und Verbesserung des hier skizzierten diagnostischen Systems der Krankheitskombinationen beteiligten.

Nach CURTIUS u. ROHRMOSER können sich Krankheitskombinationen vor allem dadurch auswirken, daß auf Grund der oben erwähnten *diagnostischen Einheitsregel* heterogene, selbständige Krankheiten als Folge einer einheitlichen Grundkrankheit aufgefaßt werden. In solchen Fällen wird der zusammengesetzte Charakter des vorliegenden Krankheitsbildes dann oft erst auf strukturanalytischem Wege durchsichtig. Oft genug wird dagegen (um der von Jugend auf eingeschärften Einheitsregel willen) bei komplexen Krankheitsfällen der Deutung der Symptome Zwang angetan. Das Erkennen kombinierter Krankheiten ist nach unseren Erfahrungen vor allem dann erschwert,

1. wenn Krankheitssymptome überdeckt werden,
2. wenn sich sämtliche Symptome zwanglos einer Grundkrankheit einordnen lassen,
3. wenn sich die Symptome zweier heterogener Krankheiten zu einer hypothetischen dritten Krankheit zusammenfügen lassen (Mosaik-Syndrom CURTIUS 1939, vgl. unten S. 159).

Für all diese verschiedenen Interferenzerscheinungen der Symptome kombinierter Krankheiten haben wir zahlreiche Beispiele angeführt. Weitere neuere Beobachtungen folgen weiter unten in der kasuistischen Sammlung.

Überblickt man diese *zahlreichen*, im Verlauf weniger Jahre an einer einzigen Klinik festgestellten *Fehlbeurteilungen*, so dürfte es einleuchten, daß diesem Zweig der Diagnostik und Differentialdiagnostik in Forschung und Lehre mehr Raum zu gönnen ist. Auch in unseren führenden einschlägigen Werken ist dies nicht oder kaum der Fall, da sie alle mehr oder weniger von der diagnostischen Einheitsregel beherrscht werden und die so häufigen Krankheitskombinationen kaum oder auch gar nicht berücksichtigen. Einschlägige Beobachtungen finden sich natürlich hier und dort im Schrifttum verstreut. CURSCHMANN (1942) stellt fest, daß ulceröse Endokarditis bei M. Bang zwar wiederholt beschrieben sei. Bei einem selbst gesehenen Kranken ergab die Obduktion aber das Nebeneinander einer Streptokokkenendokarditis und eines M. Bang (genau bei SURMANN 1941). Von welch einschneidender diagnostisch-therapeutischer Bedeutung die Fehlanwendung der diagnostischen Einheitsregel sein kann, beweist ein junger Kranker MATAKAS (1953) mit vegetativer Dystonie + Appendicitis, den er einer chirurgischen Klinik überwies. Nach 14tägiger stationärer Beobachtung wurde der Patient entlassen, da angeblich alles vegetativ bedingt sei. Bei der Operation durch einen anderen Chirurgen fand sich ein dicker, verklebter Appendix, der entfernt wurde mit dem Ergebnis, daß die Bauchbeschwerden verschwanden, die vegetative Dystonie aber erwartungsgemäß unverändert blieb. Nebenbei eine schöne Illustration individualtherapeutischer Problematik sowie des fehlenden Erfolges sog. Fokalsanierung bei vegetativen Regulationsstörungen. Daß eine (rite!) nur um wenige Tage verzögerte Doppeldiagnose (traumatische Femurfraktur + Sarkom) zu schweren, gerichtlich ausgetragenen (unberechtigten) Vorwürfen gegen den Arzt führen kann, teilt NIEDERMAYER (1955) mit.

Gewiß ist andererseits der — wohl vorwiegend denkökonomische — Wert der Einheitsregel nicht zu verkennen; wir haben auf die Lichtseiten der Einheitsregel hingewiesen. Nach unseren Erfahrungen sind jedoch die diagnostischen Fehler infolge Übersehens der Einheitsregel sehr viel seltener als der umgekehrte Sachverhalt. In der Berichtszeit von $1^1/_2$ Jahren konnten wir innerhalb unseres repräsentativen Krankenguts von 4637 intern Kranken nur 2 und dazu harmlose einschlägige Fälle ermitteln: Bei einer beginnenden Pneumonie wurde der reflektorische Schmerz im Nacken und rechten Oberbauch als Kombination von Cholecystopathie und Meningitis gedeutet. Ebenso ließ der reflektorische Schulterschmerz bei einer Pneumonie in einem anderen Falle an eine zusätzliche Neuritis denken.

Die besonders hohe Bedeutung der Krankheitskombinationen für die *Therapie* wird später eingehend erörtert werden.

2. Das Mosaiksyndrom

Es gibt eine Sonderform des Morbus compositus, die zwar hier und da von Diagnostikern am Rande erwähnt, aber nicht als wichtiger, scharf umschriebener Sonderfall erkannt und bezeichnet wurde, das von mir 1939 so genannte „Mosaiksyndrom".

Dabei handelt es sich wiederum, wie so häufig im Rahmen dieser Untersuchung, um die zufällige Interferenz verschiedener heterogener Aufbauelemente, die sich für den Diagnostiker scheinbar zwanglos zum Bilde einer geläufigen Krankheitseinheit zusammenfügen, wodurch diagnostisch, prognostisch, gutachtlich sowie therapeutisch folgenschwere Irrtümer entstehen können. Aus diesem Grunde scheint es mir nötig, diesen Tatbestand deutlich zu charakterisieren und auch im klinischen Unterricht gebührend zu kennzeichnen.

Zur Verdeutlichung einige Beispiele aus dem Schrifttum: MINOR warnt davor, die Kombination von Erbzittern und Kropf als Thyreotoxikose, WEXBERG, diejenige von liquorpositiver Lues und ataktischer Polyneuritis als Tabes anzusehen. So besteht bei dem Nebeneinander von Idiotie und Rachitis die Gefahr der Diagnose Kretinismus (HOCHE), dem von Hysterie (mit entsprechender Hypalgesie) und angeborener Kyphoskoliose derjenigen einer Spondylitis tbc. (OPPENHEIM). Ferner wird berichtet, daß eine Lungenaktinomykose wegen gleichzeitiger Tbc als ebenfalls tuberkulös bedingt verkannt wurde (HARTW. SCHMIDT), daß die Kombination von Lungenlues mit Pneumonokoniose eine Miliar-Tbc (KÄDING), von angeborener Pleuracyste mit Mastdarmkrebs eine Metastase (A. FEHR), von spastischem Sanduhrmagen mit Blutung aus dem Magen-Darm-Kanal (infolge Milzvenenthrombose) ein Ulcus (MATTHESSEN), von Debilität mit psychogenem Tremor eine Encephalitis (JOHANNES), von funktionell gesteigerten Eigenreflexen mit Muskelatrophie eine amyotrophische Lateralsklerose vortäuschte (OPPENHEIM).

Wiederholt ist die Kombination von angeborenem Schwachsinn, endogenen Depressionen, Psychopathie, angeborenem Stottern mit Syphilis bzw. Tabes als Paralyse verkannt worden (BOSTROEM, CASSIRER, JOHANNES, CURTIUS-SCHLOTTER-SCHOLZ). Über schwerwiegende gutachtliche Fehlbeurteilungen infolge dieser Verkennung haben die letztgenannten Autoren 1938 berichtet. Wie BOSTROEM beobachtete, kann es in diesem Zusammenhang gelegentlich zu einem „unentwirrbaren Knäuel von Symptomenzusammenstellungen" kommen, etwa bei der Kombination von Tabes + neurasthenischem Syndrom + überlagernder hysterischer Pseudodemenz. Das sind rechte Schulbeispiele des Morbus compositus auf dem Boden der individuellen Krankheitsgestaltung, zugleich ernste Mahnzeichen der Unzulänglichkeit kurzschlüssiger Krankheits-Etiketten. (Vgl. unsere Beispiele Nr. 31—36, S. 175—178.)

Eine bemerkenswerte Parallele zur Erscheinung des Mosaiksyndroms findet sich in der *Anthropologie:* durch zufällige Kombination einzelner, heterogener Rassen- bzw. Familienmerkmale können rassische „Pseudotypen" entstehen, die sich zu dem Gesamtbild einer scheinbar einheitlichen, dem Stamme fremden Rasse zusammenfügen, so daß derartige „täuschende Kombinationen" das Ergebnis anthropologischer Reihenuntersuchungen evtl. störend beeinflussen (v. EICKSTEDT 1935).

Kasuistische Beispiele (Krankheitskombinationen)

I. Entstehung (Krankheitskombinationen)

1. Krankheitskombinationen infolge inneren Zusammenhangs

a) Gemeinsamer erbkonstitutioneller Mutterboden

Auf dem Boden der erblichen vagotonen Reaktionslage

			Seite
1.	Adolf Eh.	Ulcus, Migräne, Leptosomie, Lungentuberkulose	161
2.	Fritz Mo.	Erbliche Vagotonie → Allergische Diathese ↙ ↘ ↙? Ulcus ⇄ Migräne	161
3.	Paul X.	Migräne, Ulcus, Obstipation	162
4.	Wilh. Wu.	In der Jugend schwerer Basedow. Nach Bestrahlung: Vagotonie → Ulcus.	162

Auf dem Boden gemeinsamer erblicher Stoffwechselabwegigkeit (Arthritismus)

5.	Kurt Zie.	Gicht, Nephrolithiasis (urica), Cholelithiasis, Fettsucht, Arteriosklerose, Hypertension, Spondylarthrose	163

Auf dem Boden der neuropathischen Konstitution

6.	Luise P.	Erbliche Pfropfschizophrenie. Multiple Sklerose	163

Infolge erbkonstitutioneller Affinität zwischen Krankheiten des ZNS und der Blutdrüsen

7.	Pauline Fa.	Syringomyelie, Debilität, Bardet-Biedl-Syndrom	164
8.	Hans He.	Neurale Muskelatrophie, Debilität, rudimentärer Hypogenitalismus, Diabetes	164

b) Krankheitskombinationen bei Organdisposition

c) „Zweite Krankheit". Auslösung. Therapiefolgen

9.	Rich. Hu.	*Tödlich* sich auswirkende *Verkennung von Lungentuberkulose bei Diabetes*	164
10.	Franz Ha.	*Rezidivierende Cholecystitis* → *akute Orchitis*	165
11.	Rahel Ho.	*Diabetes und Hepatitis*	165
12.	Willib. Lö.	*M. Pfeiffer* —Verschlimmerg. / Pathoplastik→ *Blande Nephritis* (bei Organdisposition der Niere)	165
13.	Ludw. Le.	*Akute Paramyeloblasten-Leukämie* → Reaktiv. v. Lungentbc. → → *Miliar-Tbc.* †	165
14.	Helene Kr.	*Hypertension* ↘ tödliche *Subarachnoidalblutung* (Ventrikeleinbruch) ↗ (angeb.) *Hirnarterienaneurysma*	166
15.	Oskar Gü.	*Schweres Kopftrauma* trifft den Träger eines bis dahin unbekannten gutartigen *Hypophysentumors* und mitbedingt besonders schwere und anhaltende Unfallfolgen. Erfolgreiche Operation des Tumors	166
16.	Gerh. Fr.	Schwere *hepatitisch-cholämische Blutung* aus alten Hämorrhoiden	167
17.	Dorothea Kn.	Chron. postpart. Endometritis → Veränderte Menstr.-Blutungen + Hepatitis → Schwere Blutung	167
18.	Wilh. Sm.	Cystenleber und Leberabscesse	168
19.	Minna Pl.	Hepatitis → Zoster mit Keratitis	168

2. Krankheitskombinationen infolge zufälliger Koinzidenz

			Seite
20.	Charl. Ku.	Mitralvitium und Ovarial-Ca. (Symptomdurchmischung)	168
21.	Gg. Schw.	*Morbus compositus* bestimmt Krankheitsschicksal: E. lenta (auf dem Boden erworbener Organdisposition) u. schwere Coronarsklerose (Infarkt) u. Zustand nach schwerer Hepatitis. †	169
22.	Werner Mo.	*Tod durch Summationswirkung* von Unterkiefer-Ca., Ulcusblutung, Arteriosklerose	170
23.	Erich O.	*Diabetes* ↘, Arteriosklerot. Herzinfarkt ↗ *Pneumonien* bei angebor. *Wabenlunge*	171

II. Krankheitskombinationen und Krankheitsgestaltung

3. Krankheitskombinationen und Diagnose (Symptomüberdeckung, fehlerhafte Anwendung der Einheitsregel u. ä.)

24.	Phil. Tr.	*Mitralvitium* u. genuine *Epilepsie* (Fehlbegutachtung durch verschiedene prominente Ärzte)	172
25.	Alb. St.	*Verkennung* der postgonorrhoischen *Striktur* eines Tabikers als spinale Miktionsstörung	173
26.	Fritz Lu.	*Komplexe Schluckstörung* (Cardiospasmus, später Ca. oesophagi, Rek. Parese bei Tabes)	173
27.	Paula Zie.	† *nach günstig verlaufener Lungenoperation* infolge Ulcusblutung	173
28.	Hrch. Hu.	*Ulcus* duodeni *überdeckt Periart.* nodosa	173
29.	Alfons Pa.	*Kehlkopfprozeß* bei Tbc. ist *syphilitischer Natur*. Fehlerhafte Annahme einer Erkrankung	174
30.	Theod. Schl.	*Fehlannahme von Silikose* bei starkem Lungenemphysem eines Trinkers	174

4. Mosaik-Syndrome

31.	Rich. Se.	*Pseudolymphogranulomatose* bei Symptomen-Konstellation	175
32.	Franz Ko.	Eigenartige persönlichkeitsspezifische Durchmischung organischer und hysterischer Erscheinungen: *Pseudohirnabsceß*	175
33.	Lotte Bö.	Lues + Adie + psychogene Reaktion: *Pseudomyelitis*	176
34.	Karl Ha.	Tabes u. Debilität: *Pseudoparalyse*	176
35.	Annel. Kl.	Hyperpigmentierung u. psychopathische Anorexie: *Fehl-Diagnose M. Addison*	177
36.	Klara Wu.	Hyperglykämie u. apoplektischer Insult *täuscht Coma diabeticum* vor	178

I. Entstehung (Krankheitskombinationen)

1. Krankheitskombinationen infolge inneren Zusammenhangs

1. Adolf Eh. 66 Jahre, vom 16.—27. Lebensjahr *Migräne* mit Flimmerskotom. 28jährig Beginn eines *Ulcus duodeni* mit Frühjahrs/Herbstgipfel. Rö.: Bulbusdeformation infolge alten Ulcus. Starke Hyperacidät. — Leptosomer Habitus. Typisches Vagotoniker-EKG (vgl. Korth, Waider), Bradykardie. Drittens besteht eine inaktive, offene doppelseitige Oberlappen-Tbc. Die Beziehungen der Leptosomie einerseits zur Lungen-Tbc-Disposition, andrerseits zum Ulcusleiden (Elisab. Kaufmann, daselbst Lit.) sind bekannt.

Beurteilung. Leptosomie und Vagotonie disponieren zu *Ulcus* bzw. (die Vagotonie) zu *Migräne*. Leptosomie disponiert sowohl zu Ulcus wie zu *Lungen-Tbc*. (wenn letzteres auch umstritten).

2. Fritz Mo. 42jähriger Elektromeister. Seit Jahren Magenbeschwerden. Typisches Ulcus duodeni (Rö.: Nische, Schrumpfbulbus). Periodischer Verlauf der Beschwerden: Plötzlich Appetitlosigkeit, Dauer bis zu 24 Std., zugleich rasende Kopfschmerzen mit Übelkeit, gelegentlich Erbrechen. Auslösung öfters durch Räucherwaren. Seit Jahren starkes Sodbrennen. Vor 1 Jahr starker Stockschnupfen. Vor Jahren einmal urticariforme juckende Dermatose. Obstipation. Dauernd kalte Hände und Füße. Zeitweise Erfrierungen. Cap. mikrosk.: stark spast. Bild. Keine Eosinophilie. Cutan-Testung o. B. — Auch die Mutter litt an starkem Sodbrennen und starker Migräne.

Beurteilung. Die Vagotonie disponiert zu *Migräne* wie zu *Ulcus.* Interferenz beider Leiden. Auch die allergische Diathese wird durch die Vagotonie gefördert, ohne daß aber — wie teilweise behauptet — das Ulcus als vorwiegend allergisch bedingt aufgefaßt werden könnte (relative Seltenheit von Allergie bei Ulcus, HANHART).

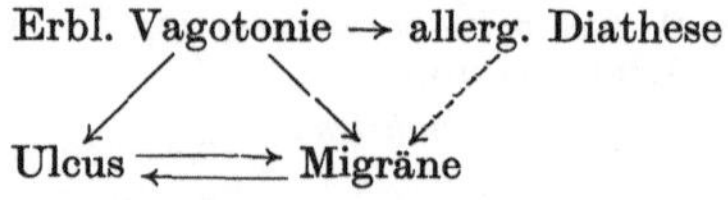

3. Paul X. 23jähriger Musiker. Grazil-hypoplastischer Astheniker. Vegetative Labilität, schwere Migräne mit st. Flimmerskotom, schwere rezidivierende Gastritis (auch beim Vater, Krankenblatt) mit späterem Übergang in sicheres Ulcus duodeni (Rö.). Obstipation. Starke Vasomotorenlabilität. Psychasthenie. Wurde wegen seiner psycho-physischen Insuffizienz sowohl vom RAD wie vom WD befreit (genaue Schilderung Hdb. d. Inneren Med. 3. A. VI/2 S. 84).

Beurteilung. Starke vegetative Dystonie (schwere erbliche Gastritis → Ulcus, schwere Migräne) bei grazilem Astheniker. Psychasthenie. Leistungsminderung.

Die Behauptung von Wechselbeziehungen, insbesondere solchen kombinierter Krankheiten, bedarf stets des statistischen Hintergrundes, da sonst die Annahme zufälliger Koincidenz naheliegt. Unter den 4637 Gesamtkranken CURTIUS' und ROHRMOSERs litten 118 an Ulcus, 6 an schwerer Migräne (sämtliche Fälle, die wegen letzterer klinischer Behandlung bedurften). 4mal traten beide Krankheiten gemeinsam auf. Der Syntropie-Index PFAUNDLERs beträgt 26,2, was einer erheblichen, überzufälligen Kombinationshäufigkeit entspricht. Unsere Ulcuskranken boten ebenso wie die 200 Ulcuskranken, welche E. KAUFMANN auf meine Veranlassung genau untersucht hatte, Vagotoniezeichen in deutlich überdurchschnittlicher Häufung. Die vegetative Labilität der Migränekranken ist allgemein bekannt. Über fragliche allergische Momente bei der Migräne-Entstehung ist an anderer Stelle die Rede.

4. Wilh. Wu. geb. 1906, Maurer. 1930 wegen *Morb. Basedow* station. Behandlung in medizin. Univ.-Klinik: Sehr nervös, Haarausfall, Durchfälle, Händezittern, Pulsbeschleunigung, Schilddrüsenschwellung, Exophthalmus, st. Schwitzen. Gew. 62,7 kg. Schilddrüse vergrößert. Starkes Schwirren. P. 110. SR 17/35. Leises Systol. über dem ganzen Herzen. RR 145/65—155/60. Anhaltende Unruhe. Halsumf. 41,5 cm. GU + 95% (!). „Schwerer Basedow". Blutjod 36,4 γ-%. Auf fortlaufende Rö.-Bestrahlung der Schilddrüse (erst station., dann ambul.) GU-Rückgang auf 66% und Gew.-Zunahme auf 65 kg.

1935 Neuaufnahme: GU 71%. Gew. 65 kg. Lymphocyten 36%. P. 100. HU 41,5 cm. Weiter ambul. Bestrahlungen bis Januar 1937: GU: + 51,3%. P. 95. RR 120/60. Gew. 69 kg. Wieder voll gearbeitet als Maurer.

1940—1945 als Feuerwerker bei schwerer Artill. a. d. Front. Herbst 1946 dauernde Magenschmerzen, bes. 2 Std. p. c. Da bei ambul. Behandlung keine Besserung, Apr. 1947 Einweisung. Etwa 12 Pfd. Gew.-Abnahme.

Reduz. EZ. Leptosom. 178 cm, 62,1 kg. Zunge belegt. Deutliche *vagotone Reaktionslage*: P. meist zw. 52 u. 68, RR um 110/70. EKG: typisches Vagotoniker-T in II (Abb. 28). Eo. 5%. Auf 1 cm³ Suprarenin (1 : 1000) s.c. zunächst paradoxe bradykarde Reaktion und dann erst nach 1 Std. etwa 40′ anhaltende Tachyk. GU + 19%. In der Klinik öfters Stuhlverhaltung von 1—2 Tagen. Rö.: Ulc. duod. (typ. en face-Nische). Dabei aber hypacide Magensäurewerte bei frakt. Ausheberung maxim. 28/42 (1952: 12/24). Nach 5wöchiger Behandlung beschwerdefrei entlassen. Rö. Duod.: o. B. Allerdings mit nur geringer Gew.-Zunahme auf 62,6 kg.

Nachuntersuchung 1952: Weitere Gewichtszunahme auf 66,5 kg. Noch mäßige Vagotonie-Zeichen, aber weder Ulcus (Rö.) noch Thyreotoxikose (GU + 16%). P. 64.

Beurteilung. Schwerer *Morbus Basedow* mit 24 Jahren in mehrjähriger Rö-Behandlung endgültig ausgeheilt. 40jährig *Ulcus duodeni* bei eindeutiger vagotoner Reaktionslage, die auch noch Jahre nach Abheilung des Ulcus anhält.

Die auch während des Ulcus bestehende konstante *Hypacidität* muß mit größter Wahrscheinlichkeit als *pathoplastische Abwandlung* des typischen Bildes *infolge der ursprünglichen Sympathikotonie* aufgefaßt werden. Hier haben sich also im Laufe der Jahre zwei ausgesprochen dystrope Krankheiten bei Ein- und Demselben als Behandlungsfolge entwickelt: nach Umwandlung der Sympathikotonie mittels eingreifender Rö-Bestrahlung konnte sich auf dem Boden der hierdurch hervorgerufenen Vagotonie ein Ulcus bilden.

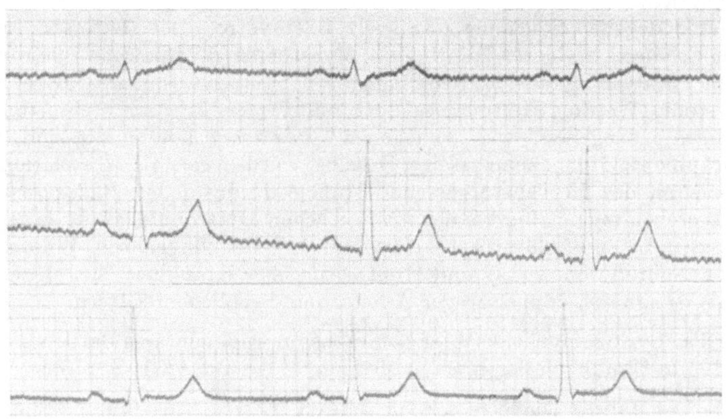

Abb. 28. Wilh. Wu. Vagotoniker-EKG (P. 62, hohes, spitzes T II)

5. Kurt Zie. 65jähriger Spediteur. Seit dem 38. Lebensjahr typische *Gicht:* Charakteristische Podagra-Anfälle in beiden Großzehen, meist ausgelöst durch Erkältungen. Stets coupiert durch Atophan bzw. Colchicin. 1941 (53jährig) erstmals auch Beteiligung der übrigen Bein- und der Armgelenke. Guter Erfolg einer Kur in Pystian. Später regelmäßig Kuren in Salzschlirf. *1950* erstmals in unserer Behandlung wegen heftiger linksseitiger Nierenkoliken mit starker Hämaturie und gleichzeitigen Podagraanfällen. Symptomatischer paralytischer Ileus (bei starker habitueller Obstipation) wird behoben durch hohe Einläufe, Prostigmin und Hypophysin. Nieren rö.log. o. B. Blut-Harnsäure bei purinfreier Kost 8 mg-%; wird später normal.

Herbst 1953 wiederum sympt. Ileus bei Podagra-Anfall und Nierenkolik. Diesmal 2maliger Abgang kleiner Harnsäure-Steine. Heftige akute Schwellung und Schmerzhaftigkeit des re. Knies mit Fieber (38,6°). Rö. (*vor* dem spontanen Steinabgang): auch bei i.v. Pyelographie kein Steinnachweis; als Nebenbefund: 5—6 kirschgroße Gallensteine, Blut-Harnsäure diesmal 34,3 mg-% (!), später 8 mg-%.

Nach der Belastung mit purinreicher Kost leichtes Podagra-Rezidiv, Harnsäure-Ausscheidung im Urin ständig erniedrigt. Erhebliche Fettsucht (168 cm/91,5 kg). Mäßige Hypertension (170/120). Großes Herz. Spondylosis der HWS.

Diagnose. Arthritis urica. Nephrolithiasis (urica). Cholelithiasis, Fettsucht. Arteriosklerot. Hypertension, Spondylarthrose: Klassischer Arthritismus[1].

6. Luise P. 26 Jahre, Bauernmagd. Unehelich. Debil. Primitiv. 18jährig und 21jährig wegen ziemlich plötzlich sich entwickelnder *Schizophrenie* in psych. Univ.-Klinik (Krankenblatt eingesehen). Beim letzten Mal vorhandenes Nachziehen des re. Beines als „hysterisch" gedeutet. 22jährig erneute Aufnahme. Jetzige Diagnose: „Katatonie (Pfropfschizophrenie)". 24jährig Aufnahme in Nervenklinik: *sichere multiple Sklerose.*

Familie (Stammtafel in Curtius, Mult. Sklerose u. Erbanlage. Leipzig: Georg Thieme 1933, S. 114):

---

[1] Der Kranke bietet auch ein typisches Beispiel für die nach Jahren zu beobachtende völlig kongruente Wiederholung des gleichen Krankheitsbildes als Ausdruck der individuellen Reaktionsweise.

1. Illegit. Vater der Prob. verschollen.

2. Mutter: Primärer Schwachsinn. Pfropfschizophrenie. (Krbl. von Heilanstalt und Eigenuntersuchung).

3. Halbbruder: Debiler Hilfsschüler (untersucht).

Weitere selbst genealogisch eingehend untersuchte Fälle von Schizophrenie bei Sklerotikern finden sich — ebenso wie das Schrifttum — in der Berliner Dissert. von Frau RIEGEL, die unter meiner Leitung durchgeführt wurde. Auch in meiner Monographie weiteres Schrifttum. Es ist demnach unzutreffend, wenn SCHALTENBRAND 1950 von einer „Antitropie“ von MSkl. und Schizophrenie spricht.

Daß die Heredodegenerationen des ZNS wie z. B. amyotrophische Lateralsklerose, Muskeldystrophie, die Erbataxien, Chorea Huntington, Myasthenie, myotonische Dystrophie, neurale Muskelatrophie, Paralysis agitans, M. Recklinghausen, spastische Spinalparalyse, Syringomyelie, Torsionsdystonie, Werdnig-Hoffmannsche Krankheit usw. überdurchschnittlich häufig mit verschiedenartigen, „exogenen“ wie „endogenen“ *Psychosen* kombiniert sind, habe ich in meiner Monographie 1935 eingehend gezeigt. Daselbst wurde ferner auf Korrelationen zwischen den Erbkrankheiten des Nervensystems und Anlagestörungen des *Blutdrüsensystems* hingewiesen. Sie bestehen regelmäßig bei der myotonischen Dystrophie, ferner begegnen sie uns bei den Erbataxien, bei Muskeldystrophie, Myotonie, M. Recklinghausen, Wilsonscher, Recklinghausenscher (Neurofibromatosis) und Huntingtonscher Krankheit, bei neuraler Muskelatrophie, Paralysis agitans, doppelseitiger Athetose und erblichem Zittern.

7. Pauline Fa. Syringomyelie, leichter Schwachsinn, rudimentäres Bardet-Biedl-Syndrom (Abb. 148, S. 175 in Handbuch der Inneren Medizin, 4. A., Bd. VI/1, S. 175).

8. Hans He. 44 Jahre. Diabetes seit 15 Jahren. Letzte Einstellung vor 4 Jahren mit 40 Einheiten Depot-Insulin.

Eingewiesen im *hypoglykämischen Schock*, nachdem schon seit einem Vierteljahr wiederholt entsprechende, von P. nicht beachtete, Zustände bestanden hatten. Seit Wochen auch Durchfälle. Unter der üblichen Therapie schnelle Sanierung. Neueinstellung des Diabetes mit 25 Einheiten Depot-Insulin und völlig ausreichender Kost. Schwierigkeiten wegen wiederholten Danebenessens.

Die Durchfälle (genaue Magen-Darm-Diagnostik o. B.) beruhten auf Pankreas-Insuffizienz: im Stuhl massenhaft Fette. Verschwinden auf 3 × 2 Tbl. Pankreon.

Es besteht ferner

1. Deutliche *Debilität*. Keinen Beruf erlernt, unverheiratet („kann keine Frau finden“). Bei genauerem Nachfragen ergibt sich Potenzstörung. Es besteht auch Hypoplasie des re. Hodens, Behaarung normal.

2. Rudimentäre erbl. *neurale Muskelatrophie*: stark atrophische Unterschenkel im Sinne der Storchenbeine. ASR ∅, doppelseitiger Hohlfuß. Vater hat auch „keine Waden“ (genealog. Untersuchung aus äußeren Gründen unmöglich). 1 Jahr später unter erneuten Brechdurchfällen bei (lt. Internistenbericht) nicht wesentlich gestörtem KH-Stoffwechsel in Pflegeheim †. Keine Sektion.

Beurteilung. Diabetes + neurale Muskelatrophie (bezüglich der Beziehungen von Diabetes zu dem verwandten M. Friedreich, vgl. S. 33) + *rudimentärer Hypogenitalismus + Debilität.* Die letztere begründet die völlig fehlende Krankheitseinsicht mit der daraus folgenden *unzweckmäßigen Lebensgestaltung.*

9. Rich. Hu. 64jähriger Lehrer a. D. 1922 „Grippe“ und erstmals Feststellung von Glykosurie. „Kur“ in Wildungen. Diät. Juli 1938 Husten und Heiserkeit. Gelegentlich leichte Hämoptoe. Auch jetzt keine Röntgenuntersuchung. Diagnose: „Luftröhrenkatarrh“, „Kur“ in Ems. Gewichtsabnahme 20 Pfd.

September 1938 sucht Patient meine Sprechstunde auf: Doppelseitige kavernöse Phthise. Sputum Tbc-Bacillen ++.

SR 100/123. Glykosurie (0,4%). Krankenhaus-Einweisung, bald danach †.

Epikrise. Die *langjährige Verkennung der Tuberkulose* zeigt die unbedingte Notwendigkeit, bei jedem Diabetiker an eine Tuberkulose zu denken, insbesondere dann, wenn verdächtige Symptome bestehen.

10. Franz Ha. 69 Jahre. Seit etwa 15 Jahren Gallensteinleiden, deshalb 1937 Krankenhausbehandlung. 1950 Aufnahme in unsere Klinik: Rückfall mit starken Koliken, Erbrechen, leichtem Fieber. Urin Gallenfarbstoffe ++. Röntgenleeraufnahme o. B.

Wenige Tage später plötzlich Schwellung und starke Schmerzhaftigkeit des li. Hodens, Rötung des Skrotums. Temp. um 38°. Prostata (einschließlich Sekretuntersuchung) o. B.

Beurteilung: Auslösung einer akuten *Orchitis* durch recidivierende *Cholecystitis* (Zusammenhang auch von chirurgischer und dermatologischer Seite angenommen).

11. Rahel Ho. 43 Jahre. Tochter 10jährig † an Diabetes. — Seit dem 35. Lebensjahr mittelschwerer *Diabetes.* Täglich 35 E. Alt-Insulin. Eingewiesen wegen Dekompensation mit starker Acetonurie und Glykosurie (46 g in 24 Std.). BlZ. 360 mg-% (Crecelius). Nach einigen Tagen Entwicklung einer mittelschweren *Hepatitis.* Unter üblicher Behandlung Heilung und Entlassung mit ausgeglichenem KH-Stoffwechsel.

Beurteilung. Hepatitis bei Diabetes.

Die Neigung der Diabetiker zur Erkrankung an Hepatitis ist bekannt. Sie wird teils auf die Einschaltung der Leber in den KH-Stoffwechsel, teils darauf zurückgeführt, daß Diabetiker (wohl z. T. infolge der häufigen Spritzen) dem Erwerb einer hämatogenen Hepatitis in erhöhtem Maße ausgesetzt, aber auch von Hause aus erhöht disponiert sind. Diese erhöhte Virusanfälligkeit soll gegenüber dem Durchschnitt um das Fünffache gesteigert sein (H. Kapp 1950. Daselbst weiteres Schrifttum!).

12. Willib. Lö. 25 Jahre. Maurer. 14 Tage vor Aufnahme Kopfschmerz, Schwindel, dann Schüttelfrost, Fieber, Schnupfen, Halsschmerzen. 4 Tage vor Aufnahme bemerkt Ehefrau Schwellung des Gesichts, besonders der Augenlider. Früher mehrfach Anginen. Von Nierenleiden nichts bekannt.

Vater in unserer Klinik an Nephrosklerose †.

Temp. 38,4. Tonsillen vergrößert, feine, abstreifbare, graugelbe Belege. Milztumor. Generalisierte Lymphome. Leuko 9600. 86% Lympho.

Außer diesem typischen Befund eines Pfeifferschen Drüsenfiebers bestand eine — hierbei höchst seltene — Nephritis: Gesichtsödem, RR 135/75, Albumin- und Cylindrurie. Bei Trinkversuch Konzentrat. nur bis 1020; auch bei Clearance-Untersuchung Funktionsstörung.

Unter Th. Heilung des M. Pfeiffer. Von der Nephritis bei Entlassung nur geringe Rest-Albuminurie. RR 105/60.

Beurteilung. Prämorbide bestand *vermutlich* eine bisher blande verlaufende tonsillogene *Nephritis,* die *durch* den *M. Pfeiffer* (wobei Nephritis an sich sehr selten) eine *vorübergehende Verschlimmerung* erfuhr. *Famil. Organdisposition der Niere.*

13. Ludwig Le. 56 Jahre. Angestellter. 1943 Lungen-Tbc. 3 Mon. Erholungsaufenthalt. 1947 Pleuritis exsudativa.

Mitte September 1956 Fieber, Nachtschweiß, „Erkältung".

Leptosom. Mäßiges Fieber. Rö.: Geringe, sicher inaktive Herde in beiden Obergeschossen. Pleuraschwarte re. Im Vergleich mit 1944 weder Fortschreiten noch Aktivität. Dezember 1956: Gleiche Rö.-Beurteilung. SR 64/140. Hb. 70%, Ery. 3,7 Mill., Leuko 1800 (später Schwankungen um 700 und 1400). Nie Thrombopenie. Blutbild 70% lymphoide Zellen (Paramyeloblasten). Sternal: zellreiches Mark, fast nur myeloblastische Zellen. Trotz Decortin, Supracillin, Folsan, 6 Bluttransfusionen fortlaufende Verschlechterung. Hb. 40%, Zunahme der pathologischen Zellen. SR max. 98/135. Bluteiweiß: Mäßige Vermehrung der α 2- und γ-Globuline. In der *13. Krankheitswoche* rapide Verschlimmerung mit septischen Temperaturen, später Continua. †.

Sektion: Allgemeine Anämie. Blaßrotes Wirbelmark, erythropoetisches Mark im oberen Femurschaftdrittel. Keine leukämischen Organveränderungen. Prod. cirrh. Spitzen-Tbc. bds. mit einigen frischeren verkäsenden lobulären Herden. Subpleural pflaumengroße, acinösnodöse Konglomeratherde mit verkäsenden Partien und frischer käsiger Pneumonie. Perivasculäre Verkäsungen. Alte und frische verkäsende Hiluslymphdrüsen-Tbc. Vernarbende tbc Geschwüre des unteren Ileum mit frischen verkäsenden Tuberkeln. Zahlreiche verkäste und vernarbte Mesenteriallymphknoten. *Allgemeine Miliar-Tbc* in Milz, Leber, Lungen, Pleura, weichen Hirnhäuten, Darmschleimhaut, Hoden, Nieren. Li. Pleuritis exsudativa. Flächenhafte Pleuraschwarte re. und li. Oberlappen.

Beurteilung. Durch die *akute*, unreifzellige *aleukämische Leukose* Reaktivierung der Lungen-Tbc und *tödliche Miliar-Tbc.* Bei Einordnung der beobachteten Markzellen würden noch am ehesten die promyelocytoiden Paramyeloblasten nach ROHR bzw. MÖSCHLIN entsprechen. Die *Kombination der Miliar-Tbc mit akuter Leukose* wurde *wiederholt beschrieben* (vgl. ECKEL und GOSOR u. a.). Die Entartung der Leukocyten schafft zweifellos eine Resistenzverminderung, die zur schrankenlosen Entwicklung und Ausbreitung der vorher latenten Tbc führt[1].

14. Helene Kre. 67 Jahre. Seit etwa 15 Jahren Hochdruck von über 200 bekannt.

6. 1. 1955 nach Erregung Ohnmacht. Später Rückenschmerzen. Subarachnoidalblutung: Liquor rein blutig. Mäßiger Meningismus. Somnolenz. Sonst neurologisch o. B. RR 205/90. Bald † unter Krampferscheinungen.

Sektion: Geringe Sklerose der Brust-, stärkere der Bauchaorta (mit Geschwürsbildung) und Hirnbasisgefäße. Rißblutung aus apfelkerngroßem Aneurysma des Ram. communic. ant. des Circulus Willisii mit Durchbruch in Seitenventrikel.

Beurteilung. Hypertension + (wohl angeborenes) Aneurysma bedingen die tödliche Subarachnoidalblutung.

15. Oskar Gü. geb. 1899. Land- und Gastwirt. Früher nie ernstlich krank.

28. 6. 1952 schwerer *Schädelunfall.* Bei Schulfest (5000 Teilnehmer) wird ihm abends in der Dämmerung aus Bude am Waldrand die Tageskasse gestohlen. Verfolgung des Diebes durch den Wald über gerodete Fläche mit Baumstümpfen. Dabei dreimal gestürzt. Dann liegen geblieben. Laut Arztbefund sehr benommen, Beulen und Blutergüsse der Stirn. Blutausfluß aus dem Ohr. Erbrechen, vorübergehende Sprachstörung. Verdacht, daß außer *Commotio* auch Contusio cerebri. Später starke Schlafsucht, Gedächtnislücken. Starker Durst (der auch schon *vor* dem Unfall bestand). In den nächsten Wochen zwar allmähliche Erholung, aber Wesensveränderung: barsch, launisch usw. Weiter viel Durst. Anhaltende Kopfschmerzen. 12. 8. 1956 deshalb Einweisung in meine Privat-Abteilung, wo mir u. a. eine, von Chefarzt Dr. CIMBAL bestätigte, bitemporale Hemianopsie auffällt. Rö.: weitgehende Zerstörung der Sella. Regulationsstörungen bei Blutzucker-Belastung und Trinkversuch. Psychisch stark verlangsamt. Rö.: keine Anhaltspunkte für Basisfraktur. Ich diagnostizierte deshalb einen schon *vor* dem Trauma vorhanden gewesenen *Hypophysentumor* und riet G. dringend zur Operation durch Prof. WANKE, Direktor der Chirurgischen Universitätsklinik Kiel. Dieselbe erfolgte am 23. 9.: Dura prall gespannt, re. Opticus deutlich abgeflacht. Vorwölbung des darunter liegenden Türkensatteldachs. Geschwulst teils ausgelöffelt, teils abgesaugt. Mikroskopisch: Adenom. Weitgehender Erfolg, so daß G. noch heute (1958) viel unterwegs ist, Einkäufe macht; von der restlichen Sehstörung wenig behindert.

Beurteilung. Schweres Kopftrauma trifft den Träger eines Hypophysen-Adenoms mit klinisch latenten Erscheinungen. Mit großer Wahrscheinlichkeit ist anzunehmen, daß die posttraumatischen cerebralen Erscheinungen z. T. durch diesen prämorbiden Zustand mitbedingt sind. *Welcher Art* dieser pathogenetische Zusammenhang im einzelnen ist, kann nur vermutet werden. HÄUSSLER berichtete 1938 über die besondere Neigung zu Hirnschwellung bei Hirntumorkranken im Anschluß an Schädeltraumen. Gar nicht selten komme es, wie bei G., zur Feststellung der ersten Symptome eines Hirntumorleidens nach einem Schädeltrauma, fast immer zunächst unter der Annahme einer Commotio oder Contusio. Man müsse in solchen Fällen „eine frühere Auslösung der Erscheinungen . . . annehmen“.

Alles spricht, wie auch Herr Prof. REMÉ, Chefarzt unserer Chirurgischen Klinik, in seinem mir dankenswerterweise überlassenen Gutachten ausführt, dafür, daß bei G. eine derartige Kombination vorliegt. Das Commotionssyndrom ist als unspezifische „vitale“ Hirnstammreaktion anzusehen, die in gleicher Weise

[1] Eine zusätzliche resistenzmindernde Wirkung des Decortins muß auch erwogen werden.

bei Traumen, Blutungen, Hirndrucksteigerung, Anoxämie u. ä. auftritt (nach Tönnies im Handbuch Kirschner-Nordmann, 2. Aufl., Bd. 3). Die Bedeutung der Hirnstammalteration für die Erklärung des Commotionssyndroms ist durch Wanke gesichert (Langenbecks Arch. 200, Kongreß-Ber. 1940). In Übereinstimmung mit Geelvink (Hb. Liniger-Weichbrodt, Bd. 2, 1931) nimmt Prof. Remé meines Erachtens überzeugend an, daß die Schwere des posttraumatischen Zustandes auf eine eindeutige Verschlimmerung des vorbestehenden Hirnleidens hinweist; dafür spreche auch, „daß schon in den ersten Wochen nach dem Unfall eine deutliche, wenn auch unvollständige Rückbildung der Krankheitssymptome eintrat". Zur MdE-Frage schlägt der Gutachter vor: Bis zum Abschluß der klinischen Behandlung (Operation lag z. Z. des Gutachtens 4 Monate zurück) die während dieser Zeit anhaltende 100%ige MdE zu Lasten des Unfalles, für weitere 4—6 Monate eine 60%ige und anschließend eine 40%ige unfallbedingte MdE anzunehmen. Auf die Dauer gesehen dürfte das Unfalleiden wahrscheinlich mit einer 20%igen MdE ausreichend bemessen sein. Diese Dauerrente bezieht Gü. bis jetzt (August 1958).

Beurteilung. Schweres Kopftrauma trifft den Träger eines bisher unbekannten gutartigen Hypophysentumors. Operation. Begutachtung. Diskussion der Wechselwirkungen.

16. Gerh. Fr. 70 Jahre, Kaufmann. Mittelschwere hämatogene *Hepatitis* (außerhalb — nicht indizierte — Strophanthinkur). Serumbilirubin maxim. 16,5 mg-%. Leber- und Milzschwellung. Alle Leberfunktionsproben +.

Am 15. Krankheitstage sehr starke *Blutung* aus den seit Jahrzehnten bestehenden *Hämorrhoiden*, die gleichzeitig zu fast Kirschgröße anschwellen. Der sehr ängstliche Pat. wird dadurch stark beunruhigt und glaubt schon das Schlimmste, kann aber durch energischen Zuspruch und Aufklärung über den rein symptomatischen Charakter der schwer wieder verschwindenden Blutung beruhigt werden. Die Stillung gelingt erst nach 3 Tagen durch ständige Gaben von Hämostyptica, eine Bluttransfusion und örtliche Behandlung.

Danach auch komplikationslose Abheilung der Hepatitis unter der üblichen Therapie mit Hepsan- und Cortison-Injektionen. Schwellung von Leber und Milz geht weitgehend zurück. Urin wird vollständig gallenfarbstoffrei. Bilirubin zuletzt 1,65 mg-%. Takata-Mancke steigt von 40 auf 70 mg-%. Aufholung des Gewichtsverlustes. Die Hämorrhoiden sind wieder abgeschwollen.

Katamnese 1958: Bei dem ständig unter meiner Beobachtung stehenden, heute 75jährigen, keinerlei Leber- oder wesentliche Hämorrhoidalsymptome mehr, dagegen Angina pectoris bei Coronarsklerose.

Beurteilung. Schwere hepatitisch-cholämische Blutung aus alten Hämorrhoiden.

17. Dorothea Kn. 25 Jahre. April 1951 *Hepatitis* mit prämonitorischem Schulterrheuma (vgl. die einschlägigen Arbeiten von Chr. Scholz aus unserer Klinik: Z. Ges. Innere Med. 1948 u. 1952). Bilirubin bei der Aufnahme: 7 mg-%. Takata-Mancke: 40 mg-%. Mittelschwerer Verlauf.

Auf der Krankheitshöhe *termingerechte Menstruation*, die in einer das allgemein und bei P. übliche Maß *weit überschreitenden Stärke* auftritt. Der zugezogene Gynäkologe nimmt zusätzlich eine *chronische Endometritis* an, wofür besonders die seit Partus vor $^1/_2$ Jahr bestehende Unregelmäßigkeit, Verlängerung und Verstärkung der Menstrualblutungen spricht (eine gleichstarke Blutung wie jetzt hat aber, wie gesagt, noch niemals bestanden). Nach Abheilung der Hepatitis Verlegung in die Frauenklinik. — Katamn. 1958: seither keine patholog. Genitalblutungen mehr.

Beurteilung.

1. Chron. postpartale Endometritis → veränderte und verstärkte Menstrualblutungen
2. Akute Hepatitis

} schwere Blutung bei termingerechter Menstruation

18. Wilh. Sm. geb. 1900. 1954 bewußtlos aufgefunden. Einweisung in die Klinik. Laut Angabe der Ehefrau schon vorher mehrfach cerebrale Krampfanfälle und viel Durst seit Wochen; dabei reichlich Urin. Wurde apathisch. Vor einem halben Jahr in anderem Krankenhaus wegen „ungeklärter Leber- und Milzschwellung“. — Mutter an Schrumpfniere †.

RR 190/110. Mittelbauch großer, höckriger Tumor. Leber 2 QF. Kein Milztumor. Urin spez. Gew. 1009. Sed. einzelne Ery. Diagnose: Beiderseitige Cystenniere mit Urämie. Rest-N 234 mg-%. Bald †. Sektion: Bds. Cystennieren. Gew. li. Niere 2120 g (!). Makroskopisch kaum Restparenchym der Nieren. Auch in der Leber zahlreiche Cysten, z. T. eitergefüllt, daneben multiple kleine Leberabsceßchen bei (klinisch latenter) Cholangitis (Abb. 29).

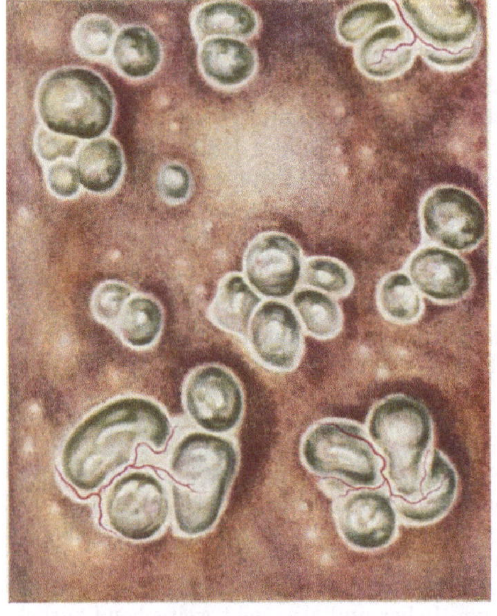

Abb. 29. Wilh. Sm. Multiple Leberabscesse in Cystenleber

Beurteilung (auch nach Rücksprache mit dem Pathologen): Kombination von Cystenleber (bei Cystenniere) mit Leberabscessen bei Cholangitis.

Entstehung der Cholangitis begünstigt durch allgemeine Resistenzminderung infolge Urämie. Gegen allgemeine Sepsis sprach nach Ansicht des Pathologen der ausschließliche Absceßbefall der Leber. Die Gallenwegsinfektion dürfte ascendierend vom Darm aus zustande gekommen sein.

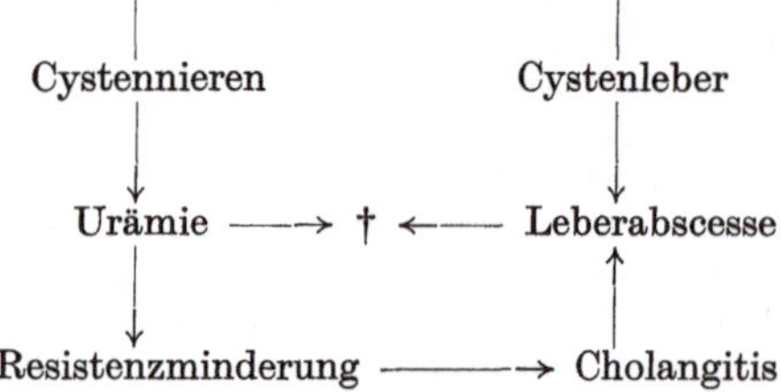

19. Minna Pl. 65jährige Prokuristenfrau. Schwere Hepatitis. Bilirubin/Serum maximal 30 mg-$^0/_0$. Mancke-Sommer 40 mg-$^0/_0$. Zeitweise präkomatös. 9 Tage lang Infusionen mit lipotropen Substanzen. Völlige Ausheilung (auch katamnestisch). Im Verlauf der Erkrankung Zoster von V/1 li. mit starker Keratitis. Auch dieser unter auch späterer Behandlung von Chefarzt Dr. Cimbal erheblich gebessert. Hornhautnarben.

Beurteilung. Während Resistenzschwäche bei *schwerer Hepatitis* Entstehung eines *Zoster ophthalmicus mit Keratitis.*

2. Krankheitskombinationen infolge zufälliger Koinzidenz

20. Charlotte Ku. geb. 1906. Seit „Grippe“ 1930 herzleidend. Deshalb in den letzten Jahren mehrfach im Krankenhaus; typische, zunehmend schwer dekompensierte Mitralstenose mit hochgradiger allgemeiner Stauung.

Aus dem Krankenblatt August 1950: neuerdings ziehende Schmerzen im Unterleib. „Am nächstliegenden scheint es uns, auf Grund der Herzerkrankung für diese Beschwerden Gefäßveränderungen (vielleicht embolischer Art) anzunehmen.“

Wiederaufnahme Dezember 1950. Schwerste Dekompensation, gynäkologisch „Parametritis“. Leberschwellung + doppelseitige „Stauungsergüsse“ der Pleura nahmen „trotz Strophanthin-Behandlung“ zu. Januar 1951 Aufnahme in unsere Klinik. Befund wie oben.

Wegen stark kachektischen Aussehens Verdacht auf zusätzliches Neoplasma. Bald danach †.

Sektion: Abgelaufene Endocarditis mitralis, daneben frischere endokarditische Auflagerungen. Mitralstenose. Faustgroßer Thrombus li. Vorhof. Allgemeine Stauungsorgane Hühnereigroßes Ca. des li. Ovars mit Metastasen im re. Ovar, in Lunge, Wirbeln, Leber usw.

Beurteilung. Mitralvitium mit chronisch rezidivierender Dekompensation und Ovarial-Ca. Durchmischung beider Symptomenreihen.

21. Georg Schw. geb. 1903. In der Jugend *akuter Gelenkrheumatismus.*

1943 in Rußland als Nebenbefund *Herzfehler* festgestellt.

1945 in Gefangenschaft Behandlung „wegen Herz und Nieren". Seitdem gelegentlich *anginöse Beschwerden.*

August 1949 wegen *schwerer Hepatitis* in unserer Behandlung. Damals wochenlang ungeklärte Temperaturen. Auffallend langsame Erholung, fortlaufende Gewichtsabnahme und seitdem unverändert Arbeitsunfähigkeit.

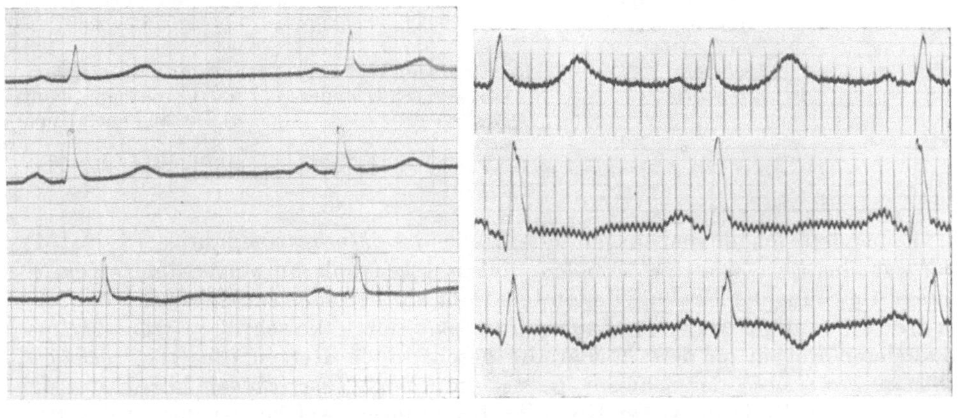

Abb. 30a u. b. Georg Schw. (vgl. Text). a) 46 J. (1949). Geringe Vorhofsüberlastung, sonst o. B. b) 48 J. (1951). Hinterwandinfarkt

1950 wegen *Pankreatitis-Verdacht* erneute Krankenhausbehandlung. Auch danach wiederholte Fieberschübe. Zunehmend Atem- und anginöse Beschwerden.

30. 7. 1951 schwerer Angina pectoris-Anfall.

11. 8. 1951 zweite Einweisung zu uns: kombiniertes Mitral- und Aortenvitium. Temp. bis 38,7°. SR 81/112. Hb. 55%, Ery. 3,1 Mill., Leuko 23000, starke Linksverschiebung, Hämat- und Albuminurie. Fraglicher Milztumor. Alle Leberfunktionsproben deutlich pathologisch; starker Verdacht auf *Lenta.* Blutkulturen negativ.

EKG: *Abgelaufener Hinterwandinfarkt.*

Nach intensiver Penicillin-Behandlung Normalisierung von Temp. und SR (2/5). Leuko um 10000, Hb. 75%, Ery. 4 Mill. Wesentliche Besserung des Sedimentbefundes.

Trotzdem (auch unter Strophanthin) ständige Steigerung der Herzinsuffizienz. Entwicklung allgemeiner Stauung. Entwässerung weder mit Digitalis noch Salyrgan möglich. Nach einigen Wochen dann noch *intensiver Ikterus* mit Hepatargie (Rest-N- und Xanthoproteinerhöhung, schwerste Serum-Eiweißveränderungen). † im Koma.

Sektion: Abgeheilte Endokarditis der Aortenklappe mit Aorteninsuffizienz. Ausgedehnte Defekte und Vernarbungen der Mitralklappen. Fragliche verruköse Auflagerungen. Mitralinsuffizienz. Hypertrophie und Dilatation aller Herzräume. Starke Coronarsklerose. Chron. Aneurysma an der Herzhinterwand. Zahlreiche Herzmuskelschwielen. Arteriosklerotische Nierenrindennarben. Alte Infarkte der Milz, re. Niere, re. Lunge. Multiple Pankreasnekrosen (höchstwahrscheinlich Reste der als Embolien anzusprechenden „Pankreatitis" von 1950). Allgemeine Stauungsorgane; u. a. Stauungs- und Fettleber. Anatomische Diagnose: Hauptleiden Endocarditis lenta (klin.). Coronarsklerose.

Beurteilung:

Zeit	Erkrankung	Ätiopathogenese	Verlauf
Jugend	Akute *Polyarthritis.* *Vitium*		
Kriegsgefangenschaft	*Endocarditis lenta*	1. Erworbene Organdisposition (Vitium). 2. Schwere Allg. Schädigung	E. lenta. Erst Jahre nach Beginn erkannt u. therapeutisch beherrscht, auch anatomisch, aber:
Nachkriegsjahre	1. Fortschreitende schwere *Coronarsklerose:* Infarkt. Myodegeneratio cordis.	Erbkonstitution ?	fortschreitende Herzinsuffizienz
	2. Schwere *Hepatitis*	Resistenzschwäche bei langsam schwelender Endocarditis ?	schwerer Leberschaden mit Coma hepaticum: a) Zustand nach Hepatitis b) Stauung

Es handelt sich um den ausgeprägten Fall eines „*Morbus compositus*" (S. 26, 151), der gut illustriert, wie eine *besondere*, teils anlage-, teils umweltbedingte *Konstellation* (im Sinne der Krankheitskombination) die *Prognose entscheidend beeinflußt.* Wurde schon die *Heilung der Endocarditis lenta* durch die schwere *Coronarsklerose* und deren Folgen an dem hochgradig geschädigten Herzen *illusorisch gemacht*, so kam *dann noch* der schwere, in sich komplexe *Leberschaden* hinzu, um das beschleunigte Ende im Leber-Koma herbeizuführen, welches wiederum das Bild der beiden anderen Grundkrankheiten pathoplastisch entscheidend abänderte.

22. Werner Mo. 67 Jahre. Rentner. Seit $^1/_2$ Jahr starke Schmerzen im Unterkiefer (Prothese). Chirurg stellt durch Probeexcision Ca. fest und überweist Pat. in unsere Kieferabteilung (Oberarzt Dr. RICHTER, dem ich für die Überlassung der Krankengeschichte danke). Operation nicht angezeigt (Drüsen-Metastasen). Schon vorher Rö.-Bestrahlung. Durch geeignete Maßnahmen, wie Alkohol-Injektionen usw., Beschwerdefreiheit und guter Appetit. Zeitweise Teerstuhl. Hb. 40 %, Ery. 1,9 Mill. Anisocytose. Internist. Konsil.: wohl Ulcus duodeni. Konservative Behandlung. Unter zunehmender Entkräftung im Kreislaufkollaps †.

Vater nach Angabe der Familie auch an Unterkieferkrebs †.

Sektion: Hochgradige Kachexie und Anämie.

1. Jauchig ulceriertes, hühnereigroßes, nach außen und innen perforiertes *Ca. des Corpus mandibulare* mit Übergreifen auf Mundbodenmuskulatur und re. Gland. sublingualis. Sonst keine nachweisbaren Metastasen. Am Herzen (das röntgenologisch nicht vergrößert ist) nur braune Atrophie.

2. *Ulcus duodeni* der Hinterwand mit Arrosion eines Astes der A. pancreatico-duodenalis am Geschwürsgrund bei *erheblicher allgemeiner Arteriosklerose.* Mageninhalt kaffeesatzartig. Reichlicher Teerstuhl im ganzen Darm.

Beurteilung. Todesursache: Summation der Wirkung der 3 Grundleiden:

1. *Unterkieferkrebs* (ohne eigentliche Metastasen) } Kachexie.
2. *Ulcusblutung* mit starker Anämie } Kreislaufversagen.
3. Allgemeine *Arteriosklerose,* welche die Geschwürsblutung nicht zum Stehen kommen läßt.

23. Erich O. geb. 1898. Rentner. Kurz vor Kriegsende als Soldat Lungenentzündung, wobei erstmals rechtsseitige Wabenlunge festgestellt. Seit Entlassung stets Beschwerden, wiederholte Krankenhausbehandlung. Nie mehr gearbeitet. Hauptbeschwerden: Atemnot, Husten, Auswurf. Auch anginöse Beschwerden und Bewegungsdyspnoe.

Es findet sich

1. Leichterer, aber schlecht eingestellter *Diabetes.*
2. Rechtsseitige *Wabenlunge* (Abb. 31 u. 32) mit ausgedehnten streifig-fleckigen Verschattungen und vicariierendem Emphysem li. Später sich lösende Pneumonie Re. O. L.

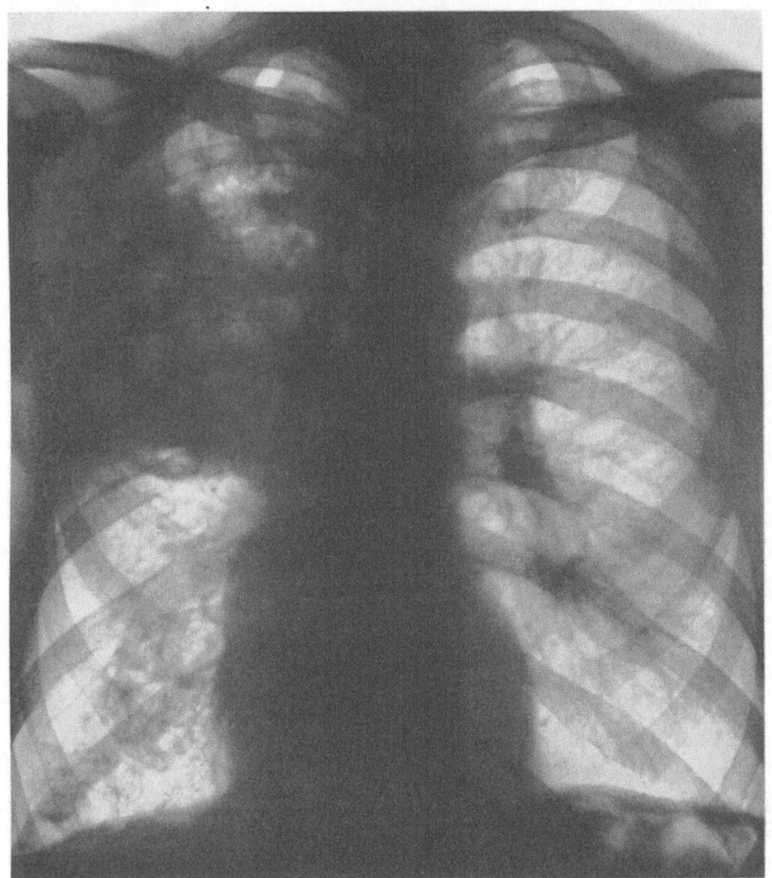

Abb. 31. Erich O. 7. 6. 1951. Pneumonie bei Wabenlunge re. (vgl. Abb. 32)

3. Allgemeine zentrale und periphere *Arteriosklerose.* Im EKG Zeichen eines älteren VW-Infarktes. Mittelstarke Herzinsuffizienz.

Die Atemnot ist durch eine Summation von 2. und 3. bedingt. Die Neigung zu fortschwelenden, rezidivierenden, chronisch-entzündlichen Prozessen in der rechten Lunge wird durch die Stauung und den schlecht eingestellten Diabetes unterhalten. Katamnese erfolglos.

Beurteilung.

1. Leichterer, schlecht eingestellter *Diabetes*
↘ ↘ Kachexie;
2. Angeborene *Wabenlunge* → chron. rezidiv. Pneumonien → Arbeits-
↗ ↗ unfähigkeit
3. Arteriosklerose → Herzinfarkt → Stauungslunge

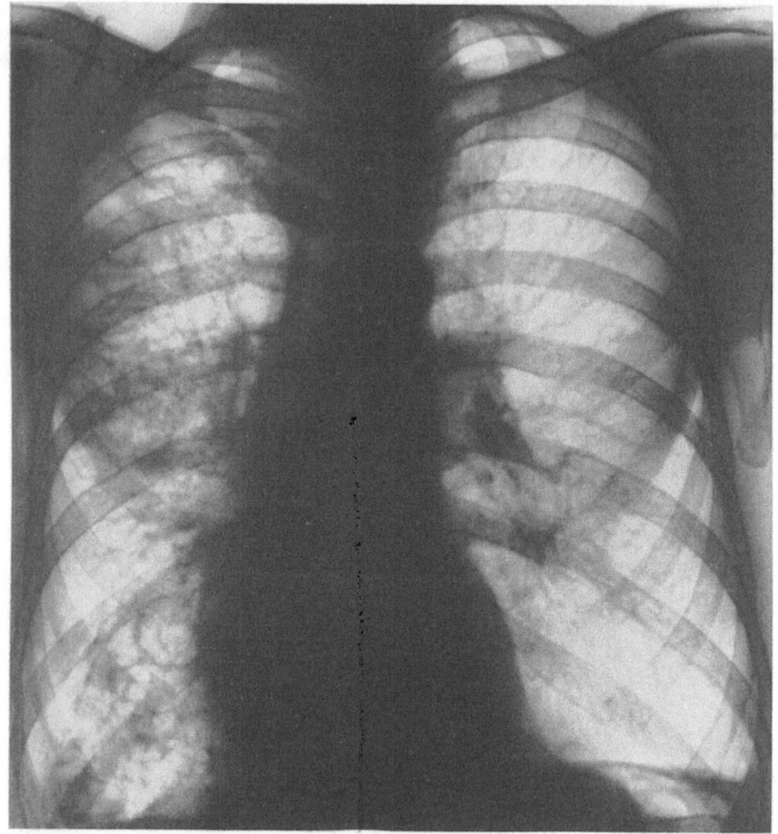

Abb. 32. Erich O. 14. 6. 1954. Wabenlunge re. nach Lösung der letzten Pneumonie (vgl. Abb. 31)

II. Krankheitskombinationen und Krankheitsgestaltung

3. Krankheitskombinationen und Diagnose (Symptomüberdeckung, fehlerhafte Anwendung der Einheitsregel u. ä.).

24. Philipp Tr. 45jähriger Schlosser. Herzklappen- und Herzmuskelerkrankung nach akutem Gelenkrheumatismus (während der aktiven Heeresdienstzeit erworben). 60% Rente. Jahre nach der Dienstzeit erstmals epileptische Anfälle. Der Fall hatte zahlreichen prominenten Internisten und Neurologen viel Kopfschmerzen gemacht: sollte — antragsgemäß — die Epilepsie als Folge des Herzleidens anerkannt und damit die verlangte 100%ige Rente gewährt werden? Es wurde tatsächlich in diesem Sinne entschieden. Die von mir, allerdings unter recht schwierigen Verhältnissen, systematisch durchgeführte Familienforschung ergab nun, daß eine Base des Mannes wegen schwerer epileptischer Demenz seit Jahren interniert ist, und weiter, daß ein Bruder wegen schwerer Psychopathie in Fürsorgeerziehung gestanden hatte.

Beurteilung. Polyarthritisches Mitralvitium + erbliche genuine Epilepsie (fehlerhafte Anwendung der Einheitsregel!).

Man kann in diesem Fall vielleicht einwenden, die Epilepsie sei zu häufig, um aus diesem familiären Zusammentreffen wesentliche Schlüsse zu ziehen. Diese Anschauung ist jedoch irrtümlich: an großem Material hat Luxenburger gezeigt, daß die genuine Epilepsie nur bei 0,18% aller Menschen vorkommt. In unserem Fall war also der eindeutige Nachweis erbracht, daß die Anfälle des Kranken auf der prämorbiden Veranlagung beruhen; ihre Auslösung durch das Herzleiden ist möglich — wenn auch sehr unwahrscheinlich —, die Anerkennung der Epilepsie als Dienstbeschädigungsfolge war unberechtigt.

25. Albert St. 49 Jahre, geb. 1888. Syphilis und Tripper negiert. November 1914 wegen Miktionsstörung in Lazarett. Harnröhrenstriktur. Durchgängigkeit anfangs nur für Bougie 10, dann fortlaufende Steigerung auf Nr. 11, 12, 13, 14, 15 bis zu 18/19. Im letztgenannten Stadium keine Störung mehr.

Seit 1918 Feststellung einer schnell fortschreitenden Tabes dorsalis mit sämtlichen klassischen Symptomen und starker Beinparese. Versorgungsärztlicherseits werden die 1914 aufgetretenen Blasenbeschwerden als Erstsymptom der Tabes angesehen. Tatsächlich sind jedoch Harnröhrenstriktur und Tabes zwei völlig unabhängige Erkrankungen, und die Miktionsstörungen bei Tabes zeigen ein ganz anderes Verhalten.

Harnröhrenstrikturen gehören nicht zu den Symptomen der Tabes. Lewin und Taterka hatten bei 47 Tabikern niemals die geringste Schwierigkeit, das Cystoskop einzuführen.

Beurteilung. Diagnostische Verkennung der (wohl postgonorrhoischen) Harnröhrenstriktur als spinale Blasenstörung bei Tabiker; fehlerhafte Anwendung der diagnostischen Einheitsregel.

26. Fritz Lu. 70jähriger Rentner. Seit $^1/_2$ Jahr ständige Heiserkeit. *Schon seit 30 Jahren Schluckbeschwerden.* In letzter Zeit Gang unsicher. In der Jugend Syphilis. 1 Kur. Befund einer typischen *rudimentären Tabes.* NR im Blut ++. Rö. (1. med. Klinik der Charité): Bei Oesophaguspassage Verengung oberhalb der Bifurkation mit konischer Zuspitzung des oralen Oesophagus. Schleimhautfalten im Bereich der Stenose jedoch erhalten. Schlucklähmung: ein Teil des Bariums gelangt fast bei jedem Schluck in die Trachea, dadurch Breibeschlag der Trachea und der großen Bronchien. Urteil: Schlucklähmung nicht charakteristisch für das (klinisch vermutete und vorher auch schon außerhalb röntgenologisch diagnostizierte) Oesophagus-Ca. „Bei der bestehenden L. erscheint die Annahme einer luetischen Veränderung wahrscheinlicher." — Bezüglich der bestehenden Recurrensparese wird offen gelassen, ob sie auf die Tabes bzw. einen doch bestehenden neoplastischen Prozeß zurückgeführt werden müsse. April 1937 klinische Aufnahme und erneut Rö.-Kontrolle: wesentliche Zunahme des Oesophagusbefundes; Ca. jetzt sicher anzunehmen. Bald †. Sektion: *Oesophagus-Ca.* mit Perforation in die Trachea und Verwachsung des li. Recurrens. Hochgradige luet. Mesaortitis mit diffusem Aneurysma d. A. ascendens. Graue Degeneration der Hinterstränge. (Vermutlich haben die Jahrzehnte alten dysphagischen Beschwerden — wohl im Sinne eines Kardiospasmus — der Entstehung des Ca. den Weg geebnet[1]).

Beurteilung. Komplexes Bild einer Schluckstörung: *Kardiospasmus,* später *Oesophagus-Ca.,* Recurrensparese bei *Tabes.* Klinische Entscheidung nicht möglich.

27. Paula Zie.[2] 38 Jahre. 24. 10. 1950 zur chir. Klinik wegen *Pyopneumothorax* re. infolge perforierter Oberlappenkaverne. Lobektomie Ober- und Mittellappen re. mit Plastik 1—5. Zunächst guter Zustand. Wegen Infektion des Exsudats im re. Pleuraraum Thorakotomie. Übliche Chemotherapie. 1. 12. Korrekturplastik 5—9. Abklingen der Temp. 10. 12. Aushusten massiver schaumiger Blutmengen. Stillstand auf übliche Therapie. 11. 12. nach erneuter starker Blutung †. „Die Ätiologie der Blutung wurde von seiten der Lunge angenommen" (Arztbrief).

Sektion: *Blutung* aus altem Ulcus *duodeni.* Zustand der lobektomierten Lunge einwandfrei. Weder im re. Restlappen noch in der li. Lunge aktive Tuberkulose.

Beurteilung. Tod trotz günstig verlaufender Lungenoperation (bei kavernöser Tbc) infolge Ulcus-Blutung, die erst durch Sektion erkannt werden konnte.

28. Heinr. Hu. 66 Jahre. Seit dem 51. Lebensjahr häufig Magenbeschwerden. Etwa 8mal Magenblutungen. Juli 1949 Fach-Rö.-Bfd.: linsengroße Nische an der Hinterwand des Bulbus duodeni. Hypersekretion des Magens.

---

[1] Entsprechd. Beob. 23, Frieda Kl. S. 146.

[2] Diese Krankengeschichte verdanke ich Herrn Dr. J. Carrière, damals stellv. Chefarzt der chir. Klinik unseres Krankenhauses.

März 1949 Befund von Fachurologen: Im Pyelogramm li. winziges Nierenbecken. Li. keine Farbstoff-Ausscheidung; li. Niere völlig außer Funktion.

Februar 1950 Aufnahme. Guter AZ. RR 240/120. A 2 > P 2. Druckschmerz im Epigastrium. Hb. 47%, Ery. 2,6 Mill. Rest-N 45 mg-%. Rö.: penetrierendes Ulcus der Hinterwand des Bulbus. — Starke Hyperacidität. Dg.: Ulcus duodeni, Nierenleiden (Nephrosklerose ?). Nach Entlassung fortschreitende Kachexie. Wiederholte Fieberschübe (schon früher Temp.). Schmerzen in beiden Beinen. Kolikartige Oberbauchschmerzen. 17. 9. 50 peritoneales Bild.

Vermutung von Ulcus-Perforation. Deshalb in anderem Krankenhause Laparot.: allgem. fibrinöse Peritonitis. Keine Perforation. †. *Sektion:* Peritonitis bedingt durch freie Perforation des Dünndarms bei ausgedehnter nekrotisierender Entzündung des ganzen Dünndarms infolge periarteriitischer Gefäßveränderungen. Infarktnarben in Leber, Nieren: li. Niere besteht nur aus einem parenchymlosen Sack. Kl. Aneurysma einer Coronararterie. Chron. kallöses Ulc. duodeni mit Penetrationsnische.

Beurteilung. Altes penetrierendes (aber nicht perforierendes) *Ulc. duodeni + Periarteriitis nodosa.* Retrospektiv können die Temperaturen nicht durch das Ulcusleiden erklärt werden. In dem vorliegenden *Morbus compositus* hatte das *Ulcusleiden die seltene Gefäßerkrankung völlig überdeckt.*

Auch die Krankengeschichte 20. Charlotte Ku. (S. 168) fällt unter diese Rubrik.

29. Alfons Pa. geb. 1894. Vermutung der HNO-Klinik der Charité wie von mir, daß der bestehende Larynxprozeß tuberkulöser Natur sei, da Pat. einen älteren (?) tuberkulösen Prozeß in der li. Spitze und entsprechende Anamnese bot. Dagegen sprach der auf Bacillen stets negative Sputumbefund. Schon früher in Beelitz-Heilstätten Feststellung, daß WaR +. Die Kehlkopf-Affektion verschwand weitgehend auf antisyphilitische Behandlung.

Beurteilung. Chronisch vernarbter Kehlkopfprozeß nicht — wie zu vermuten — tuberkulöser (ältere ? Lungentbc), sondern syphilitischer Natur.

30. Theod. Schl. geb. 1901. April 1951 Anzeige wegen *Berufskrankheit.* Klagen: kurzatmig, Husten, Schwäche. Seit Januar 1951 a. u. Seit 1923 als Steinmetz bzw. Schleifer in Granitbetrieben gearbeitet.

Bisherige Beurteilungen. Sept. 1951 *Lungen-Klinik X. Y.:* Lungenfibrose. Pneumokoniose I. Grades. MdE 30—40%.

Landesgewerbearzt schließt sich an.

Okt. 1953 *Lungen-Klinik P. P.:* Wie die Vorstehenden.

Landesgewerbearzt: Dgl. Staublungenerkrankung im Sinne der 5ten Berufskrankheitsverordnung anzunehmen.

Mai 1954 *Lungenfacharzt Dr. B.:* Dgl. Herzinsuffizienz, jedoch wohl nicht wesentlich silikosebedingt.

Okt. 1954 *Internist und Fachgutachter Dr. M.:* Mehr Stauungslunge als Silikose, die aber auch nicht abgelehnt wird. MdE 30%.

Nov. 1954 *Internist Dr. W.:* „Wenn auch röntgenologisch lediglich eine Silikose I. Grades vorliegt, so entspricht der augenblickliche Zustand . . . mindestens einer Silikose III. Grades" (!).

Aus dem Urteil des *Landessozialgerichts:* „Unstreitig leidet der Kläger an einer Staublungenerkrankung . . .".

Kurze gerichtsärztliche Untersuchung durch mich: Im Vordergrund steht das starke, „klassisch" entwickelte Lungenemphysem. Rö.-Befund für Silikose uncharakteristisch. Kann aber klinisch nicht sicher ausgeschlossen werden.

Febr. 1955 † in Med. Klinik Krankenhaus N. N. unter schwerer Herz-Kreislauf-Insuffizienz. Mitteilung durch Hausarzt: es handelt sich um chronischen Alkoholiker.

Sektion. Starkes chronisches Lungenemphysem. Bronchektasien. Schleimig-eitrige Bronchitis. Bronchiolitis. Totale mantelförmige Verwachsung der re. Lunge. St. Hypertrophie und Dilatation beider Ventrikel. Allgemeine Stauung. „Rheumat. Myocarditis" (mikr.). Mäßige sekundäre Pulmonalsklerose. Sonstige geringe Arteriosklerose. *Keine* Silikose.

Beurteilung. Fehlannahme von Silikose bei starkem Lungenemphysem eines Trinkers.

4. *Mosaiksyndrome*

31. Rich. Se. 35 Jahre. Der Charité-Poliklinik überwiesen wegen Halslymphomen. Obj. außerdem leichte Temperaturen, Hb. 95%, Ery. 5,4 Mill. Leuko 14200.

1 | 12 | —, 7, 57 | 15, 8.

Hilus etwas dicht, aber nicht sicher pathologisch. Kein Milztumor. SR vor und nach Behandlung 5/15. Nach Abtreibung eines Bandwurmes Verschwinden der Lymphopenie (27%), der Eosinophilie (3%) und der Temperaturen. Lymphome und leichte Leukocytose bleiben bestehen.

Beurteilung. Eosinophilie (1), Lymphopenie (2), Temperaturen (3), Lymphome (4) waren verdächtig auf eine beginnende Lymphogranulomatose. Durch Bandwurmabtreibung verschwinden 1—3.

32. Franz Ko. geb. 1897. Kriegsrentenempfänger. 1915 Amputat. re. Unterarm und Versteifung li. Hüfte (Kriegsverletzung). 100% Rente.

Zeitweise als Hausmeister tätig. 1924 doppels. Otitis media. Bds. Radikaloperation. Mehrfach auch Operationen wegen Stirn- und Kieferhöhleneiterungen, dabei gelegentlich Bulbusverletzung mit Verlust des li. Auges.

Seither fast pausenlos in ärztlicher Behandlung wegen verschiedenster Beschwerden, hauptsächlich aber wegen eigenartiger, *cerebral anmutender Anfälle*, die schon mehrfach zum Verdacht eines otogenen Hirnabscesses und selbst zur Trepanation führten. Über zwei derartige, fast völlig gleichartig verlaufende Zustände liegen objektive Befunde vor, denjenigen vom Aug. 1946 konnte ich selbst genau beobachten:

Aug. 1945 — (Krhs. in L.) HNO-Abt.	*Aug. 1946* — (Krhs. in M.)
„Schüttelfrost“ (anamnestisch).	Starke Erregung wegen Diebstahls seines Sparkassenbuches: Zittern am ganzen Körper *(„Schüttelfrost“)*. Wahrscheinlich auch akuter Infekt. — Zunächst nicht ansprechbar.
Heftige li.-seitige *Kopfschmerzen* (in den letzten 8 Tagen vermehrt).	Seit 6 Wochen wieder *starke li.-seitige Kopfschmerzen*. St. Verbrauch v. Antineuralgica.
„Cheyne-Stokes“-artiges Atmen.	*Dgl. Schnarchende Atmung.*
Hohes *Fieber*.	6 Tage *Fieber* bis 39°.
SR. 5/5. Leuko 5200.	*SR. 2/6. Leuko 6000.*
Angedeuteter Nystagmus beim Blick nach li. — Li. Radikal-Op.-Narbe nicht überhäutet, schl. granulierend. Wegen Anamn. und Befund *operat. Revision* der Narbe mit Freilegung des Sinus und des *Schläfenlappens* sowie Punktion: alles o. B.	*HNO-Arzt:* Spontannystagmus 3. Grades nach re. Zustand nach Radikalop. bds. wegen Cholesteatom-Eiterung. — Beurteilung des jetzigen Zustandes: durch Katarrh-Infekt V-Neuralgie mit akuter Paukenhöhlenschleimhaut-Entzündung und Paralabyrinthitis. Li.-seitige Labyrinth-Reizung. *Otogener Hirnabsceß nicht sicher auszuschließen.*
Neurologisch bei eingehender Unters. o. B.	Dgl.
Liquor: Pandy +. 22/3 Zellen (Blutbeimengung!).	*Liquor:* klar. Vollständig o. B.
Da trotzdem die Schmerzen anhalten, Verlegung in Med. Abt. Daselbst Temperat.-Simulation. — Mehrere vorwiegend psychogene „Anfälle“ durch NaCl-Inj. behoben. *Auffallend schnelle* Besserung.	Dgl.

Aus Versorgungsakten, Krankenblättern und verschiedenen Arztberichten ergeben sich die zahllosen Behandlungen. War u. a. von Okt. 1951 bis Juni 1952 4mal in Krankenhaus- und 6mal bei 3 verschiedenen Ärzten in ambulanter Behandlung wegen „Myalgien“, epigastrischer Hernie, Magenbeschwerden („Gastritis“, Ulcus), Lipom am li. Oberbauch, dem alten Ohrenleiden mit chron. recid. Mittelohreiterung, Verwachsungsbeschwerden. Nach Schreiben des Reichsbundes hat K. „infolge seines Leidens unter den damit zusammenhängenden Gehirnerkrankungen fast fortgesetzt zu leiden, was seine Pflegebedürftigkeit wesentlich erhöht".

Es handelt sich um einen nach eingehender Intelligenzprüfung, Gesamteindruck, Lebenslauf und Lebensbewährung minderbegabten Psychopathen mit häufigen Erregungszuständen und anschließendem Bewußtseinsverlust, mehrfach internistisch (Temp.-Schwindel, Anamnesenfälschungen) und otologisch nachgewiesenen Simulationstendenzen (Hörtrommel, Gehörprüfung). Auch der Nystagmus scheint nach otologischem Urteil willkürlich provoziert werden zu können. Hysterische Operationsfreudigkeit. Ist u. a. entrüstet, weil er wegen seiner Bauchbeschwerden nicht laparatomiert wird.

Beurteilung. Eigenartige und *persönlichkeitsspezifische Durchmischung organischer* (Neigung zu rezidivierenden Entzündungen des Mittelohrs und der Nebenhöhlen) *und psychogener Erscheinungen* (hysterische Dämmerzustände nach Erregungen), letztere *auf dem Boden degenerativ-psychopathischer Veranlagung.* Durch Summations- und Interferenzwirkung resultieren *„cerebrale" Zustände, die selbst zu Trepanation geführt haben.* Diese Zustände wiederholen sich jeweils in fast identischer Weise.

Ganz ähnlich sind die Beobachtungen G. ALEXANDERs (1910) über „labyrinthogene Neurasthenie", d. h. die Tatsache, daß eine Labyrinthläsion bei gleichzeitiger Hysterie oder Neurasthenie ein viel schwereres Krankheitsbild ergibt; ferner, daß die konstitutionelle Übererregbarkeit des Labyrinths bei der Entstehung derartiger Syndrome eine maßgebende Rolle spielt. Gleichsinnige Beobachtungen machte auch THIELEMANN. Hierher gehören ferner die Angaben G. FERRERIs (1926) über die eigenartige Verlaufsweise chronischer Mittelohreiterungen bei neuropathischen Frauen. Auch nach seinen Erfahrungen können bei Hysterikern Krankheitsbilder auftreten, die stark an Schläfenlappen- bzw. Kleinhirnprozesse erinnern und zu schwerwiegenden therapeutischen Erwägungen führen. Auch ALEXANDER sprach in seiner vorerwähnten Arbeit von „otogener Neurasthenie", SHEPPARD berichtet von „Mastoiditis hysterica" und auch wir konnten einen weiteren einschlägigen Fall schwerer, jahrzehntelang rezidivierender und mehrfach operierter Ohreiterungen bei einer schweren Hysterica beobachten (CURTIUS und ADAM 1949, S. 92).

33. Lotte Bö. 17 Jahre. Vor $1^1/_2$ Jahren Lues. Seit $^3/_4$ Jahr 3 komb. Kuren. Nach Erkältung starke Kopfschmerzen und Schnupfen sowie starke Schwäche der Beine, konnte kaum mehr gehen und stehen. Zeitweise auch Blasenstörungen. Einweisung wegen *Myelitis-Verdacht.* Temp. und Blutbild o. B. Gangstörung uncharakteristisch. Kraft o. B. Li. Mydriasis. L/R li. $<$ re., C/R li. deutliche tonische Reaktion. PSR und ASR $\varnothing$. Liquor vollständig o. B. Blut serol. o. B. Nach wenigen Tagen Bettruhe, Massage und Aussprachen schnell völlige Rückbildung der Beinlähmung: es besteht schwere Beunruhigung durch Liebeskummer, ist von ihrem Freund verlassen.

Beurteilung. Lues + Adie-Syndrom + psychogene Reaktion infolge aktueller seelischer Konfliktslage. Vortäuschung einer akuten Myelitis.

34. Karl Ha. 59 Jahre. Vor 3 Jahren in psychiatrischen Univ.-Klinik. „Zunächst Eindruck eines Schwachsinnigen." „Genaue Untersuchung ergab jedoch, daß eine Paralyse vorlag" (nicht sehr ausgesprochene Sprachstörung, Pupillen-, Liquor- und Blutbefunde, ASR re. $\varnothing$). Danach wird aber auf Grund von Anamnese und psychopathol. Befund wieder angenommen, daß der Schwachsinn auch kongenitale Züge trage. Es fällt ferner auf, daß Gedächtnis- und Merkfähigkeitsstörungen und Persönlichkeitszerfall fehlen. Dennoch Festhalten an der Diagnose Paralyse. Malariakur: danach *keine* Änderung des psychischen Bildes.

Jetzt Aufnahme wegen doppelseitiger Pneumonie. †. Sektion: Außer der Pneumonie Tabes dorsalis. *Keine* Paralyse: Hirnarteriosklerose mit Erweichungsherd in der li. Kleinhirnhemisphäre.

Beurteilung. Die Summation von *Tabes* und angeborenem *Schwachsinn täuscht Paralyse vor.*

Mehrere analoge Fälle mit folgenschwerer Fehlbegutachtung bei Curtius, Schlotter und Scholz. Daselbst auch Hinweise auf analoge Fälle Bostroems. Weitere kasuistische Beispiele von Krankheitskombinationen finden sich in dem Abschnitt über Therapie (S. 362f).

35. Anneliese Kl., 38 Jahre. Witwe. Seit 1949 starke Gewichtsabnahme, Schwäche und Schwindel. Allgemeine Nervosität. Angeblich unfähig zur Hausarbeit. Deshalb wiederholt im Krankenhaus. Die Krankenblätter sprechen von „M. Addison". Th.: Cortironimplantationen, NaCl-reiche Kost. Dennoch kam es zu keinen Gewichtszunahmen:

4. 5.— 9. 6. 1950 —0,6 kg
11. 7.—21. 7. 1950 +0,8 kg
14. 2.— 7. 3. 1951 +1,7 kg
16. 10.—8. 11. 1951 +0,7 kg
6. 3.—12. 3. 1952 ±0

Sept. 1952 Aufnahme in unsere Klinik.

Kachektisch: 163 cm, 45,2 kg. Im ganzen *etwas bräunlich pigmentiert,* aber nicht an Schleimhäuten und Handflächen; allerdings sehr deutlich an den Mamillen (s. Abb. 33 im Vergleich mit der gleichaltrigen Frau in normalem EZ).

NaCl (Ser.) 590 mg-%. Rest-N 27,2 mg-%. Cholesterin 163 mg-%. Takata-Mancke 100 mg-%. NaCl-Tages-Ausscheidung im Urin (auf Cl berechnet) ebenfalls normal: 7,78 g-%. GU + 10%, spez. dyn. Wirkung + 14%. Wiederholte Traubenzucker-Belastung: nüchtern 80—90 mg-%. Max. Anstieg auf 140 mg-%. Gute hypoglykämische Nachschwankung: Werte also höchstens an der unteren Normgrenze. RR schwankt zwischen 105/65 und 135/85. Keine deutliche Adynamie. Eosinophilen-Versuch: auf ACTH Eosinophilen-Abfall um 28% (normal über 50%).

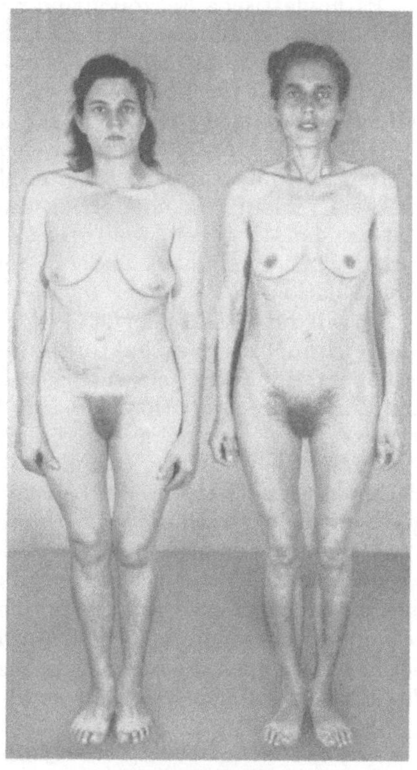
Abb. 33. Annel. Kl. Hyperpigmentierung, besonders der Mamillen (vgl. Kontrollperson) und Kachexie infolge psychopathischer Anorexie; Fehldiagnose: M. Addison

Gegen M. Addison sprachen: die relative Lymphopenie (17 bzw. 23%), die fehlende histaminrefraktäre Anacidität.

Die starke Obstipation bildet Teilerscheinung des meist harmlosen *vegetativ-endokrinen Syndroms* (vgl. S. 69); neben Spätmenarche (18. J.) Amenorrhoe, Hypermenorrhoe, Schwindel und anginöse Beschwerden. Es handelt sich um eine psychopathisch-primitive Persönlichkeit. Wegen „Nervenzusammenbrüchen" und Suicid-Versuchen mehrfach in psychiatrischen Abteilungen. Auch in unserer Klinik mehrere demonstrative Weinanfälle und dysphorische Verstimmungen, wobei jeweils starke Inappetenz. Nach Angabe des „Verlobten" sei sie launisch, „nimmt alles übel, wenn sie nicht gleich ihren Willen bekommt". Therapie: Mastkost unter Rimifon-Gabe + Hypnosen. Dabei 8 kg Gewichtszunahme in 9 Wochen! Katamnese 1958 durch den behandelnden Arzt: Status idem. Bestätigt durch Eigenuntersuchung Aug. 1958: Gew. 48,5. RR 125/75. Bl. B. völlig normal. SR 6/15.

Beurteilung. Die Gewichtszunahme und die obigen Befunde sprechen unbedingt *gegen* einen *M. Addison.* Wenn überhaupt etwas Pathologisches angenommen werden kann, so nur eine geringe konstitutionelle „*benigne Hypoadrenie*" (Näheres über diesen sehr problematischen Begriff bei Labhart 1957).

Dieselbe ergibt zusammen mit der *psychopathischen Anorexie* und Klagsamkeit als *Mosaiksyndrom* die *Fehl-Diagnose eines M. Addison.*

36. Klara Wu. 56 Jahre, geb. 1896. Seit 1938 *Diabetes*, seit längerer Zeit auch Hochdruck. Erlitt bei Rö.-Untersuchung in einer anderen Klinik einen Kollaps. Da Blutzucker 420 mg-%, Annahme eines Coma diabet., welches jedoch bei Verlegung in unsere Klinik ausgeschlossen werden konnte: kaum Glykosurie, keine Acetonurie. Pat. war benommen, verwirrt.

In den folgenden Tagen langsame Herausbildung einer *rechtsseitigen Hemiplegie* mit vorwiegend motorischer Aphasie; gleichzeitig allmähliche Bewußtseinsaufhellung. Allgemeine Arteriosklerose mit den entsprechenden Herz- und Retinagefäßbefunden. Am Fundus auch diabetische Veränderungen. Diabetische Glomerulosklerose. RR 200/140. Diabetes mittelschwer; mit 40 E Depot-Insulin gut einzustellen.

Beurteilung. Durch Summation von Hyperglykämie und Benommenheit erwächst ein weitgehend dem Coma diabeticum entsprechendes Bild, das aber durch einen apoplektischen Insult und Hyperglykämie bei langjährigem, schlecht eingestelltem Diabetes hervorgerufen wird.

II. Pathoplastik

Pathoplastische Faktoren sind nach K. Birnbaum solche, die dem ätiologisch bestimmten Krankheitsfall seine individuelle Färbung und Gestaltung verleihen. Dadurch erfährt das nach generalisierendem Schema gezeichnete Idealbild häufig derart tiefgreifende Abänderungen, daß seine Erkennung und Beurteilung außerordentlich beeinträchtigt, ja sogar unmöglich wird. Dies trifft z. B. zu für solche Fälle, denen sämtliche „klassischen“ Symptome fehlen (Spielmeyer 1934). Weiterhin können derartige pathoplastische Faktoren aus einer gewöhnlich zu leichtem Verlauf neigenden Erkrankung ein schweres, ja tödliches Leiden machen. Entscheidend ist eben weniger „*die*“ Ursache des ätiologischen Systems als die gerade vorliegende, aus äußeren und inneren Bedingungen zusammengesetzte Konstellation.

Aus all diesen Gründen ist eine gründliche Erforschung von Art und Wirkungsweise pathoplastischer Faktoren dringend notwendig und darf nicht mehr wie bisher nur in Form gelegentlicher Randbemerkungen erfolgen. Art, Häufigkeit und Wirkungsweise pathoplastischer Faktoren bedürfen vielmehr einer planmäßig-umfassenden Untersuchung und Darstellung. Darüber hinaus muß aber — schon aus praktisch-ärztlichen Gründen — gefordert werden, daß der Lehre von der Pathoplastik auch in unseren Lehrbüchern und Hörsälen die sorgfältige Beachtung geschenkt wird, welcher sie im Interesse des Kranken dringend bedarf.

Wenn der Versuch, ein *System der Pathoplastik* zu entwerfen, angesichts der unendlichen Vielzahl wirksamer Faktoren problematisch erscheinen mag, so ist dies bis zu einem gewissen Grade richtig. Dennoch wird sich auch hier bestätigen, was einleitend genau begründet wurde: daß es nämlich möglich ist, aus der Fülle der Erscheinungen gewisse Regeln abzuleiten, die dann wiederum zum Verständnis des Einzelfalles erfolgreich anwendbar sind.

1. Nosologisch-symptomatologische Beurteilung

a) Pathoplastische Färbung des ganzen Krankheitsbildes

Bei sorgfältiger, vorurteilsloser Überprüfung der uns begegnenden Krankheitsfälle werden wir nicht allzu selten Bildern begegnen, die vom Idealtyp der Schule stark abweichen. Wenn manche unserer einschlägigen Beispiele dem Gebiet der Psychiatrie entnommen wurden, so hat das verschiedene Gründe: die Psychiatrie hat bisher allein strukturanalytische Forschung betrieben.

Gerade charakterologische Gegebenheiten können naturgemäß eine tiefgreifende pathoplastische Wirkung ausüben, und zwar auch bei Körperkrankheiten, so daß beispielsweise BERGMANN u. KOCHMANN hinsichtlich der Pneumonie neuropathischer Kinder feststellten: „Das individuelle Temperament des Patienten kann ein uns gut bekanntes Krankheitsbild bei gleicher anatomisch-funktioneller Läsion bis zur Unkenntlichkeit verwischen.“ Ebenso wird bei gesteigerter nervöser Erregbarkeit die kindliche Nasopharyngitis zur schweren Krankheit (GOEPPERT 1914). Durch die individuelle Konstellation kann ein Krankheitsbild vollständig verdeckt werden, so die („larvierte“) Pneumonie des Paralytikers (A. FRAENKEL 1904).

Ich nenne zunächst nun noch einige *psychiatrische Beispiele:* Die starke symptomatologische Färbung der Paralyse durch manische und depressive (PERNET) bzw. schizophrene Veranlagung (G. NYIRÖ 1928). Letztere äußert sich u. a. in vorwiegend akustischen Halluzinationen bzw. in Form paranoider oder kataton-stuporöser Zustandsbilder (LANGE-EICHBAUM). SOMOGYI und ANGYAL haben versucht, in derartigen Fällen zu entscheiden, inwieweit es sich um Auslösungsvorgänge oder zufällige Koincidenz handelt. Vertieftem Studium dürfte wohl meist der Nachweis gelingen, daß präpsychotische Persönlichkeit und Familienanlage die erbkonstitutionelle Verankerung der schizophrenen Reaktionsweise dieser Paralytiker bedingen (NYIRÖ). Die Paralyse zeigt aber auch auf rein somatischem Gebiet pathoplastische Erscheinungen, etwa die choreiforme Paralyse eines Mannes, dessen Mutter choreakrank war (KEHRER 1928). Alle diese Untersuchungen hatten demnach das gleiche Ergebnis wie diejenigen GRÜNDLERs (1926) über Konstitution und Paralyse, daß nämlich die „exogene Noxe das beim Paralytiker gewissermaßen zur Auslösung bringt, was bei ihm konstitutionell-anlagemäßig vorgebildet ist“.

Das vielgestaltige Bild der Hirnarteriosklerose hängt weitgehend von prämorbidem Zustand und Erbanlage ab: Kranke mit depressivem Zustandsbild zeigen eine entsprechende Veranlagung (DE MONCHY, MEGGENDORFER 1939), desgleichen diejenigen mit schizophrenieartigen Syndromen (MEGGENDORFER). Von der erbkonstitutionellen Bedingtheit der relativ seltenen Psychosen bei Encephalitis lethargica war schon früher die Rede (S. 37, Anm. 1). Ich erwähne hier noch eine Kranke THIELEs (1923): 1913 und 1919 endogene Verstimmungen auf manisch-depressiver Grundlage (2 Schwestern manische Persönlichkeiten). 1921 epidemische Encephalitis mit der „endogenen Zutat“ einer Depression infolge der „charakterlichen Artung der prämorbiden Persönlichkeit“. Nach STERNs Beobachtungen kann die „chronisch-pseudoneurasthenische Encephalitis“ bei angeborener Wehleidigkeit, Empfindlichkeit und gleichzeitiger Wirkung affektiver Komplexe mehr hysteriformen Charakter annehmen und dadurch besonders leicht zu Verwechslungen Anlaß geben.

Bei einer großen Untersuchung über die Bedeutung der *Erbveranlagung zu symptomatischen Psychosen,* die ED. BECK an der Kleistschen Klinik durchführte, stellte sich heraus, daß sich die spezifische familiäre Belastung durch endogene Psychosen ausnahmslos in dem Symptomenbild der symptomatischen Psychose entscheidend auswirkt. Kranke ohne spezifische Erbbelastung zeigten dagegen auch keine spezifische Färbung ihrer symptomatischen Psychose (vgl. auch S. 43). Sehr aufschlußreich sind schließlich die sorgfältigen klinischen und anatomischen Untersuchungen E. GRÜNTHALs über die Erkennung der Spätfolgen von Hirntraumen (1936). Dabei ergab sich, daß der organische Charakter der Hirnerkrankung bei 6 von 17 Patienten verkannt worden war. Die Voruntersucher hatten sich nämlich durch einzelne hysterische oder hysteriforme Symptome derart irreleiten lassen, daß sie psychogene Reaktionen psychopathischer Persönlichkeiten annahmen. Auch KRAEPELIN (zit. bei GRÜNTHAL) sowie BOSTROEM machten gleichsinnige, wenn auch nicht so exakt durchgearbeitete Beobachtungen. Von großer grundsätzlicher Bedeutung ist besonders folgende Feststellung GRÜNTHALs: 2 Patienten (Gru. u. Dy.) „haben fast völlig gleichartige Verletzungen an identischen Stellen des rechten Stirnhirnpols gezeigt. Wesentliche klinische und soziale Störungen aber machten sich durch die Besonderheit des Intelligenzstandes, der Charakterartung und der äußeren Umstände des Lebenslaufes nur in einem Falle und hier äußerst schwerwiegend bemerkbar, während sie im anderen Falle fast gar nicht in Erscheinung traten“. GRÜNTHAL meint, daß derartige Diskrepanzen zwischen anatomischem Befund und klinischem Bilde „im Wesen der Sache liegen“. Ich würde — um Mißverständnisse auszuschließen — noch ergänzend und ganz allgemein noch etwas hinzufügen:

Derartige Diskrepanzen beruhen hauptsächlich darauf, daß der *Geltungsbereich der — bisher vorwiegend geübten — lokalisatorisch-typologischen Krankheitsbetrachtung noch weitgehend überschätzt* wird. Die heute viel zitierte, aber in praxi ganz ungenügend angewandte „Ganzheitsbetrachtung“ fordert dagegen die zusätzliche Heranziehung der individuellen Anlage- und Erlebnis-Faktoren zum vollen individual-pathologischen Verständnis des Einzelkranken.

Nachdem wir vorstehend vorwiegend cerebrale und psychische Dispositionen als pathoplastische Gestaltungsfaktoren für die Färbung eines Krankheitsbildes anführten, sollen noch einige Beispiele pathoplastischer Krankheitsgestaltung aus dem Gebiet der *inneren Medizin* erwähnt werden. DELIJANNIS beschrieb eine „pneumonoide“ Form der Lungentuberkulose bei Diabetikern, die in der Klinik FALTAs in Wien 9mal innerhalb von 6 Jahren beobachtet werden konnte; es handelte sich dabei um 7% der tuberkulösen Diabetiker. Gegenüber der kroupösen Pneumonie soll das Fehlen von Leukocytose und von Verminderung der Harnchloride charakteristisch sein (vgl. unseren Fall Hans Vi., S. 192). Über Formen und Ablauf der Diabetes-Tuberkulose hat neuerdings besonders L. BURKHARDT wichtige Feststellungen gemacht; auch er weist auf plötzlichen, oft schlagartigen Beginn sowie pneumonische Infiltrationen mit Neigung zur Einschmelzung hin. DELIJANNIS u. PETASSIS betonen die relativ geringen Sputummengen und das relativ niedrige Fieber diabetischer Phthisiker, ferner die — auch von anderen Autoren vermerkte — Geringfügigkeit der Nachtschweiße. Diese Geringfügigkeit der Beschwerden bei Diabetiker-Tuberkulose führt nicht selten zu einem tragischen Ausgang, wie in unserem Falle Rich. Hu. (S. 164).

Der Soor entwickelt sich bei schwer Komatösen, besonders Diabetikern, zu mächtigen Pilzrasen in Mund und Rachen (v. HANSEMANN). Die Röte des Erysipels kann bei anämischen oder kachektischen Kranken ganz fehlen (R. STAEHELIN). HOCHREINs u. SEGGELs (1933) Annahme, daß der Myokardinfarkt bei Kranken mit länger bestehender Herzinsuffizienz ein anderes Bild zeige wie gewöhnlich, konnten wir nicht bestätigen (BRINKMANN 1954). J. BAUER behandelte einen Mann mit schwerem „Arthrotyphus“, bei dem früher eine Polyarthritis rheumatica bestanden hatte.

Alle bisherigen Fälle waren gekennzeichnet durch die *atypische Färbung des Schulbildes infolge von Besonderheiten der Individualität.* Diese Färbung war aber wertmäßig indifferent, insofern beispielsweise eine schizophrene bzw. eine choreiforme Paralyse nicht ungünstiger verlaufen dürften als die gewöhnliche Krankheitsform. Auch die pneumonoide Tbc des Diabetikers scheint nach eigener Beobachtung (S. 192) keine prognostisch schlechten Aussichten zu bieten.

Demgegenüber stehen aber praktisch-medizinisch äußerst wichtige *Beobachtungen von entscheidender Verschlechterung der Prognose* durch die Gegebenheiten des Einzelfalles, vor allem die Interferenz mit sonstigen Krankheiten.

Ein klassisches Beispiel ist die ausgesprochen ungünstige Einwirkung der Tuberkulose, und zwar besonders der floriden Tuberkulose, auf den Ablauf der Syphilis (KÖNIGSTEIN u. WERTHEIM, NEUMANN, FINGER, MATZENAUER, BUSCHKE, BERNHEIM, EHRMANN, HECHT, SCZUKA 1947, daselbst weiteres Schrifttum). Aus demselben scheint ferner hervorzugehen, daß die bestehende Syphilis dem Erwerb bzw. dem Aufflackern der Tuberkulose erheblichen Vorschub leistet. H. SCZUKA hat mehrere derartige eindrucksvolle Fälle geschildert, wo aus der Interferenz von Verwahrlosung und Inanition mit resultierender Salvarsan-Resistenz, Lues, Gonorrhoe und Tuberkulose schwere und selbst tödliche Krankheitsbilder erwuchsen.

Dieselben können schon einer dritten Gruppe pathoplastisch beeinflußter Syndrome zugerechnet werden. Sie umfaßt *völlig atypische Bilder*, die infolge der Interferenz verschiedener Einzelfaktoren in keinerlei schulgemäßes System mehr hineinpassen. Jeder erfahrene Arzt wird einschlägige Fälle beobachtet haben. Ich nenne einige Beispiele und beginne mit einem klaren, durchsichtigen Falle.

In der Bonner Hautklinik wurde 1928 bei einem jungen Mann ein ganz eigenartiges Krankheitsbild beobachtet, dessen diagnostische Einordnung selbst dem viel erfahrenen E. HOFFMANN größte Schwierigkeiten bereitete. Erst erbbiologischer Strukturanalyse (CUR-

TIUS und STREMPEL) gelang die Lösung: es handelte sich um die Kombination und Durchmischung zweier völlig heterogener Erbkrankheiten, der Neurofibromatose, die der Kranke vom Vater, und der Epidermolysis bullosa dystrophica, die er von der Mutter ererbt hatte. Von den 6 Kindern hatten 4 (darunter unser Proband) beide Krankheiten, je eines nur die Epidermolyse bzw. die Neurofibromatose geerbt. Ähnlich konnten auch TRÉNEL und PRIEUR bei einem Kranken mit angeborener Alopecie und vorzeitiger Katarakt genealogisch nachnachweisen, daß es sich nicht um ein einheitliches Syndrom handelte: die Alopecie stammte aus der väterlichen, die Katarakt dagegen aus der mütterlichen Familie. MAKAROW schildert (1925 Fall 2) einen Kranken mit schizophrener Demenz nach Encephalitis. Mit 4 Jahren hatte er bereits eine Masern-Encephalopathie überstanden. Charakterologisch handelte es sich um eine sensitiv-autistische (d. h. schizoide) Persönlichkeit mit dem dazu passenden leptosomen Körperbau. Der Autor hat sicher recht mit der Annahme, daß hier eine „komplizierte psychotische Mixovariation", d. h. ein Interferenzprodukt aus prämorbider Erbkonstitution und exogen-infektiösen Schädigungen vorgelegen habe. Dasselbe trifft auch zu für einen Kranken F. RUNGEs (1923), der eine „eigenartige Mischung organisch begründeter, aber bereits durch konstitutionell-reaktive Besonderheiten modifizierter Störungen des Antriebs, der Affekte, der Lust- und Unlustempfindungen mit psychopathisch-reaktiven Störungen" zeigte. Dieses Mischsyndrom (bei welchem neben amyostatischen Erscheinungen, starker Cyanose und Tetanie noch ein eigenartiges, lusterzeugendes Würgen bestand) konnte auf folgende Quellen zurückgeführt werden: psychopathische Konstitution, exogen-emotionelle Einwirkungen und einen chronisch encephalitisch-amyostatischen Symptomenkomplex.

In derartigen Fällen kann die Entscheidung unter Umständen schwierig sein, ob es sich nur um eine „neue phänotypische Kombination" oder um eine „neue Krankheit" handelt, wie DAWIDENKOW — wenn auch in anderem Zusammenhange — bei seinen erbpathologischen Studien ausführte.

b) Pathoplastische Beeinflussung von Symptomen

Bisher beschäftigten uns jene pathoplastischen Krankheitsabwandlungen, die zu einer völligen Entstellung oder wenigstens einer Modifikation des idealen Krankheitstyps in seinen Grundzügen führten. Derselbe erwies sich häufig als derart abgewandelt, daß die übliche Diagnose unmöglich wurde und durch eine Schilderung des individuell-konstellativ gegebenen Krankheitsaufbaus ersetzt werden mußte.

Häufiger sind die nunmehr zu besprechenden Fälle, die ihre Zugehörigkeit zu einer klinisch umschriebenen Krankheitsart zwar erkennen lassen, bei denen es aber zu einer Modifikation einzelner Hauptsymptome gekommen ist. Dabei können *quantitative Abwandlungen* vorliegen, nämlich Verstärkung, Abschwächung bzw. Auslöschung von Symptomen, ferner die Verzögerung des Heilungsvorganges.

Demgegenüber steht eine anschließend zu besprechende Gruppe pathoplastischer Phänomene, die durch *qualitative Abwandlung idealtypischer Symptome* gekennzeichnet ist.

α) Quantitative Abwandlung von Symptomen

Symptom-Verstärkung. Die Verstärkung, Intensivierung bzw. Potenzierung von Symptomen zeigt sich bei somatischen wie psychischen Erkrankungen und von kleinstem bis zu größtem Ausmaß. Sie kann — wie unsere Beispiele zeigen werden — durch physiologische Zustände (z. B. die Schwangerschaft), durch Normvarianten (z. B. neuropathische Konstitution) oder schließlich durch echte Erkrankungen bedingt sein.

Der Juckreiz tritt sowohl beim exsudativen Kinde mit Milchschorf (CZERNY 1905) wie beim Diabetiker (LICHTWITZ 1926) besonders dann in Erscheinung, wenn eine besondere Erregbarkeit des Nervensystems vorliegt. Bei Kindern mit manifester exsudativer Diathese sind die Koplikschen Flecke im Verlauf der Masern vermehrt und bleiben länger bestehen

(HANTAR 1938). SZÉKLAS (1935) berichtet von einer 36jährigen Frau, deren tabische Krisen (früher alle 6—8 Wochen) im Verlauf einer Schwangerschaft sowohl an Häufigkeit (1—2mal je Woche) wie an Dauer stark zunahmen, gleichzeitig mit erheblicher Gewichtsabnahme und Schwäche. Nach Unterbrechung der Schwangerschaft stellten sich hinsichtlich der Krisen sofort wieder die alten Verhältnisse ein.

E. JACOBSOHN (1927) stellte bei einer Kranken der Simonsschen Poliklinik fest, daß die Manifestation einer erblichen Narkolepsie durch die Entwicklung einer multiplen Sklerose erheblich gefördert wurde. Daß sich zahlreiche „unspezifische" Faktoren auf den Ausfall serologischer und cutaner Reaktionen auswirken, ist bekannt, wird aber in der Praxis meines Erachtens zu wenig berücksichtigt. Beispielsweise weiß man, daß durch Herz- und Leberkrankheiten, maligne Tumoren, Röntgenbestrahlung, Stauung, Ödem, starke Hautpigmentierung, Injektionen von Serum, Bacillenprotein, Peptonen und Vaccinen die Tuberkulin-Reaktion verstärkt werden kann (REICHEL u. MILBRADT 1931).

Ein Beispiel pathoplastischer Symptomverstärkung aus dem Gebiet der Psychopathologie nennt J. LANGE (1932): bei Kranken mit endogenen Psychosen, die gleichzeitig herzkrank sind, kommt es zu einem „Zuschuß von Angst". Nah verwandt der Angst ist der Schmerz, dessen entscheidende Abhängigkeit von der — oft nachweisbar erblichen, aber auch stark modifizierbaren — Individualkonstitution jedem erfahrenem Arzte schon hundertfältig begegnet ist. Demgegenüber erweist sich die Darstellung unserer Lehrbücher bezüglich dieses Punktes als merkwürdig steril. Dennoch ist eine — wenn auch seltene — konstitutionelle Unter- bzw. Unempfindlichkeit gegen Schmerz (BOYD u. NIE, CZERNY-WALDVOGEL, DEARBORN, JEWSBURY, MCMURRAY u. a.), ebenso wie die recht häufige konstitutionelle „Hyperpathie", bekannt (ASTWAZATUROFF, O. BINSWANGER, GEORGI, J. v. HATTINGBERG, LAPINSKY, SZEMZÖ, RUEDA u. v. a., auch eigene Beobachtungen; vgl. auch unsere Kranke Edith Be., S. 110). Diese konstitutions-physiologischen und psychologischen Momente (vgl. meine zusammenfassende Studie über „Psyche und Schmerz" 1955) machen es ohne weiteres verständlich, daß ein und dasselbe organische Leiden von den einen als gar nicht oder kaum, von den anderen dagegen als sehr schmerzhaft empfunden wird, was D. SCHERF (1936) anschaulich schildert: „Der eine leidet jahrelang an schwersten Schmerzen, die leicht als Folge eines Ulcus ventriculi erkannt werden, der andere erkrankt an einer schweren, akuten Peritonitis, die durch Perforation eines alten Ulcus ventriculi entsteht, ohne daß je vorher Schmerzsensationen bestanden haben. Bei dem einen bestehen jahrelang die schwersten Cholelithiasisanfälle, die immer mit Morphium bekämpft werden müssen, beim anderen zeigt uns ein Ikterus den Verschluß der Gallenwege durch eine Unzahl von Steinen an, ohne daß Schmerzen bestanden hatten[1]. Der eine hat beim Atmen die heftigsten Schmerzen in der Brust und wir finden bloß ein leises pleuritisches Reiben, den anderen führt eine schwere Dyspnoe, entstanden durch einen mächtigen Pleuraerguß, zu uns, aber Schmerzen fehlen[2]. Es scheint, daß nicht nur die Art des anatomisch-pathologischen Prozesses, sondern vor allem der Grad der Sensitivität des Kranken für das Auftreten ... des Schmerzes maßgebend ist." Diese Erfahrungen führt SCHERF zur Erklärung der ja tatsächlich immer wieder überraschenden Diskrepanz zwischen anatomischem Coronar-Befund und anginösen Beschwerden an.

Symptom-Abschwächung. Es liegt im Wesen der Abschwächung bzw. Auslöschung („Extinktion", TH. ZIEHEN 1912) von Symptomen begründet, daß sie das Gesamtbild der Erkrankung häufiger und nachdrücklicher abzuwandeln pflegt als die pathoplastische Symptomverstärkung. Dadurch erwachsen hier größere, unter Umständen lebensbedrohliche diagnostische Schwierigkeiten. Was die Krankheitsschwere anbetrifft, so kann sie unbeeinflußt bleiben oder günstig beeinflußt werden, letzteres im Sinne des früher erwähnten *Morbus salutarius* der alten Ärzte.

Diagnostische Schwierigkeiten kann es bereiten, wenn infolge bakterieller Mischinfektionen bzw. sehr schwerer Allgemeininfektion die typische Eosinophilie bei Trichinose fehlt (STÄUBLI),

[1] In Deutschland ist jeder zehnte Erwachsene Gallensteinträger (jede vierte Frau, die geboren hat). Gallenstein*krank* ist jedoch nur etwa der zwanzigste Teil der Gallensteinträger (GARRÈ-BORCHARDT-STICH-BAUER 1944).

[2] Ergänzend sei allerdings bemerkt, daß ein größerer Pleuraerguß meist schmerzlos zu sein pflegt.

wenn das Leitsymptom Durst der Kranken mit Diabetes insipidus bei Infektionsfieber verschwindet — wahrscheinlich infolge einer Umstellung der diencephalen Regulation (Höring, ähnliche Angaben von v. Domarus) —, wenn bei sonst typischem M. Basedow infolge konstitutioneller Vagotonie die typische Tachykardie fehlt (F. Chvostek, Haas u. Parade, Bickel u. Frommel, Smith u. Colvin u. a.). Dieses ist allerdings sehr selten der Fall: Die letztgenannten Autoren fanden unter 100 Basedow-Kranken nur einen mit Bradykardie von 44, Spang u. Korth unter 157 Basedow-Kranken mit Sinusrhythmus nie Bradykardie unter 60. Dazu ist allerdings zu bemerken, daß auch ein Puls von 60—80 für einen Basedow-Kranken atypisch ist.

Ein Beispiel dafür, wie katastrophal sich die Auslöschung eines führenden Hauptsymptoms diagnostisch und therapeutisch auswirken kann, ist die mehrfach im Schrifttum und auch zweimal selbst (Curtius und Rohrmoser, vgl. Fall Adolf Jo., S. 212) beobachtete schmerzlose Perforation eines Ulcus beim Tabiker (Preuss u. Jacoby, Hanser u. a.). Dasselbe gilt für die schmerzlose Perforation der Appendicitis beim Tabiker (Krecke, Conner). Die Fälle zeigen, daß unter diesen besonderen Umständen eine schwere diffuse eitrige Peritonitis völlig oder fast völlig symptomlos verlaufen kann (Preuss u. Jacoby). O. v. Zimmermann-Meinzingens 75jährige hypertonische Patientin klagte einige Tage vor dem Tode über anhaltende, diffuse Oberbauchschmerzen und bot klinisch und elektrokardiographisch die Zeichen eines Herzhinterwandinfarktes. Autopsie: Hinterwandinfarkt sowie nekrotisierende Chole- und Pericholecystitis, welche die anfänglichen Beschwerden verursacht hatte, aber ganz durch das Infarktbild überdeckt worden war.

Die *günstige Auswirkung der Symptomabschwächung* fand E. Krebs bei einem Postencephalitiker, dessen Parkinsonismus mit der Entwicklung einer Tabes zurückging. Zu dieser Gruppe gehören ferner die günstige Beeinflussung chronisch-rheumatischer Prozesse durch Schwangerschaft und Ikterus, d. h. Zustände, denen das vermehrte Auftreten von Cyclopentanophenantren-Abkömmlingen (Steroiden) im Blut gemeinsam ist (Hench, Kendall u. Mitarb.) sowie die häufig untersuchte, offenbar kaum zu bezweifelnde günstige Einwirkung des Bronchialasthmas auf Lungentuberkulose. Klewitz fand unter 423 Asthmatikern 8 Tuberkulöse, Schröder bzw. Jakob u. Pannwitz umgekehrt unter 4137 bzw. 3295 Tuberkulösen 30 bzw. 4 Asthmatiker. Beim Asthmatiker beobachtet man selten die Entwicklung einer fortschreitenden Lungen-Tbc; hierbei kann es zum Sistieren langjährig bestehender Anfälle kommen (Sergent u. Kourilsky; alle vorstehenden Angaben nach J. D. Epstein). Den häufigen Beobachtungen von Psychosebesserungen unter dem Einfluß interkurrenten Infektionsfiebers hat bekanntlich Wagner-Jauregg seinen Gedanken der Paralyse-Therapie verdankt (vgl. seine historische Darstellung 1936). Ich nenne hier nur die Feststellung, daß sich Negativismus und Wahnideen der Schizophrenen unter der Einwirkung des Typhus stark zurückbilden können (Koester 1929, Schrifttum).

Häufiger sind pathoplastische Symptomabschwächungen infolge *tiefgreifender Alteration des ganzen Krankheitsbildes.* Hier kann von einer günstigen Auswirkung natürlich kaum gesprochen werden.

Ich nenne beispielsweise das Fehlen der charakteristischen Hypertonie des chronischen Nephritikers bei Lungen- oder Knochentuberkulose (v. Domarus, Siebeck), bei Fieber bzw. Herzmuskelerkrankungen (v. Domarus), bei anatomisch festgestellter Hypoplasie des gesamten Gefäßsystems im Rahmen allgemeiner Asthenie (Umber 1936) bzw. — bei Amyloid-Schrumpfniere — infolge der begleitenden Kachexie (v. Domarus)[1]. Auch das Fehlen von Fieber bei Pneumonie, Tuberkulose u. a. Infektionskrankheiten von Hungerdystrophikern (Glatzel 1954) gehört hierher. Durch die unmittelbar post partum durchgeführte Laparatomie konnte eine Frau gerade eben noch gerettet werden, bei welcher die Schwangerschaft eine gangräneszierende Appendicitis mit allgemeiner Peritonitis weitgehend überdeckt bzw. symptomatisch stark abgewandelt hatte (Garmier u. Mitarb. 1955). Heller berichtet von der Überdeckung einer tödlich endigenden aplastischen Anämie durch Präeklampsie.

Gleichsinnig negativ zu bewerten ist es ferner, wenn eine ausgedehnte multiple Sklerose des Rückenmarks durch eine daneben bestehende diffuse Sklerose des Gehirns „symptomatisch ... völlig verdeckt“ wurde (Bielschowsky u. Maas). Schließlich sind hier auch die

---

[1] Ich habe allerdings einen autoptisch gesicherten Fall von Amyloid-Schrumpfniere infolge schwerer Tbc mit Hypertonie und Rest-N-Erhöhung beobachtet.

oben erwähnten humoral bedingten Abschwächungen serologischer bzw. cutaner Reaktionen im Verlauf schwerer Erkrankungen zu nennen.

Heilungsverzögerung. Wie auf den bisher behandelten Gebieten pathoplastischer Symptomabwandlung lassen sich auch bei der Heilungsverzögerung — die auch bei manchen vorstehenden Beobachtungen bemerkbar war — anatomische, physiologische und psychologische Faktoren nachweisen.

Kümmel machte darauf aufmerksam, daß sich die unvollständige Pneumatisation des Felsenbeines auf die Ausheilung einer Otitis media ungünstig auswirke. Vasoneurotiker leiden länger unter Folgen der Commotio cerebri als sonstige Personen (Bostroem). Das gleiche Krankheitsbild zeigt aber auch die entscheidende pathoplastische Einwirkung psychogener Faktoren, wie jeder erfahrene Kliniker weiß, wobei allerdings die abwegige psychische Reaktionsweise meist auf dem Boden der neuropsychopathischen Konstitution zu erwachsen pflegt, wie an krassen Beispielen eigener Beobachtung gezeigt werden wird (vgl. S. 317/18, 320). Diese konstitutionell-pathoplastische psychogene „*Symptomfixierung*" ist bekanntlich eine überaus häufige Erscheinung; es sei nur erinnert an die Einschleifung des reflektorischen Keuchhusten-Paroxysmus bei neuropathischen Kindern und an den recht verwandten Vorgang der psychogenen Asthmaauslösung. Hierher gehören ferner der postoperative Meteorismus hystericus, der zu großen diagnostischen Schwierigkeiten führen kann (I. Strasburger) sowie die Fixierung einer postdiphtherischen Gaumensegellähmung, die der Otologe O. Körner nur bei Hysterikern länger als 1 Jahr fortbestehen sah. Schließlich sei noch ein ausgesprochen psychiatrisches Beispiel erwähnt, weil es recht deutlich zeigt, wie die von dem prämorbiden Zustande entscheidend geprägte individuelle Konstellation eine ausgesprochene symptomfixierende Rolle spielt: H. Katzenfuss fand, daß sich bei den Pfropfschizophrenen der Heilanstalt Rheinau (Schweiz) „im Gegensatz zu den gewöhnlichen Schizophrenen Sinnestäuschungen und Wahnideen nicht so leicht zurückbildeten" (zit. nach Plattner 1937).

β) Qualitative Abwandlung von Symptomen

Gegenüber den quantitativen können die qualitativen Symptomabwandlungen wesensgemäß eine noch erheblich stärkere Atypie bedingen, die sich gelegentlich diagnostisch wie prognostisch sehr entscheidend auszuwirken vermag. Die qualitative Symptomabwandlung wird zweckmäßigerweise in zwei Untergruppen eingeordnet: es kann sich um die individuelle Entstehung solcher *Symptome* handeln, *die dem* idealen *Krankheitstyp*, wie er aus den häufigsten Einzelbildern abstrahiert wird, *fremd sind*. Die zweite Gruppe enthält die individuumspezifische Färbung solcher *Symptome, die jenem Idealbilde angehören*. Für die nosologisch-diagnostische Bewertung der pathoplastischen Phänomene ist es natürlich von recht unterschiedlicher Bedeutung, ob sie der ersten oder der zweiten Gruppe angehören.

Das erste Beispiel der *ersten Gruppe* zeigt zugleich die erwähnte Trübung der Prognose: bei akuter Polyarthritis kommt es im Falle einer neuropsychopathischen Erbkonstitution (Pribram 1901, Hegler) wohl unter der Einwirkung des Schmerzes und der Schlaflosigkeit (Hegler) sowie der Infektionsschäden zu Erregungszuständen. Warren u. Chornyak (1947) fanden bei 5 von 207 Kranken mit „akutem Rheumatismus" cerebrale Komplikationen, vorwiegend im Sinne eines schizophrenieähnlichen Bildes. Man sprach direkt von „cerebralem Gelenkrheumatismus" und könnte demnach diese Zustände natürlich auch zu den Abwandlungen des ganzen Krankheitsbildes rechnen.

Um ganz ausgesprochene Einzelsymptomatik handelt es sich dagegen beispielsweise, wenn bei Heuschnupfen Epistaxis mit starker sekundärer Anämie (L. Adelsberger u. Munter 1932) bzw. bei Tabes Nystagmus auftritt, d. h. Symptome, die beiden „Krankheiten" an sich völlig fremd sind. Die pathogenetische Klärung war im ersten Falle sehr einfach: Frau Dr. Adelsberger hatte nämlich seinerzeit auf meine Bitte die Liebenswürdigkeit, den von ihr beschriebenen Patienten fachärztlich auf Septum-Varicen untersuchen zu lassen, die nach otologischen und auch eigenen Erfahrungen (Klin. Wochenschr. 1928, 214) fast regelmäßig das Substrat symptomatischen Nasenblutens darstellen. Der Befund war erwartungsgemäß positiv. Schwieriger ist die Deutung des Nystagmus bei Tabes. Wenn man mit STANOJEVIC annehmen will, daß der degenerative Prozeß das Gebiet des Deitersschen Kernes betroffen hat, so scheint dies angesichts der begleitenden Störung der Vestibularis-Erregbarkeit einleuchtend, wenn auch schwer beweisbar. Bei einem selbst beobachteten 34 jährigen Manne mit eindeutiger, rudimentärer, sero- und liquorpositiver Tabes neben ophthalmologisch sicherem Nystagmus und Areflexie der Bauchdecken lag eine andere Deutung wesentlich näher, nämlich die einer Kombination mit einer rudimentären multiplen Sklerose: der Vater (Trinker) und dessen Bruder waren beide multiplesklerosekrank, ferner bestand auch bei einer 20 jährigen Schwester des Tabikers Areflexie der Bauchdecken (CURTIUS 1933). In einem Falle TH. BREITBACHs (1921) konnte selbst neurohistologisch nicht entschieden werden, ob es sich um eine Tabes oder eine Polysklerose handelte (bzw. — was mir wesentlich wahrscheinlicher ist — um eine Kombination beider Krankheiten). Ein dem genuinen Krankheitsprozeß durchaus wesensfremdes Symptom stellt auch der Beginn einer Pneumonie mit einem Krampfanfall dar, was man bei Trinkern, Epileptikern, Geisteskranken und Paralytikern beobachten kann. Gelegentlich wird auf diese Weise das Grundleiden zunächst ganz verdeckt: „larvierte Pneumonie“ (ALB. FRAENKEL 1904). Derartige „atypische“ Symptome besagen dasselbe wie die anderwärts behandelte, recht häufige Abwesenheit sog. „pathognomonischer“ Symptome: Der erkrankte Organismus ist viel mehr am Aufbau des individuellen Krankheitsbildes beteiligt als der Außenschaden.

Und nun schließlich noch einige Beispiele von *Symptomfärbung:* Bei Diabetikern mit Glomerulosklerose können extrem hohe, bis 900 mg-% betragende Blutzuckerwerte ohne präkomatöse Erscheinungen bestehen (KUNTZE). Der charakteristische Perniciosa-Befund erfährt durch die Kombination mit Myxödem folgende Abwandlungen: extrem hoher Färbeindex bei relativ gut kompensiertem Blutbild, Hemmung der Hämolyse sowie der Knochenmarksleistung, fieberloser Verlauf und Bradykardie trotz schwerer Anämie (ESSER u. SCHMENGLER). Therapeutisch bemerkenswert ist in diesen Fällen die notwendige Kombination von Leber- und Schilddrüsenbehandlung. Atypische (Infektions-)Fieberverläufe bei Myxödem sind auch sonst bekannt (MARX). KRETZ beobachtete bei einem Kranken mit thrombopenischer Purpura (nach Tonsillarabsceß) als persönliche, grundkrankheitsbedingte Reaktionsform die Entwicklung eines hämorrhagischen Erysipels. KAUFFMANN und WINKELER (1922) fanden bei chronischer Ischiadicus-Neuritis eine akute Jod-Dermatitis streng auf das Gebiet der bestehenden Sensibilitäts-Störung begrenzt. Nach Absetzen bzw. Wiederzuführung des Jods (unter verschiedenen Formen) konnte die Dermatitis mit experimenteller Sicherheit beseitigt bzw. neu erzeugt werden. Analog war die Beobachtung SCHRÖPLs: Ekzem nur im Gebiet einer linksseitigen Ulnaris-Lähmung. Den peripher-neuralen Modifikationsfaktoren dieser Beobachtungen stehen solche zentraler Natur zur Seite. GELLERs und LAUBENTHALs 35 jähriger Kranker mit spastischer Hemiplegie nach Hirnverletzung erwarb — gleichzeitig mit allergischer asthmoider Bronchitis — eine streng auf das Lähmungsgebiet beschränkte halbseitige, akute Polyarthritis mit Übergang in einen sekundär chronischen Deformierungsprozeß. Die Autoren erinnern an die experimentelle Lokalisation allergischer Entzündungen durch Vasomotorenausschaltung und möchten auch in ihrem Fall das Zusammenwirken neuraler und allergischer Vorgänge annehmen.

Bei einer Kranken H. ALBRECHTs (1937) entwickelte sich bei jeder Menstruation auf der ganzen hemiplegischen Seite eine Urticaria. Begriffsanalytisch bedeutsam ist die Bemerkung des Autors, daß also angesichts der Einseitigkeit der Reaktion nicht ovarialhormonale Faktoren, sondern die besondere krankhafte Reaktionsbereitschaft der gelähmten Körperseite als „Ursache“ der Urticaria anzusprechen sei. *Eine derartige Auffassung ist zweifellos unzutreffend und beleuchtet schlaglichtartig die unbedingte Notwendigkeit einer strukturanalytisch plurikausalen, anstelle der bisherigen unikausalen Betrachtungsweise.* Führte die letztere in der Formulierung ALBRECHTs zu einem durchaus unbefriedigenden Ergebnis, so klären sich die Widersprüche bei Anwendung der neuen Betrachtungsweise: die Menstruation ist und bleibt selbstverständlich die Hauptursache der Urticaria (die ja regelmäßig nur zu dieser Zeit auftritt); d. h. die Menstruation ist die einzig faßbare „pathogenetische“ Krankheitsbedingung (nach der Terminologie

BIRNBAUMs). Dazu kommt als allerdings ebenfalls sehr bedeutsame, krankheitsgestaltender, pathoplastischer Faktor von besonders hoher Individuumspezifität die prämorbide Beschaffenheit der gelähmten Körperseite. Beide Bedingungen zusammen bilden jedoch die unerläßliche Konstellation (TENDELOO) zur Verursachung des gerade hier und jetzt vorliegenden Krankheitsbildes.

2. Art der pathoplastisch wirkenden Faktoren

Versuchten wir bisher, die vielseitigen Erscheinungsformen der pathoplastischen Krankheitsgestaltung in ein gewisses *nosologisches System* zu bringen, d. h. Regeln zu finden für die Auswirkung der Pathoplastik auf das gegenwärtige Krankheitsbild, so soll nunmehr die *Art der pathoplastisch wirksamen Faktoren* einer kurzen zusammenfassenden Betrachtung unterzogen werden.

Die verschiedensten Momente erwiesen sich als wirksam: physiologische Phasen wie Menstruation und Schwangerschaft, Anlage- und Entwicklungsstörungen (mangelhafte Pneumatisation des Felsenbeins, Schwachsinn), die verschiedensten „normalen“ (Vagotonie, Vasolabilität), halb pathologischen (Asthenie, neuropathische sowie hysterische Konstitution, Status varicosus) und voll pathologischen Varianten der Erbkonstitution (manische, depressive, schizophrene, choreatische Veranlagung), eigentliche Erbkrankheiten bzw. sog. „Konstitutionskrankheiten“ (Diabetes, Narkolepsie, diffuse Sklerose, Neurofibromatose) sowie verschiedene vorwiegend exogene Erkrankungen: vorbestehende Herzkrankheiten, verschiedenartige akute oder chronische Infektionskrankheiten (Tbc., Tabes, Typhus usw.).

Sind somit die ätiologisch-pathogenetischen Quellen und Wege pathoplastischer Krankheitsgestaltung auch deutlich geworden, so seien doch noch einige Punkte besonders herausgestellt; sie betreffen Erbkonstitution, Krankheitskombinationen und Auslösungsvorgang in ihrer Bedeutung für die pathoplastische Krankheitsgestaltung.

Die Auswirkung der *Erbkonstitution* ist besonders da überzeugend und gelegentlich überraschend, wo sie bei zwei ätiologisch verschiedenen Krankheiten zu weitgehend analogen Symptomen führt, man könnte hier — wie S. 120 erwähnt — von einer *familiären Idiosymptomatik* sprechen.

In Ergänzung mancher früherer Beispiele sollen noch die folgenden genannt werden: Die Schwester zeigt bei multipler Sklerose (Sektion) eine paranoid-halluzinatorische Psychose, der (prämorbide psychopathische) Bruder Halluzinationen bei Encephalitis (eigene Beobachtung; vgl. FR. RIEGEL). Dabei sind entsprechende Psychosen sowohl bei multipler Sklerose (etwa 1%, CURTIUS 1939) wie bei Encephalitis (H. STECK 1931) sehr selten. Typisch generalisierte epileptische Anfälle treten auf bei dem einen taboparalytischen Bruder nach seiner ersten therapeutischen Malariazacke, beim anderen nach Kopfschuß (CURTIUS, SCHLOTTER und SCHOLZ 1938). Daß nach letzterem nur ein kleiner Teil der Verwundeten epileptisch reagiert, ist bekannt.

Weniger überraschend, aber doch noch bemerkenswert genug, sind Fälle von *Idiosymptomatik bei ätiologisch gleichartigen Familien-Erkrankungen.* In Ergänzung oben genannter Beispiele seien noch die folgenden genannt: Mutter und Sohn zeigen eine gleich lokalisierte lupoide Syphilis (SCHOCH); bei erblicher Psoriasis kann die Lues ein papulosquamöses Exanthem bilden (BAUER u. VOGL 1931). Das sind alles Bestätigungen des Erfahrungssatzes von PARACELSUS (cit. nach KÖNIGSTEIN u. WERTHEIM): „Die Syphilis nimmt bei jedem Menschen den Charakter derjenigen Krankheit an, zu der er durch Erblichkeit und andere prädisponierende Momente neigt.“ Wie in den Frühstadien zeigt sich dies Phänomen auch in den Spätstadien der Syphilis: Bei der klinischen und genealogischen Untersuchung von 10 Kranken mit Tabes juvenilis (CURTIUS u. SCHLOTTER 1934) zeigte nur einer fehlende Pupillen-Symptome: 2 Schwestern mit rudimentärer Tabes juvenilis; der an Taboparalyse verstorbene Vater sowie die Mutter mit wahrscheinlicher Lues cerebri ließen ebenfalls

Pupillensymptome vermissen. Ein einziger weiblicher der 10 Tabes juvenilis-Probanden hatte eine Opticus-Atrophie; 2 Schwestern zeigten das gleiche Symptom neben luischer Chorioretinitis, die eine derselben hat außerdem eine juvenile Taboparalyse. — 3 der 10 juvenilen Tabiker waren schwachsinnig. Von 21 Gesamtgeschwistern der 10 Probanden waren 5 ebenfalls schwachsinnig, gehörten aber sämtlich zu den Familien der schwachsinnigen Probanden. Dem entsprachen auch die weiteren genealogischen Befunde. Diese Zahlen zeigen die *überwiegende Bedeutung der individuellen Erbkonstitution für die Entstehung verschiedener Symptome der juvenilen Tabes*, insbesondere auch des Schwachsinns. Hier könnte eingewandt werden, es sei doch viel näherliegend, den komplizierenden Schwachsinn auf die Lues congenita zurückzuführen. Dem widersprechen aber die Tatsachen. Nach den Befunden von STREICHER, KELLNER, CLEMENS, BRÜCKNER u. RAUTENBERG, HÜBNER, SPITZER, PLAUT, HECKER, PLEGER, JUDA, BRUGGER (1939) spielt die Lues congenita unter den Ursachen des angeborenen Schwachsinns nur eine sehr geringe Rolle.

Dies letztgenannte Beispiel zeigt wiederum mit aller Deutlichkeit, *daß man mit unikausalen Kurzschlüssen meist nicht weiterkommt*, daß vielmehr der vorliegende Gesamtkomplex „*der*" „Krankheit" häufig etwas Zusammengesetztes darstellt und weiterhin, daß die erbliche, prämorbide Konstitution eine maßgebende Bedeutung für die pathoplastische Gestaltung des konkreten Krankheitsbildes besitzt.

In der vorstehenden Beispielsammlung zur pathoplastischen Krankheitsgestaltung waren verschiedene Fälle von *Krankheitskombinationen* enthalten wie Diabetes bei Myokardinfarkt bzw. Tbc, Syphilis bei Tbc, Neurofibromatose bei Epidermolysis, Narkolepsie bei multipler Sklerose, Herzkrankheiten bei endogenen Psychosen, Tabes bei Ulcusleiden (bzw. Appendicitis bzw. Postencephalitis), Urticaria bei Erysipel. Es gibt aber auch indifferente Krankheitskombinationen, wie die von Diabetes und Perniciosa (BECKERT 1940). Es wäre eine wichtige Aufgabe weiterer planmäßiger individualpathologischer Forschung, möglichst viele Krankheitspaare auf diese Frage zu untersuchen. Zweifellos würden dabei wesentliche pathogenetische und therapeutische Ergebnisse gezeitigt werden wie bei der für die Nebennierentherapie bahnbrechenden Entdeckung HENCHs (vgl. S. 183), bzw. WAGNER-JAUREGGs Malariatherapie, welche die bis dahin hoffnungslose Paralyse zu einer Erkrankung mit relativ hohen Heilungsaussichten gemacht hat.

Im Sinne unserer früheren Feststellungen begegnen wir auch in den folgenden Beispielen wiederum der *Abschwächung bzw. Auslöschung* auf der einen, der Summation, Potenzierung, Aktivierung bzw. Auslösung auf der anderen Seite.

Abschwächung bzw. Auslöschung von Symptomen durch Krankheitskombinationen liegt z. B. vor, wenn eine jahrzehntelang bestehende Migräne durch Hinzutreten einer multiplen Sklerose (CURSCHMANN 1916) bzw. einer Knochentuberkulose (M. GERSON) bzw. einer beginnenden Niereninsuffizienz (VOLHARD) oder wenn eine erbliche paroxysmale Tachykardie mit den ersten manifesten Symptomen einer Tabes verschwindet (RYWKIN 1935), wenn sich Infektionsfieber, insbesondere bei Diphtherie, Pneumonie, Pockenimpfung sehr günstig auf den Pertussis-Krampfhusten auswirkt (STICKER 1896, daselbst weiteres Schrifttum). Dem entsprach nach STICKER schon die alte Erfahrung des Hippokrates: Spasmos febris interveniens acuta solvit. Bei H. WEBERs (1921) Patientin kam es gleichzeitig mit der Besserung eines M. Basedow zum Verschwinden einer schweren typischen Bronchitis fibrinosa. An unserer Klinik hatten wir Gelegenheit zu einer ganz ungewöhnlichen und lehrreichen Beobachtung, die von H.-E. SEHNERT (1954) eingehend klinisch und biochemisch analysiert wurde: der interkurrenten Hepatitis eines 39jährigen Kupferschmieds mit dem schon an sich sehr seltenen Krankheitsbild der essentiellen Hypoproteinämie. Im Gegensatz zu dem sonstigen Verhalten bei Hepatitis stieg das Gesamteiweiß des Blutes von 4,2—5,1 g-$^0/_0$ *vor* der Hepatitis, auf maximal 6,7 während der Hepatitis, d. h. auf Werte, die früher durch Plasmainfusionen nicht erreicht worden waren: gleichzeitig verloren sich die Unterschenkelödeme vollständig. Bei Nachuntersuchungen, 6 Wochen bzw. $4^1/_2$ Monate nach Entlassung, wiederum 5,1; 5 Jahre danach 4,3. SEHNERT erblickt in diesem „paradoxen“ Eiweißanstieg eine regulatorische Maßnahme des Organismus zur Aufrechterhaltung des kolloidosmotischen Drucks. Unseres Wissens ist hier erstmals bei einem Menschen mit essentieller Hypoproteinämie der Bluteiweißspiegel vor, während und nach einer interkurrenten Erkrankung verfolgt worden. Es handelt sich gewissermaßen um das Modell eines natürlichen biochemischen Experiments unter dem Gesichtspunkt der individuellen, pathoplastischen Krankheitsgestaltung.

Verwandt sind die pathoplastischen Interferenzerscheinungen, wenn sich *endogene physiologische bzw. pathologische Prozesse und Phasen* auf eine Krankheit auswirken: Verschwinden sämtlicher Basedow-Symptome im Verlauf einer Gravidität (2 Fälle von G. TOMSON 1928) bzw. positive wie negative Beeinflussung von Dermatosen durch die Menstruation. Wie man der folgenden Tabelle SCHÖLZKEs entnehmen kann, ist ein solcher Zusammenhang recht häufig (Tab. 2).

Tabelle 2. *Beeinflussung verschiedener Dermatosen durch die Menstruation (nach* SCHÖLZKE*).*

	n	Beeinflussung			
		ø	+	gebessert	verschlechtert
Geringgradige Acne	58	41	17	2	15
Ausgeprägte Acne	49	25	24	9	15
Psoriasis	5	4	1	—	1
Chron. Ekzem	5	4	1	—	1
Spätexsudat. Ekzematoid	3	3	—	—	—
Urticaria	2	—	2	—	2
Ausgedehntes seborrh. Ekzem	1	—	1	—	1
Zusammen	123	77	46	11	35

Nach JOH. LANGE (1932) verschwindet zuweilen der Diabetes beim Ausbruch einer Melancholie, um nach ihrem Abklingen erneut in Erscheinung zu treten. Schließlich wird naturgemäß auch häufig eine künstliche indirekt *therapeutisch erzielte Symptomabschwächung* erzielt: so in der Eigenbeobachtung, daß ein Diabetes erst nach Beeinflussung der bestehenden Thyreotoxikose saniert werden konnte (S. 372). Ich nenne neben dem internistischen nur noch zwei chirurgische Beispiele: bei einem Kranken HAIMs (1907) kam es nach Resektion eines Oberkiefersarkoms zum Rückgang eines seit 3 Jahren bestehenden Morbus Basedow, wie der Autor vermutet, vielleicht infolge der Unterbindung der Carotis communis. Nach H. DIBOLD (1933) entwickelt sich beim magenresezierten Diabetiker im Gegensatz zum gewöhnlichen Resezierten auf Kohlehydratzufuhr keine Hyperglykämie.

Symtomverstärkung infolge Krankheitskombinationen kann sich als *Summationseffekt* erweisen wie bei der Entwicklung schwerer Retina-Veränderungen bei Diabetes. Sie beruht offenbar auf dem Zusammentreffen einer wohl meist prämorbide bestehenden Hypertension bzw. Arteriosklerose und des Diabetes, wie früher u. a. v. DOMARUS und neuerdings auf Grund planmäßiger Untersuchungen APPEL (1950) festgestellt haben. *Aktivierungserscheinungen* durch hinzutretende Erkrankungen sind jedem Arzt bekannt. Ich glaube, daß eine systematische Sammlung weiterer gründlicher Beobachtungen zu wichtigen Ergebnissen führen und wahrscheinlich auch neue experimentelle Untersuchungen auslösen wird. Hierher gehören beispielsweise Aktivierung der kindlichen Tbc (mit gelegentlicher Entstehung einer Meningitis) durch Varizellen (SCHWENK 1930), Aktivierung einer bis dahin latenten Erwachsenen-Tbc durch Bronchialasthma (LUEG 1921).

Zwischen Aktivierung und *Auslösung* eines Krankheitsprozesses bestehen fließende Übergänge. Ich nenne die Auslösung einer akuten Myeloblasten-Ausschwemmung durch interkurrenten Zoster bei chronischer Myelose (A. FRANK 1948), von stenokardischen Anfällen durch Gallenkoliken, was v. ZIMMERMANN-MEINZINGEN 21 mal bei 26 Kombinationsfällen beobachtet haben will, von erblichem, bisher noch nicht manifestem Bronchialasthma durch Keuchhusten (JUL. BAUER 1921) bzw. Pneumonie (vgl. unsere Kranke Auguste Re., S. 214), von Coma diabeticum durch Fieber (FORSGREN 1935), von Tetanie durch die Gallenkolik einer Psychopathin (GRAUL 1915), von Verblutungstod infolge interkurrenter Infektionskrankheiten bei der erblichen „konstitutionellen Thrombopathie“ (v. WILLEBRANDT u.

Jürgens 1933), von Trigeminus-Neuralgie durch Impfmalaria bei einer deshalb Suicid begehenden Paralytikerin (Scheller), der ersten Hirntumor-Symptome durch nephritische Störung des Wasser- und Salzhaushaltes (Goldstein u. Cohn), von tödlicher Blutung aus dem Rückenmarksangiom einer 30jährigen Frau durch die Menstruation; bemerkenswert ist die Angabe, daß die Kranke seit einigen Jahren menstruelle Paraesthesien der Arme und Beine hatte (Pappenheim 1938). Naegeli (1927) macht darauf aufmerksam, daß viele wesentlich erbbedingten Krankheiten zu ihrer Manifestation obligater Auslösungsfaktoren bedürften, beispielsweise die hämolytische Anämie bei Mikrocytose, die unter Umständen jahrzehntelang erscheinungsfrei bleibt, wenn nicht septische Infektionen eine starke Hyperaktivität des reticuloendothelialen Apparates veranlassen.

3. Zur Ätiologie und Pathogenese pathoplastischer Erscheinungen

Wie bei jeder wissenschaftlichen Aufklärung krankhafter Vorgänge werden wir zunächst versuchen, mittels *morphologischer Befunde* tiefer einzudringen. Aus den verschiedensten Gebieten der pathologischen Anatomie lassen sich nun pathoplastische Erscheinungen nachweisen, die meist dadurch zustande kommen, daß die typische Anordnung und Gestaltung eines Prozesses durch anderweitige vorbestehende Erkrankungen abgewandelt wird. So fand Schmorl (1926) den Femur eines an Choledochus-Krebs Verstorbenen nur in denjenigen Abschnitten stark ikterisch, wo eine zusätzliche Ostitis fibrosa bestand (was er auf den Gefäß- und Zellreichtum des Marks zurückführt, welches deshalb die Gallenfarbstoffe besonders intensiv zu speichern vermag), die nicht ostitischen Knochenteile waren dagegen ungefärbt. Fahr (1944) konnte zeigen, daß schulgemäß hämatogene Nierenerkrankungen, wie Glomerulonephritis und maligne Nephrosklerose, einseitig auftreten können, wenn das für ihre Entstehung verantwortliche Gift auf der anderen Seite durch Drosselung der Blutzufuhr oder Hemmung der Funktion (z. B. infolge hydronephrotischer Atrophie) an der Ausscheidung gehindert wird. Er verweist auf entsprechende tierexperimentelle Befunde von Sarre und Wirtz (1942), die eine einseitige Masugi-Nephritis durch intermittierende Unterbrechung der Blutzufuhr einer Niere hervorrufen konnten.

Spielmeyer hat gezeigt, daß die Entwicklung der typischen polysklerotischen Gliareaktion weitgehend abhängig ist von der Örtlichkeit des sklerotischen Herdes. Derselbe kann aber nicht nur quantitative, sondern auch qualitative Abwandlungen erfahren. So beobachtet man statt der Sklerose Erweichung bei endarteriitischen Prozessen (Rosenfeld), desgleichen bei Arteriosklerose (Taga), Thrombose (Lhermitte u. Guccione), Gefäßzerreißung (Borst 1897), Traumen (Marburg 1906), wie Wohlwill zusammenfassend dargetan hat.

Weitere anatomische Beobachtungen zur Pathoplastikfrage können schon als *experimentelle Belege* zu unserem Problem bewertet werden. So zeigte z. B. Letterer (1948), daß die Urethan-Behandlung als Nebenwirkung eine Schwächung der leukocytären Abwehr hervorruft, die zu „agranulocytären“ Pneumonien mit Überwuchern ubiquitärer Erreger und tödlichem Ausgang führen kann. Mikroskopisch äußert sich dies in einem aleukocytären Bilde sowie einer übermäßigen Ansammlung von Erregern in den Alveolen. Haring u. Mitarb. fanden die Virushepatitis einer milzlosen Kranken „besonders schwer und langwierig ... Die zugrundeliegende chronische essentielle Thrombopenie zeigte nur milde Erscheinungen“. Der besonders schwere Typhusverlauf Milzloser ist bekannt (Schönlebe).

Daß *schwere Ernährungsstörungen* analog chemischen Vergiftungen die Allgemeinresistenz und Giftempfindlichkeit zu beeinträchtigen pflegen, ist eine allgemeinpathologische Grundtatsache. Statt Hunderter von Fällen nur ein Beispiel: Kochgürtel sah bei Verhungernden schwere Allgemeinintoxikationen nach Homatropineinträufelung ins Auge, während zahlreiche andere, normal Ernährte, verschont blieben. Grundsätzlich gleichsinnig und für unsere Überlegungen besonders wichtig ist die Abänderung der Reaktionslage durch endogene Stoffwechselverschiebung; es wird beispielsweise berichtet, daß bei Diabetikern eine Abwandlung der Adrenalinwirkung vorkomme (KYLIN 1924). Auch die erhöhte Giftempfindlichkeit (z. B. auf Novocain) nach früheren Hirnerkrankungen (STORM VAN LEEUWEN) gehört hierher.

Es dürfte sich hier wie in zahlreichen anderen analogen Fällen um Vorgänge handeln, die K. APITZ bei seinen experimentellen Studien der Endothelumstimmung gefunden hat: „Öffnung der Zellen für Reize und Schäden, welche zuvor keine sichtbaren Änderungen oder wirksamen Reaktionen hervorzurufen vermochten. Nicht das Gegenwirken, sondern das Erleiden der Gewebe ist in erster Linie abgeändert und damit allerdings sekundär auch die Reizschwelle so erniedrigt, daß eine Gegenwehr bei Infektionen schneller und wirksamer entfaltet werden kann".

Auf tierexperimentellem Wege haben ARONSON u. MERANZE die *pathoplastische Abwandlung eines Krankheitsbildes mit Hilfe der Doppelinfektion* studiert. Sie fanden bei subcutan mit bovinen Tuberkelbacillen infizierten Kaninchen, denen zusätzlich intratesticulär eine Hoden-Emulsion luischer Kaninchen beigebracht worden war, folgende Veränderungen: intensive, breite, ödematöse Gewebsdurchtränkung, „Schnell-Infiltration" der multiplen, herdförmig begrenzten und regelmäßig pericapillär angeordneten Herde. Dieselben glichen eher luischen Granulomen als tuberkulösen Herden. Bei den nur mit Tuberkulose infizierten Kontrolltieren bestanden dagegen nur einzelne, diffus sich ausbreitende Herde ohne besondere Gefäßbindung; sie enthielten mehr Epitheloidzellen als bei den erstgenannten Tieren. Hier sei an die vorerwähnte gefährliche Potenzierung von Tbc durch Lues erinnert.

Diese experimentelle Umwandlung der Infektionsbeantwortung ist zweifellos wesentlich in *humoral-serologischen Veränderungen* begründet. Solche liegen weiterhin vor bei der oben geschilderten Verstärkung der Tuberkulin-Reaktion durch die verschiedensten Modifikationsfaktoren (S. 182) und bei der ebenfalls unspezifischen Aktivierung der Typhus-Agglutinine durch interkurrente Infektionen, Proteinkörpertherapie usw. Wirken in diesen Fällen Umweltfaktoren auf das humorale System ein, so kann selbstverständlich auch die *Erbkonstitution* für die *individuelle Abwandlung serologischer Reaktionen* höchst bedeutungsvoll sein. Nach WENDLBERGER, WETHMAR, MÜLLER, SOMOGYI, ANGYAL (zit. nach v. WAGNER-JAUREGG 1936) ist die Inkubationszeit bei der Malaria-Impfung kürzer bei stimmigen, länger bei unstimmigen Blutgruppen. Aber auch bei den übrigen Auswirkungen der Malaria-Therapie ist der individuelle Faktor „von ausschlaggebender Bedeutung" (v. WAGNER-JAUREGG).

Neben pathologisch-anatomischen und serologischen sind auch *chemische und physikalische Faktoren* für die Analyse pathoplastischer Vorgänge bedeutungsvoll. So konnte FRISCH in eleganten Untersuchungen und Überlegungen die anfallvermindernde Rolle von Infektionsfieber, Gewebseinschmelzung und kachektischen Zuständen beim Epileptiker verständlich machen. All den genannten Zuständen ist nämlich eine Vermehrung des Zellzerfalls und damit des Abbaus von Körpereiweiß gemeinsam. Es kommt so zu einer Hypoproteinämie mit relativer Globulinvermehrung. Hierdurch wird der beim Epileptiker gewöhnlichen Hyperproteinämie mit relativer Albuminvermehrung entgegengearbeitet, was sich besonders auf die Anfallsneigung auswirkt. In besonderen Versuchen konnte FRISCH nämlich tierexperimentell zeigen, daß die Krampfneigung des Gehirns mit künstlicher Globulinvermehrung (durch Hungerkuren oder Ricin-Behandlung) erheblich abnimmt. Werden auch regelmäßige Abweichungen des Bluteiweißbildes beim Epileptiker geleugnet (WUHRMANN u. WUNDERLY), so scheinen die Untersuchungen FRISCHs doch mindestens heuristisch bedeutungsvoll.

Höchstwahrscheinlich beruhen zahlreiche pathoplastische Wirkungen von Krankheiten, besonders Infektionskrankheiten, auf derartigen *biochemischen Vorgängen*, beispielsweise die von U. v. EULER festgestellte Hyperadrenalinämie des Fiebernden, die FORSGREN (1935) zur Erklärung der Besonderheiten von Insulintoleranz bzw. Insulinbedarf beim Diabetes febriler Tuberkulöser heranziehen möchte.

Schließlich noch zwei Beispiele für die *pathoplastische Wirkung physikalischer Faktoren.* NIENDORF (1933) beobachtete bei zwei Kindern die scharf begrenzte Aussparung eines Scharlachexanthems im Bereich sonnengebräunter Haut und vermutet, daß die Haut durch die Einwirkung der Sonnenstrahlen in eine günstige Reaktionslage, eine positive Anergie geraten sei. Ganz entsprechend ist die Beobachtung von PERUTZ: der Bereich einer mit Thermophor behandelten Hautstelle blieb beim Ausbruch eines syphilitischen Exanthems ausgespart.

Überblicken wir diesen Abschnitt sowie auch die nach klinischen und ätiologischen Gesichtspunkten gewählten Beispiele pathoplastischer Krankheitsabwandlung, so zeigten sich uns die mannigfaltigsten Orte, Wege und Vorgänge als wirksam.

Wie in der sonstigen Pathologie sind auch bei der Entstehung pathoplastischer Erscheinungen Funktionszustand von Gefäß- und Nervensystem sowie biochemisches Verhalten von entscheidender Bedeutung. So begegneten uns verminderte bzw. gesteigerte Durchblutung, Modifikationen in der Erregbarkeit des zentralen und peripheren Nervensystems, Veränderungen im Biochemismus, sei es durch interkurrente Erkrankungen oder durch zellschädigende und damit die Abwehrleistung herabsetzende Gifte oder auch durch physikalische Einwirkung (Wärme, Sonnenlicht) u. a. mehr als Ursachen pathoplastischer Abwandlung des typischen Krankheitsbildes. Ferner waren anatomische Momente wie anlagemäßige bzw. durch Krankheiten bedingte Abwandlungen des Gewebsaufbaus oder wechselnde Lokalisation des pathologischen Prozesses bedeutungsvoll.

Kasuistische Beispiele (Pathoplastik)

I. Pathoplastische Färbung des ganzen Krankheitsbildes

		Seite
1. Gg. Ha.	Erbl. *M. Ménière bei Vagotonie.* Anfall ausgelöst durch Zoster, der überdeckt wird durch den Ménière	192
2. Hans Vi.	*„Pneumonoide“ Lungentuberkulose* bei Diabetes	192
3. Anneliese Ü.	*Glomerulonephr.* + *gutartiger Typhus:* † an Urämie	194
4. Ulrike Wu.	Tbc ⇆ Diabetes. *Wechselseitige Verschlechterung*	194
5. Clara Fa.	Lat. *Diabetes dekompensiert durch Pyämie.* Koma überdeckt durch Niereninsuffizienz. Beide gemeinsam täuschen Apoplexie vor	194
6. Jul. Schn.	*Darmbrand überdeckt durch Coma diab.* Dieses durch jenen ausgelöst	194
7. Else Wa.	*Typhus-Tod* infolge starker *Fettsucht*	195
8. Wilh. La.	*Überdeckung* von Coronarsklerose bzw. *Infarkt durch Hirnarteriosklerose,* die zu individuum-spezifischem psychiatr. Syndrom führt	195
9. Franz M.		195
10. Anton Neu.		195
11. Hrch. Ba.	*Akute Polyarthritis* + *Pankarditis:* † wegen Diabetes + Fettsucht	196
12. Vera Ma.	*Larvierte Unterlappen-Pneumonie* bei epileptischer Demenz	196
13. Christ. Kü.	Durch schwere Erbpsychopathie *Abwandlung des Meningitis-Bildes* bis zu (fast tödlicher) Fehldiagnose	196
14. Gg. Mü.	*Hochakuter Infekt beherrscht von symptomatischer Psychose*	198
15. Friedr. Mü.	Ungewöhnlich *lang anhaltende Barbitursäure-Intoxikation* bei Psychopathie	199
16. Hildeg. B.	*„Initialdelir“ bei Typhus* führt zunächst zur Annahme von Hebephrenie	199
17. Ruth Ka.	*Katatones Bild* (bei entspr. Erbbelastung) *beherrscht Typhus* und ist wohl wesentlich mitbestimmend für letalen Ausgang	200
18. Ingeliese Lei.	Langanhaltendes *symptomatisches Delir bei Erysipel.* Schwere schizophrene Erbbelastung	200
19. Alma Kr.	Schwere *Cerebralsklerose* mit zeitweise *stark depressiver* Färbung bei entsprechender Erbdisposition	201

20. Karl-Friedr. Ri. *Schwere allgemeine Arteriosklerose. Psychogen wirkendes* Zustandsbild (neuropathische Konstitution). † an multiplen Hirnerweichungen 201
21. Karl Sa. *Schwerster hypoglykämischer Schock auf kleine Insulingaben* bei allgemeiner Kachexie 202
22. Anna Ma. *Schwerer posthepatitischer Leberschaden*, starke Gesamtschädigung, Resistenzschwäche, allgemeine Sepsis im Verlauf einer Pneumonie. † 203
23. Hrch. Gr. *Auffallend schwerer*, zeitweise bedrohlicher *Verlauf von Feldfieber* bei vorbestehender agastrischer Anämie und eigenartiger erblicher Pigmentanomalie 203
24. Magda Lü. *Tödlicher Verlauf eines* an sich *prognostisch günstigen Herzinfarktes* infolge Wiederaufflackern einer depressiv-hypochondrisch-paranoiden Psychose 204
25. Franz La. *Typenwandel der* vorher makrocytären perniciösen in eine mikrocytäre sekundäre *Anämie durch Ca.* ventriculi 204
26. Hrch. Tee. Ungewöhnlich schwerer, *lebensbedrohender Hepatitis-Verlauf bei Perniciosa* 205
27. Erna Ham. Paraproteinose. Erbl. Status varicosus. Erbl. Thrombopenie. Infolge dieser Konstellation bedrohliche *hämorrhagische Diathese* 205
28. Martha Oh. Psychopathische Frau mit *Anorexie* erwirbt nach *Tbc-Infektion* besonders schwere Kachexie 206

1. Gg. Ha. 22jähriger Student. Besucht die Nerven-Poliklinik wegen eines heftigen akuten, seit 2 Tagen bestehenden Ménière-Anfalls. Sonst keinerlei Klagen. Wird erst vom Untersucher auf einen typischen frischen Zoster im Gebiet von D8—D12 links aufmerksam gemacht! In diesem Gebiet auch gürtelförmige Hyperaesthesie. Bradykardie (50—60). EKG: hohe T-Zacken (Vagotonie). Erster Ménière-Anfall mit 13 J. Anfälle (die zunächst etwa halbjährig auftreten) stets sehr schwer. Muß 2 Tage flach liegen. Letzter Anfall vor 6 Jahren. — Auch sein Bruder hat ähnliche Schwindelanfälle: Otolog. Befund: am Otaudion kleine Einschränkungen im Bereich von c3 und c4. Kaltspülung: li. Labyrinth von 12/118 sec, re. Labyrinth 10/80 sec erregbar. Warmspülung: li. Labyrinth 12/66 sec, re. Labyrinth 17/118 sec. „Es besteht also eine ausgesprochene und ganz typische Differenz, die durchaus in das Bild der Ménièreschen Anfälle paßt.“ (HNO-Ohrenpoliklinik Freiburg i. B.)

Beurteilung. Erblicher Morb. Ménière bei *Vagotonie.* Akuter Anfall (nach 6jähriger Pause) *ausgelöst durch* akute *Zoster-Eruption.* Die letztere wird für den Kranken ganz *überdeckt durch* den *Ménière-Anfall.*

2. Hans Vi. geb. 1929. Bei dem leptosomen, infantil wirkenden Pat. besteht seit dem 7. Lebensjahr ein schwerer Diabetes. Herbst 1948 Einstellung in unserer Klinik. Bei 2059 Cal. und 300 KH mit 80 E Altinsulin Blutzucker zw. 150 und 400 mg-% und Glykosurie von 20—30 g.

16. 1. 49 Frösteln und Unwohlsein. 20. 1. 49 Schüttelfrost, Fieber, Husten, Stechen li. Brustseite. 23. 1. 49 erneute Aufnahme. Physikal. und röntgenolog. Befund einer typischen Unterlappen-Pneumonie li. mit mäßigem Erguß. Leuko 14600. Temp. 40°, fällt nach 4 Tagen auf Eleudron zur Norm. Trotzdem Vergrößerung des Infiltrats. 7. 3.—1. 5. 49 erneutes intermittierendes Fieber bis 40°, nur vorübergehend auf Sulfonamide bzw. Penicillin reagierend. Tomographisch keine Einschmelzung. Nach Entfieberung guter App. (insges. Zunahme von 9,4 kg). 11. 8. 49 Rö.: mehrere größere Einschmelzungsherde in dem noch immer dicht infiltrierten li. Unterlappen. Gegenüber früher jetzt mehrmals Tbc-Bacillen im Sputum. Entlassung im guten AZ. Zustand des KH-Stoffwechsels wie vor der Lungenerkrankung.

Nachuntersuchung 1953: Wohlbefinden bei Bauch-Pneu., Insulin- und Diät-Behandlung. Temp. und SR normal. Rö.: nur noch geringe Restschatten im li. Unterlappen.

N. U. Herbst 1958. Wohlbefinden. Guter EZ. S. R. 4/10.

Beurteilung. „Pneumonoide“ Form der Lungen-Tbc bei Diabetes (Delijannis, vgl. oben S. 180).

Ob der beginnende Lungenprozeß schon tuberkulöser oder unspezifischer Art war (viell. perifokale Entzündung), kann nicht entschieden werden.

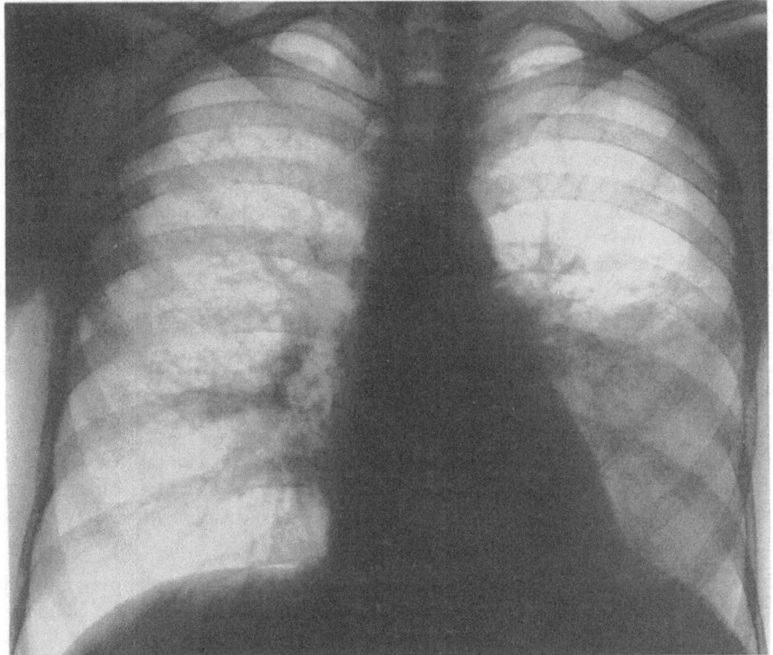

Abb. 34. Hans Vi. 19. 5. 1949. Pneumonoide Lungen-Tbc bei Diabetes (vgl. Abb. 35)

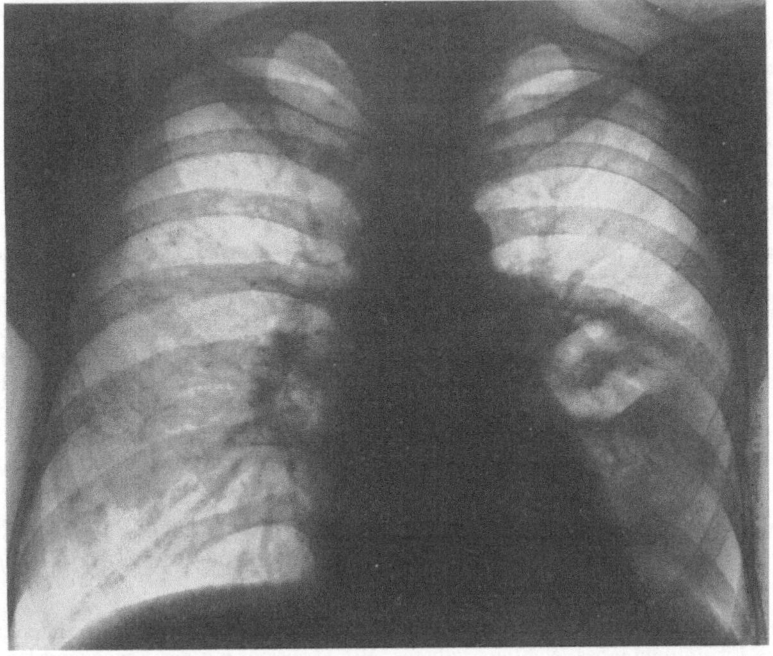

Abb. 35. Hans Vi. 22. 11. 1949. In der pneumon. Infiltration li. unten hat sich eine mandarinengroße Höhle entwickelt (vgl. Abb. 34)

3. Anneliese Ü. 37jährige Pflegerin. 13. 12. 1945 Aufnahme. Seit 3 Wochen starke Kopf- und Gliederschmerzen, Fieber, Gesichts- und Fußschwellungen. Von Vorkrankheiten nichts bekannt.

Typ. Glomerulonephritis mit leichten Ödemen, Albuminurie (um 3‰), Hämaturie, granul. Cylinder. RR 155/110. Diurese ausreichend. Spez. Gew. anfangs 1025, später Isosthenurie um 1015. Rest-N 23 mg-%. Wegen kleinlamellöser Schuppung an Rumpf und Gliedern Vermutung eines abklingenden Scharlachs mit *Nephritis*. Stets fieberfrei. Unter üblicher Therapie Besserung aller Befunde (außer Isosthenurie).

1. 1. 46 Fieber bis 40,5°, das auf Eubasin am 18. 1. verschwindet. Übelkeit, Erbrechen, Durchfälle, Kopfschmerzen. Allmähliche Entwicklung eines suburämischen bzw. urämischen Bildes mit Rest-N-Anstieg bis 288 mg-%.

Wegen relativer Bradykardie und Leukopenie wird an *Typhus* gedacht. Im Blut Ty.-Bacillen +. Trotz Therapie (Aderlässe, Infusion von physiol. NaCl-Lösung usw.) unter zunehmender Urämie 6. 2. 46 † im Lungenödem.

Sektion. Glomerulonephritis sowie starke doppelseitige eitrig-abscedierende Nephritis bei mäßiger Cystitis. Urämische Gastritis. Hirnödem. Abheilender Typhus abdominalis mit einzelnen kleinen Rest-Geschwüren des unteren Ileum. Lungenödem.

Beurteilung. Durch die Interferenz einer zunächst zu Abheilung neigenden (Scharlach ?—) *Glomerulonephritis mit* interkurrentem, an sich ebenfalls gutartig verlaufendem *Typhus* kam es zu einer gefährlichen *Verschlechterung* der Nephritis (*Urämie*, Nierenabscesse) mit tödlichem Ausgang.

4. Ulrike Wu. 49 Jahre. Mit Tbc und Diabetes belastet (4 Brüder des Vatersvater an Lungen-Tbc. †, Vater 46jährig an Diabetes †, 1 Schwester 16jährig an Lungen-Tbc. †.) Erkrankte 41jährig im Anschluß an die einzige Entbindung an Diabetes und wurde ein halbes Jahr später im Koma ins Krankenhaus gebracht. Dort gleichzeitig Feststellung einer Lungen-Tbc. Als sie erstmalig in unsere Behandlung kam, bestand Präkoma mit Blutzuckerwerten von 740 mg-% und starker Acetonurie. Rö.: exsudativ-kavernöse Lungen-Tbc. beiderseits in Ober- und Mittelfeldern. Einstellung des Diabetes sehr schwierig. Erhielt 80 E Insulin bei Blutzuckerwerten von 250 mg-% und 1100 Calorien. Später mußte die Insulindosis auf 95 E gesteigert werden. Zunehmende Verschlechterung des Lungenbefundes; bei ständiger Bacillenausscheidung Entwicklung einer Laryngitis tuberculosa. In den letzten Lebenswochen bei gleichbleibender Ernährung hypoglykämische Schocks, so daß die Insulindosis wieder erheblich gesenkt werden mußte. †. Es schien so, als wenn das finale Versagen der Glykolyse zu Senkung des Blutzuckerspiegels geführt hätte (ähnliche Beobachtung von UMBER 1927).

Beurteilung. Wechselseitige Verschlechterung von Tuberkulose und Diabetes, für die beide eine Familiendisposition besteht.

5. Clara Fa. 73 Jahre. Vor 6 Wochen wegen der Nieren behandelt. Jetzt eingewiesen als Apoplexie. Bewußtlos, keine Lähmungen. Glykosurie, Acetonurie. St. Hyperglykämie (über 800 mg-%). Kreislauf labil. Völlige, anhaltende Sanierung des KH-Stoffwechsels unter hohen Insulingaben. Bleibt aber bewußtlos, läßt unter sich. Geringe Albuminurie. Sed. reichlich Leukocyten, Bakterien. Rest-N 95 mg-%, später 114 mg-%. Blutbild o. B. SR 35/67. Annahme, daß neben dem Diabetes eine Nierenaffektion besteht. Im Katheterharn Konzentration (bis 1020) und Verdünnung (bis 1009) mäßig eingeschränkt. Nach re.-seitigem Krampfanfall (Urämie ?) Exitus. *Sektion.* Mehrere Nierenabscesse bds., li. nur noch wenig intaktes Parenchym. Doppelseitige eitrige Otitis media. Ältere endokarditische Auflagerungen der Mitralis.

Beurteilung. Latenter Diabetes wird *durch Pyämie* (Otitis media → Nierenabscesse) *dekompensiert.* Das *Coma* diabeticum *überdeckt* die *Niereninsuffizienz. Beide gemeinsam täuschen Apoplexie vor.*

6. Jul. Schn. 51 Jahre. Vater und ein Bruder zuckerkrank. 38jährig im Krankenhaus rein diätetische Einstellung eines leichten Diabetes. Mit Verbesserung der Ernährungslage (1948) allmähliche Verschlechterung des Befindens. 12. und 14. 10. 49 Festgelage des Feuerwehrvereins.

15. 10. Einweisung in präkomatösem Zustand: Glykosurie, Acetonurie. BlZ. 800 mg-% (Crecelius). Leib weich, ohne Druckschmerz. Temp. maxim. 37,4°. Leuko 26200. 24% Stabkernige. Trotz großer Insulinmengen, wiederholter Tr. Z.-Na Cl-Infusionen und energischer Kreislauftherapie zunehmende Verschlechterung: wird benommen; die von Beginn an bedrohlichen Zeichen von Kreislaufschwäche (kalte, feuchte Extremitäten) nehmen zu. Dabei leichter Rückgang der Hyperglykämie. Nach wenigen Stunden †.

Sektion. Schwerer subakuter *Darmbrand* mit ausgedehnter zusammenhängender Schleimhautnekrose des mittleren und unteren Jejunums mit kleinen Geschwüren. Hämorrhagisches Wandödem, geringe frische, umschriebene Peritonitis. Ältere umschriebene Schleimhautnekrosen und vernarbende Geschwüre des oberen Ileums. Bandförmige Atrophie und starke Lipomatose des Pankreas.

Beurteilung. Stoffwechselzusammenbruch mit *Koma bei leichtem Diabetes infolge* subakuten *Darmbrandes.* Die Symptome des letzteren werden durch das Koma überdeckt. Tod infolge Summation der toxischen Kreislaufwirkung beider Erkrankungen.

7. Else Wa. 45 Jahre. Seit 4 Wochen krank: Fieber, Kopfschmerzen, zunehmende Schwäche, später Schwerhörigkeit. — Seit Jahren Gewicht um 2 Zentner bei Körpergröße von 160 cm, Brustumfang 109, Bauchumfang 139. Klinisch, bakteriologisch und serologisch typischer *Typhus* (bestätigt durch Sektion). Schon bei Aufnahme schweres Krankheitsbild: Cyanose, Dyspnoe, st. Meteorismus. Trotz intensiver Kreislauftherapie usw. nach 16tägiger Behandlung †.

Beurteilung. Tödlicher Ausgang eines *Typhus bei starker Fettsucht* mit dadurch bedingter Kreislaufbelastung. Die üble prognostische Bedeutung der Fettsucht konnten Curtius u. Kärst bei ihren konstitutionspathologischen Typhusstudien belegen: von 172 Typhuskranken waren 10 (1948!) übergewichtig; 9 derselben machten einen schweren Verlauf durch (4 †). Von den Untergewichtigen zeigten dagegen nur 22,1% und von den Normalgewichtigen nur 29,4% schwere Verläufe.

8. Wilh. La. 68jähriger Kaufmann. Einweisung wegen neuerlich stark zunehmender anginöser Beschwerden mit starker Unruhe. Deshalb schon länger Mo-Behandlung.

Ziemlich erregter, mäßig depressiver, abgemagerter Pykniker. Etwas li.-betontes Herz, Aorta elongiert. Periphere Arteriosklerose. RR anfangs um 200/120, später um 150/100. Keine Stauungszeichen. EKG Wilsonblock. Nachts sehr erregt und ängstlich. Klingelt häufig und erzählt der Schwester unter Tränen von seinem verfehlten Leben. Intellektuell keine wesentlichen Ausfälle. Unter Kreislauf- (insbesondere Strophanthin-) und sedativer Behandlung (aber ohne Mo!) zunehmende Besserung: völliges Verschwinden der anginösen Beschwerden, wesentliche Besserung des Schlafs, der Stimmung, des Appetits. Geht spazieren.

Beurteilung. Vgl. Nr. 10.

9. Franz M. 63jähriger Straßenhändler. Seit 1—2 Jahren anginöse Beschwerden und Atemnot. Vor 2 Jahren zwei leichte Schlaganfälle mit Sprachstörung. Jetzt nachts starker Anfall von Atemnot mit Orthopnoe und heftigen Herzschmerzen mit Ausstrahlen in li. Schulter. Temp. normal. SR 57/68. Herzdilat. nach li. RR anfangs 165/100. Starke periphere Arteriosklerose. EKG: typischer Vorderwand-Infarkt in Extremit.- und Brustwandableitung.

An den beiden ersten Kliniktagen zwei weitere schwere anginöse Anfälle mit RR-Anstieg von 135/80 auf 230/140. Akt. zeitweise arrhythmisch. Geringe Albuminurie. *Psychisch* auffällig: vielgeschäftige Unruhe, erzählt lustige Geschichtchen, dann wieder grundlos niedergeschlagen und weinerlich. Paranoide Beeinträchtigungsideen gegenüber Mitpatienten. Nachts starke Unruhe, steht auf, geht umher. Intelligenz kaum gestört. — Therap. große Aderlässe, Diät, Hauffesche Armbäder, Strophanthin. Verschwinden der anginösen Anfälle, psychisch wesentlich ruhiger. Bei gutem AZ auf dringenden Wunsch entlassen.

Beurteilung. Vgl. Nr. 10.

10. Anton Neu. 62jährig. Vor 2 Jahren Grenzstrangop. wegen arteriosklerot. Dysbasie. Seit einigen Monaten zunehmend starke anginöse Beschwerden, besonders auf Kälte. Seit 3 Tagen Dauerschmerz mit Luftknappheit.

Temp. um 38. SR ansteigend bis 49/74. Leuko 16000. RR 110/180. Zeitweise perikard. Reiben. EKG: nicht ganz frischer Hinterwandinfarkt, später Vorhofflattern bzw. Flimmern. Großes Herz. Örtlich und zeitlich desorientiert, unruhig. Stört Mitpatienten. Übliche Behandlung einschließlich Strophanthin. Wesentlich gebessert entlassen. Psychose verschwunden.

Beurteilung. Von Nr. 8—10.

Starke Überdeckung des *coronarsklerotischen bzw. Infarktbildes* durch die bestehende und prozeßhaft verschlimmerte *Hirnarteriosklerose*, die — wahrscheinlich bei entsprechender Erbdisposition, vgl. S. 43, 179 — zu depressiven (Nr. 8) bzw. manisch-depressiven (Nr. 9) bzw. allgemeincerebralen Syndromen führt. Die Berücksichtigung des Gesamtbildes ist therapeutisch wichtig. So war z. B. bei Fall 10 die sedative Behandlung unwirksam. Erst auf zusätzliche planmäßige Kreislauf-Behandlung erfolgte entscheidende Besserung.

Alle 3 Kranken zeigen neben der coronaren und cerebralen auch periphere Arteriosklerose. Es besteht demnach stets eine typische *Systemkrankheit*, die jedoch je nach Organlokalisation und prämorbidem Zustand zu ganz verschiedenen klinischen Bildern führen kann.

11. Hrch. Ba. 36jähriger Beamter. Vater und 2 Geschwister sehr dick. 1 Bruder † 27jährig an Herzklappen- und Nierenentzündung. 1916—1918 im Felde. Nach dem Kriege öfters Angina. März 1933 nach Angina multiple schmerzhafte Gelenkschwellungen. Klinikeinweisung, Gewicht 2 Zentner, Temp bis 41°, P. 140. Bl. Z. 300 mg-% (Hagedorn). Glykosurie. Keine Ketokörper. EKG ohne gröberen Befund. Leukoc. 16800. Nach 1 Tag † an Kreislaufschwäche.

Sektion. Starke Schwellung der re. Tonsille. „In den Tonsillen, in der schwielig verdickten Kapsel chronisch entzündliche Infiltrate ohne Granulomcharakter." Herzmuskel: „Typische Gelenkrheumatismusgranulome mit kleinen Schwielen." Rekurrierende ältere Thromboendokarditis der Mitralis. Hypertrophie und Dilatation der Herzkammern. Gelenkkapseln unspezifisch entzündlich verändert. Hochgradige septische Milzschwellung (Path. Univ.-Institut Heidelberg).

Beurteilung. Akute Polyarthritis führt bei chron. recidivierender, wohl tonsillogener *Pancarditis* rheumatica (zu der eine erbliche Disposition besteht) bei erbkonstitutioneller *Fettsucht mit Diabetes* schnell *zum Tode* infolge Resistenzschwäche mit Kreislaufversagen. Die Sterblichkeit bei akuter Polyarthritis ist an sich bekanntlich sehr gering (1—4%). „Nur ganz selten nimmt eine unkomplizierte akute Polyarthritis einen tödlichen Ausgang" (Assmann 1949).

12. Vera Ma. 58 Jahre. Seit Kindheit epileptische Anfälle. Deutliche Wesensveränderung mit geringer Demenz: Geschwätzigkeit, Distanzlosigkeit bei Neigung zu Argwohn, Stimmungslabilität.

Kommt dementsprechend jetzt mit diffusen, uncharakteristischen Klagen: alle Glieder tun ihr weh, große Unruhe. Starke Druckempfindlichkeit am ganzen Körper.

Temp. 38,5°, Cyanose, mäßige Dyspnoe, keine Leukocytose, Nackensteifigkeit (SOP-Liquor o. B.). Dämpfung über re. Unterlappen mit zahlreichen fein- bis mittelbl. RG. Rö: Bronchopneumonie re. Unterlappen. Auf die übliche Behandlung Heilung, wobei auch die starke Unruhe verschwindet. In der Rekonvalescenz mehrere epileptiforme Anfälle.

Beurteilung. Larvierte Unterlappenpneumonie bei *epileptischer Demenz.*

13. Christ. Kü. geb. 1889, Schuhfabrikarbeiter. 1909—1911 aktiv. 1915—1918 im Felde. Viel arbeitslos. Im 1. Weltkrieg 1 Jahr Festung wegen versuchten Totschlags. 10 Jahre später schlug er in Erregung auf dem Kopf eines Mannes einen Aschenbecher entzwei. Mutter epileptisch; ein Bruder hat sich erhängt.

Seit etwa 20. 4. 30 heftige Kreuz- und dann auch Genick- und Kopfschmerzen. Da auf Antineuralgica keine Besserung und neuerdings auch Miktionsbeschwerden, ambulante Untersuchung in der Klinik auf Harnkonkremente: o. B. Darauf Einweisung in das Krankenhaus X: WS o. B. Neurolog. bei genauer Untersuchung o. B., abgesehen davon, daß die Beine beim Gehen etwas steif gehalten werden. Aus dem Krankenblatt: „Macht einen hysterischen Eindruck, aggraviert. Wenn er sich beobachtet fühlt, ist er unruhig, stöhnt vor

Schmerzen, liegt keine 10 min ruhig im Bett.“ Kann nicht schlafen vor Schmerzen. Auf Pantopon besser. Nach 5tägiger Beobachtung entlassen: „Kein objektiver Befund.“ Schmerzen unverändert. „Kleine Neurose. Konfliktstoff ist viel vorhanden“ (u. a. Streit mit dem Arbeitsamt, eine Gerichtssache wegen Meineides bei Unterschlagung, fünfte Schwangerschaft der Frau, Schwierigkeiten als Nationalsozialist).

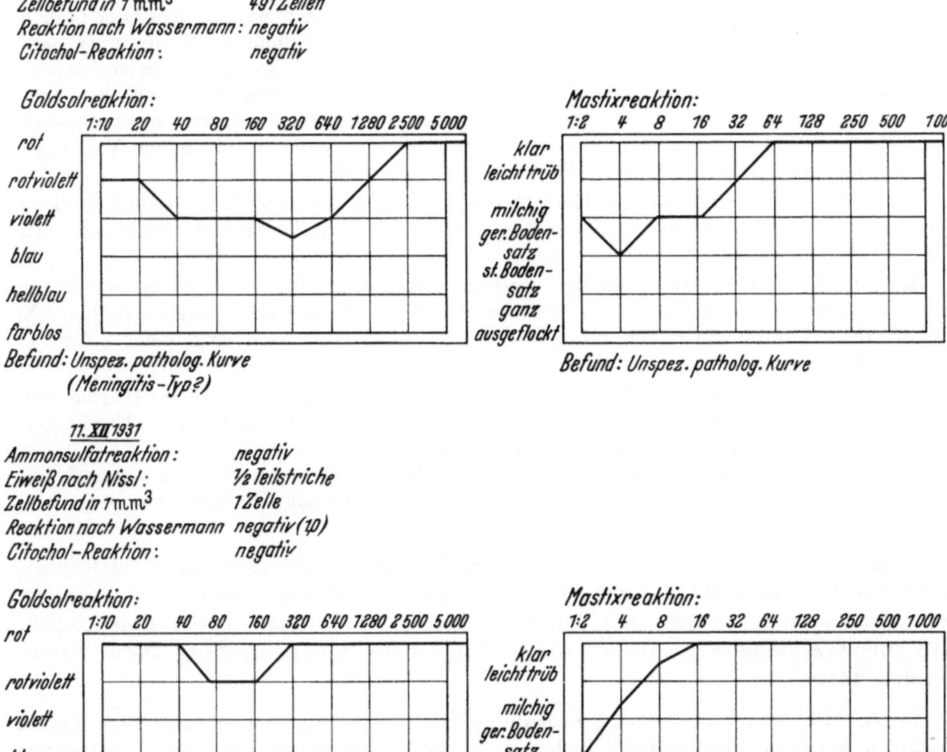

Abb. 36. Christ. Kü. Liquorbefunde bei zunächst infolge pathoplastischer Abwandlung des Krankheitsbildes verkannter Meningitis. Vergleichsbefunde nach Abheilung

Macht wegen der anhaltenden Schmerzen zu Hause einen Erhängungsversuch (kann von der Frau noch abgeschnitten werden) und wird deshalb 5 Tage später in psychiatrische Klinik eingewiesen. Geordnet, ruhig, aber er „will sich umbringen, wenn man seine Schmerzen nicht beseitigen kann“. Er habe wegen der anhaltenden quälenden Schmerzen kurz vor dem Suicid-Versuch erst 3, dann noch weitere Tabletten Allional genommen und sei dadurch „vollständig verdreht“ geworden, wie betrunken. Kommt immer wieder auf seine Beurteilung im Krankenhaus X zurück: Er habe bei der Visite gehört, wie seine Beschwerden als „hysterisch“ bezeichnet worden seien. All das und der Gedanke, ihm könne nicht mehr geholfen werden, er könne nie mehr arbeiten, fiele seiner Frau zur Last, habe ihn zum Selbstmord getrieben.

„Anfangs etwas mißtrauisch, man werde ihm hier wieder sagen, daß er gar keine Schmerzen habe wie schon im Krankenhaus X.“ Gürtelartige Schmerzen mit Ausstrahlung in den Bauch und in beide Beine. Kopfdrehen nach hinten etwas schmerzhaft. WS kann nach vorne nicht vollständig abgebeugt werden. Druck- und Klopfschmerz der Kreuzgegend. Neurologisch o. B. SOP: keine deutliche Druck-Erhöhung.

Liquor bei Aufnahme 500/3 Zellen, Eiweiß nach NISSL 5 Teilstriche,
Liquor bei Entlassung 50/3 Zellen, Eiweiß nach NISSL $3^1/_2$ Teilstriche,
nach $^5/_4$ Jahren 1/3 Zellen, Eiweiß nach NISSL $^1/_2$ Teilstrich.
Mikroskopisch, kulturell auf Tbc-Bacillen (bei der ersten Untersuchung) ∅.

Nach der Punktion erleichtert. Auf Mo + Scop. guter Schlaf, wird 8 Tage lang täglich punktiert. Nie Kopfschmerzen oder Fieber. 8 Tage nach der Aufnahme Beginn einer peripheren VII-Lähmung re. mit Lagophthalmus, die sich innerhalb weniger Tage vollständig zurückbildet. Nach 14 Tagen „erlöschen die PSR und ASR“. Armreflexe sehr schwach, keine Sensibilitätsstörungen, kein sonstiger neurologischer Befund. Nach 9 wöchiger Behandlung schmerzfrei und in gutem AZ entlassen. Neurologisch außer li. fehlendem ASR o. B. Nachuntersuchung nach 4 Wochen: ASR li. < re., sonst o. B.

Dez. 1931 wurde Kü. wegen „psychopathischer Reaktion“ (Nosophobie, soziale Konflikte) wenige Tage erneut in der psychiatrischen Klinik behandelt. Liquor jetzt fast normal (s. oben). Klagt wieder über starke Erregbarkeit.

März 1933 will er sich wegen mäßiger Kreuzschmerzen vorsichtshalber wieder aufnehmen lassen, was aber als unnötig befunden wird. Zu seinem Suicidversuch: „Das Krankenhaus X war an allem schuld, die haben behauptet, meine Schmerzen seien eingebildet.“ Neurologisch völlig o. B.

Okt. 1935 erneute viertägige Beobachtung ebenda: kein Befund. Wegen etwas Husten und uncharakteristischer Magenbeschwerden in Ambulanz der Med. Univ.-Klinik: „Erregbarer und seine Beschwerden sicher übertreibender Psychopath.“

Das Bild der erregbaren psychopathischen Persönlichkeit kommt sowohl *vor* wie *nach* der organisch-neurologischen Erkrankung zum Ausdruck. Es handelt sich also keineswegs um die Folgen der letzteren.

Beurteilung. Durch *schwere erbliche psychopathische Persönlichkeitsabwegigkeit* wird das Krankheitsbild einer Meningitis (bzw. wahrscheinlich eines *schweren meningealen Reizzustandes* bei Polyneuritis) pathoplastisch *derart abgewandelt*, daß eine *Fehldiagnose* resultiert, die *fast* zu einem *letalen* Ausgang *durch Suicid* geführt hätte.

14. Gg. Mü. 23 Jahre. Plötzlich hochakut erkrankt (nachdem schon einige Tage Husten bestanden hatte) mit Schüttelfrost, Fieber bis 40° und anhaltendem Aufstoßen. Zunehmende Unruhe und Verwirrtheit. Erkennt seine Frau nicht mehr. Schreit dauernd: „Ich kann nicht“. Einweisung als Meningitis-Verdacht.

(Vor 5 Jahren *Chorea minor* nach Gelenkrheumatismus). SOP o. B., S. R. maximal 10/32. Leukoc. 26000, Stabk. 21%. Beides am 6. Krankheitstage normal. Auf 28 g Eleudron Entfieberung und Verschwinden der Psychose. Die nunmehr durchgeführte Rö.-Aufnahme zeigt keinen path. Lungenbefund.

Beurteilung. Hochakute Infektionskrankheit (wahrscheinlich *schnell koupierte Pneumonie*), weitgehend *beherrscht von* der *symptomatischen Psychose.* Disponierende *neuropathische Konstitution.*

Die ausschlaggebende Bedeutung der neuropsychopathischen Konstitution für das Infektions-Delir wurde an anderer Stelle besprochen (S. 43, 179). Dasselbe gilt für die Chorea minor. Nach BR. SCHULZ waren 60% der Eltern von Chorea minor-Probanden psychisch auffällig gegenüber nur 31% einer entsprechenden Gruppe aus Schizophrenie-Familien. Er stellt deshalb mit Recht die psychische Minderwertigkeit der Choreafamilien außer Zweifel. OSSIPOWA fand sogar 93% Choreaprobanden psychisch belastet. Gleichsinnige frühere Befunde hatten FORSSNER, HENRY u. a., vgl. auch CURTIUS 1935, S. 121/122 und 175.

15. Friedr. Mü. 62 Jahre. Als Hilfsarbeiter in Apotheken Angewöhnung von Schlafmitteln. Wegen Beteiligung an Mo-Diebstahl 6 Jahre Gefängnis. 1916 nach Verschüttung in mehreren Lazaretten wegen Zitterns, wegen abnormen Verhaltens dann mehrere Monate in geschlossenen Anstalten. Sei damals „vollkommen unzurechnungsfähig" gewesen. Stets sehr mißgestimmt und weinerlich. 1936 „Nervenzusammenbruch" nach Erregung.

Febr. 1951 *Zoster* li. im Bereich von D8—10. Wegen heftiger Schmerzen Verordnung von Quadronal. Durch Verwechslung erhielt er das Barbiturat Quadronox, von dem er etwa 10 Tage lang 3 mal täglich 1—2 Tabletten einnahm. Einweisung wegen zunehmender Bewußtlosigkeit. Vater Trinker. Etwa 50jährig im Rausch verbrannt. Mutter leicht erregbar und streitsüchtig, 65jähriger Bruder Gefängnis wegen Sittlichkeitsverbrechen an Minderjähriger. Hat 4 eheliche und 4 uneheliche Kinder von verschiedenen Frauen.

Bei Klinik-Aufnahme tiefes Koma, Cheyne-Stokessches Atmen. Ton.-klon. Krämpfe, lebhafte Reflexe, Pyramid.-Zeichen. Liquor, EKG und Blutchemismus o. B. Zunächst Verdacht einer (Herpes-)Encephalitis. Unter NaCl-Tr. Z.-Infusionen, Coramin usw. *erst nach 8 Tagen* (!) *Bewußtseinsaufhellung.* Allmählich verschwindet auch die leichte Rest-Somnolenz, SR sinkt von 49/83 auf 3/7. 2,6 kg Gewichtszunahme. Neurolog. ganz o. B.

Bei Nachuntersuchung nach $2^1/_2$ Jahren ziemlich gedrückter Stimmung. Weinerlich. „Mich stimmt sofort alles traurig." „Ich bin mit den Nerven so herunter." Klagt starke Vergeßlichkeit und Schwierigkeiten im Beruf als Straßenbahnarbeiter. Muß noch 1 Jahr bis zur Pensionierung arbeiten. Intellektuell beschränkt (leichte Rechenaufgaben bzw. geographische und geschichtliche Aufgaben werden nur sehr dürftig erledigt).

Beurteilung. Ungewöhnlich schwere und lange anhaltende *Barbitursäure-Intoxikation bei Psychopathie und Beschränktheit auf dem* Boden einer neuropsychopathischen Konstitution. *Zoster.* Pathogenetisch kann vermutet werden, daß bei dem zu schweren psychogenen Reaktionen neigenden Manne subcorticale Vorgänge, etwa nach Art hysterischer Dämmerzustände und vielleicht auch die bestehende *Hirnarteriosklerose* an der *ungewöhnlichen Gestaltung des Krankheitsbildes* beteiligt waren.

16. Hildegard B. 18jährige Verkäuferin. Am 31. 12. 1946 als „Manie, Verwirrtheit" Einweisung in die Psychiatrische Klinik, nachdem sie tags zuvor auffällig geworden war: sie hatte viel gelacht, die Bilder von den Wänden genommen, hatte sich mehrere Kleider übereinander angezogen und wollte zum Maskenball. Sie hatte die Russen schießen hören, hielt Selbstgespräche und sang sinnlos Lieder. Auf der Psychiatrischen Abteilung bot sie das Bild eines läppisch-heiteren Erregungszustandes, so daß zunächst an eine manische Phase eines hebephrenen Schubes gedacht wurde. Die Patientin war dabei kaum kontaktbereit, schwer fixierbar und produzierte unsinnige sprachliche Äußerungen. — 1 Woche später entwickelte sich das Bild eines T. a. mit Fieber, Benommenheit und deliranter Verwirrtheit, so daß jetzt die Diagnose einer „symptomatischen Psychose (Initialdelir)" bei T. a. gestellt wurde. Bei uns machte die Patientin einen schweren, längere Zeit lebensbedrohenden T. a. mit allen klassischen Symptomen durch, war noch stark benommen und delirant. Besonders nachts traten halluzinatorische Erlebnisse auf, in denen sie wieder Russen schießen hörte. Dann wieder produzierte sie mit lauter monotoner Stimme sprachliche Äußerungen, meist religiösen Inhalts: teils wurden Gebete und Liedertexte in entstellter Form stundenlang wiederholt, teils wurden unsinnige und inkohärente Sätze gesprochen, wie z. B. „Schwester Ruth — alles glauben tut". Mit Fieberabfall hellte sich das Sensorium auf und auch die deliranten Züge verloren sich. Die Patientin nahm jetzt eine bewußt negativistische Haltung ein, und das Bild bekam einen psychogen-hysteriformen Anstrich. Die Psychose klang dann nach einer Gesamtdauer von $^1/_4$ Jahr über eine unbekümmerte, läppisch-heitere Wesensänderung und über einen hyperästhetisch-emotionellen Schwächezustand ab. Bei der Entlassung war die Patientin nicht mehr auffällig. H. ist eine arbeitswillige, aber schwerfällige und zweifellos minderbegabte Persönlichkeit. Eine 17jährige körperlich und geistig infantile, noch nicht menstruierte Schwester, die gleichzeitig wegen Typhus hier behandelt wurde, zeigte ebenfalls ein (leichteres) Typhusdelir.

Beurteilung. „Initialdelir" bei Typhus führt zunächst zur Annahme einer Hebephrenie. Entstehung und ungewöhnlich langer Verlauf der Psychose sind sicherlich wesentlich erbkonstitutionell bedingt (vgl. CURTIUS u. KÄRST sowie die früheren Angaben über Infektionspsychosen).

Nach KRAEPELIN (1927) bildet das Initialdelir 9,1% der Typhus-Psychosen; vgl. auch ASCHAFFENBURG (1896). *Durch das Initialdelir* wird die *Prognose des Typhus sehr verschlechtert*; nach MEYER (zit. nach EWALD 1928) beträgt die *Sterblichkeit 50,6%*. Schlaflosigkeit und nächtliche Unruhe, in der die Kranken trotz hoher Temperaturen das Bett verlassen, belasten zusätzlich den schon schwer geschädigten Kreislauf.

17. Ruth Ka. 24 Jahre. Älterer Bruder hat es mit 17 Jahren „mit den Nerven bekommen"; Angstzustände. Nach $^1/_4$jährigem Heeresdienst Einweisung in Nervenlazarett. Später Anstaltsbehandlung. 1 Jahr danach Suicid. — Auch der Vater ist „nervös", häufig Angstgefühle. Muttersmutter wegen „stillen Wahnes" in Heilanstalt. Vatersschwester seit mehreren Jahren an beiden Beinen gelähmt. Patient (früher angeblich nie psychisch auffällig) wird wegen typ. *Typhus* eingewiesen. Ist gesperrt, negativistisch, katatoniform. Starke Somnolenz. Schwerbesinnlichkeit, Konzentrationsschwäche, Merkfähigkeitsstörung, starke motorische Unruhe. Zeitweise Stereotypie (anhaltendes Kopfschütteln); geringe Katalepsie bei passivem Erheben der Arme.

Doppelseitige Bronchopneumonie, Kreislaufschwäche. Trotz intensiver Therapie nach 16tägigem Klinik-Aufenthalt †.

Beurteilung. Die starke, *wohl schizophrene Erbbelastung* prägt das Bild der *Typhus-Erkrankung.* Ob es sich nur um ein *pathoplastisch schizophren gefärbtes Syndrom* oder aber um die Auslösung einer bis dahin latenten schizophrenen Anlage durch den Typhus handelte, kann nicht entschieden werden und ist auch mehr eine Frage der Ausdrucksweise als tieferer biologischer Gesetzmäßigkeit (vgl. hierzu S. 51). Mit großer Wahrscheinlichkeit muß jedenfalls angenommen werden, daß der *letale Ausgang sehr wesentlich durch* die erbkonstitutionell bedingte *abwegige Reaktionsweise des Gehirns mitbedingt* wurde.

18. Ingeliese Lei. 17jährige Primanerin. Typisches Erysipel am li. Fuß in Umgebung kleiner Wunde. Leuko 12000—14000. Blutkultur: hämolytische Streptokokken. Starke intermittierende Temp., maximal um 40°. Entwicklung eines Erysipelas migrans mit zunehmender Verschlechterung des Allgemeinbefindens. Macht 14 Tage nach der Aufnahme den Eindruck einer Schwerkranken. Schüttelfröste, Durchfälle.

Nach Sturz aus dem Bett träumte sie, man zöge sie an den Füßen aus dem Bett. Zunehmend schlechter Schlaf. Das bisher psychisch stets unauffällige Mädchen wird apathisch, benommen, äußert verschiedene Klagen mit monotoner Stimme. Schwer ansprechbar, „durcheinander", reagiert mangelhaft und ungeordnet auf Fragen. Läßt im weiteren Verlauf unter sich und schmiert mit Kot. Zunehmend negativistisch, kneift bei Untersuchung der Pupillen die Augen zusammen, wird mutistisch, wimmert nur manchmal leise. Will die besuchende Großmutter nicht empfangen. Erst 6 Wochen nach Klinikaufnahme, etwa mit Besserung des Befundes und Temperaturrückgang zunehmende Aufhellung des Sensoriums. Die Psychose machte einen durchaus schizophrenen Eindruck. Nach elfwöchiger Klinik-Behandlung geheilt entlassen.

Die *Mutter* befand sich wegen sicherer *Schizophrenie* jahrelang in Heilanstalts-Behandlung (Krankenblatt liegt vor). Erster Schub mit 27 Jahren; zwei Remissionen. *2 Brüder der Mutter* schwer schizoide Psychopathen bzw. Schizophrene:

Fr. 60jähriger Rechtsanwalt. Von jeher „willensschwach", „lasch". Vom Vater als „Leisetreter" bezeichnet: unsicheres, gedrücktes Auftreten. Komische Sprache mit leiser Stimme. Sonderlingsnatur: will sich nicht waschen, kämmen oder die Zähne putzen. Humorlos. Große Schwierigkeiten in Schule, Studium und Beruf. Mußte seine Praxis aufgeben. Dabei gut begabt. Von seinen Freunden stets bald zurückgezogen, Suicidgedanken. Wurde später katholisch und lebt in einem Kloster.

Ka. 49jähriger Beamter. Mäßig begabt. „Seelengut". Hatte — ebenso wie die schizophrene Schwester — eigenartige déjà vu-Erlebnisse: als ob er schon auf einem anderen Planeten gelebt habe, als ob man von einem bisher unbekannten Bilde, einem sonstigen Erlebnis das Gefühl habe, das schon einmal erlebt zu haben. War schon „mit den Nerven fertig", mußte ausspannen. Schon zweimal deshalb im Sanatorium. Keine Schwermut. Keine Suicid-Gedanken. Der *Vater* der letzten (Muttersvater der Pat.) hatte auch jahrelang mit „Nervengeschichte" zu tun und mußte deshalb seinen Beruf aufgeben.

Katamnese über die Probandin 20 Jahre später durch die Hausärztin: Ca. 20jährig Heirat; 2 Kinder. Mit Familie nach Kanada ausgewandert; arbeitet in der Fabrik. Niemals mehr psychotisch gewesen.

Beurteilung. Lang anhaltendes *symptomatisches Delir ausgesprochen schizophrener Färbung* (Negativismus, Mutismus, Kotschmieren usw.) bei schwerem *Erysipelas migrans.* Entsprechend *stark schizophrene Familienbelastung* (vgl. hierzu die oben zitierten genealogischen Befunde BECKs über die erbspezifische Färbung der Infektionspsychosen S. 179). Man kann auch wieder die mehr terminologisch bedeutsame Frage aufwerfen, ob es sich um die pathoplastische Färbung einer symptomatischen Psychose oder um die erstmalige „Auslösung" einer echten Schizophrenie durch die schwere akute Infektion handelt (vgl. oben S. 51).

19. Alma Kr. 60jährige Kaufmannsgattin. Seit 4 Monaten zunehmend starker Schwindel, Kopfschmerzen, Pulsklopfen im Kopf, schwerfällige Sprache, Gedächtnisstörungen und sonstige seelische Veränderung. Rotes, ziemlich starres Gesicht. RR um 210/110. Retinagefäße eng, bds. leichtes Maculaödem. Rö.: nach li. verbreitertes Hypertonikerherz. EKG Linkstyp, Myokardschaden. Organ-neurologisch außer der dysarthrischen Sprache kein verwertbarer Befund. Psychisch: mäßige, deutliche Demenz mit Merkfähigkeits- und Denkstörungen, Interesse- und Initiativelosigkeit. Kann ihren Haushalt nicht mehr bewältigen. Affektinkontinenz. Ausgesprochen depressive Grundstimmung mit immer erneutem Vorbringen derselben hypochondrischen Beschwerden, vor allem bezüglich des Stuhlganges, oft stundenlanges Weinen. In den folgenden 5 Jahren unter fortlaufender Beobachtung starke Verschlechterung des körperlichen (Inkontinenz, Schwerbeweglichkeit, Speichelfluß, fast unverständliche Sprache) und psychischen Befundes.

Mutter als junge Frau und postklimakterisch depressiv-hypochondrisch. Letzte Aufnahme erfolgte wegen Unruhe, Suicidideen (Anstaltsbericht). Ein Bruder der Mutter durch Lotteriespielerei vom Geschäftsinhaber bis zum Arbeiter abgesunken.

Beurteilung. Schwere allgemeine und besonders cerebrale *Arteriosklerose,* letztere unter dem Bilde der Pseudobulbärparalyse. Die *stark depressive Färbung* des Krankheitsbildes beruht auf *entsprechender spezifischer Erbdisposition.*

20. Karl Friedr. Ri. 55 Jahre. Vater † 52jährig an Schlaganfall. Stets sehr aufgeregt. Mutter † 64jährig an Lungenentzündung. Litt viel an „Nervenkopfweh". Etwa $^1/_2$ Jahr nach dem Tode des Mannes schwermütig. Suicid-Versuche. Schwester früher sehr nervös. Ein Vetter schwachsinnig, Epileptiker.

Selbst von Jugend an auffällig. Im 1. Weltkrieg Festung wegen Widerstand gegen Vorgesetzten. Zur Zeit Verfahren wegen Unterlassens der Waffenablieferung (Angaben von Ehefrau und Schwester). Kommt wegen unbestimmter Klagen über allgemeines Unwohlsein, Herzbeschwerden und Gehbeschwerden. Bietet ein durchaus psychogenes Zustandsbild mit dauerndem Querulieren, pseudodementen Zügen und Wunsch nach verschiedenen Medikamenten. Organ-neurologisch kein Befund. Aorta erweitert. Herz nach li. verbreitert. EKG: T-Abflachung, Extrasystolen (Myokardschaden). Keine Stauungszeichen.

Wegen zunehmender Unruhe und infantilistisch-hyster. Verhalten Verlegung auf psychiatrische Klinik erforderlich. Daselbst gleiche Beurteilung: „Macht bei der Aufnahme einen sehr psychogenen Eindruck." Am folgenden Tage epileptiformer Anfall. Anschließend Trachealrasseln. Unter Entwicklung eines Lungenödems mit zunehmender Bewußtlosigkeit, Tachykardie, Pyram.-Zeichen, VI-Parese re. nach mehreren Tagen †. Im neuen EKG kein Anhalt für Herzinfarkt.

Sektion. Schwere Coronarsklerose mit ausgedehnten Herzschwielen. Hypertrophie beider Ventrikel. Schwere Arteriosklerose der Hirnbasisgefäße. Multiple, z. T. ältere Erweichungsherde im Gehirn. Arteriosklerose. Schrumpfniere. Stauungsorgane.

Beurteilung. Schwere allgemeine Arteriosklerose, besonders des Gehirns und der Kranzgefäße. Psychogen wirkendes Zustandsbild (bei psychoneuropathischer Konstitution), welches alle anderen Erscheinungen überdeckt. † infolge Kreislaufversagens bei multiplen Hirnerweichungen und Myodegeneratio cordis.

21. Karl Sa. 70jähriger Kranführer a. D. Seit 5 Jahren zuckerkrank. Bisher keine Insulinbehandlung. Seit 2 Jahren zunehmende Körperschwäche, Durst, Gewichtsabnahme. In den letzten 6 Wochen weitere Steigerung des Verfalls. Hat als Junggeselle (und wohl von jeher Sonderling) keinerlei häusliche Betreuung und verwahrloste zusehends.

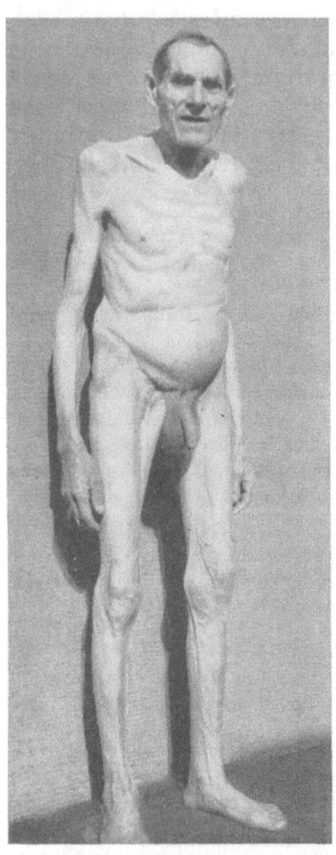

Abb. 37. Karl Sa. Senile Kachexie (als Ursache schweren hypoglykämischen Schocks)

Befund. 168 cm, 37,2 kg (!); zum Skelet abgemagert (Abb. 37). Haut faltig, ausgetrocknet. Völliges Fehlen des Panniculus adiposus. Kopfhaare kurz, borstig, stellenweiser Haarausfall. Alle tastbaren Arterien, teilweise auch die Venen, stark verhärtet. Doppels. Katarakt. Fundus deshalb kaum zu beurteilen (Augenarzt). Psychisch: schwerfällig, verlangsamt; mäßige Altersdemenz. Temperatur normal. SR 20/42. Blutbild normal. Bei eingehender Untersuchung sämtlicher innerer Organe kein Anhalt für Tumor, Tbc. oder ähnliches. Bradykardie (48). RR 145/85. PSR (+), ASR ⌀[1]. Blutzucker (Crecelius) 620 mg-%. Starke Glykosurie (120 g/24 Std.). Nachdem die rein diätetische Einstellung des KH-Stoffwechsels nicht gelingt, erhält Patient unter genügenden KH-Gaben 2mal täglich 10 E Altinsulin. Darauf bei gleichbleibender Kost am 3. Tage schwerer hypoglykämischer Schock, obwohl der niedrigste BlZ-Wert noch 180 mg-% (Crecelius) bzw. 121 mg-% (Hagedorn) betragen hatte! Es gelang erst nach $1^1/_2$ Tagen durch i.v. Zufuhr von insgesamt 212 g Tr.Z. den Schock zu beseitigen. Auch bei einem BlZ-Wert von 370 mg-% (Crecelius) bestand noch erhebliche Somnolenz. Danach komplikationslose Einstellung des Diabetes mit 200 Brot, 100 Kartoffeln usw., 20 E Depot-Insulin. BlZ stets um 100 mg-% (Hagedorn), Gewichtszunahme 6,3 kg. Bei nochmaliger klinischer Behandlung nach $2^1/_2$ Jahren Gewicht 51 kg. KH-Stoffwechsel diesmal nur leicht dekompensiert. Entlassung mit 53 kg und 50 E Depot-Insulin.

Beurteilung. Schwerer hypoglykämischer Schock auf kleine Insulingaben bei normalen Blutzuckerwerten; offenbar wesentlich mitbedingt durch die bestehende Kachexie, die einesteils auf schwerer chronischer Unterernährung, anderenteils auf starker *senil-arteriosklerotischer Grundlage* beruht (cachexie artérielle der französischen Autoren, zit. nach MORAWITZ 1936). RÖSSLE (1923) erklärt den Marasmus senilis aus einem tatsächlichen Verbrauchtsein der Organe. Auch H. SCHLESINGER (1914) hält am Begriff der senilen Kachexie fest. Er wird abgelehnt von RANZIER, BONNAMOUR, JUL. SCHWALBE. Gewichtsabnahmen ohne greifbare Erkrankungen oder sonstige Ursachen bezeichnet REICHARDT (1942) als „diagnostisch wertvolle Zeichen einer Vitalitätsstörung oder -senkung oder eines beginnenden vorzeitigen Alterns". Die erhöhte Giftempfindlichkeit ausgehungerter Organismen ist bekannt (MANSFELD, DELAFOY, LEWIN, JORDAN,

[1] Das — auch sonst von mir öfters beobachtete — Fehlen der ASR bei Greisen hat H. SCHLESINGER beschrieben.

ADDUKO, alle zit. nach KEESER „Biologie der Person“ BRUGSCH-LEWY IV S. 10), ebenso die starke individuelle Variabilität des Entgiftungsvermögens, auch hinsichtlich des Intermediärstoffwechsels (l. c. S. 12).

22. Anna Ma. 54 Jahre. 52jährig schwere Hepatitis, zu Hause abgemacht, wohl ungenügende Diät. Seitdem häufig Schmerzen Lebergegend, öfters gelblicher Anflug der Hautfarbe, zunehmende Gewichtsabnahme und Schwäche.

Jetzt: Vor 4 Wochen Fieber und Husten.

Hochgradige Kachexie, mäßiger Ikterus. Bilirubin (Serum) 1,25 mg-%. Alle Gallenfarbstoffe im Urin ++. Alkalische Serumphosphatase erhöht. Galaktosebelastung pathologisch. γ-Globuline im Serum auf 35,2 % erhöht. Leber handbreit, Milz vergrößert. Rö.: Pneumonie re. Unter- und li. Oberfeld, daselbst kirschgroße Einschmelzung.

Trotz strenger Diät, Hostacyclin, Prohepar nach vorübergehender Besserung des Infektionszustandes †. Sektion: stark vergrößerte Fettleber. Mikroskop: ziemlich feinnetzige, unregelmäßige Durchsetzung von mäßig rundzelleninfiltrierten Zügen, die vom periportalen Bdgw. ausgehen: sog. multilobuläre Cirrhose. Geringe ungeordnete, herdförmige Leberzellverfettungen. Septische Milzschwellung mit Abscedierung. Abscedierende Pneumonie li. Oberlappen. Re. UL o. B. Septische Metastase in einem Wirbel. Septisch veränderte Organe.

Beurteilung. Schwerer, *subakuter posthepatitischer Leberschaden* mit starker Beeinträchtigung des Gesamtorganismus *bedingt* die *Resistenzschwäche,* welche die *nur teilweise Bewältigung der Pneumonie* und die *allgemeine Sepsis* verursacht.

23. Hrch. Gr. 39 Jahre. 5 Tage nach Erbsenpflücken akut erkrankt an typischem Feldfieber[1] mit Episkleritis (Agglutination am 13. Tage +), 40° Fieber.

Reduzierter EZ (167 cm; 50 kg). Schnelle absolute Arrhythmie. RR um 95/65, Bilirubin (Serum) 7,2 mg-%, Mancke 50 mg-%, Hb. 60%, Ery. 4,4 Mill., SR 65/88. Sediment: Ery. (+), gran. und hyalin. Cylinder, Eiweiß Spur. Leber 2 QF. Milzschwellung. Leuko um 15000, starke Linksverschiebung.

Trotz anfangs schneller Entfieberung am 8. Krankheitstag *bedrohliches Bild:* erneut 39,1°, Somnolenz (Rest-N 133 mg-%).

Therapie: 18 g Aureomycin, Strophanthin, Effortil, Invocan. Am 12. Krankheitstage Temperatur normal. Rest-N 32,2. RR 130/90. EKG: wieder Sinusrhythmus. LP: 51/3 Zellen (Lympho). Pandy ∅. Zucker 59 mg-%. Blutzucker normal. Weiter Besserung, jedoch SR-Anstieg auf 112/135, erst nach Wochen niedrigere Werte.

„*Nebenbefunde*“. 1. Auffallend *olivgrün-bräunliches Hautkolorit* besteht von jeher (auch bei 3 seiner 7 Geschwister); deshalb als Soldat wiederholt wegen Gelbsucht-Verdacht in Revierbehandlung. Krankenblatt der hiesigen Kinderklinik, wo Gr. 1926 (13jährig) lag: auffallend „brauner Teint“. Famil. hämol. Ikterus durch negativen Ausfall aller einschlägigen Befunde ausgeschlossen.

2. *Hypochrome Anämie,* völlig refraktär gegenüber Eisen und Cobalt. Besteht laut Angabe seit 2/3-Resektion des Magens wegen Ulcus (Dez. 1951). Zur Zeit Hb. 50%. Nach Bluttransfusionen vor Entlassung 70%.

August 1958. 1955 erkrankte Gr. an einer ausgedehnten linksseitigen exsudativ-kavernösen Obergeschoß-Tbc., die eine längere Behandlung in der Tbc-Klinik (Chefarzt Dr. HERHOLZ) erforderlich machte und durch Bauchpneu- bzw. Pneumothoraxbehandlung, letztere dann noch ergänzt durch Pneumolyse, erfolgreich beherrscht werden konnte. Gr. steht seither fortlaufend in ambulanter Kontrolle von Herrn Chefarzt Dr. HERHOLZ. Er ist vorläufig nicht arbeitsfähig. Es ist zu vermuten, daß auch diese Tbc.-Erkrankung in einem gewissen Zusammenhang mit der schon früher festgestellten allgemeinen Resistenzlosigkeit steht.

Beurteilung. 1952 *ungewöhnlich schwerer Verlauf des* (sonst meist harmlosen) *Feldfiebers* mit Leber- und Nierenbeteiligung, die einzige M. Weil-ähnliche Verlaufsform der von uns beobachteten Feldfieberfälle, vielleicht *mitbedingt* durch die eigenartige, *erbkonstitutionelle Abwegigkeit des Pigmentverhaltens*, ferner durch die agastrische Anämie.

---

[1] Zu dieser Zeit (1952) herrschte eine ausgedehnte Epidemie in Schleswig-Holstein. Vergleiche die Arbeit meiner Mitarbeiter KÄRST u. ROHRMOSER: Feldfieberepidemie 1952. Dtsch. Arch. klin. Med. **201**.

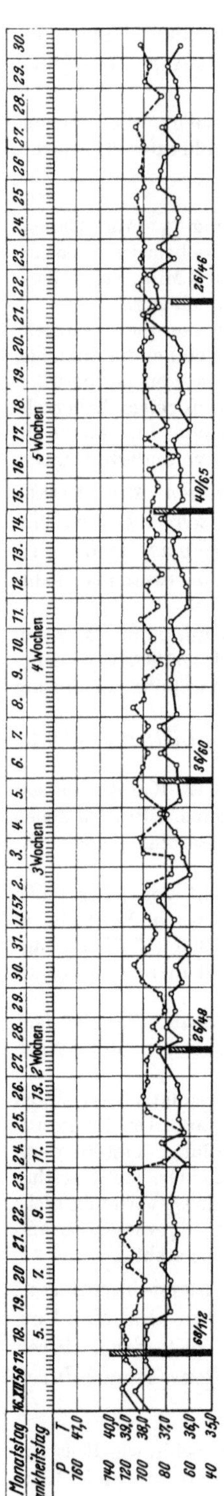

24. Magda Lü. 55jährige Sekretärsfrau. Seit dem 20. Lebensjahr starke Vasolabilität. Schon seit Jahren anginöse Beschwerden. 16. 12. 56 Einweisung nach schwerem Anfall im Anschluß an starke Anstrengung.

Leichte Cyanose. Gesicht gerötet. Tachykardie (vgl. Kurve). Leuko 18400. Temp. 38,4°. EKG: sicherer, aber nicht ausgedehnter *Vorderwandinfarkt* mit R-Verlust bei V_4—V_6. Unter der üblichen Behandlung Temperatur- und SR-Rückgang (vgl. Kurve). Verlauf und Behandlung wurden hochgradig kompliziert durch *übertriebene*, über das uns von zahlreichen Infarkt-Kranken durchaus geläufige weit hinausgehende *psychische Bild:* übergroße Ängstlichkeit, Herzklopfen, ständig wechselnde Sensationen wie Brechreiz, Übelkeit, Aufstoßen. Es bestand ein *paranoid-hypochondrisch-depressiver Zustand*. Erst auf Umwegen erfuhren wir, daß P. *1943* schon dreimal wegen „*Involutionsdepression*" mit „paranoider" bzw. „schizophrener" Symptomatik psychiatrisch stationär E.-Schock-behandelt worden war. Familiär angeblich psychiatrisch unauffällig (?). Durch den Infarkt mit seinen körperlichen Begleitsensationen, vor allem aber wohl die Angst-Emotion wurde die *frühere Psychose wieder ausgelöst*. Hierdurch wiederum ungünstige Rückwirkung auf den Infarktverlauf, insbesondere in Gestalt der dauernden Tachykardie (Kurve): allmähliche Entwicklung von Hydrothorax bds., Anasarca, Ödemen, geringen pneumonischen Infiltrationen mit leichten Temperaturen (Kurve).

Trotz sorgfältiger Behandlung gelang die sonst in analogen Fällen meist erfolgreiche Beseitigung der Herzinsuffizienz nicht, wenn sich auch der Zustand — auch hinsichtlich des Angstzustandes —, besonders unter Strophanthin etwas besserte. Da P. alle Schlafmittel strikt ablehnte, mußte die unbedingt nötige Sedierung (durch Pantopon, Acedicon) unter der Deklaration „Kreislaufmittel" erfolgen. Im EKG Rückbildung des Vorderwandinfarktes. Entlassung auf eigenen Wunsch. Bald darauf zu Hause †.

Beurteilung. Der *sehr schwierige Heilverlauf* trotz sich rückbildenden *Infarktes*, die anhaltende *Tachykardie* und die depressiv-hypochondrisch-paranoide Ängstlichkeit sind zweifellos überwiegend bedingt *durch* die schon *vorbestehende und reaktivierte Depression*. †

25. Franz La. 75 Jahre (geb. 1879). Seit 1932 (!) Invalide wegen Perniciosa. Alte Krankenblätter aus Innerer Klinik liegen vor: sichere Perniciosa mit funikulärer Myelose. Fortlaufende Behandlung mit Leberextrakten bzw. Vitamin B_{12}.

Seit einem Jahr zunehmende Mattigkeit und Schlappheit. Starke Gewichtsabnahme. Magenbeschwerden.

In Oberbauchmitte derbe, druckschmerzhafte Resistenz. Der Verdacht auf Magen-Ca. wird röntgenologisch im Sinne eines ausgedehnten Tumors bestätigt. Histaminrefraktäre Anacidität. Stuhl: reichlich okkultes Blut. Hb. 38%, Ery. 2,9 Mill. F. J. 0,6 (!). Mikrocytose. Sternalmark: *kein* Perniciosa-Befund. Durch intensive Fe- und Fols.-Behandlung kaum Besserung der Anämie.

Beurteilung. Typenwandel der vorher *makrocytären perniciösen* in eine *mikrocytäre sekundäre Anämie* durch Ca. ventriculi.

Abb. 38. Magda Lü. Ständige Tachykardie bei Infarkt (komplizierende Psychose)
——— Temperatur ----------- Puls

26. Hrch. Tee. Angestellter a. D., geb. 1883. Juni/Juli 1954: seit Jahren in Behandlung wegen Perniciosa (Leberspritzen). Jetzt seit einem Jahr nicht mehr, weil die Blutkrankheit „ja ausgeheilt" sei. Darauf seit einigen Monaten starke Gewichtsabnahme, Schwäche, Schwindel, Magenbeschwerden. Urin auffallend dunkel. Selbst gelblichen Hautton beobachtet. Paraesthesien in Händen und Füßen. Zungenbrennen.

Dekompensierte Perniciosa. Strohgelb, blaß. Succulenz der Tibiakanten. Hb. 55%, Ery. 2,1 Mill., Leuko 4400. Deutliche Hypersegmentierung der Granulocyten. Urobilinogen ++, Bilirubin 1,3 mg-%. Price-Jones: deutliche Rechtsverschiebung. Rotes Blutbild: die üblichen Veränderungen. Sternal: reichliche Makroblasten, keine ausgesprochenen Megaloblasten (vor der Einweisung mit „Leberpillen" anbehandelt wegen Verdacht auf Leber-Gallen-Erkrankung). SR 96/116. Imidorefraktäre Anacidität. Magen-Rö. o. B. Neurologisch o. B. (genaue Sensibilitäts-Untersuchung im Sinne der Weizsäckerschen Funktionsdiagnostik wegen cerebralsklerotischen Abbaus nicht möglich).

Auf intensive Cytobion- und zeitweise Ferritrat-Behandlung nach Reticulocytenkrise völlige Ausheilung des Schubes: Hb. 85%, Ery. 4,2 Mill., Bilirubin 0,55 mg-%, SR 15/33. Zungenbrennen verschwunden.

Pat. wurde erstmals *April 1951* bei uns behandelt wegen ungewöhnlich schwerer, lebensbedrohender *Serum-Hepatitis,* welche die Perniciosa weitgehend überdeckte, während diese retrospektiv viel von dem damaligen Krankheitsbild erklärt:

1. Die ungewöhnliche Schwere.

2. *Bilirubin* 51,6 mg-% (was wir unter über 500 Hepatitis-Fällen nur äußerst selten beobachteten). Es ist möglich, daß hierbei die hämolytische Komponente der Perniciosa pathogenetisch beteiligt ist.

3. *Praecoma, Ascites* (dieser bei Hepatitis auch sehr selten) im weiteren Verlauf der Hepatitis (unter Absinken der auch zu Beginn nicht voll kompensierten Perniciosa-Werte von Hb. 74%, Ery. 3,65 auf Hb. 64%, Ery. 2,7 Mill.). Zwischen jenen Hepatitis-Symptomen und der Perniciosa-Verschlechterung bestand ein deutlicher zeitlicher Zusammenhang. Therapie damals u. a. Hepatrat.

Die Ödemneigung der dekompensierten Perniciosa ist bekannt. Jetzt (1954) keine Zeichen von Leberschaden: Takata-Mancke 100 mg-%, auch sonstige Proben negativ.

Mai 1959 erneute Behandlung wegen frischen hepatitischen Schubes bei chron. Hepatopathie. Keine sicheren Zeichen einer Lebercirrhose. Perniciosa kompensiert.

Beurteilung. Ungewöhnlich schwerer, lebensbedrohender *Hepatitis-Verlauf bei Perniciosa.*

27. Erna Ham. Bauersfrau, geb. 1904. Eigenartige Form der *Paraproteinose.* Klinisch mehr das Bild einer Makroglobulinämie, nach dem eiweißchemischen Befunde (Elektrophorese, Ultrazentrifugendiagramm mit doppelter G-Fraktion) am ehesten Myelom (genau veröffentlicht von H. Feiereis u. H.-E. Sehnert: Klin. Wschr. **1954**, 998).

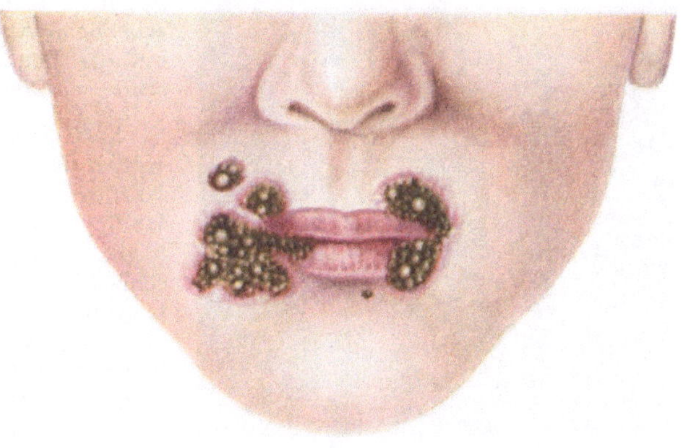

Abb. 39. Erna Ham. Hämorrhag. Herpes labialis bei schwerer hämorrhag. Diathese

Es bestand eine schwere *hämorrhagische Diathese* mit u. a. Einblutung in die Sehnervenscheide mit zahlreichen kleinsten, peristatischen Netzhautblutungen, breiter Stauung der großen Venen (Chefarzt Dr. Cimbal). In diesem Rahmen auch der hämorrhagische Herpes labialis (Abb. 39). Bei der hämorrhagischen Diathese mußte aus verschiedenen, von Feiereis u. Sehnert erörterten Gründen ein besonderer, *individuumspezifischer Gefäßfaktor* angenommen und deshalb auch die Familie untersucht werden, wobei sich eine entsprechende Erbbelastung ergab (vgl. Klin. Wschr. **1954**, 1001).

Starkes, habituelles Nasenbluten bei Schwester (7), Eltern (9 und 10), Neffe (6), Onkel (11; derselbe 61jährig wegen Perniciosa im Krankenhaus).

Thrombopenie bei Mutter (10), Sohn (3), Neffen (6) und dessen Vater (5).

Bei Proband. besteht auch ein deutlicher *Status varicosus:* Phlebektasien an weichem Gaumen und Wangen, zahlreiche Teleangiektasien an Beinen und Gesäß, bds. Bein-Varicen, senile Thoraxangiome, Hämorrhoiden. Die dominant erbliche Epistaxis ist meist Ausdruck eines Status varicosus (CURTIUS: Klin. Wschr. **1928**, 2141).

Beurteilung. Eigenartige Paraproteinose bei erblichem Nasenbluten auf dem Boden von Status varicosus und Thrombopenie. Durch diese Konstellation Entwicklung besonders schwerer, bedrohlicher hämorrhagischer Diathese (u. a. Herpes labialis haemorrhagicus).

28. Martha Oh. 54 Jahre (1955). *Frühjahr 1948* in unserer Klinik wegen multipler, vorwiegend psychogener Beschwerden im Klimakterium. Seit frühester Jugend *periodisch hochgradige Anorexie* mit entsprechend starker Gewichtsabnahme.

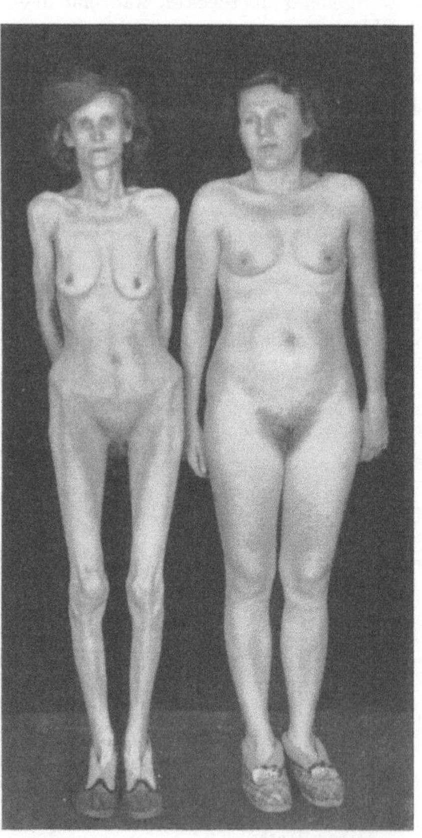

Abb. 40. Martha Oh. Schwere Kachexie: mäßig starke Lungen-Tbc bei psychopathischer Anorexie

Anfang 1949 Heimkehr des Tbc-kranken Sohnes aus Kriegsgefangenschaft, den sie pflegt.

November 1949 frische doppelseitige Tbc. $^1/_4$ Jahr Behandlung in der Tuberkulose-Klinik (Chefarzt Dr. HERHOLZ): parahiläres Cavum li., Sputum Tbc. +. Unter Phrenicusexhairese Kavernenschwund und Entbacillisierung.

Anfang 1954 erneute Anorexie-Phase; Gewichtsabnahme. Erschöpfungszustand. 39 kg. Durchfälle.

Juni 1954 in anderem Krankenhaus wegen gleichen Leidens. Aus dem Arztbrief: „Die erhebliche Abmagerung kann unmöglich allein auf die Tbc zurückgeführt werden und muß schon seit längerer Zeit bestehen.“

3. 2. 1955 Aufnahme in unserer Klinik: Körpergröße 167 cm, 37,5 kg. Hochgradige Kachexie (Abb. 40). Tachykardie (120—160). EKG: Sinustachykardie. Blutbild o. B. SR 55/69. Mancke-Takata: 50 mg-%. Rö. (einschließlich Schicht-Aufnahmen): multiple mittelgrobfleckige Infiltrationen re. Erneut Kaverne re. Hilusgegend. Sputum +. Verlegung in Tbc-Klinik. Dort behandelt bis August 1955. Seitdem zu Hause.

Herbst 1958 Katamnese und Bericht des praktizierenden Lungenfacharztes: Unter länger bestehendem Bauchpneum. gute Induration des Infiltrats re. Sputum ∅. Wohlbefinden. Appetit gut. Gewicht um 50 kg.

Beurteilung. Von Hause aus psychopathische Frau mit prämorbider periodischer Anorexie wird 48jährig Tbc-infiziert. Seitdem in wechselndem Ausmaß Tbc-krank. Die hochgradige Kachexie ist sicherlich wesentlich mitbedingt durch die psychogene Anorexie.

II. Pathoplastische Beeinflussung von Symptomen

a) *Quantitative Abwandlung*

Symptomverstärkung

		Seite
1. Nora En.	*Postinfektiöse Lymphocytose* bei erblicher Sympathicotonie	208
2. Wanda Gre.	*Syringomyelie bei Schwachsinniger* + leichter Diabetes: bedrohliche Lymphangitis	208
3. Berta Pri.	Auffallend starkes, *individuell bedingtes Erbrechen bei Cholelithiasis*	209
4. Lisa Sk.	*Verstärkung* von *Typhus-Anämie durch Gravidität*	209
5. Anna Gr.	Excess. Obstipation bis zu *Subileus im Verlauf von Typhus* bei vorbestehender Obstipation	209
6. Martha Ri.	Besonders *starker Ascites durch* Interferenz von Stauungsleber *(Mitralinsuffizienz)* und posthepatitische *Lebercirrhose*	210
7. Friedr. Schnei.	Ödemgenese < Stauung bei arteriosklerotischer Hypertension / Hypalbuminotisch-nephrotisches Syndrom	210
8. Hedw. Ka.	Unter *Herzinfarkt* Erhöhung des suburämisch gesteigerten *Rest-N*	210

Symptomabschwächung

9. Ingeb. Lu.	*Rudimentäre Angina bei Scharlach.* Früher Tonsillektomie	211
10. Ewald Se.	*Schmerzloser Herzinfarkt* infolge visceraler Analgesie (Tabes)	211
11. Auguste Bri.	Arteriosklerotischer *Parkinsonismus* verschwindet unter Bronchopneumonie	211
12. Hilde Bi.	Altes *Schulterrheuma* verschwindet unter Hepatitis	211
13. Fritz Be.	*Areflexie* vorübergehend behoben durch Pneumonie-Fieber	211

Symptomüberdeckung

14. Henriette Gä.	*Überdeckung von Herzinfarkt durch Apoplexie*	212
15. Fritz Fa.	*Überdeckung von Ulcus durch Nierenkolik.* Reflektor. Subileus	212
16. Adolf Jo.	*Überdeckung von Ulcusperforation durch viscerale Analgesie* (Tabes). †!	212
17. Rich. Tr.	*Angina pectoris (ohne Angst)* überdeckt zunächst frisches Ulcus ventriculi	213
18. Erich Wo.	*Überdeckung von Gastroenteritis durch Tabes.* Therapeutisch bedeutsam	213
19. Martha But.	*Überdeckung von Typhusbeginn durch Cystopyelitis-Rezidiv*	213

Heilungsverzögerung

20. Jakob Ki.	Über 1 Jahr sich hinziehende *Op.-Narbenheilung in spinal tropisch gestörtem Segment*	213

b) *Qualitative Abwandlung der Symptome bzw. Syndrome*

Entstehung nicht idealtypischer Symptome

21. Auguste Re.	66jährige Allergikerin erkrankt *während Pneumonie* (bei chron. lymphatischer Leukämie) erstmals an (erblichem) *Bronchialasthma*	214
22. Emma Bru.	*Cholecystitische Attacke* als Initialsymptom *linksseitiger Pleuropneumonie*	214
23. Frl. Ga.	*Familiäre Hyporeflexie* als Ursache atypischen Reflexverhaltens bei *Chorea minor*	214
24. Magdal. Bu.	Individuelle Disposition zu *Harnverhaltung* < Gravidität / Typhus	215

Färbung idealtypischer Symptome

25. Rud. Tu.	*Atypisches psychopathologisches Bild bei hepatitischem Präkoma* infolge abnormer psychopathischer Konstitution	215
26. Hedwig Neu.	53 Jahre. Bei schwerer Hepatitis erst *Präkoma, später hyperästhetisch-emotionelles Syndrom.* Letzteres mitbedingt durch prämorbide Depression	216
27. Emma Zie.	*Lymphatische Leukämie + Pleuropneumonie:* Umwandlung der hochgradigen relativen Lymphocytose (98%) in 6 %. Lymphocytäres Pleura-Exsudat	216

a) Quantitative Abwandlung

Symptomverstärkung

1. Nora En. 44 Jahre. Akuter Infekt mit Fieber bis 39°, Kopfschmerzen, Appetitlosigkeit. SR 30/60, Leuko 9600. Geringe Linksverschiebung. Blutbild und übriger interner und serologischer Befund vollständig o. B., abgesehen von leichter anfänglicher relativer Lymphocytose von 39%. Erhebliche konstitutionelle Vasolabilität: habit. Hand- und Fußkälte, Totenfinger, Frostneigung, verstärkte Dermographie, anginöse Beschwerden, sommerliche Finger- und Beinödeme, Hand- und Fußschweiße; habit. Obstipation. Während der Behandlung starke Blutdruckschwankungen zwischen 135/85 und 190/90; entsprechendes Schwanken der Herzfrequenz zwischen 60 und 110 p. M. EKG: Sinustachykardie. Allmählicher Temperatur-Rückgang (unbeeinflußt von Sulfonamid-Behandlung). Während der Rekonvaleszenz Anstieg der relativen Lymphocytenzahl auf 75% (!), sinkt dann wieder auf 42%.

Für Virus-Erkrankung bzw. Pfeiffersches Drüsenfieber kein Anhalt. *Vater* soll *Basedowsche Krankheit*, ein *Bruder Kropf* gehabt haben.

Beurteilung. Bei einer konstitutionell *stark vasolabilen Frau* mit *Sympathicus-Krisen*[1] kommt es in der Rekonvaleszenz eines akuten Infektes unbekannter Ätiologie bei schon anfangs bestehender mäßiger Lymphocytose zu ganz exzessiver Steigerung der „*postinfektiösen Lymphocytose*“ (vgl. HEILMEYER 1942). Diese ungewöhnlich starke Reaktion des lymphatischen Systems beruht mit großer Wahrscheinlichkeit auf der erblichen, konstitutionellen vegetativen Labilität vorwiegend sympathicotoner Prägung. Bekanntlich werden „die blutbildenden Organe im Knochenmark und innerhalb des lymphatischen Systems . . . , das Blutbild mit seiner charakteristischen Zellverteilung . . . zu einem nicht geringen Teil durch die Einwirkung neurohormonaler Stoffe gesteuert . . . Die nervöse Steuerung bedient sich des vegetativen Nervensystems . . .“ (SCHOEN u. TISCHENDORF 1950).

2. Wanda Gre. geb. 1874. 54jährig Operation eines Abscesses. Sehr schlechte Wundheilung. Feststellung von leichtem Diabetes. Bei mäßiger Diät Wohlbefinden. Neuerdings Befinden verschlechtert. 12 kg Gewichtsabnahme, Pruritus vulvae. Vor 12 Jahren schmerzlose schwere Verbrennung li. Unterarm. Die Wunde ist nie ganz zugeheilt, bricht noch gelegentlich auf und zeigt im Narbengebiet einige Schorfstellen.

1912 (38jährig) „Schlaganfall“ mit Sprachstörung und Lähmung der li. Gesichtshälfte. 1932 (57jährig) Feststellung einer *Syringomyelie* (Nervenklinik der Charité). Vater „hat sich tot gesoffen“. Eine Schwester wegen Geisteskrankheit in Heilanstalt. Eine zweite Schwester ebenfalls geistesgestört.

Befund *1934*: Hypaesthesie der ganzen li. Körperseite, besonders für Schmerz und Temperatur. PSR und ASR li. $<$ re., mäßige Parese des li. Armes. Hypotonie von li. Arm und Bein[2]. Mäßiger Schwachsinn. Leichter Diabetes. Nach Diät-Einstellung mit 2mal 15 E Insulin entlassen.

1939 Wiederaufnahme. Diät kaum eingehalten. Wegen der Analgesie, besonders des li. Armes, öfters an der li. Hand verletzt. Entstehung einer Eiterung an Finger 3 und 4, die amputiert werden. Wegen fortbestehender Eiterung und Fieber um 40° Einweisung. Phlegmo-

[1] Vgl. hierzu CURTIUS u. KRÜGER 1952, S. 24.

[2] Mein eigener Befund ist mir durch Kriegseinwirkung abhanden gekommen. Ich stütze mich auf eine später eingeholte Krankengeschichte. An der Diagnose besteht kein Zweifel.

nöse Entzündung der li. Hand. Lymphangitis li. Arm. Leuko 10000. SR 118/135. Schwerkranker Eindruck. Während des Fiebers Delirien mit schreckhaften Halluzinationen. Haferkost, Insulin. Chirurgisch konservative Lokalbehandlung. Erst auf erneute Incision mit starkem Eiterabgang Verschwinden des Fiebers und der Lymphangitis. In gutem Zustande Entlassung.

Beurteilung. Bei einer *schwachsinnigen*, neuropsychopathisch schwer belasteten *Frau* führt eine Handverletzung bei *Analgesie (Syringomyelie)* infolge des bestehenden, an sich *leichten Diabetes* zu schwerer Eiterung mit *bedrohlicher Lymphangitis*.

Neben den gehäuften Verletzungen ist hierfür die gestörte Gewebstrophik verantwortlich zu machen. Dieselbe wird bedingt durch die Syringomyelie und weiter gesteigert durch die diabetische Stoffwechsellage. Der *Schwachsinn macht* eine *geregelte Diätetik unmöglich*, so daß es zwangsläufig *immer* wieder zu *neuen Stoffwechselentgleisungen* kommt, wodurch die Prognose auf die Dauer sehr getrübt wird[1].

3. Berta Pri. 41 jährige Offiziersfrau. Seit dem 30. Lebensjahr (1. Gravid.) Gallenbeschwerden. Dabei gehäuftes Erbrechen, bis zu 18 mal täglich. Gewichtsabnahme von 18 Pfund in einem halben Jahr. Rö.: 3 Gallensteine. Cholecystektomie. „Schwartige Gallenblase" (Krankengeschichte, der auch die vorstehenden anamnestischen Angaben entstammen). 34 jährig wegen Ulcus duodeni (Rö.) in Martin-Luther-Krankenhaus Berlin (Krankengeschichte). 41 jährig gleiche Beschwerden. Wiederum sehr starkes Erbrechen, besonders nach Kohl, rohem Obst, Saurem, Fettem. Schmerzen 3—5 min p. c. Meteorismus, versetzte Winde. Stark abgemagert. Körpergröße 175, Gew. 45,8 kg (in Wäsche). Thoraxumfang 76. Rö.: Starke Gastritis, sehr starke Spasmen an Kardia und Pylorus, deformierter Bulbus. Keine Nische. Schwester ebenfalls gallenleidend.

Beurteilung. Früher Cholecystitis bei *Cholelithiasis*. Später Ulcus duodeni. Jetzt starke *Gastritis*. Auffallend die früher (Cholelithiasis) und jetzt sehr starke, offensichtlich in der persönlichen Konstitution begründete *Brechneigung*, die sowohl mit 31 wie mit 41 J. zu einer erheblichen Beeinträchtigung des EZ und AZ geführt hat. Diese Brechneigung geht über das bei Cholelithiasis bzw. Gastritis gewöhnliche Maß weit hinaus.

4. Lisa Sk. 21 Jahre. Typischer, mittelschwerer bis schwerer Typhus bei Gravidität im 6.—7. Monat. Längere Continua mit Bronchopneumonie und drohendem Abort (Frauenklinik), der durch Proluton vermieden werden konnte. Langdauerndes Typhus-Recidiv. *Keine* Darmblutungen. Der anfangs 65% betragende Hb.-Wert sank im Verlaufe der Behandlung auf 40% ab bei gleichbleibendem Ery.-Wert von 3,5 Mill. Bluttransfusion. Erst verspäteter Wiederanstieg des Hb. auf 63%, Entlassung nach zweimonatiger Krankenhaus-Behandlung bei Wohlbefinden und intakter Gravidität (Frauenklinik).

Beurteilung. Verstärkung der infektiös-toxischen Typhus-Anämie durch die bestehende Gravidität (beide Zustände bedingen Eisenmangel). Von 226 Typhus-Kranken, die CURTIUS u. KÄRST konstitutionspathologisch untersuchten, zeigten nur 8 = 3,5% einen Hb.-Wert unter 50% (der Typhus war 7 mal schwer, einmal mittelschwer). Bei 45 Kranken mit Anämie bis zu 60% (20,8% des Gesamtmaterials) war die Anämie 12 mal durch eine Darmblutung bedingt.

5. Anna Gr. 71 Jahre. Typischer, mittelschwerer *Typhus*. Temperaturen bis zum 42. Krankheitstage. Von Beginn an hochgradige Verstopfung. Niemals spontane Entleerung. Mehrmals auch Einläufe ohne Erfolg. Erst in der Rekonvaleszenz zwei spontane Defäkationen. Am 45. Krankheitstage plötzlich starker Meteorismus, deutliche Darmsteifungen, heftige Leibschmerzen. Beseitigung durch hohe Einläufe und Darmrohr. Kreislauf-Verhältnisse stets gut.

Leidet schon seit Jahren an *chronischer Obstipation*, die jedoch niemals derartige Ausmaße angenommen hatte.

[1] Vgl. auch Fall Jakob Ki., S. 213.

Beurteilung: Exzessive, bis zum *Subileus* führende Obstipation *bei Typhus* und *vorbestehender habitueller Obstipation.*

6. Martha Ri. 61 Jahre (geb. 1894). 1948 *Herzfehler* festgestellt. Nie Gelenkrheumatismus. 1955 in unserer Klinik wegen Herzinsuffizienz mit leichtem Ascites. Damals weitgehend gebessert.

Febr.-Apr. 1956 *Hepatitis (Gelbsucht).* Zu Hause gelegen. Nach Verschwinden des Ikterus *starke Leibschwellung.*

Wiederaufnahme 1. 6. 1956. Mitralinsuffizienz mit absoluter Arrhythmie und mäßiger *Herzinsuffizienz.* Deutlicher *Ascites.* Keine Beinödeme. Takata-Mancke 30 mg-%. Bilirubin 1,0 mg-%. Blutserum: Vermehrung der γ-Globuline auf 45,6%. Leber 3 QF, derb. Milztumor. Therapie: Verodigen. Herz-Diät. Litrison, Masoten. Gute Diurese, Ascites fast vollständig ausgeschieden. Bauchumfang von 94 auf 84 cm verkleinert. Gutes Allgemeinbefinden.

Beurteilung. An der Entstehung des bei *Hepatitis* sonst seltenen *Ascites* ist *zweifellos* die *kardiale Stauung mitbeteiligt.* Durch diese *Summationswirkung* kam es auch jetzt wieder im Rahmen der Herzinsuffizienz zu einem erheblichen Ascites. Die *posthepatitische Lebercirrhose* ist unverändert nachweisbar.

7. Friedr. Schnei. 81 Jahre. Einweisung wegen *Herzinsuffizienz bei arteriosklerotischer Hypertension* (um 170/90). Trotz strenger Bettruhe, salzarmer Trockenkost, Verodigen-, später Strophanthin-Behandlung nur partieller Erfolg: bei überschießender Diurese und weitgehendem Verschwinden der Dyspnoe sogar noch Zunahme der Ödeme: jetzt auch an den Armen, ferner Anasarka im Lendenbereich.

Angesichts der für reine Stauungsniere bzw. Nierenarteriosklerose auffallend starken Albuminurie (um 12 ‰, im Sediment hyaline Zylinder) und der hohen S. R. (43/73) verstärkte sich der Verdacht, daß die Ödeme zweifellos nicht rein kardialer, sondern auch *renaler Natur* seien. Es wurde bestätigt durch die Blutbefunde: Cholesterin 262 mg-%, Gesamteiweiß 4,5 g-% bei starker Herabsetzung der Albumine (37,6%) und starker Erhöhung der α 2-Globuline (24,8%): *nephrotisches Syndrom.* Rest-N 28,8 mg-%.

Auch die pathologische Takata-Mancke-Reaktion (60 mg-%), der pathologische Ausfall der Cadmiumsulfat-Reaktion und das verkürzte Weltmannband entsprechen dem hypalbuminotisch-nephrotischen Syndrom. Von früherer Nephritis ist Pat. nichts bekannt.

Auf 20 Plasma-Infusionen à 250 cm^3 Anstieg des Serumeiweißes nur auf 5,58 g-%. Geringe Verstärkung der Albuminurie (bis 16 ‰). Da somit immer noch eine erhebliche Hypoproteinämie bestehen blieb, konnten die Ödeme auch mit dieser Therapie nicht vollständig beseitigt werden. Immerhin Gewichtsabnahme von 5,4 kg. Auf Wunsch vorzeitige Entlassung. Nach 3 Monaten Wiedereinweisung, nachdem er sich zunächst recht wohl gefühlt habe. Wiederum starke Ödeme und Atemnot, letztere jedoch, i. S. des ersten Befundes, relativ viel geringer als jene. Gesamteiweiß wiederum auf 4,48 g-% abgesunken. SR 62/98. Takata-Mancke 80 mg-%. Rest-N 29,9 mg-%. Diesmal neben Strophanthin und Diät Behandlung mit Masoten: Fast vollständige Ödemausschwemmung. Gewichtsverlust 6,5 kg. Albuminurie 5 ‰. Einige Monate später zu Hause †.

Beurteilung. Die erheblichen Ödeme sind keinesfalls allein durch Stauung erklärbar, vielmehr auch durch ein zusätzliches hypoproteinämisch-nephrotisches Syndrom.

8. Hedw. Ka. 61 Jahre (geb. 1894). 1952 Nephrektomie. Anschließend langsame Entwicklung einer Schrumpfniere.

1954 mehrere Wochen in unserer Klink mit kardialer Dekompensation. Gut erholt. 1955 erneut Herzinsuffizienz. Erneute Aufnahme (14. 6. 1955). Schnelle absolute Arrhythmie. Pulsdefizit. Dyspnoe. Cyanose. Stauungsleber und Stauungslunge. Leichter Ascites. Albuminurie, granulierte Cylinder. Rö.: Herz bds. vergrößert, Hypertonikerform. Unter entsprechender Behandlung gut erholt. 11. 7. ohne Veranlassung nach heftigem anginösem Anfall frischer Hinterwandinfarkt (EKG), auch Fieber und erneute Verschlechterung der Kompensation. Rest-N-Anstieg von 47 auf 99 mg-%. RR fällt von 170/95—230/140 auf 80/60. Unter energischer, auch Strophanthin-Therapie, erheblich gebessert, nach weiteren 8 Wochen entlassen.

Katamnese 1958: inzwischen †.

Beurteilung. Unter akutem Herzinfarkt erhebliche *Erhöhung des* vorher nur mäßig gesteigerten *Rest-N* (neben Schock-Erscheinungen usw.).

Symptomabschwächung

9. Ingeb. Lu. 22 Jahre. Leichter, aber typischer *Scharlach* mit Auslösch-Phänomen, leichter Leukocytose, Eosinophilie von 11% und leichter Polyarthritis. Zustand nach Tonsillektomie. Hochgradige Rachenrötung. Kaum Halsdrüsenschwellungen.

Beurteilung. Die Entwicklung einer sonst höchstwahrscheinlich aufgetretenen Scharlachangina ist durch die frühere Tonsillektomie unmöglich geworden. Statt dessen kommt es zu einer *rudimentären Angina* in Gestalt stärkster Rachenrötung.

10. Ewald Se. 65jähriger Zollbeamter i. R. 2 Tage nach Radfahrt von Lübeck nach Segeberg und zurück (in 5 Std. bei scharfem Winde), wobei er von Regen durchnäßt wurde, Fieber, Atemnot, Kollaps. Darauf Einweisung.

Mäßige Cyanose, erhebliche Dyspnoe. Perikardiales Reiben. Leuko 11400. EKG: eindeutiger frischer Hinterwandinfarkt. Erheblich li.-verbreitertes Hypertonikerherz. RR 155/90. Bds. bronchopneumonische Infiltrationen. Temperaturen bis 39°. Auf Strophanthin- und Sulfonamidbehandlung Rückgang aller akuten Erscheinungen. EKG: typische Rückbildung des Infarkts. Nach 3monatiger Behandlung entlassen.

Gibt auf wiederholtes Befragen an, *niemals irgendwelche anginösen Beschwerden* gehabt zu haben. Vater und 3 Geschwister an Herzschlag †. Es besteht eine ausgeprägte *Tabes:* Miose mit Entrundung, Verziehung und reflektorischer Pupillenstarre. PSR und ASR ∅. Kältehyperaesthesie in der Gürtelzone. Gang ataktisch, im Dunkeln ganz unmöglich. Die Gehstörung seit 10 Jahren.

Beurteilung. Infolge visceraler Analgesie bei Tabes schmerzlose Entstehung eines *Herzinfarktes* und völliges Fehlen anginöser Beschwerden[1].

11. Auguste Bri. 76 Jahre. Seit Jahren Hochdruck. Seit Wochen zunehmende Atemnot. Temperatur 39,2. Leukocytose. Allgemeine Stauungszeichen. Diffuse mittelblasige RG. Bedrohlicher Zustand. Rö. — nach Besserung des akuten Zustandes —: doppelseitige Bronchopneumonien. Starke Aortensklerose. EKG: Myokardschaden. RR 170/100. Sputum wiederholt Tbc ∅. Auf Aderlaß, Strophanthin, Penicillin in 4 Wochen wieder entlassungsfähig.

Nach Entfieberung *typischer, rhythmischer Parkinsontremor* mit Pillendreherbewegungen, der nach Angabe schon seit Jahren besteht.

Beurteilung. Arteriosklerotischer Parkinsonismus verschwindet unter hochfieberhafter (Stauungs-)*Bronchopneumonie,* um nach Abheilung wieder aufzutreten.

12. Hilda Bi. 53 Jahre. Wegen sonst unauffälliger Hepatitis 8 Wochen bei uns stationär. Bilirubin maximal 21 mg-%, Takata-Mancke 40 mg-%. Beide Werte bei Entlassung normalisiert.

Seit Jahren bestehende rheumatische Schulterschmerzen waren mit Beginn des Ikterus verschwunden, um bei seinem Verschwinden wieder aufzutreten. Auf Decortin in abfallenden Dosen Beseitigung.

Beurteilung. Altes Schulterrheuma verschwindet während Hepatitis, um nach Abklingen des Ikterus wieder einzusetzen.

13. Fritz Be. 41 Jahre. Einweisung wegen schwerer Oberlappen-Pneumonie rechts (Rö.: Homogene Verschattung des ganzen Mittelfeldes sowie der anliegenden Abschnitte des Oberfeldes). Nasenflügelatmen. Temperatur 38,4°. Leuko 41400. Starke Linksverschiebung und toxische Granulation. Auf Penicillin und Kreislaufbehandlung völlige Wiederherstellung, auch röntgenologisch. Außerdem besteht eine sichere *Tabes* bei L. cong. Vater wegen Syphilis Suicid. Selbst von venerischer Infektion nichts bekannt. Blut und Liquor serolog. ∅ (wie bei Tabes juvenilis häufig, vgl. CURTIUS und SCHLOTTER: Dtsch. Z. Nervenheilk. 134). Schon als Schulkind auffallend enge Pupillen. 25jährig erstmals von Arzt Reaktionslosigkeit der Pupillen festgestellt. Wiederholt punktiert: Befund stets ∅. Starke Kältehyperaesthesie

[1] Vgl. auch Fall Adolf Jo., S. 212.

der Gürtelzone. Pupillen stecknadelkopfgroß. R. L. ∅, R. C. +. ASR auch mit *Jendrassik* und *Weizsäckerscher* Mitinnervation ∅. *PSR während des Fiebers li. prompt* +, *re.* ∅. Nach Abklingen des Fiebers beide PSR auch mit Handgriff ∅.

Beurteilung. Neuroluische Areflexie vorübergehend behoben durch Pneumonie-Fieber.

Symptomüberdeckung

14. Henriette Gä. 70 Jahre. Erst nach dreitägiger Bewußtlosigkeit von Hausbewohnern in ihrem Zimmer gefunden und eingewiesen. Leichtes Hängen des li. Mundwinkels. RR 170/100. Nach 3 weiteren Tagen wieder bei Bewußtsein. Leichte motorische Aphasie ohne sonstigen neurologischen Befund. Temperatur 37° rect. Leuko 9800. SR 19/48. Rö.: Großes Herz; Aortensklerose. In dem sofort angefertigten EKG typischer Hinterwandinfarkt. Gibt später an, am Morgen vor ihrer Erkrankung zwar starke Kopfschmerzen und innere Unruhe, aber keinerlei Herzschmerzen verspürt zu haben.

Beurteilung. Überdeckung eines Herzinfarktes durch Apoplexie.

15. Fritz Fa. 38 Jahre. Seit 10 Jahren Ulcus duodeni (Rö.). Wiederholte Recidive, bisher 3 klinische Kuren. Mitte Okt. 1951 erneuter Schub mit Schmerzen 1—2 Std. p. c. Übelkeit, Erbrechen, Wasserzusammenlaufen im Munde. 23. 11. 51 dann ganz akutes Auftreten eines andersartigen, sehr heftigen Schmerzes re. Oberbauch, ausstrahlend in re. Leistengegend. Mußte Schmerzspritze bekommen, was bisher niemals nötig gewesen. Gleichzeitig Einsetzen einer völligen Verhaltung von Stuhl (bei von jeher bestehender Obstipation) und Winden.

26. 11. Einweisung wegen Gastritis. Nierenkoliken? Heftiger Schmerz re. Mittelbauch. Re. Nierengegend stark druckempfindlich. Temp. 38,6°. SR 23/45. Leuko 8200. Zunge dick belegt. Sediment: Ery. ++. Der reflektorische Subileus kann erst nach insgesamt 6tägigem Bestehen durch Hypophysin + Calcium + Coramin überwunden werden. Danach Verschwinden der Kolikschmerzen (Steinabgang nicht beobachtet, auch röntgenologisch kein Konkrement) und der Hämaturie. Nunmehr Magen-Diagnostik: Magensaft stark hyperacide, Ulcus duodeni. Nach Ulcuskur Rö.-Befund vollständig normalisiert. Gewichtszunahme von 9 Pfd. Beschwerdefrei.

Beurteilung. Die typischen Beschwerden eines akuten *Ulcus-Recidivs* (mit positiven Rö.-Befund) werden *durch* einen intermittierenden heftigen *Nierenstein*-anfall *völlig* überdeckt. *Reflektorischer Subileus*[1].

16. Adolf Jo. 44 Jahre. Seit 6 Jahren Tabes bekannt. Damals Pyriferkur. In den letzten Jahren jährlich etwa einmal Magenbeschwerden, die stets als gastrische Krisen gedeutet wurden. Mehrere Wochen vor der Aufnahme wieder Magenschmerzen, konnte deshalb seit 1 Woche kaum essen. Am Tage der Aufnahme bei der Arbeit plötzlich heftiger Leibschmerz. Starke Mattigkeit. Vorher starke Gewichtsabnahme. Deshalb Einweisungsdiagnose Magenkrebs.

Stark belegte Zunge, fast kachektischer A. Z. Leib völlig weich, eindrückbar, ohne umschriebenen Druckschmerz. Anisokorie, Pupillenträgheit auf L. und C. PSR und ASR ∅. Keine Headschen Zonen. Nach wenigen Stunden † unter Zeichen der Herzschwäche.

Sektion. Präpylorisches callöses Magengeschwür mit 5-markstück großem Krater, Penetration in das Pankreas, erbsgroße Perforation mit Übertritt von Mageninhalt in die freie Bauchhöhle, eitrige Peritonitis. Tabes dorsalis. Mesaortitis luetica.

Beurteilung. Die alljährlichen Magenbeschwerden wurden wohl fehlgedeutet als Krisen bei *Tabes*, wo tatsächlich ein altes *Ulcus ventriculi* bestand. Das Fehlen von Bauchdeckenspannung und umschriebenem Druckschmerz beruht auf der *tabischen Analgesie*[2] und verschuldete in diesem wie in analogen Fällen des Schrifttums den tragischen Ausgang in die *tödliche Perforation.*

---

[1] Vgl. auch Fall Kurt Zie., S. 163: zweimalige Auslösung eines reflektorischen Subileus inf. Nierenkolik.

[2] Vgl. auch Fall Ewald Se., S. 211.

17. Rich. Tr. 62 Jahre. Seit 6 Wochen Druck unterm Sternum, Schmerzen Herzgegend, zeitweise krampfartig. Beklemmung besonders beim Hinaustreten in kalte Luft. *Niemals Angstgefühl.* Kurzluftigkeit beim Treppensteigen. — Seit der gleichen Zeit auch Blähungserscheinungen, Verstopfung, unangenehmer Druck im Oberbauch.

Ziemlich adipöser Pykniker (168 cm, 76,5 kg). Herz röntgenologisch nach li. verbreitert. Aortenkonfiguration. Aortensklerose. RR 160/90, später 130/90. EKG Linkstyp. In Brustwand-Ableitung: Myokardschädigung.

Auf entspr. Th. (aufst. Armbäder, Massage, Nitro Schering, leichte Sedativa) Besserung, jedoch kein Verschwinden der an sich schon geringen Beschwerden, bei denen jetzt mehr die vonseiten des Bauches im Vordergrund standen. Magen-Rö.: bohnengroße Nische der kleinen Kurvatur. Bei strenger Ulcuskur jetzt ganz beschwerdefrei.

Beurteilung. Typisch *anginöse Beschwerden* bei Arteriosklerose (*ohne* das geringste *Angstgefühl*) *überdecken* zunächst weitgehend ein *frisches Ulcus ventriculi.*

18. Erich Wo. 41 Jahre. 23jährig Lues. Mehrere komb. Kuren. 40jährig Beinschwäche; unmöglich, im Dunkeln zu gehen, sowie Beginn „rasender Schmerzen" im Bauch mit Gefühl der Darmsteifung. Wiederholung derselben anfallsweise alle paar Wochen. Einweisung mit heftigsten Koliken im ganzen Bauch; derselbe ist weich. Keine Resistenzen. Rektal o. B. Keine entzündlichen Zeichen. Daneben voll entwickelte Tabes. Im Blute N. R. ++. Unter der Annahme, daß es sich um Darmkrisen handele, Anoixol, Wärme: stets vorübergehend beschwerdefrei. 7 Tage nach Aufnahme plötzlich starke Durchfälle, gleichzeitig mit den genannten Schmerzattacken. Durch Aristamid + Opium + Causat schlagartige Behebung von Durchfällen und Beschwerden. Beschwerdefrei entlassen.

Beurteilung. Subakute Gastroenteritis (längere Zeit in latentem Zustand), welche die tabischen Krisen auslöste. *Überdeckung* der unspezifischen interkurrenten *Gastroenteritis durch* die *Tabes.* Prompter Therapie-Erfolg erst nach Erkennen des unspezifischen Charakters der Gastroenteritis.

Hier sei auch an den oben geschilderten Fall Clara Fa. (S. 194) erinnert: Überdeckung einer durch Nierenabscesse hervorgerufenen Niereninsuffizienz durch Coma diabeticum.

19. Martha But. 44 Jahre. 1939 erstmals Pyelitis; seitdem alljährlich Recidive bis 1945. Okt. 1948 erneut gleichsinnig erkrankt. Schmerzen li. Nierengegend, Brennen beim Wasserlassen, häufiger Harndrang, Fieber. Auf Prontosil-Behandlung Normalisierung des Sediment-Befundes bei anhaltendem Fieber. Dazu ständig Kopfschmerzen, Schwerhörigkeit, Nasenbluten. Somnolenz, Schlaflosigkeit. Aufnahme: sicherer Typhus.

Beurteilung. Überdeckung des Typhus-Beginns durch *Cystopyelitis-Recidiv.*

Heilungsverzögerung

20. Jakob Ki. 47jähriger Briefträger. Eine 30jährige herzleidende Schwester hatte seit frühester Kindheit hochgradigen Buckel sowie (Spontanangabe!) ebenso wie Pat. starke Trichterbrust.

Selbst: seit 25. Lebensjahr schwitzt er nur auf der li. Seite. Auf der re. Thoraxseite Gefühl für Temp. und Schmerz wesentlich schwächer als li. Dadurch schon mehrfach Verbrennungen mit der Wärmflasche. Vor 2 Jahren Gallenblasenoperation. Die Operationswunde eiterte 1 Jahr lang und heilte erst dann allmählich zu. Typische *Syringomyelie* des unteren Cervical- und Dorsalmarks, stärkste Störung von D2—D7 mit halbwestenförmiger, dissoz. Empfindungslähmung re. Starke Verbrennung — Narben re. Arm. Entsprechende Reflex-Befunde.

Beurteilung. Über 1 Jahr sich hinziehende Heilung unter starker Eiterung einer Operations-Narbe in Gebiet mit spinaler Sensibilitäts- (und Trophik-) Störung[1].

[1] Vgl. auch Fall Wanda Gre., S. 208.

b) Qualitative Abwandlung der Symptome bzw. Syndrome.
Entstehung nicht idealtypischer Symptome

21. Auguste Re. 66jährige Beamtengattin. Chronische lymphatische Leukämie. Einweisung wegen einer Pneumonie im re. Untergeschoß mit Fieber. Als sich die Infiltration trotz entsprechender Behandlung nach einigen Tagen weiter nach oben ausdehnt, kommt es erstmals im Leben der Pat. zu typischem Bronchialasthma mit beiderseitigem Giemen und Brummen, das auf Iminol und Asthmolysin gut ansprach. Nach Abklingen der Pneumonie verschwanden die asthmatischen Beschwerden vollständig und sind auch in der Folgezeit ($1^1/_2$ Jahre) nicht mehr zurückgekehrt, trotzdem die Bluterkrankung bei längerem Fortbleiben der Pat. zeitweise zu erheblichen Schüben (starke Anämie, erneute Drüsenschwellungen usw.) mit starker Beeinträchtigung des Allgemeinzustandes geführt hat. Vor einigen Jahren litt die Pat. an hartnäckigem allergischen Ekzem. Ihre Mutter war vom 30. Lebensjahr (angeblich nach Typhus) bis zu ihrem Tode ständig asthmakrank.

Beurteilung. Bei einer alten *Allergikerin* kommt es *während* einer *Pneumonie erstmals* zu *Bronchialasthma*, an dem die *Mutter jahrzehntelang* gelitten hat.

22. Emma Bru. 50 Jahre. Seit etwa 20 Jahren ständig recidivierende *Gallenkoliken.* Vor 3 Jahren 14 Tage gelegen wegen Gallenblasenentzündung mit Fieber. Nie ikterisch. Im letzten Jahr besondere Häufung der Koliken (alle 2 Monate). Jetzt wieder gleichsinnig akut erkrankt mit heftigen, typischen Schmerzen, mehrfachem Erbrechen. Temp. 39°. SR steigt in 14 Tagen von 10/19 auf 69/89. Leuko 11200. Erhebliche Abwehrspannung und starker Druckschmerz re. Oberbauch. Zunge belegt. Gallenfarbstoffe im Urin +. Blutchemismus o. B. Vermutung: akute Cholecystitis bei chronischer Cholelithiasis. Therap.: Diät, Wärme, Atropin, insgesamt 24 g Supronal.

Darauf Verschwinden der Bauchschmerzen, aber anhaltendes Fieber. Schmerzen li. Brustseite, besonders bei tiefem Atmen. Li. Lungengrenze etwas weniger verschieblich. Rö. (5 Tage nach Klinik-Aufnahme): bandförmige pneumonische Infiltration li. Unterfeld und mäßig intensive homogene Verschattung des li. Sinus: *Pleuropneumonie.* Auf 55 g Eleudron Heilung der Pneumonie. Später Rö.-Kontrast-Untersuchung der Gallenblase: zahlreiche Konkremente. Rat zur Cholecystektomie.

Beurteilung. Als *Initialerscheinung* der li.-seitigen *Pleuropneumonie* erneute *cholecystitische Attacke*, die die Pneumonie zunächst ganz verdeckt.

23. Frl. Ga. 20 Jahre. Untersuchung 1929 im Rahmen erbpathologischer Studien über Chorea minor. Ist zur Zeit gesund. PSR gar nicht bzw. nur fraglich auslösbar, auch mit Hilfsmitteln (JENDRASSIK, WEIZSÄCKERs Mit-Innervation). Während der 1925 im Auguste-Viktoria-Haus Berlin durchgemachten Chorea minor gleicher Reflex-Befund.

Auch bei einer Schwester und einer Base besteht 1929 die gleiche Hyporeflexie der PSR. Letztere wurde (1923) ebenfalls in der Ambulanz des Auguste-Viktoria-Hauses untersucht; wegen der auch schon damals bei ihr bestehenden Hyporeflexie wurde seinerzeit eine Poliomyelitis angenommen, was jedoch mangels sonstiger Befunde ganz unwahrscheinlich war. Auch Zeichen eines sonstigen Nervenleidens, insbesondere einer Heredodegeneration, wurden bei allen 3 Personen vermißt.

Beurteilung. Erbliche Hyporeflexie bei 3 Blutsverwandten. Das Vorkommen erblicher A- bzw. Hyporeflexie ist wiederholt beschrieben worden, so von BLOCH, LOTTIG, v. HOESSLIN, CURTIUS. Weiterhin ist die Beziehung zwischen konstitutioneller (d. h. wohl meist erblicher) Areflexie und neuropathischer Konstitution bekannt (LEWANDOWSKY, KÖLPIN, STROHMEYER, GOLDFLAM, MENDEL, WILDERMUTH, CURTIUS; Näheres bei CURTIUS: Multiple Sklerose und Erbanlage. Thieme 1933, S. 97f.). Fehlen bzw. Abschwächung der Eigenreflexe gehört bei der *Chorea minor* nach H. OPPENHEIM zu den „seltenen Ausnahmen", die er selbst niemals beobachtete. Man wird demnach bei unserer Patientin die *familiäre Hyporeflexie* als *Ursache des während der Chorea minor beobachteten Reflexverhaltens* ansehen müssen, zumal der Befund noch 4 Jahre nach Ablauf der akuten Erkrankung in unveränderter Form fortbesteht.

In Parenthese sei auf die *fehldiagnostische Annahme einer Poliomyelitis bei der Base* hingewiesen, welche mittels der Familien-Untersuchung hätte vermieden werden können.

24. Magdal. Bu. 35 Jahre. Mittelschwerer *Typhus* mit typischen Symptomen und Bacillen-Nachweis im Blut. In der 3. und 4. Woche *Miktionsbehinderung:* nur 1 mal täglich. Beseitigung durch Doryl. Gibt an, *vor 8 Jahren nach Entbindung 8 Tage kein* Wasser haben lassen zu können.

Beurteilung. Individuelle Disposition zur Harnverhaltung während Gravidität und Typhus.

Färbung idealtypischer Symptome

25. Rudolf Tu. 53jähriger Lohnbuchhalter. Wegen Schüttelfrost, Fieber, Mattigkeit $^1/_2$ Flasche Kognak getrunken. Nach einigen Tagen Entwicklung eines schweren Ikterus mit starker Schlaflosigkeit. Serum-Bilir. 46 (!) mg-%.

Macht fahrigen, ängstlich-erregten Eindruck. In den Folgetagen zunehmende Unruhe, starke Schlaflosigkeit, nervöses Grimassieren und Stottern (leichtes Stottern von klein an). Nach weiteren 3—4 Tagen verwirrt, hypermotorisch, starke Merkfähigkeitsstörung, inkohärenter Denkablauf. Dabei aber — im Gegensatz zu bisher — schläfrig, starkes nächtliches Träumen: *Praecoma.*

Auf große Traubenzucker-Infusionen mit Methionin-Cholin, Polybion und NNR-Hormon in einigen Tagen deutlich gebessert: ruhiger, noch besserer Schlaf, aber noch ängstlich hypochondrisch und leicht erregt. Vom Ende der dritten Woche an Absinken des Serum-Bilirubins. Schlaf jetzt ruhig, Denkablauf noch langsam, aber klarer. Ist zuversichtlich und fühlt selbst, daß er über den Berg ist. Infusionen werden abgesetzt. Langsames Abblassen des Ikterus. Die vorher pathologischen Leberfunktionsproben werden wieder normal. In der Rekonvaleszenz noch einmal psychogener Erschöpfungszustand: kann angeblich Arme und Beine nicht bewegen, läßt sich füttern. Auf energisches Zureden bald behoben. Entlassung nach Sanierung des Serum-Bilirubins.

Tu. wurde *bereits vor 17 Jahren wegen Hirntumor-Verdachtes* klinisch beobachtet. Es handelte sich aber um einen *„neurasthenischen Erschöpfungszustand"* (Krankenblatt). Gibt an, stets sehr gehemmt, ängstlich u. leicht erregbar gewesen zu sein. 10 Wochen nach Entlassung wurde Pat. wegen erneuter starker Abwegigkeit in die *psychiatrische Klinik* eingewiesen: er konnte sich nicht entschließen, die Arbeit wieder aufzunehmen, vor allem wegen stärkster *Platzangst,* die schon seit Jahren in wechselnder Stärke besteht. Auch sonst große Angst, hält sich für schwer krank, glaubt, den Verstand zu verlieren. Hatte schon 1930 ähnlichen „Nervenzusammenbruch". Sanator.-Behandlung. Später dann die Platzangst, vor allem in bezug auf Brücken. Konnte auch nicht aus dem Fenster sehen wegen der von ihm selbst als sinnlos empfundenen Angst, sich herausstürzen zu müssen. Kann nicht lachen oder weinen. Während der jetzigen 5 Monate dauernden Behandlung sehr anhaltende, auf Elektroschocks nur begrenzt ansprechende Depression. Ist anfangs stark ratlos und verstört, gespannt, zerfahren, kataton wirkend. Bleibt lange unsicher, gehemmt, hypochondrisch. Die Zwangserscheinungen hatten sich nach der Hepatitis verstärkt und seien durch die jetzige Therapie nicht beeinflußt. Entlassungs-Diagnose: Abnorme anankastische Persönlichkeit. Unklare Psychose[1].

Beurteilung. Auf dem Boden der *anankastisch-schizoid-psychopathischen Konstitution* zeigt das im Verlauf einer *schweren akuten Hepatitis* (wahrscheinlich Verstärkung des Leberschadens durch *Alkohol-Exzeß*) auftretende *Praecoma* außer der typischen Schläfrigkeit und der dabei auch sonst häufigen Stimmungsverschlechterung ein *ausgesprochen psychotisches Bild,* welches nach Abklingen des Leberschadens wieder verschwindet (um dann allerdings nach einigen Wochen zu recidivieren, vielleicht als Nachwirkung der schweren Hepatitis).

---

[1] Herrn Prof. G. Schmidt danke ich für die freundliche Überlassung der psychiatrischen Krankengeschichte.

26. Hedwig Neu. 53 Jahre. Schwere akute Hepatitis. Bilirubin (Serum) anfangs 26,4 mg-%, trotz strenger Th. weiteres Ansteigen auf 47,2 mg-%. Zugleich Benommenheit. Deshalb Dauertropf mit lipotropen Stoffen. Wiederaufhellung des Sensoriums, jedoch anschließend ausgeprägt hyperästhetisch-emotionelles Syndrom (Bonhoeffer): affektlabil, dysphorisch, hypochondrisch. Dies Syndrom verschwindet mit weiterem Rückgang des Ikterus. Bei Entlassung Bilirubin 1 mg-%. Harnproben o. B.

Pat. litt *schon früher* zeitweise an *depressiven Verstimmungen.*

Beurteilung. Bei schwerer Hepatitis erst *Praecoma, dann hyperästhetisch-emotionelles Syndrom.* Letzteres sicher *mitbedingt durch prämorbide phasenweise Depressionen.*

27. Emma Zie. 77 Jahre. Vor 14 Tagen plötzlich Fieber, Husten, Bruststechen. Kurzluftigkeit. Einweisung als Pneumonie.

Muß nachts hochsitzen. Schwerkrank. Temperatur um 38°. Diffuse Bronchitis. Rö.: RU Interlobärerguß. SR 5/14 (nach 9 Tagen 11/22). Leuko. 72000. Lympho. 98%. Generalisierte Lymphome. Milztumor: lymphatische Leukämie (Sternalmark: Bestätigung).

Unter Expectorantien und Strophanthin, Sedativa nach 9 Tagen Temperaturen normal. Nach 14 Tagen wieder 39,2°. Jetzt klinisch und röntgenologisch deutliche Pneumonie re. Unter Penicillin zwar Temperaturrückgang, aber immer noch Zacken. Endgültige Entfieberung durch Supracillin. Dann Erholung. Gewichtszunahme (2,1 kg) und klinisch wie röntgenologisch Ausheilung der Pneumonie.

Besondere Befunde: Unter Wiederanstieg der Temperatur Leukocyten-Zunahme auf 120000 unter Vermehrung der Granulocyten von 5 auf 90% (!). Pleura-Probepunktion: vorwiegend lymphocytäres Exsudat, das hier entgegen der sonstigen Regel nicht tbc-verdächtig, sondern Ausdruck der Leukose war.

Vermutlich ist auch das lang protrahierte Krankheitsbild (Klinikbehandlung 11. 3. bis 30. 5. 53) mit der rezidivierenden Broncho-Pleuropneumonie — bei sachgemäßer klinischer Behandlung — z. T. auf die hämatologisch bedingte Resistenzschwäche zurückzuführen.

Beurteilung 1953: *Starke befund- und verlaufsmäßig pathoplastische Abwandlung einer Pleuropneumonie durch vorbestehende lymphatische Leukämie.* Diese wiederum wird durch den Infekt vorübergehend i. S. des „*Morbus salutarius*" grundlegend abgewandelt.

Weiterer Verlauf: April 1955 Wiederaufnahme wegen erneuter Pneumonie, der die Pat. bald erliegt. Leuko 37000. 87% Lymphocyten. *Sektion:* Befund von Milz, Lymphdrüsen, Knochenmark i. S. der lymphat. Leukämie. St. allgemeine Kachexie. Sehr starke eitrige Tracheobronchitis mit diffus cylindrisch, teils varicös erweiterten Bronchien, besonders im re. UL. Ausgedehnte chron. pneumon. Bezirke bds. mit starker narbiger Verschwielung des re. O. L. Schwielige Pleuraverwachsungen re. Allgemeine Stauung. Frische mäßige verrukös-polypöse Endokarditis.

Beurteilung 1955. Die chron. rezidiv. *Pneumonien* müssen höchstwahrscheinlich als *Interferenzprodukt der örtlichen* (Bronchektasien, ausgedehnte Pleuraverwachsungen) *und allgemeinen Dispositition* (lymphat. Leukämie mit Resistenzschwäche) aufgefaßt werde. Die letztere ist zweifellos auch die Ursache der terminalen Endokarditis.

III. Komplikationen

Überlegt man sich einmal den Sinn des Wortes „Komplikation", so fällt es schwer, eine klare Definition zu geben: Kompliziert ist ein Ereignis, das den nach früheren Erfahrungen erwarteten Verlauf vermissen läßt, eine Krankheit, die nicht den „normalen" Verlauf nimmt, dem Wunderlich den „anomalen"

Krankheitsverlauf gegenüberstellte[1], der das Krankheitsbild schwerer gestaltet, den Verlauf verlängert und damit die Prognose verdüstert. Da aber die „Normalität" allein nach dem Vergleich mit der fiktiven, nur gedanklich existierenden Idealkrankheit beurteilt wird und da diese lediglich eine Abstraktion aus Einzelbeobachtungen darstellt, die zu diesem Zweck aller individuellen Züge entkleidet wurden, so erhellt ohne tiefer dringende Untersuchung, daß es völliger Willkür unterworfen ist, *welche* Erscheinung als „Komplikation" angesehen werden soll und welche (noch) nicht. Eine scharfe Abgrenzung der „anomalen" Komplikation von dem noch als „normal" anerkannten Symptom wird also kaum möglich sein, was allerdings weniger für praktische Fragen, jedoch beim Ausbau eines individualpathologischen Systems der Krankenbeurteilung bedeutungsvoll ist.

In Parenthese sei erwähnt, daß der Komplikationsbegriff auch vom allgemeinpathologischen Standpunkte aus manches Problematische enthält. V. DOMARUS machte beispielsweise darauf aufmerksam, daß die bei der akuten Polyarthritis „bisher als Komplikationen angesehene Mitbeteiligung des Herzens, der Serosa usw." sich „anatomisch lediglich als Teilerscheinung eines und desselben das Mesenchym des ganzen Körpers . . . befallenden Krankheitsprozesses" erweisen. Gleichsinnig ist die Beobachtung FRIEDJUNGs, daß die gelegentliche Mitbeteiligung der Submaxillar- und Sublingualdrüsen bzw. des Pankreas im Verlaufe einer Parotitis als Systemkrankheit des „Speicheldrüsenapparates", mit anderen Worten als „Salivalitis epidemica" aufzufassen sei. Bei der scheinbaren Komplikation handelt es sich also in diesen wie in manchen anderen Fällen tatsächlich um eine anatomisch-entwicklungsgeschichtlich begründete Gesetzmäßigkeit.

Es ist nur zu bekannt, daß das Krankheits-, Lebens- und Berufsschicksal eines Menschen oft weit mehr von den Komplikationen als von der Eigengesetzlichkeit der Grundkrankheit bedroht wird: Die gewöhnliche Typhus-Sterblichkeit (5—10%) schnellt gewaltig in die Höhe (50—60%) bei Vorhandensein eines sog. Initialdelirs (vgl. CURTIUS u. KÄRST sowie unseren Fall Hildeg. B., S. 119); die an sich harmlosen Masern können durch die komplizierende Bronchopneumonie, Diphtherie (O. HEUBNER, v. BORMANN u. a.), Meningitis oder Encephalitis tödlich verlaufen bzw. schwere Dauerschäden hinterlassen. Die Gefährlichkeit einer vorhergehenden Masern ist bei Diphtherie darin zu suchen, daß die bestehende Schleimhautauflockerung einem schnellen und unaufhaltsamen Hinabsteigen der Membranen Vorschub leistet (v. BORMANN). Der früher häufige Tod bis dahin leidlich leistungsfähiger Herzklappen-Kranker infolge interkurrenter Pneumonien ist durch die moderne Therapie viel seltener geworden.

Es ist charakteristisch für den noch weit verbreiteten Glauben an die angebliche Uniformität „der" Krankheit, daß die Fülle der individuellen Varianten oft übersehen wird. Sicherlich hängt dies mit der früher gekennzeichneten Mentalität mancher Forscher-Lehrer zusammen, möglichst stets das Typische,

[1] FEER sprach von dem „meist programmäßigen" Verlauf der Masern. In dem Gutachten eines früheren Militärarztes begegnete mir sogar der Ausdruck des „*vorschriftsmäßigen*" Krankheitsverlaufs! Aus derartigen Bemerkungen, wie auch schon aus der oben genannten Terminologie WUNDERLICHs, erhellt deutlich, wie tief eingewurzelt in der Ärzteschaft die aus dem alten ontologischen Krankheitsbegriff herzuleitende Vorstellung ist, daß „*die*" den Organismus „*befallende*" Krankheit eine selbständige exogene Eigengesetzlichkeit besitze. Daß dies öfter der Fall ist, wird gleich erörtert werden. Unzulässig ist jedoch die verallgemeinernde Anwendung des Prinzips auf sämtliche Krankheitsvorgänge. Wie unzureichend die bisherigen Bemühungen um den Komplikationsbegriff sind, zeigt anschaulich die Definition im 12bändigem Brockhaus (1955), wo behauptet wird, Komplikationen beschränkten sich ursächlich auf „das Zusammentreffen mehrerer Krankheiten".

Gesetzmäßige hervorzuheben. So ist es überraschend, von dem ausgezeichneten Kliniker R. STAEHELIN zu hören, daß bei Typhus „Fälle mit prinzipiell abweichenden Symptomen" selten seien, trotzdem sich andere Autoren genau gegensinnig geäußert hatten (KREHL, GRIESINGER, v. WEIZSÄCKER, WALKOW, LIEBERMEISTER, DRIGALSKI, BÜRGER u. a.). Unsere eigenen Beobachtungen, von denen später eingehender zu sprechen ist, bestätigen durchaus die letztgenannte Anschauung. Auch bei der Tabes wird noch heute von manchen Autoren jener „programmmäßige" Verlauf erwartet, von dem oben die Rede war. KEHRER schrieb, daß das Leiden „bei fetten wie mageren Individuen unter den allerverschiedensten Lebensbedingungen mit unerheblichen Abweichungen von Fall zu Fall" verlaufe.

Gleichsinnig war die Einstellung des alten Berliner Neurologen ROMBERG, „daß über jedem dieser Kranken der Stab gebrochen" sei. Beeinflußt von dieser Schulmeinung sagte auch 1920 einer der bekanntesten Berliner Neurologen bei einem Mann mit sicherer beginnender Tabes eine „baldige weitere Verschlimmerung" voraus: der von uns eingehend untersuchte und in verschiedenen Lebensphasen abgebildete pyknische Mann (vgl. CURTIUS, SCHLOTTER u. SCHOLZ, S. 43—46) war jedoch 1935 noch subjektiv beschwerdefrei, in sehr gutem EZ und arbeitsfähig. Anderen Neurologen ist allerdings — im Gegensatz zu KEHRER — die „unendliche Mannigfaltigkeit der Symptome ... von harmlosen bis zu den schwersten deletären Leiden" (MANN 1935), die „unverkennbare Polymorphie in bezug auf Symptomatologie und Decursus morbi" (R. STERN 1912), die „geradezu unglaubliche Mannigfaltigkeit der tabischen Verlaufsarten" (v. MALAISÉ 1906) nicht entgangen. Die Diskrepanz zwischen objektivem Tabesbefund (etwa dem Vorliegen sämtlicher „klassischer" Symptome) und Arbeits- bzw. Lebensprognose haben wir belegen, zugleich aber auch zeigen können, wie entscheidend eine Komplikation das Schicksal des Tabikers beeinträchtigen kann. Einer unserer Kranken mit stationärer, gutartiger Tabes konnte noch 9 Jahre ganztägig Büroarbeiten verrichten (EM 40%), bis er durch die sich entwickelnde Arthropathie bei sonst unverändert mildem Verlauf und gutem AZ invalide wurde (EM 80%). Man könnte vielleicht meinen, die Überschätzung des regelhaften Verlaufs von Krankheiten habe keine große praktische Bedeutung. Dies wäre aber falsch. Wir konnten mehrere Belege für schwere gutachtliche Fehlbeurteilung von Tabikern erbringen, die auf diese Weise zustande gekommen waren. Die vorerwähnte Überbetonung klassischer Verläufe beim Typhus hatte zur Folge, daß nach unseren Beobachtungen die Krankheit in 30% der Fälle nicht erkannt und die Patienten wochenlang ohne jede Desinfektionsmaßnahmen zu Hause gehalten wurden (CURTIUS u. KÄRST).

Die *klinische Bedeutung der Komplikationen* kann auch dadurch gegeben sein, daß sie gelegentlich die Grundkrankheit völlig überdecken bzw. verschleiern. In einem Falle OPPENHEIMs wurde eine Tabes durch einseitige Vagus- und Accessorius-Lähmung vollständig verdeckt. Wir sahen mehrere Typhuskranke, die unter dem scheinbar reinen Bilde einer hochakuten, mit Leukocytose verbundenen Cholecystitis bzw. Pyelitis erkrankten und entsprechend behandelt worden waren (vgl. Fall *Martha But.*, S. 213). Bei einem Typhus-Kranken HUBLs täuschten Angina, scarlatinöses Exanthem und mäßiges Fieber „so sehr einen Scharlach vor, daß er von allen, die den Patienten sahen, zunächst für einen solchen gehalten wurde". MORAWITZ' Beobachtung, daß selten symptomatische Psychosen das Frühstadium einer Perniciosa verschleiern können, ist uns auch gelegentlich begegnet.

Wenden wir uns nun den *Entstehungsbedingungen der Komplikationen* zu, so ist sicher zuweilen das *exogene Krankheitsagens* selbst sehr wesentlich verantwortlich zu machen. Den oben erwähnten, allgemein bekannten und gefürchteten Komplikationen der Masern (und des Scharlachs) steht die Tatsache gegenüber, daß bei Röteln Komplikationen überhaupt nicht (FEER, DEGKWITZ, STAEHELIN) oder nur höchst selten vorkommen (DENNIG, HÖRING). Die Masern-Otitis verläuft meist viel harmloser als die Scharlach-Otitis (FEER). Komplizierende Cholecystitis fand sich bei 226 Typhuskranken 8 mal (3,5%), bei 54 Paratyphus B-Kranken dagegen 7 mal (12,9% CURTIUS u. KÄRST)[1].

Symptomatische Psychosen, die nach den letztgenannten Autoren bei Typhus in 13% entstehen, sind bei Feldfieber kaum bekannt (KÄRST u. ROHRMOSER). Es sei ferner an die komplizierende Endokarditis erinnert, die bei der akuten und sekundär chronischen Polyarthritis häufig, bei der primär chronischen Polyarthritis dagegen sehr selten ist. Als erregerspezifische Symptome bzw. Syndrome sind ferner die Episkleritis (80—90%, GSELL; KÄRST u. ROHRMOSER), Meningitis (bzw. Meningismus) und Hepatitis bei Feldfieber (beide letztgenannten Syndrome bei Typhus höchst selten), die Tracheitis bei Grippe, die (wenn auch relativ seltene) Osteomyelitis bei Typhus bekannt. Bei der mehr oder weniger großen Neigung zu Komplikationen einer bestimmten Krankheit spielt selbstverständlich die *Krankheitsschwere* eine große Rolle, wie SCHEID und WIECK (1952) an einem sehr großen Krankengut hinsichtlich der neurologischen Diphtherie-Komplikationen zeigen konnten, die sich bei 76% der Diphtherien III. Grades, hingegen nur bei 2% der leichten Diphtherie entwickelten. Das gleiche Prinzip ist bei dem Parallelismus zwischen Schwere- bzw. Einstellungsgrad des Diabetes und Komplikationen wirksam. Über dieses Gebiet liegen große, gründlich bearbeitete Erfahrungen vor (R. BOLLERs Sammelwerk 1950, A. KAEDING 1956). Vgl. auch unsere Fälle: Paul W. (S. 368), Ella Sch. (S. 369), Paul Wei. (S. 372), Joh. Is. (S. 373), Arno Kü. (S. 260), Arth. Schwä. (S. 261). Von den erregerspezifischen Symptomen geht eine Reihe über diejenigen, bei deren Entstehung sowohl der Umweltschaden wie der reagierende Organismus gleichstark beteiligt sind. Hierher gehört beispielsweise die bei Grippe fast pathognomonische Bronchopneumonie (durchschnittlich in unserem Gesamtmaterial 51%), die bei prämorbide asthmatischen bzw. emphysematischen Grippe-Kranken in 68% der Fälle auftrat und bei über der Hälfte dieser letzteren zum Tode führte. Schließlich gibt es seltene, atypische Krankheitszeichen (von manchen allein als „Komplikationen" angesprochen), die oft mehr von der Hauptkrankheit ausgelöst als durch sie verursacht werden. In dieser Weise deutet beispielsweise NOTHMANN die Psychosen bei M. Basedow (nach KLOSE nur bei 0,5—1% der Kranken), ferner bei Tetanie, Akromegalie u. a. Gleichsinnig kam CHR. SCHOLZ (1950) bei einem genau analysierten Falle unserer Klinik zum Ergebnis, daß die sehr seltene Kombination von Typhus mit echter Agranulocytose (minimaler Leukocytenwert 300!; Häufigkeit 1: etwa 400 unserer Typhusfälle, bis 1950 nur 4 Einzelfälle im Welt-Schrifttum) als bedenkliche Typhuskomplikation bei bestehender spezifischer Disposition anzusehen sei.

Als besonders häufig muß wohl das erwähnte *Zusammenwirken exogener und endogener Faktoren* angenommen werden: 15 von 226 Typhuskranken bekamen eine Pyelitis, wobei 13 mal der Bacillennachweis im Urin gelang. Die bacilläre Besiedlung der Harnwege ist also zweifellos von hoher pathogenetischer Bedeutung, daß sie allein jedoch häufig nicht ausreicht, ergibt sich daraus, daß 5 weitere Kranke mit Bacillurie weder subjektiv noch objektiv irgendwelche Zeichen von Cystitis oder Pyelitis darboten (CURTIUS u. KÄRST). Ähnlich sind die von CARGILL u. BEESON erhobenen Liquor-Befunde bei Weilscher Krankheit: von 14 Patienten zeigten 13 eine Pleocytose, von diesen jedoch nur 6 klinisch faßbare Zeichen meningealer Reizung. Unter 92 von den Autoren erwähnten Schrifttumsfällen hatten 86% einen pathologischen Liquor, dagegen nur 41% klinische Meningitis-Symptome. Entsprechende Befunde erhoben auch KÄRST u. ROHRMOSER, die weiterhin durch ihre vergleichend epidemiologisch-klinisch-konstitutionspathologischen Untersuchungen wahrscheinlich machen konnten, daß Art und Ausmaß der meningitischen Erscheinungen bei Feldfieber wesentlich durch den prämorbiden Zustand mitbedingt werden, wobei die erwähnte erregerspezifische Meningen-Beteiligung nicht übersehen wird. In diesem Sinne sprechen ja auch die genannten Zahlen CARGILLs u. BEESONs.

Ein ganz analoges Verhalten bezüglich der Pathospezifität eines Erregers und seiner objektiven Nachweisbarkeit einerseits, der Seltenheit manifester Krankheitssymptome andererseits zeigt die Hepatitis bei infektiöser Mononucleose[2]. Leberfunktionsstörungen werden dabei in bis zu 90% der Fälle nachgewiesen (ANGLE, BENETTETAL u. a., Lit.

---

[1] Daß aber auch hier neben der offensichtlich erregerspezifischen eine organismusbedingte Disposition bestand, zeigt, daß alle 7 Kranken alte Gallenanamnesen aufwiesen.

[2] Vgl. auch die späteren Ausführungen über Typhus-Osteomyelitis (S. 224).

bei KÄRST 1952): es handelt sich demnach um „eine ausgesprochen hepatotrope Viruskrankheit" (KALK). Dennoch findet sich ein manifester Ikterus nur bei 20% (ANGLE) bzw. 14% (KÄRST) bzw. 10% (ABRAMS) bzw. sogar 5% (GARDNER-PAUL). Um so bemerkenswerter war unsere Beobachtung weitgehend konkordanten Ablaufs der hepatitischen infektiösen Mononucleose bei eineiigen Zwillingen, über die KÄRST berichtet hat. Beide Partner zeigten etwa am 45. ihr erstes, am 110. bzw. 120. Krankheitstag ihr zweites (geringes) Rezidiv. Der Verlauf der Bilirubin-Kurven war weitgehend identisch.

Es besteht kein Zweifel daran, daß manche älteren und neueren *Versuche*, bestimmte *Krankheitskomplikationen ganz einseitig exogenetisch zu erklären*, gescheitert sind und scheitern mußten, weil sich eben immer wieder erweist, daß die Krankheit, d. h. die abnorme Reaktion des Organismus, ganz wesentlich auch von den prämorbide gegebenen, nicht erst durch den exogen auftreffenden Schaden bzw. die mit dem Ausbruch eines bestimmten Prozesses angeregten Vorgänge gestaltet wird.

So wird heute die jahrzehntelang aufrechterhaltene Hypothese besonderer neurotroper Lues-Stämme („Lues nervosa", „Virus nerveux") abgelehnt (BITTORF, GÄRTNER, JAHNEL, HAUPTMANN, MULZER, NEISSER, PLAUT, RICHTER, SCHINDLER, CURTIUS-SCHLOTTER-SCHOLZ u. v. a.). Die Annahme, das Schwarzwasserfieber werde durch besondere Stämme der Malaria tropica bedingt, hat wesentlich an Wahrscheinlichkeit verloren gegenüber der früher (S. 52) zitierten Anschauung. Der Versuch, Unterschiede zu finden in der Toxinproduktion von Diphtherie-Stämmen, die maligne bzw. gutartige Erkrankungen hervorrufen, ist gescheitert (v. BORMANN). M. WILLE (1944) fand bei schweren Di-Fällen (Di-Stenosen) nur in etwa 20% den sog. „Gravistyp", der für diese schwere Verlaufsform verantwortlich gemacht wurde. Auch gegen die Annahme, die Entstehung der malignen Diphtherie sei auf eine Mischinfektion mit Streptokokken zurückzuführen, sind gewichtige Bedenken geäußert worden (MOMMSEN). Dagegen konnte SECKEL an dem großen Krankengut der Kleinschmidtschen Kinderklinik in Übereinstimmung mit älteren von ihm zitierten Autoren die große Bedeutung spezifischer Erbdisposition und der prämorbiden Beschaffenheit des lymphatischen Rachenrings für die Entstehung der malignen Diphtherie zeigen. BOECKERs Vermutung, daß die Virulenz der Typhus-Bacillen durch ihren Gehalt an Vi-Antigen bedingt werde, ist nicht mehr aufrechtzuhalten (H. SCHMIDT). L. VAN BOGAERT (1932) hat gezeigt, daß bei der Pathogenese der exanthematischen (z. B. Masern-) Encephalitiden nicht die Erregerspezifität entscheidet, sondern Terrain, Sensibilisierung, Allergielage des erkrankten Organismus. Die Entstehung der Begleitpsychosen bei körperlichen Krankheiten stellte man sich noch bis vor wenigen Jahren „recht einfach vor" mit der Annahme (KRAEPELIN), daß den verschiedenen Außenschäden „ganz bestimmte Geisteskrankheiten entsprechen" (wie MEGGENDORFER kritisch referiert). Diese Auffassung hat sich jedoch nicht halten lassen, vielmehr zeigte sich einerseits eine gewisse Gleichförmigkeit des sog. „exogenen Reaktionstyps" (BONHOEFFER), vor allem aber die in unserer Darstellung — auch mit eigenen Fällen — mehrfach belegte Bedeutung der prämorbiden, weitgehend erbbedingten Konstitution für die Entstehung und Gestaltung der „symptomatischen Psychosen".

Recht problematisch ist auch die Vermutung eines bestimmten *Genius epidemicus*. Vergleichende Untersuchungen von CURTIUS u. KÄRST (1949) sowie KÄRST (1949) an zwei, hinsichtlich der Erregerstämme *sicher* ganz verschiedenen Lübecker Nachkriegs-Typhus-Epidemien sprechen ebenso wie manche anderen Beobachtungen gegen eine übergroße Bedeutung dieses Prinzips. Ganz wird man allerdings auf seine Heranziehung nicht verzichten können. GLEISSNER hat mit Recht vermerkt, daß der Versuch, die Pathogenese der Scharlach-Komplikationen auf epidemiologischem Wege zu klären, als gescheitert betrachtet werden müsse.

Auch der früher außerordentlich verbreitete Versuch, die Entstehung gewisser Komplikationen *vorwiegend mechanisch erklären zu wollen*, hat mancherlei Einschränkung erfahren. Hierzu nur ein Beispiel. Es war naheliegend, die Pathogenese der tabischen Arthropathie auf die alltägliche Traumatisierung, vor allem der Beingelenke infolge des ataktischen Ganges und die gleichsinnig wirkenden Sensibilitätsstörungen zurückzuführen. Dem widersprechen aber unsere Befunde an 101 Tabikern, unter denen sich 14,8% Arthropathiker und 17 schwer Ataktische fanden (vgl. auch oben S. 126). Unter den letzteren beobachteten wir aber nur 2 Arthropathiker (11,8%), d. h. also nicht mehr als unter dem Tabiker-Kollektiv. Auch die Tatsache des relativ häufig polyartikulären Vorkommens der Arthropathie (5 unserer 15 Fälle) spricht sehr gewichtig gegen eine Überschätzung des mechanischen Faktors, wie schon von Büdinger sowie Risak angedeutet wird. Daß ganz andere, endogene Faktoren für die Genese der tabischen Arthropathie entscheidend sind, wird unten gezeigt werden.

Überprüft man den Entwicklungsgang der neueren Medizin, so läßt sich ganz allgemein zeigen, daß der einseitig exogenetische wie auch der grob mechanische Standpunkt stark an Boden verloren hat. Demgegenüber zeigte sich immer deutlicher die vorwiegende Bedeutung der *im erkrankten Organismus* liegenden Faktoren, seien sie nun erbbedingt — wie Rasse, Geschlecht, Körperbau, Art der Funktionsabläufe (z. B. der Menstruation), prämorbide Konstitution (besonders erbliche Organdisposition) — oder erworben — wie erworbene Organdisposition bzw. Ernährungs- und Reaktionszustand des Gesamtorganismus, wobei durchgemachte Vorkrankheiten häufig maßgebend beteiligt sind. Die Rolle dieser Faktoren bei der Entstehung von Komplikationen soll uns nunmehr beschäftigen.

Wenn auch die *Rassenpathologie* noch sehr dürftig entwickelt ist, so verdienen doch manche Angaben Beachtung: der leichtere, komplikationsärmere Verlauf von Scharlach bei Negern und Ostasiaten (Braun-Hofmeier-v. Holzhausen; Neufeld), die auffallende Seltenheit postoperativer Thrombosen und Embolien in China (Weischer, Heine, zit. nach Härtel), die verschiedene Dammrißhäufigkeit in Amerika (65%, William), England (55%, Webster), Deutschland (34,5%, Schröder), Frankreich (30%, Auvard, Brindeu), Dänemark (22%, Grammeltoft, alle zit nach Frommolt), die Vergleichshäufigkeit der Aortenlues unter dem Sektionsgut in Chicago bei farbigen (22%) gegenüber weißen Männern (7,4%, Jaffé).

Von den *geschlechtsbedingten Komplikationsdispositionen* sei die postoperative Thrombose genannt, die nach Külbs bei Frauen mehr als doppelt so häufig beobachtet wird. Unter unseren 226 Typhuskranken zeigten 15 (6,6%) eine komplizierende Pyelitis, die zu $^2/_3$ der Fälle Frauen betraf entsprechend der bekannten Disposition. Beck fand unter 135 symptomatischen (d. h. komplizierenden Begleit-) Psychosen der Frankfurter Nervenklinik fast doppelt so viel Frauen wie Männer.

Die Disposition gewisser *Körperbautypen* für bestimmte Komplikationen ist bekannt; es sei an den Pykniker als „Typus embolicus“ bzw. „Habitus apoplecticus“ erinnert. Im ganzen gesehen hat sich allerdings die Habitus-Forschung bei der Ergründung des Komplikationsproblems nur wenig bewährt, was naturgemäß am besten anhand eigener Erfahrungen beurteilt werden kann, die auf gründlicher deskriptiv-metrischer Beurteilung des Körperbaus beruhen. Von den Tabes-Komplikationen zeigten lediglich die Krisen eine gewisse Beziehung zum Schlankwuchs (entsprechend gleichsinnigen Beobachtungen von Golostschokow sowie Zweig), ferner die Arthropathie eine solche zum Breitwuchs. Bei unseren konstitutionstypologischen Typhusstudien ergaben sich noch geringere Zusammenhänge; nur die (an sich bei Infektionskrankheiten bekannte) Übersterblichkeit Fettsüchtiger war eindeutig gegeben. Gleichsinnig negativ waren auch die entsprechenden Feststellungen Meyers u. Burghards bei kindlichen Infektionskrankheiten (weitere Zahlen in Fortschr. Med. 1957, 652). Dieses *Versagen der bisherigen vorwiegend massenstatistisch und körperbaulich ausgerichteten typologischen Konstitutions-Forschung gegenüber brennendsten Problemen der klinischen Pathologie* ist ein neuer Hinweis auf die Notwendigkeit des weitgehenden Ersatzes dieser älteren, überlebten Fragestellung und Methodik durch diejenige der Individualpathologie.

Wesentlich aufschlußreicher für die Kausalanalyse von Komplikationen als der im Gesamt-Habitus erfaßte äußere ist der „*innere Körperbau*". Im pathologisch-anatomischen Schrifttum dürften sich mancherlei, meist versteckte Hinweise dieser Art finden, die aber meines Wissens noch niemals zusammengestellt und auf allgemeine pathogenetische Gesetzmäßigkeiten ausgewertet wurden. Ich denke etwa an die Angabe, daß beim Übergreifen otitischer Affektionen auf den Nervus facialis „individuell wechselnde Faktoren", wie Weite des Canalis Fallopii, Dicke des Knochens, spontane Dehiszenzen usw. eine wichtige Rolle spielen (Tomka).

Die Neigung gewisser *Entwicklungs-*, *Alters-* und *Funktions-Phasen* zu bestimmten Komplikationen (Pubertät, Menstruation, Schwangerschaft, Klimakterium, Senium) soll hier nur kurz erwähnt werden. Es besteht kein Zweifel daran, daß die Individualkonstitution des Organismus für die Entstehung der Pubertätsfettsucht, der Schwangerschaftsintoxikation, der Schwangerschaftsglykosurie, der Eklampsie, der Wochenbettpsychose, der klimakterischen Hypertension und der verschiedenartigen Formen des durch außerphysiologische Erscheinungen komplizierten, pathologischen Alterns sowie auch den mehr oder weniger komplikationsreichen Verlauf der meisten interkurrenten Erkrankungen alter Menschen von entscheidender Bedeutung ist. Von letzterem nenne ich die erhöhte Neigung zu Thrombosen (Külbs) sowie zur Chronifizierung von Pneumonien (Toepfer), den besonders komplikationsreichen Verlauf des Typhus (Buinewitsch, Curtius u. Kärst), insbesondere den deutlichen Parallelismus zwischen Lebensalter und typhösen Darmblutungen (Curtius u. Kärst).

Auch die so lebensgefährliche Typhus-Bronchitis zeigt, wie wir erstmals nachwiesen, eine eindeutige Altersabhängigkeit. Schon Schottmüller, Staehelin u. a. hoben die Disposition des Lungen-Emphysems zur Typhus-Bronchitis hervor.

Unter 265 Grippe-Kranken unserer Klinik (Epidemie Winter 1951/52) zeigten einen *schweren Verlauf* 54% der über 60jährigen, dagegen nur 7,5% der unter 30jährigen. *Tödlich* verliefen unter den ersteren 82,5%, unter den 11—40jährigen dagegen nur 5% der Fälle (Bohm u. Tränkle).

Das *im engeren Sinne individuelle Gebiet* beginnt erst mit der familien- bzw. persönlichkeitsspezifischen Prägung des Einzelmenschen. Während die vorgenannten Reaktionsweisen in Konstitutionsforschung und physischer Anthropologie gebührende Beachtung finden oder wenigstens finden sollten, ist die eigentlich *individualpathologische Bedingtheit der Komplikationen* noch niemals exakt untersucht, geschweige denn zusammenfassend dargestellt worden.

Schon seit langen Jahren von der Notwendigkeit derartiger Studien durchdrungen, habe ich sie u. a. bei Pneumonie-Delir (Curtius u. Wallenberg 1933), Tabes juvenilis (Curtius u. Schlotter 1934), Tabes (Curtius, Schlotter u. Scholz 1938), Polysklerose-Psychosen (F. Riegel 1940), Typhus (Curtius u. Kärst), Serumkrankheit (Wrzodek), Feldfieber (Kärst u. Rohrmoser), Grippe (Bohm u. Tränkle), Herzinfarkt (Brinkmann) durchgeführt bzw. angeregt. Bei diesen *nach strukturanalytisch-klinischen Gesichtspunkten* angestellten Untersuchungen hat sich ergeben, daß erbliche und erworbene Organdisposition, sonstige Bausteine des prämorbiden Zustandes, wie vegetativer Reaktionstyp, Stoffwechsellage, eine pathophysiologisch nicht näher definierbare, aber empirisch völlig gesicherte individuelle Reaktionsweise (vgl. S. 99 ff.) als maßgebende Faktoren bei der Entstehung bestimmter, vor allem seltenerer Komplikationen anzusprechen sind. Dies soll im folgenden anhand einiger unserer — sowie auch sonstiger — Beobachtungen gezeigt werden, wobei z. T. auch harmlose Symptome herangezogen werden, da es sich ja nur um Modellfälle grundsätzlich überall gleichartiger Vorgänge handelt.

Das Nasenbluten bei Infektionskrankheiten (das bekanntlich nicht selten zu erheblichen Anämien führen kann) wird in der überwiegenden Mehrzahl der Fälle durch prämorbide Phlebektasien des Locus Kiesselbachii mitbedingt, so bei allen 3 unserer 226 Typhuskranken (bei 2 derselben handelte es sich um Vater und Tochter). Prämorbides habituelles Nasenbluten hatte auch bei 3 der 7 entsprechenden Feldfieberkranken bestanden. Das Nasenbluten infolge hämorrhagischer Diathese, insbesondere Thrombopenie, ist natürlich ganz anders zu beurteilen. Es ist aber ziemlich selten: 1 mal auf 226 Typhuskranke (CURTIUS u. KÄRST).

Auch die bei akuten Infektionskrankheiten recht seltene Hämoptoe, die weder unter den 226 Typhus- noch unter den 265 Grippekranken, dagegen 1 mal unter den 123 Feldfieber-Kranken zur Beobachtung kam, konnte hier eindeutig auf die prämorbide Konstitution, nämlich Bronchektasen zurückgeführt werden, die bereits früher zu gelegentlichen Blutungen geführt hatten.

Sichere Hinweise auf eine prämorbide Organdisposition[1] bei Grippe-Komplikationen beobachteten wir 5 von 8 mal bei Otitis media, 2 von 3 mal bei Nebenhöhlen-Affektionen, 4 von 5 mal bei Anginen. Gleichsinnig waren die Ergebnisse GLEISSNERs bei 356 Scharlachkranken (die von insgesamt 672 Fällen des Einzugsgebietes klinisch behandelt wurden), von denen 5,3% eine komplizierende Otitis erwarben. Bei den Blutsverwandten aus 7 Familien betrug die Otitis-Häufigkeit dagegen 18,1%. In analoger Weise hat auch SPIELER (in Übereinstimmung mit früheren Befunden von TUCH, CASTAIGNE u. RATHERY, ferner MEYER u. BURGHARD) gezeigt, daß eine familiäre Disposition zur Scharlachnephritis besteht, die nicht durch die Wirkung eines epidemiespezifischen Virus erklärbar ist. S. MEYER u. BURGHARD unterschieden bei ihren sehr sorgfältigen Untersuchungen in der Düsseldorfer Infektionsklinik banale (z. B. Drüsenschwellung bei etwa 80%) und besondere Scharlachsymptome, z. B. Scharlachnephritis, Monothermie, die „ominöse“ Kombination von Scharlach mit exsudativer bzw. neuropathischer Diathese. Prognostisch ausschlaggebend sei der „Individuumtyp“ des Scharlach, wenn auch familiäre Übereinstimmungen des Krankheitsverlaufs unverkennbar waren, z. B. der von den Autoren beobachtete septische bzw. toxische Scharlach bei Geschwistern. Auch nach RAUs Erfahrungen bei über 700 Fällen der Königsberger Diphtherie-Epidemie 1934/35 hängt die Schwere der Erkrankung von der individuellen Disposition ab.

Zur Thrombophlebitis kommt es nach unseren Beobachtungen im Verlauf akuter Infektionskrankheiten vorzugsweise bei schon vorbestehender Varicosis, so bei je 2 Frauen mit Feldfieber bzw. Grippe und bei 7 von 11 Typhuskranken (d. h. also insgesamt bei 11 von 15 Fällen). Dabei läßt sich häufig nachweisen, daß die Varicosis im Rahmen einer allgemeinen, erblichen Erweiterungstendenz des Venensystems (Status varicosus, CURTIUS 1928) auftritt, so bei einer 45 jährigen Typhuskranken, die als Kind an habituellem Nasenbluten gelitten hatte, früher wegen Hämorrhoiden operiert wurde und während der ersten Schwangerschaft im gleichen varicösen Unterschenkel mit Thrombose erkrankt war.

Gerade hier läßt sich auch auf anderem Wege zeigen, daß *die Komplikationen* nicht, wie bisher meist angenommen, ausschließlich dem exogenen Krankheitserreger, sondern *sehr wesentlich* auch *der Individualkonstitution* des Organismus *zuzuschreiben* sind: die mehrfach geäußerte Annahme, daß die Typhus-Thrombophlebitis hauptsächlich auf Kreislaufschwäche zurückzuführen sei, kam — wenn überhaupt — nur bei 2 unserer 11 Fälle in Betracht. Auch die Ansichten HARTMANNs, daß die Komplikation auf postinfektiöser Thrombocytose beruhe, sowie die SCHOTTMÜLLERs, daß die Varicen Typhuskranker Folge (und nicht Voraussetzung) der Thrombophlebitis seien, stehen im Gegensatz zu unseren Befunden. Ähnlich verhält es sich mit der von HUEBSCHMANN angenommenen allgemeinen Thrombose-Neigung Grippekranker: wenn auch Unterschiede der einzelnen Epidemien vorkommen mögen (nach BUTZENGEIGER auffallende Häufung 1889), so widerspricht dem doch die geringe Zahl bei unseren Kranken (2/265) sowie die erwähnte prämorbide Varicosis der beiden grippekranken Frauen.

Auch ein Herpes labialis ist offenbar nicht rein erregerspezifisch, wie man vielerorts annimmt; entgegen der Ansicht von CURSCHMANN, GRIESINGER, SCHIFF, STAEHELIN u. a. kommt er beispielsweise auch beim Typhus vor, nach HITTMAIER in 0,9%, nach unseren Befunden in 3,1% der Fälle. Offensichtlich hängt das Auftreten eines Herpes ganz wesentlich von einer prämorbiden Disposition ab: von 14 herpetischen Feldfieberkranken gaben 11 und von 27 herpetischen Grippekranken gaben 13 an, schon früher bei Fieber, Magenverstimmungen, Menstruation usw. an Herpes gelitten zu haben.

---

[1] Vgl. hierzu auch frühere Angaben (S. 115ff.).

Gelenkschwellungen sind bei Typhus sehr selten (und es ist deshalb abwegig, von einem besonderen Typ des „Arthrotyphus“ zu sprechen). Bei 2 unserer 3 Fälle (auf 226 Kranke) handelte es sich um Mutter und Tochter, die z. Z. der Entfieberung an multiplen Gelenkschwellungen erkrankten. Die Muttersmutter hatte ebenfalls an starken Gelenkbeschwerden im Klimakterium gelitten. Auch bei der dritten Typhuskranken mit Gelenkschwellungen bestand eine starke gleichsinnige erbliche Belastung von Vaters und Mutters Seite. Bei 5 der 7 mit Gelenkschmerzen erkrankten Grippe-Patienten handelte es sich um chronische Polyarthritiker. Daß eine solche *Reaktivierung unspezifischer, persönlichkeitseigener Reaktionen* durch eine spezifische exogene Schädigung gar nicht an die Mitwirkung eines belebten Erregers gebunden zu sein braucht, zeigen unsere Befunde bei 32 *Serumkranken;* der einzige 26jährige Patient mit ziemlich erheblichem polyartikulären Syndrom hatte schon 11jährig bei Scharlach an starkem Gelenkrheumatismus gelitten.

Von 9 (unserer 265) Grippekranken mit pleuritischen Symptomen hatten 6 bereits eine bis mehrere Pleuritiden — teilweise mit Restschwarten — durchgemacht; beispielsweise eine 52jährige Frau, die 1945/48 mit exsudativer Pleuropneumonie, 1950 mit doppelseitiger Grippe-Bronchopneumonie und starker Pleuritis sicca und 1952 sowie 1953 wiederum mit linksseitiger Pleuritis sicca in Krankenhausbehandlung gestanden hatte. Weitere sehr instruktive Beispiele aus unseren Grippe-Beobachtungen teilten BOHM u. TRÄNKLE mit, so unseren einzigen, tödlich verlaufenen Fall von Grippe-Empyem, welches sehr wesentlich durch ausgedehnte, alte Pleura-Verwachsungen mitbedingt war.

Die entscheidende Bedeutung des endogen-konstitutionellen *Lokalisationsfaktors* kann noch viel weiter gehen; in den Großhirnhemisphären, besonders den Stirnlappen zweier etwa gleichzeitig verstorbener EZ mit Pertussis-Pneumonie fanden sich autoptisch Blutungen „an nahezu völlig identischen Stellen“ (OBERNDORFER).

In den ersten Fiebertagen des Typhus gelingt die Bacillenzüchtung aus der Galle fast stets (BONANO, CHIARI, SCHOTTER u. Mitarb.). Dennoch kommt es nur ziemlich selten zu manifester Cholecystitis (3,5% unserer 226 Fälle). Daß auch hier die individuelle Prädisposition in Form früherer Gallenbeschwerden den Schlüssel zum Verständnis dieses scheinbaren Gegensatzes gibt, haben wir wie HIRSCH, SCHIFF, SCHOTTMÜLLER, LÜHR, STROEBE beobachtet. Durchaus gleichsinnig waren die Befunde bei den beiden einzigen von uns behandelten Fällen von Grippe-Cholecystitis (genau geschildert von BOHM u. TRÄNKLE).

Beim Feldfieber als einer Leptospirose ist mit ziemlicher Regelmäßigkeit ein Leberschaden als erregerspezifisch zwar anzunehmen und auch bei unseren Kranken mit der Urobilinogen- und Cadmiumsulfat-Probe häufig nachgewiesen worden. Zur klinisch manifesten Leberbeteiligung kommt es jedoch nur höchst selten, vielmehr stellt das Feldfieber den Prototyp einer „gutartigen anikterischen Leptospirose“ dar (GSELL, RIMPAU, LITZNER u. HAHN, PERRAULT, KATHE, v. HOESSLIN, VAN RIEL). Es fanden sich unter 256 Helmstedter Fällen keiner (LITZNER u. HAHN 1950), unter 43 Wolfenbüttler Fällen 2 mit vorübergehendem Subikterus der Skleren (LITZNER u. HAHN 1950), unter 45 St. Galler Fällen nur einer mit vorübergehendem Subikterus (GSELL). Es zeigt demnach mit experimenteller Sicherheit wiederum die Rolle der prämorbiden Konstitution an, wenn von unseren 3 (der 123) Kranken mit Ikterus 2 einen Vorschaden hatten: eine Frau mit Cholecystopathie und der auf S. 203 geschilderte Mann mit erblicher Pigmentstörung, der schon mehrfach wegen Ikterus-Verdachts behandelt wurde. Es ist bekannt, daß bei der wohl verwandten Hämochromatose eine Disposition zu Ikterus und zum Übergang in Lebercirrhose besteht (FRISCH, UHLENBRUCK, WEGENER). Bei 7 Kranken mit Grippe-Pyelitis war 3mal eine Organdisposition nachweisbar.

Bei der Typhus-Osteomyelitis ist (in Analogie zu den obigen Angaben über Typhus-Cholecystitis) der Gegensatz zwischen der großen Häufigkeit, ja Regelmäßigkeit histologischer Knochenmarksveränderungen (FRAENKEL u. HARTWICH) und der Seltenheit klinisch manifester Osteomyelitis überraschend (2% nach LIECHTI, 3,5% nach eigenen Befunden). Daß sich unter unseren 8 Fällen ein Geschwisterpaar (Erkrankung der Ulna bzw. Tibia) fand, ist somit sicherlich nicht zufallsbedingt. Schließlich sei noch erwähnt, daß wir auch bezüglich der schweren Typhus-Encephalitis (wohl zu unterscheiden von der bekannten pathognomonischen Somnolenz) sowie bei Grippe-Encephalitis und -Psychose (letzteres wie KLEIST, ROBIDA u. a.) die entscheidende Mitwirkung persönlicher und familiärer Disposition nachweisen konnten, entsprechend früheren Beobachtungen bei Masern-Encephalitis (SULZER, VAN BOGAERT) und Vaccine-Encephalitis (ROTH).

Das Schrifttum enthält natürlich noch manche anderen wertvollen Belege für die Auswirkungen der Individualkonstitution auf die Komplikationen von Infektionskrankheiten. Eine ungewöhnlich lehrreiche Beobachtung AITKENS soll dies noch belegen. Eines von 6 an erblicher, rezidivierender Hämaturie leidenden Geschwistern bekam bei Masern — zugleich mit stärkster Hämaturie — ein ausgedehntes hämorrhagisches Exanthem. Nephritis, hämorrhagische Diathese oder ein sonstiges Grundleiden konnten als Ursache der Hämaturie ausgeschlossen werden.

Daß sich erwartungsgemäß bei *allergischen Reaktionen* die gleichen Regeln der Komplikationsentstehung nachweisen lassen wie bei akuter Infektionskrankheit, erwiesen unsere von WRZODEK veröffentlichten Beobachtungen an 32 Fällen von Serum-Krankheit. Hier zeigte sich beispielsweise die Rolle erworbener Organdisposition in dem Auftreten von Leberdruckschmerz und Zunahme des Serum-Bilirubins (2,32 mg-%, nach Heilung 0,45 mg-%) bei einem Manne, der vor 2 Jahren eine Hepatitis mit leichtem Restschaden durchgemacht hatte. Den auch von BESSAU erwähnten seltenen Beginn einer Serumkrankheit mit Kollaps konnten wir bei 3 Frauen und einem Manne beobachten, die sämtliche schon früher ausgesprochen vasolabil waren. Auf die Bedeutung der individuellen Konstitution für Entstehung und Gestaltung der Serumkrankheit haben schon zahlreiche Autoren hingewiesen, ohne freilich verwertbare Belege mitzuteilen (AXENOW, BEER, BESSAU, GIERTMÜHLEN, HANHART, KLINKERT, v. PIRQUET u. SCHICK, SCHICK, H. SCHMIDT, VOIGT).

Selbstverständlich lassen sich die gleichen, in der Individualkonstitution begründeten Gesetzmäßigkeiten, denen wir bisher bei akuten Infektionskrankheiten begegneten, auch bei dem jahre- und jahrzehntelangen Ablauf *chronischer Infektionskrankheiten* nachweisen.

Dazu einige Beispiele aus dem Gebiet der *Tabes* (z. T. nach Befunden von CURTIUS, SCHLOTTER u. SCHOLZ 1938). Muskelatrophie (sog. „amyotrophische Tabes“) ist hierbei sehr selten (4—8% nach KINO u. STRAUSS, 2% nach unseren Befunden). Es wird deshalb von führenden Autoren, u. a. SCHAFFER, angenommen, daß eine besondere Veranlagung des motorischen Systems wesentlich beteiligt sei. Diese Vermutung wird zur Sicherheit bei MOREAUS Beobachtung von 4 Schwestern mit Tabes juvenilis, von denen 3 eine Atrophie der kleinen Handmuskeln hatten, ebenso wie die Mutter mit rudimentärer Tabes. Bei den 15 von uns (CURTIUS u. SCHLOTTER 1934) in 10 Familien untersuchten Fällen juveniler Tabes wurde das Symptom stets vermißt, wohl aber eine ganze Reihe sonstiger erbkonstitutionell bedingter Symptomgestaltungen festgestellt. Von der erblichen Individualkonstitution, nicht von der Spirochäten-Art oder ähnlichen hypothetischen Umweltfaktoren, hängt es auch ab, ob zwei der persönlich und sozialmedizinisch übelsten Tabeskomplikationen auftreten, die Arthropathie bzw. die Taboparalyse. Von ersterer war schon früher die Rede.

Auch bei der relativ seltenen Taboparalyse (7—14%) dürfte im wesentlichen die prämorbide Erbkonstitution, nicht ein besonderer Spirochätentyp (erst recht nicht, wie C. WILMANNS behauptete, die Behandlungsweise) die wesentliche Hilfsursache darstellen. In 6 unserer 7 Fälle bestand eine deutliche neuropsychopathische Familienbelastung. Bei 6 der 7 Kranken handelte es sich ferner um prämorbide Degenerative (Trunksucht, schwere Neurosen, Schüttelneurose usw.). Ein weiteres Tabessymptom, die quälenden gastrischen Krisen (10—15%), sah OPPENHEIM mehrmals „aus einer seit Jahren bestehenden Hemikranie“ sich entwickeln. WAGNER-JAUREGG vermutete die Mitwirkung allergischer Faktoren, wofür auch unsere Befunde gewisse Anhaltspunkte gaben.

L. BURKHARDT glaubt (ähnlich wie auch RÖSSLE sowie ROOT, zit. nach BURKHARDT), daß die Diabetes-Tuberkulose auf einer für beide Krankheitsdispositionen gemeinsamen Erbveranlagung beruht. Dafür sprechen genealogische (vgl. auch unseren Fall *Ulrike Wu.*, S. 194) sowie morphologische Befunde am Pankreas.

Selbstverständlich ist die Anlage auch bei *nicht-infektiösen Krankheiten* komplikationshervorrufend und komplikationsgestaltend wirksam. Manche einschlägigen Beobachtungen lassen vermuten, daß ein gewisser *Prozeßfaktor* vererbt wird, etwa die gleichzeitige Perforation eines Ulcus ventriculi bei EZ (E. SCHINDLER), das gleichzeitige Magenbluten bei Zwillingen (PAYR), die gleichzeitige Entwicklung einer diabetischen Gangrän der Großzehe sowie einer Retinitis albuminurica bei EZ (MICHAELIS).

Manche der vorstehenden Fälle von Organdisposition als Schrittmacher von Komplikationen können auch als *Reaktivierung bisher latenter bzw. nur zeitweise manifester Organkrankheiten* aufgefaßt werden (Bronchektasen, Pleura-, Leberleiden u. a.). Ganz ausgesprochen war dieser Tatbestand bei der Auslösung eines akuten Glaukom-Anfalls bei einer 68jährigen Frau im Verlauf eines typischen Feldfiebers gegeben, die schon länger an latentem Glaukom litt.

Gehörte diese Beobachtung noch in das Gebiet der Organbeschaffenheit, so bedarf die ja jedem Arzte bekannte Tatsache nur kurzer Erwähnung, daß *die individuelle Gesamtkonstitution* häufig eine entscheidende Rolle bei der Entstehung von Komplikationen spielt. Zuweilen sind Organ- wie Gesamtkonstitution maßgebend, wie bei unserem Gichtiker mit wiederholten Nierenstein-Attacken, bei dem so 4mal ein sehr bedenklicher Subileus ausgelöst wurde (Kurt Zie., S. 163). Hier sehen wir auch die früher eingehend erörterte *individuelle Reaktionsweise* in Form einer nur für diesen Kranken typischen und damit „individualgesetzlichen" Regelmäßigkeit: als Ankurbelung stets der gleichen komplizierten Kettenreaktion.

Das Gebiet der *reinen Allgemein-Konstitution* betreten wir mit unserer Beobachtung, daß von den 8, überwiegend fettleibigen, Diabetikern der mehrfach erwähnten 265 Grippekranken, trotz aller sachgemäßen Therapie, 6 im Koma gestorben sind (vorwiegend unter den Erscheinungen des Kreislaufversagens)! Hierher gehört auch HORSTERs Angabe, daß sich postoperative Iritis nach Star-Operationen 4mal häufiger bei Diabetikern einstellt als bei anderen Kranken. Wie übel es um die Prognose sonst harmloser Erkrankungen, z. B. Angina, bei Fettleibigen steht (und zwar wiederum durch Kreislaufkomplikationen), ist bekannt. Schließlich erwähne ich noch die Beobachtung, daß sich im Verlauf von Pneumonien Lungenabscesse bzw. Lungengangrän besonders bei hinfälligen, wenig widerstandsfähigen Personen entwickeln (v. DOMARUS u. a.). Allerdings spielt hier wohl öfters auch eine (wohl erworbene) Organdisposition eine Rolle (Schilderung entsprechender Grippe-Fälle durch BOHM u. TRÄNKLE).

Zum Schluß möge die schon aus manchen der vorstehenden Beispiele zu entnehmende *individuumtypische Komplikationsneigung* noch einmal besonders betont und an einigen Beispielen verdeutlicht werden: Jeder Mensch bildet gewissermaßen seine eigenen Komplikationen, die dann auch — nach Art der individuellen Reaktionsweise — nicht selten wiederholt im Laufe des Lebens, und zwar zuweilen als Begleiter verschiedener Grundkrankheiten, auftreten. So stand es mit den habituellen Nackenneuralgien von Günther Ti. (S. 107), den rezidivierenden, mit Hirndruck einhergehenden Migräne-Anfällen von Mutter und Sohn Wo. (S. 107), der rezidivierenden Keratitis von Hans Be. (S. 108), dem rezidivierenden Delir von Fritz Ha. (S. 109), dem rezidivierenden „Icterus e graviditate" von Erika Lü. (S. 109), der schweren, rezidivierenden Schwangerschafts-Nephrolithiasis von Annemarie Be. (S. 108), den auf persönlichkeitsbedingter Resistenzschwäche beruhenden, wiederholten lebensbedrohenden Komplikationen von Vilma Mo (S. 109), der habituellen Kombination von Angina und Stomatitis von Bernh. E. (S. 107).

Zur *kasuistischen Illustrierung* dieses Abschnitts wurden aus den insgesamt 253 Krankengeschichten unserer Sammlung diejenigen ausgewählt, die sichere, greifbare *Komplikationen* enthielten. Eine anderweitige Auslese hat nicht stattgefunden. Bei der Überprüfung dieser Fälle nach individualpathologisch-pathogenetischen Gesichtspunkten ergab sich folgende Einteilung:

1. Endogene Faktoren

a) Erbliche Korrelationen; familientypische Konstellation; erbliche Reaktionsweise

b) Erbliche Organdisposition

c) Systemfaktoren

d) Individuelle (nicht sicher erbliche) Reaktionsweise
e) Prämorbide Konstitution
f) Zusammenwirken von Allgemein- und Lokaldisposition
g) Krankheit und Persönlichkeit
h) Konstitutionstyp

2. Zufällige Koincidenz
a) Krankheitskombinationen
b) Auslösung. Zweite Krankheit

3. Exogene Faktoren

4. Pseudokomplikationen

1. Endogene Faktoren

a) Erbliche Korrelationen; familientypische Konstellation; erbliche Reaktionsweise

			Seite
1.	Kurt Zie.	Rezidivierender Subileus bei Arthritis und Nephrolithiasis urica	163
2.	Wilh. Sm.	Cystenniere + Cystenleber. † an Leberabscessen	168
3.	Ulrike Wu.	Tbc. pulm. ↔ Diabetes (beide Krankheiten familiär)	194
4.	Erna Ham.	Schwere hämorrh. Diathese bei Paraproteinose	205
5.	Wanda Gr.	Bedrohliche Lymphangitis: Syringomyelie + Debilität + Diabetes	208
6.	Irmg. Li.	Schwere Schwangerschafts-Nephropathie. Erbliche Hypertension	243
7.	Rose Vo.	Allergose in Hochschwangerschaft	368
8.	Anni Schl.	Ca. + Agranulocytose + chron. Polyarthritis (familiäre Idiosymptomatik)	332
9.	Val. Sch.	Opticusatrophie bei erblichem Turmschädel	332
10.	Gg. Mü.	Symptomatische Psychose bei Pneumonie	198
11.	Rud. Tu.	Symptomatische Psychose bei Coma hepat.	215
12.	Hildeg. Ro.	Hyperästhetisch-emotionelles Syndrom in der Gravidität	242
13.	Hedw. Neu.	Hyperästhetisch-emotionelles Syndrom bei hepatitischem Präkoma	216
14.	Hildeg. B.	Schizophrenieartiges Delir bei Typhus (Erbbelastung)	199
15.	Ingeliese Lei.	Schizophrene Psychose bei Erysipel (schwere Belastung)	200
16.	Alma Kr.	Depressive Phase bei arteriosklerotischer Pseudobulbärparalyse (Belastung)	201
17.	Sylvester Ki.	Depressiv-stuporöses Zustandsbild nach Kopftrauma (schwere Belastung)	320
18.	Friedr. Mü.	Ungewöhnlich schwere Schlafmittelintoxikation (schwere neuropsychopathische Belastung)	199

b) Erbliche Organdisposition

19.	Willib. Lö.	M. Pfeiffer verschlimmert latente Nephritis	165
20.	Egon Sch.	Symptomatische Meningitis bei Grippe (erbliche topische Disposition)	141
21.	Joh. Schm.	Familiäre Organdisposition zu diabetischer Glomerulosklerose	141
22.	Elisab. Pe.	Pyelitis am stärksten in ptotischer Niere	142
23.	Gerda Zie.	Abscedierende Pneumonie bei Typhus. †. (Von klein an Lungenanfälligkeit). Erblichkeit?	144
24.	Anna Fra.	Tabische Arthropathie auf dem Boden unspezifischer chronischer Polyarthritis (Erblichkeit?)	145

c) Systemfaktoren

25.	Wilh. La.	Herzinfarkt + Cerebralsklerose	Trotz gleicher Lokalisation der Systemkrankheit doch individuell verschiedene Bilder	195
26.	Franz M.	Herzinfarkt + Cerebralsklerose		195
27.	Anton Neu.	Herzinfarkt + Cerebralsklerose		195
28.	Karl Fr.Ri.	Cor.-Sklerose + Cerebralsklerose		201
29.	Henriette Gä.	Herzinfarkt + Cerebralsklerose		212

d) *Individuelle Reaktionsweise*

30. Helene Ress.	In 1. Gravidität leichtere, in 2. bedrohliche Intoxikation	241
31. Erika Lü.	Rezidivierender Schwangerschaftsikterus. Diabetes. † an Lebercirrhose	109

e) *Prämorbider Zustand*

32. Gerh. Fr.	Starke Hämorrhoidalblutung bei Hepatitis	167
33. Dorothea Kn.	Endometritis + Hepatitis → st. Menorrhagie	167
34. Hildeg. Gd.	Scharlach-Rheumatismus bei Disposition	144
35. Hedw. Schü.	Scharlach-Rheumatismus bei Disposition	144
36. Anna Gr.	Konstit. Obstipation + Typhus → Subileus	209
37. X. Y.	Schwere Rentenneurose. Fehldeutung hysterischer Symptome als Kopftraumafolgen. Psychopathisch-vegetative Konstitution	317
38. Rob. Ha.	Vorbestehende syringomyelische Arthropathie akut verschlimmert durch Unfall	328
39. Martin Weh.	Megasigma + Diabetes → Ileus	378
40. Helene Kr.	Angeborenes Aneurysma + Hypertension → Subarachnoidalblutung. †	166

f) *Zusammenwirken von Allgemein- und Lokaldisposition*

41. Wilh. Wi.	Salvarsan-Allergie; Salvarsan-Dermatitis bei prämorbider Hautdisposition	145
42. Hans Be.	Pneumonie → Keratitis dendritica (schon vor einem Jahr Keratitis; allergische Diathese)	108

g) *Krankheit und Persönlichkeit*

43. Franz Ko.	Recidivierende „cerebrale" Komplikation bei Otitis media chronica eines Psychopathen	176
44. Martha Oh.	Schwere Kachexie bei mittelschwerer Tbc (konstitutionelle Anorexie)	206
45. W. W.	Adams-Stokes-Anfälle (Arteriosklerose) + depressiv-psychopathische Konstitution	257
46. Arno Kü.	Schwere Diabetes-Komplikationen (Retinopathie!) bei infantilem Schwachsinnigen. †	260
47. Ella Sch.	Zahlreiche Diabetes-Komplikationen bei schwerer Hysterie	369
48. Martha Ra.	Hernienincarceration muß unter ungünstigen, komplizierenden Verhältnissen operiert werden wegen jahrzehntelanger Indolenz	375

h) *Konstitutionstyp*

49. Else Wa.	Typhustod infolge Kreislaufversagens bei Fettsucht	195
50. Hrch. Ba.	† an Pankarditis bei akuter Polyarthritis, Fettsucht und Diabetes	195
51. Hrch. Gr.	Ungewöhnliche und schwere Feldfieberkomplikationen bei erblicher Pigmentstörung. Zusammenhänge problematisch	203

2. Zufällige Koincidenz

a) *Krankheitskombinationen*

Die Kombination von zwei oder mehr Erkrankungen kann die Entstehung und Intensivierung von Komplikationen fördern wie in folgenden Fällen:

52. Gg. Schw.	Polyarthr. Vitium + Lenta + schwere Coronarsklerose + Hepatitis: Coma hepaticum. †	169
53. Erich O.	Wabenlunge + Diabetes + Herzinsuffizienz bei Coronarsklerose: chron. rezidiv. Pneumonien	171

54. Joh. Js.	Ulcus duodeni + Diabetes + prämature Arteriosklerose + rudimentäre Tabes: bedrohliche Zehenulcerationen u. a.	373
55. Johanna San.	Coma diabet. bei I. Gravida (durch Insulin beherrscht) + aktivierte rekurrierende Endokarditis. † nach Zangenentbindung	242
56. Magda Lü.	Herzinfarkt mit an sich günstiger Rückbildungstendenz. Reaktivierung älterer (schizophrener ?) Psychose. Dauernde Tachykardie. Circulus vitiosus. †	204
57. Hrch. Tee.	Ungewöhnlich schwerer (Präkoma, Ascites), bedrohlicher Hepatitisverlauf bei Perniciosa	205
58. Paul Wei.	Diabetes + Thyreotoxikose. Jahrelang schweres Krankheitsbild infolge falscher Behandlung	372
59. Fritz Fa.	Wechselwirkung von Ulcus und Nephrolithiasis mit reflektorischem Subileus	212
60. Anneliese Ü.	Alte Nephritis reaktiviert durch Typhus (der abheilt): † an Urämie	194
61. Adolf Jo.	Schon länger als „Krisen" fehlgedeutete Beschwerden eines Tabikers beruhen auf Ulcus. Schmerzlose Perforation. †	212
62. Emma Bru.	Reaktivierte alte Cholecystitis überdeckt zunächst Pleuropneumonie	214
63. Martha But.	Rezidiv alter Cystopyelitis (die erst überdeckend wirkt) durch Typhus	213
64. Irmg. Kr.	Raynaudartige Durchblutungsstörungen bei Myxödem durch Schilddrüsentherapie günstig beeinflußt	375
65. Gg. Ha.	Anfall von erblichem M. Ménière bei Vagotonie ausgelöst durch Zoster	192
66. Anna Knö.	Starke konstitutionelle (nicht prozeßbedingte) Obstipation bei Tabes	366

In anderen, aber zweifellos selteneren Fällen spielte die Kombination von Krankheiten keine komplikationsfördernde Rolle: so bei Patienten mit Coronarsklerose und Ulcus oder von Endokarditis und coronarsklerotischer Angina pectoris oder von altem Mitralfehler und genuiner Epilepsie oder von Tabes und gonorrhoischer Harnröhrenstriktur, die unserer Kasuistik angehören.

Die Summationswirkung von zwei Krankheiten im Hinblick auf ein bestimmtes Symptom wurde früher genau besprochen. Sie gehört nicht hierher, da es sich ja um keine „Komplikation" im eigentlichen, üblichen Wortsinne handelt. Allerdings ist zu beachten, daß der Gesamtkrankheitsverlauf hierdurch auch „kompliziert" wird.

b) Auslösung. Zweite Krankheit

67. Rich. Hu.	(Leichter!) Diabetes → Tbc: †	164
68. Franz Ha.	Schub von rezidiv. Cholecystitis → Orchitis	165
69. Rahel Ho.	Diabetes → Hepatitis	165
70. Ludw. Le.	Akute Leukose → Latente Tbc: Miliartbc. † (Resistenzminderung infolge der Leukocytenentartung)	165
71. Osk. Gü.	Latenter Hypophysentumor + Trauma: ak. cerebrales Syndrom	166
72. Hans Vi.	(Pneumonoide) Lungentbc bei Diabetes	192
73. Auguste Re.	(Erstmaliges!) erbliches Bronchial-Asthma einer 66jährigen Leukämikerin bei Pneumonie	214
74. Alb. St.	Kardiospasmus → Ca. Oesophagi: Perforation in Trachea. †	173

Auch andere Fälle dieser Zusammenstellung, die anderwärts aufgeführt wurden, gehören hierher, z. B. Nr. 3 Ulrike Wu. und Nr. 65 Gg. Ha.

3. Exogene Faktoren

75. Ernst Ho.	Myokardschaden und Fettsucht; auf Thyreoidin vorübergehend Vorhofflattern	365
76. Emma Bre.	Iatrogene Struma basedowificata	379
77. Erika Ne.	Endocarditis in Gravidität	241
78. Fedora Mü.	Nephritis in der zweiten, Eklampsie in der dritten Gravidität. †	
79. Lisa Sk.	Typhus in Gravidität: besonders schwere Anämie	209
80. Gerda Pa.	Hepatitis in graviditate → Frühgeburt → puerperale Cystopyelitis → ungünstige Rückwirkung auf die Hepatitis	242
81. Silke A.	Choledochusstein in Hochschwangerschaft. Bedrohliches Bild	364
82. Elisab. Mi.	Thyreotoxikose in der Schwangerschaft. Bedrohliches Bild	367

Erworbene Organdisposition

83. Hans Rie.	Meningismus bei Pneumonie eines früheren Hirntraumatikers	143
84. Ernst Ga.	Seit 21 Jahren bestehendes Magenleiden (Ulcus ?) ausgelöst durch Bronchopneumonie	144
85. Erich Ra.	Hepatitischer Schub bei latenter Lebercirrhose → Auslösung alter (Scharlach-)Nephritis	144
86. Henry Sch.	Lebercirrhose → Lebercarcinom	146
	Vergleiche auch die Schwangerschaftsfälle Nr. 6, 7, 30, 31, 55	

4. Pseudokomplikationen

87. Martha Be.	Krebsfieber: Symptom des Magenkrebses, nicht einer an genommenen Komplikation	376

Auch bei den obigen Fällen Nr. 37 und 43 wurden fälschlicherweise somatische Komplikationen — bezeichnenderweise beide Male cerebraler Art — bei hysterischen Psychopathen angenommen, die erst mittels gründlicher Strukturanalyse ihrer wahren Natur nach erkannt werden konnten.

Ein *zusammenfassender Überblick* unserer Kasuistik führt zu folgenden Ergebnissen:

1. Bei den unter Nr. 1—51 aufgeführten Kranken wird die Komplikationsentstehung ganz *überwiegend* durch anlage- bzw. *persönlichkeitsbedingte Faktoren* bedingt.

2. Krankheitskombinationen, d. h. mehr oder weniger *zufallsbedingte Koincidenz* einer oder mehrerer Krankheiten bei einem Individuum schaffen *häufig* eine *besonders ungünstige Konstellation*, da aus naheliegenden Gründen durch das Nebeneinander verschiedener krankhafter Prozesse der Entstehung von Komplikationen der Weg geebnet ist (Fälle 52—65).

3. Nur bei ziemlich wenigen Personen mit Krankheitskombinationen war keine erhöhte Disposition zu Komplikationen festzustellen (4 nur kurz angeführte Fälle, S. 229).

4. Auch bei der Krankheitsauslösung bzw. zweiten Krankheit handelt es sich um einen grundsätzlich gleichartigen Vorgang wie bei Nr. 2, d. h. die Folgen einer überwiegend zufallsbedingten ungünstigen Konstellation.

5. In *nur wenigen Fällen* (Nr. 75—86) gelingt es, die Komplikation eindeutig überwiegend auf *exogene*, d. h. zunächst nicht im Organismus selbst gelegene *Faktoren* zurückzuführen (falls die 5 vorher angeführten Graviditätsfälle hinzugezogen werden, enthält diese Gruppe statt 12 17 Fälle). Diese Feststellung hat aber auch nur sehr beschränkte Bedeutung, da die exogene Entstehung einer Gravidität zwar selbstverständlich ist, andererseits *aber* die *Vorbedingungen für* die Entstehung ernsterer *Komplikationen in der Gravidität* ganz *überwiegend*, und

bei der Mehrzahl unserer Graviditäts-Komplikationen auch objektiv nachweisbar, schon *in dem prägraviden Zustand gegeben* sind. Mit anderen Worten liegt also auch bei der Mehrzahl der Komplikationen dieser Gruppe das Schwergewicht auf der endogen-individuellen Disposition.

6. In vereinzelten Fällen gelingt es mittels der strukturanalytischen Methode den Charakter eines Zustandes als Pseudo-Komplikation aufzudecken.

Somit hat auch dieser recht instruktive kasuistische Überblick unseres Beobachtungsgutes das Ergebnis der vorstehenden Analyse der Komplikations-Entstehung bestätigt. Es kann somit *zusammenfassend* ohne jegliche Übertreibung und in Übereinstimmung mit vielen früheren, wenn auch nur sporadischen, meines Wissens noch kaum jemals durch planmäßige Forschung begründeten Angaben festgestellt werden, *daß der Mensch die Vorbedingungen für den mehr oder weniger komplikationsreichen Verlauf einer Erkrankung in sich trägt, daß er mit diesen Vorbedingungen in die Krankheit eintritt, daß also auch hier deutlich wird: der Organismus bildet und gestaltet die Krankheit. Umweltfaktoren treten demgegenüber in ihrer Bedeutung für die Komplikations-Entstehung stark in den Hintergrund.*

Anhang: Die komplizierte Schwangerschaft

Es gibt kaum ein physiologisches Ereignis, das so sehr geeignet ist, die individuelle Belastungsfähigkeit, das Vorliegen bisher latenter Anlagen und Erkrankungen und die Abwehrkraft eines Menschen aufzudecken wie die Schwangerschaft.

Sie soll deshalb unter individualbiologischen und -pathologischen Gesichtspunkten hier kurz erörtert werden, wobei es uns nur auf grundsätzliche und allgemein wesentliche Gesichtspunkte ankommt. Von einer auch nur annähernden Erschöpfung des Themas kann demnach keine Rede sein. Deshalb bleiben auch alle unmittelbar schwangerschaftsbedingten Erkrankungen geburtshilflich-gynäkologischer Art, wie Hyperemesis, Pyelitis, die Erythroblastosefrage, Schwangerschaftsosteomalacie, ein großer Teil der Gestosefrage u. a. unerörtert, desgleichen die Schädigungen des Fetus.

Daß die Schwangerschaft geeignet ist, eine *gewaltige Umwälzung der individuellen Verfassung* hervorzurufen, ist angesichts ihrer fast unbegrenzten physiologischen Auswirkungen leicht verständlich.

Ich nenne nur folgende beliebig herausgegriffenen Beispiele: hochgradige Vermehrung des histaminzerstörenden Ferments (EFFKEMANN) sowie der alkalischen Phosphatase (SCHOEN u. TISCHENDORF), Verminderung der Cholinesterase (PAGLIARI 1949) im Blute, Herabsetzung des Vitamin B_1-Bedarfs (ZELLWEGER u. ADOLPH) und verschiedenartigste, nach R. SCHRÖDER zusammengefaßte Stoffwechselveränderungen: 1—2 kg Gewichtszunahme pro Monat, Grundumsatzerhöhung, Abnahme der alveolären CO_2-Spannung, des gebundenen CO_2 und des Natriumbicarbonats im Blute, Oxydationshemmung, Anstieg verschiedener Blutsäuren, des Blutcholesterins, Absinken des Blut-Calciums (FLINCK) bis zur Osteomalacie (REIN); Abwanderung des Na in die Gewebe, woselbst verstärkte Wasserbindung erfolgt (R. SCHRÖDER 1949; daselbst zahlreiche weitere Angaben über den Elektrolythaushalt). Anstieg des Kupfers (THOMPSON u. Mitarb.), Hypoproteinämie[1] mit entsprechend erhöhtem Eiweißbedarf (GLATZEL). Steigerung der Eisenresorption mit entsprechend erhöhtem Eiweißbedarf (GLATZEL), Erhöhung des Blutfetts (GLATZEL 1941) und des Cholesterins (SCHWIEGK), Steigerung des Grundumsatzes (H. MARX), Kreatinurie (SCHOEN u. TISCHENDORF), Steigerung der Eisenresorption (GLATZEL), die bei rund 14% (J. T. WILLIAMS) bzw. 24% (FLYNN u. Mitarb.) auftretende Schwangerschaftsglykosurie, häufig auch Lactosurie, geringe Albuminurie (über 50% nach EUFINGER 1954), vermehrte Ausschüttung des Leberglykogens und Verminderung der Oxydationen im Eiweißstoffwechsel (STROEBE 1938; daselbst eingehende Wiedergabe der

[1] Nach Redaktionsartikel Lancet **1946,** No. 6392 sowie R. SCHRÖDER.

genaueren Einzelbefunde anhand des Schrifttums), gelegentlicher Anstieg der Blutketo-Körper (GLATZEL 1944), in 80% (!) zu beobachtende bitemporale Hemianopsie (W. LÖHLEIN) infolge der Gewichtszunahme (um 50%) und Vergrößerung der Hypophyse (Näheres bei ZANDER; SEEFELDER nimmt allerdings eine schon vorbestehende Hypophysenvergrößerung als Vorbedingung an), Schilddrüsenvergrößerung (BENTHIN, ENGELHORN u. a.), Hypertrophie der NNR (STÖRK u. v. HABERER, SEITZ, BIEDL, alle zit. nach KYLIN 1930), Verzögerung der Thymus-Rückbildung beim Tier (REIN), Anstieg von Thrombocyten (SALZMANN, TAIPALE), Leukocyten (HEILMEYER), Vermehrung der Myelopoese (WOLFF u. Mitarb. 1945), Sideropenie (nach GOLDECK u. Mitarb. bei fast 50%) mit entsprechender „physiologischer Schwangerschaftsanämie" (HELLER 1953), verstärkte Anisocytose (MERIVALE u. Mitarb.). Vermehrung von Blut- und Plasma-Volumen und Gewebsflüssigkeit[1] (WOLFF u. Mitarb. 1945: Hydrämie), Ödembildung (nach ZANGEMEISTER — unter Einschluß leichtester Formen — in 90% aller Fälle), die — von pathologischen Vorgängen nicht abgrenzbar — auf Schädigungen des Capillarendothels, Hypoproteinämie, Hypovitaminämie (B_1) und endokrine Umstellung, speziell Wirkung der Steroid-Hormone auf den Wasser- und Salzstoffwechsel zurückgeführt wird[1]; Coronarinsuffizienzzeichen im EKG (SIEDECK u. WEGNER); ungewöhnlich große Blutdruckamplitude (EUFINGER), Neigung zu Angiospasmen (HINSELMANN 1921), Anstieg der peripheren Hauttemperatur (BURT 1949), zunehmende Beschleunigung der Strömungsgeschwindigkeit in den Beinvenen (WRIGHT u. Mitarb. 1950), Abnahme der Funktionsleistung der apokrinen Schweißdrüsen (CORNBLEET 1952), verstärkte Speichelsekretion (GIGON 1938) und Tränensekretion (HELBRON). Das Schrifttum über die umstrittene „Schwangerschaftsvagotonie" findet sich bei CURTIUS u. KRÜGER (1952, S. 96). Schließlich seien noch genannt serologische Umstellungen, z. B. Reaktivierung der WaR (OEHME 1956) und „Erhöhung des Immuntiterwertes" (KOVÀCS), Herabsetzung der Gelenkfestigkeit (SCHOEN u. TISCHENDORF), was wohl auf eine follikelhormonal bedingte Erhöhung der Blutfülle der Gelenke (KOVÀCS) zurückzuführen ist. Ödem und Blutungen der Gingiva, „rapider Verfall der harten Zahnsubstanzen" (PREISWERK), akkomodative und muskuläre Asthenopie bis zum Einwärtsschielen, Pupillenstörungen (HELBRON).

Schon diese wenigen Andeutungen genügen zum Verständnis der Tatsache, daß schon geringe Zusatzfaktoren, unbedeutende Belastungen, die sonst anstandslos vertragen werden, bei dem äußerst labilen Gleichgewichtszustande *der Schwangeren Krankheiten* erzeugen können. An sich harmlose Krankheiten können sich nunmehr in ziemlich kurzer Zeit zu ernsten Komplikationen auswachsen und damit das Leben von Mutter und Kind bedrohen.

Individuelle Konstitution, spezifische Lebensweise, besondere Umweltsverhältnisse und persönliche Schicksalskonstellation formen und prägen naturgemäß zusätzlich die Schwangerschaft der Frau. Diese stellt daher gewissermaßen ein *Naturexperiment der Individualpathologie* von besonderer Anschaulichkeit dar und ist der Grund, weshalb hier und später der Schwangerschaft ein breiter Raum gewährt wird. Ist es hier doch öfters besonders leicht möglich, die Genese der jeweiligen Komplikation zu verstehen und aus diesem Naturexperiment Schlußfolgerungen für die allgemeine Pathogenese zu ziehen. Es ist deshalb überraschend festzustellen, daß in Lehrbüchern der sog. „allgemeinen Pathologie" (HAMPERL, BÜCHNER), bzw. pathologischen Physiologie (GROSSE-BROCKHOFF, VOGT) von der Schwangerschaft im allgemeinen kaum und von den hier erörterten Zusammenhängen überhaupt nicht die Rede ist, was allerdings bis zu einem gewissen Grade verständlich ist, denn „man kann auf diesem Gebiet nicht experimentieren und ist daher fast ausschließlich auf klinische Angaben angewiesen" (I. P. HOET 1957).

Auch hier können wir uns naturgemäß nur auf wenige Andeutungen beschränken. Dies gilt besonders für die schon vielseitig bearbeiteten Beziehungen von *Schwangerschaft und Tuberkulose*, zumal bereits zwei Monographien über das Thema vorliegen (BRAEUNING 1939, OBMANN 1955).

[1] Redaktionsartikel Lancet **1946,** No. 6392.

Hier stehen sich zwei Anschauungen gegenüber. HANSEN sowie SCHULTZE-RHONHOFF lehnen kategorisch jeden kausalen Zusammenhang zwischen Tbc und Gravidität ab: bei Verschlechterungen der Tbc während der Schwangerschaft handele es sich um reinen Zufall. Auch A. MAYER (1950) erklärt: „Die Lehre von der Verschlimmerung der Lungentbc durch die Schwangerschaft kann als Irrlehre bezeichnet werden." Ähnlich lauten die Angaben von HEYMER (1949), EDGE (1952), STEWART u. SIMMONDS (1947) u.a. *„Fast das gesamte veröffentlichte Krankengut spricht jedoch für kausale Zusammenhänge"* (OBMANN 1955). Gleichsinnig äußerten sich auch M. MÜLLER, DEIST, LYDTIN u. LINDE, ROMBERG, KLEMPERER, KESSLER, PANKOW u. WINTER, KOSKE, ASSMANN u. a.; bedingt bekennen sich auch BRAEUNING sowie STRAUB u. SCHAARE zu dieser Anschauung. Die Gegensätze zwischen HANSENS Statistik und den zahlreichen Feststellungen einer Verschlechterung will ASSMANN damit erklären, daß „dies in großen Statistiken nicht so in Erscheinung tritt wie in Einzelbeobachtungen, die an genau verfolgten Fällen von kritischen Ärzten gemacht sind". Dieser Kommentar ist wenig überzeugend, erweist vielmehr nur die methodische Fragwürdigkeit einer Ausklammerung des Individualverlaufs. ASSMANNS Deutung der negativen Befunde HANSENS wird aber durchaus fragwürdig angesichts der gleich zu referierenden Ergebnisse anderer Autoren. *„Unter keinen Umständen darf eine Gravidität bei einer Lungentbc — ob aktiv oder inaktiv — als harmlos angesehen werden. Sie ist uneingeschränkt zu den Komplikationen zu rechnen"* (H. ALEXANDER 1954). Eine kleine Zahl vorwiegend älterer Autoren will demgegenüber sogar häufiger eine günstige als eine ungünstige Beeinflussung der Tbc beobachtet haben (BORDEU, CULLEN, JOS. FRANK, BAUMES).

Tatsächlich wird meist bei größerem Beobachtungsgut derselbe Arzt neben Verschlechterungen auch „Besserungen" beobachten können. GREGGERSEN (1953) z. B. fand ersteres 103mal (hauptsächlich in Form von „Herdreaktionen und Progressionen im Erkrankungsbereich", seltener von „Blutungen und bronchogenen Streuungen"), letzteres 46mal auf 230 tuberkulöse Frauen. OBMANN (1955) fand bei 364 ausgetragenen Schwangerschaften in 2,2% Besserungen, in 19,5% dagegen Verschlechterungen. SEEGERS berichtet über 15,4% Besserungen, 17,4% Verschlechterungen, 4,9% Todesfälle bei 925 tuberkulösen Schwangeren. Auch BRAEUNING fand bei 6% starke bis tödliche, bei 20% geringere Verschlechterungen. AUERSBACH u.v. MIKULICZ (1956) zeigten, daß „etwa 4mal häufiger Verschlechterungen einer Tuberkulose auftreten als ohne Schwangerschaft. Frauen mit aktiver Tbc sind 6mal stärker gefährdet als Frauen mit inaktiver Tbc". Es ist also zweifellos richtig, wenn v. MIKULICZ (1950) zusammenfassend konstatiert, „daß die Schwangerschaft nicht generell eine Gefährdung der tbc-kranken Frau darstellt, vorausgesetzt, daß eine Heilstättenbehandlung" mit eventueller großer Thorax-Chirurgie möglich ist.

Die auffallenden Widersprüche hinsichtlich der Schwangerschafts-Tbc könnten im generalisierenden Sinne vielleicht teilweise mittels einer Hypothese H. M. TURNERS (1950) erklärt werden, der die Gefahr einer Aktivierung während der ersten 4 Schwangerschaftsmonate und unmittelbar post partum durch den hohen Gehalt des Körpers an placentarem Gonadotropin erklären möchte. Wahrscheinlicher ist mir die Richtigkeit von BRAEUNINGS Auffassung, daß *diese* wie zahllose andere medizinisch-biologische *Fragen überhaupt* nicht auf einen allgemeinen Nenner gebracht, sondern *nur auf individualisierendem Wege einigermaßen zuverlässig beantwortet werden können.* Auch HEIN (1953) unterstreicht die verschiedene Empfindlichkeit der Individuen gegenüber der Tbc und H. MARTIUS (1954) spricht von der „besonderen, unendlich mannigfaltigen Situation bei jeder einzelnen Patientin".

Gerade unsere Erörterung der Schwangerschaft als eines individualpathologischen Modellversuches zeigt ja deutlich, wie viele verschiedene Faktoren bei der Schwangerschaft einer Frau in variabler Weise jeweils wirksam werden können: *die Fragestellung nach der Bedeutung „der" Schwangerschaft für den Tbc-Ablauf ist deshalb schon im Ansatz völlig verfehlt!* Erst recht gilt dies von der apodiktisch-dogmatischen Weise, in welcher manche Autoren ihre Anschauung vortragen: in dieser wie in zahlreichen anderen Fragen gibt es in der Natur kein „Entweder-Oder". Bei Anwendung der individualisierenden Methode wird man eben doch nicht selten wie TISCHENDORF u. LEGRAND (1943) Fälle beobachten müssen, wo sich „unter dem Einfluß der Gravidität innerhalb kurzer Zeit gutartige tuberkulöse Prozesse in solche exsudativen Charakters mit großer Ausdehnung umwandelten" und gelegentlich auch tödlich endigten und für derartige Fälle feststellen müssen, „daß ein nur zufälliges zeitliches Zusammentreffen ... äußerst unwahrscheinlich ist".

Gleichsinnig fanden auch DIEHL u. v. VERSCHUER bei ihren für diese Fragen ja besonders aufschlußreichen und ausgesprochen individualisierend betriebenen Zwillingsstudien wiederholt, daß die Tbc-Erkrankung bzw. der Tod des einen Partners „mit dem Partus ... in engem Zusammenhange" stand, daß der Schwangerschaft also „krankheitsauslösende Bedeutung" zukam. Es ist demnach wohl begründet, wenn SIEBECK (1949) anhand langjähriger Erfahrung schreibt: „Schwangerschaft, vor allem Geburt und Puerperium bedeuten eine erhebliche Belastung für Tuberkulöse".

Sehr verdienstvoll sind die sorgfältigen Literatur-Studien P. STÜPERs (1954) über 364 *Schwangere* mit *Miliartbc*, aus denen häufige ursächliche Beziehungen hervorgehen: wegbereitend für die Resistenzverminderung ist wahrscheinlich die Schwangerschaftsumstellung, während der Geburtsakt den Gefäßeinbruch eines latent streuungsfähigen Herdes begünstigt. STÜPER bewertet Schwangerschaft und Geburt jedoch nur als unterstützende Faktoren. Die Reaktivierung einer schon bei der Konzeption bestehenden *Genitaltuberkulose* im weiteren Verlauf der Gravidität muß nach STÜPER „als nahezu obligat" bezeichnet werden: „Die verstärkte Durchblutung, die erhöhte Durchströmung mit Gewebsflüssigkeit, örtliche Stoffwechselerhöhung und Wachstum veranlassen in den meisten Fällen eine Einschmelzung und Aktivierung latenter genitaler Tbc-Herde".

Bei 66 Schwangeren mit Knochen-Tbc fand DERBOLAV in der ersten Schwangerschaftshälfte Verschlechterungen, dann Besserungen, im Wochenbett aber erneute Verschlechterungen (Einschmelzen der Knochenherde und Abscedierung). Die vorübergehenden Besserungen führt DERBOLAV auf das Ansteigen des Follikelhormongehaltes im Blute zurück.

Ebenfalls vielseitig bearbeitet und zusammenfassend dargestellt wurde die Beziehung von *Schwangerschaft und Diabetes:* in Monographien (NAVRATIL 1950, GRAFE u. KÜHNAU 1955, CONSTAM 1957), wie in referierenden Einzelarbeiten mit Literaturhinweisen (PFAU 1955, HELLER u. DIEKMANN 1957, HÖRMANN 1950, KADE u. DIETEL 1952). Vgl. ferner u. a. G. SCHÄFER 1950; RIKE u. FAWCETT; FOURACRE u. MORGANS; GILBERT u. DUNLOP. Eine größere Zahl weiterer Arbeiten wird aufgeführt in dem Referat von E. v. MIKULICZ (M. m. W. 1951). Ich beschränke mich hier auf einige individualpathologisch wesentliche Gesichtspunkte. Mit HANHART (1940), HOET (1957) u. a. ist festzustellen, daß Schwangerschaften weitaus am stärksten diabetesauslösend zu wirken scheinen.

Innerhalb zweier EZ-Paare LEMSERs (1938) war jeweils nur die eine schon mehrfach gravide Partnerin diabetisch; dasselbe beobachtete PANNHORST (1934) bei einem dritten EZ-Paar. Der Konkordanz-Prozentsatz für Diabetes beträgt sonst bei EZ 84%, bei ZZ 37% (nach C. STERN).

Dementsprechend wird der Diabetes während der Schwangerschaft häufig verschlechtert (HÖRMANN, HELLER-DIEKMANN, KADE-DIETEL, ZILLIACUS u. a.), besonders in Form einer hochgradigen Labilität der Kohlenhydrattoleranz, der auffallend geringen Spanne zwischen Präkoma und Hypoglykämie und der dadurch stark erschwerten Einstellung sowie des erheblich erhöhten Insulinbedarfes. Zweifellos ist dies verursacht durch die graviditätsbedingte Unruhe im Hormonhaushalt, die teils auf der oben geschilderten Überfunktion des H.V.L., teils auf Verschiebungen im Haushalt der Sexualhormone (Näheres bei HELLER u. DIEKMANN), teils auf der erhöhten Produktion von NNR-Steroiden (HOET 1957) beruht. Die Behauptung P. WHITEs, durch starke Sexualhormon-Therapie der schwangeren Diabetikerin jene Störungen weitgehend kompensieren zu können, wird von manchen amerikanischen wie von den zitierten deutschen Autoren abgelehnt. Allerdings geben eine positive langfristige Beobachtung GRAFEs (Hb. Inn. Med. 4, A VII/2, S. 225) sowie Angaben von MOSS u. MULHOLLAND doch zu denken (vgl. auch NAVRATIL 1950)! Bei Besserungen des Diabetes handelt es sich um große Ausnahmen (GRAFE u. KÜHNAU; vgl. unseren Fall E. Lü, S. 109).

Eine besonders große Gefahr bilden weitere Komplikationen, unter denen die Neigung zu besonders starker Ödembildung und Toxikose (diese nach PFAU 17 mal erhöht gegenüber dem Durchschnitt) im Vordergrund stehen. Bei HELLER u. DIEKMANNs 20 Patientinnen stellten sich beispielsweise in 22 Schwangerschaften folgendes ein: je 1 mal Hydrops gravidarum bzw. nephrosklerotische Hypertension, 4 mal leichtere Toxikose, 5 mal Hydrammion. Aber auch echte Eklampsie mit tödlichem Ausgang (letztere z. B. bei 2 Kranken RIKEs) kommt auch heute in der Insulinära nicht allzu selten vor.

Angesichts der auch heute noch sehr hohen Kindersterblichkeit (bis 50%) und der auffallenden Häufung kindlicher Mißbildungen, schließlich auch im Hinblick auf die — auch von FALTA (1944) stark betonte — eugenische Fragwürdigkeit ist es demnach kein leichter Entschluß, einer Diabetikerin zur Fortpflanzung zu raten. Dazu kommt auch die große seelische Belastung solcher Frauen, die nach quälender Schwangerschaft dann so häufig ein totes oder verbildetes Kind zur Welt bringen.

PATON konnte — in Übereinstimmung mit früheren Befunden C. VAN BEEKs 1939; vgl. auch J. P. HOET 1957 — zeigen, daß die vorgenannten Komplikationen bzw. die Fetal-Schädigungen auch bei der prädiabetischen Kranken auftreten können, während nach OAKLEY vorbestehende Retinitis, Hypertension und Albuminurie (ohne Toxikose) die Prognose angeblich nicht trüben sollen, was mir nach den allgemeinen Erfahrungen der Individualpathologie allerdings höchst fragwürdig erscheint.

Alles in allem kann HOETs Mahnung nur energisch unterstrichen werden: es ist von höchster praktischer Bedeutung, daß *jeder* Arzt bei *jeder* Schwangerschaft an Diabetes denkt!

Ein weiteres wichtiges Kapitel betrifft *Schwangerschaft und Herzleiden.* Ist zwar bekannt und auch von uns wiederholt beobachtet, daß *Herzfehler* durch die Schwangerschaft gar nicht beeinträchtigt zu werden brauchen — wie ja bei ausreichenden Herzmuskelreserven auch sonst erstaunliche, z. B. sportliche oder militärische Leistungen möglich sind —, so sieht man doch auch bedrohliche Bilder wie das akute Lungenödem mancher schwangeren Herzklappenkranken. Die — von E. STÖCKL referierten — Literaturangaben über die Sterblichkeit liegen um 10—15%, ungünstiger (bis 44%) bei bisher nicht Behandelten.

Nach den Erfahrungen von BUNIM u. Mitarb. (1948) an 142 Fällen verschlechtert sich die Prognose mit höherem Alter, längerer Dauer des vorbestehenden Klappenfehlers und bereits früherer Schwangerschaftsdekompensation; 11 mal war eine Unterbrechung notwendig. Von 203 herzkranken Schwangeren LESSEs (1948) dekompensierten 54 (27%). 71% hatten schon früher Dekompensationserscheinungen gezeigt. Als besonders ungünstig erwiesen sich Kranke mit Mitralstenosen, was — in Übereinstimmung mit unseren, WEITZ' und v. DOMARUS' Befunden — auch STÖCKL und mehrere andere, von STÖCKL zitierte Autoren berichten, während v. JASCHKE, BUNIM sowie E. E. SCHULZE die Art des Klappenfehlers bzw. des Herzleidens — auch eine reine Muskelerkrankung kann gefährlich sein — für unwesentlich erklären.

Eine Schwangerschaft scheint LESSE nicht ratsam bei deutlicher Herzvergrößerung, syphilitischer Aorteninsuffizienz, dauerndem Vorhofflimmern, akuter rheumatischer Polyarthritis, bestimmten angeborenen Herzfehlern und Endocarditis lenta. Diese ja an sich schon wenig häufige Krankheit wird allerdings bei Schwangeren nur äußerst selten, nach MENDELSON (1948) innerhalb von 15 Jahren nur bei 0,02% (von 50000 New Yorker Schwangeren) beobachtet. Bezüglich der angeborenen Herzfehler sei auf v. MIKULICZ' Sammelreferat verwiesen.

Die Bedeutung der *chronischen Hypertension* liegt in ihrer fördernden Rolle der Schwangerschaftstoxikosen (vgl. unseren Fall Irmg. Li., S. 243), die nach BROWNE (1947) in Form von Toxämie 7 mal in Form von Eklampsie 10 mal häufiger als bei normotonischen Frauen zu erwarten sind. Größere Beachtung als bisher verdient nach W. C. ELLERs (1947) Untersuchungen die Frage, ob es sich bei cerebralen Syndromen innerhalb von Schwangerschaft und besonders Geburt um hypertonisch-arteriosklerotische Manifestationen des vorbestehenden Gefäßleidens und *nicht* um Eklampsiefolgen handelt. Über den Apoplexietod einer 21 jährigen Primipara ohne autoptisch faßbares Gefäßleiden (aber bei vorbestehenden antemenstruellen Kopfschmerzen!) berichtet LERER (1947).

Nach BROWNE ist bei einer Hypertension von über 150/100 mm Hg (im Schwangerschaftsbeginn) nur in etwa 33% der Fälle mit der Geburt eines lebensfähigen Kindes zu rechnen.

Coronarerkrankungen — meist verbunden mit Hypertension — fand MENDELSON (1951) in New York im Verlauf von 18 Jahren 4mal auf 65000 18—45jährige Schwangere; die Mortalität beträgt nach seinen Literaturstudien 24%. Eine schwangerschaftsbedingte Disposition zum Infarkt lehnt MENDELSON ab. Selbst bei Infarkt kann unter Umständen die Schwangerschaft ausgetragen werden; aber auch die Unterbrechung kann sich seines Erachtens gelegentlich als notwendig erweisen. *Paroxysmale Tachykardie* stellten SZEKELY u. Mitarb. (1953) bei 10 von fast 11000 Schwangeren innerhalb von 10 Jahren in England fest, wobei es sich 6mal um eine „rheumatische Herzkrankheit" (sonstige Herzleiden kamen als Grundlage nicht zur Beobachtung), 4mal um funktionelle Störungen handelte. Bei 8 der elektrokardiographierten Kranken bestand eine supraventrikuläre Tachykardie. Zeichen von Herzinsuffizienz boten nur die Schwangeren mit organischen Herzschäden.

Bemerkenswert hinsichtlich der Leistungsfähigkeit des Schwangeren-Organismus ist ERANS u. POHMANNS (1951) Mitteilung über 24 Literatur- und einen Eigenfall von totalem Herzblock, der häufig den Schwangerschafts- und Geburtsverlauf nicht beeinträchtigt; in anderen Fällen muß allerdings wegen starker Dyspnoe unterbrochen werden.

Von sonstigen Erkrankungen in ihrer Beziehung zur Schwangerschaft seien, ohne bestimmte Auswahl, nur noch einige kurz erwähnt, und zwar aus dem Gebiet der *Infektionskrankheiten, Allergien, Baucherkrankungen*, der *Tumoren, Blut-, Blutdrüsen-, Nervenkrankheiten* sowie der Erkrankungen der Sinnesorgane.

Die Empfänglichkeit für *Typhus* soll herabgesetzt, die für Scharlach (post partum) erhöht sein (SCHIFF 1926). Die Schwangerschaft vermag die bis dahin latente Spirochaeta pallida zu mobilisieren und das Wachstum syphilitischer Papeln zu fördern (E. PHILIPP 1945). Allerdings wird von anderer Seite berichtet, der Syphilitisverlauf sei bei Schwangeren leichter als bei Nichtschwangeren (WILLIAMS). Nach MASSINI besteht bei der *Influenza* der Schwangeren erhöhte Gefahr von Pneumonien und überhaupt schwerem Krankheitsverlauf. Bei einer *Poliomyelitis*-Epidemie in Colorado waren Schwangere doppelt so häufig betroffen wie andere Frauen (TAYLOR u. Mitarb. 1948), was auch PRIDDLE u. Mitarb. (1952) und FEUDELL (1955) bestätigen, der jedoch auch über negative Statistiken berichtet. Auch in Minnesota erwiesen sich Schwangere als erhöht disponiert (ANDERSON u. Mitarb. 1952). An dem großen Krankengut von 170 befallenen Schwangeren zeigten GIFFORD u. Mitarb. (1948), daß die Empfänglichkeit unabhängig ist von Lebensalter und Schwangerschaftsmonat. Die Erkrankung soll nach diesen Autoren auf den Schwangerschaftsverlauf keinen Einfluß haben, während BOWERS u. Mitarb. (1953) anhand eines Krankenguts von 428 Schwangeren und auch FEUDELL doch eine gegenüber nichtschwangeren Poliomyelitikerinnen erhöhte Sterblichkeit errechnen. Nach den beiden vorgenannten Autoren wirkt Kaiserschnitt unter Umständen lebensrettend. HOHLBEIN (1950) erörtert anhand eigener und früherer Beobachtungen, ob die Lähmung der Bauchmuskeln im Rahmen poliomyelitischer oder sonstiger spinaler Paraparese den Geburtsakt beeinträchtigt. Dies ist oft in erstaunlich geringem Ausmaß der Fall.

Bei 57 Schwangeren mit *Hepatitis* konnten G. A. MARTINI u. Mitarb. (Literatur) keine wesentliche Abänderung des üblichen Krankheitsverlaufs feststellen, während sich DIETEL (1947) — ebenfalls in Hamburg — über die Prognose doch ernster äußert (öfters Tod im Coma hepaticum). Möglicherweise spielen hier, wie auch bei weiteren von MARTINI zitierten Autoren die schlechten Ernährungsverhältnisse der Nachkriegszeit eine Rolle. Allerdings lauten auch die Berichte älterer Autoren wenig günstig (vgl. MARTINI).

Von diesem (infektösen) "Ikterus in graviditate" ist der viel seltenere "Ikterus e graviditate" zu trennen, von dem wir ein kasuistisches Beispiel bringen (S. 109). Dieser echte „idiopathische Schwangerschaftsikterus" (BRAUER 1903, RISSMANN 1917, SCHICKELE 1912 u. a.), der (wie auch EPPINGER 1937 betont) keine Neigung zum Übergang in akute gelbe Leberatrophie zeigt — deren Entstehung an sich durch die Schwangerschaft erheblich begünstigt wird (FRERICHS, UMBER 1918) — wird hier nur aus differentialdiagnostischen Gründen erwähnt.

Die *Polyarthritis rheumatica* tritt nach OKAS (1953) Befunden an 732 Frauen häufig während oder kurz nach der Schwangerschaft erstmals in Erscheinung. Eine schon bestehende Arthritis wird dagegen durch die Schwangerschaft häufig günstig beeinflußt. Die — an sich ja bei Frauen höchst seltene — *Spondylarthritis ankylopoetica* soll nach 4 (? Ref.) Beobachtungen LE ROY STEINBERGS (1948) Schwangerschaft und Geburt wenig beeinträchtigen, zuweilen komme es sogar zu Remissionen. C. v. NOORDEN (1916)[1] sah bei 3 um 40jährigen Schwangeren mit *Arthritis urica* die Entwicklung einer „schweren bleibenden Herzmuskelschwäche". Bei 168 Schwangeren mit *allergischen Erkrankungen* EFFKEMANNs (1950) kam es 6mal häufiger zur Besserung als zur Verschlechterung. In mehr als der Hälfte der Fälle blieb das Leiden unbeeinflußt. Von 156 Asthmatikerinnen zeigten 37% Besserung, 6,4% Verschlechterung; in 11,9% wurde das Leiden durch die Gravidität ausgelöst. Auch JENSEN beobachtete bei Asthma bzw. vasomotorischer Rhinitis Besserungen (30%) wie Verschlechterungen (42%). BALESTRA (1950) will die Besserung mancher Allergien u. a. auf die verstärkte NNR-Funktion zurückführen. Bei Asthma sah auch er sowohl Besserungen wie Verschlechterungen. Er rät zu evtl. Unterbrechung (worin ihm wohl wenige folgen werden).

Nach FELSEN u. WOLARSKYs (1948) umfangreicher Übersicht von 34 Kranken mit *Colitis ulcerosa* mit 50 Schwangerschaften war das Leiden nicht ungünstig, bei 58% der Fälle sogar günstig beeinflußt worden; nur 7 Schwangerschaften wurden nicht ausgetragen. Unterbrechung kommt demnach meist nicht in Frage. Auch die Beschwerden der *Ulcuskranken* verlieren sich meist in der Schwangerschaft; allerdings mußten BERNSTINE u. Mitarb. (1948) wegen drohenden Aborts bei 3 Kranken Progesteron verabfolgen, bei einer derselben kam es fast zum tödlichen Ausgang; durch das Progesteron werden die Ulcusbeschwerden verschlimmert. H. ÜBERMUTH aus der Leipziger Klinik RIEDERs (1941) behandelt sehr eingehend die *Appendicitis* der Schwangeren. Es handelt sich meist um ein Wiederaufflackern alter, chronischer, unter Umständen längst abgeklungener Erkrankungen. Die von ÜBERMUTH mitgeteilten Sterblichkeitszahlen des Schrifttums sind nicht unerheblich (von 15—40% und mehr), natürlich in Abhängigkeit von den besonderen Bedingungen (z. B. Absceßbildung). In einem erheblichen Prozentsatz der Fälle kommt es nach Appendektomie zum Abort. Es handelt sich demnach um „eine gefährliche Komplikation", welche sofortige Operation erfordert. Die Entbindung soll durch vaginalen Kaiserschnitt erfolgen.

Gefährlicher *Ileus* kommt nur bei etwa 0,01% aller Schwangerschaften vor (STUCK u. HOSEMANN), wobei schwangerschaftsunabhängige Fälle von Volvulus, Invagination und echter Schwangerschaftsileus unterschieden werden müssen, der — analog der Schwangerschaftspyelitis — auf einer Einwirkung der Placentarhormone beruht. Jedenfalls kann nur Laparatomie lebensrettend wirken. In späteren Schwangerschaftsstadien empfiehlt sich der Kaiserschnitt.

ZUKSCHWERDT und DOLLÉ (1937) besprechen zusammenfassend die Indikationen und Methoden der *operativen Behandlung akuter Erkrankungen* in der Schwangerschaft (Verletzungen, Strumen, Cholecystitis, Nephrolithiasis, Hernien usw.). RETSCH weist in Übereinstimmung mit STOECKEL darauf hin, daß die Diagnose entzündlicher Baucherkrankung durch die Schwangerschaft oft erheblich erschwert werde infolge der Veränderung der anatomischen Verhältnisse und der Reaktionslage, was er an zwei Kranken mit Perforationsperitonitis bei Appendicitis deutlich macht, die beide operativ geheilt werden konnten, wobei es jedoch einmal zum Abort kam.

Über *Tumoren und Schwangerschaft* liegt ein größeres, hier keineswegs zu erschöpfendes Schrifttum mit zahlreichen Literaturhinweisen vor (HEBERER; SCHINZ u. BOTSZTEYN; WANKE; LOEWEN; GUSECK; BANNER u. Mitarb. u. v. a.). Es handelt sich um Ovarial-, Uterus- (sehr selten!), Mamma-, Rectum-, Schilddrüsen-Krebse und sonstige Tumoren. Teilweise werden akute, bedrohliche Verschlechterungen des Geschwulstleidens durch die Schwangerschaft, teilweise auch weitgehende Indifferenz beobachtet. Gelegentlich, besonders beim Dickdarmkrebs (BANNER u. Mitarb.), wird von Überdeckung der Tumor- durch die Schwangerschaftssymptome berichtet. Die Therapie ist selbstverständlich, wo irgend möglich, eine aktive. Hier sei auch die gelegentliche Verschlimmerung der Neurofibromatose durch die Schwangerschaft erwähnt (ADRIAN u. FEINDEL, HIRSCH u. STARCK). Zwischen Schwangerschaft und Lymphogranulomatose findet keine ungünstige Wechselwirkung statt (KASDON 1949, HENNESSY u. Mitarb. 1952 u. a.); Unterbrechung ist deshalb nicht angezeigt.

Von *Blutkrankheiten* werden erwähnt *Leukämie* (SLENTZ 1951, NEWSON u. Mitarb. 1955, ALLAN 1954, WILLIAMS 1948 u. a. Übersichtsreferat von STODTMEISTER u. WEBER 1944). Besonders schwer verlaufen naturgemäß akute Krankheitsformen, aber auch die chronische Leukämie wird ungünstig beeinflußt, so daß diese Kranken vor einer Schwangerschaft gewarnt

[1] Ref. nach Hb. d. Erbbiol. IV/2, 783.

werden sollten. Häufig kommt es zu Frühgeburten. Die zu erwartende erhöhte Blutungsneigung wird teils bejaht, teil verneint, eine Unterbrechung jedoch abgelehnt. Wegen der häufigen physiologischen *Schwangerschaftsanämien* werden die seltenen pathologischen Formen zu wenig beachtet. Zur Abgrenzung (vgl. hierzu auch SPRENG 1939 sowie GROSS u. LUDWIG 1957, daselbst Lit.) ist die Sternalpunktion unerläßlich, da im Blut noch lange Zeit normale Verhältnisse bestehen können. Die aplastische Anämie verlief in 2 Fällen HELLERs (1953) tödlich und wurde das eine Mal durch eine Präeklampsie überdeckt. Auch 12 Fälle des Schrifttums führten in oder nach der Schwangerschaft zum Tode. Aus diesen Gründen fordert HELLER die Unterbrechung. Bei der *Schwangerschafts-Perniciosa* ist der Färbeindex häufiger als unter gewöhnlichen Verhältnissen kleiner als 1. SPRENG beobachtete eine von jeher schwächliche Frau (Spätmenarche mit $18^1/_2$ Jahren) mit Bronchiektasen, Lungentuberkulose und vorbestehender megalocytärer Anämie bei einheimischer Sprue. Im Verlauf einer Drillingsschwangerschaft kam es unter schweren hypovitaminotischen Erscheinungen zu einer starken Verschlimmerung, nach der spontanen Frühgeburt zu einem lebensbedrohlichen Zustand, von dem sich die Kranke nur langsam erholte. Auch bei einer zweiten Kranken führte die Schwangerschaft zu einer starken Verschlimmerung der megalocytären Anämie. Bei sicherer Sprue soll deshalb unbedingt unterbrochen werden. Bei der Kranken von GROSS u. LUDWIG entstand im Verlauf der Schwangerschaft eine Perniciosa bei einer Frau mit erblichem hämolytischen Ikterus. Auch die *Sichelzellanämie* stellt eine lebensgefährliche, frühzeitige Unterbrechung erfordernde Schwangerschaftskomplikation dar (FOUCHÉ u. Mitarb. 1949). Die *Agranulocytose* soll nach ABICHT u. STEPHAN (1938) in der Schwangerschaft sehr selten vorkommen.

Von 95 Schrifttumsfällen der *Schwangerschaftspurpura* gehörten nach ROBSON u. Mitarb. (1950) 21 der idiopathischen thrombopenischen Form an. Die Sterblichkeit ist nicht höher als bei anderen Frauen. Gleichsinnig äußert sich SALZMANN. Zuweilen kommt es sogar im Laufe der Schwangerschaft zu einer Thrombocytenvermehrung, auch bei Werlhof-Kranken (SALZMANN, TAIPALE, zit. DmW 1952, 437).

Außer dem oben genauer behandelten Diabetes werden selbstverständlich auch weitere *Blutdrüsenerkrankungen* beobachtet; M. Addison selten, weil es dabei nicht zur Konzeption kommt (E. VOGT 1913). Die Schwangerschaft wird meist nicht ungünstig, zuweilen sogar günstig beeinflußt — wohl durch kompensatorisches Eintreten der fetalen Nebennieren (VOGT; Brit. med. J. 1947[1]). Selbst die Wehentätigkeit scheint nicht gestört. Post partum kann aber der Tod eintreten (Sektionsfall von VOGT). Durch die moderne Substitutionstherapie sind die Aussichten natürlich weit günstiger (vgl. ferner HUNT u. MCCONAHEY, die am großen Material der Mayo-Klinik noch weitere NN-Erkrankungen der Schwangeren besprechen). Diabetes insipidus kann durch die Schwangerschaft verursacht (GRYNBERG) bzw. ausgelöst (BLEAKLEY), aber auch gebessert werden (UMBER, TROISIER u. DUBOIS, DUVOIR u. Mitarb.). Bei Akromegalie kommt es relativ selten zu Schwangerschaft: 1956 veröffentlichte HECHT-LUCARI den 36. Fall des Weltschrifttums. Schwangerschaft, Geburt und Wochenbett werden dadurch nicht beeinflußt, so daß keine Unterbrechung angezeigt ist. Die Schwangerschaft einer Basedow- bzw. Hyperthyreose-Kranken (von CLUTE u. Mitarb. bei 0,41% von 3678 Fällen von Hyperthyreoidismus beobachtet) ist dagegen häufig gefährdet. 1941 rechnet BENTHIN noch mit einer Lebensbedrohung infolge toxisch bedingter Herzinsuffizienz bei 25% der Frauen, wobei besonders die letzten Schwangerschaftswochen gefürchtet sind. Auch BICKENBACH u. Mitarb. nennen M. Basedow eine „gefährliche Komplikation“ der Schwangerschaft. Nach GARDINER-HILL kommt es bei mehr als 50% zu Abort bzw. Frühgeburt. Wenn demgegenüber MUSSEY u. Mitarb. (1948) die relative Harmlosigkeit der Schwangerschaft von Hyperthyreotikerinnen erklären, so scheint dies ebenso fragwürdig wie N. HENNINGs summarische Behauptung (1951), daß die Thyreotoxikose durch die Schwangerschaft häufig gebessert werde, was allerdings auch von GARDINER-HILL mitgeteilt wird. Auch wenn sich die Verhältnisse infolge der modernen Thyreostatica günstiger gestaltet haben, so bleiben doch noch genügend Probleme, wie uns auch ein selbst beobachteter, von BOHM u. IMHOLZ (1956) mit einer Literaturübersicht veröffentlichter Fall zeigte (vgl. S. 367). Nach DAILEY u. BENSON (1952) vermag die Schwangerschaft eine Hyperthyreose auszulösen, was CLUTE u. Mitarb. jedoch bestreiten. Einfacher Kropf wird durch die Schwangerschaft zu weiterer Hypertrophie angeregt. Der Schwangerschaftsverlauf ist sonst ungestört (GARDINER-

[1] Redakt.-Artikel, Ref. Dtsch. med. Wschr. **1948**, 260.

HILL). Die — später kurz zu erörternde — Therapiefrage ist bei der Hyperthyreose-Schwangerschaft oft schwer richtig zu beantworten.

FLINCKs (1949) Kranke litt seit der vor 11 Jahren vorgenommenen Strumektomie an leichten *tetanischen Erscheinungen*, besonders z. Z. der Menstruation. In der Schwangerschaft weitere Aktivierung, post partum bedrohliche Steigerung des Leidens. Durch die moderne Therapie (insbesondere AT 10) erfolgte Heilung.

Von seiten des *Nervensystems* gibt es keinen Abschnitt, der nicht durch die Gravidität in Mitleidenschaft gezogen werden könnte. FÖLLMER (1957) berichtet von *Facialisparesen*, die infolge Schwellung der Nerven offenbar besonders Personen mit angeborener Enge des Knochenkanals betreffen; auch angiospastische Faktoren werden beschuldigt. WEXBERG schildert die rezidivierende Schwangerschaftspolyneuritis, die in Analogie zu unseren früheren Ausführungen über die individuelle Reaktionsweise verstanden werden muß (vgl. S. 99f). Eine erhöhte Disposition der Schwangeren für Encephalitis epidemica wird von JORGE, RINDFLEISCH, TIXIER, TRAPL angenommen, von BERTOLINI und KAPP abgelehnt (vgl. KAPP 1942). Durch die Paralyse wird die Schwangerschaft nicht beeinträchtigt; die Zangengeburt wurde bei einer Kranken HARTUNGs schmerzlos ertragen. Die genuine Epilepsie wird meist durch die Schwangerschaft nicht beeinflußt. Daneben sieht man selten Besserungen, häufiger Verschlechterungen. Nicht selten wird das Leiden durch die Schwangerschaft ausgelöst (HIRSCHMANN 1949).

Schließlich seien noch *Erkrankungen der Sinnesorgane* genannt: die *Otosklerose*, die durch die Schwangerschaft häufig verschlimmert wird (MARX 1948, WULLSTEIN, KLUGKIST u. a.). Bei mehreren Schwangerschaften rezidivierende *Chorioretinitis* erwähnt HELBORN.

Die hier zusammengetragenen Ergebnisse bestätigen die obige Beurteilung der *Schwangerschaft* als ein *für die allgemeine Pathologie höchst lehrreiches Naturexperiment*, das durch die in der wissenschaftlichen Medizin sonst besonders hoch bewerteten Tierversuche nicht ersetzbar ist. Hier sind vielmehr nach dem erwähnten Wort HOETs nur klinische Beobachtungen zur Gewinnung allgemeinerer Erkenntnisse geeignet. So haben beispielsweise „Tierversuche zu einer Klärung, warum die Frau in den letzten Monaten der Schwangerschaft und auch in der Laktationszeit so sehr durch Tuberkulose gefährdet wird, noch nichts Wesentliches beigetragen. Die foudroyant verlaufende Meerschweinchen-Tuberkulose erlaubt keine zwingenden Vergleiche mit der viel langsamer verlaufenden Tuberkulose des Menschen“ (F. SCHIFF).

Die Kenntnis der schwangerschaftspathologischen Grundtatsachen sollte aber weit verbreitet sein, wie z. B. aus dem früher zitierten Wort HOETs über den Diabetes oder auch daraus hervorgeht, daß viele Frauen nur dadurch zugrunde gingen, weil ein Herzfehler zu spät erkannt und die Schwangere in extremis dem Krankenhaus überwiesen wurde. Das gleiche gilt für die Tuberkulose; nach G. SCHAEFERs umfangreichen amerikanischen Erfahrungen (1949) war die Sterblichkeit bei den Schwangeren mit bereits früher gestellter Tbc-Diagnose halb so groß wie bei denjenigen, wo das Leiden erst innerhalb der Schwangerschaft erkannt wurde.

Wir brauchen also eine *allgemeine Pathologie der Schwangerschaft*, die allerdings unmöglich vom Gynäkologen allein getragen werden kann. Wenn der Gynäkologe KOVÀCS über die Ratlosigkeit in der Beurteilung und Behandlung der Knochen- und Gelenk-Tbc. Schwangerer Klage führt, die in den einschlägigen Hand- und Lehrbüchern gar nicht oder — ohne genügende sachliche Unterlagen — nur ganz nebenbei behandelt werde, und vermerkt, daß in letzteren Fällen die größten Meinungsverschiedenheiten beständen, so gilt dies auch für zahlreiche andere Gebiete, wie wir oben hinsichtlich des Tuberkuloseproblems zeigen konnten. Dabei ergab sich allerdings, daß der einseitig dogmatische Standpunkt mancher Internisten (HANSEN) und Gynäkologen (A. MAYER) angesichts der tatsächlichen umfangreichen Zahlenunterlagen unhaltbar geworden ist.

Hier wie bei zahlreichen anderen Erkrankungen berichteten wir, daß sowohl Verbesserungen wie Verschlechterungen durch die Schwangerschaft bedingt werden können; so bei Syphilis, Hepatitis, allergischen Erkrankungen, Diabetes insipidus, genuiner Epilepsie u. a. Es ergab sich ferner, daß nur ein Teil der Frauen mit derselben tiefgreifenden Funktionsstörung, z. B. totalem Herzblock, außerstande ist, den normalen Geburtstermin abzuwarten. Häufig — z. B. bei multipler Sklerose, Asthma, Appendicitis, Diabetes mellitus sowie insipidus, Thyreotoxikose — mußte die Schwangerschaft (allerdings auch hier wiederum nur bei einem Teil der Fälle) als Auslösungsfaktor des Leidens angesprochen werden. Auch die Frage, ob die Schwangerschaft zum Ausbruch einer bestimmten Infektion disponiert, konnte nicht generell entschieden werden, wie aus den Beobachtungen an verschiedenen Poliomyelitis-Epidemien hervorging. Mögen hier — im Sinne des Genius epidemicus — Besonderheiten des jeweiligen Virus anzuschuldigen sein, so darf man in anderen Fällen mit hoher Wahrscheinlichkeit Verschiedenheiten der sonstigen Umweltverhältnisse verantwortlich machen: so erklärt sich beispielsweise die schwangerschaftsbedingte Verlaufsverschlechterung der Hamburger Hepatitis-Kranken zur Nachkriegszeit im Gegensatz zu den Beobachtungen der letzten Jahre (vgl. S. 236). In diesem Zusammenhang war es auch sehr bemerkenswert, daß der Ikterus e graviditate trotz der an sich erhöhten Gefährdung Schwangerer nicht zur akuten gelben Leberdystrophie disponiert: zur Entstehung der letzteren müssen demnach offenbar besondere, hier nicht realisierte Bedingungen bestehen.

Zusammenfassend ist demnach auch hier wiederum, wie schon oben mit Bezug auf die Tuberkulosefrage, deutlich, *daß es keine Regelhaftigkeit für die Schwangerschaft allgemein gibt.* Wohl müssen wir, wie eingangs skizziert wurde, zunächst die allgemeinen Schwangerschaftsverhältnisse studieren. Dann aber hat die Analyse der Besonderheiten zu beginnen, was — auch im Hinblick auf die Schwangerschaft — später im therapeutischen Abschnitt besonders deutlich gezeigt werden kann (vgl. S. 357).

Zum Schluß sei — wiederum eine echt individualpathologische Lehre der Schwangerschaft — nochmals darauf hingewiesen, daß nicht selten *pathoplastische Abwandlungen* der sonst gewohnten Verhältnisse vorkommen, die ebenfalls dem Arzt gelehrt werden sollten: wir nannten die Überdeckung entzündlicher Baucherkrankungen (S. 237), eines Dickdarmkrebses, die Maskierung von aplastischer Anämie durch Präeklampsie, die Abwandlung des Färbeindex bei Perniciosa; auch die krankheitsbedingte Schmerzlosigkeit der Zangenentbindung bei einer Paralytikerin ist als pathoplastisches, wenn hier auch ausnahmsweise eher förderndes als störendes Phänomen zu vermerken.

Kasuistische Beispiele (Komplizierte Schwangerschaft)

1. Helene Ress.	Schwerer lebensbedrohender *Leberschaden*	241
2. Erika Ne.	Aufpfropfung von *Endokarditis* auf Mitralvitium	241
3. Fedora Mü.	*Nephritis* in der 2., *Eklampsie* in der 3. Schwangerschaft	241
4. Hildeg. Ro.	Hysterischer Charakter. *Hyperästhetisch-emotionelles Syndrom* infolge Puerperium + Infekt (organische Psychose). Danach charakterist. hysterische Reaktion	242
5. Gerda Pa.	Gravidit. ↘ Frühgeburt → puerperale Cystopyelitis Hepatitis ↗ ↑ (Reaktivierung)	242
6. Johanna San.	Coma diabet. (Pankreasatrophie) ↘ schwerer Kreislaufschaden. † + Rekurr. *Endokarditis* ↗	242

7. Lydia Lo. Rezid. *Schwangerschaftsikterus* in 1. Schwangerschaft mit Präeklampsie, in 2. Wochenbett mit depr. Psychose. Hochakute Schwangerschaftsappendicitis 243
8. Irmg. Li. Schwere rezidiv. *Schwangerschaftsnephropathie* bei erblicher Hypertension 243

1. Helene Ress. Arbeiterfrau (geb. 1921). 1954 *1. Partus* in unserer Frauenklinik: RR bis 195/115. Rest-N, Bilir. (Ser.), Mancke-Takata norm. Fragl. Präeklampsie. Schweres Krankheitsbild. *2. Gravid.* Juni 1956. Seit Aug. 56 schwere Hyperemesis, zunehmende Schwäche, st. Durst, trockene Zunge. Sept. 1956 Einweisung in gynäkol. Priv.-Klinik; auf intensive Infusions- und medikamentöse Therapie Erbrechen gebessert, aber Ikterus; bald stark toxisches Bild; deshalb 25. 10. Einweisung in unsere Klinik.

Schwerkrank. Augen haloniert. Mäßiger Ikterus. Apathisch, zugleich aber unruhig, zeitweise zeitlich desorientiert. Erheblich adipös. Leber und Milz ∅. Keine Ödeme. Neurol. o. B. RR um 120/90.

Bil. (Ser.) 3,74, Takata-Mancke 60, SR 140/147. Urin: alle Gallenfarbstoffe ++. Alb. ∅. Hb 58%. Ery 2,7 M. Rest-N 86mg-%. Cholester 244 mg-%. NACl im Blut 562 mg-%. Blut-Eiw. Status nicht gestört. Geburtshilfl. völlig o. B. Von der wegen des bedrohlichen Zustandes stark erwogenen Interruptio wurde auf unseren Rat zunächst Abstand genommen.

Infusionen mit TrZ, NaCl, Hepsan, Cholin, Methionin und Vitaminen. Darauf relativ schnelle Besserung mit Rückgang des Ikterus und Normalisierung des Rest-N. Die Anämie (auf Sternalp. wegen der Schwere verzichtet) reagierte nicht auf Cytobion und Fe, dagegen auf mehrere Bluttransfusionen (Hb 65%, Ery 5,2 M.). Entlassung nach 9 wöchiger Krankenhaus-Behandlung. 29. 3. 57 Aufnahme in der Frauenklinik (Prof. v. MASSENBACH). Rest-N, Mancke (80), Bilir. (0,6), BlB normal. RR bis 155/95, Urin o. B. Fundus o. B. 2. 4. 57 Partus mit Entlastungs-Episiotomie. Kind ausgetragen, aber etwas klein, untergewichtig. Wochenbett normal. Nach 8 Tagen: normale Galaktosebelastung. Katamnese Aug. *1958*: Nach dem Partus schnelle Erholung von H. R. mit erheblicher Gewichtszunahme. Nie mehr krank. Das Kind ist zart und machte laut Auskunft des behandelnden Kinderarztes u. a. eine Ernährungsstörung, leichte Rachitis (Craniotabes), Ekzem, Soor, Dyspepsie durch, z. T. infolge Beschränktheit, fehlerhafter Ernährung seitens der Mutter. Es sei deutlich entwicklungsverzögert. Moro ∅. Gew. 25. 3. 58: 8650 g.

Beurteilung. Schwerer, lebensbedrohender Leberschaden in der Schwangerschaft (Toxikose mit Leber- und Knochenmarksschädigung; Hepatitis in graviditate? Wurde wegen des Erbrechens länger außenärztlich mit Spritzen behandelt). — Entwicklungsstörung des Kindes.

2. Erika Ne. 25 Jahre. 14jährig akute Polyarthritis mit Herzklappen- und Brustfellentzündung. Ein Vierteljahr im Krankenhaus. Seither Herzklappenfehler ohne wesentliche Beschwerden. 11. 9. 54 *erster Partus.* 8 Wochen vorher Atemnot, Husten, Erbrechen, Fieber, Schwäche. 31. 11. 54 Schwellung re. Handgelenk. Temperatur 39°. SR 108/130. Auskultatorisch typischer Befund einer Mitralinsuffizienz. Rö.: Herz mitralkonfiguriert. Retrokardialraum frei. EKG: P mitrale. Myokardschädigung. Geringe Albuminurie. Geringe Hämaturie. Blutkulturen wiederholt steril.

Auf Supracillin, Aureomycin allmählicher Rückgang der entzündlichen Erscheinungen. SR zuletzt 13/34. 3 kg Gewichtszunahme.

Beurteilung. In der *ersten Gravidität Aufpfropfung* einer *frischen Endokarditis* (lenta) *auf* das *Mitralvitium.*

Katamn. 1958. Laut Bericht des Hausarztes seither Wohlbefinden.

3. Fedora Mü. 54 Jahre (geb. 1899). In 2. Schwangerschaft 1925 erstmals nierenleidend. In 3. Schwangerschaft im 8. Monat Eklampsie. Schnittentbindung. Seit 1935 starker Hochdruck festgestellt; maximal bis 280. Jetzt starke Schwäche, öfters Erbrechen, appetitlos. Objektiv typischer Befund einer Nephrosklerose. Rest-N 296 mg-%. SR 120/145. Sekundäre Anämie. †. Sektion: Sekundäre Schrumpfniere mit allen urämischen Begleiterscheinungen. Mikrosk.: Keine entzündlichen Veränderungen an den Glomeruli. An größeren und mittleren Arterien erhebliche konzentrische Intimahypertrophie, z. T. mit Hyperelastose, Hyalinisierung und starke Wandverfettung. Mikroskopisch also keine sekundäre, sondern arteriolosklerotische Schrumpfniere (sog. benigne Form). Daneben auch erhebliche arteriosklerotische Veränderungen. Da in mehreren Harnkanälchen des Markbereichs und im Interstitium Rundzelleninfiltrate, Vermutung, daß ätiologisch auch eine komplizierende ascendierende Harnwegsinfektion beteiligt ist. Allgemeine schwere Arteriosklerose mit entsprechenden Herzveränderungen. Chronische Tonsillitis.

Beurteilung. (Tonsillogene?) Nephritis erstmals manifest in der zweiten, bedingt Eklampsie in der dritten Schwangerschaft. Weiterer schicksalhafter tödlicher Verlauf des Nierenleidens. Endzustand einer gemischt arteriolosklerotisch-entzündlichen Schrumpfniere. Nach Ansicht des Pathologen kann die Nierenarteriosklerose auch sekundäre Folge der renalen Hypertension sein.

4. Hildeg. Ro. 27 Jahre. Am Schwangerschaftsende leichte Nephropathie. Im Wochenbett am 14. 11. von der Frauenklinik Verlegung zu uns wegen leichten fieberhaften Infekts mit Lippenherpes ohne sonstigen objektiven Befund.

Psychisch auffällig im Sinne eines *hyperästhetisch-emotionellen Syndroms:* negativistisch, dysphorisch, empfindlich, weinerlich. Dabei schneller Stimmungswechsel nach der euphorischen Richtung.

20. 11. allmählicher Temperaturanstieg bis um 41°. P. zeitweise auch bis 140 und 160. Eigenartiges nachmittägl. Zittern, das zunächst als Schüttelfrost imponierte, dann aber immer deutlicher psychogen wirkte. Auf sämtliche Antibiotica, Cortison, Bluttransfusionen keine Zustandsänderung. Kontrollmessungen durch die Schwester von Pat. abgelehnt. Bei ärztlicher Kontrolle rectal und axillar Normaltemperatur, während vor einer halben Stunde noch 41° gemessen worden waren.

Auf Vorhalt sagt Pat., sie habe erreichen wollen, daß ihr Mann seinen Urlaub verlängern sollte, „da sie ja so wenig von ihm gehabt habe".

Schon 1952 bei fraglicher Appendicitis psychisch abnorm mit Temperatur-Simulation. Letzteres auch bei andersmaliger stationärer Behandlung in unserer chirurgischen Klinik wegen Prellung: es wurden damals auch Manipulationen im Wundgebiet vermutet.

Beurteilung. Die Pat. von *prämorbid hysterischem Charakter* zeigt (teils auf Grund ihrer psychopathischen Konstitution, teils wegen Puerperium und Infekt) ein *hyperästhetisch-emotionelles Syndrom* (exogener psychischer Reaktionstyp), aus dem sich dann eine *ausgesprochen hysterisch-simulatorische Reaktion* entwickelt.

5. Gerda Pa. 32jährige Ehefrau. Einweisung im 8. Schwangerschaftsmonat wegen Ikterus in Gravidität (Hepatitis): Frühgeburt. † des lebensschwachen Kindes. 3 Tage post part. im Anschluß an Katheterismus Schmerzen re. Nierengegend. Katheterurin: Leuko ++ und Albuminurie. Fieber. 8 Tage p. p. erneute stärkere Urobilinurie und Bilirubinurie bei fehlendem Anstieg des Blut-Bilirubins. Auf Penicillin Temp. zur Norm. Danach nochmaliger cystitischer Schub mit Schüttelfrost und Temp. bis 40°. Auf Penicillin erneuter Fieberabfall und Sanierung des Harnbefundes. Auch die Hepatitis klang nunmehr ab.

Beurteilung.

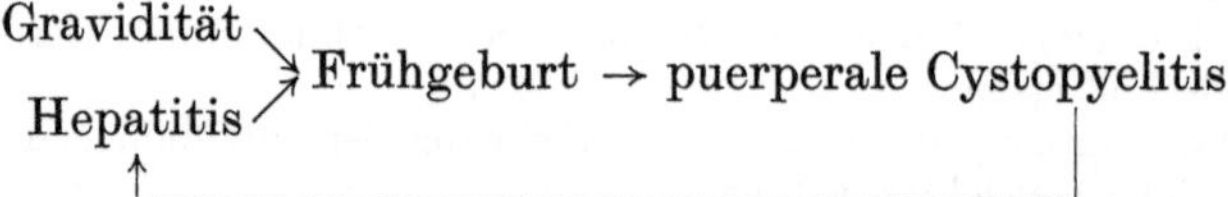

6. Johanna San. 29 Jahre. 14jährig Scharlach und Nephritis (Krankenhaus). 22jährig wegen Bronchialasthma (seit der Kindheit) in innerer Klinik. Danach systolisches Spitzengeräusch bei röntgenologisch normalem Herzbefund und fehlender Milzschwellung. Leuk. 10000. 29jährig im 7. Schwangerschaftsmonat vermehrter Durst. Zunehmende Unruhe, Bauchschmerzen. Einweisung: Coma diabeticum. Bewußtlos, große Atmung, Acetongeruch. RR 115/55. Leichte Cyanose. Kalte Glieder. Blutzucker 780 mg-%. Urin: Aceton und Zucker ++. Unter fortlaufender Altinsulin-Therapie Normalisierung, jedoch weitere Steigerung des schweren Kreislaufkollapses, der auch auf von Beginn an durchgeführte intensive Therapie nicht ansprach. 2 Tage nach der Aufnahme Wehen. Kindliche Herztöne nicht mehr zu hören. Künstliche Blasensprengung. Danach Wehenstillstand. Zangenentbindung. Trotz fortlaufender Infusionen und großer Bluttransfusion †.

Sektion. Pankreasatrophie, stärkere Nephrose. Rekurrierende Endokarditis der Mitralklappen mit mäßiger Stenose bei starren Segeln, stark verdickten, verkürzten Sehnenfäden und mit erheblichen frischeren, verrukösen thromboendokarditischen Auflagerungen am Schließungsrand. Mäßige Wandhypertrophie der re. Herzkammer.

Beurteilung. In den letzten Schwangerschaftsmonaten erstmals aufgetretenes Coma diabeticum bei Pankreasatrophie wird beherrscht. Infolge der gleichzeitig bestehenden, ebenfalls bisher unbekannten rekurrierenden Endokarditis kommt es zu einer Summationswirkung auf den Kreislauf mit letalem Ausgang.

7. Lydia Lo. Ehemalige kfm. Angestellte (geb. 1928). *Oktober 1950,* 22jährig als Primipara im 9. Monat wegen Präeklampsie in die st. Frauenklinik (Prof. KIRCHHOFF) eingewiesen. Noch nie ernstlich krank. Jetzt seit 4 Wochen Fußschwellungen, seit 14 Tagen allgemeiner Juckreiz. Mäßige Gesichts- und Beinödeme. Subikterus. Serum-Bilir. 2,1 mg-%. RR 145/90 bis 180/90. E. ∅. Ubg. +. Sed.: Vereinzelt Ery. Granul. Zyl. Rest-N 28 mg%. Fundus: Art. etw. eng. Venen: leichte Kreuzungsphänomene. Entsprechende Chemotherap. und Zangenentbindung eines unreifen Kindes. Hunger-Durst-Kur. Aderlässe, Infusionen. Nach einigen Tagen RR und Urin normalisiert. Trinkversuch vor Entlassung normal.

Sept. 1957. Im 5. Monat der 2. Schwangerschaft Einweisung in chirurg. Klinik (Prof. REMÉ) wegen hochakuter Appendicitis mit Empyem des Proc. vermiform. Leuko 27200. 4 Tage nach der Appendektomie (Evipannarkose) wegen „*rezidivierenden Schwangerschaftsikterus*" Verlegung zu uns: leichte Übelkeit. Leichter Ikterus. Leber am RiBo. Milz ∅. SR 55/90. Urin: Urobil. ++++ Ubg. (+). Bilir. ∅. Bilirub. (S.) 1,3 mg-%. Takata-Mancke 80 mg-%. Nach strenger Diät Bilirub. 0,41 mg-%. SR 40/69. Urin o. B.

8. 2. 58 Aufnahme in die Frauenklinik (Prof. v. MASSENBACH) zwecks Partus. Starkes Hautjucken. Bilir. (S.) 0,85 mg-%. Zahlreiche Kratzwunden. Urin: ∅ Gallenfarbstoffe. Mancke 100 mg-%. RR 125/80—130/90. Eiw. ∅. Sed. o. B. Wegen drohender intrauteriner Asphyxie des Kindes Sectio (Chloräthyl-Narkose). Kind kurz p. p. † (Sekt.: Intrauter. Asphyxie).

Bei der Mutter normaler postoperat. Verlauf. 11. 2. leicht *subikterisch,* Urin aber o. B. 12. 2. Subikterus abgeklungen. Zunehmend unruhig. Schreit, singt, äußert Schuldgefühle: habe den Mann belogen, fürchtet, ihr 7jähriges Kind müsse sterben; seit einigen Monaten müsse sie viel grübeln, wegen zunehmender Erregung Verlegung in psychiatrische Klinik (Prof. SCHMIDT): „Depressive Schwangerschafts- und Wochenbettpsychose" (u. a. sehr mißtrauisch; schreit angstvoll gequält. Habe vor der Entbindung große Angst gehabt, weitere hypochondrisch-depressive Beschwerden. In ihr sei „alles weg"). Auf Elektroschock Heilung. Nach 7 Wochen in relativ ausgeglichenem Zustand mit 3 kg Gewichtszunahme entlassen. Gynäkolog. N. U.: o. B.

Beurteilung. Rezidiv. Schwangerschaftsikterus, in 1. Schwangerschaft mit Präeklampsie, in 2. Wochenbett mit depressiver Psychose. Hochakute Schwangerschaftsappendicitis.

8. Irmg. Li. Landwirtsfrau (geb. 1913). Mutter seit Jahren hypertonisch. 1940 zwei Aborte. 1950 1. Entbindung. Danach RR 170/110. 1952 2. Entbindung. Auch damals Hypertension. Sept. 1957 Genitalblutung. RR 230/145. Febr. 1958 wiederum gravide. Anfang Juni Ödeme der Beine, später des Gesichts und der Hände. Juli 1958 2mal schwere Atemnotsanfälle. Aufnahme.

Befund. Schwerkrank. RR 250/170. Hochgradige Gesichts-, Arm- und Beinödeme mit Chemosis bds. Lippencyanose. $A_2 > P_2$. Stauungsorgane. Album. 15‰. Sed. granul. Zyl., Ery. EKG: Myokardschaden. Serumbilir. 1 mg-%. Mancke 60 mg-%. Rest-N normal. SR 40/57. Fundus: peripall. Ödem. Arterien sehr eng. Blutungen. Heftige anginöse Beschwerden machen zunächst Dolantin erforderlich. Unter strenger Diät, Strophantin, Sedativa schnelle Besserung. Gewichtsabnahme 10,6 kg. Esbach 0,5 ‰. Sed. o. B. Mancke 70 mg-%. Serumbil. 0,5 mg-%. RR. 240/170. Im 5. Schwangerschaftsmonat Absterben des Kindes, das durch Prof. v. MASSENBACH auf vaginalem Wege entfernt wurde. Danach RR um 210/140. Album. 0,3‰. Mancke 90 mg-%. Rö.: Herz von Li-Hypertrophie-Form ohne Dilatation. Fundus: keine Blutungen mehr.

Beurteilung. Schwere Schwangerschaftsnephropathie bei erblicher Hypertension.

IV. Krankheit und Persönlichkeit

Individuen gibt es auch bei den Infusorien; eine „Persönlichkeit" zu sein, ist das Vorrecht des Menschen kraft der ihm eigenen seelisch-geistigen Kräfte, die seine beherrschende Stellung im Kosmos bedingen und ihn dazu befähigen, dem animalischen Getriebensein den Willen der Entscheidung entgegenzusetzen sowie sein Todesschicksal vorauszusehen.

Es ist selbstverständlich, daß dieses Wertvollste des Menschen, seine aus angeboren-ererbter Charakterstruktur und erlebter Umweltbewältigung zusammengesetzte geistig-seelische Artung, die wir als „Persönlichkeit" bezeichnen, auf Entstehung, vor allem aber Gestaltung und Verlauf von körperlichen wie seelischen Krankheiten von maßgebendem Einfluß ist. Desgleichen steht außer Zweifel die Formung von Persönlichkeit und Lebensschicksal durch die Krankheit. Diesen Zusammenhängen kommt demnach im Rahmen unseres Themas eine außerordentlich große, in manchen Fällen die entscheidende Bedeutung zu. So erklärt sich die Anschauung, zum dringend gebotenen Ausbau der Individualpathologie sei neben F. KRAUS' Personallehre (deren sehr begrenzte Verwendbarkeit früher ausführlich dargetan wurde) vor allem die Psychoanalyse geeignet, als Wegweiser zu dienen (O. GSELL 1955, MITSCHERLICH). Auch für ED. MAY — bezeichnenderweise ist er nicht Arzt — erschöpft sich das medizinische Individualisieren in der Berücksichtigung psychologischer und charakterologischer Besonderheiten. Dies heißt mit anderen Worten, das meiste von dem, was die Individualität von Krankheiten bedingt, solle psychologisch begründet sein. Demgegenüber muß nachdrücklich betont werden, daß wir schon in der Leiblichkeit des Menschen zahlreiche Erklärungen individualpathologischer Geschehnisse fanden, die ebenso gründlich berücksichtigt werden mußten wie der Bereich der seelisch-geistigen Persönlichkeit, dem wir uns nunmehr zuwenden wollen. Die Verpflichtung des konditionalistisch denkenden und handelnden Arztes besteht darin, *alle* Faktoren zu beachten, die das Verständnis der Krankheit fördern, und sich nicht einseitig auf den rein naturalistischen bzw. rein spiritualistischen Standpunkt zu versteifen. Nur eine umfassende Berücksichtigung des ganzen Menschen schützt vor jedem einseitigen Dogmatismus, der zu zahllosen Irrwegen in Theorie und Praxis geführt hat.

Allerdings ist es wichtig, wenn sich der Arzt — ohne eine sorgfältige körperliche Untersuchung zu vernachlässigen — immer wieder vor Augen hält, wieviele der Hilfesuchenden nicht organ-, sondern persönlichkeitskrank sind. Sei es, daß irgendein kleinerer Körperschaden, psychisch stark „überlagert", als Ausdruckssignal tieferliegender Konflikte dient, sei es, daß dem ganzen (pseudoorganischen) Beschwerdebild überhaupt kein greifbares Substrat entspricht wie bei dem reinen Psychoneurotiker. Über die überraschende Häufigkeit dieser Menschen besteht heute kein Zweifel mehr. BOWMAN schätzte sie 1946 in Nordamerika auf 50% aller in medizinischen Kliniken Eingewiesenen. Dies mag für unsere Verhältnisse etwas hochgegriffen sein. Von über 3500 genauestens untersuchten Patienten meiner Berliner Privatsprechstunde von 1938—44 zeigten 35% überwiegend psychogene Störungen (eingehende Aufarbeitung dieses ganzen Krankengutes bei CURTIUS u. ADAM 1949).

Bei der *Beurteilung* der *Persönlichkeit* steht naturgemäß die *Charakterologie* im Vordergrund[1]. Wenn man auch zur ersten Orientierung und für manche Sammel-

[1] Hier kann es sich nur um wenige Andeutungen im Hinblick auf unsere individualpathologische Fragestellung handeln. Näher Interessierte seien verwiesen auf die Darstellungen von LERSCH, STUMPFL, GOTTSCHALDT, PANSE (1939), HEINZE (1942), die aber der Ergänzung bedürfen durch die Sicht des erfahrenen Tiefenpsychologen, wie sie in ausgezeichneter Weise

forschung ohne die Anwendung typologischer Schemata nicht auskommt, so zeigt sich doch immer wieder die Diskrepanz zwischen Einzelmensch und System, was beispielsweise E. KAHN bezüglich der viel zitierten *Psychopathen-Typologie* K. SCHNEIDERs betonte: reine Typen seien selten, Übergänge aller Art dagegen häufig, die aufgestellten Typen (z. B. des „asthenischen Psychopathen") seien viel zu eng und starr: „Wir dürfen auf keinen Fall aus schematischem Dilettantismus Schiebungen im Aufbau einer Persönlichkeit vornehmen, sondern wir haben immer und überall in erster Linie Respekt vor den Tatsachen zu bekunden". Es sei deshalb fraglich, „ob es sich überhaupt lohnt, solche komplexe Typisierungsversuche zu machen, ob es nicht am zweckmäßigsten ist, die Einzelpersönlichkeit einfach mit der strukturanalytischen Betrachtung zu erfassen" (E. KAHN 1928) bzw. psychologisch verstehend zu beschreiben. H. SCHULTZ-HENCKE weist auf die Tatsache hin, daß die Schwierigkeit, einen Menschen einer Temperamentsgruppe befriedigend einzuordnen, bisher nicht überwunden werden konnte: die „reinen Haltungen", mit welchen unsere Schematisierungsversuche rechnen, sind nämlich meist „getrübt" durch sekundäre Erlebnisverarbeitung. Gleichsinnig äußert sich auch J. H. SCHULTZ (1928) bezüglich „der Verführung, . . . ein einheitliches Schema neurotischer Symptombildung an die lebendige Fülle krankhafter seelischer Reaktionen heranzutragen und sich damit der Möglichkeit zu berauben, das krankhafte Einzelgeschehen und seinen Einbau in die Persönlichkeit des Kranken sachlich beobachtend aufzunehmen", wozu *nur „ein ausgesprochen individuelles Vorgehen"* geeignet erscheine. Die vielseitige Verwurzelung der *individuellen Persönlichkeitsvarianten* macht deren experimentell-psychologische Analyse unmöglich (HENRI 1904), ganz abgesehen davon, daß wir mit E. STRAUS (1938) den Versuch einer Erfassung der Gesamtpersönlichkeit auf diesem Wege auch grundsätzlich für abwegig halten. Neben einer sorgfältigen deskriptiv-charakterologischen Schilderung ist hierzu besonders die oben erwähnte genealogische Strukturanalyse förderlich, wie sie u. a. H. HOFFMANN für die psychiatrische Charakterforschung nutzbar machte. Dies um so mehr, als dem für die psychische Struktur seines Kranken interessierten Ärzte dessen prämorbide Persönlichkeit meist unbekannt zu sein pflegt, wie ALLERS (1931) treffend bemerkt. Dem entspricht die Feststellung WILDERs (1933), daß wir bei den meisten Neurosen den früheren vegetativen Status nicht kennen (eine sehr seltene Ausnahme bildet meine genaue Beobachtung X. Y. S. 317).

Die erwähnte Notwendigkeit streng individuellen Vorgehens hebt auch H. BERGSON in seiner berühmten Evolution créatrice (1907) scharf hervor. Die „biographische Anamnese" der heutigen „Psychosomatik" um Jahrzehnte vorwegnehmend und (ebenso wie das Lehrgebäude L. KLAGES') ganz wesentlich begründend fordert BERGSON: sympathetisches Einfühlen in einen Menschen mittels persönlich-menschlicher Fühlungnahme auf dem Wege biographischer Erfassung des Einzelnen. So gewänne man gewisse, nicht meß- und schwer definierbare Anhaltspunkte für die Beurteilung der Arbeits- und Leistungsfähigkeit wie auch für die Einstellung des Einzelnen zu seiner Arbeit.

Von den wichtigsten *Wurzeln der individuellen Ansprechbarkeit* sei zunächst genannt *das Gedächtnis im biologischen Sinne*, die Mneme (HERING, SEMON), welches für die Nachwirkung von Eindrücken und Erlebnissen maßgebend ist, stärkste Erbunterschiede aufweist und u. a. das Substrat für die „Stumpfheit" bzw. „Oberflächlichkeit" mancher Menschen bildet. J. H. SCHULTZ (1939) weist mit Recht darauf hin, daß hier der Schlüssel gegeben sei für das

---

H. SCHULTZ-HENCKEs Werk „Der gehemmte Mensch" vermittelt. Denn ohne Kenntnis der Hemmungen, welche die verschiedenen Triebstrebungen des Kleinkindes erfahren, und die entsprechenden Reaktivbildungen ist kein Verständnis der Persönlichkeit möglich. Einen rein „angeborenen Charakter" gibt es nicht (R. ALLERS u. a.).

Verständnis der Tatsache, daß unter psychogenen (nicht psychopathischen) Neurotikern „so sehr viel feinsinnige, differenzierte und wertvolle Persönlichkeiten sind". Dementsprechend bildet auch konstitutionelle Hypermotorik einen ausgesprochenen Dispositionsfaktor zur Neurose: „Gürteltiermenschen", d. h. dauernd in Bewegung befindliche Hypermotoriker, sind besonders veranlagt (SCHULTZ-HENCKE). Wertvolles Beobachtungsmaterial zu dieser Frage, speziell in bezug auf die „kindliche Hypermotilitätsneurose", haben LEDERER und v. KÖNIG zusammengetragen, und K. LORENZ konnte mit seinen ausgezeichneten Untersuchungen über angeborene Instinktformeln beim Menschen überzeugend dartun, wie tief verankert in der Phylogenese Motorik, insbesondere Ausdrucksbewegung, aber auch „Geschmack" u. a. „höhere" seelische Einstellungen des Menschen sind. Auch hierbei ist erfahrungsgemäß mit starken erbkonstitutionellen Unterschieden zu rechnen. Entsprechend den individuellen Unterschieden an PAWLOWs Versuchshunden ist nach SCHULTZ auch die *Haftfähigkeit für falsche Gewöhnung* von Mensch zu Mensch genotypisch verschieden und bei starker Ausprägung ein wesentlicher Faktor in der Psychogenese von Funktionsstörungen. Gerade hier ist der Hebel, wo die Entspannungsbehandlung (Entspannungs-, Atemübung, Hypnose, autogenes Training, beseelte Gymnastik) einzusetzen habe, was, wie SCHULTZ 1939 betonte, von der heutigen Psychotherapie „kaum mehr beachtet wird, sehr zum Nachteil der Kranken und des Ansehens der Psychotherapie". In den seither verflossenen 19 Jahren ist erfreulicherweise ein Wandel eingetreten; das autogene Training ist weit verbreitet, und auch die mit strenger Indikationsstellung betriebene Hypnosetherapie hat sich als außerordentlich wertvoll bewährt.

Verwandt der Haftfähigkeit ist die auch weitgehend persönlichkeitsspezifische *Empfindlichkeit* des Einzelmenschen, die „Sensibilität" im weitesten Wortsinne. Es gibt Hypo- und Hyperpathen bzw. Hypo- und Hypersensible, d. h. Menschen, die wesentlich unempfindlicher, andere, die wesentlich empfindlicher sind für Sinnes-, vor allem Schmerzempfindungen als die Normosensiblen (BREYER, LIBMAN, SHERMAN u. a.). LIBMAN hat für die diagnostische Beurteilung der Schmerzempfindlichkeit eine besondere, praktisch wohl meist entbehrliche Methode ausgearbeitet. Unter 450 mit LIBMANs (bzw. HOLLANDERs) Methode auf Schmerzempfindlichkeit geprüften Personen fanden sich 65% Normo-, 17% Hypo- und 18% Hypersensible (SHERMAN 1943). Unter den Hypersensiblen waren 72% Frauen, unter den Hyposensiblen 90% Männer. 75% von 150 Bergleuten erwiesen sich als hyposensibel, ebenso 94% von 97 Boxern sowie 56% von 40 Mimac-Indianern. Unter letzteren konnte dagegen kein Hypersensibler ermittelt werden. BREYER weist mit vollem Recht darauf hin, daß die Unempfindlichkeit mancher Kranker zu wenig beachtet werde, was zu schweren diagnostischen Fehlern führen könne. Einzelfälle von Schmerzunempfindlichkeit veröffentlichten BOYD u. NIE, JEWSBURY, NISSLER u. PARNITZKE, MCMURRAY, CZERNY-WALDVOGEL, DEARBORN u. a.

Auch die schon früher erwähnte individuelle *Schmerzüberempfindlichkeit* ist jedem Arzt und besonders Zahnarzt bekannt und verschiedentlich bearbeitet worden (ASTWAZATUROFF, O. BINSWANGER, GEORGI, J. v. HATTINGBERG, LAPINSKY, SZERZO, RUEDA u. v. a.). Über die maßgebende, auch wiederum weitgehend persönlichkeitsspezifische Interferenz zwischen Schmerzempfindlichkeit und Psyche unterrichtet mein Aufsatz: „Psyche und Schmerz" (1955). An anderer Stelle konnte ich zeigen, daß die Verkennung der psychogenen Wurzeln des Schmerzes sehr ernste sozialmedizinische Fehlbeurteilungen zur Folge haben kann („Die Kriegsopferversorgung" 1956, H. 6.). Die starken individuellen Unterschiede in der Verarbeitung von Sinnesreizen überhaupt und deren Bedeutung für die Entstehung oft äußerst quälender und hartnäckiger neurotischer Reaktionen ist bekannt. Erwähnt seien hier nur das Gebiet des Gleichgewichtsapparates und der Schwindel (LEIDLER u. LÖWY u. a.).

Weitere biopsychologisch wichtige Faktoren bilden die individuell innerhalb weiten Ausmaßes schwankende Abgestimmtheit des *vegetativen Nervensystems* und des Endokriniums. Auf nähere Erörterungen kann hier verzichtet werden, da sich gerade auf diesem Gebiet die konstitutionstypologische Beurteilung bewährt hat und dementsprechend in meiner klinischen Konstitutionslehre (1954, S. 188—232) eingehend erörtert wurde. Ein Punkt bedarf allerdings wegen seiner grundsätzlichen individualpathologischen Bedeutung der Erörterung: die Kombination organischer, funktioneller und psychogener Erscheinungen, die sehr häufig im Sinne des gefährlich simplifizierenden Entweder/Oder-Denkens sowohl von somatologischer wie von psychologischer Seite verkannt wird, zum Schaden einer *wirklichen*, nicht nur dem Namen nach *psychosomatischen* Medizin und der Heilungsaussichten für unsere Kranken. Beispielsweise bespricht D. Wyss (1951) das Vorkommen von Vasolabilitätssymptomen (besonders Herzklopfen, anginösen Beschwerden und Erschöpfung) „sowohl bei organischen als auch bei funktionellen Erkrankungen" des Herzkreislaufsystems. Ihn „interessiert" der Beschwerdekomplex aber „nur bei nicht organischen Herzleiden". Während er bei organischen Herzleiden die „kausale Verbindung" zwischen diesen Beschwerden und der Erkrankung für leicht verständlich hält, sei es bei den rein funktionellen Herzbeschwerden „nicht möglich, einen Kausalnexus zwischen einem (nur vermutbaren) Kreislaufschaden und der Kreislaufsymptomatik herzustellen".

Kurz zusammengefaßt handelt es sich also — unter Berücksichtigung des sonstigen Textes — bei Wyss um folgende Thesen:

1. Kreislaufsymptome sind bei

a) Organischen Herzleiden stets rein „organisch" bedingt.

b) Bei funktionellen Herz-Kreislaufbeschwerden besteht ein „nur vermutbarer Kreislaufschaden", sie sind ausschließlich psychogen bedingt („Psychogenie der funktionellen Kreislaufschwäche").

2. Ätiologisch-pathogenetisch und symptomatologisch sind beide Krankheitsgruppen voneinander scharf abzutrennen.

Wie sieht es nun in Wirklichkeit aus?

Wyss' Arbeit erschien als „Gemeinschaftspublikation" aus der damals unter der Leitung von R. Siebeck stehenden Ludolf-Krehl-Klinik in Heidelberg (1951). Siebeck selbst aber schreibt in der 3. Auflage seiner Herz-Monographie 1947, S. 166: „Immer wieder muß nachdrücklich davor gewarnt werden, psychogene und organische Erkrankungen als zwei sich ausschließende Geschehnisse aufzufassen" und hat sich vor- und nachher wiederholt gleichsinnig geäußert. Siebecks Lehrer Krehl bemerkt 1925, „daß Herzkranke oft recht nervös werden, daß jede Art nervöser Herzbeschwerden sich zu jeder Erkrankung des Herzmuskels, der Herzgefäße oder Herzklappen hinzugesellen kann". Nach Curschmann-Matthes gehört die Differentialdiagnose zwischen „nervöser" und sklerotischer Angina pectoris jenseits der 40er Jahre „zu den unsichersten, die es gibt ...", „daß wir also bei einem bestimmten Symptomenkomplex nicht einfach fragen dürfen, was ist organisch und was ist nervös bedingt, sondern daß sich Körperliches und Seelisches auf das engste miteinander verflechten können". Auch Hassencamp findet „alle Übergänge und Kombinationen" zwischen den beiden Bereichen. „Die Grenzen aller dieser Zustände sind also sehr flüssig." Bei diesen „Mischformen" sind die „organischen und psychogenen Komponenten kaum zu entwirren" (Romberg 1929), ja man wird O. Naegeli (1948) Recht geben, wenn er feststellt, daß „die früher sehr betonte Unterscheidung in organische und funktionelle Formen bei der heutigen Auffassung an Bedeutung verloren hat". Damit und auf Grund meiner eigenen, langjährigen, gleichsinnigen Erfahrungen bedarf es wohl kaum eines weiteren Kommentars, um die Unhaltbarkeit der *Wyssschen* Thesen zu erweisen.

Wenn Wyss und andere extreme Psychogenetiker den „Sowohl-als-auch"-Standpunkt nicht anerkennen und deshalb als „ausgeprägten Relativismus" ablehnen, so vermögen derart apriorische Anschauungen für die Erfahrungswissenschaft der Medizin nichts an der Realität der Tatsachen zu ändern. Daß auch die funktionellen Kreislaufstörungen Ausdruck einer somatisch in der Tiefenperson verankerten, ausgesprochen erblichen Reaktion des Gesamtsystems — wenn auch affektiv stark mitbedingt — sind, haben wir eingehend begründet (Curtius u. Krüger 1952, Curtius u. Feireis 1959).

Daß die *psychogene Überlagerung* auch bei anderen Organsystemen, besonders den organischen Nervenkrankheiten, eine maßgebende Rolle spielt, soll nur am Rande erwähnt werden. Ich nenne als zwei der zahllosen Beispiele die Fälle von Determann (1897, dort weiteres Schrifttum) sowie die Beobachtungen von O. Alzheimer über „hysterische Reaktionen bei organischen Hirnerkrankungen".

Auch bei Endokrinopathien begegnet man psychogenen Beimengungen ungemein häufig (vgl. CURTIUS u. ADAM 1949), wie beispielsweise RICH. STERN (1909) für die Thyreotoxikose in sorgfältigen klinischen Beobachtungen gezeigt hat. Er fand keinerlei Parallelismus zwischen Grad der Schilddrüsenüberfunktion und Ausmaß der psychischen Abwegigkeit. Besonders nachdrücklich verweist auch STERN auf die Mischbilder.

Will man die somatischen Bausteine und Wurzeln der Gesamtpersönlichkeit noch weiter skizzieren, so stößt man auf Begriffe wie *Vitalität*, *Temperament*, vitale Aktivitäts- und Antriebslage, habituelle Grundstimmung, Affektivität, Biotonus. Ihnen allen haftet die eigenartige Bipolarität jener psycho-physischen Grundschicht der Persönlichkeit an, die F. KRAUS sehr treffend als *Tiefenperson* dem Substrat der Bewußtseinssphäre, d. i. der *Corticalperson*, gegenübergestellt hat.

Das *Temperament* und seine Bausteine, die Grundstimmung und die Emotionalität werden getragen und fortlaufend beeinflußt von der Körperlichkeit, ebenso das Triebleben, welches die wichtigsten Quellen des Temperaments darstellt, während das Temperament seinerseits den Kern des Charakters bildet; Temperament und Charakter sind aber für die Umweltbewältigung des Menschen ausschlaggebende Faktoren. Ein viel zu häufig rein somatologisch als „Erschöpfungszustand", „Avitaminose", „Herzleiden" verkannter Ausdruck der individuellen Vitalität ist ein besonders starkes Ermüdungsgefühl. Es wird von verschiedenen Menschen ganz verschieden empfunden und verarbeitet (A. ANTHONY 1941; vgl. auch HOCHREIN u. SCHLEICHER, EPPINGER, W. R. HESS, v. MURALT, PARADE, alle nach CURTIUS u. KRÜGER 1952, S. 55, wo diese und verwandte Fragen näher besprochen werden).

Die neuere Erbforschung hat gezeigt, daß Richtung und Färbung der *vitalen Tiefenschichten* außerordentlich *stark erbbedingt*, ferner daß sie schon beim Säugling recht determiniert sind und auch im Laufe des weiteren Lebens ihre Struktur weitgehend beibehalten (STUMPFL, GOTTSCHALDT, PANSE, HEINZE u. a.). Die vitale Schicht erweist sich als viel stabiler als die höheren Funktionsbereiche des Intellekts und des Willens. Aber auch die somatisch und erbbiologisch orientierte Körpermedizin verkennt keineswegs, daß trieb- und temperamentmäßige Vorgänge *auch* von der *psychischen Persönlichkeit* stark beeinflußbar sind. Jedenfalls ist unverkennbar, daß *die in der Körperlichkeit verwurzelte Tiefenperson* den *tragenden Unterbau für die menschliche Gesamtperson* und die Art ihres Verhaltens darstellt.

Wenden wir uns nun nach dieser kurzen Skizzierung der körperlich-konstitutionellen Persönlichkeitswurzeln der *Bedeutung der Persönlichkeit für Krankheitsentstehung und Krankheitsgestaltung* zu, so kann auf eine Rekapitulation der endlosen, sich bis zum Überdruß wiederholenden Diskussionen über die Psychogenese organischer und funktioneller Krankheiten verzichtet werden. Jeder Extremismus, ob er nun in kurzsichtiger Leugnung jedes seelischen Moments in Ätiologie und Pathogenese oder umgekehrt in kritikloser Zurückführung rein somatisch bedingter Erkrankungen, selbst des Krebses, auf Lebenskonflikte oder „Sünde" beruht, ist gleicherweise töricht und — das ist ja das ärztlich Entscheidende — therapeutisch steril. Wenn in Form finaler Fragestellung nach dem „Sinn" der Krankheit gefragt wird, so „wird nicht mehr erklärt, . . . sondern gedeutet", ein Verfahren, das der Medizin im Gegensatz zu Theologie und sonstigen Geisteswissenschaften nicht zusteht, wie der Mediziner und Philosohp W. GENT überzeugend ausführt. Er weist darauf hin, daß „Ätiologie" (αιτια) nicht Warum-, sondern Wie-, d. h. *Ursachen*lehre bedeutet. Schon früher war von der Ursachenfrage bei Neurosen ausführlich die Rede (S. 78f).

Unfruchtbar ist auch der Streit darum, ob es sich bei *Neurosen* um Krankheiten oder fehlerhafte, womöglich noch moralisierend als Willkür gedeutete, Verhaltensweisen handelt. Einmal haben wir heute noch keinerlei sichere Kenntnisse über die vermutliche Mitwirkung tiefenpersönlicher Gegebenheiten: man denke an die prämenstruelle Verstimmung vieler Frauen; FREUD erwog wiederholt die Rolle hormonaler Faktoren bei der Neurose-Entstehung. Auch der Intelligenzgrad (MARIA WAGNER, MARIA GEBBING, SCHULTZ-HENCKE, E. BRAUN, CORDIER, PANSE u. a.) spielt unter den Vorbedingungen der Neurose, besonders der Rentenneurose, eine beachtliche Rolle, was ja aus der konfliktfördernden Rolle von Unreife und Primitivität leicht verstehbar ist und bemerkenswerterweise auch von einem so überzeugten Psychogenetiker wie V. v. WEIZSÄCKER anerkannt wurde. Unter den Dispositionsfaktoren für die Neurose-Entstehung ist ferner auf die psychopathische Konstitution hinzuweisen, der jedoch kaum eine derart generelle Bedeutung beigemessen werden kann, wie manche es wollten (z. B. E. KAHN, FRAATZ). Auch gegen die ganz bevorzugte Beschuldigung der schizoiden Veranlagung (KRETSCHMER) hat ALLERS überzeugende Gründe angeführt. Gegen eine willkürlich scharfe Abtrennung willensbedingter Fehlhaltungen von Krankheit sprechen die weitgehende Problematik unseres Krankheitsbegriffs sowie die fluktuierenden Grenzen zwischen Gesundheit und Krankheit. „Der gewöhnliche Mensch trägt eine Fülle von Zügen, die im einzelnen verdichtet zum Abnormen und dann auch zum Pathologischen überleiten" (SCHULTZ-HENCKE). Eine Störung des Wohlbefindens, der Ausgeglichenheit und der Leistungsfähigkeit wie die Neurose, der alljährlich Tausende durch Suicid und Suchtkrankheiten erliegen, kann nicht kurzerhand mit fehlendem Arbeitswillen „erklärt" werden (reine Drückeberger und Simulanten können selbstverständlich nicht als Kranke angesprochen werden). Die katastrophale Folge einer derartigen Verkennung der Neurose ist die Weigerung vieler Versicherungsträger, die Kosten für Psycho- bzw. Entspannungstherapie funktionell und nervös Kranker zu übernehmen. Die gleichen Kassen sowie öffentliche Stellen verausgaben dabei ungeheuere Summen für „Bade"- bzw. „Klima"-Kuren, z. B. bei Asthmatikern, Herzneurotikern oder Neurasthenikern, die auch nach der Feststellung einsichtiger Badeärzte so gut wie niemals Dauererfolge erzielen.

Die völlig unbiologische Annahme, rein bzw. überwiegend psychogene Erkrankungen stünden gewissermaßen jenseits unserer üblichen ätiologisch-pathogenetischen Anschauungen, ist schon deshalb abwegig, weil sich auch hier, genau wie bei rein somatischen Erkrankungen, das Kräftespiel zwischen Anlage und Umwelt abspielt. Auch einem so erfahrenen und in der ganz konstitutionell ausgerichteten Klinik CHARCOTs fortgebildeten Nervenarzt wie SIGM. FREUD war die Bedeutung der Erbkonstitution für die Neurose-Entstehung durchaus geläufig und sie wird von ihm öfters erwähnt, so schon in der Monographie mit BREUER. Die Autoren stellen fest, daß mehrere Momente bei der Entstehung der Neurosen zusammenwirken (vgl. auch das früher auf S. 30 wiedergegebene Schema FREUDs), daß viele Symptome „Folge der fundamentalen Anomalie des Nervensystems . . ., nicht durch Vorstellungen veranlaßt sind". Daß FREUD an dieser Anschauung bis ins hohe Alter festhielt, wird bezeugt von L. BINSWANGER (1956), dem er gelegentlich seines 80. Geburtstages „zu seinem Erstaunen" sagte: „Konstitution ist alles!" Auch der hervorragende, durch seine frühzeitige Rezeption der Freudschen Entdeckungen ausgezeichnete Psychiater E. BLEULER schrieb folgendes: „Bei den Neurosen liegt die Krankheit gewöhnlich in den dispositionellen Momenten; die Symptomatologie aber und damit das, was den Patienten zum Arzt führt, ist im psychischen Mechanismus begründet." In welchem Gegensatz stehen dazu FREUDs Nachfolger, welche die Konstitution als unwesentliche Belanglosigkeit bzw. „Zusatzhypothese" ansprechen (WEISS u. ENGLISCH 1949; D. WYSS 1951). Es ist aufschlußreich, daran zu erinnern, daß bis vor noch nicht allzu ferner Zeit unikausale Anschauungen bezüglich der Neurose-Entstehung auch in anderer, grobsomatischer Art die Regel bildeten. Wenn 1843 GEORG HIRSCH als sichere Tatsache buchte, die Hypochondrie beruhe auf langwierigen Darmerkrankungen (Obstipation, Flatulenz, Hämorrhoiden), diese führten zu „einer perpetuellen Erregung und Spannung, welche sich in das Sensorium fortpflanzt und durch Irradiation auf die übrigen Empfindungsnerven übergeht" (in Parenthese sei auf analoge Behauptungen der heutigen sog. „Neuralmedizin" hingewiesen), so mag das jener Zeit noch zugute gehalten werden. Ebenso die Anschauung, die Neurasthenie sei auf Enteroptose (GLÉNARD) zurückzuführen. Aber noch in meiner Studienzeit wurde vom „Masturbantenherz" gesprochen, dem BACHUS, ein Schüler KREHLs, 1895 eine Studie gewidmet hat. Tatsächlich handelt es sich bei all derartigen Zuständen nur um die übertriebene, paranoid gefärbte Selbstbeobachtung bzw. Überbewertung physiologischer Vorgänge. Dies kann sich bei der Beurteilung therapeutischer „Erfolge" störend auswirken. Wenn beispielsweise JUNGMANN (1953) von 47 „erholungsbedürftigen" organisch gesunden Kurgästen in Oberstdorf bei 16 „keine Besserung . . ., im Gegenteil . . .

zum Teil neue Beschwerden" registrierte, so dürfte es jedem klinisch Erfahrenen klar sein, daß es sich hier um die durchschnittlich 20—30% Psychoneurotiker handelte, die in jedem Krankengut anfallen (vgl. unsere oben mitgeteilten Zahlen). Mit anderen Worten, wir stehen hier charakterologischen und psychologischen, jedoch nicht physiologischen Tatbeständen gegenüber.

Die Mitwirkung der prämorbiden Persönlichkeit erschöpft sich jedoch keineswegs in der Entstehung funktioneller und psychogener Krankheiten. Vielmehr sind zweifellos in dem konstellativen Bedingungskomplex, der die Voraussetzung zur Entstehung organischer Krankheiten bildet, diese Faktoren oft mitbeteiligt. Freilich ist es viel schwieriger, wissenschaftlich gesicherte Erfahrungen zu gewinnen, als manche Vertreter der sog. „Psychosomatik" glauben, für die es kaum eine Krankheit gibt, von der Tuberkulose bis zur Schizophrenie, vom Magengeschwür bis zum Krebs, die nicht „lebensgeschichtlich" auf irgendwelche seelischen Konflikte zurückgeführt wird. Diesen unkritischen Übertreibungen zum Trotz darf aber an diesen Fragen auch nicht einseitig vorbeigegangen werden. Ich hatte z. B. selbst wiederholt den Eindruck, daß *schwere seelische Entmutigung* eine *hochgradige Resistenzlosigkeit* gegenüber Infektionskrankheiten *bedingt*, wie bei der schwer psychopathisch-morphinistischen Krankenschwester Vilma Mo. mit Häufung lebensbedrohender Abscesse, deren Krankengeschichte ich mitteilte (S. 109). Auch E. Braun (1935) spricht davon, daß psychogene Reaktionen nicht so selten auch „einen Zustand vitaler Widerstandsschwäche, einen »Status minoris resistentiae« hervorrufen, der körperlichen wie seelischen Schädigungen und Krankheitsbereitschaften Vorschub leistet". Er erwähnt ferner Birnbaums gleichsinnige Beobachtungen.

Kein Arzt, auch nicht der eingefleischteste „Naturwissenschaftler", kann an der so oft verlaufs-, ja sogar lebensentscheidenden *Rolle* der *Persönlichkeit für die Krankheitsgestaltung* bzw. das Krankheitserlebnis vorbeigehen, d. h. mit anderen Worten der Rolle von Charakter, Begabung und persönlicher Erfahrung bei dem subjektiven Krankheitserlebnis und seinen objektiven Auswirkungen in das individuelle Krankheitsbild.

Diese Auswirkungen beginnen bei der Symptomatologie, gestalten weiterhin den Krankheitsverlauf und sind teils hierdurch — mittels unmittelbarer, somatisch-kausaler Zusammenhänge —, teils im finalen Bereich bewußter Lebensgestaltung von größter Bedeutung für die Prägung des individuellen Krankheitsbildes. Schließlich ist es wiederum die Persönlichkeit, welche darüber entscheidet, ob der Mensch eine schwere, unheilbare Krankheit bzw. einen gröberen Defektzustand als Schicksal auf sich nimmt oder, sich und seiner Familie zur Last, seine Tage in Hader oder Rentenkampf verbringt.

In *symptomatologischer Beziehung* ist es naturgemäß der subjektive Anteil, das Krankheitserlebnis, der individuell empfundene „Krankheitswert" eines Leidens (O. Löwenstein), das „autoplastische Krankheitsbild" (Goldscheider), welche ganz überwiegend von der Charakterstruktur des Kranken aufgebaut werden. Ein und dasselbe Symptom wird von verschiedenen Menschen ganz verschieden empfunden, z. B. Acidismus (Lucke), Extrasystolen (die, dem einen gar nicht bewußt, bei dem anderen höchste Herzangst auslösen), sogar absolute Arrhythmie u. a. m. Selbst bei fast gleichartigem Defekt und identischer Genkonstitution kann der eine Zwillings-Paarling an seiner Keilwirbelskoliose derart leiden, daß langjährige orthopädische Behandlung nötig wird, während der andere völlig beschwerdefrei bleibt (Haffner). Die oft hochgradigen Charakterunterschiede Eineiiger sind ja bekannt. Die auch schon oben geschilderten individuellen Unterschiede der Schmerzempfindlichkeit bedingen oft große prognostische und therapeutische Schwierigkeiten. Die Außerachtlassung des gerade hier entscheidenden psychologischen Faktors ist der Grund für zahlreiche iatrogen provozierte Süchte und das schwere Unglück, welche sie für den Betreffenden und seine Familie bedeuten. Auch zahllose, oft wiederholte und schwer gesundheitsschädigende Fehloperationen (z. B. somatologisch unbegründete Radikaloperation bei jungen Frauen) müssen auf dieses Schuldkonto *mangelhafter Persönlichkeitsanalyse* gesetzt werden. Für die dramatische Ausgestaltung harmloser Beschwerden und die daraus resultierenden diagnostischen und therapeutischen Fallstricke ist eine unserer Krankengeschichten besonders aufschlußreich (Franz Ko., S. 175). Sie illustriert auf otologisch-neurologischem Gebiet das, was HEINE (1913) für psychogene Hirndrucksteigerung bei Augenkranken sagte: „Wem nie etwas weh tut, wer sich nie aufregt, der wird selten meningeale Reizerscheinungen zeigen."

Mit dem ausgezeichneten Herzkenner SCHERF, VOEGELI u. a. ist auf den stark persönlichen Charakter der Beschwerden bei Stenokardie hinzuweisen: wie SCHERF in völliger Übereinstimmung mit v. DOMARUS u. a. richtig bemerkt, entscheidet hier die Empfindlichkeit des Kranken, nicht Stärke und Ausdehnungsgrad der Coronarsklerose. Allerdings darf hierbei auch nicht die sehr bedeutsame Rolle der angiospastischen Diathese übersehen werden, wie wir anderwärts an umfangreichem Krankengut und Literaturmaterial auseinandersetzten (CURTIUS u. KRÜGER 1952). Auch Symptomatologie und Arbeitsfähigkeit kastrierter Männer hängen ganz wesentlich von ihrer prämorbiden Persönlichkeit ab (JOH. LANGE). Handelt es sich hier doch immerhin um oft recht störende, z. T. auch den Selbstwert stärkstens beeinträchtigende Ausfallserscheinungen, so kennen wir andererseits zahlreiche Symptome, von denen der Kranke bzw. Genesende überhaupt nichts spürt und die dennoch bei sensiblen Persönlichkeiten (bzw. unpsychologischen Ärzten!) zu starker Bedrückung führen (geringe Hyper- bzw. Hypotension, unbedeutende Senkungsbeschleunigungen, vegetativ bedingte subfebrile Temperaturen, harmlose systolische Geräusche u. v. a.). Von der Rest-Albuminurie nach luetischer Nephrose (die so günstige therapeutische Chancen bietet wie wenige andere Nierenkrankheiten) bemerkt LICHTWITZ: „Ein solcher Patient ist beschwerdefrei und wird sich, je nach seinem Temperament, gesund oder schwerkrank fühlen."

Trotz vielen, zu einem guten Teil überflüssigen, Geredes über psychosomatische Medizin gilt leider noch immer die Feststellung K. BONHOEFFERs aus dem Jahre 1920, „daß das Verständnis des Durchschnittsarztes für das Psychische und psychisch Bedingte ganz ungenügend ist". BONHOEFFER erinnert an die unnötig Operierten, an die oft zwecklose Suche nach örtlichen Befunden, die hochgradige Überbewertung „gleichgültiger anatomischer Anomalien", welche sich auf iatrogenem Wege auf den Patienten übertrage („Wanderniere", manche Nasenverengerungen und Muschelbefunde). Kurz: durch „falsch gedeutete subjektive Klagen" werde viel Unheil angerichtet.

Diese Verkennung von Neurosen und ihre oft verhängnisvolle „Behandlung" gab es schon immer. G. HIRSCH (1943) schildert beispielsweise ein junges Mädchen mit offenbar überwiegend funktionellen Beschwerden, das 1826 51 mal, 1827 26 mal, 1828 34 mal zur Ader gelassen wurde, um dann 1829 im Anschluß an die gleiche Prozedur an „fortschreitender Thrombose" zu sterben!

Die gleiche Gesetzmäßigkeit, der wir hier begegnen — dem seelischen Faktor beim Krankheitserlebnis — kann bei qualifizierten, *kritischen Selbstbeobachtern* demonstriert werden. So berichtet SIGM. FREUD (1895), daß er monatelang von der bei ihm bestehenden Neuritis des Cutaneus femoris lateralis (BERNHARDT) „nichts verspürt und nicht daran gedacht habe, bis mir die kleine Arbeit von BERNHARDT in die Hände fiel". Interessant ist der psychologische Kommentar des großen Mannes: manche seiner gleichartig behafteten Patienten seien „leicht verängstigt" und „äußerten sich dann auch gelegentlich über die Schmerzen mit einem übel verwendeten Superlativ".

Es ist ganz allgemein zum Studium des so sehr vernachlässigten *autoplastischen Krankheitsbildes* (GOLDSCHEIDER) sehr lehrreich, Schilderungen literarisch begabter, kluger Menschen zu hören. Sie dienen der Illustration des persönlichen Krankheitserlebnisses mehr als noch so umfangreiche anonyme und deshalb unlebendige Aufzählungen unserer Lehrbücher. Dementsprechend forderte und übte bereits A. GROTJAHN (1929) die Sammlung „subjektiver Krankengeschichten", die Ergänzung der „bisherigen Pathologie nach der subjektiven Seite hin".

Aus LICHTENBERGs Schilderung seiner nervösen Konstitution ergibt sich beispielsweise zwar die Einsicht in die geringe somatische Grundlage seiner Beschwerden und dennoch sein Leiden an dieser Überempfindlichkeit: Er nennt sich einen „verjährten Hypochonder", der „immer kränklich und fast nie krank ist". „Es tun mir viele Sachen weh, die anderen nur leid tun ... Bei mir liegt das Herz dem Kopf wenigstens um einen ganzen Schuh näher als bei den übrigen Menschen!" Seinem Arztfreunde Dr. REIMARUS schreibt er: „Ich leide unaussprechlich an Krämpfen, Beängstigungen, schwitze immer bei eiskalten Füßen, habe wenig Schlaf und wenig Appetit. Oh, verehrungswürdiger Freund, wissen Sie mir keinen Rat?" Den gleichen Tatbestand schildert auch der Berliner Philosoph und Psychologe MAX DESSOIR in betreff seiner „Überempfindlichkeit": „Ich kenne lärmende Schmerzen, gegen die ich mich auflehne, und stille Schmerzen, die mich wehrlos machen und fast zum Erliegen bringen. Ungezählte trübe Stunden und schlaflose Nächte sind mir daraus entstanden, daß ich mich von schweren Erkrankungen bedroht fühlte, während in der Tat nur harmlose Störungen vorlagen. Gern wäre ich, um mit Vater Voss zu sprechen: »So wie ein Mann, der durchaus bis zum innersten Kern gesund ist, nie der Gesundheit denkt, noch des Gangs ein rüstiger Wanderer«."

Um Ähnliches dürfte es sich bei den herzneurotischen Beschwerden des bekannten Gynäkologen W. A. FREUND (des Schöpfers der seinerzeit viel erörterten Freund-Hartschen Hypothese der Lungentuberkulose-Pathogenese) gehandelt haben: „So spielt das reizbare Herz bei mir durch das ganze bewußte Leben eine bedeutsame Rolle und stellt den roten Faden dar, der sich durch meine gesunden und kranken Tage hindurchzieht."

Die gleiche Entmutigung klingt aus IDA BOY-EDs Schilderung des Klimakteriums: „Die drückenden Lasten solcher Jahre kann ein Mann nie ermessen ... Kein Organ ist unempfindlich gegen den Hinüberwechsel vom Lebenshochsommer zum Herbst ... Das Blut fließt nicht gelassen, die Nerven sind bebende ... gespannte Fäden; man ist nicht krank und hat doch das Gefühl, als ob Gesundheit und Kraft entschwunden seien. Man ist erfüllt von Traurigkeit ... woher diese Traurigkeit? ... Das Ende des Weibseins ist nahe, und noch ist die Höhe freien Menschentums nicht erklommen, auf der die Frau nach Überwindung des Klimakteriums inne wird, daß nun erst das Glück Mensch zu sein zur Entwicklung gelangt."

Gegenüber diesen ein Leben oder doch Jahre hindurch anhaltenden Beschwerden sollen noch Schilderungen akuter, qualvoller Anfallskrankheiten folgen. PETER ROSEGGER schreibt: „Der Hergang eines Asthmaanfalls war stets folgender: Anfangs das Bedürfnis zu ruhen, bald kommt ein milder Schlaf, dessen ganze Süßigkeit mir bewußt ist, wie sonst nie. Endlich erwache ich wieder, fühle ein leichtes Unbehagen, in den Gliedern ist ein plötzliches Hitzen, Reiz zum Niesen, dann merke ich, daß der Brustkorb etwas enge ist. Ich habe das Gefühl, als schwelle sachte die Lunge an. Das Atmen wird schwerer, wie mit Stricken schnürt's die Brust zusammen, das pfeift, ich muß mich aufrichten, den Oberkörper vorgeneigt ist's noch am erträglichsten; aber es verschlimmert sich, ich versuche alle möglichen Stellungen einzunehmen, es nützt nichts, jede Bewegung verstärkt die Atemnot und vor Atemnot kann man kein Wort mehr sprechen, nur Silben kurz herausstoßen. So müde fühlt man die furchtbar arbeitende Lunge, daß man jeden Augenblick meint, sie müsse zerspringen. Das geht nun aber nicht bald vorüber, es dauert mindestens 4 Stunden, oft auch, mit geringen Erleichterungen, einen oder mehrere Tage lang. Ein unbeschreiblich qualvoller Zustand."

Der Arzt und Schriftsteller MARTIN GUMPERT schildert seinen ersten Angina pectoris-Anfall um das 60. Lebensjahr: „Bei meinem ersten Anfall stand ich im Begriff, die Parkavenue in der Höhe der 75. Straße zu überqueren. Es packte mich der Ehrgeiz, in der Mitte der Straße noch die andere Fahrbahn zu kreuzen, solange das grüne Licht den Weg freigab. Der Schmerz saß genau oberhalb des Herzens und sandte seine Pfeile in viele Richtungen. Mein linker Arm hing wie gelähmt. Ich war fast betrunken von der Vehemenz des Überfalls und begann, über die Fahrbahn zu taumeln. Ein Wagenlenker rief mir ein Schimpfwort zu. Ich stolperte mühevoll atmend in größter Eile in den Laden eines Apothekers, ließ mir einige Perlen Amylnitrit geben, zerdrückte sie in der Faust und atmete gierig die Substanz in mich ein. Der Aufruhr des Gefäßkrampfes legte sich. Erst jetzt, als sie zu weichen begann, spürte ich die Kälte meiner Haut im Schüttelfrost und empfand mit deutlichem Glücksgefühl das Stampfen des Herzens."

Liegt das Interesse bei dieser Selbstschilderung eines Arztes auch mehr auf psychologischem Gebiet, so kann unter Umständen eine solche — wie ausgeführt schon lange als notwendig erkannte — „Einführung des Subjekts in die Pathologie" (v. WEIZSÄCKER) auch einzigartigen patho-physiologischen Erkenntnisgewinn vermitteln, wie der Ophthalmologe H. LAUBER bei der Veröffentlichung der Berichte von 6 Augenärzten über ihre Flimmerskotome ausführt[1].

Die Erkennung der zuletzt geschilderten Krankheitsbilder (Klimakterium, Bronchialasthma, Angina pectoris) macht, auch in der Form subjektiver Darstellung, meist keine größeren Schwierigkeiten. Hier beschränkt sich der bei *jeder* Krankheit irgendwie beteiligte seelische Anteil auf die besondere Färbung des persönlichen Erlebnisses, jedoch eines Erlebnisses, dem ein — wenn auch zum Teil vorwiegend funktionelles — körperliches Substrat zugrunde liegt. Viel schwieriger ist es bekanntlich, bei den wort- und bildreichen *Klagen des Neurotikers* festzustellen, ob auch hier ein organischer Kern herausgeschält werden kann (jener Selbsterkenntnis eines LICHTENBERG begegnet man nur äußerst selten).

Die *Rolle der Persönlichkeit beim Krankheitsverlauf* ist jedem gut beobachtenden Arzte so geläufig, daß kurze, gewissermaßen paradigmatische Hinweise genügen. Die für den Heilverlauf so wichtige Einstellung des Kranken kann von hypochondrischer Überängstlichkeit über besonnene Einsicht bis zu selbstzerstörerischer Indolenz bzw. sinnlosem Wüten gegen die elementarsten Forderungen der Therapie alle Übergänge zeigen. (Ich denke beispielsweise an einen schwer kreislaufdekompensierten Landarzt, der entgegen meiner ernsten Mahnung bis kurz vor seinem bald erfolgenden Tod seine Praxis ausübte). Besonders tragisch muten uns solche Krankheitsschicksale an, die durch die Interferenz unheilbarer geistiger Abwegigkeit mit einem Körperleiden einen tragischen Verlauf nehmen. So schildert E. STRAUS (1938) eine Zwangskranke, die, allen ärztlichen Warnungen zum Trotz, Tag für Tag ihre stundenlangen Waschungen fortsetzte und deshalb aus der Tuberkulose-Heilstätte entlassen werden mußte. Trotz voller Einsicht in das Krankhafte ihres Tuns hat sie sich „buchstäblich zu Tode gewaschen". Die Indolenz bzw. Angst einer unausgereiften Persönlichkeit verursachen nicht selten, daß die kostbare Zeit zu operativen Eingriffen verpaßt wird, wie LINDGREN (1938) bei 50% der Frauen mit „Verschleppung des Collumcarcinoms" ermitteln konnte. Wenn sich die Verhältnisse infolge der Popularisierung der Krebsprophylaxe heute auch günstiger gestalten mögen, so berichtet doch BESOLD noch 1952, daß es Frauen „mit kleinen Geschwülsten gibt, die erst mit Riesentumoren in die Sprechstunde kommen und vorher aus Operationsfurcht, aus Angst, ihr Körper-Ich würde durch den notwendigen Eingriff verstümmelt werden, sich lange Zeit einreden, daß sie körperlich gesund seien" (vgl. auch unsere Kranke Martha Ra., S. 375).

Auf rein internistischem Gebiet sind die Gefahren kaum geringer. Fast täglich begegnen uns Kranke, die durch Alkoholismus, Tabakmißbrauch, Gefräßigkeit u. a.

---

[1] Vgl. übrigens auch M. PINNER u. B. F. MILLER: „Was Ärzte als Patienten erlebten." Gust. Klipper Verlag, Stuttgart, sowie das vorerwähnte Buch A. GROTJAHNS: Ärzte als Patienten. Gg. Thieme 1929.

gegen ihre Gesundheit wüten. Wohl nicht unbeeinflußt durch die (von uns im Sinne der alten Naunynschen Regel stets streng verpönte, von manchen Schulen aber geradezu geförderte) Laxheit in der Diätetik des Diabetes, oft aber auch als unmittelbaren Ausfluß einer bestehenden Charakterabwegigkeit, sieht man auch heute noch viele Diabetiker an ernsten und unheilbar fortschreitenden Komplikationen erkranken. Unsere konstitutionell hysterische Kranke Ella Sch. (S. 369) zeigt dies mit aller Deutlichkeit ebenso wie der debile Diabetiker Arno Kü. (S. 260). Infolge ihres autistisch-disziplinlosen Verhaltens entwickelten sich bei jener u. a. eine Retino- und Nephropathie sowie Polyneuritis; Kü. ist vor kurzem jung verstorben. Mit STOCKINGER müssen wir feststellen: „Die Intelligenz und die Krankheitseinsicht wie auch die Selbstbeherrschung ... sind in weitestem Maße entscheidend für die Lebensaussichten der jugendlichen Diabetiker." UMBER hat über gleichartige Beobachtungen berichtet. Auch BOLLER bespricht das Thema zusammenfassend. Sehr instruktiv sind schließlich die sorgfältigen klinisch-statistischen Studien A. KAEDINGs über Diabetes-Komplikationen, wo immer wieder mit Nachdruck auf die unbedingte Notwendigkeit von Normoglykämie und Aglykosurie verwiesen wird.

Die obige Warnung BONHOEFFERs bezüglich *iatrogener Überbewertung harmloser Befunde* bezieht sich natürlich auch in hohem Maße auf den Krankheitsverlauf: diagnostische Verkennung unbedeutender funktioneller Beschwerden, besonders auf dem Gebiet der vegetativen Regulationsstörungen[1], unbiologisches und unpsychologisches Verharren auf dem Entweder (organisch)/ Oder (psychisch)-Standpunkt bei der Beurteilung und Behandlung der so überaus häufigen Mischfälle (genaue Zahlenangaben bei CURTIUS u. ADAM 1949), unärztliche Verwöhnung ausgeheilter Kranker im Sinne der Zauberberg-Atmosphäre sind einige der immer wieder gerügten, aber — infolge fehlender Unterweisung der Studenten und Jungärzte — auch immer erneut begangenen Fehler einer mangelnden Persönlichkeitsberücksichtigung, die sich dann naturgemäß negativ auswirken müssen. Die *Persönlichkeit des Arztes*, etwa des Operateurs, kann für den Krankheitsverlauf entscheidend sein. Versteht ein Operateur es nicht, die Operationsvorbereitung durch persönliches Eingehen auf den Kranken oder psychotherapeutische Führung von anderer Seite möglichst angstfrei zu gestalten, so kann das, wie J. H. SCHULTZ (1939) ausführt, zu schweren Schäden, ja zum Tode führen, besonders etwa bei Basedowkranken. Es gibt, wie der Autor ausführt und ich auch selbst beobachtete, einen „psychogenen Operationstod" (der von mir beobachtete 65jährige, an schwerer Coronarsklerose leidende Generaldirektor starb sofort nach einer i.v.-Injektion *vor* einer von ihm gewünschten, von mir nicht geratenen Sympathicus-Operation wegen Dysbasia arteriosclerotica. Es bestand eine starke Todesängstlichkeit). „Es ist keineswegs auszuschließen, daß sonst unerklärliche Unterschiede der Heilungsstatistik technisch gleichwertiger Chirurgen hier ihre Erklärung finden" (SCHULTZ). SCHULTZ berichtet über entsprechende überzeugende Untersuchungsergebnisse aus Amerika. „Ohne eine positive Übertragung auf den Operateur gibt es keine Operationsbereitschaft", wie auch der psychoanalytisch geschulte Gynäkologe F. BESOLD 1952 urteilte.

Jeder, auch der Laie, weiß, daß nicht nur die Persönlichkeit die Krankheit formt, sondern daß umgekehrt auch die *Krankheit die Persönlichkeit häufig tiefgreifend umgestaltet*. Wenn wir absehen von jenen gewaltigen Veränderungen im

[1] Umfangreiche Eigenbeobachtungen zu dieser Frage wurden an folgenden Stellen mitgeteilt: CURTIUS, Schlesw.-Holst. Ärztebl. 1955, H. 3; Z. Psychosomat. Med. 1955, H. 2; Med. Kl. 1955, 1691; „Die Heilkunst" 1952, Nr. 2; Die Kriegsopferversorgung 1956, H. 6; CURTIUS u. ADAM: Dtsch. Arch. kl. Med. **196** (1945); CURTIUS u. KRÜGER: Das vegetativendokrine Syndrom der Frau, M'chen-Berlin: Urban u. Schwarzenberg 1952.

Gefolge von Geistes- und Gehirnkrankheiten, den oft auch erheblichen Einwirkungen durch kachektisierende, endokrinologische und ähnliche Prozesse, so begegnen uns auch im Bereich der Alltagsmedizin täglich entsprechende Beobachtungen: die so überaus häufigen prämenstruellen und menstruellen Verstimmungen liegen auf dem Grenzgebiet zwischen gesund und krank. Die bei vielen Kranken zu beobachtende Dysphorie bei Infektionen, Kreislauf- bzw. Stoffwechsel-Dekompensation [Praecoma hepaticum bzw. diabeticum, Hypoglykämie, M. Addison usw. — vgl. unsere Fälle Hedw. Neu. (S. 216), Hildeg. Ro. (S. 242), W. W. (S. 257), Arno Kü. (S. 260), Karl Friedr. Ri. (S. 201)] sind einige wenige Beispiele dieser Art. Steigerungen dieser Zustände bis zur Psychose (Disponierter) bieten u. a. unsere Fälle Gg. Mü. (S. 198), Hildeg. B. (S. 199), Ingeliese Lei. (S. 200).

Besonders nachhaltig und tiefgreifend sind diese Rückwirkungen naturgemäß bei chronisch-rezidivierenden, qualvollen und oft hoffnungslosen Erkrankungen. E. WEXBERGs (1935) ausgezeichnete einschlägige Schilderung der Trigeminusneuralgie möge als Paradigma dienen; er betont, „daß das Erlebnis der Krankheit ... einen sehr bedeutsamen psychologischen Tatbestand darstellt, der geeignet ist, einen Circulus vitiosus ... zu entfesseln. Die überwältigende Qual einer schweren Trigeminusneuralgie stellt eine Belastung dar, der nicht jedermann seelisch gewachsen ist. Die ganze Stellung der Persönlichkeit zur Welt, zum Leben, zu seinen Aufgaben ist dadurch verändert. Die Fähigkeit des Leidenkönnens ist nicht bei jedermann gleich gut ausgebildet. Mancher Kranke, der schon vorher charakterologisch als Neurotiker zu betrachten war, wird das Erlebnis der Krankheit durch eine Einengung seines Aktionsradius und eine Veränderung seines Verhaltens zur Umgebung zu kompensieren trachten, die nun erst Konfliktmöglichkeiten schafft, welche vorher nicht gegeben waren. Man kann in diesem Sinne wohl von einer *neuralgischen Charakterveränderung* sprechen. Da der Patient es aber auch bei den Menschen seiner Umgebung nicht mit restlos geduldigen und ausgeglichenen Persönlichkeiten zu tun hat, wird vielfach die Antwort, die er auf seine Gereiztheit und die ständige ängstliche Depression von den anderen erfährt, so geartet sein, daß seine psychologische Situation nun noch von außen verschlechtert wird. Das aber wirkt auf dem Umweg über seelische Erregungen wieder verschlechternd auf sein Leiden zurück".

Ärztlich geschulte und kritische Menschen vermögen die Persönlichkeitsumwandlung durch Krankheit an sich selbst festzustellen, so schreibt der hypertonische (und später apoplektische) HENRY E. SIGERIST (1953): „Anhaltende Hypertonie führt zu gewissen, tiefgreifenden Veränderungen der Persönlichkeit. Früher hatte ich ein dickes Fell, jetzt aber bin ich sehr empfindlich, reizbar und ungeduldig. Zu Zeiten rege ich mich über Kleinigkeiten auf, die ich früher nicht einmal bemerkt hätte".

Meist ist die prämorbide Persönlichkeitsstruktur entscheidend dafür, ob und in welchem Ausmaß die *somato-psychische Reaktion* eintritt. Dem aufmerksamen Beobachter zeigen sich bei akuten Erkrankungen alle Bilder von leichtester Verstimmung bis zu schwerster, anstaltsbedürftiger Psychose, letztere dann meist im Sinne des exogenen Reaktionstyps von BONHOEFFER, nicht selten aber auch als genealogisch nachzuweisende Auslösung einer endogenen Psychose (vgl. unsere S. 200 f genannten Fälle).

Sehr bemerkenswert sind ferner die *pathoplastischen Abwandlungen funktioneller sowie neurotischer Störungen durch organische Erkrankung*, zuweilen gerade an dem „gestörten" Organ. Wie andere Autoren beobachteten wir häufig das Verschwinden von Asthma-Bereitschaft nach dem Einsetzen einer Pneumonie (wobei allerdings auch das Fieber pathophysiologisch beteiligt ist). WILDER erwähnt die Feststellung LEYSERs, daß „der Herzhypochonder sich von seinem Herzen wegwendet, sobald ihm daran ernstlich etwas fehlt". An anderer Stelle nannten wir das Verschwinden einer funktionellen Dysbasie beim Ausbruch einer Tabes.

Die Alteration der Persönlichkeit durch chronische Erkrankungen bzw. Krüppeltum ist häufig geringer, als man sich vorzustellen pflegt, wie z. B. JOH. LANGE an Lupuskranken zeigte. Auch hier traten neurotische Reaktionsweisen nur bei prämorbide Disponierten auf. Wenn wir schließlich noch einen kurzen Blick auf die Beziehungen von *Persönlichkeit* und *Krankheitsschicksal* werfen, so ist zu unterscheiden zwischen kranken bzw. versehrten Menschen, die in beschränktem Maße noch arbeitsfähig sind, und solchen, denen diese beste Hilfe in der Bewältigung des Krankheitsschicksals versagt ist. Über die Arbeitsfreudigkeit des körperlich Beeinträchtigten hat jeder Arzt Gegelegenheit, reichliche und oft wenig positive Erfahrungen zu sammeln. Es ist demgegenüber erstaunlich und ermutigend zu einer Sozialtherapie im Sinne V. v. WEIZSÄCKERs, wenn uns erfahrene Ärzte von solchen Menschen berichten, die, starker Beeinträchtigung zum Trotz, einen ungebrochenen Arbeitswillen bekunden.

Wertvolle Beobachtungen dieser Art sammelte der Chirurg N. GULECKE, wobei sich ergab, „daß die verschiedenartigsten und gröbsten Unfallfolgen auch beim Vorhandensein schwerer, sofort wahrnehmbarer Formveränderungen und dementsprechender Veränderungen der Funktion so überwunden werden können, daß die Verletzten nicht nur notdürftig irgendeine Tätigkeit ausüben, sondern ihre volle Leistungsfähigkeit wieder erlangen. Besonders beachtenswert ist dabei das von den Verletzten selbst hervorgehobene *Fehlen jedweder Beschwerden*[1], auch dann, wenn z. B. nach schweren Gelenkbrüchen deutliche Verschiebungen der Bruchstücke im Gelenk, gröbste Veränderungen der Statik des Gelenkes oder nicht eingerichtete Verrenkungen mit geradezu grotesken Verunstaltungen der Glieder zurückgeblieben waren." Entscheidend für derartige Erfolge ist auch nach GULECKE der persönlichkeitsbedingte „Wille zur Genesung", da seine Beobachtungen „Jung und Alt, Gut- und Schlechtgestellte, Versicherte und Nichtversicherte in gleicher Weise betreffen". Gleichsinnig war das Ergebnis von R. WILMANNS' Untersuchung der Frage: Wie findet sich der Mensch mit der Amputation eines Gliedes ab? Ein seelisch normaler, willensstarker selbstbewußter Mensch „ist stolz darauf, mit einem Arm leisten zu können, was andere mit zweien tun". Freilich betont WILMANNS mit Recht auch die Wichtigkeit solcher Faktoren, die z. T. der von uns eingangs behandelten Tiefenperson angehören und damit der Einwirkung des Willens nur indirekt zugänglich sind: Gewandtheit bzw. Ungeschicklichkeit, Intelligenz. Auch der Zeitpunkt der Amputation ist naturgemäß von höchster Bedeutung: der in der Jugend Amputierte wie der Mensch mit angeborenem Gliedermangel vermag die Schwierigkeiten in erstaunlich leichter Weise zu überwinden. Schließlich erwiesen sich — was übrigens auch GULECKE nicht leugnet — auch die Rentenabfindung sowie der Beruf als wichtige Faktoren bei der Gestaltung des Amputierten-Schicksals. Hier sehen wir auch die Umwelt als Gestaltungsfaktor neben der großenteils erb-, aber auch ihrerseits z. T. milieubedingten psychophysischen Persönlichkeit in Wirkung treten. Eindrucksvolle Beispiele von Ärzten, die sich von ihrer Krankheit nicht überwältigen ließen, nennt F. LOMMEL: Der Psychiater A. FOREL lernte nach einer Monoplegie und sonstigen Hirnstörungen links zu schreiben und war weiterhin jahrelang unermüdlich tätig. Der Prager Hygieniker BAIL erstattete noch 1 Jahr nach Feststellung seines inoperablen Zungenkrebses ein Referat über experimentelle Krebsforschung, das mit den Worten schloß: „Es wird Licht und es ist eine Freude zu leben und zu forschen." TH. NAEGELI hat jüngst von seinem Lehrer GARRÈ berichtet, daß er trotz nächtelanger Beschwerden infolge schwerer Emphysembronchitis mit einem Puls von 120 p. m. den ganzen Vormittag am Operationstisch stand.

Der Arzt bekommt leider viel häufiger als jene „Helden der Arbeit" (GULECKE) Menschen zu Gesicht, die der vulgären Devise huldigen: „Wer die Arbeit kennt und sich nicht drückt, der ist verrückt." CORDIER konnte zeigen, welchen nachhaltigen Einfluß die seelische Reaktionsweise beim Zustandekommen der Invalidität ausübt: besonders wenig arbeitsfreudig erwiesen sich minderbegabte, verwöhnte Personen aus unspezialisierten und untergeordneten Berufen. Den ausgesprochenen Defekt des Arbeitstriebes bei Rentensüchtigen hat der Psychiater P. SCHRÖDER (1923) hervorgehoben (vgl. unser Brüderpaar Kn., S. 262). Auch die seelische Reaktion auf den Unfall ist weitgehend von der Persönlichkeit abhängig und wird durch die bestehende Gesetzgebung und Rechtssprechung begünstigt, zum Teil wohl sogar hervorgerufen (SCHELLWORTH, TYHURST u. v. a.). Dies ergibt sich auch daraus,

[1] Vom Verfasser hervorgehoben.

daß bei Industriekatastrophen wie der gewaltigen Explosion in Ludwigshafen-Oppau (1921), bei welcher 657 Tote und 1977 Verwundete unter etwa 7000 Exponierten zu beklagen waren, keinerlei „traumatische Psychosen" auftraten. Bald nach dem Unfall wurde ein Arbeiter (aus sicher nicht unfallbedingten Gründen) schizophren. Von den 349 Rentenbewerbern nach dem Oppauer Unglück zeigten 171 nervöse Beschwerden wie Kopfschmerzen, Kopfsausen, schlechten Schlaf usw. Schwere hysterische Reaktionen waren ausgesprochen selten: nur 2 echte hysterische Dysbasien. 2 Kranke mit leichterer pseudospastischer Parese und Tremor hatten schon früher Kriegszittern geboten, 2 Männer mit Stottern hatten schon in der Kindheit sowie im Kriege gestottert, 7 debile Psychopathen reagierten mit „funktionellen Symptomen" (KROISS).

Was schließlich die Frage anbelangt, wie sich ein wirklich invalider Mensch mit seinem Leiden, seinen Schmerzen und Nöten abfindet, so ist das ein weites Feld echt menschlicher Problematik. Wenn heute so viel, ja zuviel vom Sinn der Krankheit gesprochen wird, so hat bei den chronisch Kranken eine derartige Formulierung sicher eine gewisse Berechtigung. Es gibt tatsächlich — wenn auch mehr in der schönen Literatur als in Wirklichkeit — Menschen, die an ihrem Leiden reifen, die sogar ihren Mitpatienten, Pflegern und Ärzten durch die so gewonnene Vertiefung ihrer Persönlichkeit Vorbild sein und Kräfte verleihen können. Von diesen Erlesenen bis zum anderen Pol der Egozentriker mit ihren Riesenansprüchen findet man alle Übergänge.

„Dem Menschen ist sein Wesen sein Schicksal" *(Herakleitos)*.

Kasuistische Beispiele (Krankheit und Persönlichkeit)

		Seite
1. W. W.	Schwere Adams-Stokes-Anfälle bei konstitutionell depressiv-hypochondrischem Cerebralsklerotiker	257
2. Arno Kü.	Schwerer Diabetes-Verlauf bei minderbegabtem Infantilen[1]	260
3. Arthur Schwä.	Sog. „schwer einstellbarer Diabetes" bei Arbeitsscheuem[2]	261
4. Rud. Kn.	Arbeitsscheue, minderbegabte Brüder mit völlig fehlendem Willen zur Krankheitsbewältigung[2]	262
5. Walter Fr.	Ungewöhnlich willensstarker Mann überwindet schwere Pneumonie in 48 Std.[3]	264
6. Paul Ka.	Herzwandsteckschuß bedingt überwiegend psychogene Beschwerden	264
7. Lucie Pra.	Depression einer Debilen mit hochgradiger Gewichtsabnahme; erneute Fettleibigkeit nach Abklingen der Depression	265
8. N. N.	Geringe Beachtung ernster Erkrankungen bei ruhiger, disziplinierter Persönlichkeit	266

1. W. W. 59jähriger Kaufmann. Der $^1/_4$ Jahr bei uns stationär behandelte Kranke machte zeitweise einen bedrohlichen Eindruck, was nicht so sehr in seinem Grundleiden, einer generalisierten Arteriosklerose mit besonderer, starker coronarer Symptomatik, begründet war als in seiner *stark psychopathischen Erbkonstitution*, die den Verlauf des Gefäßleidens in ganz eigenartiger und gefährlicher Weise komplizierte.

[1] Vgl. auch Ella Sch., S. 369, und Wanda Gre., S. 208.

[2] Eine andere Variante der Arbeitsscheu („Zauberberg") zeigt Joan B. (S. 364).

[3] Parallelfälle bieten Hans Rie. (S. 143), der schon 5 Monate nach schwerstem Kopf- und Hirntrauma die Arbeit wieder aufnahm, seither bis heute berufstätig ist und keinerlei Klagen vorbringt. Ferner Fritz Kl. (S. 371), der trotz eines ziemlich starken, floriden M. Bechterew unentwegt vollberuflich tätig ist. Viele gleich stark Erkrankte arbeiten schon längst nicht mehr. Schließlich Dora Kn. (S. 110), die trotz schwerster Diphtherie in ihrer Stimmung stets unbeeinträchtigt blieb.

Auch unsere Fälle Vilma Mo. (S. 109) und Elisab. St. (S. 113) bieten Beispiele für das Thema „Krankheit und Persönlichkeit".

a) *Konstitution.* Von jeher bestanden starke Nervosität, deshalb wiederholt in Behandlung; nächtliches Schwitzen, häufig das Hemd mehrfach gewechselt; schlechter Schlaf, öfters deswegen Evipan; sehr schlechte Verträglichkeit von Tabak, wird danach kreideweiß; starke Ängstlichkeit: Sessellift: „Da kriegen Sie mich nicht rein!"; Drahtseilbahn: „Da bin ich kein Freund von!" Stets sehr leicht aufgeregt; „Es liegt innen, ich kann es nicht abschütteln".

Aus den Angaben der Frau. Schon immer außerordentlich nervöser und leicht reizbarer Choleriker, stets beruflich unzufrieden. Nie gesellig. Die Mutter und eine Schwester der Mutter litten an „Depressionen", gegen die sie nicht angehen konnten, waren aber nie in Anstaltsbehandlung.

b) *Anamnese der jetzigen Erkrankung.* Seit Januar 1955 wiederholt kurze Ohnmachtsanfälle, im Anschluß daran häufig kurze Angst- und Unruhe-Zustände. Bei diesen Anfällen oft leicht abwesend, gelallt.

Angaben der Frau. Vor etwa 1 Jahr zunehmender Leistungsrückgang, „ist mit den Nerven fertig". Stimmung sehr schwankend. In letzter Zeit öfters Weinen, zeitweise „direkt schwermütig", habe keine Lust zum Leben. Eine gewisse Rolle spielen dabei auch tatsächliche, wenn auch wohl überbewertete, Geschäftssorgen: Finanzierung eines kleineren Flüchtlings-Industrie-Betriebes. Auf Frage wird von der intelligenten Ehefrau ein gelegentlich etwas läppisches Verhalten zugegeben. „Manchmal ist er so erregt, daß ich denke, wie soll das noch werden." Seine enorme Reizbarkeit ist dem Bruder der Frau gelegentlich eines Besuches vor 2 Jahren auch aufgefallen.

c) *Befund. Psychischer Status bei der Aufnahme:* Erscheint etwas konzentrationsunfähig, verlangsamt, etwas kontaktgestört. Antwortet oft lange nicht auf Fragen. Ist ängstlich bestrebt, alle Anklänge an organische Gesundheitsstörungen, insbesondere von seiten des Herzens, sowie sie im Gespräch auftauchen, zu bagatellisieren.

d) *Verlauf.*

7. 4. 55. Macht sich große wirtschaftliche Sorgen, die mit ihm besprochen werden. Hat das Gefühl, als ob ihm der Hals zugedrückt würde. Trotz seines hypochondrisch-depressiven Zustandsbildes ist er intellektuell in bezug auf das Geschäftsleben noch ziemlich auf der Höhe und schildert alle möglichen finanztechnischen Einzelheiten mit großer Sachkenntnis und Klarheit (lange Jahre Finanzrevisor in Berliner Großbetrieben). Bei der Unterhaltung zwischendurch immer wieder Angstsensationen mit starker, plötzlicher Gesichtsrötung.

Puls 62/min. EKG: *Rechtsseitiger Schenkelblock.* PQ = 0,20″; Rechtstyp. QRS = 0,19″

9. 4. Äußerst ängstlich wegen seiner Atmung, die er glaubt, bewußt steuern zu müssen, da sie sonst stehen bleibe. Objektiv keinerlei Befund. Stark depressiv.

18. 4. Wegen der anhaltenden intermittierenden, depressiven Reaktionen wird *ernstlich* die Frage der *Verlegung in die Psychiatrische Klinik erwogen.* 11 Uhr: erster hier beobachteter eindeutiger *Adams-Stokesscher Anfall* mit fahler Gesichtsfarbe. Puls (vorher zwischen 60 und 70) sinkt auf 36. Vorübergehende Bewußtlosigkeit. *Nach dem Anfall große Erregung,* rauft sich die Brusthaare und zittert stark, so etwas möchte er nicht noch einmal erleben.

Puls 34/min. EKG: *Totaler av-Block + linksseitiger Schenkelblock.* QRS = 0,15″.

16.10 Uhr zweiter *Adams-Stokesscher Anfall* mit geringem Jackson-Anfall (Zucken des re. Armes und Kopfdrehen nach rechts). Während des Anfalls Puls 48. Danach wieder starkes Stöhnen.

Danach EKG: Vorhoffrequ. 80/min. Kammerfrequ. 40/min: *2:1-Block* sowie rechtsseit. Schenkelblock. Zusätzlich Vorderwandinfarkt? PQ = 0,22″.

Nacht vom 18./19. 4. Puls ärztlich kontrolliert: um 40.

19. und *20. 4.* Puls und EKG: wie am Vortage.

23. 4. Stimmung weiterhin labil.

23. 4. EKG: Vorhoffrequenz jetzt 60/min. PQ = 0,25″, meist erfolgt Überleitung, teilweise Systolenausfall. QRS = 0,11″. *Kein 2:1-Block,* kein Schenkelblock. Typenwechsel.

25. 4. Beunruhigt, weil beide Ärzte den Puls fühlen. Weint deshalb, weil er für so krank gehalten werde. Diese Stimmungswechsel kenne er schon von jeher, „entweder erlebe ich Überfreude oder Überleid". So könne er starke Filme wegen seiner Rührseligkeit nicht besuchen. Bei der Erkrankung seiner Tochter (Mittelohrenentzündung) vor 7 Jahren habe er soviel Mitleid gehabt, daß er am Bett der Tochter dauernd weinen mußte (weint bei dieser Angabe).

27. 4. Deutliche Besserung. Steht etwas auf, geht zum erstenmal zum Klosett, Stimmungslage etwas gebessert.

Puls um 60/min.

2. 5. Erneuter *Adams-Stokesscher Anfall.* Verlauf wie früher. Anschließend starkes Weinen, Angst vor neuen Ohnmachtsanfällen.

2. 5. EKG: *wieder totaler Block.* Vorhöfe 80/min, Kammer 27/min. Wieder Rechtstyp, rechtsseitiger Schenkelblock.

3. 5. Weiter deprimiert, läßt sich aber leicht aufmuntern.

4. u. *5. 5.* insgesamt 0,9 Verodigen.

5. 5. Sehr starke Unruhe. Vgl. nebenstehenden Herzbefund!

5. 5. EKG: Rhythmus 69 : 26 bei *totalem Block* und Systolenausfall mit Intervall von $3^{1}/_{2}$ sec! Digitalis abgesetzt. 1 ccm Effortil s. c., $^{1}/_{2}$ mg Atrop.

10. 5. Bei heutiger Stuhlentleerung große Erregung über objektiv ganz unbegründete angebliche Schwierigkeiten.

Puls konstant um 30/min.

12. 5. EKG: *Totaler Block 64:32.* Zweites ventrikuläres Erregungszentrum mit Frequenz von 18—20/min. Weiterhin Rechtstyp und rechtsseitiger Schenkelblock.

16. 5. Erneute große, übertriebene Ängstlichkeit beim Stuhlgang, weil er Herzattacke infolge zu großer Anstrengung befürchtet.

19. 5. Wesentlich bessere Stimmung.

23. 5. Weiterhin sehr gute Stimmungslage.

28. 5. EKG: *Anhaltend totaler Block* 76:32. Rechtstyp, rechtsseitiger Schenkelblock. *Jetzt feste, totale Blockierung ohne Systolenausfall bzw. Ersatzrhythmus.*

31. 5. Steht seit einigen Tagen auf.

4. 6. Schlaf wesentlich besser nach *6 Hypnosen,* die zwecks Abbaus des länger nötigen SEE notwendig waren.

13. 6. Die ganzen letzten Wochen wesentlich bessere Stimmungslage, die jetzt im Gegensatz zu den ersten Wochen ein ausgesprochenen *hypomanisches* Gepräge hat, welches wohl nur z. T. auf das stammesspezifische rheinische Naturell zurückzuführen ist. Geht wegen seines andauernden Redens mit oft läppischem Charakter seinem Mitpatienten sehr auf die Nerven, ist außerordentlich klebrig, möchte sich am liebsten stundenlang mit Schwestern und Ärzten über alles Mögliche unterhalten.

25. 6. EKG: Anhaltend totaler Block 84/32[1]. Keine Änderung.

e) Epikrise. Von Beginn an beherrscht die *starke konstitutionell-hypochondrische und depressive Grundlage* das Bild vollständig: das geringste Wort, ein häufigeres Pulszählen oder die anginösen Sensationen vermögen W. in große Erregung zu versetzen, die sich verständlicherweise stark steigert, wenn er einen Adams-Stokesschen Anfall hinter sich hat. Das depressive Bild, bei dem reaktive (Geschäftslage, vor allem das Erlebnis der Adams-Stokesschen Anfälle) und endogene Faktoren (prämorbide Konstitution, Familienanamnese) sich kombinieren, wird auch deutlich gefärbt von mäßigen *cerebralsklerotischen Erscheinungen* bei dem relativ früh gealterten Manne (stark ergraut, umständlich, mäßig gedächtnisschwach). Während der ganzen Behandlungszeit ist das Verhältnis zu den auftauchenden Problemen (Stuhlgang, Behandlung eines kleinen Decubitus an der Ferse usw.) durchaus inadäquat. Es scheint ihm in infantil anmutender Weise völlig die Fähigkeit zur Bewertung derartiger Dinge und zur Unterscheidung von wirklichen und nur eingebildeten Problemen zu fehlen. Sehr deutlich ist die *Umwandlung der Stimmungslage* — bei anhaltender konstitutioneller Labilität — nach *Stabilisierung des totalen Blocks* und damit *Fortfall* der den Patienten *schwer beunruhigenden Adams-Stokes*schen Anfälle.

Im Verlauf 3jähriger Nachbeobachtung bisher leidliches Wohlbefinden bei anhaltendem totalem Block und beschränkter Berufsfähigkeit als Betriebsleiter. — Sommer 1958 Ferienreise in die Schweiz.

Könnte vermutet werden, daß die schweren seelischen Reaktionen des Kranken durch den immer wiederholten Angstschock des Herzblocks genügend begründet seien, so widersprechen dem die Erfahrungen an anderen Kranken mit intermittierendem Herzblock, die Derartiges völlig vermissen lassen.

So beispielsweise die 1891 geborene Frau Frieda Neu., die von 1954—1957 4mal bei uns klinisch behandelt wurde. Die Adams-Stokesschen Anfälle, meist mit minutenlanger Bewußtlosigkeit und Zuckungen, treten seit 1946 auf und wurden 1948 erstmals und seitdem fortlaufend als intermittierender totaler Block, mit oft auffallend niedriger Frequenz (11 p. M.) objektiviert. Zeitweise wieder Sinusrhythmus. Therapeutische Überführung in Dauerblock gelang bei dieser Kranken leider nicht.

Die Kranke war durch die Anfälle niemals seelisch merklich beeinflußt, bewahrte vielmehr stets eine fröhliche und ausgeglichene Stimmungslage. Sie fand sogar den Mut zur Übersiedlung von Lübeck nach Baden (Ost-Flüchtling).

2. Arno Kü. Hilfsarbeiter (geb. 1931). Mit 12 Jahren (1943) erstmals *Diabetes* festgestellt. Einstellung im Krankenhaus mit 20 E Insulin. Neueinstellungen 1944 und 1948. 2. 3. 55 Einweisung in Krankenhaus einer Nachbarstadt. Da Einstellung nicht gelang, 14. 3. Überweisung zu uns. Seit Jahren starke Durchfallsneigung.

Blutzucker bei der Aufnahme 620 mg-%.

---

[1] Die ganze EKG-Serie wurde veröffentlicht von D. SAATHOFF: Fortschr. d. Med. **1955,** 581.

Ausgesprochener *Infantilismus* des 24jährigen, 160 cm großen, 52,3 kg schweren Pat (Abb. 41). Wirkt wie ein 14jähriger: kindliches Gesicht, kein richtiger Stimmbruch, fehlende Bart-, Brust-, mangelhafte Achselbehaarung. Genitale o. B. Nach Angabe der Mutter, zu der er ein sehr vertrautes Verhältnis hat, war er in der Volksschule mittelmäßig und bekam Nachhilfestunden; sei im Wesen noch sehr kindlich, habe keine Beziehungen zu Mädchen, von denen er nicht für voll genommen wird. Darunter leide er sehr. Auch sonst ist seine Stimmung dysphorisch, zeitweise depressiv. Besonders bedrückt ihn die Notwendigkeit zu Diät, die er auch kaum einhält (trotz durchaus ausreichender Einstellung). Wenn er nicht so essen dürfe wie andere, dann wolle er sich nochmal das Leben nehmen!

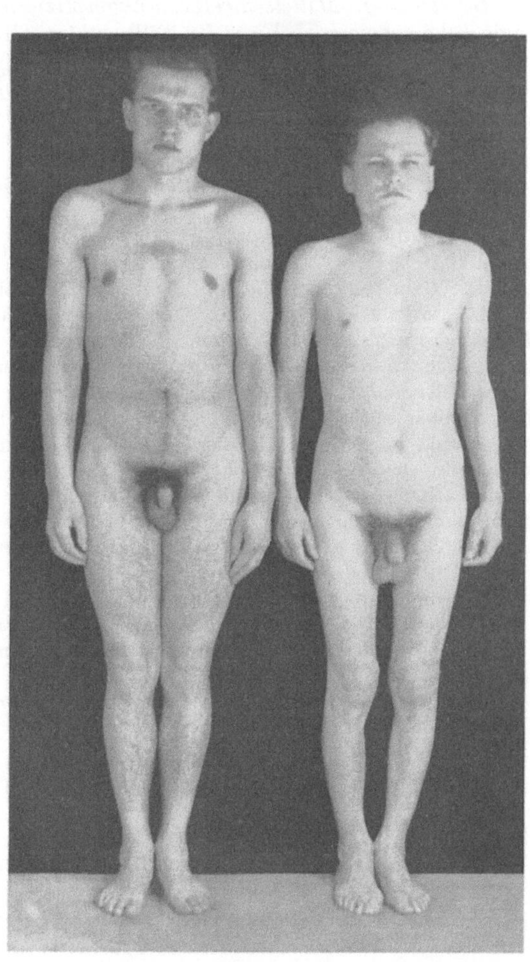

Abb. 41. Arno Kü. Diabetischer Infantilismus (vgl. auch Größe u. Pigmentierung der Mamillen neben Kontrollperson; siehe CURTIUS, Klin. Konstitutionslehre S. 230)

Auch ein Vatersbruder ist geistig zurückgeblieben, jedoch als Dreher berufstätig, verheiratet und hat 2 Kinder.

Pat.: Enuresis bis in die Schulzeit. Spin. bif. occ. S_1. Imidorefraktäre Anacidität. Mundwinkelrhagaden. Hyperkeratose beider Daumenballen. ASR li. ∅, re. (+). Leichte Sensibilitätsstörung der Fußrücken i. S. der Schwellenlabilität (v. WEIZSÄCKER). Stuhl: herabgesetzte Pankreasverdauung.

All diese Befunde deuteten auf eine Ariboflavinose bzw. A-Hypovitaminose. Mit hohen Dosen HCl-Tropfen und Enzynorm, ferner Multibionta und Lactoflavin, schnelles Abheilen der Rhagaden und weitgehendes Schwinden der Hyperkeratose. Neurologischer Befund unverändert.

Von seiten des Diabetes noch anhaltende geringe Albuminurie, ständige bis jetzt (1958) zunehmende, mit hochgradigen Sehstörungen verbundene Retinopathie. Es gelang zwar eine leidliche Einstellung (Aglykosurie, Blutzucker um 220 mg-%), die aber durch das einsichtslose Verhalten diätetisch und bezüglich Insulin (macht sich gelegentlich selbst Insulin-Injektionen außerhalb des ärztlichen Planes) ständig durchbrochen wurde, wodurch der Diabetes stets weiter verschlechtert wird. Ist inzwischen verstorben.

Beurteilung: Diabetischer Infantilismus macht geregelte Therapie unmöglich. Deshalb bei stets schlecht eingestelltem KH-Stoffwechsel ständig fortschreitende Retinopathie und Nephropathie. †.

3. Arthur Schwä. 48jähriger Tischler. Stationäre Beobachtung in unserer Klinik 1958. Seit 1949 Diabetes. Durchschnittlich 60 E Depot-Insulin. Schon zahllose Krankenhausbehandlungen, u. a. auch in einer Diabetes-Spezialklinik. Beurteilung wiederholt als „schwer einstellbarer Diabetes" (Krankenblätter eingesehen).

Hat seit 1949 (!) aus obigen Gründen weder in seinem Beruf noch sonstwie gearbeitet. Sperrt sich gegen jede Tätigkeit. Hält sich für schwerkrank. Intern sonst o. B. In üblicher

Weise nach Gemüsetagen langsamer Kostaufbau, wobei Normoglykämie und Aglykosurie bei 60 E Depot-Insulin erreicht werden. Gegen Schluß des Klinikaufenthaltes bei gleicher Kost und Insulinmenge Schwankungen der Glykosurie, die nur durch Nebenessen erklärt sind. Beispielsweise an 4 aufeinanderfolgenden Tagen 24 Std.-Menge: 12 g, 0 g, 50 g, 30 g.

Die versuchte Wiedereingliederung in den Arbeitsprozeß scheitert an der Resistenz des Patienten.

Beurteilung: Mittelschwerer, unkomplizierter Diabetes, der stoffwechsel-pathologisch keineswegs „schwer einstellbar" ist, allerdings *wegen* der *Charakterabwegigkeit* höchstens in einer geschlossenen Abteilung unter strengster Kontrolle saniert werden könnte. Damit würde aber auch *kein Dauerergebnis zu erzielen* sein wegen des renitenten Verhaltens des arbeitsscheuen Menschen.

4. Rud. Kn. (geb. 1900). (II,5)

I *1*. † 78jährig an Altersschwäche. Sei angeblich ganz unbegabt gewesen. Habe weder lesen noch schreiben können.

I *2*. † 73jährig.

II *1*. Geb. 1884. Angeblich minderbegabt.

II *2*. Geb. 1885, † 1957, angeblich nach Mittelohrenentzündung?

II *3*. Wilh. K., geb. 1890. Bauernknecht. Laut Akten des Versorgungsamtes: *seit 1. Weltkrieg nicht gearbeitet* wegen „Schlottergelenk des re. Ellenbogens nach Schußbruch" und einigen anderen weniger hervortretenden Verletzungsfolgen. Von jeher *hochgradige Aggravation und Simulation*. Wird als „*Neurotiker mit schlechten Erbanlagen*" bezeichnet. Hat offenbar seit der Verwundung den re. Arm nicht mehr benutzt, obgleich das möglich wäre. Auch in späteren Gutachten des sehr erfahrenen Unfallchirurgen Prof. N. N. wird W. K. als „schwerer Neurotiker" bezeichnet, „der seine *Störungen in wesentlichem Grade psychisch fixiert* hat und bei gutem Willen seinen re. Arm wieder hätte gebrauchen können, wenn er nicht mehr als 30 Jahre das bewußt vermieden hätte". MdE für den Schußbruch allein 30%. Auch nach dem leitenden Arzt des Versorgungsamtes „kann es wohl kaum einem Zweifel unterliegen, daß zu einem großen Teil" die Inaktivitätsatrophie „durch die neurotische Veranlagung des K. begründet ist" und „daß die *Schädigung* durch den Kriegsdienst *nicht* diese *extremen Formen angenommen hätte, wenn K. eine geistig gesunde Person wäre*". Wegen der langen Arbeitsentwöhnung müsse aber eine Gesamt-MdE von 100% angenommen und Pflegezulage gewährt werden.

II *4*. Grete W., geb. 1899. In Volksschule schwer gelernt. Nicht ernstlich krank.

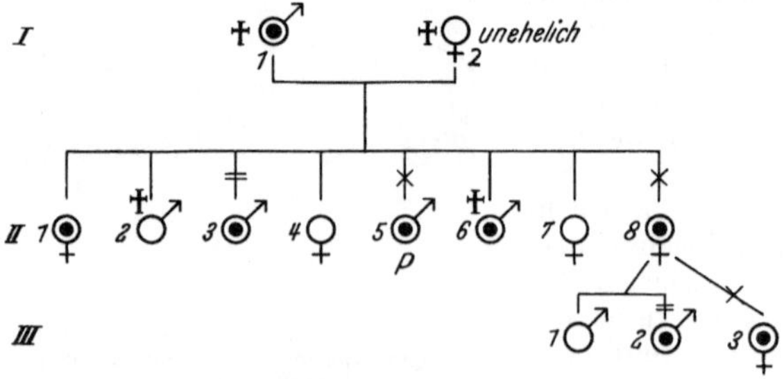

Abb. 42. Rud. Kn. Degenerative Familie (vgl. Abb. 43)

II *5*. Rud. K. Proband. Früher landwirtschaftlicher Arbeiter, geb. 1900. *Ab April 1942* wegen Ödemen in verschiedenen Lazaretten. Jahrelang als „ungeklärte Ödembereitschaft" bzw. „chron. Nephritis" verkannt, obgleich niemals Hypertension, Sediment-Befund, Rest-N-Steigerung und nur vereinzelt ganz geringe Albuminurie bestand. Seither *nicht mehr gearbeitet!* MdE auf 100% geschätzt wegen des angeblich bedrohlichen Zustandes! Etwa seit 1942 zunehmend dicker und vollständiger Verlust von Libido und Potenz. 1944 von der Dorfärztin als „*Fettkloß*" bezeichnet, der kaum mehr als 30 m gehen könne. Erst Herbst 1944 Diagnose eines *Myxödems:* GU —7% und übrige charakteristische Symptome. *166 cm/111 kg* (Dez. 1942 81,2 kg; Aug. 1943 95 kg) (vgl. Abb. 43).

Unter Thyreoidin-Therapie jeweils etwa 15 Pfd. Gewichtsabnahme. Sanierung scheitert aber an der *völligen Indolenz und Arbeitsunlust des von Hause aus beschränkten Mannes.* Macht, auch bei verschiedenen früheren Begutachtungen, einen sehr primitiven, dummdreisten, stumpfen Eindruck. Bei genauerer Intelligenzprüfung allerdings keine gröberen Defekte, jedoch deutlich verlangsamtes Denken, Begriffsstutzigkeit und Schwerfälligkeit. Leeres Gesicht, Schrift ganz primitiv und ungeübt, in Lettern, die 2—3mal so groß sind wie sonst üblich. Sitzt den ganzen Tag zu Hause herum. Schält höchstens mal etwas Kartoffeln (laut verschiedener Angaben).

Zusammenfassung. Von Hause aus beschränkter, indolenter, arbeitsscheuer Mensch mit *starker Mastfettsucht* und *Myxödem* (lange als „Nephritis" verkannt) bezieht *seit 1943 Kriegsrente* trotz zweifellos fehlender Wehrdienstbeschädigung.

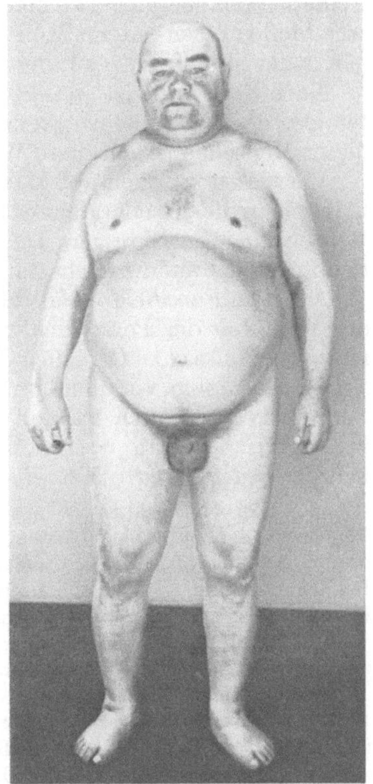

Abb. 43. Rud. Kn. Mastfettsucht bei Antriebsmangel infolge degenerativer Veranlagung (vgl. Abb. 42)

II *6*. Hannes, geb. 1901. Etwa vom 12. Lebensjahr an *gelähmt*. Dünne Beine. Im Rollstuhl gefahren. Angeblich nie im Krankenhaus. Soll an Gürtelrose † sein.

Beurteilung. Unklare (Nerven?-)Erkrankung.

II *7*. Bertha Sch., geb. 1902. Angeblich auch mangelhaft begabt.

II *8*. Emma N., geb. 1906. In Volksschule zweimal sitzengeblieben. Nie ernstlich krank. Intelligenzprüfung: 2 + 4 = 7, 117 — 19 ?, 50 — 43 ?, 12 × 2 ?, 3 × 7 ?, 4 × 9 ? Erdteile, Hauptstädte von England, Frankreich, Schweden, Dänemark unbekannt. Sprichwörter größtenteils unbekannt und unerklärbar. Kann nicht genau das Jahr des Kriegsendes angeben. 1. Weltkrieg +. Meint, die Deutschen hätten damals gesiegt. Unterschied Rechtsanwalt/Staatsanwalt einigermaßen wiedergegeben, dgl. von Geiz und Sparsamkeit. Schreibt auf Diktat ganz kurzen Satz mit orthographischen Fehlern und Auslassungen nieder. Auch in einem Brief an mich zahlreiche Fehler. Macht ganz primitiven und ungepflegten Eindruck. Beim Ausziehen sehr ungeschickt: will sich das Kleid über den Kopf ziehen, bevor der Reißverschluß geöffnet ist. Unterwäsche und Körperpflege sehr mangelhaft. Hat vor der Ehe nur bei Bauern gearbeitet. Körperlich kein gröberer Befund. Hyperopie-Brille.

Beurteilung. Debilität (vgl. auch III 2).

III *1*. Angeblich gesund.

III *2*. Fritz K., geb. 1930. Aus dem Krankenblatt der Landesheilanstalt N.: „*Imbezillität*". Vater 2 Jahre Zuchthaus wegen Bigamie. Mutter hatte auch als Ehefrau Verhältnisse mit anderen Männern. Es handle sich um eine „sexuell triebhafte Psychopathin".

Pat.: Niedrige Stirn. „Abnorme Schädelkonfiguration". „Dysplastische Körperkonstitution". Schwachsinn mittleren bis schweren Grades. Hat schon mit 17 Jahren mit der Halbschwester verkehrt. Im letzten Halbjahr an 4 minderjährigen Mädchen sexuell vergangen. Auf Anordnung der Staatsanwaltschaft Dauerunterbringung. In der Anstalt wegen wiederholter Diebstähle ins „feste Haus" verlegt.

Beurteilung. Degenerativer, krimineller Imbeziller.

III *3*. Gertr. G., geb. 1935. „Haushälterin". Unverheiratet. Intelligenz: Will nie sitzen geblieben sein (?). Erdteile, Hauptstädte unbekannt (Hauptstadt von England: „Amerika"). 72 : 9 ?, 5 × 7 ?, 612 + 28 +, 12 + 17 = 30, 13 + 15 ?. Sprichwörtererklärung z. T. möglich. Weiß, wann der letzte Krieg aufgehört, aber nicht wann er angefangen hat. Ist (illegit.) gravide im 4. Monat. Ob der Kindesvater (Bergmann im Industriegebiet) sie heirate, sei noch ungewiß.

Beurteilung. Debilität.

Zusammenfassende Beurteilung. Bei II/3 und II/5 (unserem Probanden) handelt es sich um ausgesprochene *Drohnennaturen*, Parasiten der Gesellschaft, *die auf Grund ihrer Indolenz, Trägheit und Arbeitsscheu gewisse körperliche Defekte zu schweren Leiden ausbauen*, so daß es im Laufe jahrelanger Gewöhnung zu völliger Arbeitsunfähigkeit kommt, die als 100%ige Erwerbsbeschränkung und Kriegsbeschädigung anerkannt wird, was im ersten Falle nur teilweise, im zweiten überhaupt nicht berechtigt ist.

Bei II/5 handelt es sich um den einen Pol der von HANHART aufgestellten Reihe: „Vom energiegeladenen, sein Letztes hergebenden, heldischen Menschen bis zum bloß vegetierenden »Stoffwechselautomaten« finden sich alle möglichen Übergänge der »inneren Spannung« (JANET)."

Nach E. STRAUS ist „das Sichsinkenlassen in ein vegetatives Dasein" die Grundtendenz des Rentenneurotikers. STRAUS spricht von der Sinnleere der Daseinsform dieser Menschen. Auch diese Worte passen vollständig auf unser Brüderpaar.

Verwiesen sei auch auf MASCIOCCHIs (1957) Studien über psychopathische Arbeitsscheu, die ein energieloses Sich-Hingeben an bestehendes soziales Elend sowie Rentenbegehren bedingen. Die Arbeitsscheu der Brüder K. muß mit MASCIOCCHI hauptsächlich auf Antriebsmangel zurückgeführt werden.

Aus dem *Familienbild* ergibt sich klar, daß diese abwegige Lebensweise, welche die *Krankheit* der Persönlichkeit nicht unterordnet, sondern sie *in sachlich unberechtigter Weise zum Parasiten-Dasein aus- und überwertet, auf dem Boden degenerativer Veranlagung*, vor allem im Sinne des angeborenen Schwachsinns, erwachsen ist.

Selbstverständlich handelt es sich hier um Ausnahmeerscheinungen. Gerade derart karikaturartig übertriebene Persönlichkeiten zeigen aber mit aller Deutlichkeit die *Bedeutung der individuellen Veranlagung für die Krankheitsbewältigung.*

5. Walter Fr. 59jähriger Tapeziermeister (geb. 1897), geborener Märker. August 1956: 3 Tage vor der Aufnahme Husten, Fieber, Schüttelfrost, Stechen bei der Atmung. Gestern bräunlicher Auswurf. Fahles Aussehen. Dys- und Tachypnoe (40/min). Sputum rostbraun. Bei der Aufnahme wieder Schüttelfrost. Lippencyanose. Schwerkranker Eindruck. Fieber 40°. Pneumonie li. Oberlappen. Rö.: Aortensklerose.

Unter der üblichen Behandlung (anfangs auch Strophantin) schnelle Heilung. War (laut unserem Arztbrief) „praktisch nach 48 Std. beschwerdefrei". Nach 10 Tagen entlassen. *Früher niemals ernstlich krank.* Dagegen wiederholt verwundet im 1. und 2. Weltkrieg. 1914 17jährig als Kriegsfreiwilliger eingetreten. Bald Ostfront. Nach 9 Monaten Gefreiter und EK II. Danach $2^1/_2$ Jahre Westfront. 18. 7. 1918 Oberschenkeldurchschuß. Nach 4 Wochen zur Truppe zurück. Oktober 1918 Kopf(streif?-)schuß durch Granatsplitter.

1923 Meisterprüfung und Heirat. 2 Kinder. Eigenes Geschäft. *Treibt Sport seit dem 10. Lebensjahr (Turnen und Leichtathletik).* Sept. 1939 zum Heere. Bis Frühjahr 1944 in Zahlmeisterstellung in Montenegro. April 1944 im Zuge von Partisanen überfallen. Schwerer Kampf. Zahlreiche Tote. Kniegelenkschuß. Unter sehr schwierigen Verhältnissen Einweisung nach Lazarett Hohenlychen. Operation (Prof. GEBHARDT). Operativ sehr schwierige künstliche Knieversteifung glatt überstanden. Die anfangs nötige Prothese wurde abgelegt. Januar 1945 in Offizier-Nachwuchs-Ersatzbatterie. „Mit dem Anrücken der Amerikaner ... noch einmal an die Front": AG-Kopfschuß. Schädelbasis-Bruch. Erneute Lazarettbehandlung. Nach dem Krieg in größerer holsteinischer Stadt neues Geschäft eröffnet (früheres Geschäft in der Ostzone). Bis heute (1958) sehr erfolgreich tätig. — Einziger Sohn als aktiver Offizier im 2. Weltkrieg vermißt.

Beurteilung: Ein ungewöhnlich willensstarker, sportgestählter, militärisch hervorragend bewährter und berufstüchtiger Mann (wird auch durch Existenzverlust überhaupt nicht beruflich beeinträchtigt), der bis zum 60. Lebensjahr niemals krank war, überwindet eine schwere, bedrohliche Pneumonie mit Kreislaufbeteiligung überraschend schnell in 48 Stunden.

6. Paul Ka. Holzkaufmann (geb. 1920). 12. 8. 1943 I. G.-Steckschuß: Einschuß re. Schulter. 4 Wochen auf dem HV-Platz, längere Zeit Bluthusten. O_2-Apparat. Verlegung in

Reserve-Lazarett. Rö.: Feststellung des Herzsteckschusses. Stationsarzt sagte: „Das Ding liegt an einer kitzlichen Stelle.“ Verlegung in Univ.-Klinik. Dortige Ansicht: „Beste Medizin ist Ruhe.“ Entlassung aus Heeresdienst. Nach $^1/_2$ Jahr aber wieder als k.v. zur Fronttruppe. Malaria. Lazarett. Letzter Anfall 1947. Seit 1945 ständig in ärztlicher Behandlung. Hat angeblich ständige leichte Schmerzen in der Herzgegend. Tabletten, Spritzen, Massagen. Zuweilen auch schneller Puls und Angstgefühl. Bei eingehender stationärer Beobachtung außer dem Steckschuß (Rö.) keinerlei pathologischen Befund. 1950 Beurteilung durch namhaften Professor der Chirurgie: MdE 75 %. Geschoßentfernung dringend angezeigt! *Gutachtlich* halten wir 1953 (aus psychologischen Gründen) die Anerkennung einer MdE von 40% durch WDB für angemessen (entsprechend den im BV-Gesetz enthaltenen Rententabellen). Diese Beurteilung entspricht den ausgedehnten Befunden von STEFFENS („Arbeit und Gesundheit“, H. 27, Gg. Thieme), STÖRMER, AMELUNG, BUNSE (alle zit. nach MEYERINGH 1951). Man kann sich demnach bedenkenlos MEYERINGH anschließen, wenn er, die Erfahrungen beider Weltkriege zusammenfassend, schreibt, „daß ein einmal eingeheilter Herzstecksplitter, der weder zu wesentlichen Verletzungen an den Coronararterien noch zu wesentlichem Untergang des Herzmuskelgewebes, noch zu Schädigungen des Reizleitungssystems geführt hat, keine wesentlichen Gefahrmomente mehr bietet.“ Als MdE wurde nach MEYERINGH, auch von den früheren Gutachtern, meist 20—40% angenommen. Psychologisch zeigt ein solcher Kranker sehr deutlich die klinische Fruchtbarkeit der Gedankengänge F. J. J. BUYTENDIJKS (1950) über „das eigene Herz“ und die individuelle Prägung, welche das persönliche Krankheitserlebnis, insbesondere die psychogene Angst in ihrer Transformation auf das subjektive Beschwerdebild bei solchen Personen spielen.

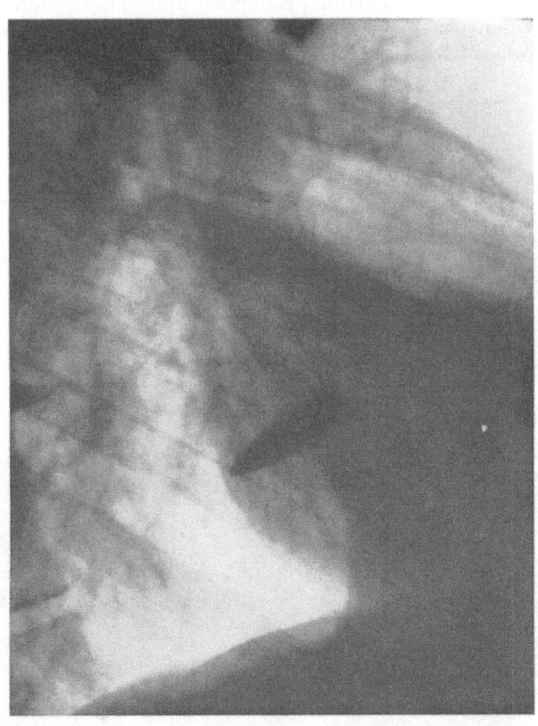

Abb. 44. Paul Ka. Herzwandsteckschuß. Überwiegend psychogene Beschwerden

Beurteilung: Herzsteckschuß bedingt keine ernstere objektive Störung. Die Beschwerden sind (psychologisch begreiflich) überwiegend psychogener Natur und beruhen auf iatrogener Fixierung des autoplastischen Krankheitsbildes (vgl. S. 250).

7. Lucie Pra. unverheiratete Bauernmagd. Geb. 1910 als Tochter eines Landarbeiters auf großem Rittergut im Herzogtum Lauenburg. Dort seit 1924 auch gearbeitet bis 1948: seitdem zunehmende Herzinsuffizienz mit starken Ödemen bei erheblicher, mit dem Präklimakterium einsetzender Fettleibigkeit. Seither Invalidenrente.

1930 uneheliche Geburt eines Sohnes.

1950 wegen mangelnder Pflege mit 40 Jahren als jüngste Insassin in weiter entferntem Altersheim untergebracht. Dies sowie die etwa gleichzeitig einsetzende Menopause führten zu starker *Depression*, die sich über Jahre erstreckte und auch anhielt, als sie in ein dem Gute und ihrem ebenfalls dort arbeitendem Sohne näher gelegenes Altersheim verlegt wurde. Erst 1956, nachdem der Sohn sich inzwischen verheiratet hatte und P. wieder zu ihm auf das Gut zurückkehren konnte, Aufhören der Depression. Von Beginn der Depressionen an rapide Gewichtsabnahme: Körpergröße 163 cm, Gewicht um 1950 100 kg.

1955 stationäre Behandlung in unserer Klinik: 47,2 kg (!). Hochgradige Kachexie. Haut hängt in Falten am Körper herunter (Abb. 45 u. 46). Sella o. B. GU —2, nach Aminosäurebelastung +16. Trinkversuch o. B. Blutzucker-Belastung: diabetoide Kurve (nüchtern 92 mg-%, Anstieg auf 252 mg-%; nach 4 Std. Nüchternwert noch nicht erreicht). Fundus oc.: o. B. Rö. Magen und Colon o. B. (Megacolon). Psych. Sitzt still in einer Ecke und weint fast den ganzen Tag. Debil.: (117 — 19 ?) ∅. (3 × 7 ?) ∅. (2 × 8 ?) ∅. Hauptstädte von Deutschland, England, Frankreich unbekannt. (Bundespräsident ?) Adenauer (früher ?) Adolf Hitler. Unterschied Staats- und Rechtsanwalt: ∅. (Morgenstund hat . . . ?) „. . . Wenn man früh aufsteht . . .“. (Geiz/Sparsamkeit ?) „Wenn man nix essen tut“.

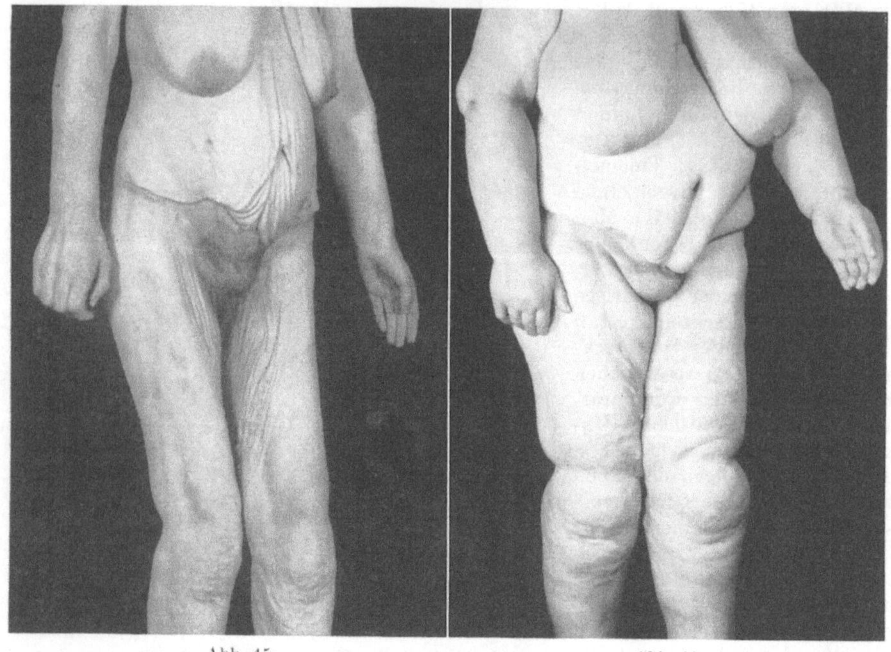

Abb. 45 Abb. 46

Abb. 45. Lucie Pr. 44 J. endokrin stigmatisierte Frau mit hochgradiger Kachexie bei Debilität mit depressiven Phasen

Abb. 46. Dieselbe. 2 J. nach Abklingen der Depression

Nachuntersuchung September 1958. Depression völlig verschwunden. Steht Rede und Antwort, wenn auch in recht primitiver Weise, entsprechend ihrem von jeher recht eingeengten Horizont. Hat seit Schwinden der Depression wieder stark zugenommen. Gewicht 92 kg (Unterwäsche). Fettleibig (Abb. 45 u. 46). Keine gröberen Zeichen von Herzinsuffizienz. RR 180/120. Familie angeblich unauffällig (?).

Beurteilung: Gemischt endogen-exogene Depression einer Debilen (bei leichter endokriner Stigmatisierung) mit hochgradiger Gewichtsabnahme und Wiederzunahme zu der alten Fettleibigkeit nach Abklingen der Depression.

8. N. N. 43jährige DRK-Schwester (geb. 1915). Nie ernstlich krank bis 1948: Erkältung, wenig Husten, Fieber bis 39°. „Ich habe gedacht, das wird sich schon wieder geben.“ 9 Tage Dienst gemacht. Dann auf Drängen der Zimmerkameradin Klinik-Einweisung: Pleuropneumonie li. UL mit starker Pleurabeteiligung (lautes Lederknarren). Temp. in Klinik max. 37,2. S. R. 118/125. Niemals Sputum. Aus dem Krankenblatt: „Keinerlei Pleuraschmerz . . . Hat keinerlei Krankheitsgefühl.“

26. 4. 59 heftiger Bauchschmerz, der sich auf Buscopan-Suppos. und Novalgin-Tr. besserte. Deshalb weiter Stationsdienst bis 18 Uhr, hauptsächlich deshalb, weil sie den Stationsbetrieb bei der an sich schon geringen Schwesternbesetzung (Sonntag!) nicht stören wollte. Trotz Rat der Oberschwester erst am 27. 4. zum Betriebsarzt, der sie sofort dem Chirurgen vorstellt. Aufnahme in chirurgische Klinik. Leib gespannt, 21000 Leuko. Rekt. 37,6°, axill. 36,5°. Lapar.: Pyosalpinx bei Endometriose mit geplatzter Schokoladencyste. Eiter auch in der freien Bauchhöhle. Schnelle Rekonvalescenz.

Beurteilung: Geringe Beachtung ernster Erkrankungen seitens einer sehr ruhigen, disziplinierten Persönlichkeit mit großem Pflichtgefühl und ausgezeichneter Lebensbewährung.

E. Individualität und Krankheitsbeurteilung

Krankheitsentstehung und Krankheitsgestaltung sind die heute schon in weitem Ausmaße erforschten biologischen Grundtatsachen der Medizin. Theorie wie Praxis fordern darüber hinaus die begriffliche Ordnung der zahllosen Einzelkrankheitsarten und Krankheitsfälle, denen die Heilkunde seit Jahrtausenden begegnet. Dabei stellen wir mit Erstaunen fest, daß trotz unübersehbarer und in vieler Beziehung ganz hervorragender Forschungsergebnisse, trotz der scheinbar so festen Grundlagen unserer Krankheitslehre und der bis ins feinste ausgearbeiteten Inhaltsverzeichnisse unserer Lehrbücher in vielen grundsätzlichen Fragen bis heute eine große Unsicherheit, ja stellenweise sogar Resignation herrscht.

Vergegenwärtigt man sich das bisherige Ergebnis unserer Untersuchungen, so bedarf es keiner längeren Überlegungen, um die Ursache dieser Unsicherheit wiederum in der bisher ungebührlichen Schematisierung der Krankheitsvorgänge und der damit verknüpften Dogmatisierung der medizinischen Lehre zu suchen, die nun einmal zwangsläufig zu ständig sich wiederholenden Widersprüchen mit der Wirklichkeit führen.

Die *Krankheitsentstehung* kann heute sehr oft unter rein naturwissenschaftlichen Gesichtspunkten verstanden und viele Krankheiten können auch willkürlich experimentell erzeugt werden: Pankreasdiabetes, Akromegalie, Krebs, Syphilis-, Tuberkulose,- Sepsis-, Hepatitis-Übertragung bzw. Erzeugung von anaphylaktischem Schock, typischen Avitaminosen, verschiedenen neurologischen Zustandsbildern. Genannt seien ferner die Wirkung pysikalischer (Temperaturen, Strahlen), physikalisch-chemischer (Verhalten der Membranen bei osmotischen Verschiebungen) und chemischer Faktoren, hierbei etwa auch die Erzeugung von Wahn, Halluzinationen, Persönlichkeitszerfall durch Rauschgift-Einnahme u. v. a.

Auch viele Erscheinungen der *Krankheitsgestaltung* (Infektionsanfälligkeit bei experimentellem Diabetes, Beeinflussung tierexperimenteller Krankheiten durch Fieber, Gravidität, einseitige Ernährung usw., experimentelle Doppelerkrankung) haben sich auf diese analytisch-experimentelle Weise dem Verständnis erschlossen.

Bei unserem System der Nosologie und Symptomatologie handelt es sich dagegen um nichts rein natürlich Gegebenes und damit auch Reproduzierbares, sondern um etwas Begriffliches und deshalb überaus Subjektives und Schwankendes.

I. Nosologie und Symptomatologie im Lichte der Individualität

1. Die nosologische Wirklichkeit gegenüber der dogmatischen Fiktion

Kritische Forscher haben wiederholt auf die Fragwürdigkeit, Lückenhaftigkeit und *Willkürlichkeit unserer Krankheitssysteme* hingewiesen. Dies kommt in verschiedenen Tatsachen zum Ausdruck: der Seltenheit „klassischer Fälle“, der sich immer wieder ergebenden Notwendigkeit, willkürlich gezogene Grenzen zu erweitern, den zahlreichen „Übergängen" zwischen verschiedenen, angeblich streng zu trennenden Erkrankungen sowie schließlich der häufigen Unhaltbarkeit schematisch errichteter Einteilungen des Krankheitsverlaufs.

„Klassisch" erscheint dem nach einer möglichst einfachen und deshalb künstlich vereinfachenden Ordnung strebenden Menschengeist dasjenige, was sich in ein durchsichtiges System einordnen läßt. „Klassisch" ist der früher besprochene künstlich ersonnene Idealtyp: eine Fiktion, aber keine Wirklichkeit. Die Natur kümmert sich nicht um unsere Systematisierungsbedürfnisse. Folglich müssen wir bei der unerläßlichen Einteilung und Einordnung keine starren, sondern elastische, den Besonderheiten des Einzelfalls Rechnung tragende Gesichtspunkte verwenden und der Relativität der mehr oder weniger willkürlich *gewaltsam gezogenen Grenzen zwischen angeblich selbständigen Krankheitsbildern* Rechnung tragen.

Neben den zahllosen „Übergängen" zwischen verschiedenen, schulgemäß streng abgetrennten Erkrankungen ist die unermüdliche Neuschöpfung vieler unberechtigter Krankheitsbegriffe und Krankheitsnamen zu nennen, die zum Teil ein wirkliches ätiologisches und pathogenetisches Verständnis nur erschweren. Schon verschiedene Autoren haben auf die Mißstände einer solchen starren, unbiologischen, wie Hoche sagte, einem Phantom nachjagenden Krankheitssystematik hingewiesen (G. v. Bergmann, E. Frank, Behr [1920] u. a.). „*Die Differentialdiagnose ist gewiß oft eine akademische Frage*", schreibt E. Frank 1936 bei der Schilderung von Kranken mit hohem Blutdruck, „die unter starker Unrast, Schlaflosigkeit, Kongestionen . . . Tachykardie leiden und bei denen man nach Feststellung einer Umsatzsteigerung nicht recht weiß, ob man sie unter der Rubrik essentielle Hypertonie mit erhöhtem Grundumsatz oder als Thyreotoxikose mit hohem Blutdruck führen soll".

Dieses erste Beispiel unseres folgenden, die gesamte Pathologie heranziehenden Überblicks zeigt, daß die „Grenzüberschreitungen", „Atypien" sich nicht allein auf unsere schulgemäßen Krankheitsgruppen beschränken, von denen nachfolgend hauptsächlich die Rede sein soll, sondern darüber hinausreichen, was angesichts des Ganzheitscharakters unseres Organismus ja selbstverständlich ist.

Schulten bemerkt von den Blutkrankheiten, „daß sich die Vielfältigkeit der lebendigen Erscheinungen nicht immer in unsere starren Begriffsbestimmungen einordnen läßt". Die Übergänge zwischen essentieller und symptomatischer Form der aplastischen Anämie (und wahrscheinlich auch zwischen dieser und der Agranulocytose) sind fließende (Schulten 1950). Die meist streng durchgeführte Trennung akuter (oft in wenigen Tagen nach stürmischem Verlauf tödlich endender) und chronischer Leukämie (häufig jahrelanger milder Verlauf) ist zweifellos für praktische Zwecke sehr handlich. Dennoch spricht vieles dafür, daß beide „Zustände doch letztlich Abwandlungen eines gleichartigen Krankheitsgeschehens" sind (Schulten 1950). Da, wo es möglich ist, wird man natürlich die betreffende Krankheitsform diagnostizieren, jedoch nicht vergessen dürfen, daß nahe ätiologische und pathogenetische Beziehungen vorliegen können wie zwischen essentieller hypochromer Anämie und Perniciosa, die man wiederholt aus der ersteren hervorgehen sah; auch die mehrfach beschriebene und selbst beobachtete familiäre Kombination spricht für tiefere Zusammenhänge (Büchmann und Schenz, daselbst Literatur). Die bisher übliche Einteilung der Thrombopathien hält Walther 1953 für „nicht von entscheidender Bedeutung", da wiederholt von dem Autor zitierte Übergangsformen sowie familiäres Alternieren angeblich zu trennender Krankheitsbilder beschrieben wurden. „Es ist damit zu rechnen, daß unsere Vorstellungen von den Thrombocyten-Funktionen noch unvollständig sind." Es sei deshalb fraglich, „ob die Trennung und Systematisierung der verschiedenen Krankheitsbilder aufrechtzuerhalten ist".

Seitz und Ballowitz vermuten, meines Erachtens mit Recht, fließende Übergänge zwischen Pfeifferschem Drüsenfieber sowie anderen Erkrankungen — oder auch nur Reaktionsformen — des lymphatischen Systems: „Bei lymphatischen Kindern kann jede Form einer Angina als Ausdruck der Mobilisierung des lymphatischen Apparates zu besonders starken Halsdrüsenschwellungen und auch zu allgemeinen Drüsenvergrößerungen und einem Milztumor führen."

Immer wieder berichten die Pathologen von der Problematik in der Klassifikation der Geschwülste, die nach Rössle (1923) zum Vergänglichsten der heutigen Geschwulstlehre gehört und nach Hamperl (1940) individualisierende Behandlung erfordert. Zuweilen ist deshalb dem Anatomen die Entscheidung nicht möglich, ob es sich um ein Sarkom oder ein Carcinom handelt (Fall von Weitz 1949, S. 314). Die Grenzen zwischen gut- und bösartigen Tumoren sind fließend, „die histologische Diagnose der Malignität ist eine konventionelle" (W. Doerr 1958). Die rein cytologische Diagnose der Geschwülste des Zentralnervensystems ist besonders fragwürdig (Ostertag); wie der Autor berichtet, gelang Bailey und Cushing in 140 ihrer 700 Fälle keine befriedigende Einordnung. An anderer Stelle[1] warnte deshalb Ostertag vor einer „Übereinteilung" der Gliome, welche dem Außenstehenden das Verständnis nur erschwere.

Quincke hat schon vor Jahren festgestellt: „Jede Klassifikation der Lebercirrhosen hat etwas Gezwungenes und tut den Tatsachen Gewalt an." Eppinger kommt dementsprechend in seiner großen Leber-Monographie zum Ergebnis, daß sich höchstens 30% seiner 273 Fälle „in den Rahmen der schulmäßigen Einteilung in hypertrophische und atrophische Lebercirrhose" einfügen ließen und daß besonders der Anfänger „oft ohne genügende Kritik seine Beobachtungen in das gebräuchliche Schema einzuzwängen versuche", während tatsächlich die Mischformen weit überwögen. Dem entsprechen auch die Angaben G. Klemperers und v. Bergmanns sowie zahlreiche eigene Erfahrungen. Die bislang starr gezogenen Grenzen zwischen Hepatitis, akuter gelber Leberatrophie und chronisch schubweise mit und ohne Ikterus verlaufenden Cirrhosen sind hinfällig, da es sich im Grunde nur um verschiedene Stadien ein und derselben Erkrankung handelt (P. Hübschmann 1939).

Sowohl Chirurgen (Garrè-Borchardt-Stich-Bauer) wie Internisten (v. Bergmann) kamen zum Ergebnis, daß sich die Erkrankungen der Gallenblase und Gallengänge nur unter einem einheitlichen Gesichtspunkt betrachten lassen, so daß „sich das klinische Denken von der Einseitigkeit der Klinik der Cholelithiasis befreien muß" (v. Bergmann). Wenn trotzdem bis in die jüngste Zeit die Einzelkrankheiten des Gallensystems als streng getrennte Einheiten in den Lehrbüchern aufmarschieren, so mag dies sicher didaktische Vorteile haben. Es müßte dann aber gefordert werden, daß der Lernende bzw. Ratsuchende auf die Komplexität dieser Krankheitsbilder und -vorgänge hingewiesen wird.

Die früher streng unterschiedenen Formen der spastischen und sog. atonischen Obstipation (Fleiner) sind nicht haltbar. Eine strenge Trennung hält auch Stepp (1949) für „fast unmöglich".

Es ist ferner auch nach unseren Erfahrungen durchaus berechtigt, wenn Glatzel, Feuchtinger u. a. alle Übergänge zwischen M. Cushing und „normaler" Fettleibigkeit älterer Männer, zwischen M. Fröhlich und den wohlgenährten Halbwüchsigen und zwischen M. Morgagni und klimakterischer Fettleibigkeit feststellen. Mit Glatzel u. a. ist allgemein festzuhalten, daß im Gegensatz zu den schematischen Systemen Thannhausers u. a. die Fettleibigkeit nicht typisierbar ist.

Wenn auch W. Koch die Tandler-Grosssche Zweiteilung der Kastraten-Fettsucht zu einer Vierteilung erweiterte, mußte er doch noch feststellen, daß fließende Übergänge und Mischformen bestehen. Feuchtinger, H. Marx u. a. haben zweifellos darin recht, daß die „klassischen" Krankheitsbilder des Blutdrüsensystems viel seltener seien, als die Lehrbuchdarstellung vermuten lasse, vielmehr gibt es hier mehr Rudimentärformen, die wiederum kontinuierlich in das Gebiet der noch nicht krankhaften Konstitutionsvarianten hineinführen. Dies hat neuerdings wieder Decourt (1955) für die Bilder gestörter Sexualfunktion betont. Eine grundsätzliche Abgrenzung einzelner Tetanieformen hält Marx für unmöglich, ebenso in vielen Fällen die Entscheidung darüber, ob es sich bei einer Polydipsie um eine neurotische oder eine „echte", „organische" Form mit psychogenen Zügen handelt.

Wildbolz hält die alte Zusammenfassung verschiedener Formen der doppelseitigen hämatogenen nicht eitrigen Nierenkrankheiten unter dem Namen der Brightschen Krankheit für nach wie vor berechtigt, „denn alle Versuche ihrer Trennung erweisen sich immer wieder als erfolglos. Es zeigt sich, daß alle die verschiedenen Krankheitsbilder so zahlreiche, lückenlose

[1] Zbl. Neur. 93, 21.

Übergänge zeigen, daß ihre strenge Sonderung einfach unmöglich ist“. Auch die drei Hauptgruppen der Nephrosen, Glomerulonephritiden und Nephrosklerosen überdeckten sich häufig, ihre Umrisse seien oft wechselnd (mit dem Nachweis ihrer gemeinsamen ätiologischen Bedingungen gerät, wie LICHTWITZ 1933 geschrieben hat, „die *irreführende Vereinfachung*... wie sie in der pathogenetischen Einteilung von VOLHARD und FAHR gegeben wurde, ins Wanken“). Dementsprechend sieht die französische Klinik (WIDAL u. a.) in den einzelnen Nierenleiden nur die verschiedenen Manifestationen einer und derselben Grunderkrankung (v. DOMARUS). Trotzdem die Kritik des Volhard-Fahrschen Schematismus schon vor Jahrzehnten erfolgte, muß H. VOGT noch 1953 feststellen, daß es mit der Abtrennbarkeit der entzündlichen von den vasculären hämatogenen Nierenerkrankungen „dürftiger bestellt ist, als man gemeinhin annimmt“. Dies hängt zweifellos damit zusammen, daß jenes einfache und didaktisch einleuchtende Ordnungsschema der Nierenerkrankungen „alsbald bei den Klinikern mit einer Raschheit Aufnahme und Verbreitung fand, wie sie nur Irrtümern beschieden zu sein pflegt“ (M. LÖHLEIN). Über die Sonderstellung der genuinen Lipoidnephrose, speziell die Frage, ob sie nur eine atypische Verlaufsform der Glomerulonephritis sei, bestehen bis heute Meinungsverschiedenheiten (vgl. MOENCH 1955).

Die schematische Abgrenzung verschiedener Hochdruckformen stößt immer wieder auf fast unüberwindliche Schwierigkeiten, so z. B. diejenige der klimakterischen von der essentiellen Hypertension (H. MARX). O. MÜLLER u. PARRISIUS vermuten auch Übergänge zwischen essentiellem, endokrinem und ateriolosklerotischem Hochdruck. Nach den, auch von anderen bestätigten Beobachtungen des ausgezeichneten Hochdruckkenners KYLIN bestehen ferner keine scharfen Grenzen zwischen essentieller und nephrogener Hypertension. Die essentielle vasculäre Schrumpfniere ist oft mit entzündlich-nephritischen Prozessen verbunden („Komplikationsform“ ASCHOFF 1919). Die Lehre von der scharfen Abtrennung eines „roten“ (essentielle Hypertension) und „blassen“ Hochdrucks ist, wie FR. LANGE mit Recht meint, in Deutschland unter dem Einfluß der Persönlichkeit VOLHARDs, nicht aber in England und Amerika angenommen worden. Kliniker (OEHME, v. DOMARUS, O. NAEGELI, H. STRAUB, LICHTWITZ u. a.) und Anatomen (ASCHOFF, M. LÖHLEIN) haben dagegen Stellung genommen, da es alle Übergänge gibt. Viele Fälle „lassen sich diesem Schema nicht einfügen“ (OEHME). Dementsprechend wird auch die von FAHR und VOLHARD ursprünglich streng durchgeführte Trennung zwischen sog. „benigner“ und „maligner“ Nephrosklerose nicht anerkannt. „In Wirklichkeit ist es die gleiche Nierenerkrankung, nur in verschieden schnellem Fortschreiten“; eine anatomische oder ätiologische Trennung ist nicht möglich (ASCHOFF 1919). Die vielen „Ausnahmen“, „Mischformen“ und „Atypien“ führen schließlich gerade bei der Erreichung des Zieles zum Scheitern, das den straffen Systembildner zur Aufstellung seiner dogmatischen Leitsätze veranlaßte, der Anleitung des Studierenden bzw. Arztes. So bemängelt v. JASCHKE (1920) in dem Volhardschen System viele Unklarheiten, Widersprüche und Inkonsequenzen. VOLHARD rechnet beispielsweise die Schwangerschaftsniere in seiner Monographie mit FAHR zu den Nephrosen, im Handbuch von MOHR-STAEHELIN dagegen zu den Glomerulonephritiden (allerdings in beiden Darstellungen mit dem Notbehelf der „Mischfälle“).

Die Schwangerschaftsniere ist so recht geeignet, den *kontinuierlichen Übergang zwischen Gesundheit und Krankheit* aufzuzeigen. Es ist oft mehr Sache der Konvention oder irgendwelcher praktisch-sozialer Maßnahmen als theoretisch begründbar, wo wir den Beginn des pathologischen Bereichs ansetzen: Bei 90% aller Schwangeren kann man Ödeme feststellen (ZANGEMEISTER), und es gibt „alle Übergänge von den einfachen Schwangerschaftsbeschwerden über die Schwangerschaftsniere bis zur tödlichen Vergiftung“ (VOLHARD 1918). Von entscheidender Bedeutung für die Schwangerschaftsreaktion ist die von konstitutioneller Disposition (angiospastische Diathese), Vorkrankheiten u. a. abhängige individuelle Reaktionsweise, wie auch an Patientinnen unserer Frauenklinik (Prof. VON MASSENBACH) durch meinen Mitarbeiter K. KAMROWSKI (1958) gezeigt werden konnte.

Die peripheren Durchblutungsstörungen zeigen zahlreiche Übergänge, Misch- und Kombinationsformen (AIELLO, RUHEMANN, OTFR. MÜLLER, HILLER, W. BLOCK u. a.), was selbstverständlich häufig zu Unsicherheit bzw. Willkürlichkeit in der Diagnosestellung Anlaß gibt. Wenn wir beispielsweise hören, daß Angina pectoris vasomotorica neben Akrocyanose, Totenfingern, Schwindelneigung (NOTHNAGEL), Migräne neben funktioneller Claudicatio intermittens (OPPENHEIM), M. Raynaud neben Angina pect. vasomotorica (SCHOTT) bzw. Migräne (SCHALTENBRAND), M. Raynaud neben Veränderungen der Retina-Gefäße und essentieller Hypertension (BAILLART) beobachtet werden[1], des weiteren, daß Akroparaesthesien und Totenfinger bzw. von Jugend an bestehende „excessive Erregbarkeit des Gefäßnervensystems" (LUSTIG) als Vorstadium eines M. Raynaud beobachtet wurden, so werden wir gerade auf dem Gebiet der Angiopathien sehr häufig dem *Bankrott der lehrbuchmäßigen Kästchendiagnostik* begegnen müssen. So berichtet beispielsweise AIELLO von der gelegentlichen Unmöglichkeit der differentialdiagnostischen Abgrenzbarkeit von Akrocyanose, M. Raynaud und Sklerodermie (ähnliche Fälle, die wohl jeder Erfahrene beobachtet hat, schildern auch MOSSE, BARKER mit STADEN, CURSCHMANN, L. HAHN, O. MÜLLER). ASSMANN sowie A. W. FISCHER sprechen von Übergängen zwischen M. Raynaud[2] und M. Bürger. Auch nach CASSIRER und HIRSCHFELD ist „der Gegensatz zwischen dem Heer der Trophovasoneurosen und den Fällen... der Endarteriitis obliterans nicht mehr unüberbrückbar". Anhangsweise möge auch hier ein Fall BOMMERs Platz finden, wenn er auch nicht ganz in den Rahmen der vorher besprochenen Erkrankungen hineinpaßt. Es handelt sich um eine Frau mit Zügen der Oslerschen Krankheit, der essentiellen Teleangiektasien und auch des Angiokeratoma Mibelli, bei der, wie der Autor ausführt, nur eine allgemeine Dysfunktion der Gefäße, nicht aber ein schulgemäßes Krankheitsbild diagnostizierbar war. HILLER betont wiederholt, „daß die verschiedenen klinischen Syndrome (auf dem Gebiet der angiospastischen Diathese Ref.) durchaus nicht immer eigentliche Krankheitseinheiten darstellen, sondern daß recht häufig verschiedenartige Kombinationen angioneurotischer und allgemein-vegetativer Störungen sich zu klinischen Bildern mit von Fall zu Fall wechselnder Symptomatik, welche sich der strengen Klassifizierung entziehen, verbinden".

Man wird bei derartigen Krankheitsfällen den biologischen Verhältnissen und damit der Ätiologie und Pathogenese wesentlich näherkommen, wenn man sich mit der tieferen und umfassenderen Feststellung eines (wesentlich erbbedingten) *Systemschadens* begnügt, ohne das Bestreben, dem vorliegenden Krankheitsfalle um jeden Preis eine der gängigen Etiketten aufzukleben, wie das nach W. BLOCKs Angaben bei diesen Krankheitsformen bis heute noch in dem allzu gern schematisierenden und mechanisierenden Amerika Gebrauch zu sein pflegt. Mit Recht betont auch der Autor demgegenüber den zugrunde liegenden generalisierten Systemschaden, für welchen CURTIUS u. KRÜGER (1952) erstmals den klinisch-korrelationsstatistischen Nachweis erbracht haben.

Die lehrbuchmäßige Abtrennung lobärer und lobulärer Pneumonien ist (häufig auch anatomisch und selbst histologisch) recht problematisch; es finden sich fließende Übergänge, die reinen Formen bilden die Ausnahme. Abweichungen vom Schema seien so häufig, daß jede Typisierung versage, ja, z. T. sogar als unzweckmäßig bezeichnet wird (BARSONY u. HOLLÓ; JAFFÉ; KRAMER; W. KELLNER; LOESCHKE; WISKOTT). Ein großer Teil der sog. Lobär-Pneumonien betrifft nur Lappenteile (DEMANT, ENGEL). Die „schönen" Pneumonien sieht man kaum mehr, der plötzliche Beginn ist selten (KELLNER). Es ist aus all diesen Gründen widersinnig, von „atypischer" Pneumonie zu sprechen, wenn sich das betreffende Krankheitsbild einem der (tatsächlich die Minderheit bildenden) „klassischen" Typen nicht einordnen läßt (BÁRSONY u. HOLLÓ, KELLNER).

Noch einige Beispiele aus dem Gebiet der Neurologie: F. H. LEWY bespöttelt die in Lehrbüchern oft zu findende Differentialdiagnostik von Neuralgie, Neuritis und Neuromyositis: In Wirklichkeit finde man — wie schon SENATOR sowie OPPENHEIM betont hätten — meist ein unentwirrbares Gemisch der drei Erkrankungen. Die von LEWANDOWSKY behauptete Verschiedenartigkeit von doppelseitiger Athetose und Torsionsdystonie ist nicht aufrechtzuerhalten (OPPENHEIM, FLATAU, FISCHER, WESTPHAL, FÖRSTER, BREGMANN, BONHOEFFER, CLIMENKO, MAAS, MANN, alle zit. nach WARTENBERG 1923). Es finden sich fließende Übergänge zwischen reiner genuiner Paralysis agitans einerseits, seniler Muskelstarre und seniler Demenz andererseits (A. JAKOB). Alle extrapyramidalen Erkrankungen zeigen eine gemeinsame erbliche Anfälligkeit des striopallidären Systems (J. BAUER, F. KEHRER u. a., vgl. CURTIUS 1935).

Es scheint durchaus möglich, wenn auch zunächst noch nicht bewiesen und von manchen bestritten, daß V. HAMMERSCHLAG nicht ganz unrecht hat in seiner Annahme, daß erbliche Innenohrschwerhörigkeit, erbliche degenerative Taubstummheit, progressive labyrinthäre

---

[1] Literaturangaben, zahlreiche weitere Lit.-Fälle und Eigenbeobachtungen bei CURTIUS u. KRÜGER 1952, S. 9f. Vgl. auch CURTIUS, KRÜGER u. TÖWE.

[2] Alle letztgenannten Autoren zit. bei CURTIUS u. KRÜGER.

Schwerhörigkeit, prämature Presbyakusis und Otosklerose keine streng abzutrennenden „Krankheiten", sondern Glieder einer übergeordneten nosologischen Einheit sind (der freilich noch hypothetischen „Heredopathia acustica").

Besondere Probleme erwachsen natürlich auf dem objektiv, d. h. morphologisch schwer faßbaren Gebiet der Psychopathologie. Die diagnostische Registrierung macht bei Psychosen oft größte Schwierigkeiten. Nicht selten ist die begriffliche Einordnung eines konkreten Falles überhaupt nicht möglich: „Es gibt allenthalben Fälle, die der Erfaßbarkeit durch ein bestimmtes Schema spotten" (W. WAGNER 1949). Dies „bekannten z. B. auch GAUPP und WERNICKE" (nach JASPERS 1946). Unklare Grenzfälle sind viel häufiger als die typischen Lehrbuchfälle (KOLLE 1949). Bei vielen Psychosen ist — im Gegensatz zu zahlreichen Fällen der übrigen Medizin — die Diagnose nicht mit einem Worte auszudrücken (BOSTROEM 1938). Demnach ist nicht verwunderlich, wenn beim Überblick über ein größeres Krankengut relativ viele Fälle ungeklärt blieben (H. H. MEYER u. R. BÖTTINGER 1957). Dabei muß es noch zweifelhaft bleiben, in welchem Prozentsatz die Etikettierung der diagnostizierten Fälle allgemein befriedigt. Es wird nämlich vielen so ergangen sein wie den sehr erfahrenen Psychiatern WILHELMY und KÖNIG (1923), die gelegentlich eines 75-Jahre-Berichts ihrer Anstalt schreiben, daß — abgesehen von der Paralyse — die exakte nosologische Etikettierung häufig „eine Gewaltmaßnahme bedeuten würde, weil fast jedes Krankheitsbild erst in ein diagnostisches Procrustesbett gesteckt werden müßte ... Wir sind ja gezwungen, aus praktischen Gesichtspunkten Diagnosen zu schreiben, müssen uns aber dessen bewußt bleiben, daß wir damit bestenfalls einen bestimmten, häufig vorkommenden Symptomenkomplex einigermaßen zutreffend charakterisiert haben." Auch LIEPMANN äußerte sich ähnlich, und KOLLE (1949) warnte vor einer zwar „logisch einwandfreien, aber wirklichkeitsfremden Begriffssystematik". Bei dieser Sachlage ist es nicht verwunderlich, wenn bei der psychiatrischen Diagnostik der subjektive Faktor besonders stark beteiligt ist, wie immer wieder, z. B. von EWALD (1925), WIMMER (1928), GAUPP (1942), SCHWAB (1949) betont wird. Dies hat beispielsweise zur Folge, daß zwei prominente Psychiater über ein und denselben Fall ganz verschiedener diagnostischer Ansicht sein können (wobei sicher nicht verkannt werden darf, daß Ähnliches auch in anderen Gebieten der Medizin vorkommt, nur mit dem grundlegenden Unterschied, daß sich hier auf anatomischem Wege doch fast stets eine klare Entscheidung fällen läßt, was bei den in der Psychiatrie überwiegend zur Diskussion stehenden endogenen Psychosen entfällt). EWALD schildert beispielsweise die starken diagnostischen Divergenzen um die psychiatrische Registrierung des Politikers R. HÄUSSER und weist auf das oft sehr täuschende pathoplatische Beiwerk hin. KLEIST u. GAUPP bezogen auf einem Psychiaterkongreß bezüglich mancher Fälle ganz verschiedene diagnostische Positionen[1]. Die Beispiele könnten leicht vermehrt werden. Diese oft grundlegenden Divergenzen liegen in der Natur der Sache: einmal dem begrenzten Wert aller Typisierungsversuche, zum anderen aber darin, daß gerade in der psychiatrischen Diagnostik „oft mehr theoretische Gedanken und Bedürfnisse und voreilige Wertungen mitwirken als die sichere und gründliche Beobachtung des Tatsächlichen" (GAUPP 1942). Spielt der subjektive Faktor eine solch erhebliche Rolle, so kommt es da naturgemäß um einen Kranken oft zu einem ewigen diagnostischen und gutachtlichen Hin und Her zwischen verschiedenen Psychiatern bzw. Anstalten, wie es beispielsweise CL. E. BENDA (1930) geschildert hat. Er bemängelt mit Recht, daß hier so oft nach dem auch in diesem Buche immer wieder verurteilten, unbiologischen „Entweder/Oder"-Standpunkt verfahren werde.

Ohne die Materie auch nur annähernd erschöpfen zu wollen, seien noch einige konkrete Tatsachen genannt, die zur Illustration der Übergänge und Mischformen in der Psychiatrie dienen mögen: nach WILMANNS (1922) ist ziemlich häufig eine sichere Differentialdiagnose zwischen manisch-depressivem Irresein und Schizophrenie unmöglich, was auch F. KEHRER und S. FISCHER (1923) bestätigen (vgl. auch E. BRAUN, GROSCH, MEGGENDORFER 1939 u. a.). Zwischen Psychosen und Psychopathie besteht eine breite, schwierig zu beurteilende Übergangszone, wie z. B. BRAUN sowie ROMMELSPACHER (1949) für das manisch-depressive Irresein, J. LANGE (1925) für die Paranoia zeigten. Ganz allgemein wird immer wieder, besonders von HOCHE darauf hingewiesen, daß „reine" Bilder recht selten seien, was BETZENDAHL (1935) besonders auch für das manisch-depressive Irresein hervorhebt.

Immer problematischer wird die Frage, ob und wo die Grenzlinie zwischen „symptomatischen" und „endogenen" Psychosen bzw. zwischen „exogen" und „endogen" gezogen werden soll

[1] Zbl. Neur. 42, 601.

(GAUPP 1942 u. a. Vgl. hierzu unsere auf S. 200 genannten Fälle, welche z. T. die von MEGGENDORFER mitgeteilte Tatsache illustrieren, daß „exogene" Psychosen öfters nicht dem schulgemäßen Bilde des sog. „exogenen Reaktionstyps" von BONHOEFFER entsprechen, sondern nach der Eigengesetzlichkeit ihrer Individualkonstitution erkranken). Für die Epilepsie ist die scharfe Grenzlinie zwischen exogen und endogen schon längst gefallen.

Auch die u. a. sozialmedizinisch und forensisch so wichtigen Entscheidungen: Prozeß oder Entwicklung? Krank oder abnorm? Psychose oder Neurose? sind öfters nicht möglich (W. WAGNER 1949 u. a.).

Abgesehen von den hier und an anderen Stellen dieses Buches genannten Faktoren ist ein Hauptgrund für die diagnostischen Nöte der Psychiatrie die *Geschichte der Entwicklung der offiziell geltenden Krankheitsbilder*, wie sie etwa F. KEHRER (1925) geschildert hat: Um die Jahrhundertwende wählte WERNICKE „für den Lehrzweck . . . zunächst einfache, aus wenigen Elementarsymptomen sich zusammensetzende . . . Krankheitsfälle aus", die als „Grundformen der Psychosen" bezeichnet wurden und den „Grundstock einer Krankheitslehre" bilden sollten. Auch KRAEPELIN habe zwar „die unübersehbare Mannigfaltigkeit endogener Krankheitszustände" nicht übersehen, aber dennoch die „Heraushebung einzelner, häufiger vorkommender Zustandsbilder" unternommen. So kam es „zur Aufteilung der klinischen Formen in wenige große Gruppen" (GAUPP 1915).

Es leuchtet ohne weiteren Kommentar ein, daß *ein solches System der Fülle der Wirklichkeit nur in sehr bescheidenem Maß gerecht werden kann.* Aus diesem Grunde entwickelte sich dankenswerterweise gerade auf dem Boden der deutschen Psychiatrie die Strukturbetrachtung der Psychosen (ZIEHEN, BIRNBAUM, vgl. S. 31), deren Methode über das Fachgebiet hinaus für die gesamte Medizin ernste Beachtung finden sollte, falls die abstrakt-ontologische Schematik endgültig überwunden werden soll.

Großer klassifikatorischer Willkür und Künstelei begegnet man auf dem Gebiet der *Neurosen.* Statt zahlloser Beispiele sei nur zitiert, was einer der bedeutendsten Psychiater dieses Jahrhunderts, E. BLEULER (1913), geschrieben hat: „Gegen FREUDs Einteilung der Neurosen lassen sich soviele Einwände machen wie gegen jede andere. Es gibt so viele »Mischformen« und »Übergänge«, daß man auch mit den Freudschen Begriffen nicht immer zu klaren Diagnosen kommt". Hierzu sei ausdrücklich vermerkt, daß BLEULER bei aller Kritik die „vielen genialen . . . Ideen FREUDs" als einer der ersten voll anerkannt hat.

Überblickt man die hier zusammengetragenen Tatsachen, so wird man sich dem Urteil zweier Pathologen anschließen: „»Die Natur läßt die Erscheinungen fließen« (FEYRTER); wir sind es, die ordnen und trennen" (W. DOERR 1958).

Gegen eine zu starke Hervorhebung fließender Grenzen zwischen Einzelkrankheiten wird sicher von vielen Seiten eine *Gefährdung der exakten Diagnostik* angeführt werden. Mit der Relativierung des bisherigen nosologischen Systems soll jedoch keineswegs einem diagnostischen Nihilismus das Wort geredet werden: im Gegenteil dürfte unseren Ausführungen zu entnehmen sein, daß genaueste Kenntnis der Symptomatologie, subtilste Bewertung der Symptome, aber allerdings andererseits auch die pathogenetisch sowie therapeutisch so wichtige Erkenntnis tieferer Zusammenhänge zwischen verschiedenen „Krankheiten" durch eine individual-pathologische Betrachtung der Nosologie gefördert werden.

In das Gebiet einer aufgelockerten Betrachtung krankhafter Vorgänge und der Befreiung von willkürlich gezogenen Schranken gehört es auch, wenn *angeblich selbständige Krankheiten als zusammengehörig* entlarvt, unhaltbar gewordene *Krankheitskategorien ausgemerzt* bzw. die Aufstellung eines *neuen Krankheitsbildes als unzweckmäßig erkannt* werden.

ULLRICH konnte beispielsweise zeigen, daß es sich bei der Dermatitis exfoliativa (RITTER) und der Erythrodermia desquamativa (LEINER) um dieselbe Krankheit handelt, deren Unterschiede lediglich auf individuellen Verschiedenheiten wie Virulenzschwankungen usw. beruhen.

Ganz allgemein warnt der Autor vor zu engherziger Abgrenzung der zu starkem Polymorphismus neigenden universellen Dermatosen. CURTIUS und SCHWANDT wiesen nach, daß die noch immer aufgeführten angeblichen Varianten der progressiven Muskeldystrophie, die Zimmerlinsche, Landouzy-Déjerinesche und Leyden-Möbiussche Form tatsächlich gar nicht als Sonderformen existieren. Dies ergaben klinische, erbbiologische und historische Untersuchungen. Dennoch werden diese angeblich selbständigen Formen von Lehrbuch zu Lehrbuch mitgeschleppt, wobei nur sehr wenige der Autoren die — z. T. schwer zugänglichen — Originalarbeiten gelesen haben dürften. Andere, noch von JENDRASSIK dogmatisch aufgestellte Formen sind heute obsolet: die sog. kongenitale, die pseudoankylotische, die bulbärparalytische Form HOFFMANNs und die myosklerotische Form CESTAN-LEJONNEs. Galt es als Dogma, daß bei der facioscapulohumeralen Form Pseudohypertrophien fehlen, so widersprechen dem Befunde von EULENBURG und COHN 1911. Bemerkenswert ist auch, daß die genannte Variante von BING der infantilen, von CURSCHMANN dagegen der juvenilen Form zugerechnet wird, was nach neueren Befunden STEVENSONs (1953) berechtigt ist. Gegenüber dieser Kästchenwirtschaft auf dem Gebiet der Muskeldystrophie hat schon TOBY COHN (1910) auf „zahlreiche Übergänge und Mischformen" hingewiesen und CURSCHMANN wiederholt von „nosologischem Unfug" gesprochen, wenn alle diese angeblichen Sonderformen weitergeschleppt werden. In das Gebiet unhaltbaren Schematismus gehört auch die strikte Durchführung des sog. „*klinisch-genetischen Parallelismus*" nach DAWIDENKOW. Er vertrat den Standpunkt, daß der bestimmten Variante einer Erbkrankheit auch stets ein- und derselbe Erbgang entspreche. Dementsprechend behauptete auch P. E. BECKER (1940), daß der dominante Typus der Muskeldystrophie „stets am Schultergürtel bzw. an der Gesichtsmuskulatur, niemals am Beckengürtel" beginne. Dem widerspricht jedoch der Befund aus der großen Monographie SJÖVALLs (1936): unter 7 dominanten Fällen waren 3 Beckenformen. Die Unhaltbarkeit des sog. klinisch-genetischen Parallelismus konnten CURTIUS u. STREMPEL auch für die Epidermolysis bullosa dystrophica, CREUTZFELDT, CURTIUS u. KRÜGER für die Déjerine-Sottassche Krankheit beweisen.

Viele Autoren, denen ein ihnen bisher unbekanntes bzw. von verwandten Bildern abweichendes Krankheitsbild begegnet, sehen sich veranlaßt, dasselbe als „*neue*" *Krankheit* zu veröffentlichen. Dabei werden häufig Unwesentlichkeiten als Kardinalsymptome aufgefaßt, das vorliegende Schrifttum meist zu wenig berücksichtigt und vor allem (deshalb haben wir uns hier mit diesen Dingen zu beschäftigen) die Notwendigkeit übersehen, krankhafte Reaktionen innerhalb größerer Zusammenhänge zu sehen.

Gegen diese übertriebene Neigung nimmt schon der seinerzeit bekannte Göttinger Kliniker C. F. H. MARX (1845) Stellung mit der Bemerkung „daß ja täglich neue Namen von Krankheiten auftauchen ... Namen sind noch keine Wesen ... Die Zahl der Krankheiten hat glücklicherweise nicht in der Natur, sondern in den Büchern zugenommen; nur die Klassifikationen der Übel sind zahlreicher geworden". H. OPPENHEIMs (1914) sog. „Myohypertrophia kymoparalytica" konnte später nie mehr beobachtet und demnach von der Kritik (H. CURSCHMANN 1915) mit Recht nicht anerkannt werden. OPPENHEIM war sich allerdings — im Gegensatz zu manchen anderen Autoren — schon klar darüber, daß es mißlich sei „von der einzelnen Beobachtung ein Krankheitsbild abzuleiten". Auch bei CASSIRERs sog. „Acroasphyxia chronica hypertrophica" handelt es sich nicht um eine selbständige Krankheit, sondern lediglich das Spätstadium chronischer, akrocyanotischer Durchblutungsstörungen, die nur in dem oben geschilderten weiten Rahmen erbkonstitutioneller, systematischer Gefäßerkrankung verstanden werden dürfen. Gegen die Selbständigkeit des Krankheitsbildes (das heute gar nicht mehr diagnostiziert wird) haben sich KREINDLER u. ELIAS sowie CURTIUS u. KRÜGER ausgesprochen. Gerade auf diesem Gebiet der Angiopathien sind überaus viele Krankheitsbilder „entdeckt" worden, bei denen es sich letzten Endes stets um ein-und dasselbe handelt, nämlich eine erbliche Regulationsstörung des hypophysär-ovariellen Systems mit den davon abhängigen Abwegigkeiten der peripheren Durchblutung, wie sie recht treffend von SEMERAU-SIEMIANOWSKI (1927) als „kardiovasculäre Neurose auf dem Boden der Keimdrüsen-Insuffizienz" bzw. von PAGE (1935) als "a syndrome simulating diencephalic stimulation" gekennzeichnet wurde. Aufgrund gleichsinniger Befunde schien uns noch zweckmäßiger der Name: „vegetativ-endokrines Syndrom der Frau". Welchen Namen man wählt, ist Geschmacksache. Unerläßlich für das richtige

Verständnis von Ätiologie, Nosologie, Prognose und Therapie ist jedoch die Erkenntnis, daß es sich stets um mehr oder weniger dasselbe handelt, wenn folgende Namen geprägt wurden, (wobei den betreffenden Autoren frühere nahverwandte Krankheitsbilder fast stets unbekannt blieben): „Sympathicusneurose" (VETLESEN 1896)[1], „Spasmen der Genitalorgane bei Vagotonie" (HEINSIUS 1922), „Dysmenorrhoe der Spasmophilen" (M. HIRSCH 1924), „Dysfunctio pluriglandularis dolorosa" (EDELMANN 1928), „Dysovarie" (RÉCAMIER 1928), „angiospastische Diathese" (WILDER 1928), „juvenile Akrocyanose" (KREINDLER u. ELIAS 1931), „Pubertätsfettsucht der Frauen" (FEUCHTINGER 1946), sog. „Mangelfettsucht der Frauen" (BANSI 1947). In Parenthese sei auch erwähnt, daß der vor einigen Jahren geprägte Name der „Brachialgia paraesthetica" durchaus überflüssig ist; es handelt sich nämlich um nichts anderes als die schon seit NOTHNAGEL bzw. FR. SCHULTZE altbekannten Akroparaesthesien.

Mag es bei dem vorgenannten vegetativ-endokrinen Syndrom verständlich sein, daß sich erst im Laufe der Forschung und kritischen Sichtung des Schrifttums die Einheitlichkeit dieser scheinbar ganz verschiedenen Krankheitsbilder herausstellte, so muß es demgegenüber als direkt abwegig bezeichnet werden, wenn wegen kleinster, unwesentlicher, symptomatologischer Abweichungen für jede neue Variante eines klinisch, anatomisch und ätiologisch scharf umschriebenen Krankheitsbildes neue Namen eingeführt werden, wie es beispielsweise bei der Neurofibromatose Recklinghausen mehrfach geschah: LESCHKE u. ULLMANN sprechen von „Dystrophia pigmentosa", BÖTTNER im Anschluß an STARK von „Dystrophia ontogenetica", trotzdem die angeblich abweichenden Symptome auch früher wiederholt bei Recklinghausenscher Krankheit beschrieben wurden. Meine Kritik stützt sich auf das Studium der drei Originalarbeiten auf der einen, die genaue Kenntnis einer großen Zahl von Recklinghausen-Fällen auf der anderen Seite. Die von UMBER beschriebene „Periarthritis destruens" können wir — ich habe die Frage auch mit dem sehr erfahrenen Röntgenologen unserer Klinik Herrn Dr. H. SCHIBALSKI eingehend besprochen — ebensowenig wie ASSMANN sowie HOFFA und WOLLENBERG als selbständiges Krankheitsbild anerkennen. Genau die gleichen klinischen und röntgenologischen Befunde findet man nämlich bei der gewöhnlichen chronischen Polyarthritis. Der von M. BÜRGER (1947) im Sinne UMBERs als charakteristisch angegebene Schwund des Gelenkspalts ist nach eigenen und anderen Erfahrungen (ASSMANN, SCHINZ u. a.) genau so bei der gewöhnlichen chronischen Polyarthritis nachweisbar. Dementsprechend müssen wir auch die nicht genügend begründete Anerkennung des Krankheitsbildes durch M. BISCHOF (1948) sowie LOMMEL ablehnen.

RANDERATH hat die Aufstellung des „neuen" Krankheitsbildes der sog. Phenacetin-Niere sowie die Allein- bzw. Hauptursächlichkeit des Phenacetins abgelehnt. Auch KUSCHINSKY äußerte sich, u. a. auf Grund experimenteller Befunde, in dem gleichen Sinne.

In manchen Fällen ist es begreiflich, wenn ein Autor eine neue Krankheit vermutet, wo es sich tatsächlich nur um die (ihm noch nicht begegnete) Komplikation eines altbekannten Leidens handelt. So erging es dem ausgezeichneten Kliniker PAGE (1882) mit der tabischen Arthropathie, die auch heute noch öfters verkannt und beispielsweise in einem unserer Fälle lange Zeit als „Sarkom" röntgenbestrahlt wurde.

Die Problematik der Neuschöpfung von Krankheitsnamen kommt naturgemäß besonders zum Ausdruck auf psychiatrischem Gebiet, weil hier der feste Boden der übrigen Medizin, die Anatomie, meist zu fehlen pflegt. WAGNER weist z. B. daraufhin, daß es sich bei den sog. „Degenerations-Psychosen" im Gegensatz zu Anschauungen KLEISTs sowie FÜNFGELDs nicht um eine Krankheitsklasse, sondern rein sekundär-pathoplastische Erscheinungen handele. Man wird sich des weiteren nach dem Wert und der Berechtigung des sog. „sensitiven Beziehungswahns" (E. KRETSCHMER) fragen müssen, der laut MEGGENDORFER nichts anderes darstellt als die seelische „Reaktion des sensitiven Charakters auf gewisse ... Erlebnisse". Dies um so mehr, da es sich weder klinisch noch erbbiologisch um eine Krankheitseinheit handelt: das Syndrom wird nämlich bei Schizophrenie, circulären Psychosen, psychogenen Depressionen, hysterischen und psychasthenischen Reaktionen beobachtet (MEGGENDORFER). Es ist demnach ebenso vieldeutig wie etwa der Ikterus oder der Verlust der Kniereflexe, die man heute auch nicht mehr als Kriterien einer Krankheitsbenennung wählen wird. Gerade von psychiatrischer Seite wurde wiederholt vor der unnötigen Aufstellung neuer Krankheitsbilder gewarnt (JOLLY, TUCZEK, FRIEDLÄNDER, HOCHE, alle zit. bei FRIEDLÄNDER). Auch der Psychiater

[1] Lit. Angaben sowie weitere Zitate bei CURTIUS und KRÜGER (1952), S. 2/3.

E. BRAUN schreibt: „Wir selbst neigen der Meinung zu, daß es seine Gefahren hat, psychopathologische Vorgänge von verschiedener Grundlage und Erscheinungsform unter einem neuen Namen zusammenzufassen."

Gerade so problematisch wie viele neue Krankheitsbilder sind die so beliebten *schematischen Typisierungen* innerhalb von *Krankheitsgruppen* bzw. bei *Krankheitsverläufen.*

Bei den „streng gekennzeichneten Krankheitsverläufen der Miliar-Tbc" („typhoide", „pulmonale", „meningeale" Form) handelt es sich, wie HEYMER schreibt, um Raritäten. PETTE sprach mit Recht von den „überspannten Hoffnungen" mancher Autoren, aus dem Liquorbild bestimmte Meningitisformen differenzieren zu wollen, bzw. in ähnlichem Sinne von HENSCHENs Behauptung, die Pachymeningitis haemorrhagica lasse sich in zehn verschiedene Typen aufteilen. Auch die von F. KEHRER aufgestellten elf Unterformen der Pupillotonie werden von ophthalmologischer Seite nicht anerkannt (BEHR, P. A. JAENSCH). Die Aufstellung einer eigenen „forme douloureuse" der Akromegalie hat sich nicht durchgesetzt (H. MARX). STELZNER verzichtet auf die Günthersche Einteilung der verschiedenen Turmschädel-Varianten, weil „sie nicht alle Varianten fassen" könne und verwendet „eine Systematik der Praxis ... die der Varietät ... einen großen Spielraum gewährt, ohne die notwendigen Grenzen einer Regel zu sprengen" (was bei Schematisierungen so gut wie ausnahmslos der Fall ist). Auch WERDENBERG vermeidet in seiner Monographie über die Augentuberkulose ein starres System, da Übergänge und Wechsel im immunbiologischen und klinischen Bilde die Regel darstellen. „CHARCOT beschrieb den großen hysterischen Anfall und teilte seinen Ablauf in vier Phasen. Der Einfluß seiner Schule war so groß, daß alle Welt diese Einteilung annahm. Vor CHARCOT hatte niemand vier Phasen im hysterischen Anfall unterschieden. Heute ist die Einteilung CHARCOTs in der Versenkung verschwunden. Der hysterische Anfall enthält keine Regelmäßigkeit" (WITTELS); auch GUILLAIN erklärt in seiner Charcot-Biographie das Schema der vier Phasen für zweifellos gekünstelt. VEILs Unterscheidung des Diabetes insipidus in eine hypo- und hyperchlorämische Unterform konnte nicht aufrechterhalten werden (H. MARX). NOTHMANN stellt mit mehreren anderen Autoren fest, daß die Klassifizierung des M. Basedow meistens „die Krankheit in Formen zwingt, die sie in Wirklichkeit gar nicht besitzt und keine der einzelnen Formen ist wirklich streng von der anderen abzutrennen". Die von CHVOSTEK, SAUERBRUCH u. a. vorgenommene strenge Abtrennung von „Hyperthyreose" und „M. Basedow" — laut MAY charakteristischerweise auch in dem mit Vorliebe schematisierenden Amerika üblich — kann nicht aufrechterhalten werden (KREHL, KRECKE, MAY, eigene Befunde u. a.). Das gleiche gilt für CHARCOTs Versuch, die Magenkrisen des Tabikers in je eine neuralgische, hypomotorische und sekretorische Form zu unterscheiden; nach GOLOSTSCHOKOW sind tatsächlich alle drei Hauptsymptome im Einzelfall meist kombiniert. MARBURG versucht zwar, die traumatischen Malacien des Rückenmarks in vier „klassische Gruppen" aufzugliedern, muß aber gleichzeitig bekennen, „daß fast jeder Fall individuell verschieden ist und wir demzufolge eine Unzahl von Syndromen aufführen können".

Die Beispiele ließen sich vervielfachen, das Ergebnis wäre stets das gleiche, nämlich die *außerordentliche Fragwürdigkeit jeglicher Schematisierung biologischer, besonders aber auch pathologischer Zustände und Vorgänge.* Angesichts der häufig erkannten, oft erwähnten, doch stets wieder gebrauchten und leider so oft auch mißbrauchten Schematisierung der üblichen Schulmedizin ist es wohl angebracht, nach deren *letzten Ursachen* zu fragen. Daraus ergeben sich als weitere Probleme das *Ziel einer möglichst fiktionsfreien Nosologie* sowie die Suche nach Wegen seiner Verwirklichung.

Der Hauptgrund für die immer erneute Anwendung des schematischen Denkens bei der Krankheitsklassifizierung ist seine Handlichkeit und Durchsichtigkeit, welche die schriftliche oder mündliche Darstellung in Lehrbuch und Vorlesung so außerordentlich erleichtern, wovon schon früher die Rede war. Die zahlreichen Schattenseiten des Schematismus gehen aus den früheren Ausführungen zur Genüge hervor.

Es fragt sich nun aber weiter, ob der didaktische Vorteil wirklich so groß ist, daß er alles andere aufwiegt. Er wird ja dadurch erkauft, daß der früher (S. 17) als abwegig erkannte *ontologische Krankheitsbegriff* weiterhin unser nosologisches Denken beherrscht. Mit der Einordnung „*der*" „Krankheiten" in zahlreiche sauber getrennte Kästchen verbindet sich nämlich zwangsläufig die Vorstellung, daß es sich hierbei um Realitäten, nicht dagegen um begriffliche Abstraktionen handle. „Noch immer spukt der Glaube, daß die Krankheiten etwas für sich Existierendes, am Körper nur Haftendes seien, das von außen in den Körper eindringt" (POPHAL 1925), während sie ja tatsächlich das Reaktionsprodukt des Organismus darstellen.

Andeutungsweise war schon von der *Problematik unseres Krankheitssystems* die Rede, die manche Forscher sogar zu der radikalen Folgerung führte, auf eine Krankheitssystematik ganz zu verzichten. Dies wird zwar nie möglich sein. Zu Verständigungs-, Lehr- und Forschungszwecken ist ein Gerüst erforderlich. Freilich darf man im Gegensatz zu mancher begrenzten Einseitigkeit dessen provisorischen Charakter, seine vielseitige Fragwürdigkeit, Zeit- und Ortsgebundenheit nicht übersehen, da sonst, wie von verschiedenen Autoren mit Recht betont wurde, das starre System nicht fördert, sondern hemmt und lähmt. „Die Unterscheidung verschiedener Krankheitsformen ist uns nur ein Hilfsmittel zur Beurteilung des einzelnen Kranken" (SIEBECK). Gerade in diesem Bestreben wirkt aber ein starres System oft störend, wie z. B. I. H. SCHULTZ sehr treffend an einigen unikausal schulgemäß rubrizierten psychopathologischen Krankheitsfällen zeigen konnte, während nur eine plurikausal-strukturanalytische Betrachtung zur wirklichen Durchdringung der komplexen Krankheitsbilder führte. SCHULTZ stellt dabei mit vollem Recht fest, „welche Schwierigkeiten es vielen kritischen Klinikern macht, aus den sicheren Betrachtungs- und Einordnungsgewohnheiten der klinischen Tradition herauszutreten". Daher seine Forderung: „Bei voller Beherrschung innere Souveränität gegenüber klinischen Klassifikationsversuchen. Bleibt sie aus, dann wird Gesetz zum Unsinn, Wohltat Plage". Es ist verständlich, wenn, wie bereits erwähnt, gerade von psychiatrischer Seite (HOCHE) die klassifikatorischen Bemühungen um streng begrenzte Krankheitseinheiten als „Jagd nach einem Phantom" bezeichnet und statt dessen der *Ausbau einer Syndromlehre gefordert* wurde, worauf gleich noch zurückzukommen ist.

Es ist zweifellos richtig: da, *wo ätiologisch und symptomatologisch konstante* (wenn auch in letzterer Hinsicht variable) *Krankheitsbilder* vorliegen, *soll von einer echten Krankheitseinheit gesprochen werden.* Dies trifft z. B. zu für viele reine Erbleiden oder auch für gewisse spezifische Infektionskrankheiten. In beiden Fällen handelt es sich um biologisch letzte Einheiten. Die sehr seltene und in ihrem Symptomenkomplex überaus charakteristische Déjerine-Sottassche Krankheit ist ein solches Beispiel. Ihre Diagnose kann vom Kenner innerhalb weniger Minuten mit völliger Sicherheit gestellt werden. Wenn dazu noch eingehende klinische, genealogische und gar histopathologische Befunde treten (CREUTZFELD, CURTIUS und KRÜGER 1951), so kann an dem völlig eindeutigen Befunde der durch eine umschriebene, definierte Gen-Mutation hervorgerufenen Krankheit, kurz einer *echten biologischen Krankheitseinheit,* keinerlei Zweifel mehr bestehen.

Es ist demnach abwegig, wenn CONRAD und OTT (1955) an Hand genealogisch und klinisch mangelhafter und völlig fehlender anatomischer Untersuchungen die Behauptung aufstellen, die Abtrennung von Sonderformen aus einem großen, undifferenzierbaren Komplex der von ihnen sog. „hereditären myatrophischen Ataxie" sei „weniger lohnend". Schon allein das obligate Kardinal-Symptom der Déjerine-Sottasschen Krankheit, die reflektorische Pupillenstarre (welcher die Autoren in diesem Komplex offenbar nie begegnet sind), stempelt die Krankheit zu einem eindeutigen Sondertyp. Daß derselbe genetische Beziehungen zu manchen anderen Krankheiten hat, wurde bereits von DAWIDENKOW wie von uns klar auseinandergesetzt, widerspricht aber keineswegs ihrer genetischen Selbständigkeit, wie jeder weiß, der mit den Grundgesetzen der Genetik, z. B. dem multiplen Allelomorphismus, vertraut ist.

Bei den Infektionskrankheiten ist, wie gesagt, eine analoge biologische Systematik ebenfalls bis zu einem gewissen Grade möglich. Mainzer spricht sie deshalb als „natürliche Arten“ an, die den Begriffen der botanischen Systematik entsprächen. Allerdings ergeben sich hier bald große Schwierigkeiten, da die „Spezifität“ der Erreger recht begrenzt ist. „Wievielen verschiedenen Erregern gegenüber formt der Organismus die gleiche oder ähnliche krankhafte Veränderung! Auf über 30 verschiedene Erreger ist der Organismus in der Lage, mit eitrigen Meningitiden zu antworten, die sich histologisch in nichts voneinander unterscheiden. Und andererseits: wieviele verschiedene Krankheiten produziert, gestaltet der Körper auf Grund des Eindringens und Haftens ein und desselben Erregers! . . . Bei Pneumokokken sehen wir: Ulcus serpens corneae, Otitis, Arthritis, Peritonitis, Enteritis, Salpingitis, Pleuritis, Cholecystitis, Lungenentzündungen verschiedenster Form usw. Hier zeigt sich, wie sehr der *einzelne Organismus* maßgebend ist für das, was die einzelnen Erreger in ihm vermögen“ (Froboese). Die Zurückführbarkeit der Meningitis auf verschiedene Erreger betont auch Cruchet. Die diffuse Glomerulonephritis kann nach Volhard durch alle Infektionskrankheiten veranlaßt werden, wenn auch Streptokokken in erster und Pneumokokken in zweiter Linie im Vordergrund ständen. Daß der Erreger nicht *die* Ursache der Nephritis ist, ist auch für Volhard sicher, er bildet nur „eine häufige mittelbare Veranlassung“. Es steht für ihn aber weiterhin fest, daß Kälte- und Nässe-Einwirkungen „wenn auch vielleicht nicht Nephritis *erzeugen*, so doch ihr Eintreten in ganz außerordentlichem Maße begünstigen können“, eine Beobachtung, die wir an Marineangehörigen des zweiten Weltkrieges bestätigen konnten (vgl. Hofmann). Auch Hegemann erinnert daran, daß derselbe Streptococcus Panaritium, Erysipel, Arthritis, Peritonitis oder Thrombophlebitis hervorrufen könne. Die Reaktionsform des Individuums sei wichtiger als der Erreger, ein Standpunkt, den, wie früher bemerkt, auch Kisskalt hinsichtlich des Tuberkel-Bacillus, Klinge sowie Leiber bezüglich der Polyarthritis vertreten haben.

Aus all diesen Gründen ist mit Cruchet die tiefere Berechtigung einer *rein* bakteriologischen Klassifikation der Infektionskrankheiten als ein mindestens theoretisch fragwürdiges Unterfangen zu bezeichnen, wenn man auch aus praktisch-epidemiologischen und prophylaktischen Gründen zunächst daran festhalten muß.

Das Prinzip der *Nichtspezifität von Krankheitsbedingungen* ist nicht auf die Infektionskrankheiten beschränkt. „Derselbe Schlag auf den Kopf macht bei dem einen nur eine vorübergehende Gehirnerschütterung, bei dem anderen einen Schädelbruch, etwa mit Lähmung der einen Körperhälfte und Aphasie, bei einem dritten eine sich über Jahre, vielleicht übers Leben hinziehende traumatische Neurose“ (H. Liepmann 1911).

Auch das mechanische Trauma erweist sich somit als ein unspezifisch wirksamer Faktor, während die prätraumatische Beschaffenheit des Kopftraumatikers ebenso entscheidende Bedeutung besitzt. Daß schließlich auch chemische Schädigungen, seelische Erlebnisse u. v. a. m. oft keine spezifische, sondern konstitutionsabhängige Wirkung haben, braucht nicht näher erörtert zu werden.

Die *Unmöglichkeit einer rein ätiologischen Krankheitseinteilung* geht aus den Inhaltsverzeichnissen unserer Lehrbücher hervor, wo neben den exogenen Faktoren die erkrankten Organe u. a. m. als principium divisionis dienen. „Die pathologische Systematik muß notgedrungen auf die Konstanz des Einteilungsgrundes und die hierdurch gewährleistete apriorische Gewißheit der vollständigen Einteilung verzichten. Sie begnügt sich mit der empirischen Vollständigkeit ihrer Ordnung“ (Mainzer). Auch die pathologische Anatomie ist nicht in der Lage, ein geschlossenes Krankheitssystem zu bilden. Die Einsicht in den großen Umfang und sehr häufig primären Charakter von Funktionsstörungen hat dazu geführt, der älteren lokalisatorisch-morphologischen eine neue funktionelle Pathologie zur Seite zu stellen.

Die Wahl diagnostischer Etiketten ist, mehr als viele vermuten und anerkennen, u. a. stark modeabhängig. Das weiß jeder aufmerksame Beobachter. AXEL MUNTHE berichtete, daß in den 90er Jahren in Paris die Diagnose Colitis übertrieben häufig gestellt wurde. Im Anfang dieses Jahrhunderts wurden Hekatomben von Wurmfortsätzen geopfert wie bis in die jüngste Zeit solche von Zähnen; neuerdings scheint erfreulicherweise größere Zurückhaltung in der weit überspannten Fokallehre geübt zu werden. Dafür befinden wir uns heute im Zenith der Wirbelsäulen-Mythologie, die allerdings ihre ersten Übertreibungen in Gestalt hemmungsloser „Bandscheiben"-Chirurgie auch schon überwunden hat. So geht es bekanntlich auf und nieder, gefördert durch kritiklose Übernahme suggestiv vorgetragener Hypothesen und häufig auch einseitig orientierter Industrie-Reklame. „Überall ist der Diagnostiker von der herrschenden *Lehrmeinung* abhängig . . . Voreingenommenheiten . . ., Übersehen von Möglichkeiten bei der Zuordnung der Merkmale zu bekannten Krankheitsbildern . . . können die Diagnose in eine irrtümliche Bahn leiten . . .; sie ist . . . nur bedingt als objektiv zu bezeichnen" (A. GOLDSCHEIDER 1922). Daher die vielen Fehler und Divergenzen auf diagnostischem Gebiet.

Wenn wir hören, daß selbst geniale Forscherärzte diesem Einfluß der Suggestion, auch Autosuggestion und Modeströmung verfallen sind, beispielsweise KREHL (1920) bezüglich der sog. „Chlorose ohne Anämie" seines Schülers MORAWITZ (1910), bei der es sich tatsächlich nur um eine angiospastische Diathese handelte, OPPENHEIM bezüglich seiner sog. traumatischen Neurose, S. FREUD bezüglich der sog. nasalen Reflex-Neurose seines zeitweiligen Freundes FLIESS[1], von der heute kein Mensch mehr spricht, so ist es nicht verwunderlich, daß wir alle so beeinflußbar sind. Umsomehr muß immer wieder zu äußerster Skepsis gegenüber mangelhaft gestützten Behauptungen aufgerufen werden im Sinne eines Wortes von G. CHR. LICHTENBERG: „Wahrhaftes . . . Mißtrauen gegen menschliche Kräfte ist . . . das sicherste Zeichen von Geistesstärke".

„Die *Krankheiten* in der ärztlichen Lehre und Wissenschaft *sind die Vorstellungen, welche wir Ärzte uns über die Krankheiten machen.* Die Einteilung, Abgrenzung, Registrierung derselben, die Unterscheidung von verschiedenen Formen einer gleichen Krankheit, das gesamte *dogmatische System, mehr für unser Verständnis berechnet als der Wirklichkeit entsprechend,* unsere dürftigen Gruppierungen und Systematisierungen im Verhältnis zu der unerschöpflichen Fülle von Mannigfaltigkeiten des wirklichen Geschehens u. a. m. tragen den Stempel der Unvollkommenheit . . . Die Ärzte sehen die Krankheiten vielfach im Gesichtswinkel ihrer Dogmen . . ., auf Erfahrung gegründete Urteile finden sich untermischt mit Definitionen und Hypothesen" (A. GOLDSCHEIDER 1922).

Schon 60 Jahre früher hatte sich der Pariser Klinker CHAUFFARD über die Gefahren des „Nosologismus" gleichsinnig geäußert: «On glisse inévitablement sur les pentes nosologistes à la création d'une *science factice,* remplie de distinctions tranchées qui, loin de représenter la nature, ne se retrouvent plus à l'observation». Er warnt vor dem Arzte, der es nicht gelernt habe, ein aktuelles Krankheitsbild außerhalb des eingelernten Schemas zu verstehen: «L'importance qu'il attribue . .

[1] 1893 schreibt FREUD an denselben: „Ich mache die Diagnose sehr oft und stimme Dir ganz bei, daß die nasale Reflexneurose zu den häufigsten Störungen gehört" (vgl. FREUD 1950). Vgl. hierzu auch die obige Stellungnahme von WITTELS zu den 4 Phasen der Hysterie von CHARCOT.

à la détermination de l'espêce lui fait *méconnaître* souvent *les caractères individuels de la maladie; il voit le type général plus que l'individu malade*». Diese Anschauung steht nicht allein. Ein anderer genialer Kliniker hat sich durchaus gleichsinnig geäußert: „Man muß sich eben klar sein, daß selbst die einfachsten Krankheiten nicht immer unter denselben Erscheinungen einhergehen. *Das Individuum*, das von der betreffenden Krankheit erfaßt wird[1], *nimmt durch seine Konstitution und Vergangenheit ebenso bestimmenden Einfluß* auf das Bild, ... wie vielleicht die Intensität und Häufung der Noxen" (H. EPPINGER 1937). Auch führende Pathologen haben wiederholt einen gleichsinnigen Standpunkt vertreten. So bemerkt RÖSSLE (1940), „daß die lokalisierte Organkrankheit ... häufig nur eine zufällige, individuelle Bindung an einen Körperort darstellt, bei einer sie bedingenden ... Grundstörung der Gesundheit". Er fordert dementsprechend für manche Krankheiten die Einordnung „über die Organschranken der speziellen Pathologie hinweg" und bekennt sich zum Standpunkt „daß die *heutige Systematik der Krankheiten*, welche organlokalisatorisch gerichtet ist, uns sicher *nur zum Teil genügen kann*". Auch der Pathologe KLINGE (1933) kritisiert das Bestreben der „modernen, naturwissenschaftlich-analytischen Medizin", große Krankheitsgruppen immer weiter zu zerlegen.

Es fragt sich nun, *welche Folgerungen aus diesen* offensichtlichen *Mißständen* unserer medizinischen Lehre zu ziehen sind. Zunächst einmal die, daß nicht unsere dogmatischen Ordnungen, sondern das wirkliche Naturgeschehen entscheidend sein müssen für die Benennung eines (komplizierteren) Krankheitsfalles. In der Verurteilung des Schulsystems gehen die Autoren verschieden weit: LICHTWITZ (1936) will die übliche Systematik nur noch für den Anfängerunterricht benutzt wissen, da sie wissenschaftlich unbrauchbar sei. GAUPP sen. (1915) verzichtet im Hochschulunterricht darauf, „dem Hörer ein fertiges System der Klassifikation zu geben ... Ich tue das nicht, weil ich es nicht kann. Je länger ich Geisteskranke studiere und je häufiger ich vor die Aufgabe gestellt werde, den künftigen Ärzten systematisches Wissen beizubringen, desto unsicherer bin ich geworden, desto peinlicher empfinde ich die alte Weisheit, daß unser Wissen Stückwerk ist".

Einer ähnlichen Skepsis gegenüber unserem Schulwissen begegnen wir auch bei Internisten, z. B. G. v. BERGMANN (1932), der darauf hinweist, wir seien „geneigt, immer auch dort nach Kategorien zu ordnen, wo wir fließende, lebendige Übergänge sehen sollten". Funktionell-pathologische Gründe erforderten „auch überall dort das Schauen eines Zusammenwirkens, wo fast gegensätzlich die spezielle Nosologie als systematisch ordnende, noch immer mit dem Anspruch eines künstlichen Trennens von Einzelkrankheiten auftreten muß".

Diesen verschiedenen Einzelkrankheiten liegt freilich doch häufig eine genotypische Einheit zu Grunde. Auf dem Gebiet der Gefäß-, Stoffwechsel- und Nervenkrankheiten sowie anderwärts läßt sich mittels genealogischer Untersuchungen immer wieder nachweisen, daß zunächst scheinbar recht heterogene Krankheitsbilder auf eine gemeinsame Wurzel zurückzuführen sind. Damit wird eine „dem Lokalisationsgedanken übergeordnete Klassifikation der Krankheiten durch Erkennung der Krankheitsanlagen" (RÖSSLE) erreicht, und ein wirklich biologisches Krankheitssystem rückt in greifbare Nähe.

2. Spezifische Krankheitseinheit oder Syndrom?

Als eine selbstverständliche Folge der besprochenen Relativität des nosologischen Schemas ergab sich in den verschiedensten Disziplinen die Notwendigkeit,

[1] Es hieße wohl besser: „welches unter bestimmten Bedingungen Reaktionen im Sinne eines bestimmten Krankheitsbildes produziert".

das bisherige, starre nosologische System bestimmter, angeblich streng abgetrennter und ätiologisch spezifischer Krankheits-Einheiten zu ergänzen bzw. stellenweise ganz zu ersetzen durch eine *Syndromlehre*, was in der Psychiatrie besonders HOCHE gefordert hat. Es wäre jedoch verfehlt anzunehmen, diese Probleme seien auf das Gebiet der Psychosen beschränkt. Vielmehr betreffen sie auch u. a. die innere Medizin (O. NAEGELI) und die Neurologie (KROLL). Dieser versucht in seinen „Neurologischen Syndromen" die „alten nosologischen Gruppen" völlig aufzugeben; anstelle von Formeln wird allseitige Berücksichtigung aller ätiologischen Aufbauelemente verlangt.

Die Syndromlehre stellt fest, daß es sich bei vielen bisher angeblich ätiologisch und symptomatologisch scharf umschriebenen „Krankheiten" tatsächlich um Symptomenkomplexe, Syndrome handelt, die nach der Einwirkung verschiedenster Noxen entstehen können und demnach weitgehend abhängig von der endogenen Disposition des Erkrankten, von den individuell präformierten Reaktionsbereitschaften sind. Die mangelhafte Berücksichtigung dieser Gesichtspunkte führt häufig zu klassifikatorisch-didaktischen Fehleinordnungen. Wenn wir beispielsweise vor wenigen Jahren in DENNIGs Lehrbuch der Inneren Medizin die Fettleber in dem Abschnitt „Leberbeteiligung bei Infektions-Krankheiten" aufgeführt, daselbst aber vermerkt finden, sie sei auch „charakteristisch für Potatorium", so ist beides in dieser Form unhaltbar, weil es sich eben um eine ätiologisch unspezifische Reaktionsform handelt, was — wenn man schon eine „ätiologische" Klassifikation anwendet — zum mindesten erwähnt werden sollte. Andernfalls muß bei den Lernenden Verwirrung entstehen. (In späteren Auflagen wurde die Einordnung abgeändert, weil sich offenbar ihre Unzweckmäßigkeit herausgestellt hatte.) Es sollen noch einige weitere Erkrankungen aus dem Gebiet der Inneren Medizin, Neurologie, Dermatologie, Gynäkologie, Orthopädie und Psychiatrie im Hinblick auf die Syndromlehre erörtert werden.

Ein geradezu klassischer Fall der anfänglichen ätiologischen und nosologischen Überspannung eines Krankheitsbildes stellt „die" *Agranulocytose* WERNER SCHULTZ' dar.

Der hochverdiente Entdecker der Erkrankung nahm 1922 nämlich an, sie werde durch einen bestimmten, freilich noch unbekannten Erreger hervorgerufen und stelle somit eine ätiologisch wie nosologisch scharf umschriebene Krankheitseinheit dar. Bald einsetzenden kritischen Stimmen setzte er „in dem Bestreben, die Agranulocytose als Krankheitseinheit unbedingt aufrecht zu erhalten", starken Widerstand entgegen (CHR. SCHOLZ). In der Folge stellte sich hier wie auch sonst so häufig heraus, daß es sich tatsächlich um ein unspezifisches Syndrom handelt, das gelegentlich im Verlauf von Infektionen, weiter nach Einwirkung zahlreicher und verschiedenartiger chemischer (z. B. Pyramidon, Salvarsan) aber auch aktinischer Faktoren zustande kommen kann (K. ROHR u. v. a.) und seinerseits wiederum fließende Übergänge zur sog. Panmyeolopathie zeigt, d. h. einer Störung, die nicht selektiv den Granulocytenapparat betrifft (HARTWICH 1931, HEILMEYER u. BEGEMANN u. a.). Wahrscheinlich handelt es sich bei den früher scharf voneinander abgetrennten Krankheitsbildern der Agranulocytose, hämorrhagischen Aleukie, aplastischen Anämie und Panmyelophthise nur um verschiedene Erscheinungsformen bzw. Phasen ein und desselben Grundvorgangs, wie u. a. GÄNSSLEN sowie ROHR ausführten. Man kann demnach diese Bilder mit F. HOFF unter den Begriff der myeloischen Insuffizienz zusammenfassen.

An der Geschichte der Agranulocytose-Forschung der letzten 3 Jahrzehnte läßt sich sehr deutlich folgendes ablesen: die Entwicklung von dem alten, ontologisch orientierten Begriff der ätiologisch spezifischen Krankheitseinheit (W. SCHULTZ 1922) über die Erkentnnis des ausgesprochenen syndromatisch-unspezifischen Charakters des Leidens (HARTWICH 1931) zu der weiteren, der entscheidenden Mitwirkung konstitutionell-dispositioneller Faktoren (O. NAEGELI u. a.) bis schließlich zum objektiven Nachweis einer spezifischen Erbdisposition in Gestalt der latenten familiären Leukopenie (GÄNSSLEN 1940). Daß die aplastische Anämie nur ein Syndrom sei, hatten bereits MORAWITZ u. DENECKE betont (1926).

Auch die sog. Schoenlein-Henochsche Krankheit stellt wohl keine Einheit dar, sondern einen Symptomenkomplex, der — wie die vorgenannte Krankheit — unter bestimmten konstitutionellen Voraussetzungen durch verschiedenste Noxen infektiöser (mitigierte Sepsis) wie toxisch-allergischer Art (Arzneimittel, Endotoxine, Krebs usw.) hervorgerufen wird (J. KRETZ).

GREITHER zeigte, daß die Trennung eines symptomatischen und idiopathischen Erythema nodosum nicht aufrechterhalten werden könne und damit die alte Auffassung BESNIERs wieder an Wahrscheinlichkeit gewinne: danach müssen verschiedene Erytheme (insbesondere das E. exsudativum multiforme und das E. nodosum) „nicht als selbständige Krankheiten, sondern als verschiedene Reaktionsweisen gegen alle möglichen Schädlichkeiten infektiöser und arzneimittelbedingter Art betrachtet“ werden. Diese Auffassung steht im Gegensatz zu HEBRA, der bekanntlich als Klassiker der dermatologischen Systematik für schärfste Abtrennung der „Einzelkrankheiten“ eintrat. Der Greitherschen Auffassung hat sich auch MIESCHER angeschlossen.

M. HIRSCH 1924 (und mit ihm wohl die überwiegende Mehrzahl der heutigen Gynäkologen) hat es sich schon „seit langem abgewöhnt“, die Dysmenorrhoe „als Krankheit sui generis zu betrachten“; sie ist vielmehr ein funktionell zu deutendes Symptom bzw. Syndrom „verschiedenster Ätiologie“. Die vielgestaltigen Kombinationen bei peripheren Durchblutungsstörungen wurden oben (S. 270) erörtert. Es bedarf deshalb keiner weiteren Begründung, wenn wir von LEWIS und PICKERING erfahren, daß sie — wenigstens für die meisten Fälle — den Begriff der Raynaudschen Krankheit zugunsten dem des Raynaudschen Phänomens (mit anderen Worten Syndroms) aufgeben wollen: es handele sich um eine ätiologisch vielgestaltige, rein symptomatische Erscheinung. Gleichsinnig hat sich bereits MASSON ausgesprochen. Mit AUDIBERT und LEGRÉ, EDENS, JUL. BAUER (1947) sind auch wir auf Grund umfangreicher Studien zum Ergebnis gekommen, daß zwischen der sog. echten und der vasomotorischen Angina pectoris alle Übergänge bestehen: es steht fest, daß der Angiospasmus auch bei dem stenokardischen Anfall des Coronarsklerotikers maßgebend beteiligt ist, was — abgesehen von verschiedenen bekannten Tatsachen — auch daraus hervorgeht, daß manche Menschen mit schwerer Coronarsklerose (Sektionsfälle) nie an anginösen Beschwerden gelitten haben. Auch die sog. multiple neurotische Hautgangrän ist „keine Krankheit sui generis, sondern ein unter verschiedenen Bedingungen auftretender Symptomenkomplex“ (CHAJES 1918).

HAHN (1930) hat sicher bis zu einem gewissen Grade recht, wenn er die Migräne nicht als ätiologisch einheitliches Leiden, sondern als Syndrom betrachtet. Mit guten Gründen bestreitet BORAK auch die Ansicht, daß die Akroparaesthesien der Frauen eine Krankheit für sich seien. Die beiden letztgenannten Syndrome sind vielmehr nichts anderes als Teilerscheinungen allgemeiner, erbkonstitutioneller Vasolabilität, die in engen Beziehungen zum Hypophysen-Ovarial-System steht (Näheres bei CURTIUS u. KRÜGER). Die akute gelbe Leberatrophie ist entgegen früheren Annahmen und Lehrbuchdarstellungen keine Krankheitseinheit, sondern der Ausdruck eines ätiologisch und pathogenetisch vieldeutigen Versagens der Leberfunktion (R. ENGEL). Beobachtungen OCKELs (1955) „stellen die Lipodystrophia intestinalis (die sog. »Whipplesche Krankheit«) als Krankheitseinheit in Frage und räumen ihr lediglich die Bedeutung eines Syndroms ein, dessen Ätiologie und Pathogenese jeweils verschieden sein kann“.

Auf neurologischem Gebiet hat die Syndromlehre zunehmend an Boden gewonnen. Damit sind vor gar nicht allzulanger Zeit Vorstellungen ausgerottet worden, die uns heute kaum mehr glaubhaft erscheinen. Erst KUSSMAUL hat gezeigt, daß es sich bei der Aphasie nicht um eine eigene „Krankheit“, sondern ein ausgesprochenes Syndrom handelt (vgl. A. CAHN). „Die“ Epilepsie ist im Gegensatz zu älteren Anschauungen keine Einheitskrankheit („Morbus sacer“), sondern ein ätiologisch vieldeutiges Syndrom (JAKOB, REDLICH u. a.). Dasselbe gilt auch für die Narkolepsie: HOFF und STENGEL fanden, daß die bisherige scharfe Trennung zwischen einer genuinen und symptomatischen (meist postencephalitischen) Form des Leidens unberechtigt sei. Ebenso GRUHLE: Unter Hinweis auf die ätiologische Vielgestaltigkeit (WILSON), das symptomatische Vorkommen sowohl bei Epilepsie (HAYER, CROUZON) wie bei „epileptoiden Psychopathen“ lehnt er es ab, die Narkolepsie „als eigene »Krankheit«“ weiter zu führen. Zwischen psychogenem und organischem *Tic* bestehen fließende Übergänge (STIEFLER). Für diese wie manche andere Fälle trifft v. WEIZSÄCKERs (1933) Bezeichnung der „*Ausdrucksgemeinschaft organischer und neurotischer Störungen*“ das Richtige, die meines Erachtens wahrscheinlich auf dem Anspringen ein und desselben konstitutionell präformierten Mechanismus auf verschiedenartige Reize beruht im Sinne entsprechender Vorstellungen KROLLs. Auf neurologischem Gebiet nenne ich noch die Tetanie: MORO wies nach, daß die jahreszeitliche Verteilung der manifesten Tetanie bei „spontanen" wie „symptomatischen" Fällen genau gleichen Verlauf zeigt. Das tetanische Syndrom ist keineswegs eine ätiologische Einheit wie FÜNFGELD noch vor wenigen Jahren behauptete (ESSEN, R. HAAG). Auch die Anorexia nervosa ist nur ein Syndrom (EITINGER).

Auf psychiatrischem Gebiet sei nur erwähnt, „daß so gut wie alle Geistesstörungen, endogene und exogene, schizophrenes Gepräge tragen können: Alkoholpsychosen sowohl als die Erkrankungen des Rückbildungsalters, Encephalitiden (vgl. hierzu S. 37), syphilitische und metasyphilitische Psychosen, Geistesstörungen bei Verletzungen des Gehirns und schließlich epileptische und cyclothyme Psychosen" (LUXENBURGER 1940).

Für E. BETTMANN sind Femurkopfdeformierungen, flache Pfanne, Coxa vara, Arthrosis deformans keine unveränderlichen Krankheitseinheiten, sondern Zustandsbilder, deren tiefere ätiologisch-pathogenetische Zusammengehörigkeit (ganz ähnlich wie wir es oben bei den peripheren Durchblutungsstörungen auseinandersetzten) durch die genealogische und konstitutionspathologische Sicht, der sich BETTMANN (im Gegensatz zu einer isolierenden Registrierung einzelner Phänotypen) mit Erfolg bediente, nachgewiesen werden kann.

Eine derartige Betrachtung krankhafter Vorgänge, die auch ich schon lange zu fördern versuchte, entspricht weitgehend dem Ideal einer *Gen-Pathologie*, wie es vor Jahren K. H. BAUER, R. RÖSSLE und F. KEHRER gezeichnet haben und wovon schon früher kurz gesprochen wurde.

Die Anschauung, daß die Syndromlehre eine rein klinische These bilde, wäre irrig. So hat W. SCHOLZ vom *histopathologischen Standpunkt* aus betont, daß dem Zentralnervensystem nur eine beschränkte Zahl von Gewebsreaktionen zur Verfügung steht. Dies habe zur Folge, daß verschiedenartige Außenschäden zu einem ganz gleichartigen Gewebsbild führen können, so daß die Art der Einzelerkrankung erst durch Besonderheiten der Lokalisation erkannt werden könne, wie SPATZ für Poliomyelitis, Encephalitis lethargica und Lyssa gezeigt habe. Hierher gehört ferner — als morphologische Bestätigung der oben genannten klinischen Daten — die wichtige Tatsache, daß die „Frage nach dem immer[1] vermuteten und bisher nie greifbaren selbständigen Hirnprozeß bei der sog. genuinen Epilepsie viel an Aktualität verloren habe, nachdem SPIELMEYER als ätiologisch durchaus unspezifisches Syndrom bei gehäuften epileptischen Anfällen die Ammonshorn-Sklerose nachgewiesen hat". Sie ist die Folge der vasculären Vorgänge beim epileptischen Anfall, ganz unabhängig davon, auf welche Weise derselbe entstanden ist. Damit haben wir ein klassisches Beispiel dafür, *daß die Syndromlehre auch morphologisch unterbaut ist.*

Bei allen von uns erwähnten Krankheitsbildern war festzustellen, daß der *Unterschied zwischen „idiopathischen" und „symptomatischen" Fällen nicht grundsätzlicher Art* ist und oft überhaupt verschwindet, ferner, daß die vielerorts angeschuldigten „spezifischen" Krankheitsursachen mehr und mehr an Boden verlieren gegenüber der Feststellung, daß das gleiche Zustandsbild bald auf diese, bald auf jene Schädigung zurückzuführen ist. Andererseits ruft, wie schon früher bemerkt, ein und derselbe Erreger derart verschiedene Reaktionen des Organismus hervor, daß man nicht mehr von der gleichen „Krankheit" sprechen kann: der Vergleich eines praktisch gesunden Menschen mit lediglich seropositiver Lues mit einem Kranken mit foudroyanter Paralyse oder der eines voll leistungsfähigen rudimentären Tabikers mit einem schwer ataktischen oder arthropathischen Tabeskranken, derjenige eines Kranken mit dekompensierter luetischer Aorteninsuffizienz mit einem anderen Syphilitiker ohne jegliche Kreislaufbeteiligung sind derartige Beispiele verschiedenster „Krankheiten" bzw. Reaktionen auf ein

[1] Im Geiste ontologischer Krankheitsauffassung. Ref.

und dasselbe exogene Agens. Es ist deshalb durchaus berechtigt, wenn beispielweise H. OPPENHEIM es *ablehnte*, „*alles was durch den Krankheitserreger* der epidemischen Kinderlähmung am Nervenapparat *hervorgerufen* wird, *zu einer Krankheitseinheit zusammenzufassen*“.

Noch viel unmöglicher ist dies natürlich bei nicht infektiösen Krankheiten, und zwar unabhängig davon, ob sie überwiegend erb- oder umweltbedingt sind. Die Arteriosklerose kann häufig, bis ins höchste Alter praktisch latent, als „Zufallsbefund“ bei der Sektion gefunden werden, bei anderen Kranken führt sie dagegen schon in jüngeren Jahren zu schweren und schwersten verschiedenartigen Krankheitsbildern. Oder man denke an die Neurofibromatose Recklinghausen, die bei vielen unter der harmlosen Form weniger Pigment-Flecke, bei anderen als gefährliche Neurinombildung an Hirn- bzw. peripheren Nerven oder mit schwerster Lappen-Elephantiasis verläuft.

Diesen wenigen Beispielen ist zu entnehmen, daß es sich bei der *Gestaltung der Einzelkrankheit* (die für den Arzt ja letzten Endes allein maßgebend ist) weniger um das ätiologische Prinzip als solches handelt, als um die *individuelle Reaktionsweise*, die trotz desselben Ursachenfaktors innerhalb eines gewaltigen Spielraums variieren kann, vom Pole praktischer Gesundheit bis zu dem anderen des Todes.

Es ist deshalb, wie schon besprochen, *unmöglich*, ein rein *ätiologisch ausgerichtetes System aufzustellen*. Derartige Bestrebungen beruhen auf dem immer wieder als falsch erwiesenen ontologischen Krankheitsbegriff, an dessen Stelle ein solcher zu treten hat, der an demjenigen Gebilde orientiert sein muß, das für Krankheitsgestaltung und Krankheitsverlauf von überwiegender Bedeutung ist, dem *erkrankten Organismus*.

Ein Krankheitsbegriff, der auf den Organismus, genauer seine produktive Leistung beim Aufbau und Ausbau der Krankheit *bezogen wird*, hat sich naturgemäß auch an die krankhaften Reaktionen des Organismus zu halten: bei diesem handelt es sich eben um die *Syndrome*. Mit anderen Worten: eine Syndromlehre, wie sie in sehr erfolgreicher Weise schon in der Psychiatrie und Neurologie besteht, hat das bisherige generalisierend-schematisierende System der „ätiologischen Krankheitseinheiten“ weitgehend zu ersetzen, zumal, wie NOTHMANN richtig betont hat, zahlreiche schulgemäße Klassifizierungen ein und desselben Krankheitsgebietes unter sich große Abweichungen zeigen. „Dabei“, fährt der Autor fort, „kommt vielen der Einteilungsprinzipien eine theoretische oder prognostische Bedeutung überhaupt nicht zu“. Es müssen verschiedene Wege beschritten werden. Einmal sollten, wie RUMPEL sehr richtig betonte, statt der immer neuen und doch niemals erschöpfenden Krankheitstypen eher die einzelnen *Stadien* eines gemeinschaftlichen Krankheitsbildes unterschieden werden.

Sodann dürfte für jeden, der unseren Ausführungen bisher gefolgt ist, klar sein, daß nur die *zergliedernd-strukturanalytische Betrachtungsweise* geeignet sein kann, die von Fall zu Fall wechselnden Aufbau-Elemente des individuellen Krankheitsbildes sinnvoll zu erfassen, da ja, wie kurz zuvor erörtert, das Syndrom weitgehend als Produkt des erkrankten individuellen Organismus aufzufassen ist. Wie KOHNSTAMM (1912) richtig betonte, muß das Bestreben sein, aus einfachen, natürlichen Krankheitselementen „die Kompliziertheit des Einzelfalls zusammenzusetzen, wenn dieser in eine natürliche Krankheitseinheit nicht hineinpaßt“. Auf diese Weise wird die Einordnung eines komplizierten Falles wesentlich ungezwungener und überzeugender gelingen als bei Ärzten, die, koste es was es wolle, *jede* Beobachtung in das Prokrustesbett der Schule einzwängen wollen. Die *individualisierende, strukturanalytische Syndromlehre* paßt sich soweit als möglich den natürlichen Gegebenheiten an, während der bedingungslosen Anwendung des nosologischen Einheitsschemas sehr oft die gezwungene Unlebendigkeit des begrifflichen Schreibtisch-Schemas anhaften muß.

3. Individualpathologische Beurteilung der Symptome

a) Art und Bewertung der Symptome

Die starke Einschränkung des Bereichs spezifischer Krankheitseinheiten und die immer mehr sich ausbreitende Erkenntnis von dem Syndrom-Charakter zahlreicher Krankheiten bringen — das kann nicht übersehen werden — manche Schwierigkeiten, vor allem diagnostischer Art, mit sich.

Als Gegengewicht gegen die Preisgabe vieler alter Krankheitsetiketten muß eine umso sorgfältigere und dem Einzelfall angepaßte Bewertung der Elemente jeder Krankheitsbeurteilung, der *Symptome*, erfolgen. Schon immer hat man gewußt, daß die Symptome eines Krankheitsbildes durchaus verschiedenwertig sind. Schon in der alten Medizin werden die Symptome dahingehend unterschieden, ob sie krankheitswesentlich oder unwesentlich, diagnostisch wertvoll oder wertlos, ätiologisch kennzeichnend oder belanglos sind. So sprach SYDENHAM von *Symptomata essentialia* und *S. accidentalia*, ROTH (1850) — mit ausgesprochenem Hinweis auf die Einzelsymptome — von „*Primitivleiden*" und „*Sekundärleiden*". Bei der Symptombewertung sind zwei Gesichtspunkte maßgebend, deren Geltungsbereich sich teilweise überschneidet: einmal die größere oder geringere nosologisch-diagnostische Wertigkeit des Symptoms, sodann seine Bedingtheit durch den charakterisierten Krankheitsprozeß bzw. durch die individuelle Beschaffenheit des Erkrankten.

α) *Die nosologisch-diagnostische Wertigkeit der Symptome*

F. STERN unterstreicht die — trotz scheinbar größter Polymorphie — in Wirklichkeit erhebliche „Symptomeneinheitlichkeit" der Encephalitis lethargica: den „*Kernsymptomen*" (vor allem der Schlafsucht; HOCHE spricht im gleichen Sinne von *Achsensymptomen*), „welche die nosologische Umgrenzung der Krankheit erst ermöglichten", stehen die „*Randsymptome*" gegenüber, die, von Fall zu Fall wechselnd — gemeinsam mit Varianten der Manifestation und des Verlaufs —, für die erwähnte Polymorphie verantwortlich sind. Auch bei dem sehr polymorphen Syndrom der Agranulocytose ist das Kardinalsymptom der Leukopenie der ruhende Pol in der Flucht der Erscheinungen (HEILMEYER u. BEGEMANN).

Es ist ja jedem erfahrenen Arzte bekannt, muß aber dennoch immer wiederholt werden, daß so gut wie nie stets alle Symptome nachweisbar sind (EPPINGER u. HESS, NAEGELI, DAWIDENKOW, I. HOFFMANN u. v. a.). Dies wirkt sich besonders bei symptomreichen und deshalb vielgestaltigen Krankheiten aus. Demgegenüber sind manche Erkrankungen durch wenige oder gar nur ein einziges Symptom derart unverkennbar gekennzeichnet, daß sie sich unabhängig von der Individualität so gut wie ausnahmslos auf den ersten Blick bzw. nach kurzer Beschwerdenschilderung oder Befunderhebung erkennen lassen: Zoster, M. Bechterew, M. Basedow, Gallenkolik, Apoplexie, Dysbasia intermittens, Adie-Syndrom, Déjerine-Sottassche Krankheit, Parkinsonsyndrom, Torsionsdystonie, Klippel-Feil-Syndrom, Dysostosis cleidocranialis, Mongolismus, Wilsonsche Krankheit (Hornhautring!), myotonische Dystrophie (vgl. S. 286 Fußnote).

Entsprechend den „Randsymptomen" spricht auch TROUSSEAU von dem «*cortège des symptomes secondaires*» bei M. Basedow. Im gleichen Sinne findet das Begriffspaar der obligaten bzw. fakultativen Symptome Verwendung. Es handelt sich bei derartigen Unterscheidungen nicht um Spielereien: so erklärt GAUPP (1938 u. 1940) im Anschluß an WERNICKE u. E. BLEULER, die seines Erachtens von KRAEPELIN zu sehr vernachlässigte Unterscheidung von primären und *sekundären Symptomen* der Schizophrenie für „einen der wichtigsten Fortschritte der klinischen Psychiatrie". Ähnliches gilt von dem manisch-depressiven Kreise. Hier kann es um Leben und Tod gehen: mir sind mehrere Fälle bekannt, bei denen infolge konstitutionell-hysterischer Zusatz-Symptomatik eine schwere Depression in ihrer Bedeutung verkannt und dadurch ein Suicid — gelegentlich trotz entsprechender Warnung! — nicht verhindert wurde (vorzeitige Entlassung aus psychiatrischer Anstalt). Ein charakteristisches Beispiel für die Bedeutung klarer Abgrenzung auf internem Gebiet stellt KONJETZNYs Behauptung dar, daß es sich bei dem Magengeschwür um ein Folge-Symptom der Gastritis handele, während die Mehrzahl der Autoren mit v. REDWITZ u. FUSS den entgegengesetzten Standpunkt vertritt: es gibt zahllose Gastritiden ohne Ulcus und umgekehrt, wenn auch seltener, Ulcera ohne Gastritis (etwa 20%), ganz abgesehen von sonstigen klinischen und morphologischen Gesichtspunkten. Beim Ulcus handelt es sich vielmehr um die „Grundstörung“, bei der („Begleit“-) Gastritis dagegen um das ätiologisch minderrangige Sekundärsymptom in dem Sinne, wie das E. KÜPPERS 1933 für die allgemeine Pathologie ausgeführt hat.

Hier leuchtet die ätiologische und therapeutische Wichtigkeit der Unterscheidung von Primär- und Sekundär-Symptomen ein. Häufiger liegt deren Bedeutung auf diagnostischem Gebiet. Jeder kennt die einschlägigen Bemühungen um die Herausstellung und didaktische Einprägung der sog. *Kardinalsymptome*, freilich auch die Relativität dieses Begriffs; reflektorische Pupillenträgheit bzw. -starre findet man bei etwa 90% aller Tabiker (CURTIUS, SCHLOTTER und SCHOLZ; ähnlich MANN, UHTHOFF u. a.).

Es ist auch richtig: man wird „sehr selten irren, wenn man aus dem Vorliegen einer reflektorischen Pupillenstarre ohne Berücksichtigung irgend welcher anderen Symptome auf eine Tabes schließt“, da nach BUMKEs Untersuchungen die reflektorische Pupillenstarre nur in 1,4% aller Fälle *nicht* durch Tabes oder Paralyse bedingt sei (MANN). Wir besitzen demnach in der Pupillenstörung ein selten hochwertiges Kardinalsymptom: seine „pathognomonische“ Bedeutung ist aber eben auch keine 100%ige, wie etwa die des Kayser-Fleischerschen Hornhautringes, der einzig und allein bei der Wilsonschen Krankheit beobachtet wird. Sein gelegentliches Vorkommen bei Keratoconus (nach SEHNERT 1952) dürfte kaum jemals zu differentialdiagnostischen Schwierigkeiten führen, da hier ein typischer (ophthalmologischer) Lokal-, bei M. Wilson aber ein ebenfalls typischer (neurologischer) Allgemeinbefund besteht.

Wir kennen Fälle, wo auch von prominenten Neurologen auf Grund der reflektorischen Pupillenstörung mit Areflexie die Fehldiagnose einer Tabes gestellt und damit dem Betreffenden schweres Leid zugefügt wurde, während es sich tatsächlich um eine erbliche Nervenkrankheit handelte (CREUTZFELDT, CURTIUS u. KRÜGER).

Auch bei der Katarakt der myotonischen Dystrophie handelt es sich um ein pathognomonisches Symptom[1]. Gerade das Gebiet der Erbnervenkrankheiten ist für die Analyse nosologischer Grundfragen besonders geeignet wegen seiner scharf definierbaren Symptomatologie und klaren Ätiologie, die auch die Beurteilung der Rudimentärfälle gestattet. So kann hier auch gezeigt werden, daß die im vorigen Abschnitt besprochene Aufstellung „neuer“ Krankheiten von einer gründlichen klinisch-genealogischen Symptom-Auswertung abhängig ist. Beispielsweise ergab es sich, daß SLAUCKs sowie DAWIDENKOWs Annahme einer besonderen Variante der neuralen Muskelatrophie mit dem regelmäßigen Befund einer hypertrophischen Neuritis (sog. „*Hoffmannsche* Krankheit“) unwahrscheinlich ist: die hypertrophische Neuritis findet sich nämlich als inkonstantes „Rand“- (nicht als „Kern“-) Symptom bei neuraler Muskelatrophie (CHARCOT-MARIE), Déjerine-Sottasscher Krankheit und anderer Varianten im Gegensatz zu der erwähnten absoluten Pathognomonität der reflektorischen Pupillenstarre bei M. Déjerine-Sottas.

[1] Am Tage der Niederschrift dieser Zeilen wurde mir eine Kranke mit der Diagnose „Myotonie“ vorgestellt: wegen deutlicher endokriner Stigmatisierung (starke Struma, erhebliche Ovarial-Störungen, minimale spezifisch-dyn. Nahrungswirkung) und Facies myopathica hielt ich eine echte myoton. Dystrophie für gesichert: der Ophthalmologe fand mit der Spaltlampe als eindeutiges Vorstadium der pathognomonischen Katarakt die charakteristischen, farbig schillernden Kristalle unter der Linsenkapsel.

Es wurde darauf hingewiesen, daß bei manchen Viruserkrankungen selbst das führende Symptom fehlen kann, so die Gelbsucht bei Hepatitis bzw. die Lähmung bei Poliomyelitis (SNOW 1953). Die Relativität der Symptomwertigkeit darf nie aus dem Auge verloren werden. GROSCH weist z. B. darauf hin, daß die obligaten Symptome der exogenen Psychosen (z. B. die Bewußtseinsstörung) gegenüber den fakultativen Symptomen zurücktreten und umgekehrt bei den endogenen Psychosen die typischen durch anderweitige Symptome ersetzt werden können. Bei den oben geschilderten, auf allgemeiner angiospastischer Diathese beruhenden Symptomen „entstammt das Kriterium dafür, was Hauptkrankheit, was Komplikation oder Kombination ist, oft nur praktischen Erwägungen" (HILLER im Anschluß an WILDER).

Die Schulmedizin neigt zum starren Festhalten an *„klassischen" Symptomen* bzw. Symptomenkomplexen, weil sie von Klassikern der Medizin erstmals und eindrucksvoll beschrieben wurden: Hierher gehören z. B. die Leucin- und Tyrosin-Kristalle im Urinsediment bei akuter gelber Leberatrophie (FRERICHS). Es gibt wenige Internisten, welche diese sagenhaften Gebilde wirklich gesehen haben und auch diese dürften einem Irrtum zum Opfer gefallen sein, da es sich meist gar nicht um die angeschuldigten Aminosäuren, sondern um Phosphate, Harnsäure oder Bilirubin gehandelt hat (HARRISON 1957). Nach POPPER und SCHAFFNER (1957) ist die Identität dieser Gebilde nie mit Sicherheit bestimmbar. Im übrigen sind sie keineswegs pathognomonisch (GÉRONNE, CURSCHMANN [1937], HARRISON). Nach J. A. HARRISON, einem der besten Kenner der medizinischen Chemie, sollten diese Sediment-Befunde endgültig aus unseren Lehrbüchern verschwinden. Mit Recht schenkt ihnen deshalb BECKMANN in seiner neuesten Handbuchdarstellung keine wesentliche, NAEGELI in seiner Differentialdiagnose überhaupt keine Beachtung. Nichtsdestotrotz marschiert dies Frerichssche Symptom auch in den letzten Auflagen unserer internistischen Lehrbücher wieder auf und dokumentiert damit die oft zweifelhaften Quellen des Schul-Doktrinarismus. Auch die sog. Charcotsche Trias bei multipler Sklerose wäre hier zu nennen, die nur bei etwa 10% aller (fortgeschrittenen!) Fälle vorkommt und andererseits durchaus nicht hundertprozentig pathognomonisch ist (vgl. CURTIUS, Hdb. d. Inneren Med., 3. Aufl. V/2, 1939). Dementsprechend schwankt auch die Bewertung des Einzelautors hinsichtlich des Syndroms ganz erheblich. KEHRER vertrat den Standpunkt, man müsse „sich an die klassische Zeichnung des Bildes durch CHARCOT" halten, wenn man diagnostisch sicher gehen wolle (Hdb. d. Neurol. 16, S. 260, 1936), um später zuzugeben, daß die „Charcotsche Trias in der Mehrzahl aller Fälle vermißt" werde (Z. ärztl. Fortb. 37, 1940).

Auch die Virchowsche Drüse bei Magenkrebs (von Pathologen wie RÖSSLE und HUECK als wichtiges Diagnosticum gerühmt) ist für den Kliniker recht bedeutungslos, da sie einerseits in vivo selten beobachtet wird (BOAS, eigene Beobachtungen) und andererseits — wenn vorhanden — doch das Ziel jeder Diagnostik, eine erfolgreiche Therapie, wesensgemäß ausschließt. Dementsprechend wird das Symptom auch weder von CURSCHMANN-MATTHES noch von O. NAEGELI in ihren Differential-Diagnosen erwähnt. Die zweifellos pathophysiologisch hochbedeutsame Kußmaulsche Atmung des diabetischen Komas findet sich nur bei 8% (HALHUBER u. Mitarb. 1956). Die Zweigipfligkeit der Fieberkurve bei Viruserkrankungen, die „klassischen" Syndrome der Endokrinologie sind ausgesprochen selten (H. MARX), den idealen „Standardkretinen" gibt es gar nicht (H. MARX). Es gibt auch andere „typische Symptomenbilder", die jahrzehntelang diagnostiziert, doch nur in der Einbildung bestehen, wie das der Tübinger Gynäkologe AUG. MAYER von der „ungeheuer schwer ausrottbaren ... längst überholten Lehre von ... der Retroflexio uteri" schildert. Der von dem früheren Prager Internisten R. SCHMIDT als angeblich charakteristisch geschilderte Symptomenkomplex (Achylie, Bradycardie, Tuberkulinempfindlichkeit) ist längst in der Versenkung verschwunden. Auch die Behauptung H. MICHELs über angeblich typische Capillarbilder bei Hyperthyreose, Diabetes, Tetanie, Allergosen hält — wie mir hunderte eigener Befunde sowie die Abbildungen des Verfassers zeigten — der Kritik durchaus nicht stand. Auch bekannte Befunde, die im Unterricht lange als pathognomonisch galten, erwiesen sich als uncharakteristisch (Capillarpuls bei

Aorteninsuffizienz, basophile HVL-Adenom bei M. Cushing u. a.). „Typische" Symptome finden sich oft nur bei dem kleineren Teil der Erkrankten, so nach HÖRING das für Grippe charakteristische Blutbild bei $^{1}/_{3}$ — was mir noch ziemlich hoch gegriffen erscheint. Der — wegen ihrer pathophysiologischen Überzeugungskraft — jedem geläufigen fortschreitenden Leberverkleinerung bei Cirrhose begegnet man auch nur sehr selten.

Die Problematik in der Bewertung sog. pathognomonischer Symptome kommt auch darin zum Ausdruck, daß über dieselben durchaus verschiedene Ansichten bestehen können. Hier zwei Beispiele, ein älteres und ein modernes (welches zeigt, daß auch mit hochwertigster Labor-Technik die Problematik im Grunde unverändert bleibt; vgl. hierzu die früheren Ausführungen zu SCHLEICH S. 21). Während RAYMOND angab, das häufige Befallensein der Beinmuskulatur (gegenüber der Streckmuskulatur) sei typisch für Arsen- gegenüber der Blei- und Alkohol-Neuritis, wird dies von OPPENHEIM bestritten. Betonen WILDE und HITZELBERGER die entscheidende Bedeutung des Ultrazentrifugen-Diagramms zur Abgrenzung von Myelom und Purpura hyperglobulinaemica einerseits, Makroglobulinämie (WALDENSTRÖM) andererseits, so wird dies von JAHNKE und SCHOLTAN in Frage gestellt, da die angeblich pathognomonischen Makroglobuline nicht nur in jedem Normalserum, sondern auch bei Myelom-Kranken gefunden würden. Wie H.-E. SEHNERT ausführt, darf das Symptom der Makroglobulinaemie nicht überwertet werden; es sei vielmehr zweifelhaft geworden, ob es sich dabei tatsächlich um das Kernsymptom des Waldenström-Syndroms handele.

Der Bedeutung hochwertiger Einzelsymptome — die dann allerdings, wie für die Tabes geschildert, wirklich häufig und zugleich relativ charakteristisch sein müssen — soll mit diesen Bemerkungen, die einer *individualpathologischen Ergänzung unserer üblichen Diagnostik* dienen wollen, nicht bestritten werden. Bei der Diagnostik handelt es sich ja, wie verschiedentlich, z. B. von MAINZER gezeigt wurde, um ein Wahrscheinlichkeitsverfahren, das mit keinen 100%igen Sicherheiten arbeiten kann und sinngemäß der Unterbauung durch eine solide Statistik bedarf.

Das erwähnte Fehlen von Kernsymptomen ist meist sehr selten: unter 380 Hepatitiden fanden wir nur 4,2% anikterische Verlaufsformen (CURTIUS, GRÜHN und WILCKHAUS). Bei ungewöhnlichen Erkrankungen ist das Fehlen der typischen Symptome häufiger: Pigmentierung und Glykosurie vermißten LÖHR und REINWEIN (1952) bei Kranken mit Bronzediabetes in 20%. Es liegt also auf der Hand, daß nur eine *statistische Krankheitsforschung* in der Lage ist, die Pathognomonität eines Symptoms zu bewerten, wie nochmals kurz an der Nebeneinanderstellung der gebrachten Zahlen gezeigt werden soll:

Pupillenstörungen bei Déjerine-Sottasscher Krankheit	100%
Pupillensymptome bei Tabes	98%
Ikterus bei Hepatitis	96%
Glykosurie und Pigmentierung bei Bronzediabetes	80%
Leukopenie bei Grippe	14%[1]
Charcotsche Trias bei multipler Sklerose	10%
Kussmaulsche Atmung bei Coma diab.	8%
Virchowsche Drüse bei Ca. ventriculi	0,71%[2]
Leucin- und Tyrosin-Sediment bei Leberatrophie	sehr fragwürdig/sehr selten

Trotz der neuerdings beliebten Behauptung, Statistik tauge nicht für die Beurteilung klinischer Fragen, ist also eine immer intensivere statistisch-nosologische

[1] Nach BOHM u. TRÄNKLE 1955. Lehrbuchmäßig, z. B. nach MASSINI, soll es sich um ein Kardinalsymptom handeln.

[2] Nach Hb. Inn. Med., 1. Aufl., Bd. 3, S. 802.

Festlegung der Symptomhäufigkeit und Symptomwertigkeit dringend erwünscht. Daß entsprechende Zahlen auch bei den bekanntesten Krankheiten noch fehlen, zeigten uns unsere Typhus-Studien. Hier haben wir erstmals an großem Krankengut entsprechende Unterlagen geschaffen (CURTIUS u. KÄRST). Des weiteren wurden auf meine Veranlassung die Symptomatologie des Ulcus (ELISAB. KAUFMANN), des Feldfiebers (KÄRST u. ROHRMOSER), der Grippe (BOHM u. TRÄNKLE) sowie der Serumkrankheit (CHRODEK) entsprechend bearbeitet. Daß abwegigen ätiologisch-pathogenetischen Behauptungen auf dem Gebiet der sog. „Diencephalosen" durch vergleichende Analyse der Symptomhäufigkeit der Boden entzogen werden kann, hat BOHM an unserem Beobachtungsgut bestätigen können (1955) entsprechend den umfangreichen Forschungsergebnissen W. WEDLERs.

Der Diagnostiker gleicht einem Jäger, der, geleitet von früheren Erfahrungen, Fährten verfolgt, wobei er durch besonders charakteristische Befunde oft plötzlich auf das Wesentliche hingewiesen wird. Derartige *hinweisende Krankheitszeichen* hat man treffend auch als *Leitsymptome* bezeichnet: so EPPINGER u. HESS 1910 bezüglich der Vagotonie, CURTIUS u. LORENZ 1934 bezüglich des Status dysraphicus: bei konstanter Bradycardie wird man stets an eine konstitutionelle Vagotonie denken, zumal wenn sie von Hypotension, Ulcusleiden usw. begleitet ist, die Möglichkeit anderweitiger Verursachung (etwa durch Herzblock, Hirndruck) aber nicht aus dem Auge verlieren dürfen. Beim Vorliegen eines Hohlfußes (evtl. mit Enuresis, Kamptodaktylie usw.) hat ein Status dysraphicus viel Wahrscheinlichkeit: seine symptomatische Entstehung (paralytischer Hohlfuß nach Poliomyelitis usw.) muß aber ausgeschlossen werden.

Unsere Besprechung der Grenzen einer generalisierend schulgemäßen Bewertung von Einzelsymptomen wäre unvollständig, wenn nicht noch ein weiterer Übelstand der medizinischen Lehre genannt würde: die so häufige Aufbauschung und Ausmalung bestimmter Einzelsymptome, die in dieser Parade-Form von Lehrbuch zu Lehrbuch geschleppt, aber in Wirklichkeit häufiger unter recht abweichenden Formen beobachtet werden. Ich führe nur das angiospastische Migräne-Skotom an, von dem ZUCKER (in Übereinstimmung mit meinen Beobachtungen) schreibt: „Skotome, vor allem in Form der famosen »Festungsfiguren« habe ich extrem selten gefunden und sie sollten ... aus den Lehrbüchern verschwinden, fand ich doch tatsächlich die Meinung, daß solche Skotome zu einer regelrechten Hemikranie dazuzugehören hätten". Ganz Entsprechendes erlebten wir wiederholt an Spät-Einweisungen Typhus-Kranker, weil der betreffende Arzt die „klassische" Symptomatologie des Lehrbuchs vermißte.

β) Welche Symptome sind prozeß-, welche individualitätsbedingt?

Es bedarf keiner näheren Begründung, weshalb die Beantwortung dieser Frage von großer theoretischer (speziell ätiologisch-pathogenetischer) wie praktischer (speziell diagnostischer) Bedeutung ist.

Schon der alten Medizin war dieser grundlegende Gegensatz geläufig, man sprach — allerdings nicht in einem identischen, doch in einem ähnlichen Sinne — von den „*Symptomata morbi*", welche auf den „unmittelbaren Einwirkungen der krankmachenden Schädlichkeit" beruhen, im Gegensatz zu den „*Symptomata reactionis*, welche die Reaktion der Lebenskraft einleitete" (nach HELMHOLTZ' historischer Darstellung 1877).

NAEGELI führt an, daß Bleivergiftete fast ausnahmslos von gewissen Prozeßsymptomen wie Obstipation, dagegen nur Disponierte von Radialislähmung betroffen würden. Auch für die Entstehung der „Bleiepilepsie" sind „konstitutionelle Faktoren von ausschlaggebender Bedeutung" (HOF 1931). MALONE rechnet u. a. Euphorie und Demenz zu den primären Prozeßsymptomen der multiplen Sklerose (die tatsächlich bei kaum einem fortgeschritteneren Falle vermißt werden), während Verwirrtheit und Sinnestäuschungen nur bei dem Vorliegen einer besonderen prämorbiden Konstitution zu erwarten seien. Dem entsprechen auch meine eigenen (von F. RIEGEL veröffentlichten) genealogischen Befunde bei Polysklerose-Psychosen, die früher mitgeteilten analogen Ergebnisse bei Encephalitis-Psychosen sowie unsere umfangreichen Befunde über Typhus-Psychosen (CURTIUS u. KÄRST) sowie Pneumonie-Psychosen (CURTIUS u. WALLENBERG).

S. HIRSCH hat (in Anlehnung an die Myelodysplasie-Lehre von FUCHS 1909) in einer ausgezeichneten Arbeit (1921), in welcher der gesamte klinische Komplex und die theoretische Begründung des 1926 von BREMER so benannten Status dysraphicus bereits vorweggenommen wurde, auf die grundsätzliche Verschiedenheit von *Stigma* einer angeborenen Fehlentwicklung und *Symptom* eines sich entwickelnden Prozesses hingewiesen. In diesem Sinne machten später auch CURTIUS, STÖRRING u. SCHÖNBERG darauf aufmerksam, daß Kyphoskoliose und sonstige erbkonstitutionelle Skelet-Abweichungen der Friedreich-Kranken von dem fortschreitenden spinalen Prozeß abgetrennt werden müßten. Die Autoren konnten es sehr wahrscheinlich machen, daß es sich bei den erstgenannten, angeborenen Symptomen wahrscheinlich um das geeignete genotypische Milieu handelt, auf dessen Grundlage das Prozeßleiden der Friedreichschen Ataxie erst zur Entwicklung kommt. Auch DAWIDENKOW war zu entsprechenden Ergebnissen gelangt. Durchaus gleichsinnig wie S. HIRSCH und spätere Untersucher, wir selbst bei M. Friedreich, konnte ich 1933 in umfangreichen klinischen und genealogischen Untersuchungen dartun, daß die von mir sog. „Mikroheredogenerationen" bei multiple Sklerose-Kranken und ihren Verwandten auf genealogischem Wege vom Prozeßleiden scharf abtrennbar sind.

Auch in *pathogenetischer Hinsicht* ist die Unterscheidung von Individualitäts- und Krankheitssymptomen wie gesagt von größter Bedeutung, wie beispielsweise an der Bewertung der vasomotorischen Symptome bei sog. „Präsklerotikern" gezeigt sei. Über die Bedeutung gestörter Hämodynamik infolge habitueller Vasomotoren-Übererregbarkeit für die Pathogenese der Arterio- und besonders Arteriolosklerose bestehen heute wohl kaum noch Meinungsverschiedenheiten. Es ist auch sicher richtig, daß bestehende sklerotische Gefäßveränderungen ihrerseits das Spiel der Vasomotoren ungünstig beeinflussen.

Für recht fraglich halte ich jedoch den Standpunkt, den S. HIRSCH (1955) kürzlich in seiner wertvollen Arbeit über die Arteriosklerose-Frage vertritt. Er meint, „die Krankheit »Arteriosklerose« beginnt nicht erst" mit den ersten histologisch nachweisbaren Veränderungen der Arterienwand: „Sie äußert sich klinisch schon vorher durch sog. vasomotorische Störungen ... Diese Krankheitserscheinungen ... führen bei längerer Dauer zur Schädigung der Arterienwand". Diesem letzten Satze muß, wie gesagt, voll zugestimmt werden. Es ist auch richtig, daß zahllose (bei genauen Unterlagen vielleicht alle ?) stärkeren Arteriosklerotiker seit ihrer Jugend Vasomotoriker sind: So ist gehäufte Migräne in der Früh-Vorgeschichte der essentiellen (besserangiospastischen) Hypertoniker unbestreitbar (vgl. S. 87).

In unserer Monographie (CURTIUS u. KRÜGER) zitierten wir ferner Kombinationen der essentiellen Hypertension mit Retina-Gefäß-Störungen und M. Raynaud, sonstigen vasomotorischen Störungen (ALVAREZ, CUMMINS, O'HARE), Totenfingern und berichteten von zahlreichen gleichsinnigen Eigenbefunden. Auch die selbst gemachte Beobachtung erblicher, sicher rein vasomotorischer Angina pectoris bei einer jungen Frau, die 31 Jahre später an einer schweren fixierten Hypertension litt, ferner die von Kindheit an bestehenden Totenfinger eines Mannes, der mit etwa 45 Jahren an schweren stenokardischen Beschwerden bei Coronarsklerose erkrankt war, und des weiteren unsere ausgedehnten genealogischen sowie 138 Zwillingspaare umfassenden Untersuchungen (CURTIUS u. FEIEREIS), ferner das sonstige bei uns besprochene umfangreiche Schrifttum über die Erbbiologie und Erbpathologie des Vasomotorenapparates sprechen mit aller Eindeutigkeit in dem Sinne, daß die Früh- bzw. Vor-Symptome der erblichen, generalisierten, angiospastischen Diathese nicht der Prozeßkrankheit „Arteriosklerose", sondern der prämorbiden Erbkonstitution dieser Menschen angehören. Die Diathese — und in ihrem Rahmen auch die besonders arteriosklerosefördernde Hypertension[1], zumindest, so-

[1] Der ältere Standpunkt, daß umgekehrt die Hypertension Folge der Arteriosklerose sei, ist heute wohl allgemein verlassen.

lange sie noch nicht fixiert ist — ist Vorbedingung und Schrittmacher, d. h. analytisch herauszulösendes Konstitutionssymptom, nicht aber Folgesymptom der Arteriosklerose. Auch nach HILLERs Ansicht tritt „die sog. genuine Hypertension gelegentlich nur wie ein Symptom einer angiospastischen Diathese auf".

Vom individualpathologischen Standpunkte aus, der soviel im Munde geführt, aber — von der Psychiatrie abgesehen — so selten konkret angewandt wird, ist es selbstverständlich, daß der erkrankte Einzelmensch für die Symptombildung oft wesentlich wichtiger ist als „die" Krankheit, von der er befallen wird. In unseren Lehrbüchern werden seit Jahrhunderten immer wieder „die" Symptome der einzelnen „Krankheiten" aufgeführt, während in Wirklichkeit ja der erkrankte *Organismus* für die Symptombildung und Gestaltung hauptverantwortlich zu machen ist. Mit einigen dürftigen Hinweisen auf die „Greisenpneumonie", den Diabetes des Phthisikers usw. ist doch erst ein recht spärlicher Anfang zur Ermittlung der individuellen Faktoren bei der Krankheitsgestaltung gemacht. Eine nähere Besichtigung ergibt nämlich, daß oft ganz bestimmte, in der *persönlichen* (nicht in der Gruppen-) Konstitution liegende Faktoren für die verlaufsentscheidende Symptomatik verantwortlich zu machen sind. Es handelt sich etwa darum, daß eine an sich leichte Tabes durch schwere Arthropathie zur Arbeitsunfähigkeit, ein in jüngeren Jahren harmloses Ulcus ventriculi im Alter infolge starrer Gefäßwand durch Blutung zum Tode, eine harmlose Urticaria bei einem von Jugend an stark vasolabilen 68jährigen Arzte mit schwerer generalisierter, stark hypertonischer Arteriosklerose unter starkem Blutdruckabfall zum schweren Kreislaufkollaps, eine an sich typisch verlaufende multiple Sklerose zu der sehr seltenen schizophrenen Psychose, eine Bleivergiftung zur relativ seltenen Radialis-Lähmung führt. Unseren früheren Darlegungen sind noch zahlreiche weitere Beispiele zu entnehmen. Die folgende kleine Tabelle soll die ausschlaggebende Rolle des erkrankten Organismus bei der Symptombildung nochmals kurz übersichtlich zusammenfassen.

Grundleiden	Beherrschendes Symptom	Bestimmender endogener Faktor
Tabes	Arthropathie	Erbliche Neigung zur Arthrosis deformans
Ulcus ventriculi	Tödliche Blutung	Generalisierte Arteriosklerose
Schwere Arteriosklerose mit Myodegeneratio cordis	Schwerer akuter Kollaps bei Urticaria	Allerg. Diathese + st. konstitution. Vasolabilität
Multiple Sklerose	Psychose	Schizophrene Erb-Veranlagung
Bleivergiftung	Radialis-Lähmung	Individuelle Disposition

b) Die Wechselbeziehungen der Symptome. Genetische Symptomatologie

Wie schon erwähnt, pflegt sich die symptomatologische Darstellung der Lehrbücher (abgesehen von den selbstverständlichen, aber nur begrenzt möglichen pathophysiologischen Erörterungen) auf eine Registrierung der Symptome zu beschränken. Über den inneren und tieferen Zusammenhang verschiedener Symptome wird dagegen kaum etwas berichtet. Dabei muß es jeden um ein tieferes symptomatologisches Verständnis bemühten Arzt immer wieder überraschen, „daß scheinbar wahllos bald mehr die einen, bald wieder mehr die anderen Symptome entwickelt sind", wie es EPPINGER u. HESS bei ihren, durch eine besonders sorgfältige symptomatologische Analyse ausgezeichneten Vagotonie-Studien ausdrückten. Es scheint mir deshalb wünschenswert, die gegenseitigen Abhängigkeits-Verhältnisse (Koordination) der Symptome soweit als möglich aufzuklären, da dadurch mancherlei Aufschlüsse pathogenetischer und therapeutischer Art gewonnen werden können. Zunächst ist festzustellen, daß manche Symptome bzw. Symptomenkomplexe ein und derselben Erkrankung eine weitgehende *wechselseitige Unabhängigkeit* zeigen können. Beispielsweise ist die spinale Myelose der Perniciosa ganz unabhängig von den Blutveränderungen (F. W. BREMER 1936 u. a.). Umgekehrt ist bekanntlich die Diagnose Perniciosa streng gebunden an das Vorhandensein einer Anacidität, die — wie aus erbpathologischen Untersuchungen hervorgeht — als konstitutioneller Schrittmacher des Leidens anzusehen ist. Einer ähnlichen Koordination der Symptome begegnet man bei der neuralen Muskelatrophie: die Symptome der aus 3 Grundstörungen zusammengesetzten typischen anatomischen Trias (Degeneration der Hinterstränge, der Vorderhörner, der peripheren Nerven) können weitgehend unabhängig voneinander auftreten und sich auch isoliert entwickeln: „Augenscheinlich übt die unbekannte Schädlichkeit, welche der Abiotrophie zugrunde liegt, einen komplizierten pleiotropen Einfluß gleichzeitig auf mehrere Systeme aus" (DAWIDENKOW 1927). Wenn CHVOSTEK die Ansicht vertrat, daß der Milztumor bei Lebercirrhose dem Grundleiden nicht sub-, sondern koordiniert sei, so muß diese Anschauung heute doch wohl fallengelassen werden.

Ansätze zu einem Verständnis solcher Abhängigkeitsbeziehungen, wo das *Vorhandensein eines Symptoms die Entstehung eines anderen fördert*, bzw. beide als gemeinsame Folge einer besonders ausgeprägten Grundstörung verstanden werden müssen, sind noch sehr spärlich. V. DOMARUS führt u. a. folgendes an: Di-Kranke mit Polyneuritis neigen mehr zu Herzmuskelbeteiligung als andere (man wird hier die gemeinsame Ursache wohl in besonders hoher Infektiosität und Toxicität bei diesen Fällen zu suchen haben, vgl. auch die Befunde von SCHEID u. WIECK S. 219). Die Zeichen bedrohlicher Herzinsuffizienz mit Lungenödem sollen besonders bei solchen Kranken mit akuter Glomerulonephritis auftreten, die kein Hautödem haben.

Von planmäßigen Untersuchungen zu einer solchen *„genetischen Symptomatologie"*, d. h. einer Untersuchung der klinisch-pathogenetischen Bedingungen der Symptom-Entstehung, ist mir nichts bekannt geworden, abgesehen von solchen, die unter meiner Leitung ELISAB. KAUFMANN (1943) über die Symptomatologie von 200 männlichen Ulcus-Kranken, und des weiteren denjenigen, welche wir 1949 bei Beobachtung einer großen Typhus-Epidemie anstellten (CURTIUS u. KÄRST). Beispielshalber seien nur wenige unserer Ergebnisse angedeutet.

Beim Ulcusleiden fanden sich statistisch gesicherte positive Beziehungen zwischen psychischer Abwegigkeit und subjektivem Befinden; Nüchternschmerz und Ulcus duodeni (im Vergleich mit dem Ulcus ventriculi); saurem Aufstoßen und Sodbrennen; Erbrechen und Übelkeit. Fehlende Korrelation bestand dagegen zwischen Nachtschmerz und Hypersekretion (im Gegensatz zu einer Annahme STEPPs); Erbrechen und Pylorusstenose; Säurewerten des Magens und belegter Zunge; Senkungszeit und Krankheitsschwere usw.

Bei unseren Typhus-Studien konnte (in Analogie zu der oben zitierten Beobachtung v. DOMARUS' bei Diphtherie-Kranken) ein ausgesprochener Parallelismus zwischen Krankheitsschwere und folgenden Einzelsymptomen ermittelt werden: Somnolenz, Milztumor, Diazoreaktion, Linksverschiebung, d. h. Symptomen vorwiegend infektiös-toxischen Charakters. Aber auch Darmsymptome (die als Ausdruck des sedis morbi doch vielleicht höher bewertet werden müssen, als seit SCHOTTMÜLLERs Betonung der Bakteriämie üblich ist), Bronchitis-Neigung, Roseolen, Aneosinophilie, Leukopenie und Anämie zeigten eine Abhängigkeit von der Krankheitsschwere. Völlige Unabhängigkeit von der Krankheitsschwere ergab sich dagegen bei Kopfschmerzen und Agglutinationstiter. Die engen Beziehungen von Somnolenz und Schwerhörigkeit müssen als Ausdruck der zugrundeliegenden cerebralen Intoxikation angesehen werden.

Gewissermaßen als Nebenprodukt anderweitiger Studien sind genetisch-symptomatologische Feststellungen öfters zu finden. Ich nenne beispielsweise die Beziehungen zwischen Hypertension bzw. Aortensklerose und diabetischer Retinopathie (KAEDING, daselbst Schrifttum). Es dürfte zweckmäßig sein, derartige genetisch-symptomatologische Untersuchungen bei möglichst vielen Krankheiten durchzuführen, da sich dabei zweifellos manche Aufschlüsse über den Aufbau des Krankheitsbildes, die Pathogenese und die klinische, besonders prognostische Symptombewertung ergeben werden.

II. Individualdiagnose

Die Diagnosestellung bezieht sich immer auf einen Einzelmenschen und bezweckt letzten Endes die Heilung seines besonderen Leidens. Alle Bemühungen müssen also darauf gerichtet sein, den bei ihm vorliegenden Tatbestand richtig zu erkennen und zu beurteilen.

Unsere Schuldiagnostik besteht jedoch darin, „*die*" Krankheit des Patienten mit den Kästchen unseres Krankheitssystems zur Deckung zu bringen. Da nun wegen des fiktiv-konstruierten Charakters dieser abstrakten Krankheitsnamen eine Kongruenz sehr oft nicht erzielbar ist, müssen alle, oft gerade besonders wichtigen Sondertatsachen unter den Tisch fallen. Deshalb erklärte kein Geringerer als LUDOLF KREHL mit dem ihm eigenen Weitblick die Individualdiagnose zur „Diagnose der Zukunft", welche als „neue Diagnose" die „alte Diagnose" zu ergänzen habe. Auf die durchaus entsprechenden Äußerungen anderer führender Kliniker wie WUNDERLICH, LEYDEN, NOTHNAGEL, CARL GERHARDT, GOLDSCHEIDER, RICH. KOCH, KRONFELD, FR. HARTMANN u. a. haben wir bereits früher hingewiesen. Mit gutem Recht nannte A. KRONFELD unsere schuldiagnostischen Bemühungen „ein im Erfolge zweifelhaftes Verfahren". Dies ist berechtigt, denn unser „gesamtes dogmatisches System ist mehr für unser Verständnis berechnet als der Wirklichkeit entsprechend, ... unsere dürftigen Systemisierungen ... tragen den Stempel der Unvollkommenheit" (A. GOLDSCHEIDER). Bei unserer üblichen System-Diagnostik handelt es sich demnach um ein praktisch zwar unerläßliches, aber der ganzen Sachlage nach nur als Notbehelf zu kennzeichnendes Verfahren, das auch hervorragende Kliniker mit jahrzehntelanger Erfahrung immer aufs neue mit dem Gefühl starken Unbefriedigtseins erfüllt, wie die früher wiedergegebenen Worte KREHLs sowie OPPENHEIMs zeigen (S. 19). Es ist so, wie WERASSEJEW — allerdings in übersteigerter Weise — geschildert hat, daß sich der Jungarzt mit seinem Schulwissen in der Praxis nur äußerst schwer zurechtfindet, weil ihm nicht gelehrt wurde, dem Atypischen, Besonderen, Persönlichen gerecht zu werden und die sog. „Ausnahmen" von der Schulregel als etwas tatsächlich sehr Häufiges beurteilen zu lernen. Die bisherigen Versuche, diagnostisch hier weiterzukommen, sind völlig unzureichend. Wenn beispielsweise BREITMANN das Wunschziel vorschwebte, auf endokrinologischem Wege „eine individuelle mathematische Formel jedes Menschen zu finden ... die eine weitere Analyse nach genauen mathematischen Prinzipien ermöglichen muß", so ist das eine Utopie.

Notwendigkeit, Fragestellung und Methodik der Individualdiagnose dürften zwar aus all unseren früheren Erörterungen schon weitgehend klar geworden sein, doch müssen die einschlägigen Gesichtspunkte hier noch einheitlich dargestellt werden. Dabei haben wir uns folgende Fragen vorzulegen:

1. Problematik und Fehlerquellen der „alten Diagnose",
2. Notwendigkeit ihrer Ergänzung und methodisches Vorgehen beim Aufbau der „neuen Diagnose".

1. Fehlerquellen und Problematik der „alten Diagnose“

Der wiederholt genannte Hauptfehler der Schuldiagnose („Systemdiagnose“, „alte Diagnose“, „objektive Diagnose“) besteht in der meist üblichen Verwendung eines einzigen Krankheitsnamens, der die Wirklichkeit häufig nicht genügend erfassen kann, so daß die schematische Schuldiagnostik oft mit einer starken Wirklichkeitsentfremdung erkauft wird: wie wir aus berufenem Munde hörten, gibt es nicht „die“ klimakterischen Beschwerden, „den“ Tic, „die“ Fettsucht (vgl. S. 28). Die Schuldiagnose versagt besonders bei komplexen Krankheitsfällen, bei ausgiebiger Wirkung pathoplastischer Faktoren, bei Krankheitskombinationen und bei Fehlen der von der Schulmedizin so hoch bewerteten „pathognomonischen“ Symptome.

Beispiele hoher *Komplexität* bieten u. a. unsere nach dem Mosaikschema (vgl. S. 159) mißdeuteten Fälle Rich. Se., Franz Ko., Lotte Bö., Karl Ha., Anneliese Kl., Klara Wu. (S. 175 f), bei denen es auf diesem Wege, z. T. in abenteuerlicher Weise, nicht nur zu diagnostischen, sondern auch zu therapeutischen und gutachtlichen Fehlbeurteilungen und Fehlhandlungen gekommen ist.

Die „Entstellungen“ des „klassischen“ (d. h. fiktiven, konstruierten) Krankheitsbildes durch *pathoplastische Faktoren* wird durch viele unserer einschlägigen Fälle illustriert (S. 191 f). Besonders hervorgehoben sei der Kranke Christ. Kü. (S. 196), bei dem aus diesen Gründen ein den Arzt schwer belastender Suicid gerade noch vermieden werden konnte oder die zwar weniger dramatischen, aber hinsichtlich unseres diagnostischen Schuldkontos ebenfalls negativen Beobachtungen GRÜNTHALs über auffallend häufige Verkennung von Hirnverletzungsfolgen als „Psychopathie“ (S. 179). Daß die, wie wir sahen, nicht seltenen *Krankheitskombinationen* zu schwerwiegenden Fehlbeurteilungen führen können, liegt ebenfalls auf der Hand und wurde früher eingehend erörtert (S. 157 f). Vor allem die diagnostische Einheitsregel erwies sich als Quelle zahlreicher Irrtümer. Wir erwähnten dabei die Symptomüberdeckung, die scheinbar der Grundkrankheit einzuordnenden, tatsächlich aber auf einer zweiten Erkrankung beruhenden Symptome und das Mosaiksyndrom. Daß Fehler infolge Vernachlässigung der immer wieder gelehrten diagnostischen Einheitsregel seltener sind als solche, die auf ihrer Verwendung beruhen, haben wir zahlenmäßig an einem größeren Kollektiv bewiesen (CURTIUS u. ROHRMOSER, vgl. oben S. 157).

Als diagnostisch besonders verhängnisvoll erwies sich das Fehlen der „pathognomonischen“ Symptome, deren Darstellung ein großer Teil des klinischen Unterrichts und der Lehrbücher gewidmet ist (vgl. die S. 183 genannten Beispiele). Schon NOTHNAGEL sagte: „Man spricht soviel von pathognomonischen Symptomen. Solche gibt es indessen nur außerordentlich wenige.“

In nosologischer Beziehung ist neben dem Pressen in das offizielle System, seine unnötige Aufblähung durch Aufstellung unzutreffender neuer bzw. Mitschleppen überlebter alter Krankheitsnamen zu nennen (vgl. besonders S. 274/75). Letzteres hängt mit einem Krebsschaden unserer Diagnostik zusammen, der unverantwortlich großen Rolle von Autoritätsglaube, Suggestion und Mode (vgl. u. a. die S. 35, 270, 276, 279, 287 mitgeteilten Tatsachen).

Auf die Relativität unseres Krankheitssystems, besonders die vielen Übergänge und Mischformen bisher streng getrennter Krankheitseinheiten, die Problematik der „typischen“ Krankheitsverläufe, die große Rolle der Nichtspezifität bei der Krankheitsverursachung, die Unmöglichkeit einer ätiologischen Krankheitsklassifikation, die Bedeutung der Syndromlehre und einer Wertskala der Einzelsymptome u. a. m. wurde früher mit reichlichen Beispielen aus der ganzen Pathologie hingewiesen (S. 219/20, 279/80, 285 f, dgl. auf Krankheitsfälle, die überhaupt in kein Schul-Schema passen [S. 158, 170, 173, 180, 181, 199, 271 u. a.]).

Auch die älteren wie neueren Exzesse unikausaler Krankheitstheorien und unizentrischer Krankheitssysteme, von denen früher ausführlich die Rede war, gehören zu jenen von A. GOLDSCHEIDER kritisierten Auswirkungen der „herrschenden" Meinung auf unsere Schuldiagnostik (vgl. S. 279). In den letzten Jahren stehen besonders Fokallehre, „Neuralpathologie", „Adaptationssyndrom" und Wirbelsäulenmythologie hoch im Kurs. Die individualdiagnostische Ergänzung unserer Krankenbeurteilung hat sich vor allzu ausgiebigem Gebrauch solcher Modediagnosen zu hüten; andernfalls wird der Diagnostiker Opfer jener Kunstprodukte einer „science factice", vor der CHAUFFARD den Arzt gewarnt hat (vgl. S. 279).

Um eine Vorstellung von der Häufigkeit des Versagens rein „objektiver Diagnostik" zu vermitteln, diene die Feststellung, daß bei mindestens 47 unserer 225 Kasuistikfälle diagnostische bzw. pathogenetisch-gutachtliche Fehlbeurteilungen zustande kamen infolge der (nur mittels strukturanalytischer Zergliederung durchsichtig werdenden) Komplexität des betreffenden Krankheitsfalles.

2. Notwendige Ergänzung der Schuldiagnose durch die Individualdiagnose

Wie erwähnt, erkannten RICH. KOCH, HONIGMANN, KREHL u. a., daß die „objektive Diagnose nur die große allgemeine Orientierung bietet". Für jeden Kranken bedürfe es „noch einer eingehenden Zergliederung des ganzen Krankheitsgeschehens" (KREHL). *Wie* diese Zergliederung zu erfolgen habe, darüber werden allerdings keine Anweisungen gegeben. Die verdienstvolle Strukturanalyse BIRNBAUMs ist ausschließlich psychiatrisch gedacht und erprobt und hat keine allgemeinpathologischen Grundlagen. Diese wurden erst mit den vorstehenden Untersuchungen, ohne deren gründliche Kenntnis die folgenden Anweisungen nicht verständlich sind, geschaffen. Wenn grundsätzlich auch alle früher herausgestellten Gesichtspunkte für die Individualdiagnose Bedeutung haben, so soll doch das Wichtigste kurz und übersichtlich zusammengefaßt und anhand kasuistischer Beispiele erläutert werden.

Die Individualdiagnostik hat folgende *Aufgaben* zu erfüllen:

1. Ergänzung der oft zu allgemeinen und vieldeutigen Schuldiagnose.
2. Berücksichtigung der individuellen Besonderheiten, vor allem im Hinblick auf Prognose und Therapie.
3. Erfassung schuldiagnostisch nicht bzw. mangelhaft einzuordnender Fälle.

Das *methodische Vorgehen* bei der Individualdiagnose bedient sich zweckmäßigerweise folgenden Systems:

I. Zergliederung des individuellen Krankheitsbildes
  a) In ätiologisch-pathogenetischer Hinsicht
    1. Endogene Faktoren
      α Prämorbider Zustand
      β Individuelle Reaktionsweise
      γ Organdisposition
      δ Persönlichkeitsauswirkungen
    2. Exogene Faktoren
  b) Bezüglich Struktur und Erscheinungsweise des Krankheitsbildes
    1. Morbus compositus
      α Krankheitskombinationen
      β Haupt- und Nebenerkrankungen
      γ Mosaiksyndrom

2. Komplikationen
3. Wertigkeit sowie Beurteilung der Symptome
4. Krankheitseinheit oder Syndrom?
5. Krankheitsbildbestimmende Pathoplastik

II. Einordnung des Falles

a) In das übliche nosologische System

b) Falls unmöglich: Charakterisierung der individuum-spezifischen Krankheitsgestalt

Zunächst noch *einige allgemeine Bemerkungen* zur Diagnostik unter individualpathologischen Gesichtspunkten: Exaktheit und Gründlichkeit der Untersuchung bilden für jegliche Form der Krankenbeurteilung die selbstverständliche Voraussetzung. Der *Anamnestik* wird jedoch lange nicht soviel Sorgfalt gewidmet. Derjenige Arzt, der das ganze persönliche Drum und Dran früherer Erkrankungen, auffallender individueller Reaktionsweisen, der persönlichen Färbung von Lebens- und Verhaltensweise, des Berufs und nicht zuletzt der Familie in seine Erhebungen einbezieht, wird wesentlich mehr herausfinden als jener, der sich auf wenige, dürftige Notizen beschränkt, wie es auch heute, selbst in Kliniken, noch oft der Fall ist: „Eine ausführlich aufgenommene Krankheitsvorgeschichte, die den Schmelz des Individuellen trägt, ist der Prüfstein für unser ärztliches Können und gibt wichtigere Fingerzeige als die für den Praktiker meist viel zu zeitraubende Heranziehung komplizierter Laboratoriumsmethoden" (STRAUCH).

Diese Anschauung beruht nicht etwa auf mehr oder weniger persönlichen Eindrücken, sondern entspricht allgemeinen klinischen Erfahrungen. Wohl jeder Kliniker wird sich etwa HEGGLINs Schätzung (1952) anschließen, wonach die Diagnose beruht

auf der Anamnese . . . . in etwa 70%,
auf der Untersuchung . . . . in etwa 20%,
auf Laborbefunden . . . . in etwa 10%.

Demgegenüber besteht „leider . . . in zunehmender Weise die Neigung, die . . . Diagnostik mit mechanischen, technischen und Laboratoriumsbefunden zu überladen", wie der hervorragende Diagnostiker ROB. WARTENBERG (1955) sagte, der noch folgendes hinzufügte: „Das Laboratorium kann nicht die ganze Krankengeschichte darstellen, es kann nur einen kleinen Ausschnitt geben".

Dazu kommt, daß der *Erkenntniswert der „objektiven Diagnostik"* durchaus nicht so hundertprozentige Gültigkeit besitzt, wie viele Ärzte noch annehmen. Welche Fehlleitungen die klinische Diagnostik zuweilen durch bakteriologische und serologische Befunde erfahren kann, ist bekannt. Zum Teil beruht dies auf Schwankungen in der Reaktionsweise des Untersuchten, welche die verwendeten Methoden problematisch machen. So beobachtete beispielsweise M. RÖSGEN, „daß die Moro-Einreibung . . . unter bestimmten Umständen (etwa nach Schutzpockenimpfung) einen sehr zweifelhaften Wert hat". Die subjektiven Schwankungen in der Beurteilung ein und desselben Röntgenbildes durch verschiedene erfahrene Fachärzte ist überraschend groß (BIRKELO u. Mitarb. 1947). Der Wert des in der Otologie viel verwandten Weberschen Versuchs und verwandter Methoden ist infolge der Suggestibilität vieler Patienten recht fragwürdig (KLESTADT, KÖRNER, KRUKOWER u. a.). Auch bei vielen augenärztlichen Befunden, z. B. hinsichtlich Sehvermögen, Gesichtsfeld, Farben- bzw. Lichtsinn usw. ist der Untersucher weitgehend auf Beobachtungsgabe und Urteilsfähigkeit des Kranken angewiesen (H. K. MÜLLER 1939 u. a.). Um die objektive Diagnostik der Vasolabilität und der vegetativen Dystonie überhaupt ist es nach übereinstimmendem Urteil zahlreicher Autoren sehr schlecht bestellt (HOCHREIN, DIETRICH, GUHR, DELIUS, EDENS, SCALA, SCHUBERTH, WICHMANN, W. SCHULTE; alle zit. nach CURTIUS u. KRÜGER 1952, ferner MATAKOS, LEY u. v. UEXKÜLL, FR. BAUM, J. SCHNEIDER u. a.). DELIUS erhofft zwar viel von der Anwendung subtiler Funktionsproben, rät aber gleichzeitig selbst zu „großer Vorsicht in der Bewertung einmalig festgestellter Funktionsstörungen" und zur ausschlaggebenden Heranziehung des anamnestisch zu erfassenden Beschwerdebildes. Tatsächlich gelingt es mit einer sorgfältigen, gezielten Anamnese binnen 5 Min. Vorhandensein, Stärkegrad und Krankheitswert der beherrschenden vegetativen Regulationsstörung der Frau, des vegetativendokrinen Syndroms, festzustellen (CURTIUS u. KRÜGER 1952, vgl. auch FEIEREIS 1958 sowie S. 274). Auf anderen Gebieten der Medizin ist es nicht anders.

Eine wirksame Ergänzung der üblichen objektiven Diagnostik sehen manche Ärzte darin, daß „der Konstitutionstyp" des Erkrankten registriert wird. Früher wurde auf die Fragwürdigkeit derartiger Bestrebungen hingewiesen unter Bezug auf eine ausführliche, sich auf jahrelange eigene Studien begründende Arbeit[1]. Auch unter den 225 Fällen unserer Kasuistik finden sich einzelne, die konstitutionstypologisch gut verstanden werden konnten wie verschiedene Vagotoniker (S. 161), Astheniker (S. 162) und Repräsentanten des klassisch ausgeprägten „Arthritismus" (S. 163). Im ganzen handelt es sich aber um eine kleine Minderheit, die gegenüber der Bedeutung und Anwendungsbreite der individualpathologischen Analyse kaum ins Gewicht fällt. Bei dieser aber ist, wie gesagt, die gründliche *Anamnese* von entscheidender Bedeutung. Hierzu sei noch auf die Bedeutung des vom Kranken erlebten „autoplastischen Krankheitsbildes" (GOLDSCHEIDER, vgl. S. 250f), die Wichtigkeit einer gründlichen Persönlichkeitsanalyse (vgl. S. 251, 254) und schließlich auf die oft entscheidende Wichtigkeit einer gründlichen Familienvorgeschichte hingewiesen (vgl. S. 262, 280 u. a.).

Was einer der bedeutendsten Kliniker und Krankheitsforscher, J. M. CHARCOT, einst sagte, hat noch heute volle Geltung: «Le clinicien n'a entre ses mains qu'une épisode s'il veut se borner à l'étude du malade lui-même et n'embrasse pas l'histoire de la famille entière». Dies ist darum so berechtigt, weil „alle . . . Lebensäußerungen des Organismus im Grunde genommen irgendwie an seine genotypische Reaktionsnorm geknüpft sind" (E. KAHN 1921). KAHNs Ausspruch gilt ganz besonders für die Pathologie, denn „die Gestaltung des einzelnen Krankheitsfalles ist im wesentlichen abhängig von der individuellen Veranlagung der erkrankten Persönlichkeit, welche im letzten Grunde auf der Beschaffenheit der ererbten Keimplasmen beruht" (O. BINSWANGER). „Die Lehre von der *Erblichkeit* beherrscht das ganze biologische Gebiet" (R. VIRCHOW 1897).

Dem entsprechen auch die Krankengeschichten dieses Buches: bei 63 der 253 Fälle war die Erbanlage nachweislich von maßgebender Bedeutung (Einzelbeispiele aus der folgenden Zusammenstellung die Nr. 1, 2, 3, 4, 11, 22, 24, 26, 27). In Wirklichkeit ist die Zahl zweifellos erheblich höher (beispielsweise Erbanlage sicherlich auch wichtig bei den Fällen 6, 7, 8, 10, 13, 16, 20, 28).

Anwendungsweise und Brauchbarkeit des oben (S. 295) mitgeteilten *Systems der Individualdiagnose* sollen nunmehr an einigen Fällen unserer Kasuistik praktisch erläutert werden.

---

[1] „Welche Ergebnisse der Konstitutionslehre können als gesicherte Grundlage der Krankenbeurteilung dienen?" Fortschr. Med. **1957**, 652.

I. Zergliederung des individuellen Krankheitsbildes (Individualdiagnose)

a) In ätiologisch-pathogenetischer Hinsicht

1. Endogene Faktoren

α) Prämorbider Zustand

1. Hrch. Ba. (S. 196) Akute Polyarthritis mit Pancarditis bei erblich fettsüchtigem Diabetiker (†).	Prognose infolge der ungünstigen Erbkonstellation von vornherein stark getrübt trotz der an sich äußerst geringen Letalität bei akuter Polyarthritis.
2. Hrch. Gr. (S. 203) Atypischer, schwerer M. Weil mit starker Leber- und Nierenbeteiligung bei abnormer Konstitution (erbliche Anomalie des Pigmentstoffwechsels).	Pathoplastische Bedeutung des prämorbiden Zustandes. Mangelhafte Gesamtresistenz (vgl. Krankengeschichte).
3. X. Y. (S. 317) Enorm protrahierte Rekonvaleszenz nach Kopftrauma bei prätraumatisch abnormer Persönlichkeit. — Pathologische Familie.	Die Komplexität des Falles (besonders die prämorbid abnorme Persönlichkeit) führte zu verschiedenen Fehlbegutachtungen, auch von prominenteren Fachärzten. Erst nach Heranziehung der gründlichen Krankengeschichte aus der prätraumatischen Zeit strukturanalytische Aufklärung.

β) Individuelle Reaktionsweise

4. Annemarie Be. (S. 108) Doppelseitige schwere, erbliche Nephrolithiasis mit Aufflackern z. Z. der Schwangerschaften.	Pathogenetisch wird das Bild beherrscht von der individuellen Reaktionsweise. Die prophylaktische Sterilisierung wäre hier angezeigt gewesen. Therapeutisch wichtig.

γ) Organdisposition

5. Hans Rie. (S. 143) Pneumonie (bei individueller Disposition) mit Meningismus (schweres altes Kopftrauma).	Ausgeprägte Pathoplastik.

δ) Persönlichkeitsauswirkungen

6. Ella Sch. (S. 369) Seit Jahren schlecht eingestellter, komplikationsreicher Diabetes einer hysterischen Psychopathin.	Daß das Schicksal des Diabetikers von seiner Persönlichkeit abhängt, kommt in derart krassen Fällen besonders klar zum Ausdruck (vgl. auch Arno Kü., S. 260).

2. Exogene Faktoren

Vergleiche u. a. die auf S. 230 angeführten Fälle 75—82, ferner die Fälle Franz S. (S. 324), Jos. Stu. (S. 310), Rob. Ha. (S. 328) und andere in unserer Begutachtungskasuistik aufgeführten Fälle.

b) Bezüglich Struktur und Erscheinungsweise des Krankheitsbildes

1. Morbus compositus

α) Krankheitskombinationen

7. Magda Lü. (S. 204) Herzinfarkt bei schizophrenieartiger Psychose, was infolge Kreislaufalteration den Tod bedingt.	Die Doppelerkrankung belastet von vornherein schwer die Prognose trotz an sich günstigen Infarktverlaufs, der aber pathoplastisch stark abgewandelt wird (anhaltende Tachykardie!).

8. Rich. Hu. (S. 164)
(Leichter!) Diabetes + (nicht erkannte!) Lungen-Tbc. (†).
Bei *jedem* Diabetiker muß wegen der überdurchschnittlichen Tbc-Häufigkeit geröntgt werden, um so mehr, wenn — wie hier — entsprechende Beschwerden bestehen. *Bedeutung der Kenntnis der Pathologie von Doppelerkrankungen.* Der letale Ausgang wäre zweifellos vermeidbar gewesen! Therapeutisch wichtig.

9. Gg. Schw. (S. 169; vgl. Übersichtstabelle!)
Vitium + Lenta + schwere Coronarsklerose + Hepatitis (†).
Trotz therapeutischer Lenta-Ausheilung † infolge besonders ungünstiger und massiver Krankheitskombination. Prognostisch und therapeutisch wichtig.

10. Paul Wei. (S. 372)
Diabetes + Thyreotoxikose
Erst nach Berücksichtigung der besonderen therapeutischen Problematik dieser Doppelerkrankung Heilung auf dem Wege der „fraktionierten Therapie“ (vgl. S. 354). *Wichtigkeit der Kenntnis der Pathologie von Doppelerkrankungen!*

11. Phil. Tr. (S. 172)
Polyarthritisches Mitralvitium + genuine Epilepsie (Erbnachweis).
Verschiedentlich von prominenten Ärzten verkannt im Sinne der diagnostischen Einheitsregel.

12. Gg. Schn. (S. 322)
Multiple Sklerose + sekundär chronische Polyarthritis.
Wie Nr. 11.

β) Haupt- und Nebenerkrankungen

13. Paul Neu. (S. 74)
(Leichtester!) Diabetes + Herzinfarkt.
Die Glykosurie bei Infarkt wird in allen Lehrbüchern aufgeführt, ist aber tatsächlich, wie die Erfahrungen unserer Klinik zeigten, äußerst selten (BRINKMANN, Med. Klin. 1954, 1717).

14. Ernst Ga. (S. 144)
Akute Gastroenteritis, ausgelöst durch Bronchopneumonie.
Prämorbider Zustand. Auslösung eines Schubes des alten Leidens.

15. Emma Bru. (S. 214)
Cholecystitis-Anfall als Initialerscheinung einer Bronchopneumonie.
Die Pneumonie wird zunächst ganz überdeckt.

γ) Mosaiksyndrom

16. Peter Mo. (S. 330)
(Postneuritische) Differenz der Ach.-S.-Reflexe + inkonstante Anomalien der Bauchd.-Refl. + psychogener Kopftic.
Von Univ.-Nervenklinik Verkennung als multiple Sklerose.

Vergleiche ferner die S. 175—78 aufgeführten Fälle.

2. Komplikationen

17. Fritz Fa. (S. 212)
Komplexes Krankheitsbild: akuter Ulcusschub, überdeckt durch Nierenkolik, die ferner reflektorischen Subileus bedingt.
Therapeutische Problematik komplexer Bilder.

18. Anna Gr. (S. 209)
Subileus im Verlauf eines mittelschweren Typhus bei vorbestehender, jetzt hochgradig verstärkter Obstipation.
Komplikationsentstehung auf dem Boden des prämorbiden Zustandes, Grundleiden dabei nur von sekundärer Bedeutung. Prognostisch wichtig.

19. Gerda Zie. (S. 144)

Typhus mit tödlichem Ausgang (trotz Abheilungstendenz!) infolge Komplikationen (Cholecystitis bei altem Gallenleiden; abszedierende Pneumonie bei starker Lungenanfälligkeit).	Prognostisch ist der prämorbide Zustand oft wesentlich entscheidender als Virulenz oder Massivität der Infektion, ,,Genius epidemicus" u. ä.

Vergleiche ferner die Zusammenstellung über die Komplikationen des Gesamtmaterials S. 227f.

3. Wertigkeit sowie Beurteilung der Symptome

20. Franz Ko. (S. 175)	
Wiederholte pseudocerebrale Ausnahmezustände bei chronischer Otitis media und schwerer Psychopathie.	Wiederholt als Hirnabsceß verkannt, deshalb mehrfach Liquorentnahme und je einmal ausgeführte bzw. geplante Trepanation.
21. Berta Pri. (S. 209)	
Überstarke Brechneigung bei Gastritis (die schon früher bei Cholelithiasis bzw. Ulcus duodeni bestand).	Individuelle Reaktionsweise. Persönlichkeitsauswirkung auf die Symptomatologie stärker als diejenige der jeweiligen ,,Krankheit".
22. Edith Be. (S. 110)	
Wiederholt cerebrale Ausnahmezustände mit exzessiver (wohl teils erbbedingter) Hyperpathie bei depressiv-psychopathischer Konstitution.	Das eigenartige Bild machte zunächst erhebliche diagnostische und therapeutische Schwierigkeiten und zwang zu stationär psychiatrischer, später internistischer Behandlung.

4. Krankheitseinheit oder Syndrom?

23. Mu. La. (S. 106)	
Chronische (spezifische?) Lymphadenitis (mit Wiederauftreten nach Weisheitszahndurchbruch, Wolhynischem Fieber).	Variokausalität (vgl. S. 59) bei rezidivierendem Syndrom.
24. Fritz Ha. (S. 109)	
Rezidivierendes Delir (bei Pneumonie, Hepatitis) bei entsprechender Veranlagung.	Wie Nr. 23.

5. Krankheitsbildbestimmende Pathoplastik

25. Ewald Se. (S. 211)	
Schmerzloser Herzinfarkt bei Tabiker (viscerale Analgesie).	Unter Umständen gefährliche Symptomabwandlung infolge Krankheitskombination.

II. Einordnung des Falles

Charakterisierung der individuumspezifischen Krankheitsgestalt, falls Einordnung in das übliche nosologische System nicht möglich

26. Eleonore Wo. (S. 107)	
27. Alfr. Wo. (S. 108)	
Atypische Migräneanfälle mit anfallsweiser Hypertension bei Mutter und Sohn.	Verkennung dieses familientypischen Bildes in Form besonderer Individualreaktion als ,,Meningitis serosa".
28. Friedr. Mü. (S. 199)	
Komplexes cerebrales Bild: Zoster + Barbitursäurevergiftung bei schwer psychopathischem Debilen mit Cerebralsklerose.	Auswirkung der Krankheitskombination.

29. Joh. Js. (S. 373)

Schweres, akutes Zustandsbild bei Kombination und Wechselwirkung von Diabetes, stenosierendem Ulcus und vorzeitiger Arteriosklerose.

Gefährliche Auswirkung der Krankheitskombination. Pathoplastik. Über die therapeutische Bewältigung des Falles mittels „fraktionierter Behandlung" (vgl. S. 354).

Auch die an sich ungewöhnliche, aber unter Umständen individuum- bzw. sogar familienspezifische Kombination verschiedener Krankheiten gehört hierher: vgl. Fall 22, S. 300. Ferner der vorgenannte Fall 20 dieser Zusammenstellung.

III. Individualpathologie und Begutachtung

Die Entwicklung zum Versorgungsstaat, die zunehmende Überalterung, die gewaltigen politischen und sozialen Umwälzungen als Folgen der beiden Weltkriege bedingen es, daß heute an jeden Arzt sozialmedizinische Fragen und Aufforderungen zu wissenschaftlich einwandfreier Begutachtung ätiologischer und pathogenetischer Probleme gerichtet werden. Gerade auf dem Gebiet der Versicherungsmedizin wird es deutlich, daß die notwendigen Normen und Regeln der Ergänzung im Hinblick auf die *Besonderheiten des Einzelfalles* bedürfen, wie Gutachter (Reichardt, Meyeringh, Schiler, E. Fränkel, Veraguth, Panse, Marburg u. a.) und Juristen (Buresch, Unseld u. a.) wiederholt betont haben: der prämorbide Zustand kann für den Verlauf eines Unfalles oder einer Kriegsverletzung ausschlaggebend sein, eine bestimmte Organdisposition erweist sich oft als entscheidend für Lokalisation bzw. Verlauf eines Außenschadens, die pathoplastische Abwandlung des typischen Krankheitsbildes erfordert in verschiedenen, an sich gleichartig gelagerten Fällen eine durchaus verschiedene sozialmedizinische Bewertung, das Verständnis mancher Komplikation entschädigungspflichtiger Leiden gelingt nur unter Berücksichtigung der Individualität, die altersbedingte Leistungsfähigkeit eines Menschen ist weitgehend abhängig von seinen persönlichen Fähigkeiten und seiner Arbeitswilligkeit und auch die Beurteilung rentenneurotischer Tendenzen gelingt nur bei Berücksichtigung von Milieu und Anlage des Einzelmenschen. Häufig kann der gegenwärtige Schaden nur mittels sorgfältiger Strukturanalyse in seine einzelnen sozialmedizinisch oft ganz verschieden zu beurteilenden Elemente zerlegt werden. Dabei wird der Gutachter die von der Individualpathologie ausgearbeiteten Begriffe wie echte Auslösung, auslösende Gelegenheitsursache (äußerer Anlaß), Haupt- bzw. Hilfs- oder Teilursache, Krankheitskombination, Mosaiksyndrom usw. sorgfältig abwägen müssen, um die für die rechtliche Beurteilung des Falles notwendige Klarheit und Durchsichtigkeit der Kausalverhältnisse möglichst weitgehend hervortreten zu lassen. Somit erweist sich gerade hier die ausgiebige Berücksichtigung der individuellen Besonderheiten als unerläßlich und mit vollem Recht wurde in diesem Zusammenhang ihre Vernachlässigung in den Lehrbüchern gerügt (Reichardt), zumal die alte, biedere, typologische Konstitutionslehre auf dem Gebiete der Begutachtung weitgehend versagt.

Wie verhängnisvoll sich das Fehlen individualpathologischer Gesichtspunkte in der Begutachtung auswirken kann, hat verschiedentlich im Schrifttum seinen Niederschlag gefunden. Es ist beispielsweise, wie der Jurist Sido bemerkt, wohl meist fehl am Platze, wenn von der „Alleinursächlichkeit einer konstitutionellen Anlage bei unfallausgelösten Krankheiten" gesprochen wird, da es sich meist eben *nicht* um das isolierte Überwiegen *eines* Faktors handelt. Der gleiche Autor rügt die verschiedene Kausalitäts-Auffassung des ehemaligen Reichsgerichts und des ehemaligen Reichsversicherungsamts, da nur eine Ansicht maßgeblich sein könne.

Wie Juristen (Buresch, Lauterbach) und Versorgungsärzte (Dubitscher) bemerken, bestehen keine festen Rechtsregeln für die Abgrenzung der Wahrscheinlichkeit gegen die bloße Möglichkeit eines ätiologischen Zusammenhangs. Damit ist dem subjektiven Ermessen des Gutachters ein ungemein großer Spielraum eingeräumt und die oft überraschende Diskrepanz der gutachtlichen Beurteilung verschiedener Ärzte erklärt (DUBITSCHER). Nach unseren Erfahrungen ist dieser schwere Mißstand wiederum hauptsächlich auf die erwähnte Mangelhaftigkeit der strukturanalytisch-konditionalistischen Denkschulung der meisten Ärzte zurückzuführen.

Der erfahrene Sozialmediziner W. ALBERT (1955) sieht „die Hauptursache der Unstimmigkeiten der Gutachten und der Unzufriedenheit mit der Begutachtung in der Verschiedenheit der Einstellung der Gutachter ... und in der Gesetzgebung". Daß der begutachtende Mediziner mit den rechtlichen Fragestellungen und Regelungen grundsätzlich vertraut sein und dem Juristen auf seine präzise gestellten Fragen in klarer Weise antworten muß, wird von Sozialmedizinern wie Richtern betont, zugleich aber auch klargestellt, daß die Erörterung medizinischer Ursachen-Fragen nur auf Grund medizinischer Erfahrungen und mit Hilfe medizinischen Denkens möglich ist (die Juristen BURESCH, MOSCHEL wie die Versorgungsärzte ALBERT, DUBITSCHER, alle im Gegensatz zum Juristen SIDO). MOSCHEL hat für die Rentenneurose und DUBITSCHER für offensichtliche Fehlbeurteilungen der Juristen WILDE sowie UNSELD gezeigt, welch katastrophale Folgen juristische Ursachenkonstruktionen in der ätiologischen Beurteilung zeitigen können.

Die Problematik und Komplexität zahlreicher ätiologischer Fragen bringt es mit sich, daß derartige Erörterungen selbst oft auch recht kompliziert sein müssen. Gerade darum ist aber eine möglichst exakte, logisch einwandfreie und von subjektiven Meinungen sowie persönlichen „Überzeugungen" freie Darstellung erforderlich.

Es ist beispielsweise, wie W. ALBERT auseinandersetzt, unhaltbar, wenn ein führender Internist wie E. GRAFE im Gegensatz zur gesetzlichen Regelung (GRAFEs Anschauungen widersprechen, wie mir Herr LSG-Präsident Dr. BURESCH freundlich mitteilte, dem geltenden Recht und könnten demnach höchstens de lege ferenda Bedeutung gewinnen) und dem biologisch allein tragfähigen, konditional ausgerichteten Kausaldenken den Standpunkt vertritt, daß nicht-wesentlichen, nur den letzten Anstoß gebenden Gelegenheitsursachen der Wert einer entschädigungspflichtigen Hauptursache beigemessen wird bzw. wenn ein lediglich zeitlicher einem ursächlichen Zusammenhang gleichgesetzt wird. Bei unseren Studien an 95 Tabikern (Kriegsteilnehmern) wurde festgestellt, daß die in 65 Fällen erfolgte WDB-Anerkennung nur 3mal berechtigt war! Bei den übrigen stützte sich die Anerkennung „lediglich auf den Nachweis eines zeitlichen Zusammenhangs zwischen den ersten nachweisbaren Tabeserscheinungen und Dienstleistung", ein Standpunkt, der nach dem Ergebnis unserer eingehenden Studien schon 1938 als unhaltbar bezeichnet werden mußte. Sollen wir heute in ein längst überwundenes sozialmedizinisches Primitivstadium zurückfallen? Auch HERMANNSDORFER hat GRAFEs Ansichten zurückgewiesen. BURESCH (1955) fordert „in jedem einzelnen Fall (von Beurteilung der Zusammenhangsfrage) zur Feststellung der Wahrscheinlichkeit eine logische Gedankenoperation. Wer sich auf eine grobe Abschätzung beschränkt ... mißbraucht die Freiheit des Richters", das gelte aber „ebenso auch für den Gutachter".

Zahlreiche Unstimmigkeiten sind vermeidbar, wenn anstelle des naiven Unikausalismus und der fehlenden Kenntnis elementarer Fragen der Kausalitätslehre die heute bereits bis in alle Einzelheiten ausgebildete strukturanalytisch-individualpathologische Methode tritt: Komplizierte Ursachenfragen (andere bedürfen ja keiner besonderen Begutachtung) können eben nur unter planmäßiger Berücksichtigung *aller* für den konkreten Einzelfall maßgebenden Gesichtspunkte beantwortet werden.

Die Albertsche Kritik zeigt, daß auch prominente Ärzte den Forderungen an diszipliniertes Kausaldenken, welche der Sozialstaat im Interesse einer gerechten Verteilung der aufzubringenden Mittel erheben muß, nicht ausnahmslos genügen. Ich hatte während meiner etwa 30jährigen Gutachter-Tätigkeit, u. a. als Mitglied des gerichtsärztlichen Ausschusses der Stadt Berlin, als ständiger Gutachter des ehemaligen Reichsarbeitsministeriums, als Vertrauensarzt der BfA, ferner als Gerichtsarzt des Landessozialgerichts Schleswig-Holstein nur allzu häufig Gelegenheit, ähnliche Fälle kennenzulernen. Die Schuld trägt einzig und allein das mangelhaft geschulte Kausaldenken zahlreicher Mediziner. Endlos sich hinschleppende Prozesse, ungeheure Kosten und zahlreiche Fehlbeurteilungen könnten vermieden werden durch geeignete Anleitung der jungen Ärzte.

Auf die Notwendigkeit des konditionalen Denkens für die medizinische Begutachtung hat meines Wissens nur VERAGUTH (1932) kurz hingewiesen, weshalb sich eine genauere Darstellung empfiehlt.

Von den für strukturanalytisch-individualpathologisches Gutachten-Denken *wesentlichen Grundbegriffen* war bereits die Rede in den Abschnitten über Krankheitsentstehung: Vom Ursachenbegriff, der Zusammengesetztheit „der" Ursache aus Haupt- und Nebenfaktoren, der Auswechselbarkeit derselben (Variokausalität), der richtigen und falschen Anwendung des Auslösungsbegriffs, dem prämorbiden Zustand, der individuellen Reaktionsweise, der Organdisposition u. a. m.

Hier sollen diese Fragen in ihrer *unmittelbaren Bedeutung für die medizinische Begutachtung* erörtert werden.

Oben wurde festgestellt, daß *Auslösungsvorgänge* häufig vorkommen und der Auslösungsbegriff deshalb unentbehrlich ist, daß er aber häufig in fehlerhafter Weise angewendet wird. Darauf beruht die sozialmedizinische Forderung, den Begriff in der Begutachtung möglichst ganz auszumerzen. Wenn dem meines Erachtens *nicht* gefolgt werden kann (in Übereinstimmung mit erfahrenen Gutachtern, z. B. HERMANNSDORFER 1954), so ist das ein Beispiel für die oben erwähnte Eigengesetzlichkeit der Krankheitslehre, die sich durch rechtliche Gesichtspunkte nicht in unbiologische Sackgassen abdrängen lassen darf. Wohl aber verpflichten diese Erfahrungen dazu, den Auslösungsbegriff bei der Begutachtung mit großer Kritik anzuwenden. Wenn die früher eingehend erörterten Gesichtspunkte beachtet werden, ist meines Erachtens gewährleistet, daß einerseits biologische Tatbestände richtig bewertet, andrerseits aber auch den berechtigten Forderungen auf Berücksichtigung des juristischen Kausaldenkens Rechnung getragen wird.

In der folgenden *Beispielsammlung* wird die notwendige und deshalb berechtigte, wie auch die fehlerhafte Anwendung des Auslösungsbegriffs gezeigt werden (S. 315f.).

So bedeutet es einen Fehlschluß, wenn die Auslösung des Herztodes in unserem Fall Paul Po. (S. 313) abgelehnt wird, weil meines Erachtens in diesem wie in weiteren Fällen der Auslösungsvorgang nicht nur als bedeutungsloser Anlaß, sondern als wesentliche Teilursache anzusehen ist. Von der Auslösung im Sinne des rechtsunerheblichen Anlasses wird später gesprochen. Wir können auch DUBITSCHER (1954) darin nicht folgen, daß die traumatische Auslösung einer multiplen Sklerose vorderhand stets nur als unsichere und damit rechtsunerhebliche Möglichkeit anzusprechen sei. Selbstverständlich muß kritiklose Annahme einer Auslösung abgelehnt werden. In Übereinstimmung mit K. MENDEL, R. LEMKE, JANZEN, QUENSEL, REICHARDT u. a. ist jedoch meines Erachtens zuzugeben, daß beim Vorliegen bestimmter, allerdings sehr selten verwirklichter Voraussetzungen der Tatbestand anerkannt werden muß. Ich verweise auf die entsprechende Beobachtung (S. 312). Es ist weiterhin meines Erachtens nicht zutreffend, wenn JAHNEL (zit. nach TERBRÜGGEN 1934) die Möglichkeit der vorzeitigen Auslösung erstmaliger greifbarer Paralyse-Symptome generell ablehnt. Die beiden anatomisch kontrollierten Fälle TERBRÜGGENs halten wohl jeder Kritik stand (Auslösung des ersten paralytischen Anfalls nach Überfahrenwerden bzw. durch eine Frühgeburt). In derartigen Fällen ist meines Erachtens die unfallbedingte Auslösung entschädigungspflichtig.

Hier sei noch auf einige weitere *Unstimmigkeiten in der Anwendung des Auslösungsbegriffs* hingewiesen, die besonders deutlich zeigen, daß sowohl von medizinischer wie aber auch von juristischer Seite eine Verständigung auf begrifflich-terminologischem Gebiete notwendig ist. Auf die grundsätzlich verschiedene Einstellung des ehemaligen Reichsversicherungsamtes und des ehemaligen Reichsgerichts wurde von verschiedenen Juristen und Medizinern hingewiesen. Während manche Juristen (z. B. MOSCHEL), dem biologisch-medizinischen Standpunkte folgend, mit dem RVA fordern, daß zwischen Hauptursache und Auslösungsfaktor streng unterschieden werde, sind merkwürdigerweise neuerdings wieder Stimmen zu hören, die den gegenteiligen Standpunkt vertreten: so behauptet Dr. jur. O. H. SIDO (1953), „daß die Kausalauffassung des RVA der Kritik nicht standzuhalten vermag, daß aber die Kausallehre des Reichsgerichts rechtswissenschaftlich wohlbegründet[1] . . . und daher geeignet ist, innerhalb . . . des Sozialversicherungsrechts uneingeschränkte Geltung zu genießen". Es fragt sich nun, ob denn die hier anerkannte Kausallehre auch den Erfahrungen der medizinischen Wissenschaft entspricht?

Wenn nach SIDO (und dem RG) auch banale Ereignisse wie „physische oder psychische Überlastung" oder andere Faktoren als entschädigungspflichtige Hauptursache anerkannt werden sollen, weil sie „die dem Schaden am nächsten liegende . . . Bedingung, welche die ruhende Kausalkette abschließt" darstellen, so widerspricht dies den tatsächlichen biologischen Gegebenheiten.

Wenn etwa ein — wie so oft — bis dahin beschwerdefreier Tabiker durch leichten Unfall eine Spontanfraktur erfährt, so ist und bleibt die Hauptursache seines Leidens die Spirochaeta pallida, die auch die gestörte Knochentrophik und die dadurch bedingte erhöhte Fragibilität verursacht. Dem geringen äußerlichen Anlaß kommt demgegenüber lediglich die Bedeutung eines „zufälligen" Nebenfaktors zu. Hier zeigt sich, wie so oft, die unbedingte Notwendigkeit, das Ursachenbündel[2] aufzugliedern und seine Einzelfaktoren gradmäßig zu bewerten: ein unbedeutender Anlaß darf nicht zur Hauptursache abgestempelt werden, auch dann nicht, wenn er die erste Krankheits-Manifestation oder eine Krankheitsverschlimmerung ausgelöst hat. Zwischen Hauptursache und Auslösungsfaktor muß streng unterschieden werden (BLOCK, PANSE 1940, HERMANNSDORFER 1954, MARTINECK, MOSCHEL u. a.), insbesondere auch zwischen Hauptursache und Gelegenheitsursache (LAUTERBACH). Es ist demnach völlig unverständlich, wenn SIDO belobigend anerkennt, das Reichsgericht habe seinerzeit entschieden, daß „jegliche Unterscheidung zwischen Ursache und Gelegenheit bzw. Anlaß auf Rechtsirrtum beruhe[3], indem . . . einzig und allein der Unfall die rechtserhebliche Ursache bilde; wofür es im übrigen durchaus genüge, wenn der Unfall nur *eine* von mehreren Ursachen war". SIDO benutzt das bekannte Beispiel vom Leistenbruch. Grundsätzlich gilt dieser Standpunkt aber — auch nach Ansicht des Autors — ebenso für andere Krankheiten, auch solche exogener Natur, da ja, wie SIDO ausführt, „die meisten . . . Erkrankungen . . . vorbedingt sind durch das Vorhandensein einer entsprechenden Krankheitsanlage". Dennoch seien auch noch Beispiele der Auslösung des Beginns einer noch ausgesprochereren *Erbkrankheit* durch Umweltschäden

---

[1] Wie mir Herr LSG-Präsident Dr. jur. BURESCH freundlicherweise mitteilt, verwendet auch der Bundesgerichtshof den Begriff der „Zurechenbarkeit". Dieser hat aber auch seines Erachtens bei der Prüfung des (naturwissenschaftlichen) Kausalzusammenhangs keinen Platz.

[2] Von der zur Tabesentstehung unerläßlichen endogenen Disposition sei hier ganz abgesehen.

[3] Hierzu bemerkt der Jurist MOSCHEL meines Erachtens mit Recht: „Es ist aber zweifelhaft, ob im Hinblick auf die Auffassung des § 254 BGB, wonach es darauf ankommt, inwieweit der Schaden vorwiegend vom einen oder anderen Teil verursacht ist, diese Ablehnung haltbar ist. Das Gesetz kennt also graduelle Unterschiede hinsichtlich der Wirkung der conditio sine qua non. Eine weniger wirksame Bedingung ist natürlich gleichzusetzen einer unwesentlichen und eine wirksame einer wesentlichen Bedingung."

genannt, wo kein biologisch Gebildeter den Auslösungsfaktor als Hauptursache anerkennen wird: neurale Muskelatrophie nach Diphtherie, Masern, Lungenentzündung; spastische Spinalparalyse nach Typhus; Erbataxie nach Masern usw. (Näheres bei CURTIUS 1935, S. 9). Gleichsinnige Beobachtungen gibt es auch bei inneren Krankheiten, z. B. erstmalige Manifestation eines nachweislich erblichen hämolytischen Ikterus nach Oberbauchtrauma (PREIDT 1931).

Die von SIDO akzeptierte Grundsatz-Entscheidung des RG zeigt in aller Deutlichkeit, daß die Einzwängung ätiologischer Gesetzmäßigkeiten in eine, wenn auch in sich noch so logisch begründete, Rechtsnorm ein Unding ist. Daß diese Kritik nicht etwa auf der einseitigen Betrachtungsweise des Mediziners beruht, zeigt die Tatsache, daß ein anderes Gremium hochqualifizierter Juristen im ehemaligen RVA zu der dem RG genau entgegengesetzten und damit biologisch-medizinisch einzig vertretbaren Auffassung gelangte: für das RVA war nur *die* Krankheitsbedingung von rechtserheblicher Bedeutung, die *wesentlich* mitgewirkt hat, sei es nun im Sinne der Haupt- oder der Nebenursache.

Aus den vielen Fragen der *sozialmedizinischen Ursachenlehre* seien noch einige herausgegriffen, deren einwandfreie Bearbeitung nur *mittels individual-pathologischer bzw. -biologischer Gesichtspunkte* möglich ist. Dabei soll zunächst zur *Krankheitsdisposition* Stellung genommen werden *(Unfalldisposition, prämorbider Zustand, Locus minoris resistentiae, individuelle Reaktionsweise)* und dann abschließend, unter zusammenfassender Würdigung des gesamten Problemkreises, noch der Tatbestand der *Plurikausalität* und seine versicherungsrechtliche Bewertung besprochen werden.

Die *Unfalldisposition* ist bereits früher besprochen worden (S. 89), mit dem Ergebnis, daß *bei der Mehrzahl aller Unfälle* „gewisse in der Persönlichkeit des Einzelnen liegende Eigenschaften“ (REICHARDT) bzw. seltener und unsicherer, auch eine besondere Konstellation disponierender Umweltfaktoren (Wochentag, Witterung, Glatteis, Kriegseinflüsse) *als wesentlicher mitursächlicher* (öfters wohl auch hauptursächlicher) *Bedingungsfaktor anzusehen sind.*

Diese Tatsachen werden naturgemäß nur in seltensten Fällen Veranlassung sein, die Entschädigung abzulehnen: hier hat zweifellos jene oben als generelle Einstellung kritisierte Anschauung des RG Geltung, daß nur der letzte, entscheidende Vorgang, das Unfall-Ereignis als solches, nicht aber die vorherigen Glieder der Kausalkette, vor allem nicht die Veranlagung maßgebend sein dürfen. So ist selbstverständlich der von einem Karren angefahrene Arbeiter zu entschädigen, obwohl er durch Schwerhörigkeit erhöht unfalldisponiert war und den Warnruf des Karrenführers überhörte (LAUTERBACH). Daß die medizinische Sachlage aber auch die Berücksichtigung des Vorschadens fordern kann, zeigt Fall 16 unserer Beispielsammlung (S. 321).

Wichtig sind die Ergebnisse der Unfall-Forschung für die *Unfall-Prophylaxe* durch geeignete medizinische und psychotechnische Personal-Auslese (G. LEHMANN, MARBE, MOEDE u. a.), gegebenenfalls bei dem individuellen Nachweis erhöhter Unfallziffern (besonders in Verkehrsbetrieben) die Erziehung im Gefahrverhalten (MOEDE).

Daß der *prämorbide Zustand* in der medizinischen Begutachtung vielerorts noch mangelhaft berücksichtigt wird und hierdurch grobe Fehler, z. B. in der Datierung des Krankheitsbeginns, der Bewertung sog. „Frühsymptome“ und ähnliches entstehen können, haben mir zahlreiche eigene Erfahrungen gezeigt, von denen mehrere in der anschließenden Beispielsammlung enthalten sind (S. 315, 317, 319ff.).

Analoge Beobachtungen enthält auch das Schrifttum. So berichtet MOSCHEL, daß das Reichsgericht „nervöse“ Erscheinungen uneingeschränkt als Unfallfolge anerkannte, obgleich „deutliche Anzeichen von Altersschwäche“ bestanden und „der Verletzte noch nicht ein Jahr vor dem Unfall eine schwere Gehirnerschütterung erlitten hat“. Es geht eben auch hier nicht an, rein schematisch und ohne Berücksichtigung der individuellen Besonderheiten nach der Formel „post hoc ergo propter hoc“ zu entscheiden. Gerade alte, cerebralsklerotische Menschen zeigen nach allgemeinen und eigenen Erfahrungen spezifische, in ihrem prätraumatischen Zustand begründete Reaktionsweisen, vor allem bei Kopftraumen, insbesondere Hirnerschütterungsfolgen. Aus dem Zusammenwirken des derart vorgeschädigten Organismus mit dem Außenschaden können hier sogar Krankheitsbilder entstehen, die sonst nicht beobachtet werden, z. B. Hemiplegien beim elektrischen Stromdurchtritt (F. STERN 1933). Um etwas Analoges handelt es sich bei KRISCHs Feststellung (1927), daß Personen mit schon vorher labilem Vasomotorensystem auch bei leichten Schädeltraumen gröbere Erscheinungen zeigen können. Eine sehr eindrucksvolle eigene Beobachtung dieser Art, die sich — lediglich auf Grund der vorbestehenden vasolabilen und psychopathischen Konstitution — jahrelang prozessual hinzog, wird unten wiedergegeben (S.317).

In manchen Fällen ist die prämorbide Konstitution in Form einer besonders klar definierten Einzeleigenschaft als conditio sine qua non des Unfallereignisses faßbar. Als Beispiel nenne ich die Netzhautablösung nach indirektem Trauma. Wie ISAKOWITZ auseinandersetzt, steht dieselbe in der Mitte zwischen Fällen infolge direkten Traumas (z. B. perforierende Verletzung eines hochgradig kurzsichtigen, d. h. disponierten Auges), bei denen „die Disposition des Auges zur Ablösung ... völlig vernachlässigt werden“ darf, und den Fällen spontaner, ganz überwiegend auf endogener Disposition beruhender Ablösung: hier besteht naturgemäß keine Entschädigungspflicht. Bei den Fällen nach indirektem Trauma, wo sofort nach Anstrengung die Ablösung erfolgte, spielt die Disposition eine wichtige Rolle. „Die Ablösung ist hier also *zweifach verursacht*[1], und weil die Versicherung nur die Folgen der von außen hinzugetretenen Einwirkung ... zu entschädigen braucht ... so kann ... eine mindere, eventuell die Mindestrente zuerkannt werden“. Im Sinne des Autors hat denn auch das RVA sein, wie ISAKOWITZ richtig bemerkt, grundsätzlich bedeutungsvolles Urteil gefällt, d. h. sowohl die pathogenetisch wesentliche Anlage (die sich in Form einer Myopie von 17 D objektivieren ließ) wie auch den Umweltfaktor (Auffangen einer 30 kg schweren Maschine) gebührend berücksichtigt. Die Frage des prätraumatischen Zustandes wurde unter neurologischen, ophthalmologischen, otiatrischen, chirurgischen Gesichtspunkten von BING, SIEGRIST, SCHLITTLER, REINBOLD in einer Sondernummer der Schw. med. Wschr. erörtert (1926, 1233 ff.).

Nach GEISSENDÖRFER hat das ehemalige Reichsversicherungsamt im Anschluß an A. W. FISCHER u. MOLINEUS entschieden: „Der *locus minoris resistentiae* ist aufgegeben.“[2] GEISSENDÖRFER behandelt die Frage bezüglich der Knochentuberkulose, bei welcher die überwiegende Mehrzahl der Autoren zu diesem negativen Ergebnis gekommen ist.

Daß eine generalisierende Ablehnung der Organdisposition in krassem Widerspruch stände zu einer Fülle klinischer, anatomischer und experimenteller Tatsachen, lehrt der betreffende Abschnitt dieses Buches (S. 115 ff.). Die genannten Tatsachen müssen vielmehr Veranlassung geben, da, wo gesicherte Unterlagen bestehen, die Organdispositionslehre auch gutachtlich auszuwerten, was auch HERMANNSDORFER (1954) hervorhebt. Dieselbe kann unter Umständen von entscheidender Bedeutung sein für die medizinische und damit auch die rechtliche Beurteilung von Zusammenhangsfragen, wie beispielsweise die familiär idiosymptomatische Tuberkulose des gleichen Lungenabschnitts zeigt, die unten angeführt wird (S. 323), oder die — in dieser Form allerdings nur selten mögliche — erbbiologische Bewertung eines Traumas: ein eineiiger Zwilling starb einige Monate nach Verletzung des rechten Hodens an einem daselbst lokalisierten Sarkom.

[1] Vgl. hierzu die Fälle 21—27 unserer Beispielsammlung S. 325—328.

[2] Urteil vom 11. 7. 1929 (I a 7975/277).

Fünf Jahre später trat genau derselbe Tumor auch beim anderen Partner auf (MACKLIN). Man wird mit dem Autor annehmen müssen, daß hier die genotypisch organdeterminierte Tumorbildung durch das Trauma nur beschleunigt wurde.

Ich begnüge mich hier mit der Anführung noch eines weiteren Beispiels: BREMER berichtet von einer Frau mit traumatischer Hämatomyelie, deren Bruder Zeichen des Status dysraphicus mit vasomotorisch-trophischen Symptomen bot. Nach den Untersuchungen von BREMER, UTCHIDA u. a. findet man nun relativ häufig, auch im „normalen" Rückenmark rudimentäre Anlagestörungen, besonders im Bereich des Zentralkanals; andrerseits ist die Erbbedingtheit des Status dysraphicus sicher (BREMER, CURTIUS 1934, daselbst Schrifttum). Man wird also mit BREMER annehmen müssen, daß bei der traumatischen Hämatomyelie seiner Patientin ein lokal disponierender Anlagefaktor wesentlich beteiligt war. Dennoch wird natürlich auch in einem solchen Fall der Unfallschaden voll entschädigt werden müssen, während bei unserem vorgenannten Fall von Lungen-Tbc die Rolle der Erbkonstitution versicherungsrechtlich als ganz überwiegend bewertet wurde.

Selbstverständlich gibt es gerade auf diesem Gebiet noch viele offene Fragen. WILSON vertritt beispielsweise die Ansicht (und sicherlich sehr oft zu Recht), daß die Rolle des Traumas bei der Entstehung von Nervenkrankheiten allgemein stark überschätzt werde, und beobachtete, daß für die Entstehung der posttraumatischen Epilepsie (vor deren vorschneller Annahme auch REICHARDT dringend warnt) die konstitutionelle Disposition viel wichtiger sei als die Kopfverletzung. „In Fällen von traumatischer Epilepsie (nur 5% der Schädelverletzten im Krieg wurden epileptisch!) fand er in 80% neuropathische Veranlagung" (nach R. WARTENBERG 1928). G. WEISE (1928) kam allerdings zu gegensätzlichen Ergebnissen: familiäre Epilepsie-Belastung zeigte sich bei 11 von 13 genuinen, dagegen nur bei 3 von 11 traumatischen Epileptikern. Immerhin entwickelte sich bei 2 jener 3 Kranken eine Demenz, die unter den Nichtbelasteten nur 1 mal vorkam.

Der Gutachter hat nur selten Gelegenheit zu prüfen, ob bei der *individuellen Reaktionsweise* seines Probanden erbkonstitutionelle bzw. individual-dispositionelle Faktoren von maßgebender Bedeutung sind. Viel mehr als heute üblich, sollten bei fraglichen Fällen eingehende Familienuntersuchungen durchgeführt werden, wie ich sie schon seit Jahren wiederholt auch im Rahmen der Begutachtung vornahm[1]. Der vorerwähnte Tuberkulosefall zeigt deutlich die Fruchtbarkeit eines derartigen Vorgehens. Es steht fest, daß eine sorgfältige Analyse der „Individualreaktion" (O. MARBURG) des zu Begutachtenden wichtige Aufschlüsse vermittelt. Der Autor weist darauf hin, „daß der gleiche Unfall unter gleichen Umständen, je nach der Individualität ganz verschiedene Folgen haben kann". Die postkommotionelle Bewußtlosigkeit könne beispielsweise zwischen Sekunden und Tagen schwanken.

Einen klassischen Beleg für MARBURGs Feststellung bietet die anatomisch unterbaute Beobachtung GRÜNTHALs (1936): 2 Männer „haben fast völlig gleichartige Schußverletzungen an identischen Stellen des rechten Stirnhirnpols gezeigt. Wesentliche klinische und soziale Störungen aber machten sich durch die Besonderheit des Intelligenzstandes, der Charakterartung und der äußeren Umstände des Lebenslaufes nur in einem Falle und hier äußerst schwerwiegend bemerkbar, während sie im anderen Falle fast gar nicht in Erscheinung traten". GRÜNTHAL erinnert daran, daß auch KRAEPELIN die große individuell bedingte Verschiedenartigkeit der klinischen Bilder bei Hirnverletzten hervorgehoben habe.

Durch die vorstehenden sozialmedizinischen Erörterungen wie durch die gesamte Darstellung zieht sich wie ein roter Faden die früher eingehend erörterte *Plurikausalität* als Grundphänomen fast jeder Krankheitsentstehung und Krankheitsgestaltung. Hier sei noch kurz *zusammenfassend* erörtert, inwiefern dieser Begriff auch für die Begutachtung von zentraler Bedeutung ist, und welche Wege von der Sozialmedizin, vor allem aber dem Sozialrecht meines Erachtens beschritten werden sollten, um dieser biologisch-medizinischen Grundtatsache gerecht zu werden.

[1] Vgl. CURTIUS: „Der Erbarzt" 1934, 51; „Der medizinische Sachverständige" 1955, No. 6 u. 9. Vgl. auch S. 262, 331.

Wir brachten früher Beispiele eines naiven Unikausalismus und seiner versorgungsrechtlichen Auswirkungen. Ferner wurde immer wieder auf die Zusammengesetztheit „der“ Krankheitsursache und die daraus abzuleitende Notwendigkeit hingewiesen, die ätiologischen Einzelfaktoren erst biologisch-medizinisch und erst *dann*, dementsprechend, auch sozialrechtlich zu bewerten; andernfalls muß es zwangsläufig zu Über- bzw. Unterbewertungen von Schadensfaktoren kommen. Diese Bewertung ist einfach, wenn einem Faktor eine ganz überwiegende Wirksamkeit zuerkannt werden muß, wie es oben für die Mehrzahl echter, vor allem mechanischer Traumen gezeigt wurde, unabhängig von den theoretisch noch so wichtigen früheren Gliedern der Kausalkette. Auch im umgekehrten Falle, d. h. der Minderbedeutung zufälliger Nebenursachen ist deren sozialrechtliche Bewertung kein Problem — vorausgesetzt, daß man im dargelegten Sinne den bewährten Gesichtspunkten des Reichsversicherungsamtes folgt.

Schwierigkeiten treten erst dann auf, wenn die mitwirkenden Hauptfaktoren als etwa gleichwertig angesprochen werden müssen, d. h. wenn die aktuelle Erkrankung oder der Tod mit größter Wahrscheinlichkeit ausgeblieben wären, falls entweder der eine oder der andere Hauptfaktor nicht eingewirkt hätte. Unsere Beispielsammlung enthält mehrere derartige Fälle (23—27 [S. 326—328]), bei denen zum Teil in fehlerhafter Weise das Moment der Plurikausalität verkannt wurde bzw. — nach den derzeit geltenden Rechtsnormen — vielleicht verkannt werden mußte.

Daß dies aber nicht so zu sein braucht, geht aus drei Tatsachen hervor:

1. Vereinzelt wurde schon in Deutschland grundsätzlich anders, d. h. unter Berücksichtigung der Plurikausalität, höchstrichterlich entschieden.

2. Eine entsprechende Regelung ist in der Schweiz geltendes Recht in Unfallsachen.

3. Auch von deutschen Versicherungsjuristen wird der Tatbestand der Plurikausalität grundsätzlich anerkannt.

Zu dem ersten Punkt braucht nur auf den oben (S. 306) genannten Fall von Isakowitz und seine dem Autor folgende Beurteilung durch das RVA verwiesen zu werden. Die letztere zeigt, daß dieses Gericht sich allgemein durch ein hohes Verständnis für die Gesetzmäßigkeiten der biologisch-medizinischen Kausalität auszeichnete, wie schon seine früher geschilderte Einstellung zur Bewertung wesentlicher und unwesentlicher Krankheitsbedingungen erwiesen hat.

Daß die Berücksichtigung der „*Partialkausalität*“ seitens der Rechtsprechung einem tatsächlichen Bedürfnis entspricht, zeigt ihre Anwendung und Bewährung in dem Schweizer Unfallrecht. Nähere Angaben vermittelt das Buch von Kistler u. Mitarb. (1942). 1950 empfahl ich (ohne Kenntnis dieses Buches) in einem dem O.V.A. Schleswig-Holstein erstatteten Referat über medizinische Kausalität die Berücksichtigung des konditional-strukturanalytischen Denkens. Neuerdings (1952) äußert sich auch Tellenbach von der Univ.-Nervenklinik München in diesem Sinne und stellt fest, daß trotz der fehlenden gesetzlichen Verankerung in Deutschland „die Kasuistik der Versorgungsgerichte eine vermehrte Inklination zur Partialkausalität zeigt, die allein den Aspekten der stets von einer Ursachenvielheit ausgehenden medizinischen Logik entspricht“. Der Tatsache der Plurikausalität bei den meisten Erkrankungen und vielen Unfallfolgen konnten sich, wie gesagt, auch deutsche sachverständige Juristen nicht verschließen (z. B. Buresch, Sido). Es ist Buresch darin zweifellos zuzustimmen, daß zwei (oder auch mehr) Ursachen (im Rechtssinn) nur bei annähernder Gleichwertigkeit anzunehmen sind. In der Praxis des Sozialgerichtswesens ist festzustellen, „daß — wenn auch keine höchstrichterliche Entscheidung es schon einmal ausgesprochen hat — die Vorstellung herrscht, das Vorhandensein *einer* (zur Entschädigung verpflichtenden) wesentlichen Ursache genüge bereits schlechthin zur Rentengewährung nach der *vollen* Höhe des Schadens“ (BURESCH).

In diesem Sinne lautete auch — in Abwandlung meines Gutachtens (wesentliche Teilursache) — das Urteil in dem Beispielsfall 22 (S. 325). Dies führte zu der paradoxen richterlichen Feststellung, die vor 20 Jahren erlittene traumatische Rückenmarksschädigung, nicht der — immerhin schwere — Autozusammenstoß wenige Wochen vor dem Tode sei „die“ Todesursache! Die Formulierung mag nach den jetzt herrschenden Rechtsanschauungen durchaus korrekt sein: medizinisch ist sie schwer tragbar.

BURESCHs eigene Meinung geht dahin, die Anerkennung der Verschlimmerung eines nicht WD-bedingten Leidens nur nach Maßgabe des WD-bedingten Zusatzschadens sei „nichts anderes als die anteilsentsprechende Entschädigung der Wirkungen einer Teilursache“. Schließlich schreibt der Autor: „Rechtstheoretisch steht somit mindestens nichts im Wege, von der Annahme einer zusammenwirkenden Mitverursachung durch zwei annähernd gleichwertige wesentliche Ursachen Gebrauch zu machen und auch die Entschädigungsleistung entsprechend anteilsmäßig zu bemessen“. Hier sind meines Erachtens wichtige Ansätze gegeben, um das von DUBITSCHER mit Recht kritisierte „Entweder/Oder“-Denken, das in der Rechtsprechung eine weite Verbreitung besitze[1], zu ersetzen durch den biologisch allein tragbaren Standpunkt des „Sowohl-als-auch“, selbstverständlich bei aller Kritik im Sinne unserer vorstehenden Ausführungen. Wie erwähnt, wird ein solches der konditionalen Grundstruktur alles Ursachen-Geschehens Rechnung tragendes Sozialrecht in der Schweiz schon seit Jahren angewandt[2].

Abschließend soll noch zu einer besonders wichtigen Aufgabe der Strukturanalyse bei Begutachtungen Stellung genommen werden, die nicht — wie bisher — die ätiologisch-pathogenetische, sondern die *diagnostische Beurteilung* angeht.

Die in unserer Darstellung immer wieder aufgezeigte Komplexität zahlreicher Krankheitsfälle macht sich naturgemäß da oft besonders störend bemerkbar, wo es — wie bei der Begutachtung — auf eine möglichst klare Herausschälung aller Einzelfaktoren ankommt.

Dem gutachtlichen Diagnostiker, der die von der Individualpathologie ausgearbeiteten Gesichtspunkte nicht beachtet, drohen schwere Fehler, die sich dann naturgemäß auf seine medizinische und damit auch auf die folgende rechtliche Beurteilung des betreffenden Falles nachteilig auswirken müssen. Ich nenne beispielsweise einen berufstätigen Mann mit stationärer mittelschwerer Tabes, bei dem wegen Sprachstörungen (angeborenem Stottern!) und konstitutionell-psychopathischer Züge fälschlicherweise eine Paralyse angenommen wurde und der von 1921 bis zu unserer Untersuchung eine 100%ige WD-Rente bezog (CURTIUS, SCHLOTTER u. SCHOLZ, 1938).

Gelegentlich führen derartige Irrtümer, wenn sie von verschiedenen Untersuchern zu verschiedenen Zeiten wiederholt werden, zu äußerst unerfreulichen und den Betroffenen naturgemäß unverständlichen Schwankungen der sozialrechtlichen Beurteilung. So fand die MdE bei einem unserer schwer psychopathischen (und deshalb ebenfalls wiederholt im Sinne einer Paralyse verkannten) Tabiker folgende Einschätzungen: 1916 100%, 1921 60%, 1926 100%, 1931 50%. Gleichsinnige Beobachtungen stammen von BOSTROEM sowie CASSIRER (beide zit. l. c.).

---

[1] Vgl. hierzu die Fälle 4 u. 5 (S. 314/15), 21—23 (S. 324f.) unserer Beispiel-Sammlung.

[2] Näheres in meinem Aufsatz: „Die gutachtliche Beurteilung des Umwelt-Anlage-Verhältnisses (mit besonderer Berücksichtigung des Schweizer Sozialversicherungsrechts)“. Fortschr. d. Med. Nov. 1956.

Das Bestreben, alle bei einem Menschen zu findenden Erscheinungen auf einen einzigen ätiologisch-diagnostischen Nenner zu bringen, beruht auf der Fehlanwendung der früher eingehend besprochenen *diagnostischen Einheitsregel.* In Verkennung der prämorbiden Konstitutionselemente will der Diagnostiker alles „unter einen Hut" bringen, auch dann, wenn es tatsächlich objektiv kaum möglich ist, was zu schweren gutachtlichen Fehlern führen kann (vgl. Fälle Phil. Tr., S. 172, und Fall 29, S. 330).

In wieder anderen Fällen handelt es sich um das früher besprochene *Mosaiksyndrom*: aus der Summation fehlerhaft gedeuteter, heterogener Einzelsymptome ergibt sich ein Symptomenkomplex, der fälschlich als ernstes, entschädigungspflichtiges Leiden verkannt wird (Beispiel 30, S. 330).

Schließlich kann eine derartig komplexe *Mischform* heterogener und nur teilweise entschädigungspflichtiger Krankheiten bestehen, daß es nur mittels sorgfältigster, unter Umständen genealogisch zu unterbauender Strukturanalyse gelingt, zu einer klaren, die Schadensfaktoren quantitativ abwägenden Beurteilung zu gelangen (Fall 31, S. 331).

Aus all diesen Beobachtungen und Erwägungen ergibt sich, daß das *sorgfältige Individualisieren für den gewissenhaften Gutachter unerläßlich* ist und daß hierzu heute mancherlei methodische Gesichtspunkte zur Verfügung stehen, die bisher noch kaum zusammenfassend dargestellt wurden. Meines Erachtens sollte die sozialmedizinische Ausbildung von diesen individualpathologischen Erfahrungen und den aus ihnen abgeleiteten Regeln ausgiebig Gebrauch machen. Allerdings müßte dann auch die rechtliche Beurteilung — bei aller Anerkennung der unerläßlichen Normen — vielerorts elastischer und den tatsächlichen biologischen Gegebenheiten angepaßter gehandhabt werden.

Kasuistische Beispiele (Begutachtung)

I. Auslösung

		Seite
1. Josef. Stu.	*Mechanische Auslösung einer Multiplen Sklerose* durch schweres Trauma.	312
2. Paul Po.	*Auslösung des Herztodes durch Sturz.*	313
3. Otto Eg.	*Auslösung i. S. der „Gelegenheits-Ursache"* durch WD ist *rechtsunerheblich.*	314
4. Anton Qu.	Schwere Coronarsklerose + Tragen ungewohnter Lasten: †. Auslösung. Meines Erachtens Aufteilung i. S. der Partialkausalität erforderlich.	314
5. Erwin Ma.	Auslösung eines „Spontan"-Pneumothorax durch Stahlplattenheben bei vorgeschädigter Lunge eines jungen Schweißers. — Schadensaufteilung i. S. der Partialkausalität angemessen.	315

II. Fehlerhafte Annahme von Auslösung

6. Waldemar Sch.	*Kritiklose Annahme „psychosomatischer" Asthmaauslösung.*	315
7. Eugen Ra.	*Kritiklose Annahme von Multiple-Sklerose-„Auslösung"* durch Verwundung.	316
8. Paul So.	*Fehlerhafte Annahme der „Auslösung"* einer Multiplen Sklerose durch Nasenweichteil-Schuß.	316

III. Unfall-Disposition

9. Willi Vo.	*Prätraumatische Cerebralsklerose disponiert zu Unfällen.*	316

IV. Bedeutung des prämorbiden Zustandes[1]

10. Friedr. Ho. *Psychopathische Beschwerden nicht durch Multiple Sklerose*, sondern prämorbide Konstitution bedingt. 317

11. Peter A. *Konstitutionelle Neurasthenie kein Frühsymptom einer Multiplen Sklerose.* 317

12. X. Y. ♀ Abnorm lange und *schwere postkommotionelle Beschwerden* bei konstitutioneller Psychopathie und Vasolabilität (VES). 317

13. Ernst Fr. *Tod nicht Folge eines elektrischen Unfalls*, sondern der vorbestehenden schweren Arteriosklerose. 319

14. Sylvester Ki. *Depressive Rentenneurose beruht überwiegend auf erblicher Psychopathie*, nicht auf schwerer Commotio. 320

15. Bruno Lo. *Harmlose Geschoßsplitter im Gesichtsschädel. Verkennung als Hirnverletzung! Angeb. Eunuchoidismus.* 321

16. Hugo Ge. Genaue Ermittlung der prämorbiden Erkrankungen führt zur Annahme, daß für *Nachkriegsendokarditis* nur *richtunggebende Verschlimmerung* anerkannt werden darf. 321

V. Selbständige Vorkrankheiten sind keine Frühsymptome

17. Fritz Ri. Neuritisch-*rheumatische Kriegserkrankung* ist *nicht Frühsymptom späterer Multipler Sklerose.* 321

18. Georg Schn. Seit Jahrzehnten bestehender, *chron.-rezid. Gelenkrheumatismus kein Frühsymptom* der späteren *Multiplen Sklerose.* 322

VI. Individuelle Reaktionsweise

19. Apotheker H.B. *Familiäre Idiosymptomatik.* 323

20. Emil Pru. Fehlbegutachtung infolge *Haften am „klassischen" Lehrbuch-Bilde.* 324

VII. Zusammenwirken von zwei und mehr gleichwertigen Bedingungen

21. Franz S. *Zusammenwirken* von Vorschaden *(Coronarsklerose) und* CO-*Vergiftung verursacht den Tod.* 324

22. Otto A. Zusammenwirken von *Folgen alter Rückenmarksverletzung und zweitem Unfall verursacht den Tod.* 325

23. Alfred Loe. *Zusammenwirken* von *schwerer Arteriosklerose* und *Autounfall verursacht den Tod* (Alternativfrage des Gerichts verfehlt). 326

24. Egon Bo. Entgegen schematisch-formalistischen Anschauungen muß der durch *verhängnisvolles Zusammenwirken mehrerer WD-bedingter Erkrankungen* verursachte *Tod* als indirekte WD-Folge anerkannt werden. 327

25. Rich. Wi. *Zusammenwirken von Verwundungsfolge und Arteriosklerose* verursacht *Durchblutungsstörung.* 327

26. Georg Ja. *Hirnleistungsschwäche* durch Zusammenwirken vorbestehender *Hirnarteriosklerose und Commotio.* 328

27. Rob. Ha. Entwicklung einer *schnell fortschreitenden neuropathischen Gelenkerkrankung* infolge Einwirkung eines Unfalls auf das durch vorbestehende Syringomyelie besonders anfällige Gelenk. 328

VIII. Unwesentliche Gelegenheitsursache ist rechtsunerheblich

28. Friedr. Ba. Unwesentliche Gelegenheitsursache ist für das bestehende (Herz-) Leiden medizinisch und damit auch rechtlich unerheblich. 329

IX. Strukturanalytische Klärung komplexer Begutachtungsfälle

29. Meta Neu. Neurasthenie und leichte Tabes bedingen keine Invalidität. Fehlerhafte Anwendung der diagnostischen Einheitsregel. 330

[1] Vgl. hierzu auch III/9, S. 310.

30. Peter Mo. Fehlannahme einer Multiplen Sklerose: Mosaiksyndrom. 330
31. Joach. Fl. Mischfall von renaler und essentieller Hypertension („Morbus compositus") kann nur mittels Zergliederung mit Heranziehung der Genealogie richtig beurteilt werden. 331
32. Max Ka. Tod an Grippepneumonie unabhängig von alter Lungentbc. 331

X. Entscheidende Bedeutung der Erbveranlagung für die Beurteilung

33. Val. Sch. Fehlannahme einer exogen bedingten Opticus-Atrophie infolge Verkennung des zugrunde liegenden erblichen Turmschädels. 332

XI. Falsche Begutachtung infolge schematischer Anwendung des Lehrbuchbildes

34. Helm. Ne. Postdysenterische Nephritis muß als WDB-Folge anerkannt werden (vgl. auch Fall 20). 332

I. Auslösung

1. Jos. Stu. geb. 1902. 9. 6. 1937 *bei Steineladen von Auto angefahren* und auf Steinhaufen geschleudert; bewußtlos. Sofort in interne Abteilung eingewiesen; dort wieder bei Bewußtsein: Schädelfraktur, Prell-, Schnitt- und Platzwunden. Hinter li. Ohr Hämatom und st. Druckempfindlichkeit. 19. 6. VII-Parese li. Dauernde Kopfschmerzen.

30. 7. Untersuchung in Univ.-Nervenklinik B.: Reste der peripheren VII-Parese. PSR konst. re. > li. (diese Seiten-Diff. seither konstant).

10. 8. Gang unsicher, Schwindel.

23. 8. L. P. Druck-Erhöhung.

16. 9. Arm- und Bein-Reflexe re. > li.

9. 10. Gang taumelnd, Schwindel, Kopfschmerzen, Vergeßlichkeit.

2. 11. Gutachten: Folgen von Commotio und Contusio cerebri. Mit Dauer-MDE von 40—50% zu rechnen.

3. 11. Ophthalmolog.: temporale Abblassung re. Postkontusionell bedingt.

19. 12. Gutachten Prof. F. (neurologische Autorität): etwa wie am 2. 11.

Juli 1939 Neurologisches Gutachten wegen Berufung (weitere Verschlimmerung): Befund etwa wie bisher. EM 45% (Dauerrente).

1. 3. 1940 Gutachten in *Univ.-Nervenklinik B.: sichere, typische MS* (jetzt auch doppelseitige temp. Abblassung). Wesentliche Mitverursachung durch den Unfall angesichts des engen zeitlichen Zusammenhangs nicht abzulehnen.

19. 4. 1940 Stellungnahme des Ordin. f. Psych. und Unfallspezialisten Prof. Y.: Wesentliche Mitverursachung nicht hinreichend begründet: negative Erfahrungen des Weltkrieges; zeitlicher Zusammenhang dürfe nicht überschätzt werden (?).

November 1940 mein Obergutachten: Hier ist der *seltene*[1], aber wohl *eindeutige Fall einer traumatisch ausgelösten MS* gegeben:

1. schweres Hirntrauma, 2. unmittelbarer zeitlicher Zusammenhang mit dem anschließenden Prozeßleiden MS.

Es sind also die Kriterien erfüllt, die K. Mendel (1908) sowie später E. Müller (1925) für die Anerkennung einer posttraumatischen MS forderte.

Allerdings ist anzunehmen, daß der MS-Prozess latent schon vorhanden war, seine (wohl vorzeitige) Manifestation aber durch das schwere Hirntrauma verursacht wurde, d. h. daß eine als wesentliche (Teil- ?) Ursache zu bewertende *Auslösung* des MS-Prozesses stattgefunden hat.

Beurteilung: Der sehr seltene Fall einer echten, durch schweres Hirntrauma (vorzeitig ?) ausgelösten MS.

---

[1] Nach einer von mir zusammengestellten Schrifttums-Statistik über 738 MS-Kranke hatten nur 10% Traumen in der Vorgeschichte, von denen wiederum erfahrungsgemäß nur ein ganz geringer Teil anerkannt werden kann. Die „traumatische MS" ist sehr problematisch (Bostroem, Bing, Crouzon, Jahnel, Pette, Stern u. a., alle zit. nach Curtius, Handbuch der inneren Medizin, 3. Aufl. V/2, 1939), wenn darunter die hauptsächliche Bedeutung des Traumas verstanden wird.

2. Paul Po. geb. 1903. August 1950 Betriebsunfall: Oberschenkelfraktur re. + doppels. Knöchelbruch. $^1/_4$ Jahr chirurgische stationäre Behandlung. Bei Entlassung Peronäus-Parese re., derentwegen Nachbehandlung bis Mai 1951. Orthopädisches Schuhwerk. Weiter 40% Unfall-Rente bis Mai 1952. März 1952 gelegentlich stationärer Nephrolithiasis-Behandlung: viel Kopfschmerzen, leichter Schwindel.

17. 12. 1952 auf dem Wege zur Arbeitsstelle bei Glatteis *ausgerutscht* und auf Hinterkopf gestürzt (Zeugenaussagen). Einige Minuten besinnungslos. Danach Übelkeit und Erbrechen. Anschließend mit Straßenbahn zur Arbeitsstelle, wo er das Klosett aufsuchte und um 7.40 Uhr bewußtlos aufgefunden wurde. Der Arzt stellt Tod fest.

18. 12. 1952 Sektion (Prof. X): Kein Anhalt für Schädelverletzung. Schwere verkalkende und stenosierende Coronarsklerose. Multiple Herzmuskelschwielen. In der Hinterwand li. Kammer unscharf begrenzte, markstückgroße, schmutzig-rote Verfärbung des Herzfleisches (fragliche frische Durchblutungsstörung). Erhebliche Herzdilatation. Kleiner Nierenstein re.

T. U. Akutes Herzversagen bei schwerer Coronarsklerose. Nach Ansicht des Obduzenten kann der nur noch geringe Beinschaden beim Sturz bei Glatteis, wenn überhaupt, „nur eine untergeordnete Rolle gespielt haben und somit nicht als wesentlich mitwirkende Ursache für das Zustandekommen des 2. Unfalls angesehen werden“. Nach der ganzen Unfall-Konstellation hält der Obduzent es für unwahrscheinlich, daß der Sturz infolge akuter Herzschwäche eintrat; er ist wohl „einfach ausgeglitten“, wobei es wahrscheinlich zu einer mittelschweren *Commotio cerebri* kam, die wahrscheinlich zu reflektorischen Störungen an dem schwer vorgeschädigten Kreislauf führte (z. B. Blutdruckabfall, Pulsunregelmäßigkeiten usw.). Bei Po. mußte jede stärkere Kreislaufstörung verhängnisvoll werden: *Auslösung des bis dahin latenten Kreislaufleidens.* Wahrscheinlich hätte Po. ohne den Unfall noch längere Zeit gelebt. Somit ist der *Unfall* als „*wesentlich mitwirkende Ursache*“ des tödlichen Herzversagens anzusehen.

Dementgegen kommt der Direktor eines Universitäts-Instituts für Gerichtsmedizin, Prof. Y., zu folgendem Ergebnis:

„I. Der Tod des Po. ist aus natürlicher Ursache, nämlich infolge akuten Herzversagens bei vorbestandener schwerer Herzerkrankung eingetreten.

II. Es erscheint fraglich, ob es sich bei dem Sturz um einen Betriebsunfall im Sinne der Sozialversicherung handelte und ob die dadurch etwa entstandene Gehirnerschütterung eine maßgebliche Bedeutung für den später eingetretenen Herztod besessen hat.

III. Ein Kausalzusammenhang zwischen diesem Ereignis und dem Tode ist schon deswegen nicht erweisbar, da nicht mit ausreichender Wahrscheinlichkeit festgestellt werden kann, daß durch dieses Geschehen eine wesentliche Beschleunigung des Todes im Sinne der Sozialversicherung bewirkt wurde.

IV. Wir können uns daher der Auffassung des Herrn Vorgutachters, daß der Tod ursächlich auf das Ereignis vom 17. 12. 1952 zurückzuführen sei, nicht anschließen.“

In meiner Stellungnahme schließe ich mich dem Gutachten des Pathologen Prof. X. vollinhaltlich an und widerspreche der Behauptung von Prof. Y., nur eine „schwere“ Hirnerschütterung sei geeignet, die schwere terminale Herzerkrankung auszulösen: es besteht kein Parallelismus zwischen Intensität des Auslösungsfaktors und Erfolg (vgl. Auslösungskausalität S. 56).

Der Gerichtsarzt des Sozialgerichts, ein bekannter Versorgungsmediziner, ist dagegen mit Prof. Y. der Ansicht, daß das *Erbrechen* kardial und *nicht cerebral* bedingt gewesen sei. „Damit entfällt aber eine wesentliche Voraussetzung für die Annahme einer zentralen zusätzlichen Schädigung. Es kann daher nicht mit ausreichender Wahrscheinlichkeit angenommen werden, daß durch den Unfall der Tod um wenigstens 1 Jahr beschleunigt wurde.“

Die entscheidende Kammer[1] entschließt sich zur Ablehnung, „da gerade der Sektionsbefund gegen die Ansicht von Prof. X. spricht, zumal dieser selbst eine schwere Coronarsklerose als Hauptleiden bezeichnet hat.

„. . . Hinzu kommt, . . ., daß ein eigentliches Unfallereignis kaum vorgelegen hat.“ Ferner weist das Urteil auf die Krankengeschichte vom März 1952 hin (Nierensteinleiden), in welcher von häufigen Kopfschmerzen und Schwindel die Rede ist. Es liege deshalb „nahe, den Sturz nicht auf äußere Einwirkungen, sondern auf innere Störungen zurückzuführen“.

---

[1] Mit Recht bedauert es LÜCHTRATH, wenn bei der Veröffentlichung programmatischer Gutachten die Gerichtsentscheidungen nicht mitgeteilt werden.

Zusammenfassung: Typische Auslösung eines Todesleidens (Herztod) bei vorbestehendem schweren Herz- und Gefäßleiden durch mittelschwere Commotio cerebri. Die einseitige Betonung des reinen Herztodes verkennt in veralteter unikausaler Betrachtungsweise die so häufige Zusammen- und Wechselwirkung verschiedener Einzelfaktoren bei der Entstehung des Todes.

3. Otto Eg. geb. 1905, Landwirt. Während achtwöch. Lehrgangs als Reichswehr-Soldat 26. 4.—2. 5. 1935 wegen „Kehlkopfkatarrh" in truppenärztlicher Behandlung: Rachenrötung, st. Heiserkeit, subf. Temperaturen. 10. 5. 1935 wieder krank gemeldet wegen „Beschwerden in beiden Füßen beim Gehen und Laufen" (Diagnose: „Plattfußbeschwerden beiderseits" ?), nachdem er — eben aus dem Revier entlassen — großen Ausmarsch mitgemacht. Bei Einstellung völlig normaler Befund. Sehschärfe beiderseits 5/5. Laut Bescheinigung alle landwirtschaftlichen Arbeiten und jeden SA-Dienst verrichtet.

Sucht 14. 6. 1935 neurologische Abteilung des Standort-Lazaretts Bln. auf: während Militär-Dienstes Fußkribbeln und Beinschwäche. Nunmehr Feststellung einer *beginnenden MS* (Nystagmus, spastische Beinparese, doppelseitiger Babinski, Anomalien der BDR und Crem.R.).

Dezember 1935 (ebenda): etwas verstärkter Befund, abgesehen von deutlichem Rückgang der Beinparese: nunmehr erster Schub einer MS gesichert. Nach Ansicht des *Truppenarztes* sowie später des *Lagerarztes* kommt WDB auf Grund der obigen ersten Diagnosen nicht in Frage (?). Der Neurologe des Berliner Lazaretts stellt richtig fest, daß die *MS „offenbar erst im Dienst entstanden"* sei: WDB-Frage sei aber „schwer zu entscheiden"; später verneint er sie, da Eg. im Dienst nicht größeren Strapazen als im Zivilberuf ausgesetzt war.

Zur Diagnose ist noch wichtig: dem Ausbildungsoffizier fiel auf, daß Eg. bei Wendungen stets zu spät kam.

Aus meinem Obergutachten (für RVG): *mit allergrößter Wahrscheinlichkeit* erster MS-Schub *während des Militär-Dienstes* aufgetreten, *wahrscheinlich* ausgelöst durch die Summation eines akuten Infektes mit Strapazen.

Um *Verursachung* kann es sich aber nicht handeln, da:

1. tausende auf gleiche Schäden *nicht* MS-krank werden.
2. Eg. gleichstarke Strapazen früher anstandslos vertrug; wenn er jetzt erkrankte, ist das wohl mehr auf das Prädilektionsalter als auf den Anstoß durch den Dienst zurückzuführen.
3. Daß derselbe i. S. der „Auslösung" stattgefunden hat, ist aber durchaus wahrscheinlich („Gelegenheitsursache").
4. Die Auslösung hat also nur untergeordnete Bedeutung gegenüber den noch nicht endgültig geklärten Hauptursachen der MS (erbkonstitutionelle Veranlagung, vielleicht in Verbindung mit einer Virus [?]- Infektion).

Dementsprechende Ablehnung des Antrages durch den 8. Senat des RVG. 4 Jahre später wird auf Veranlassung der Kanzlei des sog. Führers durch das Oberkommando der damaligen Wehrmacht die WDB-Frage nochmals an mich gestellt und gleichzeitig an Prof. X. Y., Direktor der Univ.-Nerven-Klinik Z.: wir kommen beide wiederum zur Verneinung der gestellten Frage.

Beurteilung: Auslösung einer (sicher latent vorhanden gewesenen) MS durch kurzen Friedensdienst. Gelegenheitsursache.

4. Anton Qu. 57 Jahre, Schneidergeselle. Schon seit Jahren herzkrank. † unmittelbar nach dem ihm ungewohnten Abladen, Tragen und Hochstemmen eines 50pfündigen Stoffballens. Gerichtliche Sektion Prof. N. N.: starke Coronarsklerose. Die linke Kammer besteht überwiegend aus „faserreichem, zellarmem Bindegewebe" und enthält nur noch wenig normale Muskulatur.

Todesursache: verschließende Veränderungen am Kranzgefäßsystem mit dadurch bedingten absterbenden Bezirken im Herzen.

Der Obduzent vertritt wie ein Internist Obermedizinalrat F. und auch ich als Gerichtsarzt in der letzten Berufungsinstanz den Standpunkt, daß die für den Verstorbenen offenbar ungewöhnliche Anstrengung für den Tod mitursächlich war und „auslösend" gewirkt habe.

Über die versicherungsrechtliche Bewertung dieser Ansicht weichen die 3 Gutachter aber voneinander ab: Prof. N.N. erklärt, bei der Versagensbereitschaft des Herzens habe jede andere innere und äußere Bedingung jederzeit zum Tode führen können. Es lasse sich nicht wahrscheinlich machen, daß die Betriebsarbeit den Todeseintritt um mindestens 1 Jahr früher verursacht habe, als es sonst zu erwarten gewesen sei. Dr. F. und ich halten jedoch die ungewohnte, schwere Arbeit auch für wesentlich mitwirksam. Das Vorgericht schließt sich dieser Auffassung (Dr. F.) an und erkennt das Stoffballentragen als tödlichen Betriebsunfall an. In der letzten Instanz empfehle ich Schadensaufteilung i. S. der Partialkausalität (70% durch Vorkrankheit, 30% durch Lastentragen). Das Gericht entscheidet jedoch i. S. von Prof. NN. und verneint den Tatbestand eines tödlichen Betriebsunfalls.

Zusammenfassung: Bei vorbestehender schwerer Coronarsklerose Tod nach Tragen ungewohnter Lasten (Auslösung der Anoxämie). Meines Erachtens mußte eine versicherungsrechtliche Aufteilung des Schadens im Sinne der Partialkausalität erfolgen (vgl. S. 308).

5. Erwin Ma. geb. 1929, 27 Jahre, E.-Schweißer. Seit 1945 Asthma bronchiale mit ständigem Husten. Keine Asthmaanfälle.

31. 8. 1955 *sofort* nach Heben einer Stahlplatte (mit mehreren Arbeitsgenossen) in Lübecker Werft starke Schmerzen re. Brustseite, besonders beim Atmen und hochgradige Atemnot. Schweißausbruch. Am Abend kam der Hausarzt in die Wohnung und verordnete Tropfen und Tabletten. Da keine Besserung, am Folgetage Einweisung.

Li. klinisch und röntgenologisch *totaler Pneumothorax* mit geringem Winkelerguß. Sonst keine objektiven Befunde außer altem Kalkherd li. Spitzenfeld. In unserem Gutachten werden die chronische Bronchitis, in deren Gefolge sich wahrscheinlich einzelne Emphysemblasen bildeten, als die eine, das Heben als die zweite gleichwertige Bedingung für die Entstehung des „Spontan“-Pneumothorax aufgefaßt und dementsprechend eine Aufteilung des Schadens empfohlen: 50% zu Lasten des Vorschadens, 50% zu Lasten des Berufsunfalls.

Ein sehr bekannter Fachgutachter vertritt demgegenüber in seinem für die B. G. erstatteten Gutachten folgenden Standpunkt: das angeschuldigte Ereignis ist lediglich eine „*unwesentliche* Teilursache ..., ein Gelegenheitsanlaß“. Wesentliche Teilursache ist die seit 10 Jahren bestehende „Asthmabronchitis mit Bronchektasenbildung“.

Beurteilung: Auslösung eines „Spontan“-Pneumothorax bei jugendlichem Schweißer mit vorgeschädigter Lunge durch Stahlplattenheben. Aufteilung des Schadens im Sinne der Partialkausalität erscheint angemessen (vgl. S. 308).

II. Fehlerhafte Annahme von Auslösung

6. Waldemar Sch. Von einer Fachklinik für Lungentuberkulose wird dem OVA gutachtlich mitgeteilt, wahrscheinlich sei das Bronchialasthma des 24jährigen Waldemar Sch., für dessen Entstehung allergische Faktoren nicht ermittelt werden konnten, wesentlich auf Mai 1945 erfolgte Granatsplitter-Weichteilverletzungen beider Unterschenkel und der re. Halsseite zurückzuführen, die länger geeitert hatten, insbesondere die damit verbundenen Erregungen (?). „Es ist jedoch bekannt, daß das Bronchialasthma nicht immer eine allergische Genese haben muß, sondern daß die verschiedensten Ursachen es auslösen können. Besonders durch die Forschung von Prof. Jores und seinem Schüler Schwöbel (Ärztl. Forschg. 2. Jg., H. 24) wird wahrscheinlich gemacht, daß das *Bronchialasthma häufig* bei konstitutionell präformiertem Organismus *durch rein seelisches Erleben ausgelöst* werden kann ... Das körperliche Trauma ist letzten Endes die mittelbare Ursache des durch die seelische Reaktion unmittelbar ausgelösten Leidens ... Der psychische Entstehungs- und Erhaltungsmechanismus des Leidens liegt offenbar im Unterbewußtsein.“

Gegensätzliche Anschauungen des früheren Wehrmachtsfürsorge- und Versorgungsgesetzes[1] seien zwar nach Ansicht der Gutachter in Anbetracht der neueren psychosomatischen Forschungsergebnisse sehr problematisch, wenn nicht gar abzulehnen, müßten aber doch bis auf weiteres als Beurteilungsgrundlage dienen: „Deshalb ist nach der bestehenden Rechtssprechung eine WDB für das Bronchialasthma des Kl. abzulehnen“.

Beurteilung: Kritiklose Anwendung extremistisch unikausaler „psychosomatischer“ Ansichten bezüglich der (hier meines Erachtens unwahrscheinlichen) „Auslösung“ von Bronchialasthma.

[1] § 4, Abs. 2: „Als Körperschäden gelten nicht Zustände, die nur in der Vorstellung bestehen oder seelisch bedingt sind.“

7. Eugen Ra. geb. 1891. *Februar 1916 leichtere Granatsplitter-Verwundung* li. Schulter und re. Oberschenkel.

1923 erste sichere Symptome einer MS.

1932 wird vom Oberarzt und späteren Direktor einer Univ.-Nervenklinik angenommen, daß MS mit Verwundung zusammenhinge, da die „damaligen Umstände geeignet gewesen seien, die zur MS führende Infektion zu setzen oder doch auszulösen" (Ra. habe damals „wochenlang" — tatsächlich 26. 2.—3. 3. 1916 — in der Kasematte von Douaumont gelegen!).

Ferner Annahme, daß MS schon während des Krieges bestanden habe: 1916 in Offiziers-Genesungsheim „traumatische Neurose" festgestellt (anhaltender Kopfdruck, Händezittern) und zeitweise auch an Hirnerschütterungsfolgen infolge des Granateinschlages gedacht (neurologischer Befund 1916 wie Mai 1917 normal).

1917 k. v. zur Front entlassen.

Bei den von dem genannten Psychiater als MS-Frühsymptome aufgefaßten Erscheinungen, zu denen noch kindliches (und auch später rezidivierendes) Schlafwandeln hinzutraten sowie die Angabe, daß die Mutter wegen „starker Nervosität" wiederholte Sanatoriumskuren durchmachte, handelt es sich offenbar um Erscheinungen erbbedingter neuropsychopathischer Konstitution.

Beurteilung: Fehlerhafte Annahme von „Auslösung" einer MS, ferner Verkennung psychoneuropathischer Erscheinungen als Frühsymptome des Leidens.

8. Paul So. geb. 1898, kaufm. Angestellter. April 1945 bei Pillau Infanteriegeschoß-Durchschuß der Nase, der einige Wochen eiterte. 2 Jahre später (1947) Sehstörungen und Kopfschmerzen. Feststellung einer retrobulbären Neuritis.

Dezember 1951 Begutachtung in einer Univ.-Nervenklinik. Da 1947 außer der MS (? Ref.) auch eine retrobulbäre Neuritis festgestellt und die MS mit größter Wahrscheinlichkeit eine virusbedingte Infektionskrankheit sei, müsse ein ursächlicher Zusammenhang zwischen Verwundung, und zwar „im Sinne einer Auslösung" anerkannt werden. In einem 1951 von uns erstatteten Gutachten kommen wir zur Ablehnung dieser These sowie der Annahme von WD-Folgen. 1. Kann zwischen der 2 Jahre zurückliegenden leichten Verwundung und der MS schon aus zeitlichen Gründen kein Zusammenhang konstruiert werden. 2. Sprechen aber auch alle Erfahrungen allgemeiner und spezieller Art gegen einen solchen Zusammenhang (vgl. S. 25). 3. Ist die retrobulbäre Neuritis kein selbständiges Leiden, sondern ein bekanntes Frühsymptom der MS.

Beurteilung: Fehlerhafte Annahme der „Auslösung" einer MS durch Nasenweichteilschuß.

III. Unfalldisposition

9. Willi Vo. 66 Jahre. 1914—18 als Sanitäts-Feldwebel an der Westfront. Nach Angabe infolge Trommelfeuer „Zitterer". Bald wieder verschwunden. 1933 in „Schutzhaft", später weitere Beunruhigung durch Nazi-Regime mit nachfolgenden neurasthenischen Beschwerden.

2. 2. 1952 (65jährig) Sturz bei Glatteis, suprakondyläre Fraktur lk. Humerus. *30. 8. 1952* in Sprechstunde von Dr. M.: Schwindel, Schwere in den Beinen.

Obj.: Arteriosklerose (bes. cerebral), „beginnender Parkinsonismus, Herzinsuffizienz".

19. 12. 1952 zweiter Unfall: Ausgerutscht bei Glatteis. Fraktur lk. Oberarm im chir. Hals mit Kopfdrehung, Reposition und Gips in chirurgischer Klinik.

Angeblich seit zweitem Unfall Schlaflosigkeit, Schwindel, verstärkte Kopfschmerzen, Kurzluftigkeit, Händezittern (auf dringende Vorstellung wird prätraumatisches Zittern zugegeben).

Obj. stark vorgealtert, starker Arcus senil., Sprache monoton. Erhebliche allgemeine Arteriosklerose. RR 160/100. Maskengesicht. Rigor beider Arme, stärker beider Beine. re. deutliches Zahnradphänomen, Pillendreher-Tremor.

Psych.: Affektlabil, erregbar, umständlich, mäßig verlangsamt (bei ausreichender formaler Intelligenz). Stark unfall-rentenneurotisch fixiert.

Beurteilung (gemeinsam mit Dr. Sehnert): Die starke Arteriosklerose mit Parkinsonismus bestand objektiv schon *vor* dem zweiten Unfall; sie bedingt die (demnach *nicht* unfallbedingten) Beschwerden. Wesentliche Verschlechterung derselben durch Unfall (keine Commotio!) unwahrscheinlich.

Erhöhte Unfallneigung wahrscheinlich wesentlich mitbedingt durch prätraumatische Cerebralsklerose. Diese ist wohl auch mitverantwortlich für die starke rentenneurotische Fixierung. Entschädigungspflichtig sind nur die von chirurgischer Seite zu begutachtenden örtlichen Unfallfolgen.

Zusammenfassung: Prätraumatische Cerebralsklerose disponiert zu Unfällen und verursacht entsprechende, nicht unfallbedingte Beschwerden.

IV. Bedeutung des prämorbiden Zustandes

10. Friedr. Ho. geb. 1896, Postarbeiter. 1918 Kopfschwarten- und *Unterschenkelverwundung* li. mit nachfolgender *Peronäus-Parese.* Bei geringem objektivem Befund starke psychogene Überlagerung in der Rekonvaleszenz (Krankenblatt-Einträge). 1919 häufig mißgestimmt und „arbeitsunfähig" (?), was Ho. und sein Arzt auf den Kopfschuß (!) zurückführen wollen. Behauptet beim Versorgungsamt, nur an 2 Stöcken gehen zu können, was objektiv nicht zutrifft. St. Lidflattern. Kein verwertbarer neurologischer Befund. 1920: Die harmlose Narbe li. Kniekehle auf leichteste Berührung angeblich stark schmerzhaft; st. Lidflattern, Händezittern. Zuckt bei leichtester Berührung zusammen. Objektiv neurologisch ohne Befund. 1925 bei Wortwechsel auf Versorgungsamt Wutanfall (seit Jahren zahlreiche Anträge auf Rentenerhöhung [bisher 20%] und Kurverschickungen). „Ganz unregelmäßige Empfindungsstörungen an verschiedenen Körperstellen." Objektiv neurologisch ohne Befund. *„Schwerer Psychopath mit hysterischen Symptomen".* Arbeitsunlustig. 1928 kein wesentlicher neurologischer Befund. Die Beschwerden seien „als Ausfluß seiner persönlichen Eigenart aufzufassen". MdE weiter 20%.

1935 erstmals Diagnose einer MS. Typischer Befund. 1936 fachärztliche Stellungnahme: Beschwerden der Nachkriegsjahre (abgesehen von der geringen Peronäus-Parese) durch die psychoneuropathische Konstitution bedingt. Angesichts des Fehlens objektiver Brückensymptome trotz wiederholter neurologischer Untersuchungen kommt WDB nicht in Frage. Der bekannte Neurologe Prof. X. hält jedoch in seinem Obergutachten den Beginn während des Krieges für möglich (?) und empfiehlt angesichts „der Unsicherheit der Rechtslage" (?) die Anerkennung eines 50%igen WDB-Anteils an der Gesamt-MdE von 100%. Dies wird, ebenso wie Pflegezulage trotz *berechtigten* Einspruchs des Haupt-Versorgungsamtes Bayern durch das ehemalige Reichsarbeitsministerium verfügt. In meinem Obergutachten schließe ich mich der kritischen Ablehnung durch die vorgenannten Stellen an.

Beurteilung: Scharfe Abtrennung der durch prämorbide Konstitution bedingten psychopathischen Nachkriegsbeschwerden von der 1935 erstmals sicher nachgewiesenen MS. WDB kommt demnach nicht in Frage.

11. Peter A. geb. 1894, Lehrer. 1925 Antrag auf WD-Rente: *1914 und 1917 als Soldat Herzbeschwerden mit „Schwindel,* Erschlaffung", Schweißausbrüchen, „nervösem Magenzittern". Trotzdem bis 1918 Frontdienst. 1925 und 1926 versorgungsärztliche Untersuchungen: nur Lid- und Handtremor. Beschwerden durch „nervöse Konstitution" bedingt.

Oktober 1936 Neuantrag für eine etwa *seit 1930 bestehende MS.* Der neurologische Privatgutachter Prof. N. N. hält es auf Grund von Zeugenaussagen (?), wonach A. bereits 1919 krank ausgesehen und sehr schlapp gewesen, für wahrscheinlich, daß MS bereits im Kriege begonnen. Von verschiedenen Versorgungsärzten dies mit Recht abgelehnt. Die Erschöpfbarkeit A.'s während und nach dem Kriege beruhe auf seiner asthenischen Konstitution. Im Auftrage der KOV weiteres Gutachten von dem Ordinarius für Psychiatrie Prof. X. in G. vorgelegt, der sich Prof. N. N. im wesentlichen anschließt. Eine im Kriege erworbene „Infektion" sei als wahrscheinliche MS-Ursache anzusehen (?).

In meinem dem Versorgungsamt Bie. erstatteten Gutachten halte ich es aus naheliegenden Gründen für wesentlich wahrscheinlicher, daß die *Beschwerden während der Kriegszeit,* wie von den meisten Untersuchern angenommen, *konstitutionell-neurasthenischer Art* waren.

Beurteilung: Neurasthenische Beschwerden eines Asthenikers in Kriegszeit konstitutionsbedingt, nicht Frühsymptome einer erst 1930 nachgewiesenen MS.

12. X. Y. geb. 1928, techn. Assistentin. Infolge ihrer siebenjährigen Tätigkeit in unserem Krankenhause und mehrfacher stationärer Behandlung daselbst ist uns P. genauestens bekannt, so daß hier — wie sonst selten — die *prätraumatische Persönlichkeit* und ihre abartige Reaktionsweise eindeutig beurteilt werden kann.

Jüngere Schwester auch sehr labil; langjährig Kardiospasmus. Weitere degenerative familiäre Faktoren.

Nach der Flucht 1945 $^1/_2$ Jahr Amenorrhoe. Bei stationärer Beobachtung wegen Di-Verdachtes (Februar 1949) bereits *starke Vasolabilität* im Rahmen eines typischen vegetativ-endokrinen Syndroms[1] festgestellt, besonders deutlich feuchte, blaurote main succulente (Marinesco) sowie viel Kopfschmerzen.

Seit November 1951 fortlaufend ambulant behandelt worden wegen *essentieller hypochromer Anämie*[2] mit wiederholt nachgewiesener Hypacidität bei fraktionierter Ausheberung[3].

Hb. minimal 50%, maximal um 70%. Ery. minimal 3,3 Mill., maximal gegen 4 Mill., Sternalmark und Blut-Eisenwerte normal.

November 1951 wegen fortschreitender Gewichtsabnahme auf Grund einer *Anorexia nervosa* bei völlig negativem Organbefund (eingehende klinische Beobachtung) stationär und dann ambulant behandelt (abwechslungsreiche Wunschkost, die in Gegenwart der Diätküchen-Leiterin verzehrt werden mußte). Trotzdem von da an fortschreitende Gewichtsabnahme.

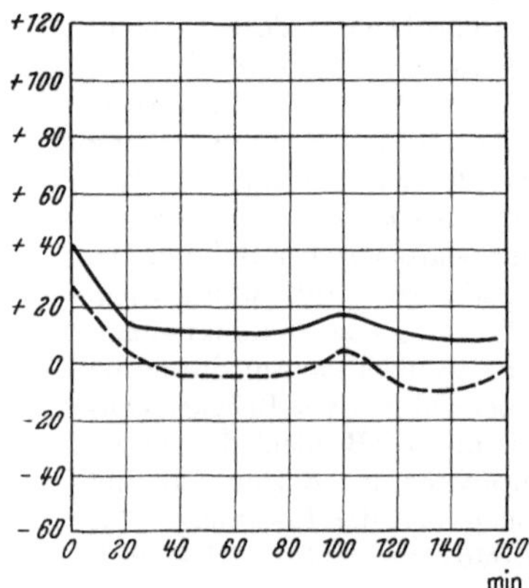

Abb. 47. X. Y. Hypacidität (frakt. Ausheberung) bei vegetat. endokrinem Syndrom: maxim. S. W. 24/40, min. S. W. — 12/4

Körpergröße 168 cm.

	Gewicht
1947	65 kg
1948	65 kg
1949	62 kg
1951	55 kg
1954	41,9 kg
1955	40,7 kg
1957	37 kg

Dabei verzehrte Patientin später *große* Mengen, so daß sich Ärzte und Familie über das paradoxe Gewichtsverhalten verwunderten und in mehreren, auch universitätsklinischen Gutachten die „Gutwilligkeit" von P. nachdrücklich betont wurde.

In unserem Krankenhaus war beobachtet worden, daß Patientin im Klosett das Essen ausbrach. Auch bei späteren stationären Beobachtungen war wochenlanges Würgen und Brechen ohne Übelkeit bei „ungeheurem Appetit" sowie heimliches Rauchen auf dem Klosett festgestellt worden.

Seit Jahren reagiert Patientin *psychisch abwegig:* sie ist „undurchsichtig" (Bericht eines Psychiaters), „psychisch auffallend lahm und matt" (dgl. eines anderen Psychiaters), hat große Kontaktschwierigkeiten, zeigt eine sehr ambivalente Stellung zur Arbeit, die sie nur begrenzt interessiert, so daß erhebliche Klagen laut werden usw. Sehr launisch und unharmonisch. Die genannten vegetativen Beschwerden belästigen sie fortlaufend.

Juni 1952 Fahrradsturz mit Commotio und fraglicher Fraktur im Bereich des rechten Parietale. In der Chirurgischen Abteilung u. a. Temperatursimulation. Neurologisch stets völlig ohne Befund.

Seit der Entlassung September 1952 bis Ende 1957 nicht gearbeitet wegen anhaltender Beschwerden (starke Kopfschmerzen mit suchtartigem Verbrauch von Analgetica, Schwindel, Sehstörungen, Schlaflosigkeit, Stimmungslabilität usw.). Wiederholte Erholungskuren, u. a. $^1/_2$ Jahr in einem bekannten Nervensanatorium, das sie aber ebenfalls ungeheilt verließ. Bezog bis 1955 Unfallrente. In einem fachneurologischen Gutachten kommt Prof. N. N. im Februar 1955 zum Ergebnis, es handle sich um eine „*rentenneurotische Fehleinstellung* mit Fixierung

---

[1] Vgl. Curtius u. Krüger: „Das vegetativ-endokrine Syndrom der Frau" (VES). Urban & Schwarzenberg, 1952.

[2] Dieselbe ist wegen ihrer Beziehung zu der auch hier deutlichen *Ovarialinsuffizienz* (laut mehrfacher gynäkologischer Untersuchung Uterus hypoplastisch, laut Vaginalsmear-Untersuchung „erheblicher Oestrogenmangel") sehr oft mit dem VES verbunden (Curtius u. Krüger, 1952, S. 54).

[3] Vgl. hierzu Curtius u. Krüger S. 49.

und Ausbau der Beschwerden. *Die vasovegetativen Störungen* waren *schon vor dem Unfall* da"[1]. Auch die jetzt bestehende (mit Recht als Symptom der fortbestehenden Anorexia nervosa angesehene) Amenorrhoe gehöre zu dem schon prätraumatisch bestehenden vegetativ-endokrinen Syndrom. Patientin zeigte auch jetzt deutliche rein psychogene Zeichen (nicht organische Hemihypaesthesie bei seitengleichem Cornealreflexen usw.). Das von einem Professor der Ophthalmologie[2] als organisch gedeutete Bulbuszittern (das bei Ablenkung verschwindet) wird von dem vorgenannten neurologischen Gutachter — zweifellos mit Recht — ebenfalls als psychogen gedeutet[3]. Seit endgültiger Einstellung aller Zahlungen (Ende 1957) wieder vollberuflich und ohne wesentliche Beschwerden tätig.

Zusammenfassung: Hochgradig protrahierte Rekonvaleszenz nach über 3 Jahre zurückliegendem mittelschwerem Schädeltrauma mit Commotio, bedingt durch die hier objektiv faßbare *konstitutionell stark abwegige prätraumatische Persönlichkeit* (hysterischer Charakter, starkes vegetativ-endokrines Syndrom). Infolge Verkennung dieser Zusammenhänge wurde *auffallend lange eine hohe MdE angenommen*, wobei teils fehlerhafte ätiologisch-pathogenetische Auffassungen (vgl. Fußnote 2) teils die erst relativ spät erfolgte Heranziehung der früheren umfangreichen klinischen und konstitutionspathologischen Unterlagen unserer Klinik Schuld tragen. Wie in vorstehendem Fall war auch bei dem Kranken R. LOHMANNs (1957) „erst durch das Hirntrauma . . . . ., das sehr labile vegetative Gleichgewicht vorübergehend nachhaltig gestört" worden.

13. Ernst Fr. geb. 1897, † 1936. Von einem OV-Amt wurde mir die Frage vorgelegt, ob der Tod durch einen am 17. 4. 1935 erfolgten *elektrischen Unfall* verursacht oder wesentlich beschleunigt worden sei. Eine medizinische Univ.-Klinik hatte — vorwiegend gestützt auf die nachweisbar unrichtigen anamnestischen Aussagen des Patienten — die Frage positiv beantwortet. Ich kam zu einem sicher negativen Ergebnis unter Heranziehung alles bisher vorliegenden Aktenmaterials.

Die genannte Klinik hatte zwar eine *schon seit Jahren bestehende Arteriosklerose* zugegeben, jedoch behauptet, der im Vordergrund stehende allgemeine geistige und körperliche Persönlichkeitszerfall sei dadurch „erwiesen", daß der Hausarzt *vor* dem Unfall davon nichts festgestellt habe. Der Verfall sei vielmehr „durch die durch den Unfall wesentlich beschleunigte Arteriosklerose herbeigeführt" worden. Die eingehende Prüfung des gesamten Aktenmaterials ergibt aber folgendes:

1925 46 jährig mittelschwere apoplektische Hemiplegie re.

1926 47jährig Venenthrombose beider Unterschenkel. Deshalb für 10 Monate invalidisiert.

1930 51jährig Beginn eines chronisch rezidivierenden Ulcus cruris re.

1932 53jährig zunehmende Erregbarkeit und Schlaflosigkeit. Alb. + RR 155/100. Varicen beider Unterschenkel.

1934 55jährig Dgl. RR 180/100.

1935 56jährig Untersuchung *4 Tage vor dem Unfall:* RR 200/100. Varicen beider Unterschenkel. Empfehlung einer Kur in Oeynhausen.

---

[1] Die behandelnde Internistin schreibt März 1954, es beständen „einwandfrei neurologische und psychische Störungen . . . Da es sich anlagemäßig um eine sehr labile Persönlichkeit handelt, ist es wohl verständlich, daß sie durch den schweren Unfall seelisch mehr aus dem Gleichgewicht geraten ist, als es bei einem robusten Menschen der Fall gewesen wäre". Gleichsinnig die Beurteilung durch den Neurologen Prof. N. N.: Das Schädeltrauma traf „einen vor dem Unfall übererregbaren und labilen Menschen, bei dem die Rückbildung der Beschwerden verzögert ist". Auch in der zuletzt begutachtenden Univ.-Nervenklinik Z. wird festgestellt, „daß das vegetativ-endokrine Gleichgewicht bei Frl. X. Y. schon *vor* dem Unfall gestört war".

[2] Derselbe meinte, „daß der ursächliche Zusammenhang zwischen dem Unfall und den vegetativ-nervösen Störungen . . . eindeutig bejaht werden müsse" (!!) und schätzte die MdE (August 1954) auf 80% (!). Ein später begutachtender Professor der Ophthalmologie stellt dagegen fest, der Nystagmus sei *nicht* organisch bedingt, und beurteilt die Gesichtsfeldeinschränkung als psychogen.

[3] Über hysterischen Nystagmus vgl. KEHRER in LEWANDOWSKY Handbuch der Neurologie, Ergänzg. Bd. 1. Teil, S. 101. Springer 1924.

17. 4. 1935 56jährig *Unfall:* Berührung der 10-kV-Leitung beim Aufladen von Isolierrohr: Verbrennung 3. Grades beider Hände und des Rückens.

Unauffälliger Heilverlauf (kleine Narben). Während desselben 20. 6. 1935 Feststellung einer Venenentzündung re. Ober- und Unterschenkel. Mitteilung des behandelnden Arztes: sämtliche Beschwerden, auch die Venenentzündung, seien Folgen des Unfalles! (vgl. obige Stellungnahme der Univ.-Klinik).

15. 7. 1935 Embolie der re. Zentralarterie. Im Gegensatz zur Annahme eines Augenarztes lehnt eine Univ.-Augenklinik den Zusammenhang mit dem Unfall ab: das Leiden sei vielmehr Teilsymptom der allgemeinen Arteriosklerose.

29. 6. 1936 †. — *Sektion (außer Hirnsektion):* Allgemeine Arteriosklerose und Stauungsorgane. Starke Erweiterung der li. Herzkammer.

Beurteilung: Es handelte sich um eine *frühzeitig* einsetzende und *fortschreitende Arteriosklerose*, u. a. der Gehirngefäße, mit starker Blutdrucksteigerung, die schon 10 Jahre *vor* dem Unfall zu ernsten Symptomen (Schlaganfall) geführt hatte.

Der von anderer Seite als wesentlich verlaufsbestimmend angenommene *elektrische Unfall* ist in dem ganzen Krankheitsverlauf *von ganz untergeordneter Bedeutung* im Vergleich mit dem lange *vor* dem Unfall sich entwickelnden arteriosklerotischen Prozeß, der zu ernsten Symptomen (Apoplexie, seelische Veränderungen) geführt hat und schließlich durch Herzversagen bei arteriosklerotischer Hypertension zum Tode führte.

14. Sylvester Ki. 29 Jahre. November 1932 *Sturz* von 9 m hohem Baugerüst. *2 Stunden bewußtlos.* Keine Basisfraktur. 1. Begutachtung in Univ.-Nervenklinik April 1933: noch arbeitsunfähig, wenn auch psychogene Überlagerung anzunehmen. 2. Begutachtung in Univ.-Nervenklinik Juli 1933: kein objektiver Befund. Für postcommotionelle Beschwerden noch 30% EM anzuerkennen. Psychopathische Veranlagung.

3. Begutachtung in Univ.-Nervenklinik Januar 1934 durch mich: Depressiv-stuporöses Bild. Apathie und Initiativelosigkeit. Keine Psychose, kein organischer Befund.

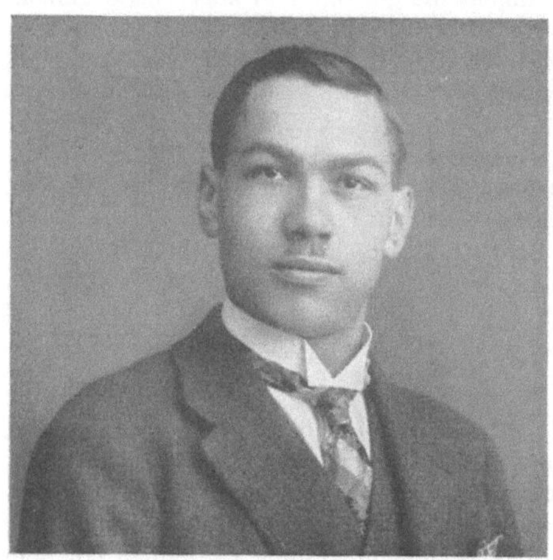

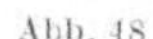

Abb. 48

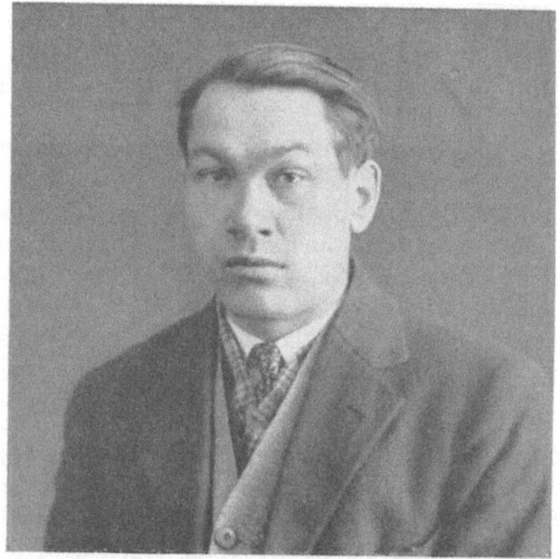

Abb. 49

Abb. 48. Sylv. Ki. 26jährig vor dem Unfall
Abb. 49. 29jährig nach dem Unfall mit depressiver Rentenneurose

Während in dem letzten Gutachten bemerkt wurde, die Folgen der Hirnerschütterung könnten aus dem komplizierten Beschwerdekomplex nur mit Schwierigkeit herausgeschält werden, mußte ich mich auf den Standpunkt stellen, daß das jetzt $1^1/_2$ Jahre nach dem Unfall vorliegende Zustandsbild zum weit überwiegenden Teil erbkonstitutioneller Natur sei: bis 12 Jahre Bettnässer. War schon vor dem Unfall laut Angabe des Dr. W. im Heimatort „als Mensch sehr zurückhaltend und still . . . Arbeiten, die geistige Mitarbeit verlangen, konnten ihm nicht zugeteilt werden". Dementsprechend zeigt K. auch bei der Intelligenzprüfung eine deutliche Beschränktheit. — 1 Bruder in Irrenanstalt in den USA †. Ein anderer Bruder in Heilanstalt wegen paranoider Schizophrenie (Krankenblatt).

Die Rentensache ging bis zum RVA, das im Sinne meines Gutachtens und im Gegensatz zu früheren Behörden fortbestehende Arbeitsunfähigkeit ablehnte.

Beurteilung: Die depressiv-apathisch gefärbte *Rentenneurose* ist *überwiegend auf* die *erbliche psychopathische Abwegigkeit zurückzuführen.* Mit anderen Worten, das jetzige Zustandsbild ist hauptsächlich bedingt durch die erbliche *prämorbide Konstitution,* die zweifellos z. Z. wesentlich maßgebender ist als die Commotio.

Vgl. auch die früheren Ausführungen über Hirnerschütterungsfolgen (S. 319). Über „die weitgehende Vernachlässigung des Konstitutionsgesichtspunktes in der umfangreichen Hirntraumaliteratur" hat R. LOHMANN (1957) mit Recht Klage geführt.

15. Bruno Lo. geb. 1901, 56 Jahre, Handelsvertreter. 1944 und 1945 Kopfverwundungen. Angeblich seitdem Riechstörungen. 1945—1956 in russischer Gefangenschaft.

Januar 1957 neurologische Begutachtung an prominenter Stelle mit außergewöhnlich großem Gutachten-Aufwand. Neurologisch (wie bei uns) kein objektiver Befund. Wirke aber antriebsschwach und vorzeitig ermüdbar; eine „grobe Wesensänderung mit Enthemmungserscheinungen" liege allerdings nicht vor. Diagnose: „Schädel- und Hirnverletzung (Stirnhirnschädigung, intracerebraler Metallsplitter)", MdE 60%.

Lo. ist schon seit kurz nach seiner Rückkehr wieder in seiner alten Versicherungsfirma tätig: vormittags 4 Std. Außendienst (benutzt öffentliche Verkehrsmittel), nachmittags 4 Std. Innendienst. Psychisch wirkt er bei der Untersuchung (Mai 1957) völlig unauffällig. Es besteht bei ihm ein typischer *eunuchoider Fettwuchs:* typische gelbliche Gesichtsfarbe im Sinne des Geroderma, starke Genua valga, auffallend breites Becken mit reichlicher Fettüberlagerung, kleine Mamillen, reichlich Mammafett, sehr schwacher Bartwuchs, infantiles Genitale: Hoden $1^1/_2$ kirschkerngroß, Penis klein. Nebenhoden ? Hämatologische Geschl.-Diagnose aus 500 Neutrophilen: männl. Rö.: keine offenen Epiphysenfugen. Gibt an, ab 14 Jahre Erektionen, sehr selten, mit 19 Jahren (später nie mehr) Pollutionen gehabt und ab 20 Jahren gelegentlich kohabitiert zu haben. Ab 33. Lebensjahr völlig impotent.

Beurteilung: Harmlose, vorwiegend im Gesichtsschädel extracerebral gelegene *Geschoßsplitter.* Verkennung als Hirnverletzung. *Angeborener Eunuchoidismus.*

16. Hugo Ge. geb. 1908[1]. Als Schüler *Chorea minor*; 28jährig *Iritis*; 41jährig (1949) *Endocarditis lenta,* nach Heimkehr aus russischer Kriegsgefangenschaft.

Beurteilung: Wahrscheinlich bestand schon in der Kindheit und Jugend eine rheumatische Infektion, die zu einem klinisch latenten Klappenfehler führte, auf den sich dann unter den bekannten äußeren Umständen die Nachkriegsendokarditis aufpfropfte.

Nach LEIBER (1952) sind die Herzklappen bei 31,5% aller Choreatiker im Rahmen der rheumatischen Grundkrankheit mitbetroffen.

Bei dem als WDB anerkannten Leiden (Herzklappenfehler bei Endocarditis lenta) kann somit theoretisch wahrscheinlich nur eine *„richtunggebende Verschlimmerung"* anerkannt werden. Versicherungsrechtlich ist dies allerdings von untergeordneter Bedeutung, da auch im Falle einer richtunggebenden Verschlimmerung die gesamte durch das Herzleiden bedingte MdE zu entschädigen ist.

V. Selbständige Vorkrankheiten sind keine Frühsymptome

17. Fritz Ri. geb. 1885. Dezember 1914 als Unteroffizier Lazaretteinweisung wegen Ischias. Typische Druckpunkte. Aspirin, Schwitzbäder. Nach 14 Tagen k. v. entlassen, Frontdienst bis Kriegsende. Rückfälle 1915 und 1918. 1919 aus dem Wehrdienst entlassen.

[1] Die Kenntnis des Falles verdanke ich Herrn Med.-Rat Dr. KÄRST, von dem auch die gutachtliche Beurteilung stammt.

August 1922 wiederum Schmerzen li. Hüfte, li. Bein (Krankenhaus).

Lasègue li. + (20°). Druckschmerz li. Ischiadicus. Hinkt. Bücken nicht möglich. ASR li. < re.

September 1923 Rückfall. Jetzt auch heftige Schmerzen und Schwellung li. Knie.

Orthopädisches Gutachten: Atrophie li. Bein, stark chronische Arthritis li. Hüft-, Iliosakral- und Kniegelenk, die zunächst rein ischiadische Erscheinungen machten. MdE 80%. Krankenhaus- und Moorbad-Behandlung.

Dezember 1923 erste spärliche Symptome einer sicheren *MS* (Sehstörungen, Nystagmus, fehlende BDR. Sonst neurologisch ohne Befund). — Auch weiterhin äußerst dürftiger Befund bei *anhaltenden Schmerzen und Bewegungsbehinderung li. Bein.*

† *Oktober 1955* an Pneumonie.

Sektion: ausgedehnte MS des Gehirns und Rückenmarks. Doppelseitige hypostatische Pneumonie. *Li. Kniegelenk:* parartikuläre Verdickungen, ödematöse Durchtränkung, Hyperämie der Gelenkkapsel und Synovia. Knorpelschwund usw.: Chronisch adhäsive Gonitis und Arthrosis deformans li. Knie, geringer auch re. Hüftgelenke makroskopisch ohne gröberen Befund. Mikroskopisch Knochenatrophie, umschriebene Arthrosis deformans an kleiner Stelle in Nähe des li. Lig. teres. Keine Untersuchung der peripheren Nerven.

Hinterbliebenen-Rente vom Versicherungsamt K. abgelehnt, da Todesleiden nicht als WD-Folge anzusehen. Darauf 1937 Gutachten des bekannten *Pathologen Prof. A.:* bei den im Kriege durchgemachten Erkrankungen „*Ischias*“ bzw. „*Hüftgelenksentzündung*“, die seines Erachtens *überhaupt nicht bestanden* hätten (? ?), habe es sich *tatsächlich* um *Frühsymptome der MS-Erkrankung* gehandelt, an deren mittelbaren Folgen (Pneumonie) Ri. später verstorben sei. Es sei nämlich bekannt, daß sich „ischiasartige Beschwerden als Anfangssymptome einer MS einzustellen pflegen, bevor sich die sonstigen charakteristischen Symptome der Krankheit ausbilden“ (?). A. behauptete sogar noch, die MS sei auf einen (ziemlich fragwürdigen) Sturz mit dem Pferde (1914) zurückzuführen („Erschütterungen des Rückenmarks“). Auf letztere (abzulehnende) These braucht hier nicht eingegangen zu werden.[1])

Mein dem Reichs-V.-Gericht erstattetes Obergutachten (1937): 1. Die objektiven Symptome während mehrerer lazarett- und versorgungsärztlicher Untersuchungen entsprachen durchaus der gestellten Diagnose einer rezidivierenden Neuritis ischiadica. 2. Auch der Sektionsbefund erheblicher Gelenkveränderungen fügt sich durchaus in den Rahmen eines chronisch-rheumatischen Krankheitsprozesses ein. 3. Die Darstellung des Pathologen A. von der Früh-Symptomatologie der MS-Krankheit steht in völligem Widerspruch zu allen klinischen Erfahrungen. 4. In Übereinstimmung mit den versorgungsamtlichen Fachärzten muß daran festgehalten werden, daß das *ischiadisch-rheumatische Kriegsleiden mit* der Jahre später erstmals in Erscheinung getretenen *MS nichts zu tun hatte* und jedenfalls nicht als *Früh-Symptomatik* des *MS-Leidens* angesprochen werden kann. Der 11. Senat des Reichs-V.-Gerichts schloß sich meiner Anschauung an. Hinterbliebenen-Rente für das nicht durch WD-Einflüsse hervorgerufene Todesleiden MS wurde deshalb abgelehnt.

Beurteilung: Die neuritisch-rheumatische Kriegserkrankung kann nicht als Vorläufer der späteren MS anerkannt werden: Kombination zweier völlig heterogener Krankheiten.

18. Georg Schn. *Mit 10 Jahren Gelenkrheumatismus und Herzfehler. 1917* als Fahrer *ins Feld.* Nach 5 Monaten *Herzbeschwerden,* bald danach in Heimatlazarett: „Herzentzündung (Klappenfehler)“. Laut Krankenblatt damals Gliederschmerzen, Atemnot bei Anstrengungen. Laut Krankenblatt in den Vorkriegsjahren wiederholt Gelenkrheuma. Systolisches Geräusch Spitze, diastol. Geräusch Aorta (bei der Entlassung verschwunden). Arrhythmie.

1920—1927 laut 4maligen Aktenvermerken wiederholt rheumatische Beschwerden.

1931 Beginn einer MS. Vers.-Amt hält es für durchaus unwahrscheinlich, daß das Leiden bis in Kriegszeit zurückreiche. Demgegenüber ist Nervenarzt K. (1933) der Ansicht, „daß die früheren angeblich rheumatischen Beschwerden mit größter Wahrscheinlichkeit als Anfangsstadium einer MS zu bewerten seien“.

Bei verschiedenen Untersuchungen 1933 neben dem MS-Befund stets Gelenkbeschwerden und entsprechende Befunde: Med. Univ.-Poliklinik X. Juli 1933: „Bewegungsbehinderung in

[1]) Vgl. Fußnote 1, S. 312.

den Finger-Hand-Ellenbogen- und Schultergelenken li. sowie beiden Hüftgelenken". Crepitieren. Chirurgische Klinik X. (Prof. S.): „periarthritischer Kapselprozeß und Arthrosis deformans" verschiedener Arm- und Beingelenke.

Dementsprechend wird von Reg.-Medizinalrat K. *streng unterschieden* zwischen 1. MS, 2. sekundär chronischem Gelenkrheumatismus.

† März 1934: MS (autopt. bestätigt), Cystopyelitis, Sepsis, Pneumonie. Anatomisch noch Prostataabscesse. Herzklappen durchweg zart.

Antrag auf Hinterbliebenen-Rente abgelehnt, da kein Kriegsleiden. *Gutachter Prof. X.* (eine anerkannte neurologische Autorität): Wenn es auch „so aussah", als ob Schn. 1917 im Felde eine Endokarditis mit Gelenkrheuma gehabt habe, seien beide Diagnosen nunmehr auf Grund des anatomisch negativen Klappenbefundes abzulehnen. Vielmehr wahrscheinlich, daß im Sinne des Nervenarztes K. die „rheumatischen" Beschwerden 1917 als Initialerscheinungen der MS anzusehen seien. Trotz starker (berechtigter) Bedenken des Versorgungs-Facharztes gegen diese Auffassung wird vom Versorgungs-Gericht 1936 Hinterbliebenen-Rente zuerkannt. Dagegen Rekurs des Haupt-Versorgungsamtes Bayern beim Reichs-V.-Gericht, von dem ich zu einem Obergutachten (1938) aufgefordert werde. Darin wird u. a. ausgeführt:

Die Behauptung Prof. X. bezüglich des Endokarditis-Verlaufs beruht auf einem Irrtum. Es ist vielmehr wahrscheinlich, daß es sich bei dem seit der Kindheit an chronisch-rezidivierrheumatischem Fieber leidenden Manne 1917 tatsächlich um einen akuten endokarditischen Schub handelte. Ein solcher kann — wie jede Entzündung — restlos ausheilen: „In einer nicht geringen Zahl von Fällen, in denen die Veränderung nicht über die als Endocarditis simplex oder verrucosa bekannte Umgestaltung hinausgeht, wird es zu einer vollständigen Heilung kommen: die fibrinoid-hyalinen Niederschläge in der Grundsubstanz des Klappengewebes und die geringen wärzchenförmigen thrombotischen Auflagerungen können durch die histiocytären Elemente des Klappengewebes beseitigt werden". (Prof. Hueck „Morphologische Pathologie" Gg. Thieme 1937; vgl. auch S. 333).

Nach eigenen umfangreichen Erfahrungen erkranken Polysklerotiker ebenso häufig an Gelenkrheumatismus wie andere Personen.

Beurteilung: Hier bestanden also 2 voneinander völlig unabhängige Krankheiten. Es ist *unmöglich, den* schon seit Jahrzehnten bestehenden chronisch-rezidivierenden *Gelenkrheumatismus als Früh-Symptom der erst 14 Jahre später in Erscheinung tretenden MS anzusehen.* Der erste Senat des Reichsversorgungsgerichts hat sich diesem Standpunkt angeschlossen.

VI. Individuelle Reaktionsweise

19. Der 33jährige Apotheker **H. B.** beantragte, seine Lungen-Tbc als Berufserkrankung anzuerkennen. Dem wird vom Chefarzt einer bekannten großen Heilstätte in ausführlichem Gutachten zugestimmt[1]. Der Gewerbe-M.-R. eines staatl. Instituts für Arbeitsmedizin widerspricht unter eingehendster Diskussion aller besonderen Umstände und des gesamten Schrifttums. Von entscheidender Bedeutung für die ablehnende Beurteilung ist dem Gutachter der Familienbefund:

Bruder A. B. geb. 1910.	*Bruder H. B.* (Kläger) geb. 1915.
März 1947 handtellergroße mitteldichte wolkig-fleckige Verschattung li. Oberfeld (1939 Lungen noch frei).	*April 1952* gleichartiger Prozeß li. Mittel- und Obergeschoß.
Bazillenbefund stets ∅.	dgl. (25 Kehlkopf-Abstriche, 1 Magensaftkultur).

Bei Beiden bei jahrelanger Kontrolle gleichsinnige Umwandlung im Sinne narbiger Schrumpfung.

Es handelte sich bei dem Kl. (mehrere kleine, unscharf begrenzte Spitzenherde) wahrscheinlich um die rein schicksalhafte Reaktivierung alter Herde in der Nachkriegszeit.

Während nach Ansicht des Chefarztes die Erkrankung von Bruder A (dessen Sohn außerdem noch eine Hilus-Tbc zeigt) für die Beurteilung des Kl. außer Betracht zu bleiben habe (?), sagt der Gewerbe-Med.-Rat, es wäre „doch wohl mehr als Zufall, wenn bei 2 Brüdern Ort,

[1] Obgleich dies laut Koelsch, Handbuch der Berufskrankheiten I, 135 (1935), nach einer Entscheidung des RVA nicht berechtigt ist, da keine höhere Exposition besteht als in anderen Ladengeschäften.

Ablauf und zeitliches Aufkommen der Tbc so übereinstimmen, daß man beim ersten Lesen der Akte die Brüder für Zwillinge halten konnte".[1] Ich schloß mich als Gerichtsarzt dem letztgenannten Gutachter an. Der Kl. zog seine Klage zurück.

Beurteilung: Typische familiäre Idiosymptomatik als Wegweiser für die sozialmedizinische Beurteilung einer Lungen-Tbc.

20. Emil Pru. geb. 1914. Es handelt sich um die Frage, ob eine akute fieberhafte Erkrankung während der aktiven Dienstzeit als pleuritisches Frühstadium der späteren Lungentbc anzuerkennen sei.

Dieselbe wurde verneint durch den sehr prominenten, aber recht formalistisch ausgerichteten internistischen Obergutachter N. N. mit der Begründung, der damalige Krankheitsverlauf sei uncharakteristisch für eine tuberkulöse Pleuritis gewesen.

Dem widerspricht der stellv. Direktor einer der bekanntesten deutschen Heilstätten mit folgender Begründung: „Dr. N. N. glaubt, seinen Standpunkt damit begründen zu können, daß die während des fraglichen Infektes aufgetretenen Beschwerden sowie der Ablauf der damaligen Erkrankung nicht für eine Rippenfellentzündung sprächen." Demgegenüber wird (in Übereinstimmung mit dem Gutachten eines weiteren bekannten Heilstättenleiters) auf die *außerordentliche Variabilität der klinischen Erscheinungen der Pleuritis exsudativa* hingewiesen. „Dem *einseitig auf die klassischen Symptome* der Pleuritis *ausgerichteten Gutachten* von Dr. N. N. kann daher keine Beweiskraft zugebilligt werden" . . . „Im Hinblick auf das häufig uncharakteristische Symptom- und Verlaufsbild der Pleuritis muß angenommen werden, daß 1937 tatsächlich eine Pleuritis bestand".

Beurteilung: Offenbar fehlerhafte Begutachtung und dadurch bedrohliche Rechtsschmälerung infolge *einseitig-lehrbuchmäßiger Überbewertung sog. klassischer Krankheitsbilder.*

VII. Zusammenwirken von zwei oder mehr gleichwertigen Bedingungen

Obergutachten von Dr. H.-E. SEHNERT, von mir mitunterzeichnet:

21. Franz S. Für ein Landgericht mußten wir im *bürgerlichen Rechtsstreit S./K.* ein Gutachten erstatten, ob der im November erfolgte Tod des 51 jährigen Franz S. durch einen schlecht funktionierenden Ofen bedingt sei.

S. ging mit seiner Frau 23.45 Uhr schlafen. Im Zimmer Dauerbrandofen. Beim Erwachen (Helligkeit) hatten beide Übelkeit, Schwindel. Frau S. öffnete ein Fenster, der 10.45 Uhr eintreffende Arzt riecht Kohlendunst, läßt noch weitere Fenster öffnen und gibt beiden 1 Cardiazolspritze. Diagnose: „Leichte CO-Vergiftung". Bei Frau S. keine schweren Symptome; S. war etwas benommen, aber ansprechbar, kein schwerkranker Eindruck.

Nach Fortgang des Arztes röchelte S. Wohnungsinhaberin (früher Krankenschwester) fand den Puls schwach. 11.30 Uhr fand anderer Arzt S. tot vor. Kriminalpolizei nimmt wegen Ansprechbarkeit S.s sowie geringer Symptome bei Frau S. an, daß CO-Vergiftung *nicht allein* ursächlich gewesen.

Sektion: Stärkste Coronarsklerose mit älteren Verschlüssen und zahlreichen Myokard-Narben. Altes Wandaneurysma li. Kammer. Kein *sicherer* Anhalt für frische Coronarthrombose (vgl. aber unten). Tod durch Herzbefund allein genügend erklärt. Keine Symptome von CO-Vergiftung.

Blutprobe aus re. Vorhof (durch Spritze entnommen: kriminaltechnisches Institut in H.): qualitativ spektralanalytisch CO schwach +. Quantitativ nach MAY etwa 24%.

In der Beurteilung werden unter Zitierung von LETTERER, KOWALSKI, SJÖSTRAND die tödlichen CO-Konzentrationen erörtert[2] und die starken Schwankungen der letalen, besonders aber der toxischen Dosen hervorgehoben. Starke individuelle Unterschiede!

---

[1] Die wissenschaftliche Berechtigung dieses Standpunktes ergibt sich aus den umfangreichen Studien bekannter Phthisiologen wie TURBAN (1900), FINKBEINER, KUTHY, STRANDGAARD, A. MAYER, die bei 1013 Personen in 317 von 444 Familien, d. h. in 71,4% den Turbanschen Locus minoris resistentiae feststellen konnten: zit. nach W. EDEL, Brauer's Beitr. 50, 1922, der selbst weitere gleichsinnige Forschungsergebnisse mitteilen konnte (vgl. auch S. 121).

[2] L. in Lehrbuch d. gerichtl. Med. (PONSOLD) Enke, Stuttgart 1950. K.: I. D. Zürich 1947. - Sj. Clin. and laborator. Invest. 1, 201 (1949).

Angesichts des prätoxischen Zustandes (Herzleiden!) *kann die CO-Konzentration nicht allein entscheidend sein.* Aus Mechanismus und Geschwindigkeit des durch Lüften erfolgten Rückgangs der CO-Konzentration im Blute (vgl. MOESCHLIN, JOHNSTONE)[1] ist zu schließen, daß *vor* der Lüftung der CO-Gehalt höher lag als z. Z. der Blutentnahme, er kann aber nicht *sehr* hoch gewesen sein (gleichzeitig exponierte Ehefrau!). Im Gegensatz zur Alternativ-Frage des L. G., ob der Tod *entweder* nur Folge des schweren Herzleidens *oder* nur der CO-Vergiftung gewesen sei, muß festgestellt werden, daß zwar letzteres mit experimenteller Sicherheit abgelehnt werden könne (Ehefrau!), andererseits bleibt bei alleiniger Betonung des Herzleidens unklar, weshalb der Tod ausgerechnet in unmittelbarem Zusammenhang mit der zwar leichten, aber sicheren CO-Vergiftung bei dem bis dahin leistungsgemäß und subjektiv „gesunden" Menschen erfolgte. In vielen Fällen kann die Todesursache nur aus dem Zusammenwirken mehrerer Faktoren verstanden werden. Die hier zusammenwirkenden Teilursachen (CO-Vergiftung, Herzleiden) dürften angesichts der besonderen Konstellation etwa gleichwertig sein.

Unseres Erachtens muß (im Gegensatz zur Annahme des Obduzenten) *abgelehnt* werden, daß hier die (wenn auch leichte) CO-Vergiftung nur als *bedeutungslose Nebenursache bewertet* wird. Nach HOLZMANN[2] beruht (naheliegenderweise) die CO-Wirkung am Herzen zum Teil auf einer Anoxämie und kann schon leichte Vergiftungen bei vorbestehender Mangeldurchblutung des Herzens den Herzmuskel schwer schädigen. Nach KROETZ sind schon nach leichter CO-Vergiftung (bei vorerkrankten Kranzadern) Infarkte beobachtet worden (ebenso MOESCHLIN). Auch bei S. fand sich in der re. Art. coronaria an typischer Stelle ein Thrombus, dessen *sicher* intravitale Entstehung allerdings nicht angegeben werden konnte. Übrigens ist allgemein bekannt, daß die Individualkonstitution für den Verlauf der CO-Vergiftung höchst bedeutungsvoll ist, da „verschiedene Personen, die der gleichen CO-Atmosphäre ausgesetzt waren, verschieden schwer erkrankten" (KEESER).

Erst nach Niederschrift fand ich, daß GERVAIS in einer Arbeit über „Teilunfall" einen völlig analogen Fall als Beispiel für das Vorbestehen einer dem Versicherten unbekannten Krankheit anführt. Nach Art. 91 des schweizerischen Bundesgesetzes über die Kranken- und Unfallversicherung werden die Geldleistungen der Unfallversicherung in diesem Fall um 40% gekürzt.

Beurteilung: Klassischer, einem Experiment entsprechender Fall einer aus endogenem Vorschaden (Coronarsklerose) und exogener Giftwirkung (CO) zusammengesetzten Todesursache, die dementsprechend allein strukturanalytisch, nicht — wie vom Gericht gewünscht — alternativ verstanden und beurteilt werden kann.

22. Otto A. geb. 1909. *1928 als Matrose Betriebsunfall. Wirbelfraktur. Rückenmark-Kompression. Paraplegie der Beine, Blasenstörungen. 100% MdE.*

1939/40 gewisse Steh- und Gehfähigkeit mit Unterarmkrücken.

1941 Gutachten des Orthopäden Prof. z. V.: Arbeiten im Sitzen eingeschränkt möglich.

Januar 1942 Cystitis als Folge der früheren spinalen Blasenschwäche mit häufigem Katheterismus (dadurch Striktur). September 1942 Besserung des AZ. EM statt 100% jetzt 80%. Januar 1947 EM weiterhin 80%.

1949 stärkere Blasenbeschwerden. Komplizierende Epididymitis. Urolog.-klinische Behandlung. — Beide Beine hochgradig atrophisch (kinderarmdick) und äußerst schlecht durchblutet. MdE wieder 100%.

1. 11. 1950 Verkehrsunfall: sein Selbstfahrer wird von Auto angefahren. Komplizierte Fraktur des re. Unterschenkels. Nach 5 Tagen Unterschenkelgangrän; Amputation des Oberschenkels (oberes Drittel). Fortschreitende Eiterung. Bald danach Harnsperre. Anlegung einer Blasenfistel.

2. 12. 1950 † an Urosepsis.

Gestützt auf Gutachten eines Dozenten der Unfallheilkunde, eines Prof. der Inneren Medizin und eines als Gutachter sehr bekannten Ober-Medizinalrates und Internisten fällte das OVA 1952 im Berufungsverfahren das Urteil, daß der *Unfall 1950 die entscheidende Todesursache* darstelle und der Unfall von 1928 demgegenüber von untergeordneter Bedeutung sei. Die See-Berufsgenossenschaft (Unfall von 1928) sei demnach nicht verpflichtet zur Zahlung von Hinterbliebenenrente.

---

[1] Klin. u. Therap. d. Vergiftungen. Stuttgart: Georg Thieme 1952.

[2] Klin. Elektrokardiographie. Stuttgart: Georg Thieme 1952.

Die genannten Gutachter betonten im wesentlichen folgendes: Der Unfall 1950 sei so schwer gewesen, daß ihm auch ein Gesunder mit hoher Wahrscheinlichkeit erliegen mußte. Ohne diesen Unfall habe A. aller Voraussicht nach noch Jahre bis Jahrzehnte zu leben gehabt. Die Vorschädigungen (U. von 1928) seien daneben als bedeutungslos anzusprechen. Demgegenüber vertraten die den A. seit Jahren behandelnden Ärzte Dr. B. (praktischer Arzt), Dr. E. und Dr. F. (beides Chirurgen) den Standpunkt, daß A. *ohne* die Vorschädigung mit Wahrscheinlichkeit dem Unfall *nicht erlegen* wäre, daß demnach der Unfall von 1928 als *wesentliche Teilursache* des Todes angesprochen werden müsse. Es wurde dabei besonders auf das von den erstgenannten Gutachtern kaum berücksichtigte Blasen-Nieren-Leiden, ferner auf den Zustand der weitgehend gelähmten Beine sowie den reduzierten A. Z. hingewiesen.

Als Gerichtsarzt des Landessozialgerichts mußte ich mich aus speziellen, wie allgemeinen Überlegungen (Häufigkeit des Zusammenwirkens mehrerer, oft gleichwertiger Faktoren als Todesursache) den letztgenannten Gutachtern anschließen. Daß die schwer atrophischen, hochgradig cyanotischen, kalten Unterschenkel der Belastung durch einen komplizierten Unterschenkelbruch wesentlich schlechter gewachsen waren als gesunde Beine, ist eigentlich selbstverständlich. Der fatale Verlauf der Fraktur ist somit fast zwangsläufig zu erwarten gewesen. Ebenso ist es nicht verwunderlich, wenn ein schwer geschädigter Harnapparat mit spinaler Inkontinenz (trug dauernd Urinal!) auf ein solches Trauma mit Komplikationen (Harnsperre) reagiert. Die deshalb nötige Anlegung einer Blasenfistel (Striktur!) stellte naturgemäß eine weitere Belastung dar.

Schließlich war der A. Z. des A. z. Z. des Unfalls 1950 im Gegensatz zur Darstellung der erstgenannten Gutachter nicht zufriedenstellend, sondern schlecht: 1949 heißt es in einem ärztlichen Gutachten: „Der körperliche Zustand ist fast hinfällig ... Bereits im Sitzen ... unerträgliche Schmerzen im Rücken und in den Beinen ... Ist völlig arbeitsunfähig". Deshalb damals Wiederheraufsetzung der Unfallrente von 80% auf 100%.

Der erkennende Senat schloß sich zwar meiner Anschauung an, wählte aber aus juristischen Erwägungen die Formulierung, daß der Unfall von 1928 als Hauptursache des Todes anzusprechen sei.

Beurteilung: Medizinisch-kausaltheoretisch betrachtet geradezu *klassischer Fall von Partialkausalität mit dem Zusammenwirken von zwei für das Todesereignis gleichwichtigen Faktoren in dem* oben erläuterten Sinne.

23. Alfred Loe. geb. 1888. 1952 † am Steuer des Autos, das auf Baum aufgeprallt. Dabei Quetschung von Hals und Brust mit zahlreichen Verletzungen (Bruch des 3. Halswirbels, des Brustbeins, des Unterkiefers, Blutungen in die hintere Schädelgrube, die Pia des Brustmarks usw.).

Der sezierende Prosektor Dr. habil. X. sieht den Tod durch die vielen Verletzungen als genügend begründet an.

Der begutachtende Ordinarius für Gerichtsmedizin Y. schließt sich dem aber nicht an, da 1. kein lebenswichtiges Organ derart verletzt sei, daß sofortiger Tod eintreten mußte, 2. der übrige Befund „viel eher an einen Tod aus natürlicher Ursache am Steuer mit nachträglichem Unfall" denken lassen müsse: der „Herzbefund könne zweifellos einen solchen plötzlichen Tod aus natürlicher Ursache ausreichend erklären". Es bestand nämlich eine schwere allgemeine und speziell coronare Arteriosklerose mit ausgedehnter Myodegeneratio cordis.

Beide Gutachter wollen den Tod als überwiegend durch *eine Hauptsache* bedingt deuten.

Dementsprechend wurde mir als Gerichtsarzt des Landessozialgerichts die *alternative* Frage gestellt, *ob* der *Tod* „**entweder** *durch die schweren inneren Verletzungen infolge des Aufpralls ... eingetreten ist,* **oder** *aber nicht mit dem Aufprall zusammenhängt, sondern ob vielmehr der Herztod am Steuer mit nachträglichem Unfall vorliegt*"?

In meiner Stellungnahme führte ich aus, daß es in diesem wie zahllosen anderen Todesfällen nicht angehe, entweder den Unfall oder die schwere Herzgefäßerkrankung als *die* Todesursache anzusprechen. Die letztere setze sich vielmehr mit größter Wahrscheinlichkeit zusammen aus der schweren (aber allein wohl nicht unbedingt tödlichen) Gewalteinwirkung und den besonderen Bedingungen, die der schwer arteriosklerotische Organismus bot: das Zusammenwirken dieser exo- und endogenen Faktoren verursachte eine besondere, deletäre Reaktionsform, höchstwahrscheinlich einen Herz-Kreislauf-Schock, möglicherweise infolge der Gewalteinwirkung auf den Hals-Vagus.

Auch beide genannten Gutachter erörtern den vermutlichen Kreislaufschock.

Kann an der Gewalt des Traumas kein Zweifel bestehen, so darf andererseits das schwere, vorbestehende Herzgefäßleiden nicht unterschätzt werden. Freilich scheint angesichts der Realität des massiven Traumas die nur vermutungsweise Annahme eines *reinen* Gefäßtodes mit lediglich *sekundärem* Unfall recht gewagt. Meines Erachtens sind Unfall und Vorkrankheit zu je etwa 50% für den Tod verantwortlich zu machen. Die Frage, ob der Tod schon vor dem Unfall eingetreten ist, kann meines Erachtens überhaupt nicht beantwortet werden.

Zusammenfassung: Der Tod infolge Auto-Unfall beruht wahrscheinlich auf dem Zusammenwirken der schweren Gewalt mit dem vorbestehenden arteriosklerotischen Herz-Kreislauf-Leiden. Alternativfrage deshalb verfehlt.

24. Egon Bo. geb. 1913. Russische Kriegsgefangenschaft 1944—1949. Dortselbst dauernd, teilweise schwer (nicht a. f.) *dystrophisch.* Ferner 1948 *Malaria* (Lazarett) mit 2 Rückfällen. Seit Beginn der Dystrophie laufend *Herzbeschwerden.* Januar 1950 erstmals Feststellung einer *Endocarditis lenta.* Im Krankenhause zusätzlich schwere *Hepatitis* mit Coma. † Mai 1950 (wahrscheinlich infolge akuter gelber Leberatrophie, keine Sektion).

Im Gegensatz zum Ober-Vertrauensarzt eines Versorgungsamtes (zu großer zeitlicher Abstand, bei ambulanten Untersuchungen nach Entlassung kein sicherer pathologischer Herzbefund, bei dem lehrbuchmäßig schnellen Verlauf der Endokarditis schon früherer Todestermin zu erwarten, falls WD-bedingt) halten wir für *wahrscheinlich,* daß die *Todeserkrankung* indirekt mit *WD-Einflüssen zusammenhing.*

Besondere Disposition früherer Kriegsteilnehmer zur *Nachkriegsendokarditis,* Häufigkeit vorausgegangener Unterernährung, Resistenzminderung als ausschlaggebender pathogenetischer Faktor (vgl. u. a. Spang u. Gabele DmW. 1949, 1453; Schoen, DmW. 1949, 1060; entsprechende eigene Erfahrungen). Diese meist abakteriellen Fälle zeigen häufig einen um Jahre protrahierten und oft lange Zeit fieberfreien Verlauf. Der *schematisch geforderte unmittelbare zeitliche Zusammenhang* kann also *nicht* zur *Voraussetzung einer WDB-Anerkennung* gemacht werden. Dazu kommt, daß der schwere Verlauf der wohl hämatogenen Hepatitis wahrscheinlich dadurch wesentlich mitbedingt ist, daß infolge der latent schon länger vorhandenen Endokarditis sowie der durchgemachten Dystrophie + Malaria ein Leberschaden bestand.

Beurteilung: Abweichend von schematisch-formalistischen Vorstellungen (welche u. a. die kriegs- und nachkriegsbedingte Pathomorphose nicht berücksichtigen) *zeigt der Fall das synergistische Zusammenwirken mehrerer, schwerer Schäden, die* nach einem verhängnisvollen Krankheitsverlauf *den Tod bedingen.*

25. Richard Wi. geb. 1892. Juli 1915 Gewehrdurchschuß li. Fuß; weitgehende Versteifung aller Zehen, mäßige Gehbehinderung, die seit einigen Jahren stark zunahm nach Art einer Dysbasia intermittens. Seitdem auch nächtliche Fußkrämpfe li. Li. Fuß oft kalt. Orthopädische Schuhe. RR 120/80. Art. brachialis geschlängelt, pulsierend. Fußpulse o. B. Zehen li. versteift, 2—5 in leichter Hammerstellung. Deutliche Ein- und Ausschußnarben. Li. Fuß livide, deutlich verstärkt nach mehrmaligem Fußrollen. Kraft li. Fuß < re. Rö.: Li. zwischen Fibula und Tibia deutliche Gefäßverkalkung; geringer auch re.

Beurteilung: Bei W. liegt neben den Verwundungsfolgen eine leichte Durchblutungsstörung mit deutlicher Cyanose am li. Fuß vor. Diese ist arteriosklerotisch bedingt, steht also mit der Verwundung in keinem Zusammenhang. Es liegen jedoch besondere Verhältnisse vor, insofern gerade am verwundungsgeschädigten Fuß die Durchblutungsstörung subjektiv und objektiv am stärksten ist. Es ist daher wahrscheinlich, daß deren Entstehung am li. Fuß durch den in der Verwundung bestehenden Vorschaden begünstigt wurde und daß sich deshalb die Durchblutungsstörung li. stärker auswirkt als re. Nach Verlauf des Schußkanals mit Knochenverletzung ist anzunehmen, daß die in diesem Bereich miteinander anastomosierenden arteriellen Gefäße (Art. arcuata bzw. arcus plantaris) verletzt wurden. Der jetzige Gesamtzustand muß deswegen bezüglich seiner Entstehung in einzelne Teilursachen aufgegliedert und entsprechend beurteilt werden.

Zusammenfassung: Durchblutungsstörung li. Fuß, teils Verwundungsfolge, teils arteriosklerotisch. Nur mittels strukturanalytischer Aufgliederung in exogene und endogene Faktoren und entsprechende versorgungsmedizinische Anwendung des Prinzips der Partialkausalität ist eine biologisch richtige und sozial gerechte Beurteilung derartiger komplexer Fälle möglich.

26. Georg Ja. 60 Jahre. 17. 12. 1932 im Betrieb *Sturz auf den Hinterkopf.* Bewußtlos. Danach starke Kopfschmerzen und Schwindel.

August 1933 Wiederaufnahme leichter Arbeit. Unsicher an großen Maschinen wegen Schwindelgefühls.

Begutachtung in Univ.-Nervenklinik Juni 1933: Rö.: geringe Aorten-Verbreiterung. RR 145/90. Arterien mäßig verhärtet und geschlängelt. Kein wesentlicher neurologischer Befund. Leicht reizbar.

Die von Ja. gemachte Angabe, daß Kopfschmerz und Schwindel erst seit dem Unfall bestanden, ist unzutreffend, da nach poliklinischem Befund vom Juni 1930 damals bereits genau die gleichen Beschwerden bestanden, die als Folge einer *Gehirnarteriosklerose* angesehen wurden. Es wird aber entsprechend der allgemeinen Erfahrung angenommen, daß die Rückbildung der postcommotionellen Beschwerden durch die vorbestandene *Hirnarteriosklerose* verzögert wurde.

Nachbegutachtung durch mich in der gleichen Nervenklinik *Dezember 1933:* die cerebralsklerotischen Erscheinungen scheinen stärker als vor $^1/_2$ Jahr (Gedächtnisstörungen, starker Schwindel, starke Stimmungslabilität usw.).

Beurteilung: Syndrom von *Hirnleistungsschwäche*, das aus der *Interferenzwirkung* einer vorbestehenden *Hirnarteriosklerose* mit den Folgen einer *Commotio cerebri* entstand. Die Rückbildung der letzteren wird nach allgemeiner Erfahrung durch die Hirnarteriosklerose ungünstig beeinflußt.

27. Rob. Ha. geb. 1900. 23. 9. 1954 Betriebsunfall: beim Umsetzen kam ein Bein des Bohrbocks ins Rutschen, wodurch sich H. laut Zeugenaussagen eine starke Prellung des re. Schultergelenks mit Bluterguß zuzog. Der Arm wurde und blieb gebrauchsunfähig.

Nach anfänglicher Fehlbeurteilung (traumatische Schädigung des Plexus brachialis) wurde von dem Neurologen Dr. D. eine zweifellos vorliegende *Syringomyelie* festgestellt: Atrophie re. Deltoides, Armheben re. unmöglich. Eigenreflexe am re. Arm ∅. Infolge starker Aggravation (auch in einem Versehrtenheim festgestellt) schwer abgrenzbare Sensibilitäts-Störung im Bereich der mittleren Hals-Segmente re., bei der aber die Hypalgesie besonders hervortritt. Bein-Eigenreflexe stark gesteigert, Rossolimo re. +, li. (+).

25. 9. 1954 Röntgen-Aufnahme re. Schultergelenk in 2 Eb.: Gelenkspalt relativ stark verschmälert bei glatten Konturen. Unterhalb der Gelenkpfanne 2 linsen- bis erbsgroße, kalkdichte Verschattungen in den paraartikulären Weichteilen. In den Aufnahmen vom 26. 11. 54, 17. 2. 1955, 28. 4. 1955, 23. 6. 1955 und 22. 7. 1955 *deutlicher Schwund der Gelenkpfanne* sowie deutliche Abflachung des Oberarmkopfes bei erheblicher Zunahme der paraartikulären Weichteilverkalkungen. Kalkgehalt der Knochen o. B.

Beurteilung: Progredient-destruktiver Prozeß des re. Schultergelenks mit relativ ausgedehnten paraartikulären Verkalkungen wechselnden Grades: neuropathische Arthropathie.

Mit dem genannten Neurologen und dem Orthopäden Dr. E. ist als sicher anzunehmen, daß die Syringomyelie schon *vor* dem Unfall bestanden haben muß, daß sich aber während der folgenden Monate eine schnell fortschreitende neuropathische Erkrankung des re. Schultergelenks entwickelte. Unter Verwertung der vorstehenden Tatsachen muß also mit größter Wahrscheinlichkeit angenommen werden, daß der (mittelschwere) Unfall in dem auf endogener Grundlage vorgeschädigten Gelenk den fortschreitenden Prozeß ausgelöst hat. M.d. E. z.Z. etwa 80%.

Schluß-Beurteilung: Die bei (latent ?) *vorbestehender Syringomyelie* vorhandene *neuropathische Gelenkerkrankung* erfährt *durch* den *Unfall* eine *erhebliche*, objektiv röntgenologisch verfolgbare *Verschlimmerung.*

Ein ganz analoger posttraumatischer Fall von Syringomyelie-Arthropathie wird geschildert und abgebildet in SCHINZ-BAENSCH-FRIEDL-UEHLINGER, Lehrb. d. Rö.-Diagnostik. 5. A. II, S. 1352: Bei der Sektion konnte ein destruktiv-hypertrophierender, paraartikulärer Prozeß festgestellt werden mit Verknöcherungen auch im weiteren Umfang des Gelenks bis in die Muskulatur. Auch H. KROLL (Die neuropathologischen Syndrome. Springer 1929, S. 167) hatte einen Mann mit Syringomyelie zu begutachten, in dessen arthropathischem Schultergelenk auf

Zerrung durch ruckartiges Halten des Straßenbahnwagens eine Luxation entstanden war. Einen weiteren sehr bemerkenswerten Fall (langjährige Arbeit mit dem Preßlufthammer) schildern auch BONDIN u. a. (Ref. Zbl. Neur. 127, 319).

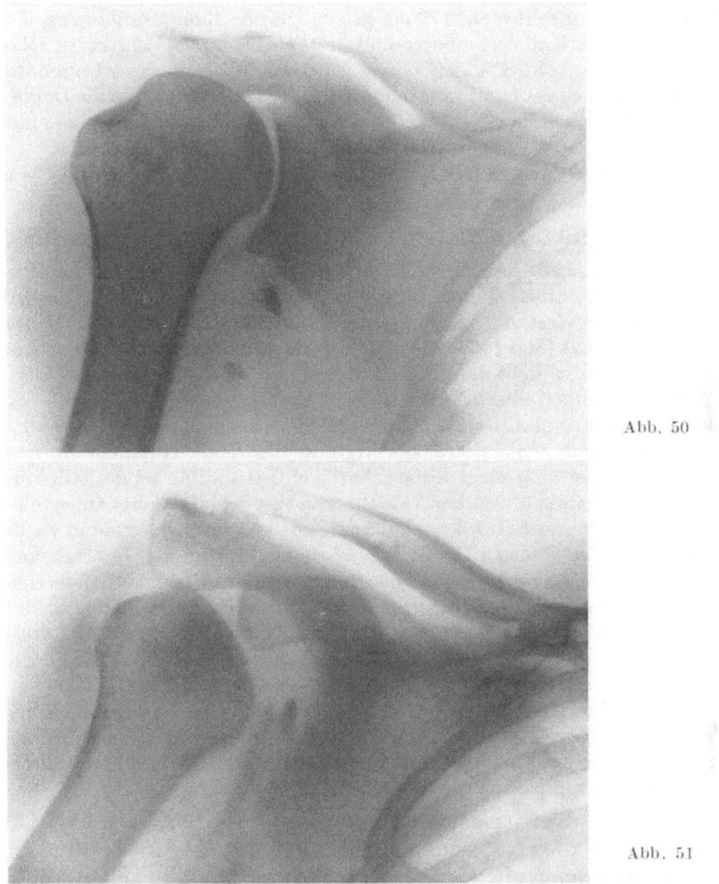

Abb. 50. Rob. Ha. 25. 9. 1954: Gelenkspalt verschmälert. 2 linsengroße, kalkdichte Schatten in den periarticulären Weichteilen unterh. des Gelenks

Abb. 51. Derselbe. 17.2.1955: Deutlicher Schwund der Gelenkpfanne u. Abflachung des Oberarmkopfes. Zunahme der periarticulären Weichteilverkalkungen

Vgl. zu dem Thema auch PH. KISSINGER: Syringomyelie und Trauma. Ärztl. Sachverst. Ztg. 44 (1938) sowie K. STÜCKE, Zur versicherungsrechtlichen Bedeutung patholog. Frakturen bei Tabes und Syringomyelie. H. Unf. Heilk. 47 (1954).

VIII. Unwesentliche Gelegenheitsursache ist rechtsunerheblich

28. Friedr. Ba. geb. 1890, selbständ. Kaufmann. 26. 10. 1951 auf Treppe zum 1. Stock seines Geschäftshauses ausgerutscht; 2 Rippenbrüche. 6. 11. 1951 Meldung des Arztes, daß außerdem auch „Kreislaufstörungen". Zusammenhang in chirurg. Gutachten abgelehnt. März 1952 Gutachten Internist G.: schwere dekompens. Myodeg. cordis mit Herzdilatation, wohl infolge schon lange bestehender Hypertension. Die starke Dekompensation jedoch glaubhaft erst seit Unfall. Nimmt „Commotio cordis" an, die möglicherweise einen „segmentpathologischen Effekt hervorgerufen" habe (?). Gleichsinnige privatgutachtliche Auffassung eines anderen Internisten. Demgegenüber hält der bekannte Chirurg Prof. B. einen Zusammenhang für durchaus unwahrscheinlich; rein zeitlicher, kein ursächlicher Zusammenhang. 10. 7. 1952

Gutachten des Internisten Prof. H., der eine li.-seitige alte Pleuraschwarte (wohl nach Pleuropneumonie 1931) irrtümlicherweise als Unfallfolge ansieht. MdE sei 50—60% (von der Gesamt-EM v. 100% infolge des Herzleidens). OVA-Entscheidung: Unfall nur unwesentliche Gelegenheitsbedingung, um das längst bestehende schwere Herzleiden offenbar werden zu lassen. — Bei eigener Begutachtung (O. A. Dr. BOHM) Feststellung, daß Blutdruckkrankheit bei dem maximal bis 115 kg schweren, 179 cm großen Mann schon jahrelang *vor* dem Unfall bestand, Kl. an schwerer Arbeit verhinderte und ärztlich behandelt wurde. In Übereinstimmung mit SIEBECK, UHLENBRUCK, SCHLOMKA[1] u. a. wird das Vorliegen einer Commotio cordis abgelehnt. Bei dem Unfall handelte es sich im Sinne des OVA-Urteils um eine die Dekompensation bewußt machende Gelegenheitsursache, die — wenn überhaupt — lediglich zu einer kurzfristigen ungünstigen Beeinflussung des Herzleidens geführt hat.

Beurteilung: Unwesentliche Gelegenheitsursache ist für das bestehende (Herz-) Leiden medizinisch und damit auch rechtlich unerheblich.

IX. Strukturanalytische Klärung komplexer Begutachtungsfälle

29. Meta Neu. geb. 1908. Priv.-Dozent Dr. X., stellv. Direktor der Med. Univ.-Klinik Y., stellt Juni 1953 leichte präklimakterisch gesteigerte konstitutionelle Vasolabilität und geringfügige Kniearthrose fest und lehnt in seinem Gutachten Invalidität ab. Der bekannte Neurologe Dozent Dr. Y. findet (Mai 1954) zusätzlich eine rudimentäre Tabes (Anisokorie, Pup. LR re. ∅, ASR re. < li.) und schließt daraus, daß wahrscheinlich auch die in der Univ.-Klinik sowie 1951 vom Amtsarzt festgestellte „Neurasthenie" bzw. psychische „Asthenie" als Teilerscheinung dieses organischen syphilitischen Nervenleidens anzusehen sei und deshalb in der Beurteilung der Arbeitsfähigkeit „volle Berücksichtigung" verlange, trotzdem ein greifbarer psychiatrischer Befund „eigentlich nicht feststellbar" sei. Invalidität sei deshalb anzunehmen.

In Übereinstimmung mit dem Gerichtsarzt des Sozialgerichts äußerte ich hiergegen ernste Bedenken: Rudimentäre Tabiker sind fast stets als praktisch gesund zu bewerten (vgl. CURTIUS, SCHLOTTER u. SCHOLZ 1938). Die spärlichen Symptome besitzen keinerlei Krankheitswert, der Prozeß ist völlig stationär, Blut und Liquor serol. negativ. Andererseits sind neurasthenische Erscheinungen eine außerordentlich häufige Begleiterscheinung der konstitutionellen Vasolabilität („Vasoneurose" von ROSENFELD, FÜRSTNER, SCHULTE, OTFR. MÜLLER u. a.). Diese wird charakterisiert durch eine Durchmischung vasomotorischer und „nervös"-psychischer Erscheinungen. (Näheres bei CURTIUS u. KRÜGER 1951).

Das Vorliegen eines derartigen Krankheitsbildes ist also unendlich viel wahrscheinlicher als die vom Neurologen Y. angenommene Erkrankung. (Vgl. auch die analogen pseudoparalytischen Zustandsbilder S. 309, die ebenfalls zu gleichartigen Fehlbeurteilungen geführt haben). Das Sozialgericht schließt sich unserer Beurteilung an.

Beurteilung: Konstitutionelle Vasolabilität und harmlose Tabes. Fehlerhafte Anwendung der diagnostischen Einheitsregel führte in Verbindung mit anderweitigen Fehldeutungen zur klinischen und sozialmedizinischen Fehlbeurteilung.

30. Peter Mo. Von Univ.-Nervenklinik wird bei Begutachtung atypische MS angenommen mit „sicherer Schädigung der Pyramidenbahn und starker psychogener Überlagerung".

MdE 50%.

Der behauptete ursächliche Zusammenhang mit dem Wehrdienst (1914/18) wird abgelehnt.

Bei Oberbegutachtung kann ich ebensowenig wie der früher gehörte Prof. St. (Heidelberg) MS-Diagnose bestätigen. Sie beruhte lediglich

1. auf der tatsächlich von allen Untersuchern immer wieder festgestellten *Differenz der ASR.* Es handelte sich aber nicht um Steigerung des rechten, sondern Abschwächung des linken Reflexes bei eindeutiger alter Neuritis ischiadica (bisher übersehen);
2. auf höchst fraglicher und inkonstanter *Differenz der BDR*;
3. auf offensichtlich *psychogenem Kopftic* (gleichsinnige Beobachtung von verschiedenen Neurologen).

Es besteht mäßige Debilität (verschiedentlich auch von Neurologen festgestellt), ferner psychopathisch-hysterisches Charakterbild mit wiederholten eindeutigen Lügen, grober Simulation (ebenfalls wiederholt festgestellt) usw.

[1] SIEBECK: „Die Beurteilung und Behandlung Herzkranker" 3. Aufl. Berlin/München 1947. UHLENBRUCK: „Die Herzkrankheiten" 1949. SCHLOMKA: „Das ärztliche Gutachten im Versicherungswesen."

Beurteilung: Die Fehldiagnose MS beruht auf der Kombination verschiedener neurologischer und psychischer Symptome nach Art eines Mosaiksyndroms (vgl. S. 159).

31. Joach. Fl. geb. 1893. 1951 werde ich aufgefordert zur Begutachtung, ob der Hochdruck (190/120), wie der Internist Prof. B. annimmt, nephrogen oder, wie der Internist Ober-Medizinalrat X. annimmt, „essentiell" bedingt ist. 1946 als russischer Kriegsgefangener laut Angabe „Nierenentzündung": dunkelrotbrauner Urin, Lid- und Hände-Schwellung (dystrophische Beinödeme schon vorher). Bei univ.-klinischer Beobachtung 1950 Annahme eines latenten chronischen Nierenschadens: kein pathologischer Spontanbefund, auf Salyrgan-Belastung jedoch geringe Hämat- und Cylindrurie. Sonst später und auch bei uns Urin stets völlig o. B.

Ist somit WD-bedingte renale Komponente des Hochdruckleidens auch anzunehmen[1], so andererseits auch sicher mindestens ebenso große erbkonstitutionell-angiospastische Komponente im Sinne der „essentiellen" H. Dafür sprechen die *Erbbefunde:* Mutter † an Herzschlag, Vater † an Schlaganfall. Von den 3 Geschwistern (Rheinland), die auf meine Veranlassung unter großen Schwierigkeiten untersucht werden konnten, hatte eine 52jährige Schwester RR 160/80—190/110. Eiw. ∅, Sed. o. B.

Gleichsinnig die deutliche *angiospastische Diathese des Kl.*[2]*:* Viel kalte Hände und Füße, Totenfinger, Erröten, Erfrierungen, pektanginöse Beschwerden, Kopfschmerzen, Schwindel, Akroparaesthesien. Neben diesen naturgemäß unsicheren subjektiven auch objektive Symptome: verstärkte Dermographie, Cutis marmorata. Der jetzige Retinabefund läßt nach Facharztgutachten keine sichere ätiologische Beurteilung zu, zeigt aber „ausgesprochen angiospastische Veränderungen mit markanten streckenweisen Engstellungen und allen übrigen gleichsinnigen Zeichen an den Arterien". Deutliches Kreuzungsphänomen. In der Univ.-Augenklinik K. wurde vor $1^1/_2$ Jahren u. a. festgestellt: „Keinerlei Zeichen für renale Bedingtheit der Gefäßprozesse . . . Fundus hypertonicus II."

Beurteilung: Vorwiegend erbkonstitutionell-angiospastische Hypertension mit wahrscheinlich *postnephritischer Komponente.* Gesamt-MdE 50%, WDB-Anteil etwa 30%.

Kommentar: Derartige „Mischformen" angiospastischer und renaler Hypertension sind von verschiedenen Autoren beschrieben worden, u. a. VOLHARD, OTFR. MÜLLER (z. T. mit PARRISIUS), LICHTWITZ, CURTIUS u. KRÜGER, daselbst Lit. HOFMANN hat unter meiner Leitung Kombinationsfälle von Kriegsnephritis und Arteriosklerose eingehend analysiert, wobei uns besonders fortlaufende ophthalmologische Kontrollen durch ROHDE von größtem Werte waren.

Zusammenfassung: Mischfall von renaler und essentieller Hypertension. Komplexe Syndrome (Morbus compositus) können nur mittels strukturanalytischer Zergliederung befriedigend beurteilt werden, wobei die hierbei kaum jemals angewandte genealogische Methode wesentlich mehr Beachtung erfordert (vgl. hierzu CURTIUS, Der Erbarzt 1934, 51 sowie „Der ärztl. Sachverständige" 1955, 97).

32. Max Ka. geb. 1891. †Juli 1952 in Kreiskrankenhaus; Sektion: ausgeheilte Lungen-Tbc re., unspezifische Lappenpneumonie li. ohne tuberkulöse Veränderungen; starke Bronchitis.

Reichsbund der Kriegsbeschädigten vertritt den Standpunkt, es sei erwiesen, daß Ka. „an dem anerkannten Tbc-Leiden verstorben und nur deshalb, weil ein tuberkulosekranker Kriegsbeschädigter sehr anfällig ist, hat die Lungenentzündung zu einer Verschlimmerung des DB-Leidens und der schnelleren Todesfolge beigetragen". Diese Anschauung im Gutachten des sehr bekannten Tuberkulosearztes Prof. N. N. abgelehnt, da plötzliche Todesfälle an (Grippe-) Pneumonie relativ häufig vorkämen. Für eine solche spreche der Sektionsbefund der hochgradig geröteten Bronchialschleimhaut. Laut Krankenblatt habe von vornherein starke Kreislaufschwäche im Vordergrund gestanden: Radialis nicht tastbar; starke Dyspnoe; schon wenige Stunden nach der Aufnahme † trotz intensiver zentraler und peripherer Kreislauftherapie.

---

[1] In diesem wie in manchem anderen Fall trifft ELTZEs Satz durchaus nicht zu: „Die Differentialdiagnose der essentiellen Hypertonie gegenüber der chronischen Glomerulonephritis mit Blutdruckerhöhung ist leicht" (Die Begutachtung von Herz- und Gefäßkrankheiten. SCHÖTZ Berlin 1942).

[2] Vgl. die Ausführungen S. 87 über die angiospastische Diathese als Mutterboden der essentiellen Hypertension.

Die geringe Obergeschoßverschwartung hatte keinen wesentlichen Einfluß auf den Krankheitsverlauf. Entscheidend vielmehr die vorbestehende, vorwiegend einseitige Pneumonie-Disposition: 1943 li. (vor Wehrdienst), 1944 li. Oberlappen (mit Recid.), Prof. N. N. denkt auch an toxische und allergische Faktoren. Die Sektion ergab, daß die alte Lungen-Tbc durch die tödliche Pneumonie nicht beeinflußt wurde. „Der Tod kann also nicht mit dem tuberkulösen Geschehen in Zusammenhang gebracht werden, sondern ist die Folge einer unspezifischen (wahrscheinlich Grippe-) Lungenentzündung", die sicher zum Teil konstitutionell mitbedingt war. Ungünstig für den terminalen Erkrankungsverlauf war noch die pyknische Konstitution.

Diesem überzeugenden Gutachten schloß ich mich an.

Beurteilung: Tod an Grippepneumonie links bei örtlicher Disposition zu recidivierenden Pneumonien, begünstigt durch pyknische Konstitution. Alte, vernarbte Lungentbc für das Todesleiden belanglos und umgekehrt.

X. Entscheidende Bedeutung der Erbveranlagung für die Begutachtung

33. Val. Sch. geb. 1898, Bauer. Führt seine doppelseitige Sehnervenatrophie (MdE 100%) auf Mißhandlungen in russisch-polnischer Gefangenschaft zurück. Von einem Ordinarius für Ophthalmologie wird (obwohl niemals Oedeme bestanden) die Atrophie mit Wahrscheinlichkeit auf Mangelerscheinung, von einem als Gerichtsarzt tätigen Prof. der inn. Medizin auf Methylalkohol zurückgeführt, den Sch. „wie so viele Tausende im Osten" wohl getrunken habe.

Keiner der (auch weiteren) Gutachter berücksichtigt den ausgesprochenen *Turmschädel* mit leichtem Exophthalmus und Strabismus diverg. Horizontalumfang 54,5 (ein Bruder 54, Vater auch kurzköpfig). Längenbreitenindex des Kopfes 82,4 (brachycephal), Längenhöhenindex 73,5 (hypsicephal). Rö.: Typisch vertiefte Impressiones digitatae, Verkürzung der vorderen Schädelgrube infolge Steilstellung des großen Keilbeinflügels.

Unsere Diagnose einer durch erblichen Turmschädel bedingten Opticus-Atrophie (vgl. hierzu z. B. Bauer u. Bode, Hb. d. Erbbiol. III, 133 ff.) wird auf unsere Veranlassung durch einen anderen Ordinarius der Ophthalmologie gutachtlich bestätigt.

Beurteilung: Fehlannahme einer exogen bedingten Opticus-Atrophie infolge Verkennung des zugrundeliegenden erblichen Turmschädels.

XI. Falsche Begutachtung infolge schematischer Anwendung des Lehrbuchbildes

34. Helmuth Ne. geb. 1905, Siedler. Eingezogen August 1939. September 1941 wegen Ruhr im Feldlazarett: Fieber bis 40°, gehäufte Durchfälle mit Blut und Schleim. Leibschmerzen. Behandlung mit Kohle. Verlegung in ein Kriegslazarett in Rumänien: starke Beinoedeme, besonders in der Schienbeingegend, Stehenbleiben von Dellen. Salzlose Diät. Bei Messungen Blutdruck stets erhöht. Häufige Urinuntersuchung. Eiweiß stets positiv.

Später von Heimatlazarett zu einer Kur nach Bad Polzin und von dort zur Genesungskompanie. 3 Wochen nach der Überweisung wegen Urin- und Blutsenkungsbefund Rückverlegung in Lazarett. Daselbst nochmals 6 Wochen: salzlose Kost. Als g. v. H. zum Ersatztruppenteil. Auch hier von Truppenarzt Blutdruckerhöhung festgestellt. Herbst 1944 wieder an die Front. Mai 1945 in russische Kriegsgefangenschaft. Nach 4 Monaten Arbeit in Torfmoor zusammengebrochen. Beine wieder geschwollen. Deshalb Dezember 1945 als einer der ersten entlassen. Februar 1948 wegen Nierenleidens in Krankenhausbehandlung: salzlose Kost, Hunger- und Safttage.

Auch z. Z. der Begutachtung April 1954 Befund einer chronischen Nephritis. In dem Gutachten kommen wir zum Ergebnis, daß die Nephritis durch die unwiderleglichen, wiederholten Angaben von Ne. eindeutig in zeitlichen und damit auch ursächlichen Zusammenhang mit der im Felde durchgemachten Ruhrerkrankung zu bringen ist.

Demgegenüber ist Prof. X. in der Med. Univ.-Klinik in Y. der Ansicht, daß diese Annahme zwar möglich, jedoch nicht genügend wahrscheinlich sei, da die Nephritis nicht zum typischen Bilde der Ruhr gehöre. Die gleiche Ansicht wird auch von anderen Gutachtern vertreten.

Wir stehen auf dem Standpunkt, daß diese Auffassung, die durchaus auf dem Lehrbuchbilde „*der*" Ruhr beruht, angesichts der hier vorliegenden Krankengeschichte nicht aufrechterhalten werden kann.

Grundsätzlich kann nämlich *jede* Infektionskrankheit eine Nephritis hervorrufen, wenn besondere Bedingungen, insbesondere eine entsprechende (nicht selten erbliche) Organdisposition, vorliegen. So fanden wir beispielsweise unter 225 Typhuskranken 5 mit Nierenentzündung, obgleich es sich bei dem sog. „Nephrotyphus" auch um ein seltenes Ereignis handelt.

Beurteilung: Übertriebene, an Hand der individuellen Krankengeschichte besonders unangebrachte Versteifung auf das lehrbuchmäßige Krankheitsbild (der Ruhr) führt zu unseres Erachtens ungerechtfertigter und ungerechter Aberkennung eines Kriegsschadens.

IV. Individualität und Prognose

Wenn etwas selbstverständlich ist, so die Abhängigkeit des Krankheitsverlaufs und des Krankheitsausgangs von der besonderen Reaktionsweise des Einzelmenschen, aber auch von der mehr oder weniger „zufallsbedingten" individuellen Konstellation. „*Die*" Tuberkulose kann, wie bei den meisten Menschen in der Kindheit bewältigt, nur geringe Kalkherde zurücklassen oder aber in foudroyanter Weise auf den verschiedensten Wegen schnell tödlich endigen. „*Die*" Syphilis hinterläßt bei dem einen nur gewisse Spuren in der Reagibilität der Säfte, den andern macht sie in jungen Jahren zum körperlichen und geistigen Krüppel. Das rheumatische Fieber hinterläßt häufig nur spurenweise oder gar keine Veränderungen an den Herzklappen (vgl. dazu S. 323), während es andere in Form des schweren Klappenfehlers zu lebenslangem Siechtum bzw. frühem Tode verurteilt. Die Beispiele ließen sich ins Endlose vermehren.

Angesichts dieser offensichtlichen Beziehungen hat es denn auch nicht an Versuchen gefehlt, gewisse Gesetzmäßigkeiten zu ermitteln. Im Gegensatz zu den meisten bisher behandelten Einzelfragen ist festzustellen, daß die *Konstitutionstypologie* gewisse, wenn — im ganzen gesehen — auch spärliche Anhaltspunkte für den Zusammenhang von Individualität und Prognose geschaffen hat. Die Beziehungen zwischen Schlankwuchs und dem hierbei oft besonders heimtückischen Tuberkulose-Verlauf, die ungünstige Einwirkung der Fettsucht auf Diabetes, Kreislaufkrankheiten (vgl. hierzu Fr. Kisch 1938), insbesondere Herzinsuffizienz bei Myodegeneratio cordis arteriosclerotica, Coronarerkrankungen, Hochdruckbeschwerden, auf Gallenleiden, Neigung zu Embolien („Typus embolicus"), zu postoperativen Komplikationen und zum ungünstigen Verlauf von Infektionskrankheiten sind allgemein bekannt und gefürchtet. Als ein Beispiel hierfür nenne ich unsere früher genannte Feststellung von der Beziehung zwischen Körpergewicht und Typhusverlauf.

Auch die *Alterskonstitution*[1] kann bekanntlich für die Prognose von entscheidender Bedeutung sein: Kinder sind vom Fleckfieber kaum gefährdet, während mit jedem folgenden Jahrzehnt die Letalitätzahl ansteigt und über 50jährige stets schwerst bedroht sind. Bohm u. Tränkle fanden gleichsinnig mit zahlreichen anderen Autoren schweren Verlauf der epidemischen Virus A-Grippe von 1950/51 bei 54% der über 60jährigen, dagegen nur bei 7,5% der unter 30jährigen. Todesfälle vermerkten sie bei 5% der 11—40-, dagegen bei 82,5% der über 60jährigen! Dementsprechend war die altersabhängige Gesamtmortalität in Lübeck im Januar 1951 doppelt so hoch wie im Januar 1950. Ulcusblutungen sind bei alten Menschen öfters gefährlich, selbst lebensgefährlich (Winter, eigene Beobachtungen). In anderen Fällen handelt es sich bei den prognostischen Altersbewertungen um Selbstverständlichkeiten, z. B. daß das Pleuraempyem alter Menschen ungünstiger zu beurteilen sei als dasjenige Jugendlicher (Borchardt u. Stich, zit. nach Curschmann 1948).

Viele *konstitutionstypologische Angaben des Schrifttums* sind jedoch von recht fraglichem Wert, da sie Begriffe verwerten, die kritischer Betrachtung nicht standhalten oder aber nur platte Selbstverständlichkeiten darstellen[2]. Wenn beispielsweise H. Winter (1950) „Status

[1] Dieselbe gehört zu den allgemeinen Konstitutionskategorien, wie anderwärts genau begründet (Curtius, Klin. Konstitutionslehre 1954).

[2] Vgl. hierzu Curtius, Klinische Konstitutionslehre, Springer 1954, S. 305—310.

hypoplasticus" bzw. „reizbare Konstitution" in Beziehung setzt zum Verlauf der Lungentuberkulose, zur Hyperthyreose, zum Ulcusleiden, so muß erwähnt werden, daß diese Begriffe derart schwankend und unsicher, ja fragwürdig sind, daß ihre prognostische Verwendung nur Verwirrung stiften kann (eingehende Begründung in Übereinstimmung mit MUNK, J. BAUER, HART, GIGON, HANHART bei CURTIUS 1954, S. 156, 245, 309). Das gleiche gilt für die von WINTER prognostisch herangezogenen Pigmentierungs-Anomalien (vgl. hierzu 1. c. S. 290, 291, 299). Höchst problematisch erscheinen ferner die von TH. BENEDICT behaupteten Beziehungen zwischen Vaginalsmear-Befund und psychoanalytischer Situation.

Noch unbrauchbarer sind ganz allgemein gehaltene und darum nichtssagende Angaben, beispielsweise, daß „gewisse konstitutionell schwer stigmatisierte Menschen" von plötzlichem Herztod bei Schock bedroht seien (WINTER), daß Schrumpfnierenkranke mit „robuster Konstitution" etwas länger zu leben hätten als „primär schwächliche Menschen" (CURSCHMANN 1948), daß die Prognose der Neuralgien u. a. von „der Konstitution" abhängig sei (CURSCHMANN), daß „eine günstige Konstitution und gute konditionelle Verhältnisse für die Prognose der Scarlatina von erheblicher Bedeutung" seien (CURSCHMANN)[1], daß bei Malaria „die Prognosis quoad vitam vom Kräfte- und Ernährungszustand" sowie anderen Faktoren abhänge (CURSCHMANN), die Prognose der essentiellen Hypertension u. a. „von der Konstitution des Patienten" (CURSCHMANN), bzw. schließlich, daß die Prognose des Typhus von „der Konstitution bzw. Kondition[2] des Erkrankten" abhänge (CURSCHMANN). Auch die spätere Behauptung des Autors, „die Konstitution (bei C. = Erbkonstitution) sei „weniger entscheidend", ist unzutreffend: Es ist zwar etwas daran richtig, daß „gerade blühende, wohlgenährte Menschen ... nicht selten eine weniger günstige Prognose als scheinbare Schwächlinge und magere Astheniker" hätten. Aber mit dieser vagen und nur angenähert verwertbaren Behauptung ist die Bedeutung der Konstitution für die Prognostik des Typhuskranken bei weitem nicht erschöpft. Nach unseren ausgedehnten Untersuchungen an 226 Typhuskranken findet sich zwar eine deutliche Prognoseverschlechterung durch Fettsucht, sonst aber keine verwertbare Abhängigkeit zwischen Körperbau einerseits und Verlaufsform bzw. Agglutinationstiter andererseits. CURSCHMANN verwechselt hier, wie zahlreiche andere Autoren, Körperbau mit Konstitution. Die letztere umfaßt aber wesentlich mehr und für Krankheitsentstehung sowie -gestaltung meist erheblich Wichtigeres. Dementsprechend konnten wir im Gegensatz zu CURSCHMANNs Behauptung ganz eindeutige, oft über Leben und Tod entscheidende Zusammenhänge zwischen *Konstitution und Typhus* feststellen. Ich nenne hier nur die Bedeutung der Organdisposition für die Komplikationen, z. B. für das schwere Nasenbluten in der 2. und 3. Krankheitswoche, für die Thrombophlebitis, die Cholecystitis, die Pyelitis, die Osteomyelitis und die Arthritis typhosa, ferner für die Entstehung von Typhus-Encephalitiden bzw. Psychosen, weiterhin die Rolle von Pathoplastik, persönlicher Reaktionsform usw. für die vorwiegend erbkonstitutionell bedingten Varianten des Typhus-Verlaufs.

Auch was wir bei CURSCHMANN (1948)[3] über die *Grippe-Prognose* lesen, ist in individualprognostischer Hinsicht wenig förderlich. Vorkrankheiten sollen beispielsweise nicht besonders bedeutungsvoll sein[4], was nicht nur dem gesunden Menschenverstand, allgemeinen klinischen Erfahrungen und der auch von CURSCHMANN mit Zahlen belegten Übersterblichkeit alter Grippe-Kranker (vgl. unsere obigen Zahlen S. 333), sondern auch den sonstigen strukturanalytisch-statistischen Ergebnissen von BOHM und TRÄNKLE (1955) an 265 Grippe-Kranken meiner Klinik widerspricht. Bei 40% der Kranken gelang es den Autoren, mittels Heranziehung des prämorbiden Zustandes, die individuelle Variabilität von Symptomen und Verlaufsform und damit auch die (allerdings häufig erst katamnestisch zu gewinnende) Individualprognose zu erhellen,

---

[1] Derartige Urteile gewinnen auch nicht wesentlich an Brauchbarkeit, wenn sie generalisierende Angaben über Tests enthalten, z. B. den Cold Pressor-Test (HINES, zit. von STEARNS), abgesehen davon, daß der Wert desselben bezweifelt wird.

[2] Über die Unergiebigkeit dieses Tandlerschen Begriffspaares im Lichte eines allein tragbaren phänotypischen Konstitutionsbegriffs vgl. meine „Klinische Konstitutionslehre" 1954, S. 14.

[3] Die gerade in prognostischer Hinsicht so besonders wichtigen Infektionskrankheiten werden in H. WINTERs „Individualprognose i. d. inneren Medizin" überhaupt nicht erwähnt!

[4] Es wird aber zugegeben, daß die Aktivierung latenter Herde durch die Grippe „allerdings ... auch nicht selten beobachtet" werde.

ganz im Gegensatz zu CURSCHMANNs Angabe, die Konstitution (gemeint ist nach seinen Ausführungen der Körperbau) erscheine ihm „prognostisch weniger bedeutsam"!

Diese Beispiele bestätigen erneut unsere wiederholte Feststellung der *Fragwürdigkeit konstitutionstypologischer Sammelurteile* für die Bewertung des Einzelkranken. Nach H. ULLMANN ist — aus naheliegenden Gründen — auch der Versicherungsmedizin die Ausarbeitung einer Individualprognostik nicht geglückt. Derartige Tatsachen mögen wohl H. WINTERs Urteil veranlaßt haben, daß die *Statistik* beim Versuch einer Individualprognose völlig versage[1]. Deshalb habe er versucht, „aus der richtigen Wertung verschiedener Anhaltspunkte, die uns das Krankheitssyndrom selbst, aber ebenso die ganze Erb- und Umwelt des Patienten bietet, dem Einzelfall eine möglichst weitgehend differenzierte Prognose zu stellen".

Allerdings stützen sich WINTERs individualprognostische Schlüsse überwiegend auf „das *Krankheitssyndrom selbst*", was ja durchaus einleuchtend und bis zu einem gewissen Grade auch förderlich ist: ein schwer sich anlassender Krankheitsfall wird naturgemäß prognostisch ungünstiger zu beurteilen sein als ein leichter. So ist klar, daß man mit WINTER bei schwer verlaufenden Herzinfarkten langsamere Rückbildung der EKG-Befunde, höhere Grade von Leukocytose, Senkungsbeschleunigung usw. feststellen wird. Aber damit ist ja nicht die Frage beantwortet, weshalb gerade *dieser Mensch* „schwer" erkrankt, während ein anderer trotz etwa gleicher Ausdehnung des Infarkts einen leichteren Krankheitsverlauf bietet. Gewiß gibt WINTER auch hierfür gewisse Hinweise: z. B. die Prognose-Verschlechterung durch vorbestehende hypertonische Herzerweiterung, Tabakmißbrauch oder Diabetes. Aber das sind doch wiederum recht allgemeine Angaben.

Es ist, wie CURSCHMANN (1948) schreibt, auch „klar, daß die Hypertonie ... mit Coronar-, Hirn- und Nierensklerose... eine weit schlechtere Prognose hat als der unkomplizierte essentielle Hochdruck". Eine derartige Beschränkung auf Allgemeinaussagen wird der Aufgabe einer Individualprognose nicht gerecht, ebensowenig wie die folgenden, der Prognostik CURSCHMANNs entnommenen Feststellungen, daß bei Lungentuberkulose reichlicher Befund von Bacillen und elastischen Fasern sowie anhaltende Senkungsbeschleunigung[2] und hektische Temperaturen ungünstig zu bewerten seien, daß der Verlauf des Leidens durch zusätzliche Kehlkopf- und Darmtuberkulose ungünstig beeinflußt werde (wie „jedem Arzte bekannt" sei), daß „je öfters bei Lebercirrhose die Ascitespunktionen nötig werden, um so rascher es mit dem Kranken zu Ende geht"[2], daß das Schicksal des Nephritikers bestimmt werde von Höhe und Dauer der Hypertension sowie Dauer der groben Nierenfunktionsstörung[2], daß die Prognose der Neuralgien „natürlich von der Schwere abhinge", daß bei Hirnverletzten mit langanhaltendem Bewußtseinsverlust und den Zeichen erheblicher Hirnschädigung (Pupillenstörungen, doppelseitiger Babinski, Abschwächung der Eigenreflexe usw.) die Prognose ungünstig sei (STEARNS), daß bei unbehandelten Myxödemkranken die Prognose ungünstig, bei behandelten dagegen günstig sei (STEARNS) usw.

Übrigens hat ROLOFF bezüglich der Lungentuberkulose 1942 mit Recht auf die prognostische Fragwürdigkeit der Senkungs- und anderer serologischer Reaktionen hingewiesen, da sie ja stets dem Geschehen nachhinken, ferner auf die Inkongruenz zwischen Antikörpernachweis und klinischer Verlaufstendenz. Auch durch die positive Tuberkulinreaktion erführen wir „nichts über die Art, Ausdehnung und Tendenz der vorliegenden Tuberkulose". Alle diese Reaktionen besäßen nur eine diagnostische, aber keine prognostische Bedeutung.

Diese Ausstellungen an einer stark verallgemeinernden sowie an einer auf symptomatologische Selbstverständlichkeiten gestützten Prognostik verfolgen keine

---

[1] WINTER kommt jedoch selbst zu Behauptungen, die — in sich unwahrscheinlich — nur mittels statistischer Nachprüfungen verwertbar wären: z. B. daß die Knie-Arthrose von Frauen therapeutisch um so ungünstiger beurteilt werden müsse, „je einprägsamer an dem erkrankten Bein Varikositäten ausgebildet sind".

[2] Dieselbe Selbstverständlichkeit findet sich auch in STEARNS' Arbeit über individuelle Prognose (1957).

polemischen Ziele. Sie sollen vielmehr dartun, daß eine sog. „*allgemeine Prognostik*" ein höchst fragwürdiges Unternehmen darstellt: es ist nämlich selten *möglich, mittels allgemein verbindlicher Regeln* den *Verlauf* und Ausgang *einer Einzelerkrankung*, wenn auch nur in angenäherter Form, *vorauszusagen*. Die zahlreichen zusammenwirkenden Faktoren entziehen sich vielmehr jeder generalisierenden Betrachtung. Dem entsprechen auch einschlägige Überlegungen von HILGARD u. Mitarb. (1952), daß "prediction ultimately depends on the ability to control the variables present in an experiment; *only if all variables can be controlled in a given experimental situation* and if only one variable is varied at a time, a reasonably high degree of prediction can be expected. While this is hardly ever possible in a biological experiment . . . it is never possible in clinical conditions". Ähnliches haben auch die Verfasser der, soweit mir bekannt, einzigen Prognose-Monographien CURSCHMANN (3. Aufl. 1948) und H. WINTER (1950)[1] sehr wohl empfunden. CURSCHMANN beklagt, daß die Prognostik bisher „zu schematisch und schlagwortmäßig abgehandelt" wurde und fordert eine „Individualprognose", die mehr „von Erfahrung und Intuition" als „vom schulmedizinischen Wissen" abhängen solle[2].

Ebenso findet WINTER, daß „mit allgemeinen Angaben über die Prognose einer Krankheit uns nur wenig gedient" sei[3]. Er stellte sich deshalb die ausdrückliche Aufgabe, eine „Individualprognose der inneren Krankheiten" zu schreiben, in welcher „die individualprognostische Kardinalfrage nach der richtigen Voraussage des Verlaufs . . . ein und derselben Krankheit bei den verschiedenen Einzelfällen" Beantwortung finden solle. WINTERs Programm scheint sich somit durchaus mit dem unsrigen zu decken. Genauere Durchsicht des Werkes ergibt allerdings, daß WINTERs Fragestellung und Methodik ganz anders orientiert sind. Seine „Individualprognose" bedeutet lediglich den Gegensatz zur Prognose „der" fiktiv-ontologischen Idealkrankheit. Dies ist aber aus zwei Gründen eigentlich eine Selbstverständlichkeit. Einmal stellt man am Krankenbett ja stets die Prognose für *einen* Kranken, sodann bedeutet Prognose „*der*" Krankheit eine Utopie: ist schon „die" Idealkrankheit selbst eine Fiktion und Abstraktion, so leuchtet ein, daß erst recht die Besonderheiten der Verlaufsform, die ja auch nach CURSCHMANN sowie WINTER eigentlich keine schematisierende Beurteilung gestatten, niemals an dem Idealbild „*der*" Krankheit abgelesen werden können. In diesem Sinne lehnte auch ASSMANN eine allgemeine Prognose der exsudativen Tuberkulose ab.

Allein die strukturanalytische Methode ist *geeignet*, die *wesentlichen Faktoren des konkreten Einzelfalls aufzudecken und damit* die individuell gegebenen, größeren oder geringeren *Heilungsaussichten zu ermitteln*. Gerade *dieser* Methode steht aber WINTER zurückhaltend gegenüber und beschränkt sich ganz überwiegend auf *verallgemeinernde* und damit wenig bedeutungsvolle *Gruppenurteile*. WINTER hält beispielsweise die Individualprognose der Endokrinopathien für besonders schwierig, da sie „vielfach konstitutionsgebunden" seien: so komme es zu „allen möglichen

---

[1] Bei BRUGSCHs Allgemeiner Prognostik handelt es sich nicht um eine Darstellung der klinischen Prognostik, sondern, auch nach des Autors eigenem Urteil, um eine allgemeine Konstitutions- (d. h. bei BRUGSCH Habitus-) Pathologie.

[2] CURSCHMANN stellt beispielsweise fest, daß die Prognose der Glomerulonephritis „nicht generell, sondern nur von Fall zu Fall zu stellen ist, zumal nicht immer das Nierenleiden selbst den Verlauf bestimmt". Gerade die Ermittlung und Auswertung derartiger individuell gegebener Zusatzfaktoren ist eben die Aufgabe echter Individualprognostik!

[3] STEARNS' — für die Geschichte der Prognostik sehr aufschlußreiche — Ausführungen zur Individualprognose arbeiten überwiegend mit Allgemeinangaben: daß Blutdruckabfall im Schlaf die Annahme eines günstigen Verlaufs bei essentieller Hypertension, daß der Fraenkelsche Strophanthin-Test Aussagen über den Funktionszustand des Herzmuskels zulasse und ähnliches mehr.

Abstufungen und Variationen ... Überschneidungen mit Stoffwechselstörungen,... die es uns oft sehr erschweren, den Einzelfall richtig zu überblicken". Hierzu folgendes: Sind denn andere, z. B. Blut-, Nerven-, Magenkrankheiten weniger „konstitutionsgebunden"? Ferner: Bedeuten jene Abstufungen, Variationen und Überschneidungen der schulmedizinischen Etikettierungen nicht gerade den Anlaß und zugleich den Stoff zu einer wirklich und nicht nur nominell individualisierenden gegenüber der noch fast stets üblichen generalisierenden Prognostik?

Im folgenden soll nun unter Heranziehung unserer Kasuistik sowie mancher geeigneter Angaben von Curschmann sowie Winter versucht werden, eine wirklich *individualpathologische Prognostik* zu entwerfen. Zweckmäßigerweise wird man sich dabei eines gewissen Schemas bedienen, das etwa folgende Beschaffenheit aufweist:

1. Allgemein-prognostische Richtlinien.
2. Konstitutionstypologische Hinweise.
3. Eigentliche Individualprognose
   Prämorbider Zustand (Vorschaden; individuelle Reaktionsweise; Organdisposition);
   Krankheitskombinationen;
   Pathoplastische Erscheinungen.

Es ist selbstverständlich, daß sich die prognostische Beurteilung des Einzelfalls alle bisherigen *allgemeinen Erfahrungen* über die betreffende Krankheit zunutze machen muß. Dieselben sind nicht selten von so durchschlagender und für *jeden* Einzelfall ausschlaggebender Bedeutung, daß sich jedes weitere Individualisieren erübrigt: eine maligne Nephrosklerose bedeutet relativ baldigen Tod, der konstant vernachlässigte Diabetes eines psychisch Abnormen führt ausnahmslos zu schweren Komplikationen, wenn nicht zum Tode (vgl. Arno Kü., S. 260, und Ella Sch., S. 369); Fettleibigkeit und unhygienische Lebensweise (Rauchen, Alkohol, übertriebene Hetze) trüben die Prognose der essentiellen Hypertension. Diese wenigen Beispiele weisen auf die Grundlage und den Ausgangspunkt jeder Prognostik. Meines Erachtens gehört in diese Gruppe auch Winters Bemerkung, daß „echte Kammertachykardieanfälle ernsteste individualprognostische Hinweise auf einen schweren Herzmuskelschaden" sind: Diese Erwägung gilt für *jeden* Menschen und ermangelt demnach der spezifisch individualprognostischen Bedeutung in unserem Sinne, ebenso wie Stauungserscheinungen bei Herzmuskelleiden, die Winter als „individualprognostisch schwerwiegend" bewertet.

Hierher gehören auch — wie ich im Gegensatz zu der obigen Äußerung H. Winters feststellen muß — die umfangreichen *statistischen Ergebnisse der Krankheitsforschung*. Je mehr von derartigem Zahlenmaterial zur Verfügung steht, desto günstiger. Ich nenne beispielsweise die Angabe, daß etwa 15% der essentiellen Hypertoniker eine maligne Sklerose erwerben (Volhard), daß die Letalität der akuten Glomerulonephritis 12% beträgt und daß 50% der Kranken völlig geheilt werden (Rosenberg u. Machwitz), daß bei 1—5% der kindlichen Patienten die Chorea minor, und zwar stets durch Endo- und Myokarditis, zum Tode führt (H. Brüning, zit. nach Curschmann 1948) sowie Erbslöhs Mitteilung, daß er während über 20jähriger gynäkologischer Tätigkeit niemals den letalen Ausgang einer Hyperemesis gravidarum beobachtet habe. Die Mortalität geimpfter Typhuskranker ist erheblich geringer als die nichtgeimpfter:

	Geimpfte	Nicht Geimpfte
Epidemie in Frankreich 1915 (Curschmann 1948)	(deutsche Soldaten) 0,4%	(französ. Zivilisten gleicher Gegend) 20%
Nachkriegs-Epidemie 1945—48 Lübeck (Curtius u. Kärst)	1,1%	8,2%

Manche Tatsachen der *Morbiditätsstatistik* sind für die *Prognostik* noch nicht ausgewertet worden. Wenn z. B. CURSCHMANN (1948) meint, es sei „schwer zu sagen“, wie häufig die prognostisch äußerst günstige, rudimentäre Tabes vorkäme, so waren damals schon genaue einschlägige Befunde veröffentlicht. Nach STREHLOWs Befunden in der Kölner medizinischen Klinik (1936) ist die Zahl 0,12%, nach CURTIUS, SCHLOTTER u. SCHOLZ' Befunden (1938) in der Berliner Durchschnittsbevölkerung 0,25%, in den Familien von Berliner Tabeskranken dagegen 0,87%. Erst wenn diese Quellen einer allgemeinen Prognostik erschöpft sind (die ja allerdings zum großen Teil nur in sehr weitem Rahmen Vorhersagen gestatten) hat die den Besonderheiten des Einzelfalls angepaßte Beurteilung einzusetzen, wobei, wie gesagt, zunächst *konstitutionstypologische Erfahrungen* herangezogen werden können, entsprechend manchen vorstehenden Angaben.

Eine planmäßige konstitutionstypologisch-prognostische Untersuchung ist unsere eben erwähnte an 101 Tabikern, wobei sich zeigte, daß Schlankwüchsige eher zu schwerem, fortschreitendem Krankheitsverlauf, gastrischen Krisen und schwerer Ataxie, Breitwüchsige dagegen eher zu leichtem, stationärem Verlauf und Arthropathie neigen (falls als Zusatzfaktor eine arthritische Veranlagung besteht).

Als dritte und wichtigste Stufe folgt nun die Berücksichtigung der eigentlichen *individuellen Besonderheiten*, insofern sie *für* die *Prognosestellung* von maßgebender Bedeutung sind.

Es liegt auf der Hand, daß der *prämorbide Zustand* für Ablauf und Heilungsaussichten einer Krankheit, ja selbst für Leben oder Tod ebenso entscheidend sein kann wie das exogene Agens und der von ihm unmittelbar verursachte Körperschaden. Der *prämorbide Zustand* setzt sich zusammen aus verschiedenen Einzelkomponenten, deren wichtigste Vorschäden, individuelle Reaktionsweise und Organdisposition darstellen. *Vorschäden* trägt so gut wie jeder Mensch in sich. Zu bedenklichen Komplikationen führen sie aber erfreulicherweise nur relativ selten. Dies war beispielsweise der Fall bei unserer Patientin Annemarie Be. mit rezidivierender schwerer Nephrolithiasis, besonders z. Z. der Graviditäten (S. 108). Gerade solche Kranken gestatten, ja erfordern strenge individualprognostische Beurteilung. Im vorliegenden Fall wäre die Verhütung weiterer Schwangerschaften angezeigt gewesen, um so mehr, als die frühere Eklampsie auch noch einen Zusatzschaden des Nierenparenchyms vermuten lassen mußte. Analog ist CURSCHMANNs Beobachtung (1948): Eine Frau bekam wie schon 2mal auch in der dritten Schwangerschaft Chorea, diesmal aber so schwer, daß sie nur mittels Unterbrechung gerettet werden konnte. Die Individualprognose und die davon abzuleitenden Maßnahmen liegen auf der Hand. Zu den wenigen planmäßigen Untersuchungen auf diesem Gebiet gehören die (weder von CURSCHMANN noch von WINTER erwähnten) Untersuchungen SPANGs u. KORTHs: Die Autoren konnten zeigen, daß Herzkomplikationen bei M. Basedow überwiegend bei Kranken mit vorgeschädigtem Herzen auftreten. WINTER nennt mit Recht die Trübung der Prognose bei Coronarthrombose, bei Pneumonie u. a. Erkrankungen durch Vorschäden an Herz und Kreislauf. Die schwere Beeinträchtigung der Prognose akuter Infektionskrankheiten durch Fettsucht ist bekannt (vgl. unsere Fälle Else Wa. [S. 195] sowie Heinrich Ba.[1] [S. 196], bei dem auch noch ein Diabetes bestand, sowie die obigen Angaben über den Typhusverlauf). Eine ganze Reihe von Beobachtungen über die Abhängigkeit der Prognose von der prämorbiden Verfassung wurde früher mitgeteilt (S. 91ff., 156, 157, 180, 184, 191ff., 230).

Im Falle Hr. Ba. wie in manchen anderen Fällen handelt es sich um entscheidende Beeinflussung des Verlaufs und damit auch der (oft schon vorauszusehenden)

---

[1] Die Sterblichkeit an akuter Polyarthritis beträgt nach CURSCHMANN (1948) wohl kaum 1%.

Prognose durch die *Gesamtkonstitution.* Dies gilt auch von dem einzigen von Curschmann (1948) beobachteten Chorea-Tod eines 17 jährigen infantilen Jünglings von „ungewöhnlicher Schwächlichkeit" (Herz makroskopisch o. B.). Auch unser später zu nennender Fall Vilma Mo. (pathologisch starke Herabsetzung der Gesamt-Resistenz bei Morphinismus und Psychopathie) ist entsprechend zu erklären. Bei anderen Kranken steht eine umschriebenere System- bzw. Organdisposition im Vordergrunde. Sie kann auch dazu führen, daß bestimmte, an sich pathognomonische Symptome zu bedrohlichem Grade gesteigert werden; als Beispiel sei auf unsere Kranke Anna Gr. (S. 209) verwiesen: abnorm lange anhaltende, zu Subileus führende Stuhlverhaltung bei einer alten Typhuskranken mit starker, habitueller Obstipation. Man wird bei derartig bedrohten Personen an besondere therapeutische bzw. prophylaktische Maßnahmen denken müssen. Handelte es sich bei den bisherigen Vorschäden um solche postembryonaler Genese, so kann selbstverständlich auch eine *angeborene Mißbildung* den Verlauf einer späteren Erkrankung entscheidend bestimmen. Ich nenne beispielsweise den instruktiven Fall H. Winters (1950): Tod eines jungen Arztes an einer sehr geringfügigen Myoendokarditis, bei dem sich jedoch zusätzlich eine starke Aorten-Hypoplasie fand.

Schon unserer Kranken *Anna Gr.* wurde die *individuelle Reaktionsweise* (ihres vegetativen Nervensystems) fast zum Verhängnis. Noch deutlicher wirkt sich dies Prinzip bei anderen aus, wobei einmal somatische, das andere Mal psychische Faktoren entscheidend eingreifen. Als tragisches Beispiel der ersten Art sei unsere Kranke *Erika Lü.* (S. 109) mit rezidivierender Schwangerschafts-Hepatopathie und Diabetes genannt, die einer Lebercirrhose erlegen ist. Hätte man die erfahrungsgemäß üble Prognose höher bewertet als den dringenden Kinderwunsch der Kranken, so wäre der Tod — jedenfalls in dem jugendlichen Alter — mit größter Wahrscheinlichkeit vermeidbar gewesen. Auch bei unserem psychopathisch abwegigen Kranken *Fritz Ha.* (S. 109) mit vorgeschädigtem Gehirn und rezidivierenden symptomatischen, deliranten Psychosen mußte die Prognose ernst gestellt werden. Symptomatisches Delir trübt ganz allgemein die Prognose akuter Infektionskrankheiten, wie wir früher bezüglich des Pneumonie-Delirs (Curtius u. Wallenberg) sowie des Typhus-Delirs nachgewiesen haben (Curtius u. Kärst 1948). Entscheidend für die Entstehung dieser symptomatisch-deliranten Psychosen ist fast ausnahmslos die neuropsychopathische Erbkonstitution (vgl. S. 37 und 179), die sich auch störend, zuweilen sogar prognostisch deletär auswirkt bei dem Andauern der Hustenparoxysmen bei Keuchhusten (Mommsen), beim Verlauf von kindlichen Infektionskrankheiten (Langstein u. Meyer, vgl. auch S. 179). Diese Angaben stammen allerdings alle aus der Vor-Sulfonamid- bzw. Penicillin-Zeit. Wenn durch diese Heilmittel heute erfreulicherweise eine weitgehende Wandlung der Prognostik eingetreten ist, so ändert dies jedoch nichts an der grundsätzlichen Bedeutung der Individualität für die Infektbewältigung.

Abweichungen des prämorbiden Zustandes, wie beispielsweise senil-arteriosklerotische Kachexie (in unserem Fall Karl Sa., S. 202, in Verbindung mit exogener Ernährungsstörung nach Art des Verhungerns und leichtem Diabetes), können zu völlig außergewöhnlichen Reaktionen führen, und zwar hier auf Insulin. Man wird also bei derartigen Kranken mit Insulin-Gaben besonders vorsichtig sein müssen! Grundsätzlich durchaus gleichsinnig ist die schwer pathologische Reaktion auf Schlafmittel-Vergiftung des Neuropsychopathen Friedr. Mü. (S. 199); es handelte sich offensichtlich um eine den bekannten pathologischen Rauschzuständen der Psychiatrie analoge Erscheinung. Auch an unseren Begutachtungsfall Franz S. (S. 324) ist hier zu erinnern, bei dem die Kombination von starker Arteriosklerose mit (CO-) Vergiftung ebenfalls zu einer schweren, hier sogar tödlichen Reaktionsweise führte.

Daß mangelhafte Berücksichtigung der individuellen Reaktionsweise und des sie oft erhellenden Familienbefundes (eine anamnestische Notiz „Fam. o. B.“ genügt hier allerdings nicht) unter Umständen vor prognostisch bedenklichen Fehlannahmen schützen kann, zeigt unser Patient *Alfr. Wo.* (S. 108), bei dem eine Meningitis serosa angenommen worden war, wo es sich tatsächlich um schwere atypische, erbliche Migräne-Anfälle gehandelt hatte.

Die erbliche Reaktionsweise des Zentralnervensystems prägt wie in diesem Fall oft genug die Erscheinungsform akuter Erkrankungen und damit die Prognose (vgl. z. B. Hildeg. B., S. 199, und Ruth Ka., S. 200).

Bei anderen Kranken gewinnt man den Eindruck, daß die abnorme Persönlichkeit prognostisch von maßgebender Bedeutung ist, etwa bei der Morphinistin *Vilma Mo.* (S. 109) oder der konstitutionell abwegigen, insbesondere minderbegabten Patientin *I. K.* (S. 73).

Der Einfluß der seelischen Fehleinstellung bzw. Lebensinsuffizienz braucht zwar nicht von lebensentscheidender Bedeutung zu sein, kann aber den Erfolg einer Therapie und damit der Lebensbewährung und Lebensbewältigung bestimmen. Dies haben wir in Übereinstimmung mit R. Staehelin sowie H. Curschmann besonders eindrucksvoll bei den — zum Glück seltenen — psychopathischen Bronchialasthmatikern seit Jahren planmäßig verfolgt, therapeutisch ausgewertet und eingehend geschildert[1].

Wie auch sonst im menschlichen Leben gibt es neben diesen Schattenseiten des menschlich-personalen Versagens auch erfreuliche Beispiele der Wechselwirkung von „Persönlichkeit und Krankheit“, d. h. Kranke, denen man wegen sinnvoller Gestaltung ihrer Lebensweise relatives Wohlbefinden und keine erhöhte Lebensgefährdung auf der einen, die besten Chancen für das Überstehen akut bedrohlicher Krankheiten auf der anderen Seite voraussagen kann. Für jene Prognose sei auf die jetzt 76jährige Arztfrau Ida Fr. verwiesen (S. 72), die nach bedrohlichem Nephritis-Rezidiv in der Jugend (infolge Überbeanspruchung) sehr vorsichtig lebte und sich weitere Schwangerschaften versagte. Hätte sie darauf losgelebt, so wäre sie von schwerem Nierensiechtum ernstlich bedroht gewesen. Die glänzende, psychophysisch bedingte und sich auswirkende Bewältigung einer schweren, toxischen Diphtherie mit Stridor, Polyneuritis und Myokarditis zeigte unsere vernünftige und lebensbejahende Kranke Dora Kn. (S. 110). Eine sich hängenlassende, apathische, schlecht essende oder auch eine besonders erregbare Kranke wäre zweifellos wesentlich schwerer bedroht und vielleicht unrettbar gewesen.

Als letztes und prognostisch wichtigstes Element des prämorbiden Zustandes bespreche ich noch die *Organdisposition.* Sie kann hohe prognostische Bedeutung gewinnen, was sich naturgemäß bei erblichen Fehlanlagen auswirkt und dann die Erweiterung der Individual- zur Erbprognose erfordert. Ich verweise auf die früheren Beispiele der so häufigen Entwicklungsstörungen des Nierensystems und ihre verhängnisvolle Disposition zur „hypogenetischen Nephritis“ (vgl. S. 138 f.). In anderen — wesentlich selteneren — Fällen müssen funktionelle Organvarianten an die Möglichkeit späterer ernster Erkrankung denken lassen, wie bei unserer Kranken Frieda Kl. (S. 146), bei der sich auf dem Boden eines seit dem 14. Lebensjahr bestehenden Oesophagusspasmus ein Krebs entwickelte. Diese von der internen Schulmedizin zu wenig berücksichtigte Gefahr der funktionellen Präcancerose bedeutet einen Appell zu rechtzeitiger planmäßiger Entspannungstherapie bei funktionellen Störungen! Gewiß mögen derartige Fälle selten sein: aber auch das Seltene fordert auf zur Suche nach neuen Wegen der Therapie und Prophylaxe!

[1] Curtius: Heilkunst **1952**, No. 2. Rohrmoser, H. G.: Med. Klin. **1956**, 1869. Rohrmoser, H. G., u. L. Krischjahn: Z. psychosomat. Med. **1956**, H. 2.

Wesentlich bedeutungsvoller ist die Organdisposition allerdings bei der prognostischen Beurteilung des *Krankheitsverlaufs*. Von zahlreichen Beispielen seien nur einige wenige erwähnt: die bekannte, verhängnisvolle Neigung zu rezidivierenden Pneumonien, wobei häufig lokale, erworbene pleuropulmonale sowie bronchiale Gewebsveränderungen den Schrittmacher bilden (vgl. unsere Fälle *Herta Am.* und *Aug. Di.* S. 142). Prognostisch sehr bemerkenswert ist ferner unser Kranker *Hans Rie.* (S. 143) mit Meningismus bei Pneumonie nach schwerer traumatischer Vorschädigung des Gehirns. Daß derartige organdispositionell bedingte Komplikationen trotz günstigen Verlaufs der Grundkrankheit und jugendlichen Alters auch zum Tode führen können, ist ja allzu bekannt — wenn auch kaum planmäßig behandelt — und sei durch unsere Kranke *Gerda Zie.* illustriert (S. 144). Diese letzte Beobachtung leitet über zu dem umfangreichen, prognostisch bedeutsamen Abschnitt der *Krankheitskombinationen*, deren Gefahr naturgemäß wiederum in der erhöhten Komplikationsgefährdung dieser Personen liegt.

Ich verweise auf den mehrfachen, bedrohlichen Subileus unseres Kranken *Kurt Zie.* (S. 163), der aus der Interferenz schweren gichtischen Podagras mit Nephrolithiasis-Anfällen resultierte; sowie den analogen Fall *Fritz Fa.* (S. 212): Auslösung eines schweren Subileus durch Nierensteinanfälle, wobei wahrscheinlich auch das akute Ulcus-Rezidiv pathogenetisch beteiligt ist. Ferner nenne ich die lebensbedrohliche Wechselwirkung anfallsweisen arteriosklerotischen Herzblocks und psychopathischer Konstitution bei unserem Kranken W. W. (S. 257) sowie die Kranke Gerda Pa., (S. 242) bei der es durch Icterus in graviditate (der an sich ja relativ harmlos ist gegenüber dem oben geschilderten Icterus e graviditate) zur Frühgeburt eines lebensschwachen, bald verstorbenen Kindes kam, der sich dann noch eine puerperale Cystopyelitis mit Reaktivierung der Schwangerschafts-Hepatitis anschloß. Eine „zartere“ bzw. mit besonderen, abnormen Reaktionsweisen bzw. Organdispositionen oder Vorschäden behaftete Frau wäre zweifellos durch die Fülle von Erkrankungen ernstlich bedroht gewesen. Einen gefährlichen Verlauf nahm die früher geschilderte Kombination von Syringomyelie und Diabetes (Wanda Gre., S. 208) infolge schwerer lymphangitischer Eiterung. Ist die Summation zweier derartiger ausgesprochen gewebsfeindlicher Krankheiten schon an sich gefährlich, so erst recht hier infolge des die Diätetik unmöglich machenden Schwachsinns. Eine derart ungünstige Konstellation muß prognostisch genau beachtet werden. Selbstverständlich finden sich auch zahllose entsprechende Beobachtungen im Schrifttum. Ich nenne beispielsweise CURSCHMANNs Fall der schwersten von ihm beobachteten, lebensgefährlichen Serumkrankheit bei einer Basedowikerin (PFAUNDLER — zit. nach CURSCHMANN — sah auf 110000 Serum-Injektionen nur 3 = 0,003‰ tödliche Anaphylaxien). WINTER verweist u. a. auf die ungünstige Kombination von Mitralstenose und Hyperthyreose, von Bronchialasthma und fixierter Hypertension, von Perniciosa und Diabetes, von Diabetes und chronischer Nephritis, von Diabetes und Hypertension. Die von WINTER referierte Behauptung PONGORs, daß sich ein „Ikterus“ stets ungünstig auf eine bestehende Tuberkulose auswirke, ist wiederum ein Beispiel für die Unzulässigkeit generalisierender prognostischer Aussagen: auch von den Ärzten unserer Tuberkulose-Klinik wird mir bestätigt, daß sie eine Schädigung im Pongorschen Sinne nur bei vereinzelten, besonders gelagerten Krankheitsfällen beobachtet hätten.

Leider muß es jeder Arzt trotz der früher ungeahnten Fortschritte unserer Therapie immer wieder erleben, daß diese *kombinationsbedingten Komplikationen* auch *Todesopfer* fordern. Ich verweise auf folgende früheren Beobachtungen: Paula Zie. (S. 173), die trotz gelungener Lobektomie bei cavernöser Lungentuberkulose infolge einer erst autoptisch erkannten Ulcusblutung verstarb, sowie

Kathar. Fi. (S. 143) mit Pneumonie auf dem Boden langjähriger Disposition, deren Interferenz mit der später erworbenen polyarthritischen Mitralstenose zum Tode führte.

Bei unserem Kranken Rich. Hu. (S. 164) kann mit größter Wahrscheinlichkeit katamnestisch die fakultative Prognose des Gesamtverlaufs günstig gestellt werden: der wahrscheinlich mindestens 16jährige, schleichend-unbehandelte Verlauf der Lungentuberkulose und der sicher seit 16 Jahren bestehende, sehr gutartige Diabetes lassen annehmen, daß eine rechtzeitige, sachgemäße Behandlung die Entwicklung der doppelseitigen kavernösen Phthise bei dem offensichtlich abwehrkräftigen Manne zum mindesten stark hintangehalten hätte. Anders stand es mit der ebenfalls zucker- und tuberkulosekranken Ulrike Wu. (S. 194), bei der offensichtlich infolge schwerster doppelsinniger Erbbelastung ein schneller, deletärer Verlauf zum Tode führte. Inwieweit sich auch bei derartigen Kranken die Prognose durch die moderne Chemotherapie der Tuberkulose zum Besseren gewandelt hat, muß die Erfahrung zeigen. Die üble prognostische Bedeutung der „Diabetikerphthise" ist bisher jedenfalls allgemein gefürchtet. Nach Boller ist die Tuberkulose bei Diabetikern etwa fünfmal so häufig wie im Durchschnitt, nach Pilgerstorfer die Tuberkulose-Sterblichkeit der Diabetiker etwa zwanzigmal höher gegenüber dem Durchschnitt. Grafe hat 1948, die bisherigen Ergebnisse zusammenfassend, festgestellt, daß die Prognose trotz beachtlicher Fortschritte infolge der modernen Diabetestherapie „immer noch unbefriedigend" und die Kombination „erheblich lebensverkürzend" sei. Die prognostisch verhängnisvolle Rolle des Diabetes als Doppelerkrankung zeigen auch die beiden folgenden Kranken[1], bei denen nicht chronische, sondern akute Infektionen das Drama auslösten: Bei Jul. Schn. (S. 194) führte der an sich leichte Diabetes unter dem Einfluß eines subakuten Darmbrandes und eines Gelages zum tödlichen Koma; bei Clara Fa. (S. 194) erfolgte dasselbe durch eine septische Erkrankung.

Grundsätzlich das gleiche Phänomen, die akute, tödliche Summationswirkung zweier an sich gutartig verlaufender Krankheiten zeigen natürlich auch zahlreiche andere Krankheitskombinationen. Ich nenne als letztes Beispiel die Kranke Anneliese Ü. (S. 194), bei der die Kombination von Glomerulonephritis und (leichtem) Typhus den Tod herbeiführte.

Wir können demnach Höring nicht folgen, wenn er bei Besprechung der Prognoseverschlechterung durch 2 (Infektions-) Krankheiten verallgemeinernd meint: „der Mensch kann gar nicht »an 2 Krankheiten leiden«, vielmehr kann sein Krankheitszustand höchstens mehrere spezifische Ätiologien zugleich haben": ein „Grün" könne nicht komplizierter sein als ein „Gelb" bzw. ein „Blau". Es sei Ausdruck linear-kausalen Denkens, daß sich zwei zusammentreffende (Infektions-) Krankheiten ungünstig gestalten müßten.

Der Ablehnung dieses letztgenannten Denkens wird der Leser auf jeder Seite dieses Buches begegnen, zugleich aber bestätigen, daß ein plurikausal die einzelnen Krankheitsbedingungen bewertendes, ihre pathoplastischen Wechselwirkungen sowie ihre individuelle Konstellation beachtendes Denken zu folgendem Ergebnis kommen muß: Krankheit A ist allein relativ harmlos. Durch Summation mit Krankheit B kann es aber unter der besonderen, individuumspezifischen Konstellation zu einem bedrohlichen, selbst tödlichen Verlauf kommen. Hier ist also zweifellos „Grün" wesentlich schwerer als „Gelb" bzw. „Blau". Die kleine, auf unseren Beobachtungen beruhende Tabelle wird dies übersichtlich illustrieren:

[1] Auch der früher erwähnte Kranke Heinrich Ba. ist hier zu nennen (S. 196).

Krankengeschichte	Krankheit A	Krankheit B	Ergebnis
S. 194	Latente Glomerulonephritis	Abheilender Typhus	Durch Summationswirkung tödliche Urämie
S. 208	Syringomyelie (+ Schwachsinn)	Diabetes	Bedrohliche Lymphangitis. Bemerkung: erschwerend die mangelhafte Diätetik infolge Schwachsinns
S. 194	Leichter Diabetes	Subak. Darmbrand	Nach Gelage tödliches Koma

Mit Curschmann kann unterschieden werden zwischen der Prognosis quoad vitam (welche unsere eben genannten Beispiele illustrieren) und der Prognosis quoad valetudinem: daß diese durch Krankheitskombinationen bis zur Arbeitsunfähigkeit herabgedrückt werden kann, ist selbstverständlich. Hierzu sei auf unsere schwer degenerativen Fälle Luise P. (Pfropfschizophrenie + Multiple Sklerose, vgl. S. 163) und Pauline Fa. (Syringomyelie + Schwachsinn + Bardet-Biedl-Syndrom, vgl. S. 164) verwiesen. Gegenüber diesen schädlichen Summations- und Potenzierungswirkungen von *Krankheitskombinationen* wird öfters auch auf *wechselseitige günstige Beeinflussung* hingewiesen (der sog. Morbus salutarius der alten Medizin, vgl. unsere früheren Ausführungen S. 156). Auch H. Winter erinnert an entsprechende Beobachtungen älterer Autoren (Epstein, Bacmeister u. a.). Im ganzen gesehen sind derartige Heilwirkungen doch verschwindend selten und vor allem vorübergehend (z. B. die Kupierung von Asthmaanfällen durch pneumonisches Fieber[1]), wie uns eigene planmäßige Beobachtungen an 4637 intern Kranken zeigten: von den ziemlich häufig beobachteten Verschlechterungen führten wir 12 — zum Teil tödliche — Beispiele an, Besserungen durch die Zweitkrankheit sahen wir dagegen nur 3mal und dann nur vorübergehend bzw. in bezug auf unbedeutende Symptome (Curtius u. Rohrmoser 1949).

Auf *pathoplastischer Abwandlung* des „klassischen" Krankheitsbildes und damit auch der lehrbuchmäßig erwarteten Prognose beruhen die meisten vorgenannten Krankheitsfälle, so daß es sich erübrigt, weitere Beispiele heranzuziehen.

Abschließend sei noch kurz eines wichtigen, vorher schon gestreiften Punktes gedacht. Curschmann wie auch Winter betonen mit Recht die prognostische Bedeutung der *Therapie.* Man denke nur beispielsweise an die Umwälzung, welche die Lebertherapie der Perniciosa, das Insulin, die Antibiotica und Sulfonamide hervorgerufen haben.

Weniger bekannt sind die zweifellosen Erfolge von Psychotherapie und Entspannungsbehandlung — d. h. also ausgesprochen persönlichkeitsorientiertem Vorgehen — bei vegetativen und allergischen Erkrankungen. Wenn z. B. Winter angibt, daß wirkliche Heilungen der Colitis gravis nur vereinzelt vorkämen, so stehen dem ausgezeichnete Erfolge der Hypnose-Behandlung entgegen (Curtius; Curtius u. Rohrmoser). Davon, daß die Heilungsaussichten „durch die rechtzeitige Operation sehr gebessert" würden (Curschmann), habe ich mich jedenfalls nicht überzeugen können. Winters pessimistische Beurteilung der Prognose bei Obstipation ist nur zutreffend für die noch allgemein verbreitete Laxierungsbehandlung, nicht jedoch für die Entspannungsbehandlung (Curtius 1944). Auch die Angabe Winters, daß sich angioneurotische Beschwerden „unserem therapeutischen

[1] Die daraus abgeleitete Heilfieber-Behandlung des Asthmas (Grafe) hat sich dementsprechend auch durchaus nicht bewährt.

Wollen entziehen“, kann nach unseren ausgedehnten Erfahrungen (CURTIUS u. KRÜGER 1952, FEIEREIS u. KÄRST 1955) glücklicherweise heute als überholt bezeichnet werden. Meinen Mitarbeitern ROHRMOSER und SAATHOFF (1956) gelang es sogar, Fälle der außerordentlich hartnäckigen, vasomotorischen Rhinitis zu heilen. Dementsprechend erwies sich die Entspannungs-, insbesondere Atembehandlung auch sehr erfolgreich bei dem durch Desensibilisierung und Allergenkarenz kaum beeinflußbaren Bronchialasthma (vgl. S. 340). Selbstverständlich handelt es sich auch bei diesem neuen Behandlungsverfahren nicht um ausnahmslos wirksame Allheilmittel. Bei Erkrankungen, die erfahrungsgemäß ganz erheblich psychisch mitbedingt und gestaltet werden, muß der individuelle Faktor stark in Rechnung gestellt werden. Debilität, psychopathische Charakterstruktur, Rententendenzen machen eine Behandlung, die den Aufruf zur aktiven Mitarbeit des Kranken voraussetzt, unwirksam (R. STAEHELIN, CURSCHMANN, JORES, CURTIUS, ROHRMOSER bezüglich des Bronchialasthmas). Andererseits zeigen diese Beispiele, daß ein durchaus *auf die Persönlichkeit ausgerichteter Behandlungszweig* eine generelle Änderung der prognostischen Situation hervorzurufen vermag.

Die *sorgfältige Berücksichtigung der individuellen Reaktionsform* kann auch in anderer Hinsicht therapeutisch-prognostisch von entscheidender Bedeutung sein; nämlich dann, wenn sie therapeutische oder prophylaktische Maßnahmen nahelegt, deren Unterlassung katastrophale Folgen haben kann. Ich erinnere an die oben erwähnte Kranke Annemarie Be., bei der eine prophylaktische Sterilisierung (S. 108), die Kranke Erika Lü. (S. 109), bei der eine prophylaktische Schwangerschaftsunterbrechung angezeigt gewesen wäre und an den erwähnten Fall CURSCHMANNs (S.338), bei dem es auf diese Weise gelang, das Leben der Schwangeren zu retten. Hierher gehört auch eine kürzlich von mir behandelte Klimakterikerin mit lebensbedrohendem Kreislaufkollaps bei schwerer Extrasystolie, die in 6 Schwangerschaften jedesmal an Mastitis, davon 2 mal auch an Erysipel erkrankt gewesen war!

Man wird bei vielen der hier vorgetragenen Beispiele mit Recht einwenden, daß sie erst nach klinischer oder gar erst anatomischer Epikrise richtig gedeutet werden konnten. In der Tat ist es oft schwierig, die Grenze zwischen Epikrise und vorausschauender Prognose zu ziehen. Da, wie ich einleitend auseinandersetzte, noch niemals der ernstliche Versuch einer wirklichen Individualprognostik unternommen wurde, ist zunächst kein anderer Weg als derjenige der Sammlung und Sichtung einschlägigen langfristigen Beobachtungsmaterials gegeben.

Je mehr auch von anderer Seite diese Sammlung vergrößert und erweitert wird, desto eher wird es möglich sein, zu festeren individualprognostischen Gesichtspunkten zu gelangen und Regeln aufzustellen — wie sie im vorliegenden Kapitel ja auch schon hier und dort angedeutet wurden —, die geeignet sind, im frühen oder auch etwas späteren Verlaufsstadium einer individuellen Erkrankung konkrete prognostische Gesichtspunkte zu gewinnen.

F. Individualität und Therapie

I. Allgemeines

Weitverbreitete Allgemeintendenzen der Therapie hat CHR. VAN GELDEREN treffend so gekennzeichnet: es bestehe „immer ein Bedürfnis nach Standardisierung des Behandlungsverfahrens . . . Darin bekunde sich . . . auch die Ansicht, ein Leistenbruch sei ein Leistenbruch, ein Brustkrebs sei wie der andere und das Ulcusleiden[1] sei auch normalisierte Pathologie". Ist dieser therapeutische Schematismus schon bei sog. „banalen" chirurgischen Krankheiten unhaltbar, so desto mehr bei schwierigen Eingriffen. Es ist deshalb verständlich, wenn beispielsweise W. LEHMANN (1936) eine genaue Formulierung der Operations-Indikationen bei spastischen Pyramiden-Erkrankungen als „schwierig, man möchte fast sagen unmöglich" bezeichnet „da jeder Fall anders liegt". In der Inneren Medizin verhält es sich natürlich ebenso. 1884 mußte beispielsweise NOTHNAGEL dagegen Stellung nehmen, daß — der damaligen Sitte entsprechend — jedem Pneumoniker alkoholische Getränke gegeben wurden. Auch „in der Tuberkulosetherapie rächt sich nichts so sehr wie schematisches Vorgehen!" (G. SCHRÖDER 1940). Eine heute geläufige Unsitte ist es beispielsweise, daß eine Unzahl intern Erkrankter der so problematischen „Fokalsanierung" unterzogen werden. Auch der „neue Dogmatismus" bei der Beurteilung schwangerer Tuberkulöser bzw. die schematisierende Behandlung schwangerer Diabetikerinnen, welche später eingehend erörtert werden, gehören hierher. Mit dem therapeutischen Schematismus ist zwangsläufig der mechanische Medizinbetrieb gekoppelt, wie er besonders in Amerika Triumphe feiert: „Man sorgt im medizinischen Beruf rationell für Massenabfertigung der Kranken, für technische Behandlung in Instituten, löst den Kranken auf in Teile zur Überweisung an die spezialistischen Behandlungsarten, zu denen er hin und her geschickt wird. Aber gerade damit wird dem Kranken der Arzt genommen" (JASPERS 1947).

Verschiedene verantwortungsbewußte Forscher wie E. BLEULER, A. HOCHE, W. HEUBNER haben dagegen Stellung genommen, daß fragwürdige oder gar reklamemäßig aufgetakelte Erfolge mit ganz bestimmten Heilmitteln überbewertet werden. HEUBNER spricht von dem „für den ärztlichen Beruf bedauerlichen, ja verderblichen . . . Glauben an die Arznei *als solche*". Dabei handelt es sich, wie HEUBNER ausführt, besonders um das Ignorieren der biologischen Elementartatsache der Variabilität. Der innere Zusammenhang zwischen solch kritikloser Medikamenten-Gläubigkeit und unserem Anliegen ergibt sich aus den Worten G. JÜRGENS': „Der blinde Glaube an ein Heilmittel ist vor allem dort lebendig geblieben, wo die Krankheit als ein körperfremdes Wesen aufgeführt wird, das durch ein Mittel ausgetrieben . . . werden kann. Dieser Vorstellung hatte VIRCHOW seine Krankheitslehre entgegengesetzt, die unter Krankheit kein eigenes Wesen, sondern einen veränderten Lebensvorgang versteht."

In der Humanmedizin wird nun zwar sehr häufig von der Notwendigkeit des therapeutischen „Individualisierens" gesprochen. Oft bleibt es aber bei diesem allgemeinen Ratschlag, wenn auch zuweilen etwas erweitert durch einige nähere Angaben, denen jedoch meist jene nichtssagende Selbstverständlichkeit innewohnt, der wir oben bei der Besprechung früherer Versuche zum Ausbau einer „Individualprognose" begegneten. Etwa: fette Gallensteinkranke sollten knapp, magere jedoch reichlicher ernährt werden; ältere, herzschwache Typhuskranke dürften nicht hydrotherapeutisch behandelt werden und ähnliches mehr.

Andere Autoren glauben, mittels sog. „konstitutionstherapeutischer" Ratschläge das Individualisieren zu fördern. Als Motto kann hier das Wort des Pathologen F. W. BENEKE (1881) dienen: „Wir haben es in der Hand, die einzelnen Konstitutionen bei richtiger Kenntnis derselben und richtigen physiologischen Auffassungen durch die Fährlichkeiten des Lebens glücklich hindurchzuführen". Wenn man dem Optimismus des Autors auch nicht ganz wird folgen können, so ist doch zweifellos seine Grundrichtung begrüßenswert und mannigfaltig bewährt,

---

[1] Über das ungenügende Individualisieren und den geläufigen Schematismus (man denke an die Rollkuren! Ref.) bei der Ulcusbehandlung haben auch v. REDWITZ u. FUSS in ihrer bekannten Monographie Klage geführt.

etwa bei der dringenden Warnung vieler älterer und neuerer Ärzte, Personen aus dem Konstitutionskreise des Arthritismus reichlich zu ernähren (Näheres bei CURTIUS, HARTWIG u. SEHNERT, denen auch die nachfolgenden einschlägigen Literatur-Angaben entstammen). Es ist u. a. bekannt, daß Überernährung auf dem Wege der Fettsucht die Diabetes-Auslösung begünstigt (JOSLIN, HETENYI, ALLEN u. a.). Durch Entfettung kann gelegentlich Glykosurie beseitigt werden (HIRSCHFELD). Die Blutdrucksteigerung durch Fettsucht ist sichergestellt (SHORT u. JOHNSON, SCHARPFF u. a.) ebenso wie die Zusammenhänge zwischen Fettsucht und Arteriosklerose (WALKER, SHORT, DUBLIN u. MARKS u. a.) bzw. Herzinfarkt (FRENCH u. DOCK, ROSS u. a.).

Die Notwendigkeit und Methode energischer Gewichtsreduktion ist übrigens eine jener therapeutischen Grundmaßnahmen, die kein erhebliches Individualisieren erfordern. Wenn Kranke über alle möglichen Sensationen im Laufe einer Entfettungskur klagen und gelegentlich deren Abbruch sogar erzwingen, so handelt es sich fast stets um die allgemein menschliche Abneigung gegen Hungern, nicht aber um eine besondere individuelle „Unverträglichkeit".

Bei anderen *diätetischen Kuren* kann und muß oft wesentlich mehr auf die Besonderheiten des Einzelkranken eingegangen werden, so z. B. besonders bei psychogener Anorexie, sonstigen Mastkuren, Leber-, Gallen- und Ulcusleiden usw. Ich erinnere beispielsweise an unsere Kranke Annel. Kl. (S. 177), die in einem anderen Krankenhause kaum bzw. gar nicht, bei uns (unter psychosomatischer Betreuung) 8 kg zunahm. Auch Kenner der Diätetik wie SCHLAYER wußten „wie sehr alle »Lehren« letzten Endes doch wieder der Eigenart des Einzelfalles angepaßt werden müssen" (HOSKE 1937). Es ist aber auch bekannt, welch diametral gegensätzliche Verfahren bei ein und derselben Krankheit empfohlen wurden: so beispielsweise bei Diabetes die kohlenhydratarme bzw. -reiche, die fettarme bzw. fettreiche Kost.

Häufig bewegen sich sog. „konstitutionstherapeutische" Ratschläge im Bereiche des idealen Wünschens nach Art prophylaktischer „Gesundheitspflege" oder einer Vermeidung von „Schäden und Störungen", um „die Konstitution . . . weit über die heutige Norm hinaus zu verbessern" (W. ZELLER 1952) ohne die Berücksichtigung bestimmter konkreter Erfordernisse bei der Behandlung des Einzelkranken. Andere Autoren wiederum stützen sich bei „konstitutionstherapeutischen" Erörterungen auf ganz verschwommene Konstitutionsbegriffe. So etwa E. VOGT, wenn er vor Operationen bei dem sog. Status hypoplasticus bzw. dem sog. Status thymico-lymphaticus warnt, über deren Problematik früher gesprochen wurde.

Nachdem meines Wissens in neuerer Zeit erstmals in dem von mir veranlaßten Berliner Fortbildungslehrgang über Individualpathologie (ADAM u. CURTIUS 1939) das Thema der *Individualtherapie* ausdrücklich zusammenfassend erörtert wurde, war es 1954 dankenswerterweise auch Gegenstand einer Regensburger Fortbildungstagung[1] (HOLTZ, GROTE u. a.). Wir hören da anregende Gedanken und auch manchen Wink für die Praxis, z. B. über das Eppinger-Hess'sche Typensystem, über das (theoretisch interessante, aber praktisch nur relativ selten anwendbare) Wildersche Ausgangswertgesetz, um dann schließlich doch zu erfahren, für die therapeutische Praxis sei die „richtige Diagnose" entscheidend. Daß allerdings ausschließlich die *Individual*-Diagnose für den Ansatz der Individualtherapie brauchbar ist, findet keine Erwähnung. Ob weiterhin durch die Aufstellung von drei ganz allgemeinen und vieldeutigen „Gesetzen der Individualtherapie" durch GROTE (je labiler, desto vorsichtigere Dosierung; keine dogmatische Ausschließlichkeit in der Therapie; keine Polypragmasie) dem praktisch-individualtherapeutisch Ratsuchenden Hilfe geleistet wird, möchte ich bezweifeln: Wir bewegen uns hier wiederum im Bereich jener allgemeinen und farblosen, akademischen Selbstverständlichkeiten, in welchen sich die meisten individualpathologischen Bemühungen bisher erschöpften. Auch die praktisch-klinischen Vorträge zum Thema aus dem Gebiet der Gynäkologie und Pädiatrie bringen keine eigentlich individualtherapeutischen Probleme, sondern bleiben überwiegend im Fahrwasser generalisierender Gruppenbetrachtung („*das*" Klimakterium, „*der*" kindliche Diabetes, Chemotherapie „*der*" Meningitis tuberculosa usw.).

[1] Regensburger Jb. f. ärztl. Fortbildung Bd III, 8. Teillieferung 1954.

Mit seiner sorgfältig aufgebauten „klinischen Pharmakologie“ sucht H. SEEL, die zweifellos stark fühlbare Lücke zwischen Labor-Pharmakologie und Bedürfnissen am Krankenbett zu schließen und ist bestrebt, das den alten Hausarzt auszeichnende individualisierende Rezeptieren wieder zu fördern. SEEL fordert die Berücksichtigung der besonderen individuellen Gegebenheiten, z. B. Ausgangswertgesetz, Tagesrhythmus und ähnliches. Freilich sind die einschlägigen Ratschläge wiederum gar nicht eigentlich individueller Natur und zum Teil auch — bei aller physiologischer Exaktheit — gar nicht durchführbar: es ist beispielsweise, wie mir Hunderte Kranke zeigten (entgegen SEEL) durchaus nicht schädlich, schon morgens Insulin zu geben, vielmehr die Voraussetzung für die zweckmäßige Behandlung vieler Diabetiker. Wenn SEEL neuralpathologische Gesichtspunkte im Anschluß an SPERANSKY, RICKER u. STURM oder die von KRETSCHMER u. a. bearbeitete Pharmakologie der sog. „Konstitutionstypen“ als Grundlage der Individualtherapie heranziehen will, so kann ihm nicht gefolgt werden, wie aus den früheren Erörterungen sowie meiner Arbeit „Welche Ergebnisse der Konstitutionslehre können als ... Grundlage der Krankenbeurteilung dienen“ hervorgeht. Aber selbst dann, wenn tatsächlich ein durchgängiger Parallelismus zwischen Körperbau und Funktion bestände, so wäre damit für die Lösung der eigentlich individuumspezifischen Therapieprobleme, die wir gleich kennenlernen werden, kaum etwas gewonnen.

Auf all diese vorgenannten „individualtherapeutischen“ Bemühungen trifft ein Wort zu, das KARL WUNDERLICH schon 1841 geschrieben hat: dem Deutschen nützt all sein therapeutisches Individualisieren nichts, „weil das Individualisieren bei der Diagnose nicht vorausging, weil er dabei nur die abstrakte Krankheit gesehen hatte.“[1] Mit Erörterungen über „*das*“ Klimakterium, die Chemotherapie „*der*“ Meningitis tuberculosa gehen wir am Wesentlichen genau so vorbei wie die typisierende Konstitutionslehre am Einzelmenschen.

Bei der Individualtherapie kommt es allein darauf an, den *Besonderheiten des Einzelfalles* in strukturanalytischer Zergliederung gerecht zu werden, um hieraus Richtlinien zu gewinnen für die Art der *gerade hier und jetzt einzuschlagenden Behandlung*, Anwendung oder Vermeidung bestimmter Heilfaktoren, Dosierungsfragen, kombinationstherapeutische Maßnahmen, Aufstellung und unter Umständen Abwandlung bzw. Ergänzung eines bestimmten, dem konkreten Einzelfall so weit wie nur irgend möglich Rechnung tragenden Heilplans.

Es wird sich auch hier wiederum zeigen, daß bei allem Individualisieren doch *allgemeinere Richtlinien* herausgearbeitet werden können, *deren Vernachlässigung viele schwere, vermeidbare therapeutische Fehler verursachen kann.* Wem dies fraglich erscheint, der werfe einen Blick auf unsere anschließende Kasuistik; sie wird die Berechtigung des Gesagten wie auch die Fruchtlosigkeit allgemeiner, systemgläubiger bzw. krankheitsideologischer Gesichtspunkte ohne weiteren Kommentar belegen.

Wir erörtern nun den *individuellen Faktor bei einigen therapeutischen Sondergebieten*, um die bei der Behandlung des Einzelkranken wesentlichen Gesichtspunkte herauszustellen.

Die „*individuelle Variation*“ *der Arzneiwirkung* bedarf keiner genaueren Besprechung, da sie nach EICHHOLTZ' Darstellung von der Pharmakologie gelehrt werden soll. Einschlägige Beispiele bringt EICHHOLTZ auch in seinem bekannten Lehrbuch.

„Man begegnet häufig der Ansicht, daß die *Maximaldosen* diejenige Menge der Arzneimittel darstellen, die der Arzt ... verabreichen dürfe, ohne zu schaden ... *Derartige Grenzzahlen allgemeingültig festzulegen, ist ganz unmöglich*, weil ... abgesehen von der wechselnden Empfindlichkeit der einzelnen Individuen, die Applikationsart und die Dauer der Verabreichung eine wesentliche Rolle spielen“ (EWALD u. HEFFTER). So sind beispielsweise Todesfälle nach 0,5 g Veronal (KEESER), nach 0,002 g Atropin (EICHHOLTZ), Cheyne-Stokessches Atmen nach 0,01 g

[1] WUNDERLICH äußert dies im Vergleich mit der seinerzeit individualisierenden Einstellung der Pariser Klinik.

Morphin (eigene Beob.) zu erklären. Deshalb rät auch der Pharmakologe KEESER dem Arzt, „vor allen Dingen zu individualisieren und die Konstitution zu berücksichtigen". Aber die Variabilität der Arzneiwirkung beschränkt sich, wie jeder Erfahrene weiß, keineswegs auf derartige Extremfälle, die aus didaktischen Gründen zur Hervorhebung des Grundsätzlichen herausgestellt wurden. So lehrte FRÄNKEL mit Recht: „Jedes Herz hat seine eigene Digitalisdosis". SELLMER (1942) konnte bei subtilen intravenösen Digitalisgaben quantitativ und zeitlich genaueste Angaben zu dieser Frage machen und das einschlägige Schrifttum auswerten.

Es ist sehr erfreulich, daß sich die heutige Pharmakologie diesem grundlegend bedeutungsvollen individualisierenden Standpunkt nicht verschließt. Noch bis um 1920 weigerte man sich, „die Tatsache der Tiervariation (bei der Arzneimittelwirkung, Ref.) anzuerkennen" (W. HEUBNER 1938). Allerdings scheint es immer noch nicht zu einheitlich klaren Richtlinien gekommen zu sein. So dürfte es doch fraglich sein, ob sich JANSSENs früher besprochener Standpunkt allgemein durchsetzen wird, daß der Kollektivversuch an großem Tiermaterial geeignet sei, über die launische Unregelmäßigkeit der menschlichen Arzneiwirkungen hinwegzuhelfen: die Dinge werden von anderen Pharmakologen doch anders betrachtet; trotz der planmäßigen Untersuchungen über die Reaktions-Variabilität bei Versuchstieren (TREVAN u. a.) bleibt die Unsicherheit für den Einzelfall bestehen (HEUBNER 1938). Durch die Ignorierung der biologischen Variabilität kam es oft genug zu groben Fehlannahmen. 1911 zeigte beispielsweise H. REICHENBACH, „daß theoretische Ableitungen, die sich auf die bekannten Untersuchungen von PAUL u. KÖNIG über Sublimatwirkung an Milzbrandsporen stützten, völlig abwegig waren, weil dabei die Empfindlichkeit der Organismen in einer Kultur *gleich* gesetzt worden war, während sie in Wahrheit ... ganz bestimmte Unterschiede der Empfindlichkeit aufwiesen" (W. HEUBNER 1938).

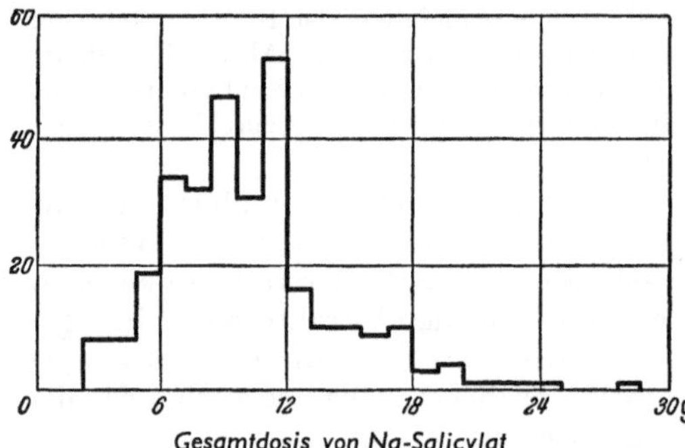

Abb. 52. Individuelle Variation gegen Na-Salicylat bei 300 Männern. Die meisten Versuchspersonen reagieren nach 6—12 g mit Ohrensausen u. a.; Ausnahmefälle nach 2,5 oder 30 g (nach HANSLIK aus EICHHOLTZ).

Auch die nach exakten Gesichtspunkten methodisch streng durchgeführte klinisch-therapeutische Forschung im Sinne P. MARTINIs kann — wie sein Schüler WELTE 1949 gezeigt hat — häufig nicht auf die sorgfältige Auswertung des „Individualverlaufs des einzelnen Beobachtungsfalles" verzichten.

Nachdem schon früher vom individuellen Faktor bei Chemotherapie und Diätetik die Rede war, sollen noch *Strahlen- und sonstige physikalische Wirkungen* sowie die Psychotherapie kurz gestreift werden. H. LOSSEN (1954) fordert mit vollem Recht: „Wir haben ... vordringlich die Aufgabe, wissenschaftlich für jede Strahlungsart ... die richtige Dosis festzulegen, die jedem Kranken mit seiner ihm eigentümlichen Konstitution und Disposition ... zu verabfolgen ist." Diese Forderung ist allerdings schwer zu erfüllen: SCHUGT konnte sich, im Gegensatz zu anderen Autoren, nicht davon überzeugen, daß man mittels der Capillarmikroskopie hier weiterkäme. Einmütigkeit herrscht dagegen über die Forderung vorsichtiger Dosierung der Röntgenstrahlen bei Vasolabilität, Thyreotoxikose, Diabetes, Nephritis, Ödemen, Lues, Gicht, nach Brom- oder Jod-Darreichung (SCHUGT, HESS u. a.). Schließlich ist auch zu berücksichtigen: „Erythemverlauf und Erythemstärke sind nicht nur bei verschiedenen Menschen verschieden, sondern auch bei dem gleichen Menschen unterschiedlich je nach der Körpergegend, der Tageszeit, dem Allergiezustand usw. Die Haut eines und desselben Menschen ist nicht zu jeder Zeit gleich empfindlich auf physikalisch gleiche Dosen" (HOLFELDER, vgl. Abb. 53).

Gestattet die Strahlen-Wirkung doch eine exakte Messung und biologische Beurteilung, so ist es bei den *sonstigen physikalischen Heilmaßnahmen*, von denen ich nur noch die *Klimatherapie* streife, wesentlich schwieriger. JUNGMANN (1953) hat in sorgfältigen kreislaufdynamischen Untersuchungen die vegetative Konstitution organisch gesunder wie kranker Kurverschickter an der Nordsee und im Hochgebirge untersucht. Er glaubt nachgewiesen zu haben, daß für den Erfolg oder Mißerfolg einer Klimakur „neben dem Krankheitsbild die »vegetative Struktur« des einzelnen Menschen ausschlaggebend ist". Der Autor ist sich allerdings selbst klar darüber, „daß die Möglichkeit einer zahlenmäßigen Erfassung solcher lebendigen Vorgänge nur begrenzt möglich sein kann und daß ihre Deutung der größten Zurückhaltung bedarf", ferner, daß außer dem vegetativen Nervensystem auch endokrines System und Psyche an dem (so oft passageren, Ref.) „Erfolg" oder „Nichterfolg" einer Kur maßgebend beteiligt sind. Früher wurde letzteres schon anhand

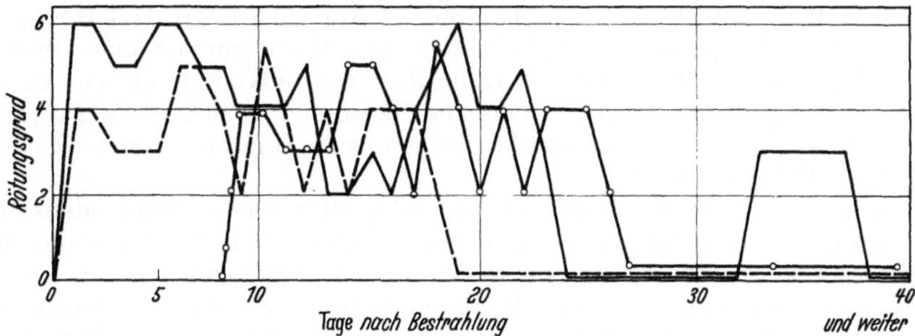

Abb. 53. Unterschied in der Erythemkurve nach Bestrahlung von zwei Hautfeldern in 8 tägigem Abstand mit derselben r-Dosis bei der gleichen Versuchsperson (nach HOLFELDER) 1. Bestrahlung ——— 2. Bestrahlung 8 Tage nach der ersten Bestrahlung -o-o-o- Bestrahlungskurve der zweiten Bestrahlung mit der ersten auf gleiche Zeit gebracht – – – – – –

einiger Zahlen JUNGMANNs betont. Ich verweise ferner auf unsere Geschwisterbeobachtung 16 (S. 373): Die immer wiederholte Beantragung und Genehmigung von Heilkuren ist hier zweifellos ganz überwiegend psychogen bedingt. Diesem Moment dürfte auch bei der sehr wechselnden (und unvorhersehbaren) Reaktion der Asthmatiker auf Klima und Hydrotherapie (SIEGEL 1912, AVELLIS) die Hauptbedeutung zukommen, zumal dieses Leiden wie auch die vegetativen Regulationsstörungen (die auch einen erheblichen Anteil des Jungmannschen Krankenguts darstellten) erfahrungsgemäß auf Entspannungs- + Psychotherapie ausgezeichnet ansprechen.

Daß schließlich bei der *Psychotherapie* die Individualität des Kranken — wie des Arztes — eine gewaltige Rolle spielt, ist so selbstverständlich, daß es kaum einer besonderen Erörterung bedarf. Extremer, schulgläubiger Dogmatismus (vor allem mit weltanschaulicher Tönung), unzureichende Erfahrung und vieles andere mehr sind Ursachen für das Versagen mancher Behandlung von seiten des Therapeuten. Demgegenüber verurteilen mangelhafte Begabung, Sprunghaftigkeit und Oberflächlichkeit, stark hysterische oder zwangsneurotische Charakteranlage des Kranken die Kur nicht selten zur Erfolglosigkeit.

Es ist bekannt, wie der individuelle Faktor im Verhältnis des Kranken zum Arzt dessen gesamte Tätigkeit wie ein roter Faden durchzieht. Das Attribut eines „guten" Arztes ist wesentlich abhängig von der mehr oder weniger geschickten Art und Weise, wie er mit seinen Kranken (und deren Angehörigen!) umzugehen weiß. Gewiß ist auch dabei die sittliche Grundeinstellung des Arztes selbstverständliche Voraussetzung seines Handelns. Wenn die Dinge aber, einer heutigen Modeströmung folgend, gerne so dargestellt werden, daß „die Liebe" das allein Entscheidende sei, so muß dies meines Erachtens als abgeschmackt bezeichnet werden, ein Standpunkt, den auch hervorragende Ärzte teilen. So schreibt KREHL (1913): „Daß der Arzt ein guter Mensch sein muß, halte ich glücklicherweise nicht für notwendig. Denn gute Menschen gibt es kaum. Aber er muß ein Naturforscher sein." — „Ärztliche Heilung ist nicht das Bringen des Seelenheils. Die Vermengung von Arzt und Seelsorger muß die Aufgaben beider verwirren" (K. JASPERS 1953).

Die *Persönlichkeit* des Kranken ist auch für den Heilerfolg oft entscheidend: alle Sorgfalt in der Aufstellung des Heilplanes, alle aufgewendete Mühe können zur Erfolglosigkeit verurteilt sein, wenn der Kranke nicht so mitwirkt, wie es unerläßlich ist. Dies trifft naturgemäß besonders da zu, wo der Kranke seine Lebensweise Einschränkungen unterwerfen muß wie etwa viele Diabetiker. Ein krasses Beispiel dieser Art ist unsere Patientin Ella Sch. (S. 369), die bei zahlreichen Klinikaufenthalten wie auch im häuslichen Leben die diätetischen Mindestforderungen sowie die Insulin-Disziplin kraft ihrer von Jugend an objektivierten schweren hysterischen Charakterabwegigkeit strikt sabotierte mit der klar vorauszusehenden Folge, daß ihr Leiden durch zahlreiche, ernste Komplikationen belastet ist (doppelseitige Katarakt, stark zunehmende Retinopathia diabetica, Polyneuritis, Angiopathia diabetica, Nephropathie, mangelhafte Infektionsresistenz [Gingivitis, Cystitis, Otitis media]).

Wird hier die Therapie des — an sich gar nicht schweren — Grundleidens durch die *abwegig-degenerative Charakterstruktur* unmöglich gemacht, so liegen die Dinge bei anderen Kranken anders, wenn auch die Grundrichtung gleich bleibt. Auch bei dem „Erschöpfungszustand" unserer Kranken Joan B. (S. 364) ist die Dauerprognose zweifelhaft. Es war zwar möglich, in objektivierbarer Weise seit Jahren erstmals den Körperbestand zu mehren und die humorale Situation günstig zu beeinflussen. Das eine, was hier not tut, die Kranke aus ihrer egozentrischen Zauberberg-Atmosphäre herauszulösen und der seit 10 Jahren entwöhnten Tätigkeit wieder zuzuführen, ist jedoch nicht sicher gelungen, womit die Prognose zweifelhaft bleibt. In diesem wie im vorgenannten Fall ist hieran zweifellos auch die *dürftige Intelligenz* beteiligt; sie bedeutet ja, wie wir oben hörten, bei der Therapie ganz allgemein ein ausgesprochen negatives Vorzeichen.

Wieder in andere Richtung geht die Rolle der Persönlichkeit bei unserer Kranken Maria Ru. (S. 375): Dieser *konstitutionellen Hyperpathie* — hier im Verlauf eines Zoster (vgl. unsere eingehende Besprechung des Phänomens S. 246) — begegnet jeder Arzt sehr häufig. Derartige Menschen stellen einen hohen Prozentsatz der Suchtkandidaten und müssen deshalb jedem Arzt, nicht nur dem Psychiater, vertraut sein, wenn er sich nicht mit schwerer Mitverantwortung für die Entstehung dieses Leidens belasten will. Nach dem Urteil erfahrener Chirurgen ist die *Hyperpathie* heute so verbreitet, „daß ein nicht geringer Teil der großstädtischen Bevölkerung für die Anwendung der Lokalanästhesie ungeeignet ist . . . infolge übergroßer Nervosität und Überempfindlichkeit" (HOLLENBACH). Letzteres wirkt sich auch dadurch ungünstig aus, daß „jeder ängstliche Kranke mit seinem erregten Nervensystem allen nervösen Schädigungen der Operation ein größeres Angriffsfeld bietet" (KÖNIG 1936).

Psychopathische Hyperpathie kann zu gefährlichen Fehlbehandlungen führen, wie beispielsweise bei unserem Kranken Franz Ko. (S. 175) mit „habituellem" Pseudohirnabsceß und nicht indizierter Trepanation. Die vielen Fehloperationen bei derart psychisch abwegigen Menschen, bei welchen nur die Körperlichkeit berücksichtigt wurde, sind bekannt.

Wie die psychische, so kann auch die *funktionelle Reaktionsweise* Ursache starker individualtherapeutischer Probleme werden. Dabei steht die *allergische Arzneimittelwirkung* im Vordergrund. Hierüber liegen so viele Erfahrungen vor, daß die Erwähnung genügt. Unsere eigenen Beobachtungen über Sulfonamid-Allergie hat K. BOHM veröffentlicht (1949) und dabei auch

Krankheitsfälle geschildert, die erst durch sorgfältige Individualanalyse als allergisch erkannt werden konnten. Das gleiche gilt von unserer hochschwangeren Kranken Rose Vo. mit Penicillinfieber (S. 368).

Oft ist die Grenze gegenüber einer *primären Giftüberempfindlichkeit* schwer zu ziehen Ich nenne, neben den früher genannten Beispielen, Angaben wie Vergiftungserscheinungen nach wenigen Gramm grauer Salbe „bei besonders empfindlichen Personen" (BUMKE u. KRAPF), Insulinüberempfindlichkeit, die DECANEAS u. UIBERRAK (1940) als „fixierte Konstitutionseigenschaft" betrachten und auf eine gegenüber Insulinresistenten meist erhöhte capillarvenöse Differenz beziehen. Viele Autoren stehen jedoch mit SIMMERT (1938) u. a. auf dem Standpunkt, daß es sich um allergische Erscheinungen handelt. Der genannte Autor hat in seinem Fall die allmähliche erfolgreiche Desensibilisierung genau geschildert Nach EICHHOLTZ soll eine besondere Überempfindlichkeit erkrankter Organe bestehen: des dekompensierten Herzens gegenüber Digitalis, des spastischen Darms gegenüber Atropin. Mir ist bei vielen Hunderten entsprechender Fälle derartiges nur selten begegnet. Unser coronarsklerotischer Kranker Ernst Ho. (S. 365) zeigt etwas Analoges, nämlich die Entwicklung eines vorübergehenden Vorhofflatterns auf Thyreoidin. Diese Beobachtung entspricht durchaus den Befunden von SPANG u. KORTH, daß sich nur bei Thyreotoxikosekranken mit geschädigten Herzen eine absolute Arrhythmie entwickelt.

Von der reziproken Erscheinung der *Unterempfindlichkeit* sei hier die Salvarsanresistenz erwähnt. Nach STÜHMER wird sie (in bezug auf frische Syphilis) bei schwerem akutem Alkoholismus bzw. Kokainismus beobachtet und angenommen, daß die Gifte die normalerweise anzunehmende Mitarbeit des Organismus an den Heilungsvorgängen herabsetzen. Syphilitiker sollen auffallend hohe Jod-Dosen vertragen (BIACH, der auch gleichsinnige Beobachtungen von EPPINGER, H. SCHLESINGER u. a. zitiert). Die Insulinresistenz ist von vielen Autoren seit Jahren ohne sicheres Ergebnis bearbeitet worden. Eine umfassende Darstellung findet sich bei BOLLER 1950. Glücklicherweise ist das Phänomen recht selten. Ein einschlägiger Fall mit abnorm hohem Insulinbedarf findet sich bei unserer Kasuistik (Paul W., S. 368).

Diese Beobachtungen leiten über zu einem Gebiet der Individualtherapie, dem eine hohe, fast alltäglich zu beobachtende Bedeutung zukommt: der *Abwandlung therapeutischer Ansprechbarkeit infolge besonderer*, sich komplizierend auswirkender Konstellationen.

II. Individualtherapeutische Regeln bei Krankheitskombinationen

In den üblichen internistischen Lehrbuchdarstellungen wird die Behandlung von Krankheitskombinationen, z. B. von Diabetes + Tuberkulose, Diabetes + Glomerulosklerose zwar erörtert, dem allgemeinen Problem der Krankheitskombinationen jedoch kaum jemals eine allgemeine, zusammenfassende Darstellung gewidmet. Man könnte dies damit begründen, daß es sich um häufige Vorkommnisse ohne besondere Problematik handelt. Ersteres soll nicht bestritten werden. Die ganze Individual-Pathologie befaßt sich ja gerade mit dem ärztlichen Alltag und seinem ganzen „zufälligen" Drum und Dran.

Der zweite Einwand würde dagegen vorbeitreffen aus zwei Gründen: auch Häufiges und „Banales" bedarf der theoretischen Durchdringung und entsprechenden Unterweisung, insbesondere während des Studiums. Daselbst ist aber gerade — wie wir oben von verschiedenen bedeutenden Autoritäten hörten — die Stätte der „schönen", „klassischen", „reinen" Fälle! Die „Verunreinigung" durch nicht programmgemäße Zutaten wird als didaktisch störend entweder ganz unterdrückt oder höchstens nebensächlich behandelt. Von allgemeinen Grundsätzen, wie sich der praktische Arzt bei derartigen Fällen zu verhalten habe, ist aber nicht die Rede.

Schwerwiegender ist der zweite Gegeneinwand, nämlich die nicht allzu seltene Beobachtung, daß *Kranke infolge Verkennung der hier entwickelten Grundsätze* falsch behandelt und dadurch unter Umständen *lebensbedrohlich geschädigt werden*.

Als Beleg diene unser Kranker Paul Wei. (S. 372) (Thyreotoxikose + Diabetes), der in recht schwerem Zustand eingewiesen wurde, nachdem früher in einer renommierten Klinik sechsmal vergeblich die Diabetes-Einstellung versucht worden war. Weil man mit der schematischen Kosteinstellung nicht weiter kam, da der kachektische Kranke infolge seines hyperthyreotischen Heißhungers zur kalorischen Selbsthilfe griff, wurde er mehrfach „disziplinarisch“ entlassen! Die bei dieser Sonderkonstellation einzig sinnvolle *„fraktionierte Behandlung“* (erst der Thyreotoxikose, dann des Diabetes) führte zum Ziele, und zwar auf die Dauer, wie uns kürzlich eine Nachuntersuchung nach neun Jahren bestätigte.

Solche und andere Krankheitskombinationen können *ernste therapeutische Probleme* aufgeben, etwa die von Metalues und Kreislauferkrankungen. Malaria-Therapie wird nach v. Sarbô von Paralytikern mit Herzmuskelschädigung, starker Coronarsklerose und Nierenleiden schlecht, von solchen mit essentieller Hypertension aber gut vertragen (vgl. auch unsere Beobachtung Anna Knö., S. 366).

Aus der Unzahl einschlägiger Beispiele seien noch folgende herausgegriffen: Hàjos sowie Hamann und auch Herting berichten übereinstimmend über die Probleme der Kombination von Bronchial-Asthma mit Lungentuberkulose. Desensibilisierungsbehandlung (die nach meinen Erfahrungen sowieso ein Wunschtraum ist und deshalb ohne weiteres unterlassen werden kann) ist gefährlich. Hàjos beobachtete mehrfach bei Autovaccine-Behandlung Aktivierung ruhender Tbc-Veränderungen. Hamann bespricht diese Fragen eingehend, auch an Hand des Schrifttums. Einer seiner Kranken (36 Jahre) litt seit dem 4. Lebensjahr an Asthma. Später Entwicklung einer rechts produktiven, links exsudativen, offenen Tbc und Tod infolge Verschlechterung der Tuberkulose im Anschluß an gehäufte Asthma-Anfälle. Bei diesem Kranken hätte das Leiden nach unseren, mit J. Brock, Naber, Bäckmann u. a. übereinstimmenden Erfahrungen einen anderen Verlauf nehmen können, da es — gerade auch bei Kindern — sehr häufig gelingt, durch Entspannungsbehandlung (Atemschulung, autogenes Training, unter Umständen auch Hypnose) das Leiden ganz oder fast ganz zu beseitigen, was sowohl der sog. „Desensibilisierung“ bzw. Allergenkarenz wie der üblichen symptomatischen Behandlung versagt ist. *Dann wären* aber zweifellos die *Ausheilungsbedingungen* für die Tuberkulose *wesentlich günstiger gewesen.* In zwei Fällen Zehners war die Besserung der Begleit-Allergie von derjenigen der Tuberkulose gefolgt: mit der „Kupierung des Heuschnupfens“ durch Solganal kam es beide Male zu einer erheblichen Besserung auch des exsudativ-tuberkulösen Lungenprozesses. Über die Katamnese konnte ich leider von dem Autor nichts erfahren. Einen ähnlichen Fall teilt auch Herting mit.

In der Therapie von Blutdrüsenerkrankungen ist starke Zurückhaltung bei Doppelerkrankungen erforderlich. Beispielsweise mahnt Umber zu größter Vorsicht mit Insulin bei diabetischen Addison-Kranken, P. Martini (1950) warnt vor der Anwendung von Thyreostatica bei hypophysären Erkrankungen.

Als Beispiel für individualtherapeutische Erwägungen hinsichtlich *chirurgischer Eingriffe* bei Patienten mit Krankheits-Kombinationen nenne ich die Angaben von Kux über Kropf-Operation bei Lungentuberkulose. Der Eingriff soll nur vorgenommen werden, wenn dadurch eine Verbesserung der Kollaps- und Kreislaufverhältnisse zu erwarten ist. Unter Umständen kann der tragische Ausgang einer Operation ohne menschliches Verschulden auf dem Vorliegen von Doppel-Krankheiten beruhen, wie der folgende Fall demonstriert: eine 49jährige Frau machte einen klinisch leicht verlaufenden Darmbrand durch, während dem wiederholt Genitalblutungen auftraten, die laut gynäkologischem Befund auf submukösen Myomknoten am geöffneten Muttermund beruhten. Die Indikation zur abdominellen Radikaloperation war damit gegeben. An den Darmschlingen kein pathologischer Befund. Drei Tage später kam es zu einer Peritonitis und unter den Zeichen des Kreislaufversagens zum Exitus. Die Sektion ergab eine pfenniggroße Perforation im Narbenbereich des abheilenden Darmbrandes. Eine eingehende Schilderung dieses und zwei weiterer ähnlicher Fälle hat Rüther veröffentlicht.

Über die Indikationsstellung, Vorbereitung und Durchführung von Operationen bei Diabetikern liegen zusammenfassende Darstellungen von Moritsch bzw. F. Mandl vor.

Dieser kurze Überblick dürfte gezeigt haben, daß ein planmäßiger Ausbau dieses Fragenkomplexes, insbesondere auch für Zwecke des Unterrichts, dringend erforderlich ist. Hierzu benötigen wir eine *Ordnung der anzustellenden Überlegungen*, die folgende Hauptpunkte zu berücksichtigen hat:

1. Notwendigkeit der Modifikation der typischen Behandlungsart.

a) Medikament gegen Krankheit A verschlimmert Krankheit B.

b) Desgleichen bezüglich anderer Heilmaßnahmen.

c) Individuelle, unphysiologische Verhältnisse erfordern Modifikation der üblichen Behandlungsart.

d) Fälle, in denen die Behandlung beider Krankheiten Voraussetzung der Heilung ist.

e) Therapeutischer Erfolg erst erreichbar mittels „fraktionierter Behandlung".

2. Die Krankheitskombination stellt keine Therapie-Behinderung dar.

3. Der therapeutische Entweder/Oder-Standpunkt bei komplexen Krankheitsbildern.

1a. Nicht selten ist der Fall gegeben, daß ein *gegen Krankheit A* zweckmäßig *anzuwendendes Medikament* nicht gegeben werden kann, da es auf die *kombinierte Krankheit B ungünstig wirkt*. Wir sahen beispielsweise Entstehung und Ekzematisation einer Acne vulgaris bei Pyramidon-Behandlung einer Ischias. Eine 51jährige Diabetikerin, die gleichzeitig an einer asthmoiden Bronchitits litt, erhielt in einem Anfall 1 Tablette Aludrin, was zu einem Blutzuckeranstieg von 260 auf 620 mg-% (Crecelius) führte! Handelt es sich hier um noch relativ harmlose Vorkommnisse, so kann unter Umständen die Nichtberücksichtigung dieser Tatsache lebensbedrohliche Folgen haben. Bei unserem Kranken XZ. (S. 369) war in Anbetracht seiner schweren, erblichen malignen Nephrosklerose die jahrelange Verabfolgung ephedrinhaltiger Anti-Asthmatica ein grober Kunstfehler, dem der Kranke mit großer Wahrscheinlichkeit seinen besonders frühzeitigen Tod zu verdanken hat. Dieser Fall kann allerdings verständlich erscheinen, angesichts der nachweislich falschen Behauptung gewisser pharmazeutischer Firmen, ihre Präparate entbehrten der Gefäßwirkung, sowie HERXHEIMERs unverständlicher Angabe, Adrenalin sei selbst für hypertonische Asthmatiker unschädlich! Wie es hinsichtlich dieses Punktes tatsächlich aussieht (wir sahen schwerste Intoxikationen!), haben wir an verschiedenen Stellen mitgeteilt[1]. Beispiele, wie bei der gedankenlosen Verabfolgung knochenmarkstoxischer Substanzen gesündigt wird, sind jedem Internisten bekannt. Nur allzuoft wird die notwendige Leukocytenkontrolle unterlassen[2]. Bei einem weiteren Fall einer interkurrenten Pleuropneumonie neben ätiologisch ungeklärter Agranulocytose war es selbstverständlich streng kontraindiziert, wie damals üblich, mit Eleudron zu behandeln; es kam dann mit Solvochin zu einer zwar verzögerten, aber völligen Heilung der Pneumonie. Auch die heute glücklicherweise nicht mehr nötigen Neosalvarsan-Intoxikationen stellen ein böses Kapitel auf diesem Gebiet dar. In Übereinstimmung mit dem damaligen Chefarzt unserer Hautklinik, Herrn Prof. LEIPOLD, konnten wir uns beispielsweise nicht dazu entschließen, bei einem 34jährigen Mann mit Lebercirrhose und splenogener Leukopenie von 2000—3000 sowie stark seropositiver Syphilis eine Neosalvarsan-Behandlung durchzuführen, da der Kranke bereits 2 hepatitische Schübe durchgemacht hatte. Wir mußten uns deshalb auf Bismogenol beschränken, da die Penicillin-Behandlung damals noch nicht genügend entwickelt war.

---

[1] CURTIUS: „Die Heilkunst" 1952 Nr. 2; ROHRMOSER: Med. Klinik **1956**, 1869.

[2] Vgl. den von BOHM veröffentlichten Fall unserer Klinik („Fortschr. d. Med." 1956, 193).

1b. Das Prinzip der *teils wohltätigen, teils schädlichen Wirkung* eines Medikamentes bei Doppelkrankheiten trifft selbstverständlich auch für *andere Heilmaßnahmen* zu, was an unserer Patientin Anna Knö. (S. 366) zu sehen ist: Es bestand eine rudimentäre Tabes neben Aorten-Aneurysma und Hypertension. Auf ein Überwärmungsbad wegen unerträglicher lanzinierender Schmerzen kam es zu einem schweren, bedrohlichen Kreislaufkollaps.

1c. Eine *individuum-spezifische, unphysiologische Konstellation* ist beispielsweise bei der Abwandlung der Resorptionsmöglichkeit von Medikamenten bei Gastrektomierten gegeben: So berichtet THEDERING von einer Frau mit starker, postmenorrhagischer Anämie bei glandulär-cystischer Hyperplasie des Endometriums, bei der aus dem genannten Grund die übliche hochdosierte Eisenbehandlung versagte und durch intravenöse Darreichung ersetzt werden mußte.

1d. Nicht immer, aber doch häufiger, ist beim Vorliegen von Krankheitskombinationen ein *Heilerfolg* erst dann zu erreichen, *wenn beide Erkrankungen* entsprechend *behandelt* werden, so etwa eine fieberhafte Bronchitis mit kleinen bronchopneumonischen Herden bei gleichzeitigem, leicht dekompensiertem Altersmyocardschaden, wo es erst nach Strophanthin-Behandlung zur Heilung auch der Bronchopneumonie kam. Bei einem anderen Kranken handelte es sich um die nicht seltene Kombination einer Pneumonie mit asthmoider Bronchitis, bei der die ungewöhnlich starke Atemnot erst auf Iminol-Behandlung verschwand.

Besonders eindrucksvoll für dieses Prinzip waren zwei von ROHRMOSER an unserer Klinik genau beobachtete Rußlandheimkehrer mit klinisch sicherem Eiweißmangelschaden und Malaria tertiana. Bei ihnen war (analog dem oben genannten Beispiel THEDERINGs) die übliche Atebrin-Darreichung wirkungslos, offenbar deshalb, weil die Resorption des Mittels durch die dystrophiebedingte Afermentie der Magenschleimhaut gestört war. Erst als mit dem Medikament gleichzeitig Salzsäuretropfen gegeben wurden, konnten die Fieberanfälle beseitigt werden.

1e. Im Gegensatz zu den letztgenannten Beispielen stehen solche *Kombinationsfälle, bei denen* nicht gleichzeitig, sondern *in zeitlich streng abgesetzter Aufeinanderfolge* die einzelnen Komponenten des Morbus compositus *therapeutisch* angegangen werden mußten *(„Fraktionierte Behandlung")*, andernfalls es zu schweren, unter Umständen bedrohlichen Schäden kommen kann. Schon der einleitend genannte Kranke Paul Wei. bot ein Beispiel derartigen Vorgehens. Ferner ist besonders eindrucksvoll in dieser Richtung Joh. Js. (S. 373): Es bestand eine Kombination von Diabetes, starken Zehen-Ulcerationen und stenosierendem Ulcus duodeni. Trotz der erheblichen, initialen Stoffwechselentgleisung mußten wir mit der — zunächst vorbereitend-symptomatischen — Behandlung der Ulcusstenose beginnen. Nachdem auf diese Weise die akutesten Lokal- und Allgemeinerscheinungen beseitigt waren, konnte die Diabeteseinstellung erfolgen. Diese beiden ersten Schritte waren wiederum die Voraussetzung für die dringend indizierte operative Radikalbehandlung der Pylorusstenose. Zum Schluß gelang es dann noch, die hartnäckigen Zehenulcerationen (die zeitweise einen operativen Eingriff nahelegten) durch die von uns in solchen Fällen wiederholt erfolgreich angewandte Röntgen-Bestrahlung der entsprechenden Rückenmarkssegmente zu heilen; allerdings leider ohne Dauererfolg.

Harmloser, aber ebenfalls instruktiv ist die Beobachtung von MERTEN: eine Perniciosa sprach gut an auf Leberextrakt, die deutlich menstruell verstärkten Beschwerden infolge Glossopathie verschwanden aber erst auf zusätzliche Verabreichung von Corpus luteum-Hormon und Vitamin B 1.

2. Im Gegensatz zu den vorgenannten Fällen individualtherapeutischer Problematik bei Krankheitskombinationen stehen solche Kranke, bei denen mit der Kombination keine therapeutischen Schwierigkeiten verknüpft sind, insbesondere dann, *wenn ein Medikament (oder auch eine andere Maßnahme) zwei Krankheiten*

günstig beeinflußt; so nach SCHILLINGs Angabe von 1938 das Salvarsan außer der Lues eine gleichzeitig bestehende Perniciosa. Nach H. SCHLESINGER wirkt die antisyphitische Therapie oft auch günstig auf eine gleichzeitige Lungen-Tbc, allerdings nur selten in vorgeschrittenen Stadien. Früher nannten wir einen Fall DUJARDINs mit günstiger Doppelwirkung von Chinin bei Tabes + Malaria (S. 50). VEIEL (1939) berichtete über die Kombination von chronischer Polyarthritis mit M. Basedow, die ihm an einer großen Berliner Klinik in 4 Jahren auf 70 Basedow-Fälle 4mal begegnete. Er sah gute Erfolge sowohl bezüglich der Hyperthyreose wie der Gelenkerkrankung auf Jod-Medikation. Die Gelenkschmerzen sollen nach Röntgen-Bestrahlung der Schilddrüse oder Strumektomie prompt verschwunden sein. Auch bei unserer Kranken Irmgard Kr. (S. 375) wirkte sich die Elityran-Behandlung nicht nur auf das Myxödem, sondern auch auf die Raynaud-artige Durchblutungsstörung günstig aus. Eine vorteilhafte Doppelwirkung hatte auch das Insulin bei der 27jährigen Diabetikerin ARNOLD u. GASTAGERs (1957), die wegen einer auf Elektroschock-Behandlung refraktären Schizophrenie einer massiven Insulinschock-Kur unterzogen wurde. Zur Erzeugung vollständigen, später bis zu einer Stunde ausgedehnten Comas waren jeweils 220 E. Insulin erforderlich. Nach 50 Schocks volle Schizophrenie-Remission und günstigere Lage des KH-Stoffwechsels.

3. In Analogie zu dem früher kritisierten unikausalen Denken in der Ursachenforschung vertreten manche Autoren einen *Entweder/Oder-Standpunkt in der Therapie*, der 1. von vornherein unbiologisch ist, 2. in Widerspruch steht zu der bei unseren Untersuchungen immer wieder zutage getretenen Komplexität des einzelnen Krankheitsfalles. 3. Läßt sich dieser Standpunkt nicht vereinigen mit umfangreichen, praktisch-klinischen Erfahrungen, die neben anderen auch wir selbst in jahrelanger planmäßiger Arbeit sammeln und katamnestisch verfolgen konnten. Um was es sich handelt, läßt sich an einem konkreten Beispiel verdeutlichen. In ihrer interessanten Studie über „Die neurotische Atmungstetanie", die sie an der Wenckebachschen Klinik in Wien durchführten, äußerten sich ADLERSBERG und PORGES zur Behandlungsfrage folgendermaßen: „Der Pathogenese gemäß ist das beste Mittel die Abstellung der Mehratmung. Bei akuten Anfällen konnten wir durch die Aufforderung, den Atem anzuhalten, in kürzester Zeit den tetanischen Krampf beseitigen. Bei chronisch verlaufenden Fällen wird diese Willensanstrengung, die Atmung zu verringern, auf die Dauer unmöglich, wenigstens konnten wir damit keinen Erfolg erreichen. Denkbar erscheint eine Einflußnahme durch Einwirkung auf die Psyche auf dem Wege der Suggestion, Hypnose, Psychotherapie bzw. Psychoanalyse. Bei Fall 11, der unter den Anfällen sehr zu leiden hatte, versagte allerdings eine monatelang durchgeführte psychoanalytische Behandlung. Sonst haben wir über die Wirksamkeit von psychotherapeutischen Methoden bisher keine Erfahrung." Diesem Resumé der therapeutischen Bemühungen der Wiener Klinik ist folgendes zu entnehmen:

1. Vom Seelischen aus ist eine weitgehende Beeinflussung vegetativ-funktioneller Vorgänge möglich (eine Tatsache, die sich ja auch sonst hundertfältig bestätigt hat).

2. Die rein willensmäßige Beeinflussung dieser Vorgänge ist auf die Dauer unmöglich[1], was etwa auch den von O. ROSENBACH 1903 in seinem Buch „Nervöse Zustände und ihre psychische Behandlung" niedergelegten Anschauungen entspricht: bei einem Asthmatiker gelinge es zwar, durch „Erregung . . . beruhigender Vorstellungen . . . subjektive Besserung" zu erzielen, aber „das Grundleiden . . . ist unbeeinflußt geblieben".

[1] Zu diesen Fragen haben sich sehr überzeugend geäußert: KOHLRAUSCH u. LEUBE; G. A. ROEMER, IV. Allgem. ärztl. Kongr. f. Psychotherapie, Dresden 1930; H. SCHWENDTNER Z. Neur. **1926**, 102; G.R. HEYER, Prakt. Seelenheilkunde, 2. A., München 1952.

3. Die Notwendigkeit psychotherapeutischer Einwirkung wird mit Recht als notwendig erkannt, entsprechende Erfahrungen stehen den rein somatologisch ausgerichteten Autoren jedoch nicht zur Verfügung.

4. Eine rein psychoanalytische Behandlung erwies sich (allerdings nur in einem Einzelfall) als unwirksam.

Zu dem gleichen Fragenkomplex hat vor wenigen Jahren (1955) JORES Stellung genommen mit dem Ergebnis: „Entweder ich behandle einen Patienten psychotherapeutisch und verzichte auf alle übrigen Maßnahmen oder ich behandle ihn medikamentös, chirurgisch oder wie es auch immer sei, also auf der magischen Stufe (? Ref.), dann kann ich keine echte Psychotherapie anwenden. Die Kombination von beidem ist nicht möglich . . . Die Verwandtschaft zwischen magischer und hypnotischer Wirkung läßt daran zweifeln, ob hier wirklich dauernde Heilung erzielt wird."

JORES bekennt sich dann noch (wie auch an anderen Stellen) zu dem Glauben, „daß Krankheit und Gesundheit nicht im Leib des Menschen, sondern im geistig-seelischen Grund ihre letzte Wurzel haben" und daß dementsprechend „die Mehrzahl aller therapeutischen Erfolge durch seelische Einwirkung bedingt sind". Auf die weltanschaulischen Bekenntnisse des Autors, die von vielen naturwissenschaftlich ausgerichteten Medizinern nicht geteilt werden können, soll an dieser Stelle nicht weiter eingegangen werden. Es dreht sich hier jedoch nicht um theoretische sondern um eminent praktische Fragen, wie sie in dem vorerwähnten Zitat von ADLERSBERG und PORGES deutlich zum Ausdruck gebracht werden.

Unser Kranker XZ. zeigte ebenso wie auch der vorerwähnte Tuberkulosekranke HAMANNs (S. 352), wie entscheidend, unter Umständen lebensrettend, durch Wahl geeigneter Heilmaßnahmen in den Krankheitsablauf hätte eingegriffen werden können, dann nämlich, wenn im Gegensatz zu der apodiktischen Behauptung JORES' neben den somatotherapeutischen auch noch entspannungstherapeutische Maßnahmen angewandt worden wären.

In langjährigen Erfahrungen meiner Klinik[1] konnte gezeigt werden, daß bei verschiedenen, psychisch stark mitgestalteten Krankheiten mittels der Kombination von Somatotherapie und Entspannungstherapie hochgradige Besserungen bzw. auch völlige Heilungen erzielt werden können.

Bei einem Teil dieser Kranken ist dann allerdings zusätzlich noch die Anwendung psychoanalytischer Heilmaßnahmen erforderlich, die zweckmäßigerweise auch von dem gleichen internistischen Arzt durchgeführt werden, der dann allerdings auch über eine entsprechende tiefenpsychologische Fachausbildung verfügen muß. Bei diesbezüglichen Behandlungen hat mich besonders mein langjähriger Mitarbeiter Herr Dr. H. G. ROHRMOSER hervorragend unterstützt. Es gelang uns beispielsweise bisher, 25 Fälle von Colitis ulcerosa, die zum Teil schon monatelang auswärts ohne Erfolg rein somatotherapeutisch behandelt worden waren, zu heilen, ferner ausgezeichnete Erfolge in der Behandlung von Asthma, Rhinitis vasomotorica, psychogener Magersucht und schwerwiegender vegetativer Kreislaufstörungen zu erzielen.

[1] CURTIUS: Hypnotische Behandlung schwerer Colitiden. Arch. klin. Med. **190** (1943). — CURTIUS u. ROHRMOSER: Zur Psychotherapie der Colitis ulcerosa. Dtsch. med. Wschr. **1955**, 105. — CURTIUS: Praktische Erfahrungen über Psychotherapie in der inneren Medizin, „Psychotherapie", S. 41. Bern: Hans Huber 1956. — ROHRMOSER u. SAATHOFF: Über die Behandlung der Rhinitis vasomotorica. Dtsch. med. Wschr. **1956**, 878. — ROHRMOSER: Zur Psychogenese und Psychotherapie der Colitis ulcerosa, „Psychotherapie", S. 105. Bern: Hans Huber 1956. — FEIEREIS u. KÄRST: Fokalsanierung und Entspannungsbehandlung bei der vegetativen Labilität. Dtsch. med. Wschr. **1955**, 716.

Gerade bei diesen, teils in der vegetativen Erbkonstitution, teils im Erlebnis begründeten, zu starken, gelegentlich lebensbedrohenden körperlichen Störungen führenden Erkrankungen, bei denen sich fast ausnahmslos Charakter- und Lebenskonflikte in dem aktuellen Krankheitsprozeß auswirken, liegt das *Geheimnis des therapeutischen Erfolges* in der *der Einzelpersönlichkeit angepaßten* und ihren jeweiligen Bedürfnissen besonders entsprechenden *Kombination dieser verschiedenen Behandlungsmethoden*. Daß es sich hierbei im Gegensatz zur Behauptung rein psychoanalytisch ausgerichteter Kreise nicht um vorübergehende, rein symptomatische Scheinerfolge, sondern meist um Dauererfolge handelt, die zur völligen Wiederherstellung von Arbeitsfähigkeit und Lebensfreude führen, kann jederzeit bewiesen werden.

Somit ist gerade dieses Gebiet der Psychosomatik ein *Schulbeispiel für individualisierende Therapie*, weshalb ihm in unserer Darstellung ein breiterer Raum gewährt wurde. Ergänzend sei noch erwähnt, daß auch führende Psychotherapeuten wie F. MOHR, J. H. SCHULTZ, G. R. HEYER, H. v. HATTINGBERG (Vater), KRONFELD, FREDERKING die hier geschilderte Kombinationsbehandlung vertreten. Vom Standpunkt des psychiatrischen Klinikers hat sich auch F. KEHRER schon vor Jahren gleichsinnig geäußert.

Daß der therapeutische Entweder/Oder-Standpunkt auch auf rein somatischem Gebiet unmöglich ist, sei noch an der Kombination von Diabetes und Tuberkulose angedeutet. Wie GRAFE (1948) ausführt, starben in der Vor-Insulinära die meisten Kranken infolge wechselseitiger Verschlechterung der Einzelleiden. Mit Insulin sei es dagegen möglich geworden, den Diabetiker stets ausreichend, d.h. KH- und kalorienreich zu ernähren (daß allerdings auch hier Grenzen bestehen, zeigt unsere Kranke Ulrike Wu., S. 194). Mit Recht warnt GRAFE vor extremen Kostformen, die nicht der Gesamtkonstellation gebührend Rechnung tragen. So führe die von ROSENBERG u. WOLF empfohlene Hyperinsulinierung bei niedrigen KH-Gaben zu den laut vielseitigem Urteil für den Tuberkulösen besonders schädlichen Hypoglykämien.

III. Zur Therapie der Schwangerschaftskomplikationen

Schon früher wurden — um die Dinge nicht aus dem Zusammenhang zu reißen — mehrere therapeutische Fragen im Hinblick auf *die komplizierte Schwangerschaft* gestreift: das Für und Wider der künstlichen Schwangerschaftsunterbrechung, die bei verschiedenen Erkrankungen heute abgelehnt wird (Colitis, Lymphogranulomatose, Leukämie, Akromegalie u. a.), bei anderen jedoch unter Umständen lebensrettend wirken kann (Infarkt, Poliomyelitis, aplastische Anämie, Sichelzellanämie, Sprue u. a.). Es war ferner die Rede von der Notwendigkeit sofortigen operativen Eingreifens bei Appendicitis, Ileus, von der Problematik der Progesteronbehandlung beim Ulcus, der heutigen Forderung nach ausreichender Heilstättenbehandlung der Lungentuberkulösen und der dann auch bestehenden Möglichkeit großer thoraxchirurgischer Eingriffe.

Diese Andeutungen sollen nunmehr noch ergänzt werden, wobei es sich wiederum nur um die Aufzeigung einiger wichtig erscheinender Grundlinien, nicht aber um eine erschöpfende Darstellung der zahlreichen Einzelfragen handeln kann.

Zunächst erhebt sich die Frage, *bei welchen Krankheiten* einer *Schwangerschaft dringend zu widerraten* ist. Hierher gehören u.a. Leukämie (NEWSON u. Mitarb.), Lymphogranulomatose (BAUER u. HARTWEG), gewisse Herzleiden (vgl. oben S.235), besonders dekompensierte Mitralstenose, aber auch Kranke mit kompensierter Mitralstenose, wenn im Arbeitsversuch Atemnot auftritt (WEITZ 1952), multiple Sklerose, bei der die Schwangerschaft nicht selten auslösend bzw. verschlimmernd wirkt (JOACHIMOVITS u. WILDER, OFFERGELD, HENNER, Ä. MARTENS, KARMINSKI u. SUIC, eigene Beobachtungen). Ferner: bösartige Tumoren[1], Cystenniere, Nieren-Tbc. (DIPPEL). Bei geheilter Miliar-Tbc (STÜPER), ähnlich bei nicht sicher völlig inaktiver Lungen-Tbc. (vgl. S. 233) ist zum mindesten eine zwei- bis dreijährige Schwangerschaftsverhütung

[1] Vgl. aber den später referierten Fall von MÜLLER und BRUNNER (S. 359).

angezeigt. Zustand nach Thorakoplastik bedeutet dagegen keine Kontraindikation gegen Schwangerschaft (FR. JAHN), wenn auch eine ausreichende Schonzeit mit Konzeptionsverhütung dringend anzuraten ist (KOSKE).

In vielen dieser und auch in anderen Fällen (endogene Psychosen, Diabetes, vgl. hierzu S. 234) wird man nicht allein die Gesundheit der Mutter, sondern auch das spätere Schicksal des Kindes ins Auge fassen müssen: die nachhaltigen Schäden, welche die moderne Tiefenpsychologie für das mutterlose Kind aufgedeckt hat, ferner die eugenische Fragwürdigkeit des mütterlichen Erbguts.

Mit dem gewaltigen Aufschwung der modernen Therapie, besonders derjenigen mit Antibiotika, ist die früher sehr weitherzige *Indikationsstellung zur Schwangerschaftsunterbrechung* ganz erheblich eingeschränkt worden: teils wegen der Wirksamkeit der heutigen Heilmittel, teils wegen der Einsicht, daß eine Unterbrechung oft mehr schadet als nützt und in jedem Fall einen ernsten Eingriff darstellt.

Außer bei den obengenannten Krankheiten wird die *Unterbrechung heute abgelehnt* bei Coronarerkrankungen (mit Ausnahme gewisser Fälle von Infarkt; MENDELSOHN), Hypertension (BROWNE), Endocarditis lenta (DENNIG und BÖCK; MENDELSOHN spricht sich in nicht recht überzeugender Weise für Unterbrechung in gewissen Fällen aus; vgl. auch DAVIS und WORTMANN), Tetanie, wo trotz bedrohlicher Symptome Heilung durch AT 10 gelingt (FLINCK), Thyreotoxikose (DAILEY und BENSON), Gelenk-Tbc, welche wie unter sonstigen Umständen mit Streptomycin beherrscht werden kann (KOVÀCS) u. a. „Paralyse in der Schwangerschaft wird allgemein als Indikation für eine Malariabehandlung angesehen und nicht für eine Indikation zur Unterbrechung der Schwangerschaft" (WAGNER-JAUREGG 1936).

Dagegen wird die *Unterbrechung gefordert* bei kyphoskoliotischen Herzschäden (MENDELSOHN 1948), internistisch nicht beherrschbarer Herzinsuffizienz (E. STÖCKL). BUNIM brauchte allerdings nur bei 11 von 142 Fällen die Unterbrechung durchzuführen. Auch nach unseren Erfahrungen ist hier große Zurückhaltung am Platze. Bei Nephrektomierten, die sorgfältiger Überwachung bedürfen, kann die Unterbrechung jederzeit notwendig werden (DIPPEL). Im Gegensatz zu den dogmatisch-apodiktischen Äußerungen des Internisten K. HANSEN sowie des Gynäkologen A. MAYER (vgl. S. 233), wird auch noch heute bei Lungen-Tbc. zuweilen die Unterbrechung erforderlich. Hierbei gelten u. a. folgende Indikationen: schon in den ersten Schwangerschaftsmonaten deutliches Fortschreiten des Prozesses, wegen Doppelseitigkeit Unmöglichkeit der Kollapsbehandlung, gescheiterter Pneumothorax-Versuch (OBMANN 1955); Undurchführbarkeit der nötigen therapeutischen und pflegerischen Maßnahmen (NAUJOKS). H. MARTIUS (1954) wendet sich mit Recht dagegen, daß an Stelle des früheren Dogmas von der generellen Gefährlichkeit „ein neues Dogma" trete, des Inhalts, daß die Unterbrechung bei Lungen-Tbc „grundsätzlich" abzulehnen sei, vielmehr müsse die „unendlich mannigfaltige Situation bei jeder einzelnen Patientin" berücksichtigt werden. Nach SIEBECK (1949) ist „bei nicht weichendem Fieber und bei drohendem Versagen des Kreislaufes ... in den ersten drei Monaten die Einleitung eines künstlichen Abortes berechtigt. Auch bei Pneumothoraxträgerinnen wird man sich meist dazu entschließen müssen". Selbst soziale Faktoren dürfen (im Gegensatz zu einer kategorischen Erklärung HANSENs) nach SIEBECKs Anschauung bei der Indikationsstellung nicht außer acht gelassen werden. Wenn auch angenommen werden kann, daß die auf großen eigenen Erfahrungen G. SCHAEFERs (1949) beruhenden Zahlen (bei gleichweit fortgeschrittener Lungen-Tbc Sterblichkeit mit Kaiserschnitt 33,3%, ohne Kaiserschnitt 63,1%) der Kritik nicht durchaus standhalten werden, so mahnen doch auch sie vor der unbiologischen generellen Ablehnung jeder Unterbrechung.

Auch die von PEDOWITZ u. Mitarb. angegebene Zahl von 63% Unterbrechungen bei *Diabetes* erscheint zweifellos viel zu hoch. Es gibt aber auch hier noch Fälle, die nicht anders beherrscht werden können, z. B. bei beginnender Toxikose. Die Hauptindikation sieht FALTA (1944) in ungünstigen sozialen Verhältnissen. „Denn bei schwerem Diabetes kann die Schwangerschaft ohne Gefahren ... nur dann verlaufen, wenn eine sorgfältige Ernährung und Insulinierung möglich ist. Fehlen hierzu die Mittel und das nötige Insulin, dann wird, wie ROSENBERG sagt, die soziale Indikation zur ärztlichen Indikation." Vereinzelt kann die Unterbrechung auch notwendig werden, wenn sich trotz sachgemäßer stationärer Behandlung die Stoffwechsellage verschlechtert (BIASIO, NAUJOKS), auch Kombination des Diabetes mit Tbc, Herzfehlern (FALTA) bzw. mit schweren Augenerkrankungen (F. SALZER) oder starker Hyperemesis (SHIR) kann die Unterbrechung notwendig machen.

Wie schon früher (S. 234) kurz erwähnt, hat P. WHITE in den USA auf breiter Grundlage eine Standardmethode der Behandlung diabetischer Schwangerer eingeführt (genaueste klinische Diätetik, hohe Sexualhormondosen — genaue Angaben über die Dosierung bei NAVRATIL —, Frühentbindung durch Kaiserschnitt). Diese an Hunderten von Frauen angewandte und durch die Autorität des amerikanischen Diabetesforschers JOSLIN gestützte Methode ist *so recht der Prototyp eines generalisierenden Schemas* und hat sich in Europa nicht in dieser routinemäßigen Weise durchsetzen können (PHILIPP u. HÖRMANN, RUNGE u. MESTWERDT, PFAU, WORM u. a.), wo mit Recht nach wie vor ein „streng individualisierendes" Vorgehen gefordert wird (PFAU 1955). PFAU sah nur bei 4 von 26, HÖRMANN bei einer von 20 Diabetikerinnen die Indikation zur Frühentbindung als gegeben an (was die weitere Beobachtung bestätigte). Auch HELLER u. DIEKMANN äußern sich kritisch zu den Whiteschen Vorschriften, die neuerdings auch in den USA selbst zurückhaltend beurteilt werden (PFAU). Bezüglich der abdominellen Schnittentbindung haben sich auch MENGERT u. LANGHLIN, ANTOINE u. a. für individuelles Vorgehen ausgesprochen. WORM hat die zunächst nach WHITE durchgeführte abdominelle Schnittentbindung später aufgegeben. Auch CILLIACUS berichtet von 3 Todesfällen auf 4 Schnittentbindungen.

Der hohe Stand der modernen Therapie, aber auch die Widerstands- und Regulationsfähigkeit des Schwangerenorganismus bringen es mit sich, daß *viele Krankheiten genau so behandelt werden können wie unter gewöhnlichen Umständen.*

Dies gilt beispielsweise für die Hepatitis (G. A. MARTINI u. Mitarb.), ferner nach LE VAN HUNG für die Chininbehandlung der Malaria, die für Mutter und Kind unschädlich sei, während HÖRING (1952) zu den sicher harmloseren Präparaten wie Plasmochin rät. Nieren-Tbc kann wie sonst mit INH (ABOULKER), Gelenk-Tbc mit Streptomycin (KOVÀCS), Endocarditis lenta (MENDELSOHN, DENNIG u. BÖCK) bzw. Syphilis (COLE u. Mitarb.) mit Penicillin behandelt werden. Letzteres bedeutet einen gewaltigen Fortschritt gegenüber der früher infolge Hirnödems sehr häufig tödlich wirkenden Salvarsan-Therapie (STÜHMER und PETERS 1951, Eigenbeobachtungen und Literatur). Mit Recht wird diese gefährliche Reaktionsweise auf die erhöhte Neigung der Schwangeren zu Ödemen und Angiospasmen zurückgeführt. — Gegen eine Bandwurmkur mit Extr. filicis ist nach BICKENBACH (1951) nichts einzuwenden, „wenn nicht eine Neigung zu Frühgeburten besteht".

Von der gelegentlichen Notwendigkeit von Laparotomien war schon früher die Rede. Auch große thoraxchirurgische Eingriffe können bei geeigneten Pflegemöglichkeiten an tuberkulösen Schwangeren durchgeführt werden, wie z. B. SEEGERS und JAHN bei 27 Frauen nachweisen konnten, die ausnahmslos die Operation gut überstanden. Nach CLUTA u. Mitarb. (1930) kann unter Umständen ohne Gefährdung für Mutter und Kind während der Schwangerschaft eine Strumektomie bei Thyreotoxikose durchgeführt werden.

Die Pockenschutzimpfung während der Schwangerschaft ist ungefährlich (HERRLICH). Schwangerschaftsfettsucht kann — auch während der Stillzeit — ohne Gefahr für Mutter und Kind in üblicher Weise mit Calorienbeschränkung behandelt werden (RICHARDSON 1952). Wenn Kranke mit Hypertension sorgfältig überwacht und vorwiegend bei Bettruhe gehalten werden, geht meist alles gut (BROWNE). Der Autor rät, dafür Sorge zu tragen, daß der Blutdruck unterhalb des kritischen Wertes von 160 mmHg gehalten werde, stellt aber gleichzeitig fest, daß präeklamptische Toxämie siebenmal, Eklampsie sogar zehnmal häufiger zu erwarten sei als bei Normotonikerinnen. Auf unsere besonders schwer bedrohte Kranke (S. 243) sei verwiesen.

Selbst intensive Behandlung mit radioaktivem Jod kann gefahrlos erfolgen, wie I. H. MÜLLER und C. BRUNNER bei einer Frau zeigen konnten, die 1947 32jährig wegen eines papillären Adenocarcinoms der Schildrüse (bei mehreren Lymphknoten-Metastasen!) strumektomiert und intensiv röntgennachbestrahlt worden war, erwartungsgemäß an einem ständige Substitutionstherapie erfordernden Myxödem erkrankte und bei der mittels Kontrolltests mit schwachen Radiojodpräparaten eine Athyreose festgestellt und damit eine vollständige Ausrottung des Krebses angenommen werden konnte. Es bestanden somit keine Bedenken gegen eine zweite Schwangerschaft nach $2^1/_2$ Jahren. Wie mir Herr Prof. I. H. MÜLLER, Zürich, freundlich mitteilte (Oktober 1957), ist auch der zweite Partus (1954) normal erfolgt, und Mutter sowie beide Kinder sind bis heute ganz gesund!

Zuweilen hat sich dagegen die Therapie den *besonderen Gegebenheiten der Schwangerschaft anzupassen:* Bei der *Thyreotoxikose* stehen sich stark gegensätzliche Auffassungen, *häufig* mit *einseitig schematisierender Grundtendenz*, gegenüber. Die Schwangerschaft einer thyreotoxischen Frau kann zu ernsten Problemen führen, wie uns auch eine selbst klinisch behandelte Kranke zeigte, über die BOHM und IMHOLZ (1957) berichteten. Während die meisten von ihnen zitierten Autoren vor der Anwendung von Thyreostatica warnen, wegen der gelegentlich beobachteten kindlichen Hypothyreose (angeblich bis zu Kretinismus), haben andere gute Erfahrungen gemacht, was auch in dem selbstbehandelten Fall zutraf, wo es trotz Röntgenbestrahlung und klinischer Sedativ- und Entspannungsbehandlung nach fieberhaftem Infekt im 8. Schwangerschaftsmonat zu einer schweren Dekompensation der Thyreotoxikose kam, die eine Behandlung mit dem (relativ wenig toxischen) Methylmerkaptoimidazol erforderlich machte, zumal es für Unterbrechung bzw. für subtotale Schilddrüsenresektion (welche manche Autoren ganz einseitig in den Vordergrund stellen) zu spät war. Darauf weitgehender Rückgang der Thyreotoxikose und zeitgerechte Entbindung mit Beckenausgangszange. Die Hypothyreose des Kindes bildete sich spontan zurück, wie es auch ELPHINDONE beobachtete. Das Kind wurde wegen entsprechender experimenteller Befunde von BICKENBACH, HESS und LOESER (1948) nicht gestillt. Mutter und Kind sind seit nunmehr (November 1958) $3^1/_2$ Jahren gesund.

Erscheint die Thyreotoxikose schon während der ersten Schwangerschaftsmonate behandlungsbedürftig, so wird man sich unter Umständen nach sachgemäßer Vorbehandlung in Anlehnung an DAILEY und BENSON zur subtotalen Schilddrüsenresektion entschließen. Oft gelingt es aber zweifellos mittels hinhaltender klinischer Behandlung unter wesentlicher Einbeziehung psycho- und entspannungstherapeutischer Maßnahmen (Hypnose, autogenes Training, Atem- und sonstige Gymnastik), die Operation wie auch die so lange wie möglich hinauszuschiebende thyreostatische Behandlung zu vermeiden. Gelegentlich wird unter besonderen Umständen auch einmal die Unterbrechung nicht zu umgehen sein, vor allem weil, des Kindes wegen, nicht zu lange thyreostatisch behandelt werden darf.

Daß auch für die Schwangerschaft der *Herzfehlerkranken* strengstes Individualisieren angezeigt ist, dürfte aus unseren obigen Darlegungen zur Genüge hervorgehen. Es ist deshalb beispielsweise wiederum *abzulehnen, wenn* E. E. SCHULZE *generell eine Digitalisierung all dieser Frauen fordert.* Abgesehen davon, daß man sich damit oft den Weg für die unter Umständen schnell und dringend nötige Strophanthin-Behandlung verbaut, soll Digitalis nur mit strengster Indikation, d. h. bei sicheren Zeichen von Herzinsuffizienz, gegeben werden. Bei dem so oft schwerverträglichen Mittel ist zudem in der Schwangerschaft besondere Vorsicht geboten.

Varicenverödung soll in der Schwangerschaft unterbleiben (LEUN u. Mitarb., die auch die negativen Erfahrungen des Inaugurators der Methode *Linser* anführen; HÄUSER u. Mitarb. vertreten allerdings die gegenteilige Ansicht), desgleichen Heuschnupfen-Desensibilisierung (KÄMMERER). BENDER (1939) bespricht die therapeutischen Schwierigkeiten der Obstipationsbehandlung: vegetabilische Abführmittel führen meist auch zu einer Gefäßerweiterung der Beckenorgane und damit des Uterus, wodurch eine junge Schwangerschaft gefährdet werden kann. Salinische Abführmittel sind bei Schwangeren meist wenig wirksam. Dies ist wiederum eine Situation, die zu planmäßiger Entspannungstherapie Anlaß geben sollte, einer Methode, die sich ja auch zur Geburtsvorbereitung vielfach als segensreich erwiesen hat.

N-Lost darf bei Lymphogranulomatose wegen der Keimschädigungsgefahr nicht verabfolgt werden (BAUER u. HARTWEG). Diese Autoren tragen dagegen — ebenso wie KASDON — keine Bedenken, unter Schutzmaßnahmen für den Fet, diese Kranken röntgenzubestrahlen, während HENNES u. Mitarb. davon abraten.

Auch bei anderen therapeutischen Maßnahmen im Bereich der komplizierten Schwangerschaft werden Zweifel auftauchen. Ob es etwa empfehlenswert ist, wie H. KRAUSS, H. REINDELL u. Mitarb., eine Frau mit Mitralstenose im 4. Monat einer Sprengung der Mitralklappe zu unterziehen, erscheint doch recht fraglich, wenn auch in diesem wie in einigen Fällen angelsächsischer Autoren der Eingriff gut überstanden wurde. KRAUSS u. REINDELL sprechen von „drei Behandlungsmöglichkeiten"; Unterbrechung + Sterilisierung; Unterbrechung + spätere Herzoperation; Erhaltung der Schwangerschaft + sofortige Herzoperation. Die Verf. teilen zwar mit, daß „nach der Auffassung der Internisten ... schon im Anfang der Schwangerschaft ein lebensbedrohender Zustand" bestand. Der Grad der Herzinsuffizienz war jedoch nicht sehr erheblich: nur mäßige Stauungslunge, mäßige Stauungsleber, „geringfügige Cyanose", scheinbar keine Stauungsniere (von Eiweißuntersuchungen wird nichts berichtet). Auch von Ödemen wird nichts erwähnt. Demnach bestand nach unseren Erfahrungen mit schwangeren Mitralstenoseträgerinnen noch eine vierte Möglichkeit: unter Erhaltung der Schwangerschaft klinische konservative Behandlung, die bei der erst 28jährigen Frau höchstwahrscheinlich ebenfalls zu einem positiven Ergebnis geführt hätte. Später wäre dann die Sterilisierung angezeigt gewesen. Ein solcher Heilplan entspricht der „fraktionierten Behandlung", deren Zweckmäßigkeit wiederholt dargelegt werden konnte.

Auch die von STÖCKL gegebene Empfehlung zu frühzeitiger Unterbrechung bei Mitralstenose ist deshalb nur mit starker Einschränkung anzuerkennen, desgleichen der gleichsinnige Rat E. SCHULZEs bei Lungenödem. Wie WEITZ (1952) mit Recht betont, gelingt es meist mit großen Aderlässen und Strophanthin, den bedrohlichen Zustand zu beseitigen.

Wenn MONOD bei Schwangeren bis zu 9 Elektroschocks durchführte, so scheint das auch recht heroisch, zumal da die Behandlungsmethode als solche auch nach Einführung der Muskelrelaxantien nicht ungefährlich ist: bei Todesfällen fanden sich subarachnoidale und intracerebrale Blutungen, häufig auch Hirnödem (JACKLITSCH u. Mitarb. 1957), was bei der starken Ödemneigung Schwangerer zu besonderer Vorsicht mahnt. Auch die von MENDELSOHN erwähnte (ja an sich schon problematische) Dicumarol-Behandlung bei Herzinfarkt scheint uns recht bedenklich. Durchaus ablehnen möchte ich die von JENSEN bei schwerem Asthma in Erwägung gezogene Unterbrechung; bei dem heutigen Stande der Entspannungsbehandlung sollte (allerdings nur durch Geübte) jedes Asthma, auch in der Schwangerschaft, beherrschbar sein (vgl. S. 356).

Recht fragwürdig erscheinen mir auch *schwierige diagnostische Eingriffe* bei komplizierten Schwangerschaften, soweit keine unbedingte Indikation besteht. Wenn beispielsweise bei der oben erwähnten Kranken von KRAUSS, REINDELL u. Mitarb. mit den klinisch, röntgenologisch und elektrokardiographisch „typischen Zeichen einer Mitralstenose" der Herzkatheterismus „vor Erreichen der A. pulmonalis wegen eines Lungenödems abgebrochen werden mußte", so fragt man sich, ob ein solcher Eingriff wirklich angebracht war.

Bei einer *zusammenfassenden Betrachtung der schwangerschafts-therapeutischen Erfahrungen* haben sich gewisse Grundlinien abgezeichnet: in der Beantwortung der Frage, welche Frauen vor einer Schwangerschaft gewarnt werden müssen, hinsichtlich der heute immer stärker werdenden Einschränkung der Unterbrechung — wobei allerdings auch nicht einseitig neue Dogmen aufgestellt werden dürfen — und schließlich in der Frage, wieweit eine sonst übliche Therapie auch Schwangeren zumutbar ist.

Es begegneten uns auch manche recht fragwürdige Anschauungen, vor deren Verbreitung meines Erachtens gewarnt werden muß. Ein wesentlicher Grund für diese Unstimmigkeiten ist hier wie bei zahllosen anderen medizinischen Problemen die „*schablonenhafte, automatische Erledigung*", welche KOVÀCS mit großem Recht bei der Beurteilung der Knochen-Tbc Schwangerer gerügt hat. Das gleiche wurde oben bezüglich der *Lungentuberkulose* eingehend erörtert; mit BRAEUNING u. v. a. war festzustellen, daß eine so komplizierte Frage nicht generell, sondern *nur von Fall zu Fall* beantwortbar ist.

Mit besonderer Deutlichkeit zeigte sich die *Notwendigkeit des Individualisierens* ferner beim Diabetes, wo sich wiederum, im Gegensatz zu den Routineregeln P. WHITEs, strenges Individualisieren als zweckmäßig herausgestellt hat.

Der vorstehende Überblick über die *Therapie der komplizierten Schwangerschaft* hat besonders deutlich gezeigt, daß bei aller Unentbehrlichkeit einer einheitlichen Beurteilung der Physiologie und Pathophysiologie *der* Schwangerschaft im allgemeinen die *meisten*, oft sehr verantwortungsvollen *therapeutischen Entscheidungen* doch *nur im Hinblick auf die Besonderheiten des Einzelfalles getroffen* werden können.

IV. Zusammenfassende Bemerkungen zur Individualtherapie

Somit ergibt sich grundsätzlich ein gleichartiges Gesamtbild wie bei dem ersten Teil *unserer individualtherapeutischen Darstellung.* Dabei zeigte sich zunächst, daß trotz vielseitiger Beteuerungen zur sog. „Konstitutions“- bzw. „Ganzheits“-Therapie und Mahnung zum „Individualisieren“ doch *noch unglaublich viel schematisiert wird.* Die *Erkenntnis von der Variabilität der Arzneiwirkung* bei Mensch und Tier ist *noch ziemlich neu, Gesichtspunkte für* die *Anpassung der Behandlung an die* besonderen *Gegebenheiten des Einzelfalls sind noch kaum ausgearbeitet. Mit generalisierenden, nichtssagenden Regeln ist hier nichts gewonnen.* Es gilt vielmehr, die *wichtigsten Punkte* der hier und jetzt gegebenen Konstellation zu erfassen, wobei teils psychische *(Charakter, Intelligenz)*, teils funktionelle *(vegetative und zentralnervöse Erregbarkeit, Allergie)*, teils „zufällig“ gegebene Momente berücksichtigt werden müssen. Hier spielen *Krankheitskombinationen* und *sonstige prämorbide Faktoren* eine maßgebende Rolle, deren Nichtberücksichtigung im Heilplan zu katastrophalen Folgen führen kann. Zur Bewältigung besonderer Individualkonstellationen hat sich u. a. die *„fraktionierte Behandlungsmethode“* ausgezeichnet bewährt. Sie ist da am Platze, wo die Komplexität des Einzelfalls Berücksichtigung verlangt. Als weiterer, wichtiger Gesichtspunkt erwies sich auch in der Therapie eine *scharfe Ablehnung des starren Entweder/Oder-Standpunktes.* Die *Regeln der Individualtherapie* bedürfen weiteren Ausbaus auf der Grundlage einer umfangreichen Materialsammlung von vielen Seiten.

Kasuistische Beispiele (Individualtherapie).

			Seite
1.	Joan B.	„Erschöpfungszustand“, psychog. Anorexie. Ernährungs- und Übungstherapie. Dadurch auch objektive Besserung. *Problematik* des weiteren Erfolges angesichts der *insuffizienten Persönlichkeitsstruktur.*	364
2.	Silke A.	Partieller *Steinverschluß* des Choledochus in der *Hochschwangerschaft.* Spontanheilung des ak. Zustandes. Später Cholecystektomie.	364
3.	Gust. Fi.	*Ulcus duodeni.* Ulcus-Kur mit Atropin: *Umschlag der Vago- in Sympathicotonie.*	365
4.	Ernst Ho.	*Myokardschaden* und Fettsucht. *Unter Thyreoidin* vorübergehendes *Vorhofflattern.*	365
5.	Anna Knö.	*St. Obstipation bei Tabes.* Die Obstipation wird entspannungstherapeutisch beseitigt, sie ist also *der Tabes ko-, nicht subordiniert.*	366
6.	Emil Ko.	*Keine Angina pectoris, sondern Ulcus ventriculi. Individualisierende Suchtherapie* führt zur diagnostischen Klärung und Heilung.	366
7.	Frieda Ma.	*Migräne* und essentielle hypochrome *Anämie.* Wesentliche Besserung durch *Kombination von Entspannungstherapie* (Migräne) *mit antianämischer Therapie.*	366

Seite

8. Elisab. Mi. *Thyreotoxikose in der Schwangerschaft. Röntgenstrahlen und Favistanbehandlung* der Thyreotoxikose. Vorübergehende Hypothyreose des Kindes. 367

9. Getr. Kay. *Therapeutische Jod-Hyperthyreose* infolge Nichtbeachtung der erblichen Thyreotoxikose. 367

10. Paul W. *Diabetes* und *Nephrosklerose. Außerordentlich hoher Insulinbedarf.* 368

11. Rose Vo. *Penicillin-Allergie in der Hochschwangerschaft.* Bedrohliche, konstitutionell bedingte *therapeutische Komplikation.* 368

12. X. Z. *Asthma* und erbliche maligne *Schrumpfniere.* Die *jahrelange Anwendung adrenalinhaltiger Mittel* war *sehr schädlich!* 369

13. Ella Sch. *Diabetes* einer hysterischen *Psychopathin.* Infolge *ungehemmter Disziplinlosigkeit* starke *Komplikationshäufung.* Unmöglichkeit planmäßiger Behandlung. *Häufige Fehlannahme von Hypoglykämie bzw. Koma,* wo es sich tatsächlich um hysterische Reaktionen handelte. 369

14. Fritz Kl. Chronische *Polyarthritis* und *M. Bechterew. Schaden schematischer Kurort-Behandlung.* 371

15. Paul. Wei. *Diabetes und Thyreotoxikose. Völliges Versagen der schematischen Diabetes-Behandlung.* Heilerfolg erst nach vorgängiger Thyreotoxikose-Behandlung. 372

16. Maria Moe. u. Hedwig Moe. Gleichsinnige psychogene Beschwerden *(erbliche „konstitutionelle Nervosität“).* Familiäre Idiosymptomatik. *Erfolglosigkeit wiederholter „Kuren“!* Endogene Grundlage der Beschwerden. 373

17. Joh. Js. *Ulcus duodeni* + *Diabetes* + prämat. *Arteriosklerose* + rudimentäre *Tabes:* gefährliche troph. Ulcerationen (Zehen). *Planmäßige* sukzessive *(„fraktionierte“) Therapie.* 373

18. Rich. Pod. Rudimentäre *Endokarditis* → *antibiotisch* geheilt. St. *anginöse Beschwerden* → *entspannungstherapeutisch* weitgehend gebessert. 374

19. Maria Ru. *Konstitutionelle Hyperpathie* bei Zoster. Dadurch *Störung des Krankheitsverlaufs* und Notwendigkeit intensiverer sedativer und analgetischer Therapie. 375

20. Irmg. Kr. *Myxödem* und *Raynaud*artige Durchblutungsstörung. Die *differente* (spezifische Hormon-) Therapie wirkt sich auch auf das *„Nebenleiden“ günstig aus.* 375

21. Martha Ra. Seit Jahrzehnten 2 große *postop. Bauchnarben-Hernien* bei Diabetes + Fettsucht + dekompensierter Hypertension. *Jahrzehntelange Indolenz zwingt zur Incarcerat.-Operation unter ungünstigen Bedingungen.* 375

22. Paul Kn. *Arteriosklerose* + *Diabetes* + *Leukämie.* Unter *besserer Diabetes-Einstellung auch günstige Einwirkung auf die Leukämie* (allerdings bei As-Gaben). 375

23. Martha Be. *Krebsfieber* (Ca ventriculi) und sympath. Pleuraerguß täuschen pleuropulmonale Erkrankung vor. Das irrtümlicherweise angenommene Vorliegen einer zweiten (oder gar der Haupt- ?) Krankheit verzögert die Laparatomie. 376

24. Martin Weh. Kombinierte internistisch-chirurgische Behandlung bei *Diabetes* + *Megasigma* mit intermittierendem Ileus. 378

25. Anni Sch. *Heterogenes komplexes Bild* bei *familiärer Idiosymptomatik* und entsprechender individualtherapeutischer Problematik. 378

26. Emma Bre. *Iatrogene Struma basedowificata* + dadurch gesteigerter vasculärstriärer Tremor (Summationseffekt). Kombinationsbehandlung. 379

27. Ida Str. Schwere Arteriosklerose + blutendes Ulcus: amnestisches Syndrom. Beseitigung des akut bedrohlichen Zustandes durch Kombinationsbehandlung. 380

28. Maria We. Schweres Mitralvitium + Ca uteri. 380

1. Joan B. 37 Jahre, Beamten-Ww. Eingewiesen wegen „Erschöpfungszustandes“ mit ungeklärter Senkungs-Beschleunigung und Phthisiophobie.

1947/48 monatelang Klinikbehandlung wegen Spondylitis tbc. Spanverpflanzung. Künstl. Blockwirbel. Anschließend mehrfach monatelang Heilstättenkur. Seit einigen Jahren „Erschöpfungszustände“. Vor einem Vierteljahr erstmals Arbeitsversuch nach 9 Jahren als Sprechstundenhilfe. Dabei 3 kg Gewichtsverlust und zunehmende Mattigkeit. Gibt die Arbeit wieder auf.

Befund: Reduz. EZ. 164 cm/54,1 kg. Keine patholog. Pigmentierungen. Internistisch — abgesehen von SR-Beschleunigung und Bluteiweißbefund — vollständig o. B., insbesondere Lunge. Rö. WS: völlig ausgeheilter operativer Blockwirbel (gleichsinnige Befunde in jahrelanger Kontrolle). Keine Spur eines Tbc.-verdächtigen Befundes. WS auch funktionell vollständig in Ordnung.

Hb. 75%, Ery. 3,92 Mill. Leuko o. B.

NN-Diagnostik (Ca./K-Quot., fortlaufende RR-Messung, Ketosteroid-Bestimmung, Thorn-Test) o. B.

	30. 3. 57	11. 4.	17. 4.	25. 4.	4. 5.	9. 5.
Gewicht	54,1	54,5	55,0	57,2		60,0
SR	53/85	39/67	38/68	30/59	18/40	21/40
Ges.-Eiweiß	8,1					8,8
Albumine	4,0					5,1
Globuline	4,1					3,7
Quotient	0,98					1,37

Psychisch handelt es sich um eine ausgesprochen egozentrische, von Männern verwöhnte Frau, die sich seit der Erkrankung vor zehn Jahren ihre Zauberberg-Einstellung bewahrt hat und ohne materielle Sorgen in der Lage war, sich dieser Lebenseinstellung völlig hinzugeben. Versuche, sie etwas zu aktivieren, scheiterten auch jetzt wiederum, wobei eine etwas dürftige Intelligenz und die „Annehmlichkeit“ des jetzigen Drohnendaseins maßgebend beteiligt sind. Immerhin gelang es durch Entspannungstherapie, Gymnastik in der Gruppe und physikalische Behandlung eine gewisse Auflockerung vorzubereiten. Großer Wert wurde auch — der psychogenen Inappetenz zum Trotz — auf reichliche Ernährung gelegt: 4400 Calorien mit 127 Eiweiß, 230 Fett und 418 KH pro Tag.

Beurteilung: Sog. „Erschöpfungszustand“ einer primitiven Neurotikerin in Zauberberg-Atmosphäre. *Psychogene Inappetenz.*

Im Gegensatz zu Autoren wie Hochrein und Schleicher ist für uns die „Erschöpfung“ sehr häufig ein überwiegend zwar von der vegetativen Reaktionslage (Anthony, Parade, Eppinger, v. Muralt, W. R. Hess), aber auch stark von psychischen Faktoren abhängiger Zustand (Kohnstamm, Parade, v. Muralt, Draper u. Mitarb., alle zit. nach Curtius, Klin. Konstitutionslehre, S. 296, ferner E. Bornemann [1956]: Die Ermüdung ist ein Symptom falscher Lebensanpassung). Die mehrschichtige humoral-physikalische Umstimmung hatte einen, auch objektiv meßbaren Erfolg. Entscheidend für die weitere Leistungsförderung wäre die Einsatzwilligkeit der Patientin.

Katamnese nach $1^1/_2$ Jahren: Relatives Wohlbefinden, begrenzte Berufstätigkeit.

2. Silke A. 35 Jahre, Offiziersfrau (Arzttochter). Vater mit 68 Jahren cholecystektomiert wegen Choledochusverschlußstein.

Seit einem Jahr Druckschmerz Gallengegend. Vor einem halben Jahr röntgenologischer Steinnachweis. *Zur Zeit Grav. mens. VIII (!).* Seit 6 Wochen zunehmend dunkler Urin und heller Stuhl, Subikterus. Objektiv alle entsprechenden Befunde (Bilirubin [Serum] 1,05 mg-%. Mancke 100 mg-%. Alkalische Serumphosphatase 46,17 KAE).

Bei zunächst abwartendem Verhalten Spontanwehen und spontane Frühgeburt eines lebenden Kindes, das sich gesund entwickelte. Anschließend Gallenschonkost, Litrison, Vitamin B-Komplex. Wegen Anämie (Hb. 58%, Ery. 2,9 Mill.) Ferritrat i.v; danach Hb 67%, Ery. 3,4 Mill. Geringe Albuminurie und Zylindrurie bald verschwunden. $^1/_2$ Jahr p. p. Cholecystektomie. Katamnese: Mutter und Kind zwei Jahre p. p. völlig gesund.

Beurteilung: Erbliche Cholelithiasis mit akuter bedrohlicher Komplikation (partieller Steinverschluß) in der Hochschwangerschaft. Angesichts des ernsten Bildes muß trotz der damit verbundenen Gefährdung für Mutter und Kind an einen chirurgischen Eingriff gedacht werden. Die Indikationsstellung forderte von uns und der Familie (Vater Arzt!) ernste Entscheidungen, die sich dann glücklicherweise von selbst erledigten.

3. Gustav Fi. 24 Jahre. Seit etwa drei Jahren rezidivierend ulcuskrank. Jetzt erneuter Schub. Rö.: sichere Nische an der Bulbusvorderwand. Säurewerte 56/66. 169 cm, 57,5 kg. Puls morgens 55—60. RR 110/60. Täglich einmal Stuhl. EKG mäßig ausgeprägter Vagotonikertyp (54 p. m., relativ hohes T).

Nach üblicher Behandlung mit tgl. $^1/_3$ mg Atropin usw. beschwerdefrei, 2,9 kg Gewichtszunahme. Umschlag der ulcustypischen Vagotonie (vgl. meine von ELISABETH KAUFMANN 1942 veröffentlichten Befunde an 200 Ulcuskranken, ferner FREDENHAGEN) in eine sympathicotone Reaktionslage: P. nun 100, 2 × tgl. Stuhl, RR-Anstieg, EKG: außer der Tachykardie deutliche P-Vergrößerung („P-sympathicum" nach CURTIUS u. KRÜGER sowie KÄRST.)

Beurteilung: Im Verlauf einer Ulcuskur mit Atropin Umschlag der Vagotonie in Sympathicotonie.

4. Ernst Ho., 55 Jahre. 183 cm/116,8 kg. Starke Fettsucht. Herzinsuffizienz. Anginöse Beschwerden. Aortensklerose. EKG: Linkstyp, geringe intraventrikuläre Reizleitungsstörung und Überleitungsverlängerung. RR 185/11. Hb. 105%, Ery. 5,8 Mill.

Um die Entfettungskur zu intensivieren, Thyreoidingaben. Darauf Vorhofflattern mit wechselndem 3:1- und 2:1-Block. Nach Absetzen des Medikamentes gleiches EKG wie vor der Behandlung.

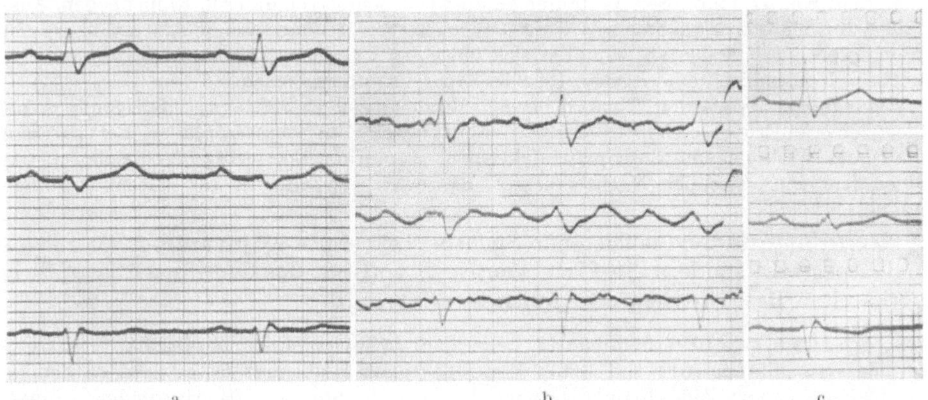

Abb. 54. Ernst Ho. Nach normalem Herzrhythmus bei Behandlungsbeginn (a), Entwicklung von Vorhofflattern nach Thyreoidin (b). Nach Absetzen des Mittels wieder normaler Rhythmus (c).

Es kann angenommen werden, daß durch dies ungewollte therapeutische Experiment bei dem stark geschädigten Herzen ein latentes Vorhofflimmern ausgelöst wurde, das sich mit großer Wahrscheinlichkeit später spontan entwickelt hätte.

Später ohne Thyreoidin weitere Gewichtsabnahme, insgesamt 11 kg. RR 160/105.

Beurteilung: Coronarsklerotischer Myocardschaden und starke Fettsucht. Unter Thyreoidin Entwicklung von vorübergehendem Vorhofflattern.

SPANG u. KORTH konnten zeigen, daß überwiegend Hyperthyreotiker mit vorgeschädigtem Herzen ein Vorhofflimmern erwerben.

5. Anna Knö. 55 Jahre, Ehefrau. Besucht die Sprechstunde wegen starker, seit 25 Jahren bestehender Obstipation. Ständig Abführmittel. Seit sieben Jahren Rheuma und ganz plötzliche, „furchtbar" heftige Schmerzen in den Beinen, „wie wenn ein Messer rumgedreht wird". Deshalb zweimalige vergebliche Kur in Pyrmont. Seit acht Jahren Hypertonie, max. 220. Rudimentäre Tabes (Pup.-Entrundung, R/L re. ∅, li. Spur; schon 29jährig festgestellt; damals Blut-WaR. +, Spez.-Kuren. Kälte- und Schmerzhyperästhesie Gürtelzone, sonst neurologisch o. B.).

A 2 akzentuiert, Rö.: Diffuse aneurysmatische Aortenerweiterung. WaR. und Nebenreaktionen jetzt ∅.

Behandlung: Örtliche Kurzwellen-Bestrahlungen und Vierzellenbäder wirken zeitweise günstig auf das Lanzinieren. Gelegentlich bei Bedarf Antineuralgica. Die Obstipation wird durch Entspannungsbehandlung und Massagen vollständig beseitigt. Der Erfolg hielt bei Anfrage 18 Monate nach Behandlungsschluß noch an. Wegen späterer heftiger Rückfälle dann aber (ohne mein Wissen) Überwärmungsbad in großem Berliner physikalisch-therapeutischem Institut: darauf schwerer Kreislaufkollaps.

Beurteilung: Schwere, jahrzehntelange Obstipation wird durch Entspannungsbehandlung beseitigt. Die Obstipation kann also nicht als Symptom der bestehenden, nicht mehr reparablen Tabes angesehen werden (zum Kollaps vgl. S. 354). Wenn N. Henning (Die habituelle Obstipation, Enke 1939) fordert, daß bei chronischer Obstipation nach primärer Nervenkrankheit wie Tabes oder M. S. zu fahnden sei, so ist das sicher berechtigt, schließt aber — wie unser Fall zeigt — keinesfalls die „symptomatische" Behandlung aus.

Auch da, wo ein Symptom nach der Einheitsregel auf das „Grundleiden" zurückführbar erscheint, wäre es demnach unrichtig, sich stets auf die „radikale" Behandlung zu beschränken (zumal sie hier, wie meist bei organischen Nervenleiden, sowieso meist versagt).

Katamnese aus äußeren Gründen nicht möglich.

6. Emil Ko. 47 Jahre. Seit 14 Jahren anfallsweise Schmerzen unter li. Rippenbogen. Ausstrahlen zur Schulter, Zunahme seit einigen Wochen. Wie der einweisende Arzt nahmen auch wir anginöse Beschwerden an, zumal es sich um einen Pykniker (168 cm, 81,6 kg) handelte. Sämtliche Kreislaufbefunde negativ. Im EKG aber Vagotoniezeichen.

Behandlung: Myokardon, Nitro-Schering, Recorsan-Salbe, Safttage, aufsteigende Armbäder: keinerlei Erfolg, auch nicht auf Nitrolingual bei starken Schmerzanfällen. Bei späterem Anfall gute Wirkung von Buscopan-Injektionen. Daraufhin Rö.: erbsgroße Nische an der kleinen Kurvatur, reichlich Nüchternsekret. Säurewerte hyperacide. Auf Ulcuskur völlige Heilung.

Beurteilung: Individualisierende Suchtherapie ergibt ex juvantibus, daß keine Angina pectoris, sondern ein Ulcus ventriculi vorliegt, das dann (nach langjährig unerkannten Beschwerden) erfolgreich beseitigt wird.

7. Frieda Ma. geb. 1916. Seit dem 18. Lebensjahr typisch menstruelle Migräne (aussetzend während Graviditäten 1941 und 1950). Von jeher blaß, Blutarmut festgestellt. Asthenika. Hb. 43%, Ery. 3,22 Mill., Ery.-D. normal, Leuko o. B. Sternal o. B. Hypacidität. Frakt. max. + 16:24. EKG: Mangeldurchblutung und PQ-Verlängerung. Typisches VES[1].

Behandlung: Während der heftigen Migräneanfälle, die sich in der letzten Zeit erheblich verstärkt hatten, Dihydroergotamin-Präparate erforderlich, dadurch jedoch nur symptomatischer Erfolg.

Besserung der Migräne durch die bei uns übliche (und häufig allein erfolgreiche) planmäßige, kombinierte Entspannungsbehandlung[2]. Weitere, wesentliche Besserung aber erst nach intensiver Anämie-Behandlung: 3 große Blut-Transfusionen, Ferritrat i. v., seitdem keine Migräneanfälle mehr. Hb. 75%, Ery. 4,4 Mill. Ambulante Weiterbehandlung mit Entspannungsbehandlung und peroralen Eisengaben dringend empfohlen.

---

[1] Vgl. S. 274.
[2] Vgl. S. 343.

Beurteilung: Vegetativ-endokrines Syndrom (VES) = Vasolabilität + Obstipation + Ovarialinsuffizienz.

Letztere ist auch die Hauptursache der essentiellen hypochromen Anämie (vgl. CURTIUS u. KRÜGER, 1952, S. 54). Die quälende (bisher 20 Jahre lang symptomatisch erfolglos behandelte) Migräne ist ein führendes Symptom des VES und zeigt ihre Abhängigkeit vom hypophysär-ovariellen System ja auch deutlich in der obigen Anamnese. Zu ihrer Behandlung muß die Entspannungstherapie verbunden werden mit der Anämiebehandlung, die aber erfahrungsgemäß ihrerseits allein nicht in der Lage ist, die Migräne zu beseitigen.

8. Elisab. Mi. geb. Wa. geb. 1926. 1947 wegen akuter Gastritis (neben Zeichen allgemeiner starker Vasolabilität) in unserer klinischen Behandlung. Seit März 1953 Entwicklung einer typischen *Thyreotoxikose* mit allen subjektiven und objektiven Erscheinungen. Grundumsatz + 92%. P. um 110. Durch 0,8 Propycil tgl. Sanierung (Grundumsatz + 19, P. 80).

Nachuntersuchung Mai 1954: GU + 10%, P. 80, Gew. + 3,1 kg. November 1954 Wiederaufnahme wegen erneuter erheblicher thyreotoxischer Beschwerden und Befunde (GU + 71%, P. 120 usw.). Grav. Mens V. Wegen starker Hyperemesis Absetzen der bisherigen Dauer-Propycil-Behandlung (Erhaltungs-Dosis 0,1 pro die).

Behandlung: Wegen Gefahr einer Fruchtschädigung von Propycil abgesehen. Statt dessen Rö.-Bestrahlung der Schilddrüse (nachdem vorher und auch weiterhin mit befriedigendem Erfolg Luminaletten und Entspannungstherapie einschließlich Schlafhypnosen verabfolgt wurden[1]), außerdem (bis zur Entbindung) 3 × 20 mg Favistan. Deutliche Beruhigung: P. 80 bis 100. GU mit 60% allerdings kaum gesenkt. Gelegentlich leichte Glykosurie, die hier zweifellos als Schwangerschafts-Glykosurie (ohne Hyperglykämie) aufzufassen ist, deren Entstehung durch die thyreotische Reaktionslage begünstigt wird.

Es gelang so, den nicht ganz gefahrlosen Zustand bis zur Spontangeburt in der Frauen-Klinik (Prof. VON MASSENBACH) zu überbrücken.

Das Kind zeigte infolge der Behandlung der Mutter eine ausgesprochene, schnell abklingende Hypothyreose (genau veröffentlicht von BOHM u. IMHOLZ, wo auch die ganze Frage der Hyperthyreose-Therapie in der Schwangerschaft eingehend anhand des Schrifttums diskutiert wird).

Beurteilung: Da die Zeit für Schwangerschaftsunterbrechung bzw. Strumektomie verstrichen war, wurde die schwer dekompensierte Schwangerschafts-Hyperthyreose mit Rö.-Bestrahlung, klinischer Sedativ- und Entspannungsbehandlung und Favistan soweit beherrscht, daß die bedrohlichen Erscheinungen abklangen und die zeitgerechte Spontangeburt eines zunächst hypothyreotischen Kindes erfolgte.

9. Gertr. Kay. 47 Jahre, unverheir. In einer *chirurgischen Abteilung* wird zur „Nachbehandlung" einer Lungenoperation (Exstirpation einer später histologisch verifizierten *Dermoidcyste*)

1. sehr stark *digitalisiert* mit Cedilanid bzw. Verodigen (nach unserer Berechnung wurden in 10 Wochen 6,26 g als Fol. Digit. umgerechnet verabfolgt). Ergebnis: *Bigeminus* (auch im EKG).

2. Gleichzeitig zur Expectoration große Mengen von *Jodkali* verabfolgt. Dabei: erhebliche Gewichtsabnahme von 58,9 kg auf 45,5 kg; Pulsanstieg, Temperatursteigerung bis 38°, Steigerung der Stuhlmenge von 1 auf 4mal tgl. Ferner: starke Dyspnoe, Cyanose.

Einige Zeit nach der Operation Einweisung in unsere Klinik.

Befund: Schlechter EZ und AZ. Körpergröße 162 cm. Gewicht 45,5 kg. Starke Extrasystolie, zeitweise als Bigeminus. EKG sonst nicht gröber abweichend, abgesehen von Zeichen der Digitalis-Wirkung. Anfallsweise Tachykardie von 120 p. min. Grundumsatz + 47%. Leichter Exophthalmus, kleine derbe Struma.

Diagnose: *Jod-Thyreotoxikose* (+ Zeichen von *Digitalis-Intoxikation*). Auf Propycil, Sedativa Gewichtszunahme. Gutes Allgemeinbefinden. Keine Herzinsuffizienz mehr. Extrasystolen verschwunden. Grundumsatz + 15%.

---

[1] Von der Kombination von thyreostatischer und Entspannungs-, speziell Hypnose-Behandlung sahen wir auch sonst bei Thyreotoxikose wiederholt ausgezeichnete Erfolge.

Eingehende vertiefte Familienanamnese ergibt:

Pat. *von jeher sehr nervös, erregbar.* Zum Teil sicher bedingt durch brutalen Vater, der sie viel schlug und völlig verängstigte. Sie war noch nie schilddrüsenkrank. *Von* ihren 3 *Brüdern* ist *einer*, ein 46jähriger Drogist, mit 29 Jahren wegen faustgroßen Kropfes mit starker Grundumsatzsteigerung und starker Erregbarkeit rechtsseitig *strumektomiert* worden. Danach wesentlich gebessert. Eine *Base von Mutterseite* hatte auch starken Kropf mit „*Basedow*". Sehr erregbar, Zittern. Keine Glotzaugen (wie auch P. und deren Bruder). Auch sie wurde strumektomiert. Der Kropf wuchs nach. Ist 55jährig †. Todesursache?

Beurteilung: Jod-Hyperthyreose. Die an sich wohl überstarke Jod-Behandlung wäre *bei Kenntnis der Familienanamnese unbedingt zu vermeiden* gewesen; auch die starke Digitalisierung mit Intoxikation war unzweckmäßig. Die lang, auch nach Digitalis-Absetzung, anhaltenden Extrasystolen vermutlich *mit*bedingt durch die Thyreotoxikose: Summationswirkung mit dem Digitalis.

10. Paul W. geb. 1905. Seit 1937 zuckerkrank. Seit 1950 hoher Blutdruck und langsam zunehmende Eiweißausscheidung bekannt. 1952 und Sommer 1953 Diabetes bei uns eingestellt, zuletzt 30 E. Depot-Insulin. RR damals 205/95. Albuminurie bis 5 ‰. Zeitweilig geringe Hämat- und Cylindrurie. Normaler Rest-N. Fundus: Retinopathia diabetica.

Jetzt (Oktober 1953) Wiederaufnahme im Coma (einige Tage kein Insulin): Blutzucker 800 mg-%, Harn-Zucker 90 g in 24 Std., Aceton +. Große Atmung. Rest-N 148 mg-%. Bewußtlos.

Behandlung: Die Normalisierung des Blutzuckers erfordert in 24 Std. 3000 (!) Einh. Alt-Insulin (stdl. 100—200 E., teils subcutan, teils i. v.). Infusionen. Herz-Kreislauf-Behandlung. Nach schwierigen Tagen mit starken Blutzucker-Schwankungen wiederum Stoffwechsel-Gleichgewicht bei ausreichender Kost. Auch Rest-N wieder normal. RR jetzt maximal 160/95. Album. 4‰. Sediment-Befund sehr gering. Fundus: keine Dekompensationszeichen.

Beurteilung: Der außerordentlich hohe Insulinbedarf im Coma hängt möglicherweise mit der diabetischen Nephrosklerose zusammen.

Auf die Diskussion der umfangreichen Literatur über das Problem der Insulinresistenz bei BOLLER wurde hingewiesen (S. 351).

Bei unserem Kranken muß wohl auch ein individueller Sonderfaktor angenommen werden.

11. Rose Vo. geb. 1924. Ehefrau, früher Studienassessorin. Bei konsultativer Untersuchung am 17. 7. 1957 in der Städt. Frauenklinik (Prof. v. MASSENBACH) zeigte die II.-Gravida Mens. VIII ein unklares, fieberhaftes Krankheitsbild mit intermittierenden Temperaturen bis 39°, die — ohne deutlichen Erfolg — mit Supracillin behandelt wurden (Abb. 55).

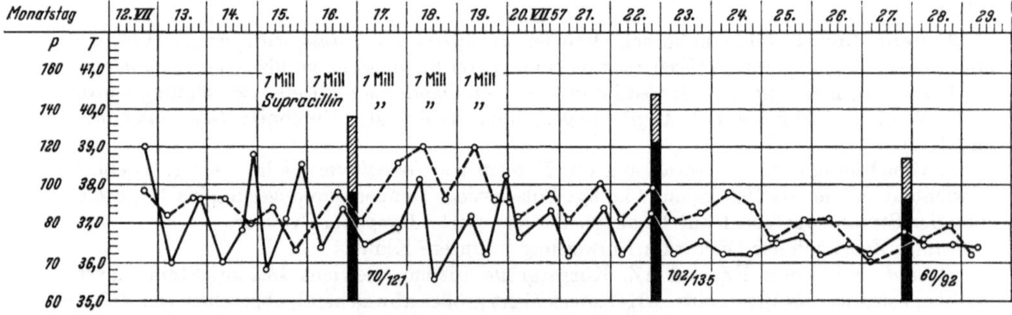

Abb. 55. Rose Vo. Allergisches Fieber in Hochschwangerschaft (Penicillinwirkung).

Dabei hohe SR (102/135), die das graviditätsbedingte Ausmaß überstieg. Kein greifbarer Organbefund.

Anamnestisch: Vor 4 Wochen interkurrente Cystitis (Befund jetzt wiederholt negativ). Danach bei Autotour mit offenem Schiebedach steifer Hals und leichte Schluckstörungen. Etwa gleichzeitig über re. Schienbein größere, rote, druckschmerzhafte Knoten (wohl Erythema nodosum), die jetzt noch zu sehen sind.

Allergische Diathese: Als junges Mädchen Conjunctivitis auf fette Speisen, Mutter Bronchialasthma.

20. 7. 1957 Verlegung in unsere Klinik: Deutliches, mäßiges, urticarielles Exanthem, bes. an Armen und Gesicht. Die Knoten des Erythema nodosum sind noch zu sehen. Beide dermatologischen Befunde vom Chefarzt unserer Hautklinik, Herrn Prof. LEIPOLD, bestätigt.

Weitere Intensivierung der von der intelligenten Patientin auch erst nach und nach erinnerten Anamnese: nach dem ersten schweren, komplizierten Partus Penicillinbehandlung, wobei sich tiefgreifende, ulcerierende Blasen der ganzen Unterlippe bildeten. Auf Grund dieser Tatsachen nahm ich eine Penicillin-Überempfindlichkeit an. Deshalb Absetzen des Mittels, worauf die Temperatur erst 3 Tage subfebril und dann ganz afebril wird (Abb. 55).

Die Exantheme verschwanden, die SR erniedrigte sich, Blut-Eosinophilie:

14. 7.	20. 7.[1]	25. 7.
0%	4%	2%

Beurteilung: Erbliche allergische Diathese mit spezieller Penicillin-Überempfindlichkeit. Auch das Erythema nodosum ist mit großer Wahrscheinlichkeit (wie bei Erwachsenen häufig) vorwiegend allergisch bedingt.

Krankheitskombinationen und Therapie

12. X. Z. 42 Jahre, Studienrat. Vater mit 51 Jahren an „Schrumpfniere" verstorben. Seit einigen Jahren zunehmende Beschwerden im Sinne der objektiv nachgewiesenen *genuinen Schrumpfniere* (typ. blasser Hochdruck. RR um 200/130, zeitweise auch 230/150! Retinitis angiospastica mit ischämischen Degenerationsherden, Silberdrahtarterien, Kreuzungsphänomen und Capillarerweiterungen). Rö.: Hypertonikerherz, EKG: Linkstyp, Myokardschaden, Mangeldurchblutung. Nierenfunktion noch nicht meßbar beeinträchtigt. Geleg. Spuren Albuminurie. Etwa seit dem 20. Lebensjahr *Asthma*, verstärkt nach Erregungen, zunehmend in den letzten Jahren. Nahm seit Jahren tgl. mehrere adrenalinhaltige Asthmapulver (Zusammensetzung nicht bekannt, Ausland!). In klinischer Behandlung Befinden hinsichtlich der Nephrosklerose zwar gebessert (kein Nasenbluten mehr, weniger Kopfschmerzen) — aber Fortschreiten der Nephrosklerose (Retina-Blutungen). Mittels intensiver Atemgymnastik gelingt es, Pat. von den Asthmamitteln auf die Dauer völlig zu entwöhnen. In letzterer Hinsicht anhaltender Erfolg bei wiederholten Nachuntersuchungen im Verlaufe von 2 Jahren.

Verstorben mit 45 Jahren an Apoplexie.

Beurteilung: Die jahrelange Anwendung adrenalinhaltiger *Asthmamittel* war bei dem Patienten mit erblichem blassem Hochdruck *strengstens kontraindiziert*.

Dieselbe hat mit großer Wahrscheinlichkeit der Entwicklung der generalisierten Gefäßerkrankung wesentlich Vorschub geleistet.

An anderer Stelle („Die Heilkunst" 1952, Nr. 2) habe ich weitere praktische Beispiele und Literaturangaben über die Schädlichkeit der üblichen symptomatischen Adrenalintherapie bei Asthma gebracht. Vgl. auch die neuere zusammenfassende Darstellung aus unserer Klinik von H. G. ROHRMOSER (Med. Kl. 1956, 1869).

13. Ella Sch. 47 Jahre, Gastwirtsfrau (geb. 1908). Nach alten Krankenblättern: *1931* (23 Jahre) im Krankenhaus wegen *„hysterischer Reaktionen"*. Brechen nach jeder Mahlzeit. Diffuse Klagen. Keine objektiven Befunde. Will nicht aufstehen.

1932 im Krankenhaus wegen Tonsillarabsceß. Nebendiagnose: „Hysterie", „Psychopathin". „Beträgt sich läppisch und will sich interessant machen."

1933 (25 Jahre) Suicid-Versuch mit 18 Veramon-Tabletten wegen Eifersucht. Laut damaliger Angabe der Mutter „öfters nervöse Anfälle" mit Zittern und „Krämpfen".

1940 (32 Jahre) erstmals *Diabetes* festgestellt.

[1] Gestern letzte Supracillin-Injektion.

Seitdem neunmal in derselben internen Abteilung. Durchschnittsaufenthalt je 4 Wochen. Gesamtaufenthalte zusammen 36 Wochen. Eine *befriedigende Einstellung gelang so gut wie niemals*, wie an einigen der den epikritischen Arztberichten bzw. Krankenblättern entnommenen Bemerkungen gezeigt sei:

„Da sich der Zustand hier nicht wesentlich gebessert hat, haben wir die Pat. auf eigenen Wunsch vorläufig wieder in Ihre ambulante Behandlung entlassen“[1] *(1948)*.

„Vollständig befriedigend ist die Einstellung noch nicht . . . (Glykosurie in 24 Std. bis 25 g) . . . ging auf eigenen Wunsch nach Hause wegen geschäftlicher Komplikationen“ *(1950)*.

Sei „seit Jahren durch ihren schwer einstellbaren Diabetes bekannt“. Derselbe sei „kompliziert durch seine großen Schwankungen innerhalb der Blutzucker-Tageswerte: Die Überprüfung der Zuckerkurve ergab, daß die Toleranz der KH bei einer stark KH-reduzierten Diät (Gemüsetag + 50 g Brot) etwa gleich hoch liegt (! Ref.) wie bei einer Nahrung mit 140 g Brot und 50 g Kartoffeln. Die Zuckerausscheidung war außerordentlich unregelmäßig und lag zwischen 4 und 86 g“ *(1953)*. „Erschwerend“ sei „die Neigung zu hypoglykämischen Reaktionen“ *(1953)*.

Pat. hat seit dem Beginn der klinischen Behandlung häufig „Anfälle“ bzw. „Herzanfälle“, von denen geschrieben wird, es sei „nicht gelungen, die Ursache zu klären“. Immer wiederholte Untersuchungen sowohl auf Hypoglykämie wie auf Koma verliefen stets negativ, trotzdem wurden diese Komplikationen, wie obiger Eintrag zeigt, stets weiter angenommen. Dabei konnte auch der Klinik naturgemäß die starke psychogene Komponente nicht entgehen („Absencen wahrscheinlich psychogen“ 1947; „sicherlich psychogen st. überlagert“ 1951; neben den „hypoglykämischen“ Reaktionen bestehe „außerdem“ [? Ref.] „eine Neigung zu psychogenen Reaktionen“ 1953; Vermutung, daß es sich bei einem nach Erregung auftretenden um einen „hysterischen Anfall“ (oder aber Herzblock [! ? Ref.]) — handelte, 1953).

Das *Verhalten* der Pat. ist *völlig disziplinlos: 1947* hat sie ganz unregelmäßig Insulin gespritzt, „Insulin-Sucht; hat Insulin in großem Maßstabe gehamstert“. 1950 bei Wiederaufnahme: „Ich habe gegessen, was der Mensch braucht: gut und nicht zu viel“. Gibt zu, keine strenge Diät gehalten zu haben. 1952 hat sie wegen st. Pruritus genitalis selbständig (!) statt 44 80 E. Dep.-Insulin gespritzt! usw.

Der Diabetes ist mittelschwer (vgl. unten) und entsprechend der schlechten Dauereinstellung komplikationsreich: 1944 doppels. *Mastitis*; wiederholt st. *Gingivitis, Cystitis, Otitis* med. li. *Doppels. Katarakt*, in den letzten Jahren st. zunehmende *Retinopathia diabetica. Polyneuritis* (vorwiegend der Nn. peronei) und *Angiopathia diabetica* (Dorsalis pedis bds., Tibialis post. re., Poplitea bds. ∅, stets s. kalte Füße). Diabetische *Nephropathie Kimmelstiel-Wilson.*

3.—23. 5. 1956 in unsere Klinik. Nachdem bei völlig gleicher Kost und Insulingabe die Tagesausscheidung von 5,2 auf 37,2 g (!) angestiegen war, entsprechend energische Vorhaltung, daß keine Nebenkost genossen werden dürfe. Nach 2tägigem Schmollen und dann anschließender mehrfacher Belehrung über die angesichts der Komplikationen lebensnotwendige Disziplin sowie planmäßiger psychotherapeutischer Führung wird Pat. am 15. Kliniktage harnzuckerfrei: Die nächsten 5 Tage auch noch Aglykosurie. Entlassung mit Tagesausscheidung von 2,4 g und Blutzucker 182 (Hagedorn) bei 56 Dep.-Insulin und ausreichender Kost sowie vollem Wohlbefinden. Auf die auch hier wiederholt produzierten „Anfälle“ wurde absichtlich gar nicht eingegangen. Erzählte mit Stolz, in dem anderen Krankenhause hätten sich bei dieser Gelegenheit zuweilen 3 Ärzte um sie bemüht!

Zusammenfassung: Mittelschwerer, hochgradig komplikationsreicher Diabetes bei primitiver Hysterika. Von einem „schwer einstellbaren Diabetes“ kann im stoffwechsel-pathologischen Sinne keine Rede sein. Die meist als organisch verkannten „Anfälle“ sind hysterischer Natur. Die rein charakterologisch-psychogenen Schwierigkeiten werden bei energischer, der Persönlichkeit angepaßter Behandlung ohne geringste Schwierigkeit überwunden. Daß dies auf die Dauer gelingen würde, mußte freilich bei der Charakteranlage sehr zweifelhaft bleiben.

Katamnestisch kam es erwartungsgemäß auch bald wieder zu der alten disziplinlosen Lebensweise mit entsprechenden Folgen. Dies ändert aber nichts an dem

[1] Daß angesichts eines derartiges Falles der Hausarzt erst recht nicht zu Rande kam, ist selbstverständlich. Wird dementsprechend ja auch immer wieder eingewiesen, teils mit dem Vermerk: „Diabetes neglectus“! (vgl. dazu Dtsch. med. Wschr. **1956,** 97).

Modell-Charakter dieser Behandlung, die so recht als Illustration dienen kann für ein Wort H. DIBOLDs aus der Klinik des bedeutenden Diabetes-Kenners C. v NOORDEN: „... daß man die wahre Lage eines Diabeteskranken um so weniger erkennt, je mehr man Anschauungen ... verallgemeinert, statt sich ... mit der Einzelpersönlichkeit zu befassen“ (Arch. klin. Med. 178, 1936). Dies Wort ist vielleicht noch angebrachter bei dem Kranken Arth. Schwä, S. 261.

Des weiteren zeigt die Kranke die Richtigkeit von UMBERs (1936) strikter Ablehnung der Behauptung C. BRENTANOs, es sei falsch anzunehmen, „daß eine dauernde Zuckerausscheidung mit der Zeit die Krankheit verschlimmere“! Über stärkere Gefährdung des schlecht eingestellten Diabetikers durch Nephro- und Retinopathie berichteten CONSTAM u. Mitarb. (1954).

14. Fritz Kl. 37 Jahre (geb. 1920), Verw.-Angestellter. Sehr intelligenter, arbeitswilliger Mann, der trotz oft erheblicher Beschwerden (außer der stat. Behandlungszeit) nie krank gefeiert hat.

Seit 1947 allmählich zunehmende primär chron. Polyarthritis der Zehen-, Fuß- und Kniegelenke sowie Rückenschmerzen. Deshalb 1948 $^1/_2$ Jahr Krankenhaus-, 1949 und 1950 je eine Moorbade-Kur-Behandlung (in bekanntem Kurort). Seit 1953 erneute Verschlechterung und Rücken-Versteifung (Rö.: M. Bechterew). Erstmals Feststellung von Blutarmut. Behandlung erst Campolon, Vitamin B 12 und Eisen, später Goldpräparate: danach Verschlechterung der Anämie. November 1953 Hb. 50%, Ery. 2,6 M. SR. 91/112. Auf intensive i.v. und perorale Eisen- + ACTH-Behandlung Hb. 83%, Ery. 4,5 Mill. sowie Besserung der rheumatischen Befunde und Beschwerden. SR unverändert hoch.

März 1954 erneuter subakuter Schub. Besserung nach $^1/_4$jähriger Klinik-Behandlung; Hb. 57%, Ery. 4,16 Mill. SR 120/127. Deshalb Aufschiebung der schon genehmigten 3. Kur in genannter Moor-Bade-Kuranstalt. Erneute ACTH-Behandlung. Irgapyrin bzw. Osadrin ohne Erfolg. Deshalb Cortison: vollständig Rückgang der entzündlichen Gelenkveränderungen. SR 48/75. 4,5 kg Gewichtszunahme.

Herbst 1955 3. Moor-Kur (6 Wochen). Nach 3wöchiger Kur, „rapide Verschlechterung“: Steigerung der entzündlichen Gelenkerscheinungen und der Schmerzen, erhebliche Verschlechterung des Gehens. Die Kuranwendungen (Moor-Vollbad, Ganz- und Rückenpackungen, Bewegungsbad) seien seines Erachtens zu „stark dosiert gewesen“, so daß er um Änderung des Behandlungsplanes bat, was aber nicht geschah (nach seiner nicht unglaubhaft wirkenden Schilderung sei es „ein reiner Fabrikbetrieb gewesen“). „Das geht ja da ziemlich schematisch zu“. Erst nach 3 Wochen auf deutlichen SR-Anstieg Absetzen der physikalischen Intensiv- und Beginn von Decortin-Behandlung (vorher dort nicht verabfolgt).

Jetzt (Herbst 1957) seit Jahren leidlicher Zustand mit Erhaltungs-Dosis von $^1/_2$ Tablette Decortin tgl. SR 44/78. Hb. 93%, Ery. 4,92 Mill.

Beurteilung: Mittelschwere, rezidivierende primär-chronische Polyarthritis mit M. Bechterew und begleitender Infekt-Anämie wird durch Gold-Behandlung zunächst insofern ungünstig beeinflußt, als das Präparat die rheumatische Erkrankung gar nicht, die Anämie (und damit den Gesamtzustand, besonders Appetit und EZ) aber im negativen Sinne beeinflußt.

Therapie der Wahl sind auf Grund klinischen Ausprobierens bei diesem Kranken N.N.R.-Präparate, durch die sowohl die Gelenkveränderungen wie die Anämie und der EZ sehr günstig beeinflußt wurden.

Durch erneute Unterbrechung dieser Behandlung in Form einer sehr reizstarken physikalischen Kuranstalt-Therapie (wobei offenbar sehr schematisch ohne Berücksichtigung der individuellen Besonderheiten vorgegangen wurde) erneute starke Verschlechterung des örtlichen wie des Allgemeinzustandes.

Nachdem nunmehr endgültig zu der individuell optimalen Therapie, im Sinne der minimalen Erhaltungs-Dosis, zurückgekehrt wurde, sind das hier Mögliche sowie Arbeitsfähigkeit erreicht, wobei allerdings der ungewöhnliche Einsatzwille des Kranken eine maßgebende Rolle spielt[1].

[1] Auch nach WEITZMANN ist es bei chronischen Arthritiden „notwendig, die physikalische Behandlung dem Einzelfall anzupassen“.

15. Paul Wei. 51 Jahre. (1949) *Diabetes und Thyreotoxikose.* Beide Erkrankungen vor etwa 5 Jahren gleichzeitig festgestellt. Auffällig war die schlechte Einstellbarkeit des Diabetes. Die Kohlenhydrattoleranz verschlechterte sich laufend; durch die geringsten äußeren Anlässe (Infekte, Aufregungen) kam der Kohlenhydratstoffwechsel immer wieder aus dem Gleichgewicht. 6mal wurde während monatelanger Aufenthalte in einem anderen Krankenhause die Neueinstellung versucht. Anfangs erhielt er längere Zeit zur Beruhigung Luminal, später wurde die Schilddrüsenüberfunktion nicht weiter berücksichtigt. Insulin mußte allmählich auf 70 E. pro Tag (Altinsulin) gesteigert werden. Patient litt unter *Heißhunger* und mußte wiederholt das Krankenhaus „disziplinarisch" verlassen, da er nebenbei gegessen hatte. *Gewicht* bei 172 cm Körpergröße von *53,7* kg *auf 38 kg abgefallen!* Bei der Aufnahme in unsere Klinik neben schwerem Diabetes (Blutzucker schwankte bei 60 E. Insulin zwischen 370 und 650 mg-% Crecelius) deutliche Zeichen einer Thyreotoxikose (Tachykardie von 100/min, kleine, derbe Struma, angedeuteter Exophthalmus, GU. + 50%).

In diesem Falle war es *natürlich erforderlich, entgegen der Diabetikerschulregel,* eine kalorienreiche Nahrung zu verabfolgen, um den durch die Thyreotoxikose bedingten erhöhten Stoffwechsel auszugleichen. Wir stellten den Patienten daher auf 2500 Calorien ein (50 Calorien pro kg Körpergewicht). Die Thyreotoxikose behandelten wir mit Methylthiouracil und erreichten eine Normalisierung des Pulses und Abfall des GU. auf —4%. Dabei *nahm* der Patient *etwa 15 kg zu,* fühlte sich leistungsfähig, und das Heißhungergefühl verschwand. Die Richtigkeit unserer therapeutischen Maßnahmen wurde uns durch ein unfreiwilliges Experiment bestätigt. Nach Entlassung hatten wir eine Dauerbehandlung mit Methylthiouracil vorgesehen. Aus Unachtsamkeit wurde diese während 3 Wochen nicht durchgeführt, wobei es wieder zu rapidem Gewichtsverlust, GU-Erhöhung auf + 50% und Verschlechterung der KH-Toleranz kam. Klinisch gelang es uns wieder, die thyreotoxischen Erscheinungen zu beseitigen, jedoch zeigten sich nach etwa 6monatiger ambulanter Dauerbehandlung mit Methylthiouracil deutliche Unverträglichkeitserscheinungen, so daß wir eine Strumektomie ausführen ließen. Dadurch wurde der Stoffwechsel stabilisiert, und der Diabetes ließ sich gut einstellen. Nachuntersuchung 1958: mit Insulinbehandlung Diabetes befriedigend eingestellt (Ausscheidung 9 g in 24 Std.). Seit Monaten 32 E. Dep.-Insulin. Nie mehr Krankenhaus-Behandlung erforderlich gewesen. Keinerlei Thyreotoxikose. Gewicht 59,8 kg.

Beurteilung: Die anderwärts völlig verfahrene Therapie führte erst zum Erfolg, nachdem zunächst die Thyreotoxikose mittels Methylthiouracil völlig saniert und gleichzeitig eine kalorisch voll ausreichende Kost unter Insulinschutz verabreicht worden war. *Die einseitige, allein den Diabetes berücksichtigende schulgemäße strenge Kostbehandlung,* welche früher mehrfach klinisch versucht worden war, *war in diesem Fall streng kontraindiziert.*

Die *Kombination von Diabetes und Thyreotoxikose* ist schon wiederholt beobachtet worden (S. Bettmann 1896, H. Köster 1899, Lichtwitz 1926, Holst zit. nach Lichtwitz, Hein-Heifetz, Fabbé u. Gilbert-Dreyfus 1929, Coulin [5 Fälle] 1928, Elmer u. Ptaszek 1928, E. Schulze 1949, Stockinger u. a.). Auch über die Herabsetzung der KH-Toleranz bei Hyperthyreoidismus wird häufig berichtet (Br. Goldschmidt 1896, J. H. John 1927, Hein-Heifetz 1929, Charvat 1929 u. a.). Joslin u. Lahey fanden unter 228 Fällen von primärem Hyperthyreoidismus 38,6% (!) Diabetiker! Von 4917 Diabetikern zeigten aber nur 43 Erscheinungen eines M. Basedow. Elmer u. Ptaszek machen noch folgende Literatur-Angaben: Naunyn sowie Umber hätten die Kombination nie beobachtet, v. Noorden u. Isaac nur sehr selten, Fick (Mayo-Klinik) habe unter 1800 Basedow-Kranken nur 9 Diabetiker festgestellt (0.5%).

Mit Recht wird darauf hingewiesen, daß in derartigen Kombinationsfällen keine starke Calorien-Einschränkung erfolgen dürfe (Joslin u. Lahey, Coulin).

16. Marie Moe. geb. 1896, ledig, Stenotypistin, 40jährig erstmals anginöse Beschwerden, 48jährig dgl. nach „Grippe". 54jährig dgl. Kur Bad Salzhausen (BfA).
Jetzt dgl., sowie diffuse uncharakt. rheumatische und leichte asthmatische Beschwerden. Wegen 5. Antrag auf Heilverschickung (Kuren 1921, 1927, 1936, 1950) vom O.V.-Arzt der LVA zunächst Klinik-Einweisung.
Zahllose ärztl. Behandlungen u. a. wegen Anginen, „Gallenblasen-Entzündung", „Lungenspitzenkatarrh", „trockener Rippenfellentzündung", „Beckenperitonitis", „Gebärmutterknickung", „schweren Unterleibsblutungen" bei Myom, „Anämie", „Nierenstein", „Nierenbeckenentzündung", „Hammerzehen" (Op.), „Bandscheibe" usw. Von klein an leicht erregt. Viel in der Schule gefehlt.
Menarche 20 Jahre. (Dritte Schwester 18 Jahre).

Hedw. Moe. geb. 1904, ledig, Buchhalterin. 36jährig (1940) „Nervenzusammenbruch" nach dem Tode beider Eltern. Seitdem ständig Angst, z. B. im Wartezimmer des Arztes. Kann rote Farbe oder Silberpapier auf dem Nachttisch nicht ertragen, findet dann keinen Schlaf.

Diffuse und asthmoide Beschwerden.

Myomoperation.

Menarche 17 Jahre.

1 Schwester 45jährig an Hirntumor†. Epileptische Anfälle. Schwer zugänglich, eigenwillig.
1 Schwester 22jährig Suicid (Veronal).
1 Schwester war Tänzerin.

Befund: 164 cm, 59,5 kg. Guter EZ. Leicht erregbar, weint viel. Abgesehen von leichter Herzdilat. nach li. kein gröberer Befund. Ganz gutes Ansprechen auf Entspannungs- und antirheumat. Behandlung. Wird aber lt. telef. Bericht des Hausarztes neuerdings zum 5. Mal verschickt (1957)!

176 cm, 51,6 kg.
Kein gröberer objektiver Befund.

„Äußert häufige, geringfügige Klagen; hat an vielem etwas auszusetzen, typische alte Jungfer. Humorlos." (aus dem Krankenblatt).

Beurteilung: Gleichsinnige langjährige psychogene Beschwerden (wenn man will, kann man hier im Sinne Bumkes bzw. J. H. Schultzs von „konstitutioneller" Nervosität sprechen) bei 2 Schwestern mit familiärer neuropathischer Konstitution. Familiäre Idiosymptomatik (vgl. S. 186): bei beiden asthmoide Beschwerden, Myom, Spätmenarche, Neurose. Die *auf längere Sicht betrachtete Erfolglosigkeit wiederholter „Kuren"* bei Marie Moe. ist deutlich. Ebenso der dies hauptsächlich begründende endogene Charakter der Beschwerden.

17. Johs. Js. 42 Jahre, Bauer. In der Familie mehrere Diabetiker, Bruder Billroth II wegen Ulcus duodeni.

Seit 14. Lebensjahr *Diabetes.* Insulinbehandlung.

Seit 41. Lebensjahr *Ulcus duodeni* (Rö.).

Seit 29. Lebensjahr rezidivierende, monatelang anhaltende trophische *Ulcerationen* der Zehen.

Jetzt Einweisung wegen ständigen Magendrucks, Sodbrennens, Aufstoßens, Erbrechens.

Befund außer obigem: Rudiment. *Tabes dorsal.* (refl. Pup.-Starre, ASR ∅, PSR angedeutet +, Blut und Liquor ∅).

Starke Hammerzehen bds. mit teilweiser Gelenkversteifung und starker Hautatrophie sowie starker Cyanose.

Fußpulse kaum tastbar (Arteriosklerose).

Behandlungsgang:

1. Tägliche *Magenspülungen* wegen der starken Stenose. Wesentliche Besserung. Danach erst ist möglich

2. *Einstellung des Diabetes* (bei Aufnahme: Glykosurie von 20—40 g tgl., Blutzucker 450 mg-% Hagedorn, Aceton +): Aglykosurie, BLZ 120—140 mg-%.

3. Verlegung in chirurgische Klinik: *Billroth II.*

4. Nach Rückverlegung Entwicklung eines neuen tiefgreifenden trophischen Ulcus über der li. Kleinzehe.

Rückenmarks-Rö.-Bestrahlung (D 10 — L 5). Danach subj. und obj. wesentliche Besserung der Durchblutung beider Füße.

Die zeitweise erwogene Zehenamputation kann unterbleiben. Abheilung des Ulcus in 3—4 Wochen.

Beurteilung: Auf Erbgrundlage Kombination von Ulcus duodeni und Diabetes. Letzterer kombiniert mit erheblicher *prämaturer Arteriosklerose.* Dazu kommt eine rudimentäre *Tabes.*

Die 3 letztgenannten Krankheiten bedingen die Entwicklung der gefährlichen trophischen Zehenulcera.

Auf dem Wege *planmäßiger sukzessiver („fraktionierter") Therapie* gelingt es im Rahmen des Möglichen, ein befriedigendes Ergebnis zu erzielen. Auf die Interferenz verschiedener Faktoren bei der Entstehung des tabischen malum perforans haben CURTIUS, SCHLOTTER u. SCHOLZ hingewiesen. Unter ihren Kranken befand sich auch einer mit Diabetes + Tabes.

Katamnese Herbst 1958: Wegen diabet. Gangrän (bei fragwürdiger Diätetik und Insulinierung und ständigem Rauchen) mußten 1 Jahr nach Entlassung die linken Zehen, nach einem weiteren Jahr der linke Oberschenkel amputiert werden.

Entstehungsalter		*Fraktionierte Behandlung*			
		1.	2.	3.	4.
14 Jahre	Diabetes		Einstellung		
?	Rudim. Tabes Hammerzehen Arteriosklerose				
29 Jahre	Zehen-ulcerationen				Rö.-Bestrahlung des Rückenmarks (D10—L5)
41 Jahre	Stenosierendes Ulcus duodeni	Tägl. Magen-spülungen		Resektion	

18. Richard Pod. 46 Jahre (geb. 1907). Seit 1954 klassische Angina pectoris. Seit langer Zeit hohe SR bekannt.

Befund: Leptosom, blaß. Hb. 62%, Ery. 3,7 Mill. Typische Aorteninsuffizienz. Rö.: Ascendensaneurysma. Keine Dekompensation. Milztumor. SR 47/66. EKG: Myokardschaden, intraventrikuläre Reizleitungsstörung. Leuko 6800, Diff.-Blutbild o. B. Urin: Album. (+), Ubg. ++. Temperatur normal, Mancke-Sommer 60 mg%.

Diagnose: Endocarditis lenta. Angina pectoris.

Behandlung und Beurteilung: Supracillin, später (wegen ungenügenden Erfolges: SR-Anstieg auf 100/128) Terramycin, Supronal, Aristamid, Ferritrat i.v. Darauf subjektiv und objektiv wesentliche Besserung: 3,8 kg Gewichtszunahme, SR 21/54. Ubg. ∅, Mancke 90 mg-%, Hb. 82%, Ery. 4,91 Mill. Deutliche Milzverkleinerung. Röntgenologisch leichter Rückgang der Herzdilatation (interkurrente Nierenembolie).

Die heftigen nächtlichen stenokardischen Beschwerden blieben unbeeinflußt, auch durch Nitropräparate und aufsteigende Armbäder.

Auf planmäßiges autogenes Training und Hypnose ganz erhebliche Besserung; wurde fast beschwerdefrei.

Katamnese unmöglich (verzogen; auf Brief keine Antwort).

Beurteilung: Rudimentäre Endokarditis wird therapeutisch beherrscht.

Heftige anginöse Beschwerden durch zusätzliche Entspannungstherapie fast beseitigt.

19. Maria Ru. 72 Jahre. Seit 14 Tagen Entwicklung eines Zoster in L 5 und S 1 re. (daneben, auch cystoskopisch, chronische Cystitis, die auf Hostacyclin gut ansprach). Sonst kein gröberer Befund. Während der ganzen Klinikbehandlung vom 3. 12. 1955—19. 1. 1956, die durch mäßige interkurrente, auf die übliche Therapie gut reagierende Bein-Thrombose kompliziert wurde, starke Dysphorie, die das krankheitsbedingte Ausmaß erheblich übertraf. Starke Leidensbetontheit und Hyperpathie (vgl. oben S. 246), die nach Angabe des Ehemannes auch früher auffiel. Schon stets starker Konsum von Analgetica. Bei uns kamen deshalb u. a. Cytobion, Megaphen-Atosil-Dolantin-Gemisch zur Anwendung.

Beurteilung: Konstitutionelle Hyperpathie, die sich bei einem akuten Zoster störend bemerkbar macht und intensive sedative und analgetische Behandlung erfordert.

20. Irmgard Kr. geb. 1909. Seit 1935 Blutarmut, deshalb 1947 auf interner Abteilung: „Hyporegeneratorische Anämie“: Hb. 60%, Ery. 2,72 Mill.; Resist. u. Bilir. (Serum) o. B. Urin chem. o. B. Max. Säurewerte +27:44, Auf B 12-, Leber- und Eisenbehandlung keine Besserung.

1953 wieder in der gleichen Klinik: seit längerer Zeit unlustig, antriebsarm, Frieren, Gewichtszunahme, tiefe krächzende Stimme. Objektiv: gedunsenes Gesicht, rauhe, trockene Haut. Denken verlangsamt. Grundumsatz —26%. Hb. 84%, Ery. 3,4 Mill., Leuko 6000. SR 45/67.

Wegen einer seit einigen Jahren sich entwickelnden, doppelseitigen, jetzt offenen Lungen-Tbc Einweisung in Fachabteilung. Dort Thyreoidin-Behandlung, die schlecht vertragen wird.

Verlegung in unsere Klinik.

156 cm/66,2 kg. Allg. Bef. wie oben geschildert. Hände stark cyanotisch. In der Kälte Totenfinger (seit Jahren). Kap. mikr.: kein typ. Befund, SR 34/60. Grundumsatz —15%. Price-Jones-Kurve o. B. Serum-Labilitätsproben o. B. Nierenfunktion und Blutzucker-Kurve normal.

Die Mutter litt an Kropf, wahrscheinlich auch an Hypothyreose.

Behandlung: 3 × 2 Tbl. Elityran. Gut vertragen. Besserung der Diurese. Wird munterer. Sprache etwas heller. Auch die Durchblutungsstörungen bessern sich. GU normal.

Beurteilung: Klimakterisches Myxödem auf erbkonstitutioneller Grundlage. Raynaud-artige Durchblutungsstörungen. Auch die letzteren werden durch eine Elityran-Behandlung günstig beeinflußt: Die differente spezifische (Hormon-) Therapie wirkt sich also auch auf das „Nebenleiden“ (Raynaud-artige Durchblutungsstörung) günstig aus.

21. Martha Ra. 60 Jahre. Mit 27 und 29 Jahren nach Unterleibsoperationen Entwicklung von 2 kindskopfgroßen, nur teilweise reponiblen *Narbenhernien.* Danach starke Gewichtszunahme (152 cm, 94 kg).

Kommt zur Einstellung des jetzt festgestellten Diabetes. RR anfangs 240/130. Klinisch und im EKG Myokardschädigung. Während des Klinikaufenthaltes Incarceration der oberen Hernie, die Operation erforderlich machte. Darauf Neueinstellung (Abb. 56, S. 376).

Beurteilung: Etwa 30 Jahre anhaltende *Indolenz* macht unter gefährlichen Umständen (st. Fettsucht, Diabetes, st. dekompensierte Hypertension) die *Incarcerationsoperation bei älterer Frau* notwendig.

22. Paul Kn. 80 Jahre (geb. 1879), Pastor i. R. 62jährig *Altersdiabetes* festgestellt. Diät- und Insulin-Einstellung. Seit etwa 6 Monaten zunehmende „unbeschreibliche“ Müdigkeit, schlechter Appetit, gelegentlich Atemnot beim Gehen, Beinödeme. Feststellung einer *Leukämie,* deshalb Einweisung zwecks Röntgenbestrahlung.

183 cm, 93,3 kg. Arteriosklerose, speziell der Aorta, etwas großes Herz. EKG: Linkstyp, sonst o. B. Geringe Stauungszeichen, Milz handbreit, Leber 3—4 Qf. SR 10/22. Leuko 78200. 88% Lymphocyten.

Therapie:

1. Strophanthin-Behandlung der *Herzinsuffizienz.* Ödeme unter entsprechender Behandlung verschwunden.

2. Exakte Einstellung des *Diabetes* (bei Aufnahme 1,8 g Glykosurie/24 Std. Blutzucker 190 [Hagedorn-J.]) später bei wiederholten Kontrollen normal und ständige Aglykosurie bei ausreichender Ernährung und tgl. 3, dann 2, dann 1 Invenol.

3. Unter dieser Therapie (und Liquor Fowleri) kommt es zu einer wesentlichen Besserung

a) der *Leukämie:* Leuko 15. 2. 77900, 27. 2. 68400, 6. 3. 56200, 13. 3. 44400. Lymphocyten-Abfall von 88 auf 77%. Milz 2—3 Qf.

b) des Allgemeinbefindens. Gewicht bleibt konstant.

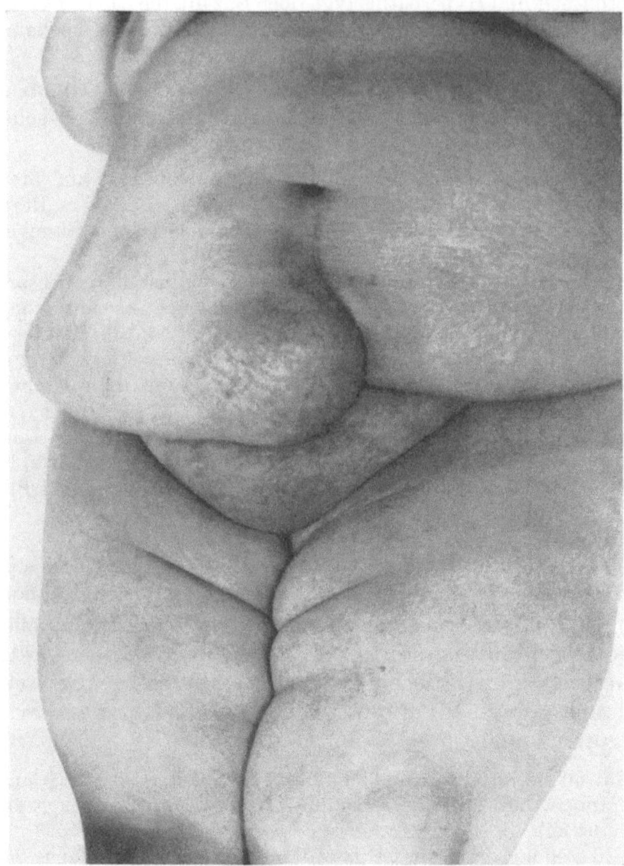

Abb. 56. Martha Ra. 2 große, postoperat. Narbenhernien bei starker Fettsucht mit Diabetes und dekompensiertem Hypertonus (vgl. S. 375)

Beurteilung: Unter besserer Diabetes-Einstellung auch günstige Auswirkung auf die Leukämie (allerdings bei Arsengabe).

Nachuntersuchung (nach $2^1/_2$ Jahren, August 1958): Abgesehen von allgemeiner Mattigkeit Wohlbefinden.

Gewicht 98,6 kg. SR 7/20. Leuko 123000; | 1 | -, -, -, 2 | 95 | 2. Hb. 86%, Ery. 4,1 M. Milz handbreit. Geringe Unterschenkelödeme.

23. Martha Be. 53 Jahre. Seit einigen Wochen Magenschmerzen, öfters Erbrechen. Kann nicht viel essen.

Rö. (Abb. 57): Konzentrische Einengung des Antrums: Ca. Maxim. Säurewerte —36/+ 24. SR 50/90, Hb. 60%, Ery. 4,1 Mill.

Temperaturen stets subfebril (Abb. 58).

In einer chirurgischen Abteilung, wohin Pat. später eingewiesen wurde, wurden wegen „rechtsseitigem basalem Pleuraerguß" bei anhaltenden Temperaturen weitere umfassende klinische Untersuchungen und Behandlungen durchgeführt (große Supracillingaben, Brustwickel), worauf jedoch „kein Rückgang der Temperaturen und keine Besserung des Allgemeinbefindens“, vielmehr „weiterhin Gewichtsabnahme und weiterer Kräfteverfall“ erfolgte. „Zur Klä-

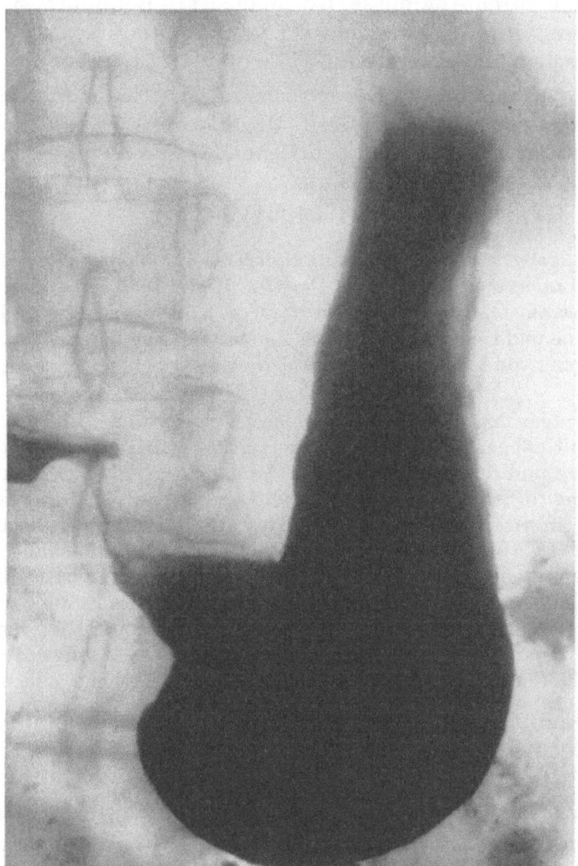

Abb. 57. Martha Be. Hochgradige, fast konzentrische Einengung des Antrums mit starker Entleerungsverzögerung (Ca) (vgl. Abb. 58)

rung des Krankheitsbildes . . . Probelaparatomie“: sehr großer höckeriger Krebs der Magenhinterwand und am Pylorus, fest mit Pankreaskopf verwachsen. Pylorus fast völlig verschlossen. Zahlreiche Metastasen der Leberoberfläche. Mäßiger Ascites. G. E. Bald danach †. Keine Sektion.

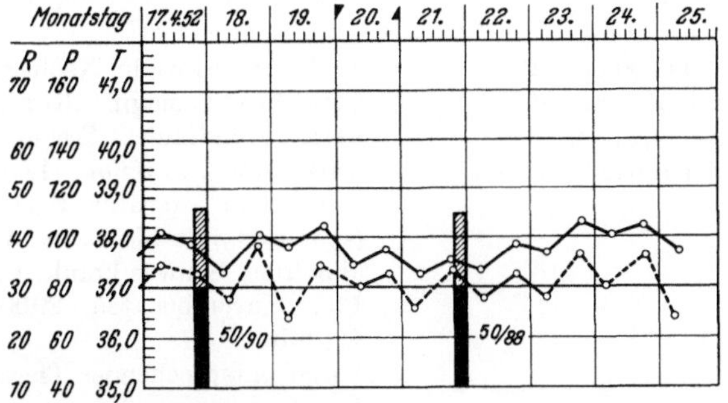

Abb. 58. Martha Be. Krebsfieber (Ca ventric.). Verkennung eines geringen sympathischen Pleuraergusses (Zwerchfellhochstand, Lebermetastasen) als Fieberursache (vgl. Abb. 57)

Die von uns eingesehenen Rö.-Aufnahmen des Thorax ergaben einen ganz geringen Winkelerguß re. bei Zwerchfellhochstand.

Beurteilung: Die durch Anamnese, Rö-, Magensaft-Befunde gesicherte Diagnose eines Magenkrebses wird angezweifelt wegen konstanten (Krebs-) Fiebers und geringen (sympathischen) Pleuraergusses.

Die hierdurch verlorene Zeit für den rechtzeitigen Eingriff ist hier bei dem auf jeden Fall prognostisch ganz infausten Magenkrebs unwesentlich. In anderen Fällen jedoch müßten ernstere therapeutische Bedenken entstehen.

Auf das an unserer Klinik genau studierte Krebsfieber wurde schon anderwärts hingewiesen (vgl. HAHN, Med. Klin. **1954,** 511).

24. Martin Weh. geb. 1902. *Von Jugend an obstipiert.* Zuweilen tagelange Stuhlverhaltung, dann wieder große Entleerungen. Seit 1938 *Diabetes.* 1947—1950 5mal Krankenhausbehandlung wegen schlechter Einstellung. Hält sich nicht an die Kostvorschriften. 20 E. Depot-Insulin. Seit 1948 nach Kaltem und Gebratenem Bauchkoliken (von Stunden- bis Tage-Dauer), gehäuft seit 1956. Nach Abgang von Winden bzw. wäßrigen Stühlen Schmerzen sofort verschwunden: „wie neugeboren".

1950 erstmals röntgenologisch Feststellung eines *Megasigma.* 24. 12. 1956 auf Weihnachtsfeier mehrere Tassen Kaffee mit Sahne und mehrere Stücke „Diabetikerkuchen". Bald danach starke Leibschmerzen und 5maliges Erbrechen. Aufnahme in unsere Klinik wegen Diabetes bzw. Ileus. Verlegung in die Chirurgische Klinik: Laparatomie: *Volvulus bei überarmdickem Megasigma* mit sehr langem Mesosigma; Punktion der geblähten Darmschlinge, Darmschlauch. 36 E. Depot-Insulin. 7. 1. 1958 Zurückverlegung zwecks Diabetes-Einstellung. Bei 48 E. Depot-Insulin im Stoffwechsel-Gleichgewicht. 31. 1. wieder in die Chirurgische Klinik. 8. 2. 1958 *Sigma-Resektion.* Cöcalfistel, die aber nicht eröffnet zu werden brauchte, da Stuhlabgang auf normalem Wege. Seit 18. 2. normale Defäkation, 4. 3. 1958 erneute Rückverlegung in unsere Klinik. Mit 44 E. Depot-Insulin und ausreichender Kost im Stoffwechsel-Gleichgewicht. Blähungsbeschwerden durch Enzynorm und Acidolpepsin weitgehend gebessert.

Beurteilung: Kombination internistisch-chirurgischer Behandlung bei Diabetes + Megasigma mit intermittierendem Ileus.

25. Anni Sch. geb. Schw. geb. 1896.
Juli 1954 Feststellung eines Ca. Mammae re. Ablatio Mamm. In der Rekonvaleszenz wegen Verschlimmerung seit Herbst 1953 in Erscheinung tretender (wohl postklimakterisch ausgelöster) *primär chron. recidivierender Polyarthritis* (bes. der Fingergelenke, zeitweise aber auch Schultern) Irgapyrin-Behandlung. Ferner Rö.-Nachbestrahlung der Operationsstelle (16 Sitzungen). Darauf:

Rückgang der Leuko von 6000 auf 2400
der Segmentk. von 67% auf 61%
der Stabk. von 6% auf 2%
In den späteren Jahren Blutbild saniert.

Luise J. geb. Schw. geb. 1900.
III. 1952 Genitalblutungen: *Collum-Ca.* Radikal-Operation, die durch hochgradige Pyosalpinx re. kompliziert war (Resistenzschwäche!); retrospektiv: Salpingitis post part. (1924).
1942 klimakterisch ausgelöste *primär chron. rezidivierende Polyarthritis* beider Hände. 1949 auch in Schulter- und Ellenbogen- 1951 auch in Knie- und Fußgelenken.

1951 auf Urotropin, Neohexal, Prontosil (Cystitis) bzw. Temagin („Kopfgrippe") schmerzhafte „Mundfäule". Feststellung von *agranulocytotischer Reaktion:* Leuko 3200, später 600 (!), 15% (später 1%!) Segmentk., 9% (später 6%) Stabk. Etwa 15 Pfund Gewichtsabnahme. Schwer krank. Fieber bis 40°. SR 135. Thrombocyten 89000. Blutungszeit $4^1/_2$ min.
Unter entsprechender Therapie weitgehende Erholung.

Das Krankheitsbild war nie so dramatisch wie bei Luise, es entwickelte sich aber ein chronischer Leidenszustand mit zahlreichen Krankenhausbehandlungen und weitgehender Arbeitsunfähigkeit.
Die Therapie ist äußerst schwierig, da man stets zwischen der Scylla (schmerzhafte, quälende Polyarthritis, die von der sehr sensiblen Frau stärker empfunden wird als von der robusteren Schwester) und Charybdis (Agranulocytose bzw. Decortin-Schädigung) hindurchsteuern muß. Es besteht auch eine zweifellose Decortin-Sucht (Euphorie!). Drängt wegen angeblich vermehrter Schmerzen immer wieder zu entsprechender Therapie.

Bei wiederholten Nachuntersuchungen bis jetzt (1958) recht gutes Befinden. Reist häufig. Versieht ihren Haushalt. Aber stets Leukopenie (maxim. bis 2500).

Im Rahmen der rezidivierenden Polyarthritis bei beiden Schwestern wiederholt Fieber. Bei beiden wurden ohne Dauererfolg fokusverdächtige Zähne extrahiert.

Sonstige Foci nicht nachweisbar.

Auch die Vatersmutter, 2 Brüder und 2 weitere Schwestern (insgesamt 9 Geschwister) leiden an Rheuma.

Beurteilung: Ausgesprochene familiäre Idiosymptomatik bei beiden Schwestern.

1. *Primär-chronische recidivierende Polyarthritis*
a) Bei entsprechender Erbdisposition
b) Ausgelöst durch das Klimakterium
2. *Agranulocytotische Reaktion* auf Arzneimittel (+ Röntgen-Bestrahlung ?)
3. *Krebs* (Mamma bzw. Uterus).

Erörterung der individualtherapeutischen Problematik.

26. Emma Bre. 64 Jahre. 1955*:* Seit 5 Monaten starkes Herzklopfen, Schwindel, Gewichtsabnahme, zunehmendes Zittern am ganzen Körper, welches sich stark steigerte, seitdem draußen 3 × 1 Tabl. *Jobramag* verordnet worden war. Subfebrile Temperaturen. P. um 100. Mäßige hypochrome Anämie (Hb. 55%, Ery. 3,5 Mill.). Struma nodosa. Mäßiger Exophthalmus. GU. nach normaler Vorbereitung + 118%, in Narkose (10 ccm Evipan) + 43%. SR 27/56. Starker Tremor, besonders der Beine re. > li., trägt deutlich striären Charakter.

Allgemeine Arteriosklerose (Aorta, nach li. vergrößertes Herz, Augenhintergrund). EKG: außer Sinustachykardie normal.

Behandlung: 4 × 1 Tabl. Akineton. Propycil. Darauf allmählich vollständiges Verschwinden der Thyreotoxikose: GU + 18%. Keine Gewichtszunahme. P. jetzt um 80. Besserung des Allgemeinbefindens. Auch der Tremor geht stark zurück.

März 1956: Stationäre Kontrolle; Gewichtszunahme von 6 kg. GU + 2% (!). SR 8/22. Tremor ziemlich gering.

Herabsetzung der Propycil- und Akineton-Dosen.

Juli 1956: GU + 14%. Nur noch geringer Händetremor. Therapie wie bisher.

Januar 1957: Sehr geringes Zittern li. Körperseite, geringere Mitbewegung li. Arm beim Gehen. GU + 7%. SR 8/15.

Ord.: Propycil und Vasculat in geringer Dosierung.

August 1958 (auf Bestellung): Tremor ganz gering. Gewicht 73,4 kg. Puls 67. SR 9/18. GU ± 0%.

Beurteilung: Durch Jod-Behandlung Entwicklung einer *Struma basedowificata*. Der Tremor ist, wie der Verlauf zeigt, zweifellos ein Summationsprodukt (arteriosklerotisch-) striärer und thyreotoxischer Einwirkungen.

Durch gleichzeitige Behandlung dieser *beiden* Komponenten bildet der Tremor sich im Rahmen der allgemeinen Thyreotoxikose-Sanierung deutlich zurück.

27. Ida Str. 54 Jahre (geb. Mai 1897). Seit *Herbst* 1950 Schwäche, Anstrengungsdyspnoe, Kopfschmerzen, Gewichtsabnahme. Damals RR von 360 syst. (!) festgestellt.

Frühjahr 1951. Leichter *apoplektischer Insult* (von dem noch jetzt dysarthrische Sprachverwaschenheit und Reste einer motorischen Aphasie bestehen). Seitdem viel gelegen. Etwa gleichzeitig *Magenbeschwerden* (Übelkeit, Erbrechen, Appetitlosigkeit).

Dezember 1951. In den letzten 6 Wochen *zunehmend blasser*. Örtliche und zeitliche Verwirrtheit. Läßt unter sich. Temperatur normal. SR 40/90. Hochgradig blaß: Hb. 23%, Ery. 2 Mill. Sonstiges Blutbild o. B. — *Stärkste allgemeine Arteriosklerose* der Aorta, der Retinagefäße (auch Blutungen und Degenerat.-Herde), der peripheren Gefäße. RR 210/100. Rest-N 30 mg-%.

Rö.Magen: walnußgroßes Ulcus der kleinen Kurvatur. Begleitgastritis. Frakt. Ausheberung: Normalkurve.

Unter massiver i.v. Eisentherapie, einer Bluttransfusion, reichlicher Ulcuskost Sanierung des Blutes (Hb. 71%, Ery. 4,6 Mill.) und deutliche Verkleinerung des Ulcus (Rö.). Die noch anhaltende nächtliche Unruhe mit zeitweiligen Verwirrungszuständen durch Vasculat sehr günstig beeinflußt.

Entlassen in wesentlich gebessertem Zustand. Die schwere seelische Alteration ist — abgesehen von angedeuteter arteriosklerotischer Demenz — verschwunden.

Beurteilung:

1. Schwere generalisierte Arteriosklerose, auch des Gehirns
2. Großes blutendes Ulcus → st. Anämie

→ amnestisches Syndrom bei hochgradiger Entkräftung

Behebung durch Kombination der gleichwertigen Ulcus- und Gefäß-Behandlung.

Katamnese: Juli 1957 erneute Klinikeinweisung in soporösem Zustand. Bald danach †. Sektion: Nebennierenadenom li. Hochgradige Hypertrophie li. Ventrikel. Hochgradige generalisierte Arteriosklerose mit pflaumengroßem, thrombosiertem Aneurysma der Bauchaorta. 2 linsengroße cystische Erweichungsherde im Thalamus bds. Hirnödem. Arterio-arteriolosklerotische Schrumpfnieren.

28. Maria We. 52 Jahre, Witwe. 15. 10. 1958 Überweisung nach Rücksprache mit Prof. von MASSENBACH: Histologisch gesichertes Carcinom des Corpus uteri. Wurde Herrn Prof. v. M. zu stationären Behandlung überwiesen, nachdem in einem Privat-Krankenhause gynäkologischerseits in Narkose eine Probe-Abrasio gemacht worden war, wobei es zu einem akut bedrohlichen Zustandsbilde gekommen war: hochgradige Beschleunigung des schon vorher stark unregelmäßigen Pulses und starke Atemnot.

Seit dem 17. Lebensjahr im Anschluß an akuten, fieberhaften Gelenkrheumatismus Herzfehler. Jahrelang beschwerdefrei. Im zweiten Weltkriege noch ohne besondere Beschwerden geritten. Seit 1948 Atemnot bei Treppensteigen. 1943 wegen des Herzleidens Kur in Altheide. Seit mehreren Jahren zunehmend Atemnot, Ödeme, gelegentlich auch schon an den Armen. Seit 5—6 Jahren ununterbrochene Behandlung mit Digipuratum.

Dürftiger EZ, blaß. Beim Ausziehen leichte Dyspnoe. Lippencyanose nicht zu beurteilen (Lippenstift). Rö.: Bds. hochgradig verbreitertes Cor bovinum mit starkem Vorspringen des li. Vorhofes im Bereich der Herztaille und deutlicher Einengung des Retrokardialraumes. Absolute Arrhythmie. In den Brustwandableitungen deutliches Vorhofflattern. Pulsfrequenz um 100 p. M. Kein Pulsdefizit. Lautes systolisches G. über der Spitze. Leber 4 Qf., druckempfindlich. Bilirubin (S.) 0,4 mg-%. RR um 125/80. SR 10/25. Blutbild normal. Eiweiß: Trübung. Sediment o. B. Sputum: Herzfehlerzellen. Urinausscheidung genügend. Nach mehrtägiger strenger Bettruhe und Strophanthin-Behandlung Verschwinden der Dyspnoe. Verlegung in die Frauenklinik. Dort in Narkose Radiumeinlage von 3000/120 (12 Eier). Rückverlegung in die Mediz. Klinik, von wo aus die spätere Rö.-Bestrahlung nach MARTIUS-KEPP durchgeführt wurde (12 × 200). 18. 11. 1958 erneute Verlegung in die Frauenklinik zur 2. Radiumeinlage (3000/70 — 7 Eier), auch wieder in Narkose. Die Narkosen wurden mit besonderer Vorsicht durchgeführt mit vor- und nachheriger Strophanthinisierung.

Zusammenfassung: Dekompensiertes Mitralvitium, Cor bovinum und absolute Arrhythmie; Ca uteri.

Die *Nichtberücksichtigung des komplizierenden Herzleidens* hat bei der Narkose zwecks diagnostischer Abrasio außerhalb des Krankenhauses zu einem akut *hochbedrohlichen Zustand* geführt.

Nachdem dann in unserem Krankenhause eine stationäre internistische Vorbehandlung des Herzens stattfand, konnten die späteren gynäkologischen Eingriffe ohne ernstere Zwischenfälle durchgeführt werden.

Rück- und Ausblick

Die Forderung, zu individualisieren bei der Beurteilung eines bestimmten Krankheitsbildes, seiner Verursachung und der Wahl einer geeigneten Behandlung, ist seit ältesten Zeiten immer und immer wieder erhoben worden, ohne daß — abgesehen von manchen psychiatrischen Bestrebungen — gezeigt worden wäre, wo und wie das zu geschehen habe.

Man hat mit Recht darüber Klage geführt, daß unsere Krankheitsnamen und Krankheitssysteme infolge ihres fiktiven, abstrahierten Charakters zu einer „Entpersonalisierung" der Medizin geführt hätten, daß unsere am Lehrbuchschema ausgerichtete Diagnostik zu einer wirklichkeitsfremden „Begriffsdiagnostik" entartet sei.

Wenn man dem Ausbau einer Individualpathologie entgegengehalten hat, daß nur Allgemeines erforscht und gelehrt werden könne, so wurde demgegenüber gezeigt, daß auch die „individuellen Gesetze" erkenntnistheoretisch gut begründet sind. Ferner war es möglich, auch die mehr oder weniger „zufällig" hier und jetzt gegebene Symptom- und Verlaufs-Konstellation mittels eines sorgfältig abgewogenen Systems von Regeln zu verstehen. Auch der einzelne Fall wird nämlich von allgemeinen Gesetzmäßigkeiten beherrscht, die allerdings auf dem meist ausschließlich herangezogenen typologischen Wege (dessen große Fehlerquellen eingehend erörtert wurden) nicht ermittelt werden können (O. Temkin). Damit waren die Voraussetzungen für die individualpathologische Ergänzung unseres nach wie vor unentbehrlichen generalisierenden Krankheitssystems gegeben.

Die Grunderkenntnisse der Individualpathologie sind, daß nicht „die" Krankheit, sondern der Einzelkranke, nicht allein die „pathognomonischen" Symptome der sog. „klassischen" Lehrbuchkrankheit, sondern die gerade hier festgestellten symptomatischen Besonderheiten maßgebend sein müssen. Ätiologisch erwies sich die Summe verschiedener Krankheitsbedingungen als ebenso wichtig wie die „spezifische" Krankheitsursache, mit anderen Worten, der bisher noch weit verbreitete Unikausalismus mußte durch einen konsequent durchgeführten, aber auch wertmäßig abgestuften Plurikausalismus ersetzt werden. Auf diesem Wege konnte die Zusammen- und Wechselwirkung der einzelnen Krankheitsbedingungen wesentlich schärfer erfaßt (und oft auch recht genau analysiert) werden als bisher. Von diesen Voraussetzungen ausgehend, war es dann möglich, den Aufbau des Einzelfalles zu begreifen und in einer „Individualdiagnose" zusammenzufassen sowie den Krankheitsverlauf und damit die Prognose in ihren Besonderheiten zu verstehen. All dies führte schließlich zu allgemeinen Richtlinien für eine Individualtherapie.

Die nach den verschiedensten Richtungen untersuchte Komplexität des Einzelfalls ließ die zergliedernde Aufbaubetrachtung als individualpathologische Methode der Wahl erkennen. Dabei erwiesen sich Vorzustand (prämorbider Zustand), individuelle Reaktionsweise, Organdisposition, Krankheitskombinationen und „pathoplastisch" wirksame Faktoren als besonders wichtig.

Bezüglich des *Vorzustandes* wurde beispielsweise der fördernde Begriff der „konstitutionell präformierten Syndrome" eingeführt, es wurden auch sonstige vielseitige Auswirkungen des Vorzustandes in ihrer allgemeinen Bedeutung erkannt: beispielsweise prämorbide Herzschäden bezüglich der absoluten Arrhythmie bei M. BASEDOW, der erbliche Venenstatus bezüglich des Caput Medusae der Lebercirrhotiker.

Nah verwandt dem Vorzustand ist die *individuelle Reaktionweise*, ein Begriff, der in Forschung und Lehre bisher überhaupt noch keine zusammenfassende Würdigung gefunden hat. Was gemeint ist, zeigen folgende Beispiele: ein junger Mann stirbt an Pyramidon-Agranulocytose; erst postmortal wird in dem alten Krankenblatt ermittelt, daß schon vor Jahren eine leukopenische Pyramidonreaktion stattgefunden hatte. Eine Frau, bei der sich von der 9. Schwangerschaft an Glykosurie gezeigt hatte, stirbt nach der 11. Geburt an Diabetes, eine andere nach der 14. Geburt an jeweils wiederkehrendem Impetigo. Es dürfte wohl ohne weiteres klar sein, daß solche tragischen Beobachtungen zu einer planmäßigen Sammelforschung in allen Fachgebieten der Medizin aufrufen: wenn ein großes Erfahrungsgut zusammengetragen und kritisch ausgewertet ist, können dem Lernenden auch genauere Regeln für die praktische Bewertung der individuellen Reaktionsweise auf den Weg gegeben werden: gerade die mangelhafte Schulung im Individualisieren ist von Jungärzten der (nach ihrem naturwissenschaftlichen Vorbild überwiegend generalisierend gesetzeswissenschaftlich ausgerichteten) Medizin wiederholt zum Vorwurf gemacht worden. Dieser Gesichtspunkt ist natürlich auch bei vielen anderen medizinischen Beobachtungen von maßgebender Bedeutung, z. B. in der Symptomatologie, vor allem der Symptombewertung in Abhängigkeit von der Individualität (Beispiel: konstitutionelle, oft erbliche Hyperpathie).

Die Fülle des Beobachtungsgutes über Rolle und Wesen der erblichen bzw. erworbenen *Organdisposition* ist so groß, daß an der außerordentlich hohen ätiologisch-pathogenetischen, vielfach auch anatomisch belegten Bedeutung dieses Faktors keinerlei Zweifel besteht. Mit F. CHVOSTEK, H. STRAUSS sowie A. GOLDSCHEIDER muß deshalb energisch betont werden, daß dem Gebiet — das in dieser Monographie seine erste zusammenfassende Darstellung gefunden hat — bisher viel zu wenig Beachtung geschenkt wurde. Es wäre dringend zu wünschen, daß die Vertreter der verschiedenen Fachgebiete in Zusammenarbeit mit den pathologischen Anatomen dies Forschungsgebiet planmäßig ausbauen.

Auch das außerordentlich umfangreiche, wie uns die Beobachtung am Sektionstisch lehrt, alltäglich bedeutsame Gebiet der *Krankheitskombinationen*, findet keineswegs die Beachtung, die es beanspruchen muß. Wir konnten hierfür zahlreiche Belege beibringen.

Vorzustand, Organdisposition und Krankheitskombinationen sind außerordentlich häufig die Ursache für diagnostische Schwierigkeiten, Abweichungen von den „klassischen" Krankheitsbildern unserer Lehrbücher und Hörsäle und Trübungen der Prognose. Sie erfordern dementsprechend (wie hier nur kurz eingeschaltet sei) auch erhöhte *therapeutische Beachtung*, wie beispielsweise an der Kombination von Tuberkulose und Diabetes, Schwangerschaft mit Tuberkulose einerseits, Diabetes bzw. Herzleiden andererseits eingehend gezeigt wurde. Gerade diese letztgenannten Kombinationen waren aber auch Musterbeispiele für die Unbrauchbarkeit schematisch-dogmatischer Richtlinien gegenüber sorgfältigem Individualisieren. Mangelhafte Berücksichtigung dieser noch nie planmäßig dargestellten Zusammenhänge hat schon manche Schwangere mit dem Leben bezahlen müssen. Zahlreiche andere Regeln der Individualtherapie, z. B. das Versagen der Schulmethode auch bei manchen anderen Krankheitskombinationen, wurden eingehend erörtert.

Ein weiterer Hauptgesichtspunkt individualpathologischer Strukturanalyse betrifft die Krankheitsfärbung, individuelle Abwandlung des Schulbildes *(„Pathoplastik")*, welcher bisher nur die Psychiatrie Beachtung geschenkt hat. Dies ist unberechtigt, da es erfahrungsgemäß oft genug um Leben oder Tod geht: ich nenne etwa die übersehene tödliche Perforationsperitonitis bei visceraler Analgesie von Tabikern, Fälle von versuchtem sowie erfolgreich durchgeführtem Suicid bei prämorbide hysterisch stigmatisierten Organkranken, die als reine „Psychopathen" angesprochen worden waren und ähnliches.

Solche Beobachtungen sind auch beispielhaft für einen weiteren Hauptgesichtspunkt individualpathologischer Beurteilung, die so außerordentlich vielseitigen Beziehungen von *Persönlichkeit und Krankheit*. Wir sahen, daß nur die schon vor 50 Jahren geforderte biographische Anamnese zu einer Persönlichkeitsanalyse verhilft und damit viele jener hundertfältigen, sich schwerwiegend auswirkenden Fehler einer schematisierenden Lehrbuchdiagnostik vermeidet. Hierbei ist das so wichtige *autoplastische Krankheitsbild* GOLDSCHEIDERs ebenso unentbehrlich wie eine sorgfältige Berücksichtigung der Wechselwirkung von Charakter und Krankheitsgestaltung und umgekehrt. Die noch viel zu wenig berücksichtigten Beziehungen von Psychopathie und inneren Krankheiten, diesen und exogenen Psychosen gehören auch hierher. Schließlich brachte auch die Persönlichkeit des Arztes als Forscher, Lehrer, Therapeut und als Patient wichtige Aufschlüsse zu einer anthropologischen Medizin im Sinne V. v. WEIZSÄCKERs. Allerdings mußten wir eine einseitig psychozentrische Krankheitsauffassung ebenso ablehnen, was sich besonders bei der Erörterung wichtiger therapeutischer Grundfragen praktisch auswirkte (S. 355f.).

Ganz allgemein lehren die Erfahrungen der Individualpathologie, daß ätiologischer Unikausalismus meist fehl am Platze ist.

Somit darf zusammenfassend festgestellt werden, daß sich eine von der Ursachenfrage bis zur Therapie erstreckende und auf allen Fachgebieten anzuwendende individualpathologische Durchdringung der Medizin als fruchtbar erwiesen hat.

Hier ist der Weg, um die von unseren besten Ärzten immer wieder beklagte Kluft zwischen Theorie und Praxis nach Möglichkeit zu überbrücken, freilich auch die Aufforderung an alle Disziplinen, auch die pathologische Anatomie, zu tatkräftiger individualpathologischer Forschungsarbeit. Die hier entwickelten Richtlinien dürften zur Durchführung solcher weiteren Untersuchungen geeignet sein.

Um eine kurze Orientierung über die hauptsächlichen Gesichtspunkte des praktischen Individualisierens zu geben, wurden dieselben noch einmal kurz stichwortartig zusammengestellt.

Wie schon wiederholt betont, kann selbstverständlich in sehr vielen Fällen auf eine individualpathologische Analyse verzichtet werden. Die folgende Anleitung gilt demgemäß nur für die doch so häufigen komplexen Erkrankungsfälle.

1. Ätiologie

a) Berücksichtigung *aller* wesentlichen Faktoren.

b) Bewertung derselben (S. 30).

α) Nach Bedeutung.
Haupt- und Nebenfaktoren, Spezifitätsfrage, Auslösungsfrage.

β) Bezüglich ihrer Wechselwirkung.
Auxiliation (S. 46), Aktivierung, Interferenz (vgl. z. B. S. 185, 187).

2. *Prämorbider Zustand*

Konstitutionell präformiertes Syndrom? Prognostische (S. 92) und diagnostische (S. 93) Bedeutung dieser Frage.
Sonstige prämorbide Faktoren im Aufbau des aktuellen Krankheitsbildes (S. 94)?

3. Hinweise auf besondere *individuelle Reaktionsweise* (z.B. bei infektiösen, toxischen u.a. Schäden)?

Bezüglich Körpertemperatur, Immunitätsverhältnisse, Überempfindlichkeiten, vegetat. Nervensystem, besondere Organdisposition, eines „atypischen" Krankheitsverlaufes u.ä.
Besteht eine individuumspezifische Komplikationsneigung (S. 226)?

4. Hinweise auf erbliche bzw. erworbene *Organdisposition*?

Methodisch wichtig: gründliche Familienanamnese (Organdisposition; Familientyp; familiäre Idiosymptomatik, S. 186).
Eingehende Längsschnittbetrachtung; Erfassung von Anlagestörungen; sorgfältige Registrierung erworbener Vorschäden (vgl. z. B. HANS RIE. S.143).

5. Ist das Krankheitsbild *einfach oder zusammengesetzt* („Morbus compositus")?

In letzterem Fall zu achten auf evtl. Krankheitskombinationen und deren diagnostische Fallstricke (vgl. S. 158/159; 160/161); auf die Aufbauelemente besonders komplexer Krankheitsbilder (vgl. hierzu auch Sachverzeichnis, ferner S. 294, 311 IX, 331).

6. Bestehen Anhaltspunkte für *pathoplastische Abwandlung des typischen Krankheitsbildes*?

Zu achten auf Färbung des ganzen Krankheitsbildes (S. 178), Symptomverstärkung (S. 181), Symptomabschwächung (S. 182), qualitative Symptomabwandlung (S. 184). Vgl. ferner S. 191/92 u. 207/08. Hinsichtlich der diesbezüglichen Besonderheiten der Schwangerschaft vgl. S. 240, Abs. 3.

7. *Persönlichkeitsanalyse*

Charakterologisch. Psychomotorisch (S. 246). Genealogisch. Vitalität (vgl. S. 248; diagnostische Bedeutung).
Persönlichkeit und Krankheitserlebnis (autoplastisches Krankheitsbild, S. 252; Krankheitswert) bzw. Symptomatologie (S. 250f; vgl. auch Schmerzempfindlichkeit S. 246).
Persönlichkeitsumgestaltung durch die Krankheit (S. 254). Bedeutung der prämorbiden Persönlichkeitsstruktur (S. 255).
Persönlichkeit und Krankheitsschicksal (S. 256).

8. *Individualdiagnose.* Das Krankheitssystem und seine diagnostische Auswertung.

Wo nötig: zergliedernde Aufbaubetrachtung (S. 31).
Bei Schwierigkeiten in der Anwendung der Schuldiagnose („Atypien", Klassifikationsunmöglichkeit, vgl. S. 294):
Vermeidung des Klebens an den offiziellen Krankheitsnamen (S. 269f., S. 273f., S. 279);
von erzwungener Simplifikation (S. 270),
von unzulässig schematisierten Verlaufsbezeichnungen (S. 276).

In geeigneten Fällen Heranziehung von Mischformen (S. 269);
Ersatz der spezifischen Krankheitseinheits- durch die Syndrom-Diagnose (S. 280f),
Berücksichtigung der Beziehungen angeblich selbständiger Krankheiten (S. 268f),
Ersatz der lokalistischen durch die Systemdiagnose (S. 271),
Ersatz der Schuldiagnose durch die individuelle Konstellationsformel (S. 272, 294, 296 IIb, 300 II).

Vgl. im übrigen S. 295—301, wo die gleiche Fragestellung mehr unter methodischen Gesichtspunkten behandelt wurde.

9. *Individualprognose*

Vorgehen nach Schema S. 337.
Unerlässlichkeit der Individualprognose
bei bestimmten Vorschäden (Beispiele Annem. Be. S. 108, Erika Lü. S. 109, S. 338 u. S. 339),
bei Charakterabwegigkeiten (S. 340),
bei Krankheitskombinationen (S. 341/342).
Bedeutung der Individualkonstellation (Beispiel Wanda Gr. S. 208 u. S. 341).

10. *Begutachtung*

Genaueste Beachtung der Punkte 1, 2, 4, 5, 6, 7, 8!
Kritik bei Anwendung des Auslösungsbegriffs (S. 303, 315f No. 6—8)
Exakte Abgrenzung von Haupt- und Nebenursachen (S. 56, 304).
Möglichst genaue Ermittlungen über den prämorbiden Zustand (S. 305, 311).
Bei kritischem Vorgehen ist häufig die Anwendung der Organdispositionslehre unerläßlich (S. 306, vgl. Fall 19 S. 323).
Mehr als bisher sollte genealogisch untersucht werden (S. 307, 331 Nr. 31).
Wo erforderlich, Anwendung des Prinzips der Partialkausalität (S. 308) anstelle unbiologischen Entweder/Oder-Denkens (S. 309).

11. *Therapie*

Berücksichtigung der Persönlichkeit (vgl. oben Nr. 7; ferner S. 350).
Vorgehen bei Krankheitskombinationen (S. 353).
Hierbei besonders wichtig: „fraktionierte Behandlung“ (S. 354 1e).
Schematismus in der Therapie muß unbedingt vermieden werden (Beispiele: Fritz Kl. S. 371, Paul Wei. S. 372).

Literaturverzeichnis

ABICHT, J., u. E. STEPHAN: Die Agranulocytose im Wochenbett. Med. Klin. **1938**, 1549.

ABOULKER, P., u. S. MÜHLRAD: INH und Schwangerschaft. Ref. Dtsch. med. Wschr. **1956**, 918.

ABRAHAM: Disk. Bmkg. Neurol. Zbl. **1909**, 280.

ABT, A., E. ASCHENHEIM u. H. FINKELSTEIN: Zur Kenntnis des alimentären Fiebers. Z. Kinderheilk. **49** (1930).

ACHARD: Zit. nach LAUDA u. LUGER.

ACKERKNECHT, E. H.: RUDOLF VIRCHOW. Stuttgart: Enke 1957.

ADAM, C., u. F. CURTIUS: Individualpathologie. Jena: Gustav Fischer 1939.

ADELSBERGER, L., u. H. MUNTER: Zur Klinik des Heufiebers. Med. Klin. **1932**, 863.

ADLER, ALEXANDRA: Zit. nach O. MARBURG 1936.

ADLER, L.: Zur Physiologie und Pathologie der Ovarialfunktion. Arch. Gynäk. **95**, 349 (1912).

ADLERSBERG, D., u. P. PORGES: Die neurot. Atmungstetanie. Berlin-Wien: Urban & Schwarzenberg 1924.

ADRIAN u. FEINDEL: Zit. Handbuch der Inneren Medizin, 4. Aufl. VI/1, S. 773.

AHRENS, H.: Diphtherie u. chron. Tonsillitis. Z. ges. Inn. Med. **1948**, 568.

AIELLO, G.: Ein Beitrag zum Studium der Akrocyanose. Ref. Zbl. ges. Neur. Psychiat. **59**, 659

AITKEN, J.: Congenital Haematuria. Lancet **1909**, 444.

ALBERT, W.: Ärztl. Mitt. **1955**, H. 4.

— Unberechtigte Angriffe gegen medizinische Sachverständigengutachten. Ärztl. Mitt. **1956**, 125.

ALBERTINI, v.: Zit. nach ZOLLINGER.

ALBRECHT, H.: D. Abhängigkeit d. Eierstockfunkt. vom endokr.-vegetat. System. Mschr. Geburtsh. Gynäk. 104 (1937).

ALBRECHT, O.: Über eine Sadistin etc. Z. Neurol. Psychiat. 122 (1929).

ALBRECHT, W.: Erbbiologie u. Erbpathologie d. Ohres etc. Handbuch der Erbbiologie, IV/1, Berlin: Springer 1940.

ALDENHOVEN, H.: Eine geheilte Basedow-Psychose. Nervenarzt **1933**, 361.

ALEXANDER, G.: Labyrinthogene Neurasthenie. Wien. med. Wschr. **1910**, Nr. 29/30.

ALEXANDER, H.: Bedeutet eine Schwangerschaft eine ernste Gefahr für eine an Lungentbc. leidende Frau? Dtsch. med. Wschr. **1954**, 1539.

ALLAN, J.: Leukämie u. Schwangerschaft. Ref. Dtsch. med. Wschr. **1955**, 428.

ALLERS, R.: Medizin. Charakterologie. In BRUGSCH-LEWY, Die Biologie d. Person. II. Berlin: Urban & Schwarzenberg 1931.

ALTENBURGER, H.: Elektrodiagnostik. Handbuch der Neurologie III. Berlin: Springer 1937.

ALTMANN: Zit. nach MEESEN (1947).

ALTMANN, FR.: Eunuchoidismus. Wien. med. Wschr. **1930**, 724.

ALZHEIMER, O.: Die Behandlung hysterischer Reaktionen b. organischen Nervenerkrankungen. Dtsch. med. Wschr. **1957**, 771.

AMINJEW, A. M.: Veranlag. u. Beruf als Ursache f. d. Entstehg. von spontaner Gangrän. Arch. klin. Chir. 166 (1931).

ANDERSON, G. W., u. Mitarb.: Poliomyelitis in pregnancy. Amer. J. Hyg. 55 (1952).

ANSCHÜTZ u. KONJETZNY: Zit. nach W. WEITZ 1936.

ANSELMINO, K. J., u. FR. HOFFMANN: Diabetes insipidus u. Schwangerschaft. Zbl. Gynäk. **1930**, 2061.

ANTHONY, A.: Leistung, Ermüdung, Übermüdung. Dtsch. med. Wschr. **1941**, 1327.

ANTOINE: Zit. nach NAVRATIL.

APITZ, K.: Die Wirkung bakterieller Kulturfiltrate nach Umstimmung d. gesamten Endothels beim Kaninchen. Virchows Arch. path. Anat. **293** (1934).

APPEL, H.: Hypochromie beider Augen etc. Klin. Mbl. Augenheilk. **108** (1942).

Appel, W.: Zur Ätiologie d. Retinitis diabet. Arch. klin. Med. **197** (1950).
Arnold, O. H., u. H. Gasteger: Insulinschockbehandlung trotz Diabetes. Wien. Z. Nervenheilk. **13** (1957).
Aschaffenburg, G.: Über Initialdelirium beim Typhus. Allg. Z. Psychiat. **52** (1896).
Aschoff, L.: Harnapparat. In Pathologische Anatomie 4. Aufl. Jena 1919.
— Herz u. Herzbeutel. In Pathologische Anatomie. 4. Aufl. Jena 1919.
Askanazy, M.: Der Konstitutionsbegriff in der Chirurgie. Schweiz. med. Wschr. **1923**, 209.
— De l'influence de l'état antérieur dans les accidents du travail. Schweiz. med. Wschr. **1926**, 1237.
Ask-Upmark, E.: Über juvenile maligne Nephrosklerose etc. Acta path. scand. **6** (1929).
Asperger u. Goll: Hemichorea b. einem eineiigen Zwillingspaar. Arch. Kinderheilk. **116**.
Assmann, H.: Die klin. Rö.-Diagnostik d. inneren Erkrankungen. 2. Aufl. Leipzig 1922.
— Über periphere Gefäßstörungen etc. Klin. Wschr. **1929**, 1342.
— Angioneur. exsudat. Diathese. Dtsch. med. Wschr. **1932**, 1275.
— Krankheiten der Atmungsorgane. In: Lehrbuch der Inneren Medizin. 3. Aufl. Bd. 1, Springer 1936.
— Krankheiten der Bewegungsorgane. In: Lehrbuch der Inneren Med. 3. Aufl. Bd. 1, Springer 1936.
— Krankheiten der Knochen etc. In: Handbuch der Inneren Medizin, 3. Aufl. VI/1, Springer 1941.
— Krankheiten der Bewegungsorgane. In: Lehrbuch der Inneren Medizin, 6. Aufl. Bd. 2, Springer 1949.
Astwazaturoff, M. J.: Das Problem des Schmerzes. Ref. Zbl. Neur. **94**, 28.
Audibert u. Legré: Ref. Zbl. Inn. Med. **98**, 264 (1939).
Auer, M.: In Handbuch der Ges. Pflege auf Kriegschiffen. Bd. 2 (1914).
Auersbach, K., u. F. v. Mikulicz-Radecki: Tbc und Schwangerschaft. Dtsch. med. Wschr. **1956**, 110.
Aufrecht: Zit. nach Goette 1927.
— Zit. nach Lauche, Handbuch Henke-Lubarsch, III/1, 734.
Avellis: Zit. nach W. Siegel 1912.
Axenfeld, Th.: Lehrbuch der Augenkrankheiten. Jena: Gust. Fischer.
— In Kolle-Kraus-Uhlenhuth. Handbuch 3. Aufl. Bd. 6 (1929).
Axenow: 683 Fälle v. Serumkrankh. Jb. Kinderheilk. **78** (1913).

Baader, E. W.: Gewerbekrankheiten. Berlin 1931.
Bachus, G.: Über Herzerkrankungen b. Masturbanten. Arch. klin. Med. **54** (1895).
Bacmeister, A.: Die Beeinflussung der Tbc durch andere Erkrankungen. Dtsch. med. Wschr. **1932**, 766.
Bäumler, Chr.: Z. Kenntnis d. Fleckfiebers. Dtsch. med. Wschr. **1909**, Nr. 1.
— Über Betriebsunfälle, die bei scheinbar völlig Gesunden ... zustande kommen. Dtsch. med. Wschr. **1910**, 1625.
Bahn, K.: Über ... Isthmusstenose d. Aorta u. Endocarditis lenta. Arch. klin. Med. **146** (1925).
Bakke, S. H.: Mißbildgen. d. Wirbels.; ref. Zbl. Neur. **77** (1935).
Bakunin u. Mitarb.: Zit. nach M. Hahn.
Balestra, E. F.: Allergie u. Schwangerschaft. Ref. Dtsch. med. Wschr. **1951**, 33.
Ball, E.: Über eine durch Ernährungsstörung hervorgerufene Erkrankung d. ZNS. Mschr. Psych. 56.
Ballin, L.: Die Lehre v. d. Minderwertigkeit d. Organe etc. Arch. Frauenheilk. u. Konst.-Forsch. **16** (1930).
Balthasar, K.: Ref. Zbl. Neur. **118**, 190.
Balzli, H.: Fazit des Hahnemann-Jubiläums-Kongresses. Mat. Nordmark. Febr. 1956.
Bamberger, Ph.: In Lehrb. d. Kinderheilk. 2. Aufl. Berlin: Springer 1942.
Banner, E. A., A. B. Hunt u. C. F. Dixon: Schwangerschaft u. Dickdarmkrebs. Ref. Dtsch. med. Wschr. **1947**, 141.
Barath, E.: Über Typhusagglutinationsbildung b. Asthenikern. Med. Klin. **1923**, 1265
Bardach: Ein Fall v. tertiärer Lues nach Typhusschutzimpfung. Münch. med. Wschr. **1915**, 1756.
Bargmann, W.: Über die Struktur der Blutkapillaren. Dtsch. med. Wschr. **1958**, 1704.

Barsony u. Holló: Zit. nach F. Kellner.
Bartel, J.: Über d. Morbidität u. Mortalität d. Menschen etc. Leipzig u. Wien 1911.
— Zit. nach C. Hart (1923).
— Cholelithiasis u. Körperkonstitution. Frankfurt. Z. Path. **19** (1916).
— Zit. nach Obersteiner.
Bartelheimer: Über Hungerosteopathie. NW. Dtsch. Kong. Inn. Med. Bremen 1948.
Bary, A.: Zur Frage v. d. Äquivalenten d. Migräne. Neur. Zbl. **1895**, 251.
Bauer, J.: Habitus u. Morbidität. Arch. klin. Med. **126** (1918).
— Die konstitutionelle Disposition zu inneren Krankheiten. 2. Aufl. (1921) u. 3. Aufl. (1924). Springer.
— Disposition zu Chorea minor. Wien. med. Wschr. **1928**, Nr. 8.
— Constitution and disease. 2. Aufl. New York: Grune & Stratton 1947.
Bauer, J., u. P. Schilder: Über einige psychophysische Mechanismen funktioneller Neurosen. Ref. Neurol. Zbl. **1920**, 266.
Bauer, J., u. Vogl: Psoriasis u. Gelenkleiden. Klin. Wschr. **1931**, 1700.
Bauer, K. H.: Erbbiol. d. Geschwülste. Hb. d. Erbbiol. IV/2. Berlin: Springer 1940.
— Das Krebsproblem. Berlin 1940.
Bauer, K. H., u. W. Bode: Erbpathologie des Stützgewebes. Hb. d. Erbbiol. III. Berlin: Springer 1940.
Bauer, O.: Lungentbc-Mitralstenose. Beitr. Klin. Tuberk. **97** (1942).
Baum, Fr.: Zur Klinik vegetat. Regulationsstörungen. Dtsch. med. Wschr. **1953**, 1430.
Baumes: Zit. nach Obmann.
Bayer, W.: Das Endothelsymptom u. seine Beeinflußbarkeit. Jb. Kinderheilk. **128** (1930).
Beck: Zit. nach Meggendorfer.
Beck, Ed.: Der Einfluß d. Erbfaktors b. d. symptomat. Psychosen. Mschr. Psych. **77** (1930).
Beck, H.: Über die Tbc der Kaumuskulatur. Dtsch. zahnärztl. Z. **1951**, 1361.
Becker, Gösta: Konstitution u. Pathogenese d. epid. Encephal. Z. Konstit.lehre **9** (1924).
Becker, P. E.: D. Einteilung d. Muskeldystrophie. Nervenarzt **1940**, 209.
Becker, W. H., u. H. Nusselt: Über einige ... Beobachtungen beim Hyperinsulinismus. Dtsch. med. Wschr. **1951**, 1613.
Beckert, W.: Diab. mell. u. pernic. Anämie. Münch. med. Wschr. **1940**, 230.
Beckmann, K.: Krankheiten d. Leber. Hb. Inn. Med. 4. Aufl. III/2.
Beek, C. van: Zit. nach J. P. Hoet.
Beer, A.: Über die Disposition zur Serumkrankheit. Z. Kinderheilk. **60** (1938).
Behr: Zit. nach P. A. Jaensch.
— D. Heredodegenerationen d. Macula. Klin. Mbl. Augenheilk. **65** (1920).
Behrend, R. Ch.: Exogene Faktoren i. d. Pathogenese d. Poliomyelitis. Stuttgart: Georg Thieme 1956.
Behring, E. v.: Zit. nach Laache.
Bellavistis, C., u. O. Sticsa: Hallucinat. b. postenc. Demenz. Ref. Zbl. Neur. **67**, 90.
Benard, M., u. K. E. Rotschuh: Z. Frage d. Häufigkeit d. Amidopyrin-Agranulocytose. Die med. Welt **1937**, 76.
Beneke: Zit. nach E. Focken.
— Zit. nach C. Hart.
Beneke, F. W.: Die anatomischen Grundlagen der Konstitutionsanomalien des Menschen. Marburg 1878.
— Constitution u. constitutionelles Kranksein etc. Marburg: Elwertsche Verl.-Buchhandlung 1881.
Benda, Ch. E.: Über hyster. Erscheinungen i. Verl. organ. Erkrank. Nervenarzt **1930**, 206.
Bender, W.: Bhdlg. d. Obstip. im Anfangsstadium d. Schwangerschaft etc. Dtsch. med. Welt **1939**, 28.
Benedict, Therese: Psychosexual Functions in Women. New York: Ronald Press Comp. 1952. Zit. nach Stearns.
Benkert, U., u. E. Kestermann: Diab. mell. u. Lungentbc. Med. Klin. **1939, 1167**.
Bennhold, H.: Durch Pyramidon bedingte Agranulocytose. Die med. Welt 7. 1. 1939.
Benthin, W.: Schilddrüse u. Schwangersch. Z. ärztl. Fortbild. **1941**.

Berger, W.: Gelenkallergien u. verwandte Störungen. — Einführung in d. klin. u. experiment. Allergielehre. — Bronchialasthma. — In: Allergie (Berger-Hansen) Leipzig 1940.
Berghaus, W.: Zit nach Kalkhoff u. Bornemann: Dermat. Wo. 116 (1943).
Bergmann, G. v.: Funktionelle Pathologie. Berlin: J. Springer 1932.
— Hb. d. Inneren Med. 3. Aufl. III/1, S. 525.
— Klinik der Leber u. Gallenwege. Lehrb. d. Inn. Med. 3. Aufl. Berlin: J. Springer 1936.
Bergmann, Hugo: D. Begriff d. Verursachung u. d. Problem d. individuellen Kausalität. Logos **5** (1914/15).
Bergmann u. Kochmann: Pneumonie u. neuropath. Konstitution. Klin. Wschr. **1923**, 1011.
Bergonzi, M.: Gynäkomastie u. Lebercirrhose. Virchows Arch. path. Anat. **293** (1934).
Bernatzik u. Vogl: Zit. nach Pharma-Medico (Ysatfabrik) Okt. 1940.
Bernheim: Zit. nach Königstein u. Wertheim.
Bernstine, J. B., u. M. H. F. Friedman: Ulc. pept. i. d. Schwangerschaft. Ref. Dtsch. med. Wschr. **1949**, 223
Besold, F.: Gynäkologie u. Psychoanalyse. Stuttgart: F. Enke 1952.
Bessau, G.: D. Serumkrankh. In: Hb. Pfaundler-Schlossmann. 4. Aufl. Bd. II. Leipzig 1931.
— Disk. Bemerkg. Dtsch. med. Wschr. **1938**, 1428.
— Zit. nach v. Domarus.
Bessel: Zit. nach Timerding.
Bettmann, E.: Beobachtungen üb. Hüftgelenksveränderungen. Z. orthop. Chir. **53** (1931).
Bettmann, S.: Ein Fall v. M. Based. mit Diab. mell. Münch. med. Wschr. **1896**, Nr. 49 u. 50.
— In: Lehrb. d. Haut- u. Geschl.-Krh. (Riecke). 5. Aufl. 1920.
Betzendahl, W.: Prämorbide Persönlichkeit u. symptomatische Psychose. Mschr. Psychiat. Neurol. **89** (1934).
— Die Ausdrucksformen d. Wahnsinns. Berlin: S. Karger 1935.
— Strukturanalyse d. Psychosen. In: Adam-Curtius, Individualpathologie. Jena: Gustav Fischer 1939.
— Über die neuropsychischen Auswirkungen beim Fleckfieber. Arch. Psychiat. Nervenkr. **116**, (1943).
— Die Verteilung der Diphtherieschäden auf das Nervensystem. Arch. Psychiat. Nervenkr. **186** (1951).
Biach, M.: Jodstoffwechsel u. Schilddrüse etc. Wien. klin. Wschr. **1930**, 528.
Biasio: Zit. nach Navratil.
Bibus, B.: Zur Klinik der Einzelniere. Wien. klin. Wschr. **1939**, 1054.
Bickel u. Frommel: Zit. nach Spang u. Korth 1939 sowie nach Nothmann. Hb. d. Neur. 15.
Bickenbach, W.: Ist eine Bandwurmkur in der Schwangerschaft erlaubt? Dtsch. med. Wschr. **1951**, 1032.
Bickenbach, W., M. Hess u. A. Loeser: Über die Anwendung von Methylthiouracil während der Schwangerschaft etc. Dtsch. med. Wschr. **1948**, 640.
Bieling, R.: Gestaltungsfaktoren d. Tuberkulose. Beitr. Klin. Tuberk. **86** (1935).
— Die Bedeutung d. Immunitätslage f. d. Entstehung chronischer Herz- u. Gelenkveränderungen. Dtsch. med. Wschr. **1940**, 1357.
Bielschowsky, A.: Über d. Entsthg. d. Augenzitterns. Z. Augenheilk. **43**, 1920.
Bielschowsky, M.: Zur Kenntnis des Friedreich-Komplexes. Z. Neur. **150** (1934).
Bielschowsky, M., u. O. Maas: Über diffuse u. multiple Sklerose. J. Psychol. u. Neurol. **44** (1932).
Bill, E.: Über einen Fall v. akut. mult. Sklerose. Dtsch. Z. Nervenheilk. **73** (1922).
Bingel, H.: Zit. nach W. Grunke, Klinik d. einheimischen Infektionskrankheiten. Leipzig: Georg Thieme 1956.
Binswanger, L.: Psycholog. Tagesfragen etc. Z. Neur. **26** (1914).
— Über Phänomenologie. Z. Neur. **82** (1923).
— Erinnerungen an Sigm. Freud. Bern: Francke 1956.
Binswanger, O.: Die Hysterie. Wien: Alfr. Hölder 1904.
— Zit. nach Neisser, Berl. klin. Wschr. **1905 II**, 1445.

Binz: Zit. nach Pharma-Medico (Ysatfabrik) Okt. 1940.
Biran, S.: Betrachtungen zur psychosomat. Medizin. Ref. Zbl. Neur. **134**, 410.
Bircher, E.: Recension. Schweiz. med. Wschr. **1931**, 617.
Birkelo u. Mitarb.: Zit. Med. Periskop (Ingelheim) **1952**, 153.
Birnbaum, K.: Ref. Zbl. Neur. **33**, 403.
— Besprechung von Jaspers. Neurol. Zbl. **1920**, 718.
— V. d. Geistigkeit d. Geisteskr. etc. Z. Neur. **77** (1922).
— Der Aufbau der Psychose. Berlin: J. Springer 1923.
— Die neuen Forschungsbestrebungen i. d. Psychiatr. Mschr. Psychiat. Neurol. **54** (1923).
Bischof, M.: Gelenkrheumatismus etc. Pro Medico **1948**, H. 6.
Bittorf: Über die Beziehungen d. ... ektodermalen Keimblattschwäche zur ... Tabes. Dtsch. Z. Nervenheilk. **28** (1905).
Bjelous, D.: Über d. Zusammenhang zw. M. Based. u. Tabes dorsalis. I. D. Berlin 1913; ref. Zbl. Neur. **1916**, 910.
Blau, J. N., and C. W. M. Whitty: Familiäre hemiplegische Migräne. Lancet **1955 II**, 1115; ref. Zbl. Neur. **135**, 302.
Bleakley: Zit. Hb. d. Erbbiol. IV/2, 803.
Bleuler, M.: Krankheitsverlauf, Persönlichkeit und Familienbild Schizophrener. Leipzig: Georg Thieme 1940.
Bloch, Br.: Diathesen i. d. Dermatolog. Verh. dtsch. Kongr. Inn. Med. **1911**, S. 96.
— Ekzem u. Diathese. Z. klin. Med. **99** (1923).
— Über d.Beziehungen zw.Hautkr.u.Gesamtorganismus. Karlsbader Vorträge Bd.9. Jena 1928.
Block, W.: D. Bedeutung d. veget. N.-Systems beim Zustandekommen örtl. Erfrierungen. Arch. klin. Chir. **204** (1942); ref. Zbl. Neur. **104**, 180.
— Ref. Zbl. Inn. Med. **1943**, 16.
— Periphere Gefäße. Hb. d. Unfallhk. 2. Aufl. Bd. 1. Stuttgart: F. Enke 1955.
Blotevogel, H.: Zit. nach Hoede.
Boas: Zit. nach Rütimeyer, Hb. d. Inn. Med. 1. Aufl. III, S. 802.
Bock: Zentrale Pneum. u. Oberlapp.pneum. Med. Welt **1936**, 778.
Bock, H. E.: Morbus Werlhof und Schwangerschaft. Dtsch. med. Wschr. **1952**, 437.
Bode, O. B., u. F. Knop: Über Aortenisthmusstenose. Arch. klin. Med. **163** (1929).
Bodechtel, G.: Z. Klinik des veget. Nervensystems. Verh. dtsch. Ges. Inn. Med. **1948**, 57.
Bodechtel u. Guttmann: Diffuse Sklerose. Z. Neur. **138** (1932).
Boecker, J. E.: Zbl. Bakt. usw. **140** (1937).
Böhm, F.: Über ... Vorkommen isolierter Dünndarmtbc b. Geschwistern. Beitr. Klin. Tuberk. **110** (1953).
Böhmig: Zit. nach Starlinger u. Frisch.
Böhmig, R., u. P. Klein: Zit. nach W. Brehmer. Zbl. Bakt. **162** (1955).
Böhning, Fr.: Diphtherie u. Konstitution. Leipzig: Georg Thieme 1937.
Boeters, H.: Vollständige Remiss. ... bei juven. Paralyse. Münch. med. Wschr. **1937**, 935.
Böttner, H.: Dystrophia ontogenetica. Monogr. Med. Klin. **71**, 4 (1948).
Bogaert, L. van: Essai d'interprétation des manifestations nerveuses ... au cours de la vaccination etc. Rev. neurol. **1932 II**, Nr. 1.
— Die Entmarkungskrankheiten. Nervenarzt **1935**, 361.
— Zit. Zbl. Neur. **131**, 400.
Bohart: J. Amer. med. Ass.; zit. nach Schmorl u. Junghanns.
Bohm, K.: Allergisches Sulfonamidfieber. Ärztl. Wschr. **1949**, 298.
— Üb. Ätiolog. u. Pathogen. d. Spondylarthrit. ankylopoet. Fortschr. Med. **1954**, 145 u. 223.
— Agranulocytose nach Leukomycintropfen. Fortschr. Med. 7. 4. 56.
Bohm, K., u. G. Imholz: Thyreostatische Behandlung in d. Schwangersch. Dtsch. med. Wschr. **1957**, 846.
Bohm, K. u. W. Tränkle: Grippe u. Konstitution. Ärztl. Wschr. **1955**, Nr. 12.
Boller, R.: Diabetes mellitus. Wien u. Innsbruck: Urban & Schwarzenberg 1950.
Bommer, S.: Hered. progress. Teleangiektasien. Derm. Wschr. **98** (1934).
Bonano, A. M.: Zit. Kongreßzbl. inn. Med. **68** (1933).
Bonhoeffer, K.: Die exogenen Reaktionstypen. Arch. Psychiat. Nervenkr. **58** (1917).
— Die Psychiatrie u. Neurologie in der Neuordnung des medizinischen Studiums. Mschr. Psychiat. Neurol. **48** (1920).

BONNAMOUR: Précis des maladies des vieillards. Paris 1912.
BONNET u. WERTHEIMER: Syndrome des sclérotiques bleus. Ref. Zbl. Ophthal. **34**, 533.
BOOTH, G. C.: Personality and chron. arthritis. J. nerv. ment. Dis. **85** (1937).
BOPP, L.: Individuum u. Gemeinschaft im Katholizismus. In BRUGSCH-LEWY IV. Berlin-Wien 1929.
BORAK, J.: Die Behandlung klimakterischer Ausfallserschein. Münch. med. Wschr. **1924**, 864.
BORCHARDT, L.: D. veget. u. somat. Funktionsstörungen d. Organe. Med. Klin. **1925**, 1347.
— Konstit. u. innere Sekret. Halle: Carl Marhold 1926.
— Klinische Konstitutionslehre. 2. Aufl. Berlin-Wien 1930.
BORDEU: Zit. nach OBMANN.
BORMANN, F. v.: Zit. nach MOMMSEN.
— Zur Frage der Ätiologie der sog. „malignen" („invasiven") Di. Ergebn. Inn. Med. Kinderheilk. **45** (1933).
BORNEMANN: Zit. nach W. HERGT.
BORNEMANN, E.: Psychologie der Ermüdung. Psychol. u. Praxis. **1956**, 57.
BORST, M.: Zur path. Anat. ... d. Mult. Skl. Zieglers Beitr. **21** (1897).
— Ärztebl. für Berlin **1938**, Nr. 19.
BOSTROEM, A.: Über die Auslösung endogener Psychosen durch beginnende paralyt. Hirnprozesse. Arch. Psychiat. Nervenkr. **53** (1929).
— D. progr. Paralyse. Hb. d. Geisteskr. Bd. 8, Springer 1930.
— Demonstr. Dtsch. med. Wschr. **1938**, 107.
— Atypische Schizophrenien u. schizophrenieähnliche Erkrankg. im Erbgesundheitsverfahren. Dtsch. med. Wschr. **1938**, 892.
BOUCHARD: Zit. nach LUSTIG.
BOURGIGNON: Zit. nach MOSER, Hb. d. Neurol. 13, 939.
BOUTROUX, EM.: Die Kontingenz d. Naturgesetze. Jena: E. Diederichs 1911.
BOWERS, V. M., u. D. N. DANFORTH: D. Bedeutung d. Poliomyelitis in der Schwangersch. Ref. Dtsch. med. Wschr. **1953**, 1453.
BOWMAN, K. M.: Modern concept of the neurose. J. Amer. med. Ass. **132**, 555; ref. Nervenarzt **1947**, 238.
BOYD, A. D., and L. W. NIE: Congen. univers. indiffer. to pain. Ref. Zbl. Neur. **109**, 302.
BOY-ED, IDA: Das Martyrium d. CHARL. STEIN. Stuttgart und Berlin: Cotta'sche Buchhdlg. Nachf. 1920.
BRANDER, T.: Über d. Zwillingsforschung etc. Acta paediat. (Uppsala) **21** (1937).
BRANDT, R.: Z. Konstit.-Lehre **17** (1932).
BRANDT, ROB.: Konstitution b. Hautkrankheiten. Wien. klin. Wschr. **1935**, Nr. 1 u. 2.
BRAUER, L.: Über Graviditätshämoglobinurie. Münch. med. Wschr. **1902**, 825.
BRAUN: Zit. nach ROMMELSPACHER.
BRAUN, E.: Psychogene Reaktionen. Hb. d. Geisteskrankh. V. Berlin 1928.
— Die neurasthenische Reaktion. Hb. Neur. 17. Berlin: J. Springer 1935.
BRAUN, H., K. HOFMEIER u. G. v. HOLZHAUSEN: Die Vererbungsfrage in d. Lehre v. d. Immunität etc. Hb. d. pathog. Mikroorganismen (KOLLE-KRAUS-UHLENHUTH). 3. Aufl. I/2. Jena-Berlin-Wien 1929.
BRÄUNING, H.: Lungentbc. u. Schwangersch. Leipzig: Georg Thieme 1935.
BRAV, A.: Ophthalmoplegic migraine. Ref. Neur. Zbl. **1914**, 922.
BREITBACH, TH.: Zur Kenntnis d. tabesähnlichen multiplen Sklerose. Dtsch. Z. Nervenheilk. **72** (1921).
BREITMANN, M.: Funktionelle Diagnostik der endokrinen Erkrankungen. In: M. HIRSCH, Hb. d. Inn. Sekretion III/2. Leipzig: C. Kabitzsch 1928.
BREMER, F. W.: Klin. Untersuchungen z. Ätiol. d. Syringomyelie. Dtsch. Z. Nervenheilk. **95** (1926).
— Funikuläre Spinalerkrankung. Hb. d. Neurol. 13.Springer 1936.
BRENTANO, C.: Mod. Diab.probleme. Dtsch. med. Wschr. **1935**, 413; zit. nach UMBER 1936.
BREUER, I., u. S. FREUD: Studien über Hysterie. 2. Aufl. Wien und Leipzig: Franz Deuticke 1909.
BREYER, H.: Die Unempfindlichkeit des Kranken etc. Z. ärztl. Fortbild. **1936**, 65.
BRINKMANN, E.: Atyp. Verlaufsformen d. Herzinfarktes. Med. Klin. **1954**, 1717.

Brock, J.: Rekonv. Serum Beh. d. Enceph. etc. Klin. Wschr. **1931**, 1574.
— Das Bronch. Asthma u. s. Bhdlg. Ergebn. Inn. Med. Kinderheilk. **65** (1945).
— Hamburger Ärztebl. Jan. 1951.
Broser, Fr.: Schwangersch. u. Scalenusyndrom. Nervenarzt **1953**, 225.
Broussais: Zit. nach Rössle 1932.
Brouwer, B.: Über eine besondere, der Friedreichschen Tabes nahestehende Form familiärer Sclerosis multiplex. Z. Neur. **148** (1933).
Browne, F. J.: Chron. Hypertens. u. Schwangersch. Ref. Dtsch. med. Wschr. **1947**, 686.
Brück, D.: D. Fokallehre. Heidelberg: Dr. Alfr. Hüthig 1952.
Brugger, C.: Famil.untersuchungen b. Alkoholdeliranten. Z. Neur. **151** (1934).
— D. Vererbg. d. Schwachsinns. Hb. d. Erbbiol. V/2. Springer 1939.
Brugsch, Th.: Ziel u. Wege d. Konstitutionsforschung od. die Personallehre. Med. Klin. **1922**, 1082.
— Allgem. Prognostik. 2. Aufl. Berlin-Wien: Urban & Schwarzenberg 1922.
— Die Morphologie der Person. In: Biologie d. Person (Brugsch-Lewy) II. Berlin-Wien: Urban & Schwarzenberg 1931.
Brugsch, Th., u. F. H. Lewy: Vorwort zu „Biologie d. Person" Bd. 1. Berlin-Wien: Urban & Schwarzenberg 1925.
Bruhns: Lehrb. d. Haut- u. Geschl. Kr. (Riecke). 5. Aufl. 1920.
Brummer, H.: Otogene endokranielle Erkrankungen. Hb. d. Neurol. 10. Berlin Springer 1936.
Bruno, Giordano: Zit. nach R. Oppenheimer.
Bücher, J.: Zur Symptomatologie d. ... amyotr. Lat.sklerose. Arch. Psychiat. Nervenkr. **66** (1922).
Büchmann, P., u. G. Schenz: D. essent. Eisenmangelanämie. Studienreihe Boehringer, Mannheim.
Büchner, F.: Allgem. Patholog. Urban & Schwarzenberg 1950, 2. Aufl. 1956.
— Vom geistigen Standort d. mod. Med. Frbg. i. B.: H. F. Schulz 1957.
Büdinger: Über tabische Gelenkerkrankungen. Wien u. Leipzig 1896.
Bürger, M.: Die Infektionskrankh. u. ihre Abwehr in Leipzig. Z. Inn. Med. **78** (1946).
— Altern u. Krankh. Georg Thieme 1947; 2. Aufl. 1954.
Bürgers, I.: Epidemiolog. d. Typhus-Erkrankgen. Zbl. Bakt. **140** (1937).
Büttner: Zit. nach Meyersohn. Z. Neur. **57**.
Bumke, O., u. E. Krapf: Vergiftungen durch anorgan. ... u. bakterielle Gifte. Hb. d. Neur. 13. Springer 1936.
Bunim, I. I., u. I. Rubricius: Bestimmung d. Schwangerschaftsprognose bei rheumat. Herzfehler. Ref. Dtsch. med. Wschr. **1948**, 386.
Buresch, E.: Warum keine „Mitverursachung"? Med. Sachverständige **1955**, Nr. 7.
Burger: Krebs u. Schwangerschaft. Fragenbeantwortg. Dtsch. med. Wschr. **1951**, 813.
Burghard, E.: D. Therap. d. ... Bronch. d. Kindesalters. Med. Welt **1932**, No. 25.
Burkhardt, L.: Anatomisch-statistische Untersuchungen zur Konstitutionspathologie. Z. menschl. Vererbgsl. **23** (1939).
— Beziehungen zw. Diabetes u. Tbk. Ergebn. ges. Tuberk.-Forsch. **11**.
Buschke: Zit. nach Königstein u. Wertheim.
Butzengeiger: Zit. nach Gleichmann.
Buytendijk, F. J. J.: Das eigene Herz. Cardiologia (Basel) **16** (1950); ref. Zbl. Neur. **115**, 184.
Cahn, A.: Zur 100. Wiederkehr von A. Kussmaul's Geb.Tag. Klin. Wschr. **1922**, 385.
Cantani: Zit. nach Gudzent 1928.
Cargill u. Beeson: Zit. nach Gsell.
Carrel, A.: Der Mensch, das unbekannte Wesen. Übers. v. W. E. Süskind, 21.—30. Tausd. 1950.
Cassirer, R.: Die vasomot.-trophischen Neurosen. 1. Aufl. Berlin: Karger 1901. 2. Aufl. 1912.
— u. R. Hirschfeld: Vasomot.-trophische Erkrankungen. Hb. Neur. XVII. Berlin, Springer 1935.
Castaigne u. Rathery: Du rôle de l'hérédité en pathologie rénale. Sem. méd. (Paris) **1904**, Nr. 45.
Catola: Sclérose en plaques etc. Nouv. Iconogr. Salpêtrière. 18, 885 (1905).
Catsch, A.: Die Fibrae medullares retinae etc. Z. menschl. Vererb.- u. Konstit.-Lehre **24** (1939).

CEDERBERG: Zit. nach CASSIRER u. HIRSCHFELD.
CERVÓS-NAVARRO, J.: Alte Hirnkontusion als lokalisierender Faktor etc. Dtsch. Z. Nervenheilk. **174** (1955/56).
CHAJES, B.: Multiple neurot. Hautgangrän. Neur. Zbl. **1918**, 526 (Orig.).
CHARCOT, J. M.: Leçons du Mardi à la Salpêtrière. Paris: E. Lecrosnier et Babé Ed. 1889.
CHARRIN u. Mitarb.: Zit. nach E. WIELAND.
CHAUFFARD, P. E.: Principes de Pathologie générale. Paris: F. Chamerot 1862.
CHIARI, H.: Verh. dtsch. path. Ges. 1910.
— Pathogenese d. rheumat. Erkrankungen. Wien. klin. Wschr. **1950**, 749.
— Zit. nach HRCH. CURSCHMANN.
CHRISTENSEN, O., u. J. E. HOLST: 3 Fälle v. Coma diab., kompliz. mit Azotämie. Z. klin. Med. **111** (1929).
CHVOSTEK, F.: Zur Pathogenese der Lebercirrhose. Wien. klin. Wschr. **1922**, 381.
— Zit. nach NOTHMANN, Hb. d. Neur. XV, Springer 1937.
CIMBAL, W.: Konstitutionstherapie als Gesundheitspflege. Theorie u. Praxis in d. Medizin (Nordmark) 1936, 241.
CLANCY, J. F.: Huntington'sche Chorea mit Endocarditis ect. Ref. Zbl. Neur. **48**, 806.
CLARAS: Zit. nach JUL. BAUER 1921, S. 294.
CLARK u. SHARP: Zit. nach JUL. BAUER 1921.
CLARKE: Zit. nach H. OPPENHEIM 1913.
CLAUSEN, W.: Netzhautablösung. In: „Erbleiden des Auges". Leipzig: Georg Thieme 1938.
CLEMENT, G.: Über seltenere Formen ... v. Krebs u. Tbc. Virchows Arch. path. Anat. **139** (1895).
CLUTE, H. M., u. D. H. DANIELS: Hyperthyreoidism. u. Schwangerschaft. Ref. Zbl. Neur. **56**, 843.
COCCHI, K.: Woran stirbt d. Krebskranke? Strahlenther. **69** (1941).
COHN, TOBY: Leitfaden der Elektrodiagnostik. 7. Aufl. S. Karger 1924.
— 1910, zit. nach EULENBURG u. COHN.
COLE, N. N., F. PLOTKE, E. W. THOMAS u. K. H. JENKINS: Penicill.-Behdlg. d. Syphilis in d. Schwangerschaft. Ref. Dtsch. med. Wschr. **1949**, 1217.
COLVERT, J. R., u. C. H. BROWN: Rektumpolypen ... u. ihre Beziehungen zum Rektumkarzinom. Ref. Dtsch. med. Wschr. **1948**, 221.
CONNER: Zit. nach PREUSS u. JACOBI.
CONOR: Phénomènes de sclérose en pl. consécutifs à une fièvre typhoide. Gaz. des Hôp. **1904**, 447.
CONRAD, K., u. B. OTT: Über Beziehungen zw. neuraler Muskelatrophie etc. Med. Klin. **1955**, 638.
CONRADI, JOH. WILH. HRCH: Hb. d. allg. Pathol. 4. Aufl. Marburg: Chr. Krieger u. Co. 1826.
CONSTAM, G. K.: Das Pankreas. In: LABHARDT 1957.
CONSTAM, HOCHSTRASSER u. SINNER: Schweiz. med. Wschr. **1954**, 1233; zit. Dtsch. med. Wschr. **1956**, 97.
CORDIER, J.: Die Einfl. d. Psychischen auf d. länger dauernde Invalidität. Ref. Zbl. Neur. **125**, 408.
CORNBLÉET, TH.: Die Einfl. d. Schwangersch. auf Erkrankungsformen d. apokrinen Schweißdrüsen. Ref. Dtsch. med. Wschr. **1952**, 665.
CORVISART: Zit. in „Triangel". Wissensch. Mitt. Sandoz-A.-G. **1953**, H. 2.
COULIN, F. M.: Glykosurie, Schilddrüsenerkrkg. u. Diab. Ref. Zbl. Neur. **52**, 121.
CRAMER, A.: Zur Symptomatologie u. Therapie d. Angst. Dtsch. med. Wschr. **1910**, 1473.
CREUTZFELDT, H. G.: Histolog. Besonderheiten d. nervösen Zentralorgane. Hb. BETHE-BERGMANN IX, Springer 1929.
CREUTZFELDT, H. G., F. CURTIUS u. K. H. KRÜGER: Zur Klinik, Histologie u. Genealogie d. Déjerine-Sottas'schen Krankh. Arch. Psychiat. Nervenkr. **186** (1951).
CRINIS, M. DE: Über d. Beeinfl. d. histol. Bildes des ZNS durch humorale Einflüsse. Mschr. Psychiat. Neurol. **58** (1925).
CRUCHET, R.: Les Règles de la Pensée en Médecine. Paris: Masson et Cie. 1955.
— Titres et Travaux scientifiques. Bordeaux: Imprim. Gounouilhow 1920.
CRUVEILHER: Zit. nach HILTY.
CULLEN: Zit. nach OBMANN.

CURSCHMANN, HANS: Zur Frage der „Myohypertrophia kymoparalytica“ H. OPPENHEIM. Zbl. Neur. **34**, 346 (1915).
— Üb. kortikale u. genuine Epil. i. d. Schwangersch. Dtsch. Z. Nervenheilk. **75** (1922).
— Über Tabes dorsalis. Dtsch. med. Wschr. **1923**, 213.
— Über klimakterische Beschwerden. Med. Klin. **1927**, 1759.
— Klinik der Myopathien. Hb. d. Neurol. **16**. Berlin: Springer 1936.
— Lehrb. d. Diff.-Diagnostik Innerer Krankh. 8. Aufl. Berlin: J. Springer 1937.
— Über einige seltene Formen der Migräne. Dtsch. Z. Nervenheilk. **54**; ref. Zbl. Inn. Med. **37**, 731.
— Ref. bei CURTIUS u. KRÜGER.
CURSCHMANN, HRCH.: D. Unterleibstyphus. In: NOTHNAGEL, Spez. Path. u. Therap. III/1 1902.
CURTIUS, F.: Die hereditäre Ätiolog. d. Beinphlebektasien. Arch. klin. Med. **162** (1928).
— Septumvarizen u. Oslersche Krankh. Klin. Wschr. **1928**, 2141.
— Multiple Sklerose und Erbanlage. Leipzig: Georg Thieme 1933.
— Erbbiol. Strukturanalyse u. Krankheitsforschung. Z. Morph. u. Anthrop. **34** (1934).
— Mschr. Krebsbekämpf. **3** (1955).
— Die Erbkrankheiten des Nervensystems. F. Enke 1935.
— Klinische Symptomatologie im Lichte der Konstit.- u. Vererbgs.-Forschg. Forsch. u. Fortschr. **1938**, Nr. 18.
— Die entspannungs- u. psychotherapeutische Asthmabehandlung. Die Heilkunst **1952**, Nr. 2.
— Die persönl. Krankh. im Lichte d. neueren Konstitutionsforschung. Regensb. Jb. ärztl. Fortbild. **3** (1953).
— Klinische Konstitutionslehre. Springer-Verlag 1954.
— Psyche u. Schmerz. Med. Klin. **1955**, 1691.
CURTIUS, F., u. R. ADAM: Über psychogene u. funkt. Erkrankungen i. d. inn. Med. Arch. klin. Med. **196** (1949).
CURTIUS, F., u. H. FEIEREIS: Zwillingsuntersuchungen beim vegetativ-endokrinen Syndrom der Frau. Z. Kreisl.-Forsch. 1959.
CURTIUS, F., u. W. KÄRST: Abdominaltyphus u. Konstitution. Z. menschl. Vererbg.- u. Konstit.-Lehre **29** (1949).
CURTIUS, F., u. G. KORKHAUS: Klinische Zwillingsstudien. Z. Konstit.-Lehre **15** (1930).
CURTIUS, F., u. J. LORENZ: Über d. Status dysraphicus. Z. Neur. **149** (1933).
CURTIUS, F., u. H.-G. ROHRMOSER: Über Krankheitskombinationen. Z. ges. Inn. Med. **1949**, 721.
— — Zur Psychotherapie der Colitis ulcerosa. Dtsch. med. Wschr. **1955**, 105
CURTIUS, F., u. H. SCHLOTTER: Zur Klin. u. Erbbiol. d. Tabes juven. Dtsch. Z. Nervenheilk. **134** (1934).
CURTIUS, F., H. SCHLOTTER u. E. SCHOLZ: Tabes dorsalis. Leipzig: Georg Thieme 1938.
CURTIUS, F., u. R. SCHWANDT: Zur Klinik u. Nosologie d. infantilen Muskeldystrophie. Z. Neur. **176** (1943).
CURTIUS, F. K. H. STÖRRING u. K. SCHÖNBERG: Über Friedreichsche Ataxie u. Status dysraphicus. Z. Neur. **153** (1935).
CURTIUS, F., u. R. STREMPEL: Gleichzeitiges Vorkommen von M. Recklinghausen u. Epidermolysis . . . in einer Famil. Dermat. Z. **51** (1928).
CURTIUS, F., u. M. WALLENBERG: Über die Entstehung des Pneumoniedelirs. Dtsch. Arch. klin. Med. **176** (1933).
CURTIUS, F., J. WILCKHAUS u. F. GRÜHN: Beiträge zur Klinik der Hepatitis. Med. Klin. **1952**, Nr. **11** u. 12.
CUSHING u. BAILEY: Zit. nach YASKIN.
CZERNY, A.: Zit. nach BERGMANN u. KOCHMANN.
— Die exsudat. Diathese. Jb. Kinderheilk. **61** (1905).
CZERNY-WALDVOGEL, M.: Zur Frage d. kongen. Schmerzindifferenz etc. Ann. paediat. (Basel) **178**, 65 (1952).
DAHLMANN: Zit. nach EUFINGER u. EICHBAUM.
DAHR: Münch. med. Wschr. **1931**, 921.
DAILEY, M. E., u. R. C. BENSON: Hyperthyreoidism. in der Schwangerschaft. Ref. Dtsch. med. Wschr. **1952**, 1036.
DAWIDENKOW, S.: Über die neurot. Muskelatrophie. Z. Neur. **108** (1927)
DAVIS, M. E., u. R. F. WORTMANN: Subac. bact. endocard. during pregnancy. Amer. J. Obstet. **53** (1947).

DAVISON, CH., u. M. KESCHNER: Myelit. and myelopath. lesions. Arch. Neur. **30** (1930).
DEARBORN, G.: A case of congenit. pure analgesia. Ref. Zbl. Neur. **65**, 39.
DEBRUNNER, H.: Zit. nach STARLINGER u. v. FRISCH.
— D. Klin. u. Bhdlg. d. örtl. Erfrierg. Bern: Huber 1941.
DECANEAS, D., u. K. UIBERRAK: Studie üb. die verschiedene Insulinempfindlichkeit der Diabetiker. Klin. Wschr. **1940**, 347.
DECOURT, J.: Biotypologie sexuelle. In: Traité d. Biotypologie (PENDE-MARTINY). Paris: G. Doin 1955.
DEGKWITZ, R.: Akute Infektionskrankheiten des Kindesalters. In: Lehrb. d. Kinderheilk. 2. Aufl. Springer 1942.
DEHIO: Zit. nach OPPENHEIM (1913).
DEIST: Zit. nach TISCHENDORF u. LEGRAND.
DELFF: Joh. Bapt. von HELMONT. Allg. dtsch. Biogr. **11** (1880).
DELIJANNIS, G.: Eine pneumonieartige Verlaufsform der Tbc beim Diabetiker. Med. Klin. **1937**, 668
DELIJANNIS, G., u. G. PETASSIS: Klin. Erfahrungen an tuberkulösen Diabetikern. Wien. klin. Wschr. **1932**, Nr. 29.
DEMANT: Zit. nach KELLER (1936).
DEMME, H.: Vorstadien der progressiven Paralyse. Dtsch. med. Wschr. **1936**, 1405.
DENCKER, S. J.: A twin study in mild organic deterioration. Proceed. of the first internat. congr. of human genetics (Kopenhagen). Basel u. New York: S. Karger 1957.
DENNIG, H.: Inf. Krankheiten. In: Lehrbuch d. Inn. Med. Stuttgart: Georg Thieme 1950.
DENNIG, H., u. F. BÖCK: Subak. bakterielle Endokarditis und Schwangerschaft. Dtsch. med. Wschr. **1955**, 1072.
DENZER, H. W.: Über die Standardisierung des Tierversuches in der Experimentalmedizin. Klin. Wschr. **1942**, 126.
DERBOLAV, A.: Tbc. u. Schwangerschaft. Ref. Med. Z. Nov. **1944**, 76.
DESHAIES, G.: D. erbl. Alkoholismus. Ref. Zbl. Neur. **103**, 710.
DESSAUER, FR.: Zehn Jahre Forschg. auf d. phys.-med. Grenzgebiet. 1931.
DESSOIR, M.: Buch d. Erinnerungen. Enke 1946.
DETERMANN: Zur Kenntn. von Überlagerungen organischer Nervenerkrankungen durch Hysterie. (Orig.) Neur. Zbl. **1897**, 578.
DEUSSEN, J.: Diff. diagn. Schwierigkeit bei einem Fall v. Stirnhirntumor. Z. Neur. **168** (1940).
DIBOLD, H.: Über Magenbeschwerden bei Diabetikern. Med. Klin. **1933**, Nr. 48.
— Einfl. d. Niereninsuffizienz auf d. Diabetesverlauf. Arch. klin. Med. **178** (1936).
DIECKMANN, H.: Migräne u. Epilepsie. Verh. Dtsch. Ges. Inn. Med. **1955**, 114.
DIEHL, K.: Erbbiologie u. Erbpatholog. d. Lungenapparates. Hb. d. Erbbiol. IV/1. Berlin 1940.
DIEHL, K., u. O. v. VERSCHUER: Zwillingstuberkulose. Jena: Gust. Fischer 1933.
DIEPGEN, P.: Krankheitswesen u. Krankheitsursache. Arch. Gesch. d. Med. 17 (1925).
— Virchows Archiv als Spiegel der Medizin seiner Zeit. Virchows Arch. path. Anat. **315** (1948).
DIETEL, H.: Hepatitis epid. in d. Schwangersch. Z. Geburtsh. **128** (1947).
DIETRICH, A.: Patholog. Anatomie. **3**. u. **4**. Aufl.
DIETZE, A.: In: MEYERINGH-DIETZE Slg. versorgungs- u. sozialgerichtsärztlicher Gutachten etc. Stuttgart: Georg Thieme 1956.
DIEZEL: Über Einwirkung von Pyrifer auf das veget. Nervensyst. Ärztl. Forsch. **1950**, H. 14.
DILTHEY, W.: Beiträge zum Studium der Individualität. Preuß. Akad. Wiss. **12**, **13**, 295 (1896).
DINGLER, H.: Theorie und Empirie. Kantstudien 28 (1923).
DIPPEL, A. L.: Schwangerschaft nach Nephrektomie. Ref. Dtsch. med. Wschr. **1951**, 1480.
DÖRING, G.: GUST. RICKER. Arch. Psychiat. Nervenkr. **182** (1949).
DOERR, R.: Allg. Lehre v. d. Infektions-Kr. Lehrb. d. Inn. Med. 3. Aufl. Springer 1936.
DOERR, W.: Grenzen d. Geschwulstdiagnostik. Schlesw. Holst. Ärztebl. Aug. 1958.
DOMARUS, A. v.: Grundr. d. Inn. Med. 18. Aufl. Springer 1943.
— Vgl. v. MÜLLER, FR.: Epilog zu FR. v. MÜLLERS Lebenserinnerungen. München: J. F. Lehmann 1951.
DOMNICK, O. u. G.: Das cervikale Unterdrucksymptom. Stuttgart: F. Enke 1955.
DORNO: Zit. nach GG. MAURER.
DOVE, A.: LEOP. v. RANKE. Allg. dtsch. Biogr. **27** (1888).

Draper, G., C. W. Dupertuis and J. L. Caughey: Human constitut. in clin. med. New York-London: Paul B. Hoeber 1944.
Dresel, K., u. Fr. Himmelweit: Vegetatives System u. Person. In: Biol. d. Person III. Berlin-Wien: Urban & Schwarzenberg 1930.
Dretler, J.: Über paranoide Symptomenkomplexe im Verl. d. Encephal. epid. Ref. Zbl. Neur. **67**, 91.
Driesch, H.: Lebenserinnerungen. München-Basel: E. Reinhardt 1951.
Drigalski, W. v., u. H. Martin: Zur Klinik des Typhus abdominalis. Klin. Wschr. **1942**, 156.
Dubitscher, F.: Der Schwachsinn. Leipzig: Georg Thieme 1937.
— Grenzen bei der Anwendung des Begriffs der „Verschlimmerung". Dtsch. med. Sachverst. Febr. 1955.
Dubois, M.: D. . . . Kreuzschmerzen. Schweiz. med. Wschr. **1936**, 1118.
Dürck: Zit. nach O. Lentz.
Dujardin, B.: Les crises . . . du tabes. Ann. Mal. vénér. **1927**.
Duken: Arch. Kinderheilk. **47** (1929).
Dunin, Th.: Über habituelle Stuhlverstopfung. Berl. Klin. 1891.
Duvoir, M., L. Pollet u. M. Cachin: Zit. Hb. d. Neur. XV, 366.
Eberhardt, F.: Mschr. Krebsbekämpf. 1934.
Ebers, N.: Ein Beitr. z. Frage d. Einflusses einer Lungenschußverletzung auf eine . . . Lungentbc. Dtsch. Tuberk.-Bl. **1941**, H. 5.
Ebstein, W.: In: Ärztememoiren aus 4 Jahrhunderten. Springer 1923.
Eckardt, H.: Körperl. Mißbildungen. In: Hb. d. Erbkrankh. Bd. 6. Leipzig: Georg Thieme 1940.
Eckert: Über Bronchopneumonien d. Kinder. Z. ärztl. Fortbild. **1929**, 116.
Eckstein, A.: Encephalitis im Kindesalter. Ergebn. Inn. Med. **36** (1929).
— In Hb. d. Kinder-Tbc (Engel-Pirquet) II 1505. Leipzig: Georg Thieme 1930.
Edel, W.: Über d. locus minor. resist. hereditar. d. Lunge etc. Brauers Beitr. **50** (1922).
Edelhoff, J.: Lunatummalacie u. Konstitution. Mschr. Unfallheilk. **58** (1955).
Edens, Z.: D. Krankheiten d. Herzens. Springer 1929.
— Ref. Zbl. Inn. Med. **52**, 549 (1931).
— Über Angina pect. vasomotor. Münch. med. Wschr. **1932**, 1874.
Edge, J. R.: Lungentbc. u. Schwangerschaft. Ref. Dtsch. med. Wschr. **1952**, 888.
Edinger u. Helbing: Verh. 16. Kongr. Inn. Med. (1898).
Effkemann, G.: Das Verhalten allergischer Krankheiten während der Schwangerschaft. Geburtsh. u. Frauenheilk. **10** (1950).
Ehrenberg, R.: Theoretische Biologie. Springer 1923.
Ehrlich, Z.: Unfallheilk. **1931**, H. 8.
Ehrmann: Zit. nach Königstein u. Wertheim.
Eichholtz, F.: Lehrb. d. Pharmakol. 5. A. Springer 1947.
Eichhorst, H.: Klinische Erfahrungen über wiederholtes Erkranken an Abdom.typhus. Virchows Arch. path. Anat. **111** (1888).
— Zit. nach Weitz (1936).
Eickhoff, Cl.: Unsere Erfahrgen. b. . . . Bronch. ect. Dtsch. med. Wschr. **1928**, 1841.
Eickstedt, E. v.: Anlage u. Durchführung v. rassenkundlichen Gauuntersuchungen. Z. Rassenk. **2** (1935).
— Rechnen od. Sehen? Bemerkg. z. Meth. d. Rassensystematik. Z. Rassenk. **10** (1939).
Eigler, G., u. H.-G. Boenninghaus: Parotisschwellungen bei Dystrophikern. Ärztl. Wschr. **1948**, S. 45.
Eiselsberg, v.: Lebensweg eines Chirurgen. Innsbruck: Dtsch. Alpen-Verlag 1939.
— Zit. nach O. Marburg.
Eitinger, L.: Anorexia nervosa. Ref. Zbl. Neur. **117**, 97.
Eller, W. C.: Cerebrovascular complications of pregnancy. Ref. Zbl. Neur. **105**, 103 (1949).
Elmer, W., u. L. Ptaszek: D. Einfl. d. Insulins auf d. klin. Verlauf der durch Diabetes komplizierten Basedow'schen Krankh. Ref. Zbl. Neur. **52**, 280.
Elphindone, N.: Thiouracil i. d. Schwangerschaft. Ref. Dtsch. med. Wschr. **1953**, 1616.
Engel, Fel.: Vergleichend statist. Untersuchungen üb. d. Verwertbarkeit v. Fam.-Anamnese u. Eigenuntersuchungen. Z. menschl. Vererb.- u. Konstit.-Lehre **25** (1941).
Engel, R.: Über Krampfbereitsch. Dtsch. med. Wschr. **1935**, 1038.

ENGEL: Zit. nach KELLNER (1936).
ENGELHORN: Zit. nach KYLIN.
ENGELMANN, F.: Üb. die kausale Bedeutung exogener Momente i. d. Ätiol. schizophrener Erkrankungen. Arch. Psychiat. Nervenkr. **84** (1928).
ENKE, W.: Zur erbbiol. Beurteilung postinfektiöser Psychosen. Z. Neur. **171** (1941).
ENTRES, J. L.: Zur Klinik u. Vererbung der Huntingtonschen Chorea. Springer 1921.
EPPINGER, H.: Thrombose u. Embolie. Wien. klin. Wschr. **1935**, Nr. 2.
— In: Lehrb. d. Inneren Med. 3. Aufl. Berlin: J. Springer 1936.
— Die Krankheiten der Drüsen mit innerer Sekretion. Lehrb. d. Inneren Med. II. Berlin: Springer 1936.
— Die Leberkrankheiten. Wien: Springer 1937 u. 1942.
— Zit. nach Lehrb. d. Inn. Med. (DENNIG). 1. Aufl. Bd. 1, 419.
EPPINGER, H., u. L. HESS: Die Vagotonie. Berlin 1910.
EPSTEIN, J. D.: Der Einfl. d. Bronchialasthmas auf d. Entstehung u. d. Verlauf d. Lungentbc. Tuberkulose **1931**, 186.
ERBSLÖH, J.: Ursachen u. Behandlung der Emesis . . . gravidarum. Therapeut. Ber. („Bayer") **1956**, H. 6/7.
ERDHEIM u. STUMME: Zit. nach R. SCHRÖDER (1949).
ESCHERICH, TH.: Was nennen wir Skrophulose? Wien. med. Wschr. 1909 Nr. 7.
ESSEN, K. W.: Kritisches zur Lehre der Fokalinfektion. Schlew. Holst. Ärztebl. Okt. 1951.
— Wandlungen i. d. Auffassung vom Wesen der Tetanie. Dtsch. med. Wschr. **1953**, 402.
ESSER, H., u. F.-E. SCHMENGLER: Über Myxoedem-Perniciosa, Arch. klin. Med. **193** (1948).
EUFINGER: Niere u. Schwangerschaft. In: Hb. SEITZ-AMREICH VI 1954.
EUFINGER, H., u. F. EICHBAUM: D. Verhalten d. arteriellen Blutdrucks im mensuell. Zyklus. etc. Klin. Wschr. **1929**, 442.
EULENBURG, A., u. T. COHN: Famil. dystroph. Heredodegeneration etc. Neurol. Zbl. **1911**, 963.
EULER, v.: Zit. nach FORSGREN (1935).
Europ. Kardiologen-Kongr. Stockholm 10.—14. Sept. 1956. „Notizen eines Beobachters".
EVANS, E., u. L. POHMANN: Totaler Herzblock in der Schwangerschaft. Ref. Dtsch. med. Wschr. **1951**, 1544.
EWALD u. HEFFTER: Zit. in Biologie d. Person IV, 13.
EWALD, G.: Psychosen bei akuten Infektionen etc. Hb. d. Geisteskr. VII/3. Berlin: J. Springer 1928.
— Das manische Element i. d. Paranoia. Arch. Psychiat. Nervenkr. **75** (1925).
EYRICH, M. u. H.: Zur Progn. d. epid. Encephal. Z. Neur. **117** (1928).
FABER, A.: Untersuchungen über die Ätiologie . . . d. angeb. Hüftverrenkung. Leipzig: Georg Thieme 1938.
— Exam. of pat. with bronch. Asthma. Acta allerg. (Kbh.) **11** (1957).
FAGERBERG, E.: A comparative examination between patients with endogenous and exogenous asthma. Acta allerg. (Kbh.) **12** (1958).
FAHR: Zit. nach HART (1923).
FAHR, TH.: Die Funktionsbehindg. d. Niere als hemmend. Moment b. d. Entwicklung v. Glomerulonephritis etc. Arch. klin. Med. **191** (1944).
FALTA, W.: D. Zuckerkrankh. 3. Aufl. Urban & Schwarzenberg 1944.
— Die Erkrankungen der Blutdrüsen. Hb. d. Inn. Med. 2. Aufl. IV/2. Berlin: Springer 1927.
FEER, E.: Die akuten Infektionskrankheiten. In: Lehrb. d. Kinderh. 6. Aufl. Jena: Gustav Fischer 1920.
FEHR, A.: Pleuracyste, eine Lungenmetastase vortäuschend. Dtsch. Z. Chir. **246** (1936).
FEIEREIS, H.: Beurteilg. u. Bhdlg. vegetat. Störungen i. d. Praxis. 2. Aufl. München: Riegersche Univ.-Buchhdlg. 1958.
FEIEREIS, H., u. W. KÄRST: Fokalsanierung und Entspannungsbehandlung bei vegetativer Labilität. Dtsch. med. Wschr. **1955**, Nr. 18.
FEINBERG: Zit. Hb. d. Erbkrankh. Bd. 3. Leipzig: Georg Thieme 1940.
FELSEN, J., u. W. WOLARSKY: Chron. ulceröse Colitis u. Schwangerschaft. Ref. Dtsch. med. Wschr. **1949**, 350.
FÉNYES, J.: Alzheimersche Fibrillenveränderungen etc. Arch. Psychiatr. Nervenkr. **96** (1932).
FELLINGER, K.: Endokrine Erkrankungen. In: Diabetes mellitus von R. BOLLER. Wien u. Innsbruck: Urban & Schwarzenberg 1950.

Ferger, O.: Über Diabetes mellitus als Zweitkrankheit. Z. klin. Med. **119**.
Ferreri, Gh.: D. chron. Mittelohreiterungen b. neuropath. Frauen. Ref. Zbl. Neur. **47**, 547.
Fett, A.: Lungentbc. u. Diabet. Z. Tuberk. **82** (1939).
Feuchtinger, O.: Fettsucht u. Magersucht. F. Enke 1946.
— Über die Behdlg. ... mit Sexualhormonen. Med. Klin. **1948**.
Feudell, P.: Die Bedeutung d. Schwangerschaft i. d. Pathogen. d. Poliomyelitis. Verh. d. dtsch. Ges. Inn. Med. **1955**, 243.
Fick, R.: Bemerkungen über Naturgesetz, Regel, Ursachenbegriff. Preuß. Akad. Wiss. **1921**, S. 285.
Ficker: Zit. nach Kisskalt (1929).
— Zit. nach Morgulis.
Finger: Zit. nach Königstein u. Wertheim.
Fischer u. Hein: Ref. Fortschr. Med. **1957**, 314.
Fischer, A. W.: Über d. locus minoris resistent. Zbl. Chir. **1934**, 1534 (Origin.).
Fischer, B.: In: Hb. Bethe-Bergmann, XIV/2. Berlin: Springer 1927.
— D. Begriff d. Krankh.ursache. Münch. med. Wschr. **1919**, 985.
Fischer, E.: Genetik u. Stammesgeschichte d. Wirbelsäule. Biol. Zbl. **53**, 206 (1933).
Fischer, H.: Zur Biolog. d. Deg. Zeichen. Z. Neur. **62** (1920).
Fischler: Berl. klin. Wschr. **1908**.
Flanders Dunbar, H.: Zit. nach W. Hergt.
Flatau, E.: D. Migräne. Monogr. Ges. geb. d. Neur. u. Psychiat. H. **2**.
Fleck, U.: Erbbiolog. Unters. im Hinblick auf d. Folgezustände d. Enceph.epid. Arch. Psychiat. Nervenkr. **79** (1927).
— Über d. psych. Veränderungen d. erwachsenen Metencephalitiker. Arch. Psychiat. Nervenkr. **80** (1927).
Fleischer, Br.: Typische Spaltbildungen (Kolobome) etc. Hb. d. Erbkr. Bd. 5. Leipzig: Georg Thieme 1938.
— Med. Welt **1935**, No 3.
Fleischer, F.: D. Vorkommen spasmophiler Erscheinungen beim Magengeschwür. Arch. Verdgs-Kr. **32** (1924).
Fleischmann: Zur Frage d. Gefährlichk. kleinster Quecksilbermengen. Dtsch. med. Wschr. **1928**. 305.
Flesch: Zit. nach Meggendorfer.
Flinck, M.: Schwangersch. bei einer Pat. mit postop. Tetanie. Ref. Dtsch. med. Wschr. **1949**, 1515.
Flörcken: Zit. nach W. Block.
Flynn, F. V., Ch. Harper u. P. de Mayo: Laktosurie u. Glykosurie in der Schwangersch. Ref. Dtsch. med. Wschr. **1954**, 263.
Focken, E.: Isthmusstenose d. Aorta u. septische Endocarditis. Z. klin. Med. **100** (1924).
Foerster, O.: Disk. Bmkg. Vhdlg. Ges. Dtscher Nervenärzte. Leipzig: Vogel 1928.
— Zit. nach Wexberg.
Foerster, Rud.: Psychologie d. Unfalls. Z. Neur. **15** (1913).
Ford, E. B.: In Sorsby, Clinical Genetics. London: Butterworth & Co. 1953.
Forsgren, E.: Über d. Insulinresistenz etc. Z. klin. Med. **129** (1935).
Foster: Amer. J. Sci. **169**, 1925; zit. nach Spang.
Fouché, H. H., u. P. K. Switzer: Schwangerschaft bei Sichelzellanaemie. Ref. Dtsch. med. Wschr. **1950**, 407.
Fouracre, H., u. M. E. Morgans: Durch Diab. kompliz. Schwangersch. Ref. Dtsch. med. Wschr. **1949**, 222.
Föllmer, W.: Zur isol. Facialisparese in d. Schwangerschaft. Medizinische **1957**, 1148.
Fraenkel, A.: Spez. Pathol. u. Therap. d. Lungenkr. Urban & Schwarzenberg 1904.
Fraenkel, E.: Begutachtg. b. Fällen v. Asthma bronch. Med. Klin. **1931**, 1183.
Frank, A.: Herpes zoster b. chron. myel. Leuk. Dtsch. med. Wschr. **1948**, 119.
Frank, E.: Pathologie des vegetativen Systems. Hb. d. Neurologie. VI. Berlin: Springer 1936.
— Pathologie u. Klinik des vegetativen Nervensystems. Verh. Ges. dtsch. Nervenärzte, Hamburg 1928.
Frank, Jos.: Zit. nach Obmann.
Franke: Ref. Fortschr. Med. **1957**, 314.
Franke, H.: Über d. zufällige Zusammentreffen interner, voneinander unabhängiger Krankheiten. Z. klin. Med. **145** (1949).

Franke, M.: Ref. Zbl. Gynäk. **1914**, 534.
Frankl: Zit. nach H. Paul, D. Heilkunst 1951, 303.
Frankl-Hochwarth, L. v.: Zur Diff. Dg. d. juv. Blasenstörungen. Arb. neurol. Inst. d. Univ. Wien XVI u. XVII, 1907.
— Vortr. Ref. Neur. Zbl. **1908**, 494.
— Disk. Bmkg. Ref. Wien. med. Wschr. **1909**, 1578.
Fredenhagen, H.: Beitr. zur Pathogen. d. Ulcuskrankheit. Schweiz. med. Wschr. **1947**, 1251.
Freud, S.: Aus d. Anfängen d. Psychoanalyse. London: Imago Publish. Co. Ltd. 1950.
— Über die Bernhardtsche Sensib. Störung. Neur. Zbl. **1895**, 491 (Orig.).
— Zur Kritik der Angstneurose. Wien. klin. Rdsch. **1895**.
— Vorlesungen z. Einf. i. d. Psychoanal. 2. Aufl. Leipzig-Wien-Zürich 1922.
Freund, W. A.: Leben u. Arbeit. Springer 1913.
Frey, W.: Die hämatogenen Nierenkrankh. Hb. d. Inn. Med. 4. Aufl. VIII, 1951.
Friedemann, U.: Über d. verschiedenen Formen d. Pneumon. etc. Med. Klin. **1929**, 1611.
Friedjung, J. K.: Parotit. epidem. als schwere Krankh. Münch. med. Wschr. **1927**, 1059.
Friedländer, A.: Zur klin. Stellung d. sog. Erythrophobie. Neurol. Zbl. **1900**, 848 (Orig.).
Friedländer, G.: Cancroid in tuberkulöser Lungenkaverne. Fortschr. Med. **3** (1885).
Friedreich, N.: In Hdb. d. spez. Path. u. Th. V/2 (1861).
Frik, P., u. A. Uffenheimer: Myxödem u. Rachtitis. Münch. med. Wschr. **1927**, 1265.
Frisch, F.: Das vegetat. System d. Epileptikers. Springer 1928.
Frischeisen- Köhler, M.: Über d. Grenzen d. naturwissensch. Begriffsbildung. Arch. system. Philos. **13** (1907).
Froboese, C.: Die Pathologische Anatomie des Einzelfalles. In: Adam-Curtius, Individualpathologie. Jena: Gustav Fischer 1939.
Frommolt, G.: Rasseneinflüsse bei Frauenleiden. In: Rasse u. Krankheit. München: J. F. Lehmann 1937.
Fuchs, W.: Psychiatr. Neuorientierung. Neur. Zbl. **1920**, 786.
Fykow, A.: Vorübergehendes Auftreten von Diabetes mellitus im Kindesalter. Ref. Dtsch. med. Wschr. **1939**, 1783.
Gänsslen, M.: Konstitutionelle familiäre Leukopenie. Klin. Wschr. **1941**, 922.
— Erbpatholog. d. Blutes. Hb. d. Erbbiol. IV/1. Berlin: Springer 1940.
Gärtner: Über d. Ursachen der Seltenheit der Paralyse bei unkultivierten Völkern. Klin. Wschr. **1921**, 743.
Gagel, O.: Syringomyelie. Hb. Neur. XVI. Berlin: Springer 1937.
Galdston, J.: Psychosomatic medicine. Arch. Neurol. Psychiat. (Chicago) **74** (1955); ref. Zbl. Neur. **135**, 373.
Gans, O.: Über die Beziehungen von Hautveränderungen zu den Störungen der endokrinen Drüsen. Zbl. Haut- u. Geschl.-kr. **12**, H. 1/2.
Ganter, G.: Über die einheitliche Reaktion der glatten Muskulatur des Menschen. Münch. med. Wschr. **1924**, 7.
Gardiner-Hill, H.: Schwangerschaft bei einfachem Kropf u. bei Basedow. Ref. Zbl. Neur. **52**, 852.
Gardner, J. W., u. Mitarb.: Ref. Zbl. Neur. **106**, 555.
Garmier, R., J. Saunier u. J. Reboul: D. gangränöse Appendicitis am Ende d. Schwangerschaft. Ref. Dtsch. med. Wschr. **1956**, 179.
Le Garre, C.: Zit. nach van Bogaert 1932.
Garrè-Borchardt-Stich-Bauer: Lehrb. d. Chirurg. 13. Aufl. Springer: 1944.
Gassko, S. M.: A clinico-genetical Investigation of paroxysmal Tachycardia. Proc. of the Maxim Gorky Medico-genetical Research Instit. Vol. VI. State Publ. House Moscow-Leningrad 1936.
Gaupp, R.: Die Klassifikation in d. Psychopathologie. Z. Neur. **28** (1915).
— Rückblick u. Ausblick. Z. Neur. **175** (1942/43).
— Kampf um d. Krankheitseinheit. Vortr. Ref. Zbl. Neur. **42**, 594 (1926).
— Eugen Bleuler. Die Persönlichkeit und ihr Werk. Z. Neur. **168**, 1940.
— D. Bedeutung d. Lehren Kraepelins f. d. heutige Psychiatrie. Zbl. Neur. **91** (1939).
Gaupp, R., u. F. Mauz: Krankheitseinheit u. Mischpsychosen. Z. Neur. **101** (1925).
Gauss: Diskuss. Bemerkg. Arch. Gynäk. **180**, 222 (1951).
Gebbing, M.: Die Erbanlage bei Neurotikern. Dtsch. Z. Nervenheilk. **125** (1932).

GEBSATTEL, V. E. v.: Die Welt d. Zwangskranken. Mschr. Psychiat. Neurol. **84** (1928).
GEISSENDÖRFER, R.: In: Hb. d. ges. Unfallheilkunde. 2. Aufl. Enke 1955.
GEISSLER, E.: Die Bedeutung der konstitut. Disposition f. d. Erlangung einer schweren Staublungenerkrankung. Jena 1937.
GELDERN, CHR. VAN: Funktionelle Pathologie in der Chirurgie. Berlin-Göttingen-Heidelberg: Springer 1949.
GELLER, W., u. F. J. LAUBENTHAL: Halbseitige Polyarthritis b. zentraler spastischer Lähmung. Arch. klin. Med. **194** (1949).
GEMELLI u. PONZO: Zit. nach O. MARBURG (1936).
GENT, W.: Kausale Beziehungen zw. Magengeschwür u. Persönlichkeit? Ärztl. Prax. 14. 8. 1954.
GEORGI, F.: Schmerz u. Schmerzbekämpfung. Ratgeber prakt. Zahnheilk. (Basel) **1947**, 201.
GEORGI, F., u. O. FISCHER: Humoralpathologie d. Nervenkrankheiten. Hb. Neur. VII/1, Berlin: Springer 1935.
GEORGI, F., u. R. LEVI: Zur Pathophysiologie ... d. sog. Pubert.magersucht. Nervenarzt **1951**, 365.
GERHARDT, C.: Über Diagnostik u. Therap. Dtsch. med. Wschr. 1885.
GERLACH: D. postoperat. Angina etc. Z. Hals-, Nas.- u. Ohrenheilk. **45** (1940).
GÉRONNE, A.: Zur Pathogenese einiger Formen d. Ikterus (Ein Beitrag zur Lehre d. Leucins u. Tyrosins). Klin. Wschr. **1922**, 828.
GERSON, M.: Diätbehandlg. b. Migräne etc. Wien. klin. Wschr. **1932**, 744.
GERSTMANN u. KLAFTEN: Zit. nach BOLLER, Diabetes mellitus.
GERSTMANN, J., u. E. STRÄUSSLER: Beitr. zum Probl. gebietd. Encephalomyel. etc. Dtsch. Z. Nervenheilk. **116** (1930).
GERVAIS: Zit. nach O. MARBURG (1936) sowie nach W. LOHMAR, D. Unfall als Ursache i. d. Unf. Versich. L. A. Köln 1950 (Selbstverlag).
GIERKE, E. v.: Drüsen mit Innerer Sekret. In: Pathol. Anat. (ASCHOFF). 4. Aufl. Bd. 2 Jena: Gust. Fischer 1919.
GIERTMÜHLEN: Über d. Häufigk. d. Diphther.-Serum-Exanthems. Z. Kinderheilk. **42** (1926).
GIESE, F.: Die kosmischen Einflüsse auf die Person. In Brugsch-Lewy IV, Berlin-Wien 1929.
GIESE, W.: D. Zusammentreffen v. Mittelohrentzündg. u. Nierenentzündung. Arch. Ohrenheilk. **145** (1938).
GIFFORD, H., u. R. L. HULLINGHORST: Poliomyel. in der Schwangerschaft. Ref. Dtsch. med. Wschr. **1948**, 537.
GILBERT, J. A. L., u. D. M. DUNLOP: Fruchtbarkeit, Müttersterbl. u. Fruchttod b. Diab. Ref. Dtsch. med. Wschr. **1949**, 222.
GINS, A.: Zerebr. Komplikationen nach d. Impfung etc. Münch. med. Wschr. **1933**, 477.
GISBERTZ, H.: Hufeisenniere u. bösartige Entartung. Bruns Beitr. **167** (1938).
GLANZMANN: Zit. nach NAEGELI Blutkrankh. 5. Aufl. (1931).
GLASSER: Zit. nach HILTY.
GLATZEL, H.: Fettsucht u. Magersucht. Hb. Inn. Med. 3. Aufl. VI/1. Berlin: Springer 1941.
— Ernährungskrankheiten. Hb. d. Inn. Med. 4. Aufl. VI/2. Berlin-Göttingen-Heidelberg: Springer 1954.
— Parenterale Ernährung. Ergebn. inn. Med. Kinderheilk. N. F. **6** (1955).
GLEICHMANN, H. G.: Patholog. anatom. Erfahrungen b. d. Grippe-Epidem. ... 1949. Z. ges. Inn. Med. **1949**, 589.
GLEISSNER, A.: Zur Frage d. famil. Disposition zu Otitis usw. Münch. med. Wschr. **1939**, 1725.
GLÉNARD: Zit. nach OPPENHEIM (1913).
GOEBEL, F.: In: Lehrbuch d. Kinderheilk. 2. Aufl. Berlin: Springer 1942.
GOEPPERT: D. Nasen-, Rachen- u. Ohrenkr. d. Kindes. Berlin: Springer 1914.
GOETTE, K.: Über atypische Pneumonien. Arch. klin. Med. **155** (1927).
GOLDBERG, M. B., u. A. F. MAXWELL: J. clin. Endocr. 8, 367 (1948).
GOLDECK, H., D. REMY u. H. LABHARD: Eisenmangel u. Schwangerschaft. Dtsch. med. Wschr. **1954**, 211.
GOLDFLAM, S.: D. diagnost. Bedeutung d. Rossolimoschen Reflexes. Berlin: S. Karger 1930.
GOLDHAHN: Zit. nach W. BLOCK.
GOLDSCHEIDER, A.: Krankheit u. Mensch. Z. physik. diät. Ther. **26** (1922).
GOLDSCHMIDT, BR.: Untersuchungen über ... aliment. Glykos. b. Morb. Based. Ref. Neur. Zbl. **1897**, 322.

GOLDSTEIN, K., u. H. COHN: Diagnostik der Hirngeschwülste. München: Urban & Schwarzenberg 1932.
GOLOSTSCHOKOW: Gastrische Krisen u. Habit. asthenic. Med. I. D. München 1913.
GRAEFF, S.: Medizin u. path. anat. Frschg. u. Lehre. Hamburg-Bergedorf: Strom-Verl. 1950.
GRAFE, E.: Diabetes u. Tbc. Stuttgart: Georg Thieme 1948.
GRAFE, E., u. J. KÜHNAU: Krankheiten des Kohlenhydratstoffwechsels. Hb. d. Inn. Med. 4. Aufl. VII/2. Berlin-Göttingen-Heidelberg: Springer 1955.
GRAFF: Zit. nach SIEGERT.
GRAFF, E.: Klimakt. Erscheinungen b. Senkungen u. Myomen. Wien. klin. Wschr. **1924**, 238.
GRAGERT, O.: Wochenbettsmorbidität. Zbl. Gynäk. **47**, 978 (1923).
— Tetanie im Verl. einer Gallensteinkolik. Dtsch. med. Wschr. **1915**, 249.
GRAUL, G.: Über d. Erkenntnis d. Krankheitsgeschehens. Dtsch. med. Wschr. **1917**, 1541.
GREGGERSEN: Disk. Bmkg. Geburtsh. u. Frauenheilk. **1954**, 180.
GREITHER, A.: Über d. Erythema nodos. Arch. Derm. (Berl.) **186** (1948).
GRIESINGER, W.: Ileotyphus. In: Virchows Hb. d. spez. Pathol. u. Therap. II/2. Erlangen 1885.
GRIESSMANN, H.: Über nekrot. Enteritis. Allg. path. Schriftenreihe, Stuttgart: Hippokrates-Verlag 1948.
GRISOLLE: Zit. nach LAACHE.
GROH, L. R.: Die Bedeutungsanalyse der Krankheitserscheinungen als klin. Forschungsweg. Aus Natürlich. Heilweise. Eine Vortragsreihe. Jena: Gust. Fischer 1938.
GROSCH, H.: Zur Psychopathol. d. organ. Bewußtseinstrübung etc. Nervenarzt **1948**, 471.
GROSS, A.: L'asthme allergique expérimentel. Semaine Hôp. (Path. Biol.) Arch. méd. **1957**, 755.
GROSS, R., u. H. LUDWIG: Schwangersch.perniciosa b. einem Fall v. famil. hämol. Ikt. Ärztl. Wschr. **1957**, 992.
GROSSE-BROCKHOFF, F.: Einführung in die pathol. Physiolog. Berlin-Göttingen-Heidelberg: Springer 1950.
GROSSFELD: Zur Pathologie . . . d. Colitis ulcerosa. Arch. Verdgs-kr. **36** (1926).
GROSSMANN: Zit. nach SEITZ (1927).
GROTE, L. R.: Fragenbeantwortg. Dtsch. med. Welt **1935**, Nr. 6.
— „Natur u. Museum“ (Senckenbergische Ges.) **1930**, H. 2.
— Über d. Normbegriff im ärztl. Denken. Z. Konstit.-Lehre 8 (1922).
— Dtsch. med. Wschr. **1932**, 1695.
— 1. Kongr. z. Förderg. medizin. Synthese. Dtsch. med. Wschr. **1932**, Nr. 43.
— Ärztl. Forsch. **4**, H. 14.
GROTJAHN, A.: Soziale Patholog. 2. Aufl. Berlin 1915.
— Ärzte als Patienten. Leipzig: Georg Thieme 1929.
GRUBER, GG. B.: Entwicklungsstörungen der Nieren etc. Hb. d. Urologie III/1, 1928.
GRÜB: Zit. nach O. MARBURG (1936).
GRÜHN, FR.: Zit. nach CURTIUS, Klin. Konstit.-Lehre **1954**, 100f.
GRÜNDLER, W.: Konstit. Untersuchungen an Paralytikern. Mschr. Psychiat. Neurol. **61** (1926).
GRÜNTHAL, E.: Über d. Erkennung d. traumat. Hirnverletzungen. Berlin: S. Karger 1936.
— In Hb. d. Geisteskr. (BUMKE) XI.
GRUHLE, H. W.: In: Hb. d. Geisteskr. (BUMKE) VIII. Berlin: J. Springer 1928.
— Kriminalbiologie u. Kriminalpraxis. Z. Neur. **52**.
GRYNBERG, N.: Schwangerschaft als ätiol. Moment f. d. Entstehung des Diabetes insip. Ref. Zbl. Neur. **50**, 436.
GSELL, O.: Leptospirosen. Bern: Hans Huber 1952.
— Ergebn. d. modern. inneren Med. Schweiz. med. Wschr. **1955**, 459.
GUBLER: Zit. nach CONOR.
GUDZENT, F.: Gicht u. Rheumatismus. Berlin 1928.
GÜNTHER, H.: Über Geschlechtsunterschiede bei Krankh. d. Verdauungsorgane. Arch. Verdaugs-Kr. 40 (1927).
— Die Variabilität der Organismen. Leipzig: Georg Thieme 1935.
— Konstitutionstypen der Idiosynkrasie. Arch. klin. Med. **152** (1926).
GUHR, O.: Kasuist. Beitr. z. Kenntn. d. Beziehungen zw. Haut. . . . u. weibl. Genitale. Z. Geburtsh. **129** (1948).
GUILLAIN, G.: J.-M. CHARCOT. Paris: Masson & Cie. 1955.

GULECKE, N.: Helden des Unfalls. Med. Welt. **1933**, 917.
GUMPERT, M.: Der Eingriff. Die Wandlung **1949**.
GUMPERT, M., u. HAHNEMANN. Berlin: S. Fischer 1934.
GUTTMANN, A.: Medikamentöse Spaltg. d. Persönlichkeit. Mschr. Psychiat. Neurol. **56**.
GUTTMANN, E.: Beobachtungen b. Chorea minor. Z. Neur. **107** (1927).
GUTTMANN, E., u. J. LANGE: Dysraphische Anomalien als pathogenetische und pathoplastische Faktoren. Münchn. med. Wschr. **1930**, 1353.
GUTTMANN, L.: Rö.-Diagnostik des Gehirns usw. Hb. d. Neurol. VII/2.
GUTTMANN, W.: Vorwort zu O. ROSENBACHS ausgew. Abhandlungen. Leipzig: Joh. Ambr. Barth 1909.
HAAG, R.: Die Temperatursteigerungen bei veget. endokr. Syndrom. Med. Klin. **1952**, 401.
— Die Stellung d. tetan. Syndroms usw. Z. menschl. Vererb.- u. Konstit.-Lehre **33** (1956).
HAAS u. PARADE: Zit. nach NOTHMANN. Hb. d. Neur. 15.
HABBE, K.: Über neurohormonale Regulierung i. d. Schwangerschaft. Dtsch. med. Wschr.
HABERLAND, H. F. O.: Der Locus minoris resistentiae. Dtsch. med. Welt **1939**, 77.
1949, 210.
HACKENBROCH: Zit. nach A. ECKARDT.
HADLICH, E.: Üb. Blutdrucksteigerg. u. Nierenerkrankg. auf dem Boden der Migräne. Dtsch. Z. Nervenheilk. **75**.
HADORN, E.: Letalfaktoren. Stuttgart: Georg Thieme 1955.
HAERING, TH. L.: Über Individualität in Natur u. Geisteswelt. Leipzig: B. G. Teubner 1916.
HÄRTEL, F.: Rasse u. Chirurgie. In: Rasse u. Krankheit. I. F. Lehmann 1937.
HÄUSSLER, G.: VIII. internat. Kongr. f. Unf. Med. Bd. 2. Leipzig: Georg Thieme 1939.
HAFFNER, J.: Eineiige Zwillinge mit symmetr. WS-Deformation. Ref. Zbl. Neur. **85**, 476 (1937).
HAGENTORN: Zit. nach GG. MAURER.
HAHN, L.: Migräne u. Allergie. Med. Klin. **1930**, 1219.
HAHN, M.: Natürliche Immunität. Hb. d. Path. Mikroorganismen (KOLLE-KRAUS-UHLENHUTH) 3. Aufl. I/2. Jena-Berlin-Wien 1929.
HAHNEMANN: Zit. nach THIELEN.
HAIM, E.: Diskuss. Bmkg. Ref. Neur. Zbl. **1909**, 216.
HAJÒS, K.: Beitr. zum Asthmaprobl. Dtsch. med. Wschr. **1928**, 695.
— Bronchialasthma u. Lungentbc. Beitr. Klin. Tuberk. **82** (1933).
HALLERVORDEN, J.: Die heredit. Ataxien. Hb. d. Neurol. XIV. Berlin: Springer 1936.
HAMANN, M.: Organische Erkrankungen u. Progn. bei A. bronchiale. Beitr. Klin. Tuberk. **82** (1933).
— Über d. Abgrenzung u. Einteilung d. Tumoren. Klin. Wschr. **1940**, 929.
HAMMERSCHLAG, V.: D. habit. Innenohrschwerhörigkeit. Klin. Wschr. **1933**, 1903.
HAMPERL, H.: Über d. Präkanzerose. Wie. klin. Wschr. **1941**, 780.
— Lehrb. d. allg. Pathol. etc. 13. Aufl.
— Über d. plötzlichen Tod. Dtsch. med. Wschr. **1943**, 169.
HANGARTER, W.: Erbl. Disposition b. chron. Arthritis. Z. Konstit.-Lehre **16** (1931).
— D. Erbbild d. rheumat. Gelenkerkrankungen. Steinkopff 1936.
HANHART, E.: Über die theoretische u. praktische Bedeutung mehrdimensionalen Denkens in der Medizin. Dtsch. med. Rdsch. **1949**, Nr. 1/2.
— Vererbung u. Konstitut. In: BERGER-HANSEN, Allergie. Thieme.
— Schweiz. med. Wschr. **1941**, 465.
— Erbpathol. d. Stoffwechsels. Hb. d. Erbbiol. IV/2.
— Zur Beurteilung d. Konstitution d. Menschen. Period. Mitteilungen d. Schweiz. Lebensvers. u. Rentenanstalt. Dez. 1946.
HANSEMANN, D., v.: Zit. nach WESTENHÖFER (1923).
— Über das konditionale Denken in der Medizin. Berlin: A. Hirschwald 1912.
— Die Konstitution als Grundlage d. Krankheiten. Med. Klin. **1912**, 933.
HANSEN, H. G.: Über ein famil. Auftreten d. . . . Mononukleose. Arch. Kinderheilk. **146** (1953).
HANSEN, K.: Zit. nach OBMANN.
HANSER: Zit. nach PREUSS u. JACOBY.
HANSER, A.: Viscerale Analgesie d. Tabischen. Dtsch. med. Wschr. **1919**, 129.
HANTAR, J. H.: Ref. Münch. med. Wschr. **1938**, 1282.
HARING, W.: Die Magenschleimhaut b. d. konstit. Achylie etc. Dtsch. med. Wschr. **1938**, 1760.

HARING, W., W. NICHELMANN u. W. WELS: Verlauf eines Icterus gravis bei einer milzlosen Kranken mit chron. essent. Thrombopenie. Verh. dtsch. Ges. Inn. Med. **1954**, 503.
HARRISON, G. A.: Chemical Methods in Clinical Med. 4. Aufl. London: J. u. A. Churchill Ltd. 1957.
HART, C.: Konstitution u. Disposition. Ergebn. allg. Path. **20** (1922).
— Über d. locus minor. resistentiae. Z. ärztl. Fortbild. **19** (1922).
— D. Lehre vom Status thymico-lymphatic. München 1923.
HARTMANN, M.: D. Philosoph. Grundlagen d. Naturwissenschaften. Jena: Gust. Fischer 1948.
— Die Kausalität i. d. Biolog. Studium generale **1948**, H. 6.
HARTUNG, E.: Fall v. Dement. paralyt. u. Geburt. Dtsch. med. Wschr. **1913**, 72.
HARTWICH, A.: D. Krankh.bild d. Agranulocytose. Ergebn. Inn. Med. Kinderheilk. **41** (1931).
HASSENCAMP, E.: Diff. Diagn. u. Th. d. Herzempfindungen. Dtsch. med. Wschr. **1939**, 459.
HAUPTMANN: Serol. Untersuchungen v. Familien syphilogener Nervenkranker. Z. Neur. 8 (1912).
— Zit. nach L. MANN.
HAUSER, A., u. Mitarb.: Phlebitis-Prophylaxe u. Varicenbehandlung während der Schwangerschaft. Schweiz. med. Wschr. **1954**, 13.
HAYEK, H. v.: Immunbiologie, Dispositions- u. Konst.forschg. Berlin 1921.
HEBERER, H.: Das Wachstum der Ovarialtumoren in der Schwangerschft. Med. Klin. **1955**,394.
HEBRA: Zit. nach LAACHE.
HECHT: Zit. nach KÖNIGSTEIN u. WERTHEIM.
HECHT, H., u. J. C. GUPTA: Ekg. und Vererbung. Arch. klin. Med. **181** (1937).
HECHT-LUCARI, G.: Ein Fall v. Schwangerschaft bei Akromegal. Ref. Zbl. Neur. **142**, 232.
HECKER: Zit. nach BRUGGER 1939.
HECKER, H. v.: Beitrag z. Kenntnis d. Feldnephritis. Med. Klin. **1921**, 1085.
HEDEMANN, J. W.: Einführung in die Rechtswissenschaft. 2. Aufl. Berlin: W. de Gruyter 1927.
HEGEMANN, G.: D. individuelle Reaktionsweise b. chirurg. Infektionsprocessen. Berlin-Göttingen-Heidelberg: Springer 1949.
HEGGLIN, R.: Different. Diagnose Innerer Krankh. 4. Aufl. Stuttgart: Georg Thieme 1956.
HEGLER, C.: D. akute Gelenkrheumatismus. Hb. d. Inn. Med. 3. Aufl. I/2. Berlin: J. Springer 1925.
HEIDEGGER, M.: Zit. Psyche **4**, 234.
— Disk. Bemkg. Wander Vers. SWdeutscher Psychiater. Badenweiler 1949.
— Sein und Zeit. 7. Aufl. Tübingen: Niemeyer 1953.
HEIJL, C.: Über Retiniten unbekannten Ursprungs. Berlin 1937.
HEILIG, R., u. H. HOFF: Über Beziehungen zwischen Hautreaktivität u. Ovarialfunktion. Klin. Wschr. **1925**, 868.
HEILMEYER, L.: Blutkrankheiten. In: Hb. Inn. Med. 3. Aufl. Bd. 2. Berlin: Springer 1942.
HEILMEYER, L., u. G. BEGEMANN: Atlas d. klin. Hämatolog. Berlin-Göttingen-Heidelberg: Springer 1955.
HEIM, G.: Scheidung d. Ursache v. d. Bedingungen. Virchows Arch. **216** (1914).
HEINE, L.: Hirndruck bei Augenkrankheiten. Münch. med. Wschr. **1913**, 2441.
HEIN-HEIFETZ, F. B.: Über d. Kohlenhydr.-Stoffw. beim Basedow. etc. Arch. klin. Chir. **154** (1929).
HEINSIUS, E.: Augenhintergr.veränd. beim Diabetiker. Med. Welt **1938**, 1076.
HEINZE, H.: Psychopathische Persönlichkeiten. In Hb. d. Erbkrankheiten. IV. Leipzig: Georg Thieme 1942.
HELBRON, J.: Das Auge. In: Biologie der Person Bd. 3. Berlin-Wien: Urban & Schwarzenberg 1930.
HELLER, L.: Zur Beurteilung seltener Anämie in der Schwangerschaft. Geburtsh. u. Frauenheilk. **1953**, 351.
HELLER, L., u. H. DIEKMANN: Schwangerschaft u. Geburtsverl. b. Diabetikerinnen etc. Medizinische **1957**, 1167.
HELLWIG, C. A.: Basedow-Konstitution. Ref. Zbl. Neur. **59**, 673 (1931).
HELMHOLTZ, H. v.: Das Denken in d. Medizin. 1877.
HELSKE: Zit. Dtsch. med. Wschr. **1952**, 1204.
HELWIG, P.: Die Konstitutionspsychologie W. H. SHELDONs etc. Psyche **2**, H. 4.

Hench, Kendall u. Mitarb.: Proc. Staff Meet. Mayo Clin. **24** (1949); ref. „Das Medizin. Periskop“ (Boehringer) Jan. 1951.
Henke, H.: Die mechanischen Krankheitsursachen. In: Hb. d. allg. Pathol. (Krehl-Marchand). Bd. 1. Leipzig 1908.
Henneberg, R.: Hirntumor u. Taboparalyse. Neur. Zbl. **1902**, 518.
Henner, K., V. Pitha u. J. Vinar: Dissemin. Cerebrospinalsklerose etc. Ref. Zbl. Neur. **98**, 363.
Hennessy, J. P., u. A. Rottino: Hodgkin-Erkrankung und Schwangerschaft. Ref. Dtsch. med. Wschr. **1952**, 1204.
Henning, N.: Kr. d. Verdauungsorgane. Lehrb. d. Inn. Med. (Dennig) Bd. 2, 1950.
— Fragenbeantwortung. Dtsch. med. Wschr. **1951**, 91.
— D. habit. Obstipation. Leipzig: F. Enke 1939.
Henri: Über die Methoden d. Individualpsychologie. Ref. Neurol. Zbl. **1904**, 490.
Henry: De l'hérédité . . . dans la Chorée de Sydenham. Thèse de Paris 1909.
Henschen, C.: Vererbung einer Organminderwertigkeit d. Leber. Arch. klin. Chir. **173** (1932).
Herakleitos: Zit. nach W. Capelle, Die Vorsokratiker. Stuttgart: Kröner 1953.
Hergt, W.: Unfallpsychologie. In: Bürkle-de la Camp u. Rostock. Hb. d. ges. Unfallheilk. 3. Aufl. Enke 1955.
— Über die Psychologie der Betriebsunfälle. Hefte z. Unfallheilk. H. 55 (1956).
Herlitz: Zit. nach Zellweger (1953).
Hermann, G.: Ein Fall v. aufsteigender mult. Sklerose. Z. Neur. **114** (1924).
Hermannsdorfer, A.: Anlage u. äußere Krankheitsursachen. Med. Klin. **1955**, Nr. 12.
— Über Begutachtungsfragen mit Erläuterung praktischer Beispiele. Unf. chir. Tagg. Bad Ems. Mai 1955.
— Ethische, soziologische u. erkenntniskritische Betrachtungen zum Probl. d. ärztl. Gutachters. Medizinische **1954**, Nr. 16 u. 17.
Herrick u. Mitarb.: Zit. nach v. Jagic u. Nagl.
Herrlich: Kann sich eine schwangere Frau . . . einer Pockenschutzimpfung unterziehen? Dtsch. med. Wschr. **1954**, 863.
Herter, H.: Mediz. u. Philosoph. Ciba-Z. **8**, Nr. 85 (1957).
Herting, H. F.: Über Paratebin-Bhdlg. etc. Ärztl. Wschr. **1954**, 208.
Hertwig, O.: Allgem. Biologie 4. Aufl. Jena: Gust. Fischer 1912.
Herxheimer, H.: Experiment. Asthma beim Menschen. Dtsch. med. Wschr. **1951**, **117**.
Herzog: Verh. dtsch. path. Ges. Sept. **1936**, 125.
Hess, A. F., and M. Fish: Infantile Scurvy. Amer. J. Dis. Child. 8 (1914).
Hess, P.: Röntgen- u. Radium-Behdlg. München-Berlin-Wien: Urban & Schwarzenberg 1948.
Hess, W. R.: Über die Wechselbeziehungen zw. psychischen u. vegetativen Funktionen. Zürich-Berlin-Leipzig 1925.
Hesse, Herm.: Das Glasperlenspiel. Berlin-Frankfurt/Main: Suhrkamp Verlag 1946.
Hesse, Rich.: Vorgang u. Ereignis in der Biologie. Preuß. Akad. Wiss., phys.-math. Kl. **1930**, 281.
Heubner, O.: C. A. Wunderlich. Nekrolog. Arch. Heilk. **19** (1878).
Heubner, W.: Affekt u. Logik i. d. Homöopathie. Berlin: Springer 1925.
— Arzneimittel od. Arzneibehandlung? Mschr. Psychiat. Neurol. **99** (1938).
Heyck, H.: Der Kopfschmerz. Stuttgart: Georg Thieme 1958.
Heyer, G. R.: Der Organismus der Seele. München: J. F. Lehmann. 2. Aufl. 1937.
— Wege u. Wandlungen der Seelenheilkunde. 5. Lindauer Psychotherapiewoche 1954. Stuttgart: Georg Thieme.
Heymans u. Wiersma: Zit. nach Hutter.
Heymer, A.: Über d. Verl. d. Lungentbc. b. Schwangersch. Tuberkulosearzt **1949**.
— Krankheiten d. Atmungsorgane. Lehrbuch d. Inn. Med. (Dennig). II. Stuttgart: Georg Thieme 1950.
Hildebrand, M.: Unfallpsychologie. In: Der Mensch im Fabrikbetrieb (F. Ludwig). Berlin: J. Springer 1930.
Hildebrandt, K.: Goethe. Leipzig: Phil. Reclam jun. 1942.
Hilf: Tagg. forst. Arbeitslehrer. 2. 10. 1935 in Karlsruhe.
Hilgenreiner: Zit. nach A. Eckardt.
Hiller, Fr.: Die Zirkulationsstörungen des Rückenmarks u. des Gehirns. In: Hb. d. Neur. 11. 1936.

HILPERT, P.: Ein Beitrag zur schweren Migräneform usw. Z. Neur. **97** (1925).
HILTY, H.: Die makroskopische Gefäßvariabilität im Mündungsgebiet d. V. saphena. Basel: Benno Schwabe 1955.
HINSELMANN, H.: Neuere Ges.punkte i. d. Eklamps. Bhdlg. Münch. med. Wschr. **1921**, 1080.
HIRSCH u. STARCK: Zit. Hb. Innere Med. 4. Aufl. VI/1, S. 773.
HIRSCH, A.: Hieron. David GAUB. In: Allg. dtsch. Biogr. 8.
HIRSCH, C.: Über Typhus etc. In: KRAUS-BRUGSCH. Spez. Pathol. u. Th. innerer Krankh. II/3. Berlin-Wien 1923.
HIRSCH, GG.: Beiträge zur Erkenntnis ... der Spinal-Neurosen. Königsberg: Gebr. Bornträger 1843.
HIRSCH, M.: D. Dysmenorrhoe d. Spasmophilen. Zbl. Gynäk. **1924**, 1073.
HIRSCH, S.: Über d. gegenwärtigen Stand d. Frage d. Arterioskl. Medizinische **1955**, Nr. 43.
— Über d. Vorkommen u. d. Stellung spinaler Symptome im Gesamtbild einer entarteten Körperverfassung. Z. Neur. **63** (1921).
— D. Erkr. d. Atmungsorgane. Hb. ärztl. Begut. II, 1931.
HIRSCHMANN, JOH.: Generationsvorgänge u. genuine Epilepsie. Dtsch. med. Wschr. **1949**, 1110.
HITSCHMANN, E.: D. Psychoanalyse d. Zwangsneurose. Z. Neur. **142** (1932).
HITTMAIR, A.: In: Hb. d. allg. Hämatolog. (HIRSCHFELD u. HITTMAIR) I/1. Berlin-Wien: Urban & Schwarzenberg 1932.
HOCHE, A.: Die Bedeutung d. Symptomenkomplexe i. d. Psychiat. Z. Neur. 12 (1912).
— 1908; zit. nach MAYER-GROSS (1933).
— Die „Ursache" bei Geisteskrankheiten. Med. Klin. **1920**, 1.
— D. Mediz. d. Gegenw. in Selbstdarst. Bd. 1. 1923, Fel. Meiner.
HOCHREIN, M.: Der Myokardinfarkt. Leipzig: Th. Steinkopff 1941.
HOCHREIN, M., u. A. SEGGEL: Über d. atyp. Verlauf d. Myokardinfarktes. Z. klin. Med. **125** (1933).
HÖFER, W.: Ak. Herztod nach Gonokokken-Mischvakzine. Derm. Wschr. **1953**, 296.
HÖRING, F. O.: Das Gleichgewicht v. Wirt u. Keimen etc. Ergebn. Inn. Med. Kinderheilk. **48** (1935).
— Endokrine Krankheiten u. Infekt. resist. Ergebn. Inn. Med. Kinderheilk. **52** (1937).
— Über die Gefahr d. ätiolog. Denkens i. d. Klinik der Infektionskrankheiten. Münch. med. Wschr. **1943**, 499.
— Über das Zusammentreffen zweier Infekt.-Krankheiten etc. Med. Klin. **1947**, 661.
— Spezielle Pathologie z. Therapie der Infektionskrankheiten. Lehrb. d. Inneren Med. 6. u. 7. Aufl. Berlin-Göttingen-Heidelberg: Springer 1949.
— Wie behandelt man Malaria trop. im 6. Schwangersch.-Monat? Dtsch. med. Wschr. **1952**, 377.
HÖRMANN: Zit. nach PFAU.
HÖRMANN, G.: Schwangerschaft u. Geburtsleitung bei Diabetes. Dtsch. med. Wschr. **1950**, 1740.
HOESSLIN, R. v.: Über multiple Sklerose. München: J. F. Lehmann 1934.
— Zit. nach GSELL (1952).
HOET, J. P.: Zur Beurteilung d. Konstitution d. Menschen. Period. Mitteilungen d. Schw. Lebensvers. u. Rentenanstalt. Dez. 1946.
— Prädiabetes u. foetale Patholog. „Das Hormon" (N. V. Organon, Oss [Holland]). Juni 1957.
HOF, A.: Über cerebrale Störungen b. Bleischädigung. Dtsch. Z. Nervenheilk. 1931.
HOFF: Zit. nach SCHOEN u. TISCHENDORF.
HOFF u. STENGEL: Über famil. Narkolepsie. Klin. Wschr. **1931**, 1300.
HOFFA u. WOLLENBERG: Zit. nach ASSMANN.
HOFFMANN, FR.: D. Sexualhormontherapie in der Gynäkologie. Leipzig: J. A. Barth.
HOFFMANN, H.: Klinische Probleme in erbbiolog. Beleuchtung. Z. Neur. **127**.
HOFFMANN, J.: Über chron. spinale Muskelatrophie etc. Dtsch. Z. Nervenheilk. **3**, **10**, **18**.
— Die mult. Sklerose. Dtsch. Z. Nervenheilk. **21** (1901).
— Mikroskop. Präparate etc. Münch. med. Wschr. 1903.
HOFFMANN, P.: Üb. d. Leistg. d. N. Syst. b. d. Motorik.Dtsch. Ärztebl. **1938**, Nr. 43.
HOFMANN, F.: Klinische Beobachtungen zur Symptomatologie und Ätiologie der Feldnephritis. Med. I. D. Heidelberg 1946.

HOFMEIER, K.: Pädiatrische Forderungen bei der Leitung der Geburt. Dtsch. med. Wschr. **1940**, 1093.
HOHLBEIN, R.: Spontangeburt bei Poliomyelitis (Orig.) Zbl. Gynäk. **1950**, 702.
HOLFELDER, H.: Die Rö.-Tiefentherapie. Leipzig: Georg Thieme 1938.
— Der hochsitzende Speiseröhrenkrebs, eine häufige Folgekrankheit der idiopathischen Speiseröhrenerweiterung. Fortschr. Röntgenstr. **53** (1936).
HOLLENBACH: Zbl. Chir. **1935**, Nr. 47.
HOLLER: Zit. nach MORGULIS.
— „Pechvögel heilbar". Welt **1952**, Nr. 269.
HOLLES: Zit. nach KISSKALT (1929).
HOLM, K.: Zur konservat. Therapie des Morb. Basedow. Ärztl. Wschr. **1950**, 898.
HOMBURGER, A.: Zit. nach E. GUTTMANN (1927).
HONIGMANN, G.: Das Wesen der Heilkunde. Leipzig: Felix Meiner 1924.
HORST, VAN DER: Der Nervenarzt **1932**, 470.
HORSTER, H.: Über die Ursache der erhöhten Anfälligkeit des zuckerkranken Organismus f. Infektionen. Habilit.-Schrift Würzburg 1933.
— Untersuchungen über d. durch Krankheiten hervorgerufene Änderung d. Dispos. zu Infektionskrankheiten. Arch. klin. Med. **176** (1934).
HORWITZ, C.: Migräne. Ref. Zbl. Neur. **80**, 116.
HOSKE: D. menschl. Leistung als Grundl. d. tot. Staates. Leipzig: S. Hirzel 1936. Buchbesprechg. Dtsch. med. Wschr. **1937**, 609.
HOTZ: Zit. nach OETTEL u. THADDEA.
HUBER: Beitr. Klin. Tuberk. **72** (1929).
HUBER, H. G.: Doppelinfektionen im Kindesalter. Med. Klin. **1943**, Nr. 15/16.
HUBL, G.: Zur Symptomatol. v. Typh. abdom. etc. Schlesw. Holst. Ärztebl. **1948**, 132.
HÜBNER: Das Schicksal der kongenital Luetischen. Münch. med. Wschr. **1925**, 1459.
HÜBSCHMANN, P.: Akute gelbe Leberatrophie und Lebercirrhose. Münch. med. Wschr. **1939**, 241.
— Grundzüge der allgem. Krankheitslehre, 2. Aufl., Leipzig: Joh. Ambr. Barth 1943.
HUECK, W.: Über das Mesenchym. Beitr. path. Anat. **66** (1920).
— Morphologische Pathologie. Leipzig 1937.
HUEPPE, F.: Über Krankheitsursachen. Wien. med. Wschr. **1901**, 308.
HULTÉN: Zit. nach EDELHOFF.
HUME: Zit. nach TIMERDING.
HUNGERLAND, H.: Beisp. z. Bedtg. d. indiv. Variabil. Klin. Wschr. **1939**, 679.
HUNT, A. B., u. MCCONAHEY: Schwangerschaft in Verbindung mit Kr. der Nebennieren. Ref. Dtsch. med. Wschr. **1954**, 936.
HUNTER, W.: Chronic sepsis as a cause of mental disorder. Ref. Zbl. Neur. **49**, 430.
HUTTER, A.: Das konstitutionelle Familienbild der Schizophrenen. Z. Neur. **106** (1926).
ICKERT, FR.: Bluthochdruck u. Tbc. Dtsch. Tuberk.-Bl. **1940**, 213.
ICKERT, FR., u. H. BENZE: Die Tuberkulose als Infektions- u. Konstitutionskrankheit. Leipzig: Joh. Ambr. Barth 1933.
IDELSOHN: Ein Beitr. zur Path. . . . d. tab. Fusses. Dtsch. Z. Nervenheilk. **27**.
IMENÉZ-DIAZ, C., u. J. C. DE OYA: Ref. Zbl. Neur. **102**, 299 (1941).
ISAKOWITZ, J.: Die Rentenbemessung bei Netzhautablösung nach indirektem Trauma. Klin. Mbl. Augenheilk. **86** (1931).
ISENSCHMID, R.: In: ISENSCHMID-GLANZMANN, BERGER, GORDONOFF: Pharmakotherapie des Fiebers. Bern u. Stuttgart: Hans Huber.
ISSERLIN, M.: Aphasie. Hb. d. Neur. VI. Berlin: J. Springer 1936.
JACOB, H.: Tbc u. ZNS. Arch. Psychiat. Nervenkr. **195** (1956).
JACOBI, E.: Seelische Veränderungen bei Lungenentzündungen und Grippe. Dtsch. med. Wschr. **1927**, 1632.
JACOBSOHN, E.: Über die Einwirkung multipler Sklerose auf Narkolepsie. Klin. Wschr. **1927**, 1241.
JAENSCH, P. A.: Pupille. In: Hb. d. Neurol. **4**, 317. Berlin: J. Springer 1936.
JAENSCH, W.: Grundzüge einer Physiologie u. Klinik der psychophysischen Persönlichkeit. Berlin 1926.
— Diskuss. Bemerkg. Zbl. Neur. **50**, 334 (1928).

JAENSCH, W.: Die Eidetikertypen u. ihre klin. Beziehungen. In: Die Biologie d. Person, II. Berlin-Wien 1931.
— Konstitutionstypologie in Klinik, Persönlichkeits- u. Rasseforschung. In: Konstitutions- u. Erbbiologie in der Praxis der Medizin. Leipzig 1934.
— Psychophysiologische Konstitutionsdiagnostik. In: Hb. d. jugendärztl. Arbeitsmethoden (W. ZELLER), Leipzig 1938.
— Zit. nach MAUZ. Zbl. Neur. **46**, 534.
JAFFÈ: Zit. Klin. Wschr. **1931**, 45.
— Zit. nach KELLNER.
JAGIC, N. v., u. NAGL: Störungen u. Erkrankungen d. weibl. Geschlechtsorg. in ihren Beziehungen z. Zirkulationsapp. In: SEITZ-AMREICH, Biologie u. Pathologie des Weibes. VI Wien 1944.
JAHN: Zit. nach v. MIKULICZ (1951).
JAHN, D.: Über die Beeinflußbarkeit des Energiestoffwechsels durch vegetative Reaktionen. Arch. klin. Med. **166** (1930).
— Die Funktionsstörungen des Stoffwechsels als Ursache klin. Zeichen des Asthenie. Klin. Wschr. **1931**, 2116.
— Die körperl. Grundlagen der psychasthen. Konstitution. Nervenarzt **7**, 225 (1934).
JAHNEL, F.: Ref. von MARGULIS. Zbl. Neur. **64**, 372 (1926).
— Vergleichende Krankheitsforschung u. Ätiolog. Dtsch. Z. Nervenheilk. **111**, 38 (1929).
— Die progr. Paralyse. In: Hb. d. Neurol. 12. Berlin: Springer 1935.
— Natürl. Heilkräfte gegen Syph. Forsch. u. Fortschr. **1936**, 232.
JAHNKE u. SCHOLTAN: Zit. nach SEHNERT (1955).
JAHRREISS, W.: Die sog. Organneurosen. Hb. d. Neur. 17. Berlin: Springer 1935.
JAKOB: Zit. nach J. BAUER (1921).
— u. V. KAFKA: Die atypische Paralyse. Med. Klin. **1920**, 1123.
JAKOB, A.: Zit. nach STIEF. Z. Neur. **91** (1924).
— Cortex u. extrapyr. Syst. Vortr. Ref. Zbl. Neur. **35**, 212.
JAKOBOWITZ, R.: Das Arzttum in d. dtsch. med. Lit. d. 19. Jahrh. Berliner I. D. 1934.
JANSEN, H. H.: Herzdurchschuß u. Endocarditis lenta. Beitr. path. Anat. **119** (1958).
JANSSEN, S.: Kritik der Hormontherapie. Med. Welt **1939**, 4.
JANZ, H. W.: Zum Ursachenprobl. bei traumat. Hirnschädigungen. Arch. Psychiat. Nervenkr. **181** (1948).
JANZEN: Zit. nach UHLEMANN.
JASCHKE, TH. v.: Die Stellung der Nephropathia grav. im System der Nierenerkrankungen. Zbl. Gynäk. **44**, 1274 (1920).
— Zit. nach E. E. SCHULZE.
JASPERS, K.: Philosophische Weltorientierung. Berlin: J. Springer 1932.
— Allgemeine Psychopathologie. 4. Aufl. Springer 1946.
— Die geistige Situation der Zeit. Berlin: Walter de Gruyter & Co. 1947.
— Die Idee des Arztes. Ärztl. Mitt. **1953**, 478.
JENSCH, KL.: Untersuch. üb. d. prämorbide Persönlichk. Encephalitis-epidem.-Kranker. Z. Neur. **168** (1940).
JENSEN, K.: Schwangerschaft u. allergische Krankheit. Ref. Dtsch. med. Wschr. **1954**, 130.
JEWSBURY, E. C. O.: Insensivity to pain. Brain **74** (1951).
JOACHIMOVITS u. WILDER: Störungen im Bereich d. weibl. Genitals bei mult. Sklerose. Wien. med. Wschr. **1925**, 1381.
JOECK: Zit. nach EDELHOFF.
JOËL, E., u. FR. FRÄNKEL: Konstitution u. Konstellation in ihrer Bedeutg. f. d. Mißbrauch d. Rauschgifte. „Biol. d. Person“ (BRUGSCH-LEWY). IV. Berlin-Wien: Urban & Schwarzenberg 1929.
JOHANNES, TH.: Nervenpoliklinik. Arch. Psychiat. Nervenkr. **80** (1927).
JOHN, J. H.: Carbohydrate Metabolism in hyperthyreoidism. Ref. Zbl. Neur. **50**, 623.
JOLTRAIN, E.: Hämoklasie u. periph. Störungen. Ref. Zbl. Neur. **71**, 775.
JORES, A.: Magie u. Zauber in d. modernen Medizin. Dtsch. med. Wschr. **1955**, 915.
JOSEPHY, H.: Chorea Huntington. Hb. Neur. XVI. Berlin: J. Springer 1936.
JOSLIN, E. P., u. F. H. LAHEY: Diabetes and Hyperthyreoidism. Amer. J. med. Sci. **176** (1928); ref. Zbl. Neur. **52**, 516.

JUDA: Zit. nach BRUGGER (1939).
JÜRGENS, GG.: Arzt u. Wissenschaft. Hannover: Schmorl u. v. SEEFELD Nachf. 1949.
JUNG, R.: Buchbesprechung. Nervenarzt **1948**, 487.
JUNGMANN, H.: Individ. Klimatherap. etc. Dtsch. med. Wschr. **1953**, 98 u. 134.
K. A.: Herpes u. Präcancerose. Ärztl. Mitt. **1958**, 158.
KADE, H., u. H. DIETEL: Die Prognose der Schwangerschaft bei prädiabetischen u. diabetischen Frauen. Dtsch. med. Wschr. **1952**, 673.
KAEDING, A.: Diabetes-Komplikationen. Stuttgart: F. Enke 1956.
KÄDING, K.: Leberdiätbehandlung bei Anämien. Med. Klin. **1928**, Nr. 2, 1107.
KÄMMERER, H.: Üb. Pathogenese und Therapie der Migräne. Münch. med. Wschr. **1925**, 633.
— Allergische Krankheiten, Hb. Inn. Med. 4. Aufl. VI/1. Berlin-Göttingen-Heidelberg: Springer 1954.
KÄMMERER, H., u. H. MICHEL: Allerg. Diathese u. allerg. Erkrankungen. 3. Aufl. München: J. F. Bergmann 1956.
KÄRST, W.: D. Lübecker-Typhus-Epidemie 1948. Ärztl. Wschr. **1949**, 730.
— D. hepat. Form d. infektiösen Mononukleose b. eineiigen Zwillingen. Ärztl. Wschr. **1952**, Nr. 32.
KÄRST, W., u. H.-G. ROHRMOSER: Feldfieberepidemie 1952. Arch. klin. Med. **201** (1954).
KAHLDEN, v.: Zit. nach GOETTE (1927).
KAHN, E.: Ref. über „Hb. d. Indiv. pathol.". Münch. med. Wschr. **1926**, 2252.
— Zur Frage d. schizophrenen Reaktionstypen. Z. Neur. **66** (1921).
— Die psychopathischen Persönlichkeiten. In: Hb. d. Geisteskrankh. (BUMKE) V/1. Berlin: J. Springer 1928.
KAHN, E., u. F. A. FREYHAN: Tatsachen u. Gedanken über d. Magengeschwür. Ref. Zbl. Neur. **118**, 112.
KALINOWSKY, L.: Zur Frage der Friedreich'schen Ataxie etc. Dtsch. Z. Nervenheilk. **108** (1929).
KALK, H.: Das Geschwür d. Magens etc. Berlin und Wien: Urban & Schwarzenberg 1931.
— Die Fortschritte der Laparaskopie. Dtsch. med. Wschr. **1942**, 678.
— D. chron. Verlaufsform d. Hepatitis epid. Dtsch. med. Wschr. **1947**, 471.
KALKHOFF, K. W.: Die Lungentbc-Sterblichk. d. Lupus-Kranken etc. In: R. BOLLER: Diabetes mellitus. Wien u. Innsbruck 1950.
KALLMANN, F. J.: Heredity in health and mental disorder. New York: Norton & Co. 1953.
KAMROWSKI, KL.: Schwangerschaftsniere u. Konstitution. Zbl. Gynäk. **1958**, 382 (Orig.).
KANT, I.: Zit. nach TIMERDING.
KAPP, BR.: Encephal. epid. bei einem Zwilling. Allg. Z. Psychiat. **120** (1942).
KAPP, H.: Begleit- u. Folgekrankheiten d. Diabetes. In: R. BOLLER: Diabetes mellitus. Wien u. Innsbruck 1950.
KARTAGENER u. ULRICH: Zit. nach K. DIEHL (1940).
KASDON, J. CH.: Schwangerschaft u. Hodgkin'sche Krankheit. Ref. Dtsch. med. Wschr. **1949**, 718.
KATASE, A.: Der Einfluß der Ernährung auf die Konstitution des Organismus. Berlin-Wien 1931.
KATHE: Zit. nach GSELL (1952).
KATSCH, G.: Diabetes als zweite Krankheit. J. Kurse ärztl. Fortbild. März 1930.
KAUFFMANN, FR., u. M. WINKLER: Entzündung u. Nervensystem. Klin. Wschr. **1922**, 12.
KAUFMANN, ELISAB.: Die Konstitution der Ulcuskranken u. ihre Bedeutung für d. Symptomatologie. Z. menschl. Vererb. u. Konstit.-Lehre **27** (1943).
KAUFMANN, E.: Zit. nach BORCHARDT.
— Zit. nach BURKHARDT.
KAUP, J.: Bedeutung des Normbegriffs in der Personallehre. In: BRUGSCH-LEWY, Bd. I. Berlin-Wien 1926.
KEESER, E.: Konstitution u. Arzneiwirkungen. „Biologie der Person", IV. Urban & Schwarzenberg 1929.
KEHRER, F.: Die Stellung v. HOCHES „Syndromenlehre" i. d. heutigen Psychiatrie. Arch. Psychiat. Nervenkr. **74** (1925).
— Erblichkeit u. Nervenleiden. Springer 1928.

KEHRER, F.: D. Ursachenkreis d. Parkinsonismus. Arch. Psychiat. Nervenkr. **91** (1930).
— Grundsätzliches über d. Aufbau d. Nervenkr. Münch. med. Wschr. **1933**, 1163.
— In: „Ärztliche u. richterliche Stellungnahme zu einzelnen Leiden" (Ahrendts Komment. zum RV-Gesetz, Bd. II, S. 382).
— Zit. Hb. Neur. 16.
— u. S. FISCHER: Modell einer klin. experimentellen Pathographie etc. Z. Neur. **85** (1923).
KEHRER jun.: Zit. nach W. PIEPER.
KEIL: Therapeutische Berichte (SANDOZ) **1955**, H. 3.
KELLER, R.: Über Funktionsprüfungen der Ovarialtätigkeit. Münch. med Wschr. **1913**, 2162.
KELLER, W.: Allergie, Parallergie etc. Klin. Wschr. **1938**, 1529.
KELLNER: Wassermannsche Reaktion bei Idiotie. Dtsch. med. Wschr. **1909**, 1827.
KELLNER, F.: D. „atypische" Pneumonie. O. GMELIN. München 1936.
KEMPER, H.: Über d. geburtstraumatischen Veränderungen am ZNS etc. I. D. Heidelberg 1931.
KENNEDY u. WEBER: Zit. nach K. H. BAUER (1940).
KEPP, K.: Grundlagen der Strahlentherapie. Stuttgart: Georg Thieme 1952.
KESSLER: Zit. nach OBMANN.
KEYSER: Zit. nach JUL. BAUER (1921).
KIHN, B.: Klinik der Schizophrenie. In: Hb. d. Geisteskr. Bd. 2. Leipzig: Georg Thieme 1940.
KILLIAN: Zit. nach STARLINGER u. v. FRISCH.
KIND, HANS: Familienuntersuchung zur Frage des Zusammenhanges von Schilddrüsenfunktionsstörungen, Struma und Psychose. Schweiz. Arch. Neurol. Psych. **78**, H. 1/2, 138 (1956).
KINDLER, W.: 1300 Jahre alter Grabfund usw. Dtsch. med. Wschr. **1957**, 41.
KINO, F.: Z. Neur. **119** (1929).
KISCH, FR.: Zit. nach H. WINTER (1950).
— Unters. üb. Hypertension im Klimakt. Münch. med. Wschr. **1922**, 1082.
KISSINGER, PH.: Tödl. Blutungen bei einem Hämophilen. Ärztl. Sachverst.-Ztg. **1928**, Nr. 21.
KISSKALT, K.: Die Ermittlung der Disposition zu Infektionskrankheiten. Z. Hyg. **78** (1914).
— Die Disposition als Funktion der Schädigungsdosis. Münch. med. Wschr. **1927**, 835.
— Die Disposition des Darmes zu bakteriellen Erkrankungen etc. Arch. Hyg. **101** (1929).
— Über Darmdisposition. Forsch. u. Fortschr. Febr. 1930.
— Theorie u. Praxis d. modernen Forschg. Verl. f. angew. Wissensch. Wiesbaden 1952.
KISSLING: Disk. Bmkg. Verh. Dtsch. Ges. Inn. Med. **1937**, 376.
KISTLER, ZOLLINGER, DUBOIS u. OERTLI: Der Einfluß des Vorzustandes auf die Folgen v Unfällen u. Berufskrankheiten. Bern 1942.
KLAGES, L.: Zit. nach BELART.
KLAUSNER, J.: Ein Beitrag z. Ätiol. d. mult. Sklerose. Arch. Psychiat. Nervenkr. **34**.
KLEBS: Zit. nach F. MARTIUS (1914).
KLEIN, M.: Zur Frage der Encephalitis post vaccinationem. Dtsch. med. Wschr. **1931**, 1766.
KLEINE, H. O.: Epilepsia rotator. während d. Grav. Zbl. Gynäk. **1933**, Nr. 5.
KLEIST, K.: D. Influenzapsychosen u. d. Anlage zu Influenzapsychosen. Berlin: J. Springer 1920.
KLEMM, H.: Lungencarc. u. Lungentbc. Dtsch. Tuberk.-Bl. **1941**, H. 3.
KLEMPERER u. ROST: Zit. nach Pharma-Medico (Ysatfabrik). Okt. 1940.
KLEMPERER, G.: Diskussionsbemerkung. Med. Klin. **1931**, 1732.
— Zit. nach OBMANN.
KLESTADT, W.: Symptomatologie d. Erkrankungen d. Nervus VIII. Hb. d. Neurol. IV. Berlin: Springer 1936.
KLEWITZ: Ein Fall v. Myelitis transversa etc. Arch. Psychiat. Nervenkr. **20** (1889).
KLINGE, FR.: Die anatom. u. biolog. Grundlage rheumat. Erkrankungen. In: „Die Konstitution". Fortb.Kurs. Salzuflen. Leipzig: Georg Thieme 1935.
— D. Pathol. d. Rheumatism. Münch. med. Wschr. **1943**.
— Der Rheumatismus. München: I. F. Bergmann 1933.
KLINKERT, D.: Über famil. Eosinophilie. Berl. klin. Wschr. **1911**, Nr. 21.
KLOOS, G.: In: BÜRKLE DE LA CAMP u. ROSTOCK, Hb. d. Unfallheilk. 2. Aufl. Stuttgart: F. Enke 1955.
KLOTZ: Disk. Bemerkg. Arch. Gynäk. **180**, 217 (1951).
KLUGE: Zit. nach O. MARBURG (1936).
KLUGE, A.: Psycholog. Unfallneigung im Kriege. Arch. Psychiat. Nervenkr. **84** (1928).

Klugkist, H.: Einfluß der Gravidität auf die Otosklerose. Die med. Welt **1939**, 273.
Knauer, A.: Ergebn. d. Zwillingsprobe b. Syringomyelie. Ref. Zbl. Neur. **91**, 620.
Knebel, R.: Riesenovarialkystom am Ende einer ... Schwangerschaft. (Orig.) Zbl. Gynäk. **1924**, 1079.
Kneucker, A. W.: Richtlinien einer Philosophie d. Med. Wien: Wilh. Maudrich 1949.
Knoepfelmacher: Zit. nach Tezner.
Koch, G.: Zur Symptomatol. ... d. cerebr. Form d. Thromboendangiitis obl. Z. menschl. Vererb. u. Konstit.-Lehre **29** (1949).
Koch, Rich.: Die ärztl. Diagnose. 2. Aufl. München: J. F. Bergmann 1920.
— Der Anteil d. Geisteswissenschaften an den Grundlagen der Med. Arch. Gesch. Med. **18**, 1926.
— Medizin u. Philosophie. Münch. med. Wschr. **1929**, 10.
Koch, Rob.: 1890; zit. nach P. Diepgen (1925).
— Zit. nach N. Pende (1955).
Koch, W.: Üb. d. russ.-rumän. Kastratensekte d. Skopzen. Jena: Gust. Fischer 1921.
— Über Lebensbegrenzung bei Organmißbildungen. Beitr. path. Anat. **96** (1936).
Koch, W., u. Lin Cheng Kong: Über d. Formen d. Coronarverschlusses etc. Zieglers Beitr. **90** (1932).
Kochgürtel: Zit. in Biol. d. Person (Brugsch-Lewy), Bd. 4.
Köhler, W.: Zit. in Utitz, Jb. d. Charakterol. V. Berlin 1928.
Köhn, K.: Der primäre Leberkrebs. Berlin-Göttingen-Heidelberg: Springer 1955.
Köhne, G.: Über d. Beziehungen d. Friedreichschen Ataxie zum Diabetes mellitus. Dtsch. med. Wschr. **1941**, Nr. 1, 177.
König: Fortschr. Ther. **1936**, H. 4.
König, W.: In: Der operierte Kranke 1941.
Königstein u. Wertheim: Konstitut. u. Syphilis. In: Hb. d. Hautkr. (Jadassohn), XV.
Körner, O.: Lehrb. d. Ohren-, Nasen- u. Kehlkopfkr. 6.—7. Aufl. J. F. Bergmann 1918.
Koester: Typhus u. ZNS. Arch. Psychiat. Nervenkr. **86** (1929).
Koester, F.: Lungentbc. u. Schwangersch. Dtsch. Tuberk.-Bl. **1939**, H. 12.
Köster, H.: Morb. Based. med. samtidig. Diabet. mell. Ref. Neurol. Zbl. **1900**, 351.
Kohlrausch, W., u. H. Leube: Lehrbuch der Krankengymnastik bei inneren Erkrankungen. 2. Aufl. G. Fischer 1943.
Kohnstamm, O.: System d. Neurosen. Ergebn. Inn. Med. Kinderheilk. **9** (1912).
Kollarits: Über Migraine ophthalmoplégique. Dtsch. Z. Nervenheilk. **26**.
Kolle, K.: D. Psychiater u. d. psychosomat. Med. Verh. Dtsch. Ges. Inn. Med. **1949**, 63.
Koller, S.: Statistik der Kreislaufkrankheiten. Leipzig: Steinkopff 1936.
— D. jahreszeitl. Gang d. Sterblichk. usw. Arch. Kreisl.-Forsch. 8 (1941).
Koopmann, H.: Über d. Pleurit. adhäs. ... in ihren Beziehungen zum tbc. Infekt u. zur Pneumonie. Med. Klin. **1926**, 989.
Korth, C.: EKG u. Prognose. Dtsch. med. Wschr. **1940**, 1298.
— Atlas d. klin. Elektrokardiographie. Berlin-München: Urban & Schwarzenberg 1949.
— Klin. Elektrokardiographie. 5. Aufl. Berlin-München-Wien: Urban & Schwarzenberg 1952.
— Die Verantwortung des Arztes heute. Neues Abendland **1952**, H. 3.
Koske: Zit. nach Obmann.
Kotsowsky, D.: Endogene Faktoren des Alterns. Berlin (West): Unger-Verl. 1956.
Kovàcs, F.: Die ... Schwangerschaftsunterbrechung wegen Knochen-Tbc. Ref. Dtsch. med. Wschr. **1951**, 1096.
Kowalewsky: Die funkt. Nervenkrankheiten u. d. Syphilis. Arch. Psychiat. Nervenkr. **26** (1894).
Kraepelin, E.: Psychiatrie. 7. Aufl. II. Leipzig 1927.
— (1926): Zit. nach Grünthal (1936).
Kral, A.: Spino-bulbäre Syndrome nach Encephal. epidem. bei 2 Geschwistern. Mschr. Psychiat. Neurol. **98** (1938).
Kramer: Zit. nach F. Kellner.
Krapf, E.: D. Seelenstörungen d. Blutdruckkranken. Wien: F. Deuticke 1936.
— Zit. nach Jahrreiss.
Kraus, Fr.: Vegetatives System u. Individualität. Med. Klin. **1922**, 1515.

KRAUS, ST.: Persönlichkeitsveränderungen nach Chorea minor. Schweiz. Arch. Neurol. Psychiat. **34** (1934).
KRAUSE: Zit. Hb. d. Erbkrankh. Bd. 3. Leipzig: Georg Thieme 1940.
KRAUSS, H., H. REINDELL, H. KLEPZIG, K. MUSSHOFF u. H. STEGMANN: Sprengung der Mitralstenose in d. Schwangerschaft. Dtsch. med. Wschr. **1954**, 690.
KREBS, E.: Geringe Tabessymptome b. encephalit. Parkinsonism. Ref. Zbl. Neur. **64**, 69.
KRECKE (1921): Zit. nach PREUSS u. JACOBI.
KREHL, L.: Ein Gespräch über Therapie. Dtsch. Z. Nervenheilk. **47** (1913).
— Pathologische Physiologie. 10. Aufl. Leipzig 1920.
— Vorwort z. Lehrb. d. Inn. Med. (MERING-KREHL). Jena: Gust. Fischer 1925.
— FRIEDR. MÜLLER zu s. 70. Geburtstag. Münch. med. Wschr. **1928**, 1575.
— Die Erkennung Inn. Krankheiten. 2. Aufl. Leipzig: Vogel 1932.
— Die Behandlung Innerer Krankheiten. 1933.
— Entstehung, Erkennung u. Behandlung Innerer Krankheiten. II. Vogel, 1932.
— Buchbesprechung. Arch. klin. Med. **177**, 685 (1935).
— Der Arzt. Hippokrates-Verlag 1937.
— Krankheitsform u. Persönlichkeit. 1929.
KREHL, L., u. F. MARCHAND: Handb. d. Allgem. Pathol. Bd. 1, Allgemeine Ätiologie. Leipzig: S. HIRZEL 1908.
KREIBICH: Zit. in ADAM-CURTIUS, Individualpathol. Jena 1939.
KREINDLER, A., u. H. ELIAS: Zur Klinik u. Pathogenese der juvenilen Akrocyanose. Z. Kinderheilk. **50** (1931).
KRETSCHMER, H. P.: Ann. Surg. **73** (1921); zit. in Hb. d. Tbc. d. Kindes (ENGEL-PIRQUET) II, 1503.
KRETZ, J.: Die haemorrhag. Diathesen. Wien: F. Deuticke 1930.
KREUZ: Zit. nach ECKARDT.
KRISCH, H.: D. organischen psychisch-nervösen Hirnerschütterungesfolgen etc. Dtsch. med. Wschr. **1927**, 737.
— Schizophr. Sympt. b. organ. Hirnprocessen. Z. Neur. **129** (1930).
— D. exogenen Reaktionstypen etc. Vortr. Ref. Zbl. Neur. **42**, 345.
KRISCHE, K.: Kombinat. v. Krebs u. Tbc. etc. Frankfurt. Z. Path. **12** (1913).
KRÖNING, F.: Genetik d. Krebsgeschwülste d. Tiere. Hb. d. Erbbiol. IV/2. Berlin: Springer 1940.
KROGMANN, W. M.: Z. Rassenkde. **1938**, 67.
KROHN, H.: Zur Lehre v. d. Arbeitsparesen etc. Dtsch. med. Wschr. **1897**, 718.
KROISS, O.: Katastrophe u. Nervensystem. Z. Neur. **74** (1925).
KROLL, F. W.: Über physiolog. Krampf- u. Schlafstoffe etc. Vortr. Ref. Med. Klin. **1932**, 275.
KROLL, M.: Die neuropathologischen Syndrome. Berlin: J. Springer 1929.
KRON, H.: Dtsch. med. Wschr. **1897**, 718.
KRONER, J.: Über d. Bedeutg. konst. u. endokr. Faktoren f. d. Entstehung d. chron. Gelenkkrh. Veröff. dtsch. Ges. Rheumabekämpf. H. 3. Berlin 1928.
KRONFELD, A.: Bemerkungen zu d. Ausführungen K. BIRNBAUMS üb. d. Strukturanalyse als klin. Forschungsprincip. Z. Neur. **53** (1920).
— Das Wesen d. psychiatr. Erkenntnis. Berlin: J. Springer 1920.
— Über neuere psychophysisch-phänomenolog. Arbeiten. Zbl. Neur. **28** (1922) (Orig.).
KROUPA, E., u. L. HAHN: Krampfischämie d. inneren Augengefäße. Klin. Mbl. Augenheilk. **69** (1922).
KRUKOWER: Zit. nach KLESTADT.
KÜHN, J.-H.: System- u. Methodenproblem im Corpus Hippokrat. „Hermes". Einzelschr. H. 11. Wiesbaden 1956.
KÜHTEMEYER, W.: D. Schizophrenie unserer Welt. Frankfurt. allg. Ztg. 28. 8. 1954.
KÜLBS, F.: Erkrankungen d. Zirkulationsorgane. Hb. Inn. Med. 2. Aufl. II/1.
KÜMMEL: Klin. Vorlesung üb. HNO-Krankheiten. Heidelberg 1921 (handschr. Notiz).
KÜNKEL, FR.: Die Arbeit am Charakter. Berlin: Wichern-Verl. 1951.
KÜPPERS, E.: Der Weg zur Lokaldiagn. d. Geisteskr. Kli. Wschr. **1933**, Nr. 26.
— Über d. Begr. d. Grundstörung etc. Arch. Psychiat. Nervenkr. **99** (1933).
KÜSTNER, H.: Die Wanderniere. Med. Klin. **1941**, 1011.
KUFS, H.: Über d. Bedeutg. d. optischen Komponente ect. Z. Neur. **109**.

KULKOW, A. E.: Beitr. zur Klinik der gewerbl. Vergiftungen. Z. Neur. **103** (1926).
KUNTZ, E.: Aktivierung d. Lungentbc. usw. Medizinische **1955**, 1437.
KUNTZE, J.: Zit. nach HALHUBER u. KIRCHMAIR. Med. Klin. **1956**, 258.
KUNZE: Zit. nach GG. MAURER.
KUSCHINSKY: In SARRE, MOENCH u. KLUTHE, Phenacetinabusus ect. Stuttgart: Georg Thieme 1958.
KUSMINE, C.: Über Beziehungen zw. endokr. Gleichgew. u. allerg. Erkr. Schweiz. med. Wschr. **1947**, 255.
KUTNER: Störungen d. Wärmeregulation. Verh. Dtsch. Ges. Inn. Med. **1931**, 60.
KUX: BURGHARD BREITNER. Ärztl. Mitt. **1956**, 412.
KYLIN, E.: Die Hypertoniekrankheiten, 2. Aufl. Berlin: Springer 1930.
— Zit. in „Biologie d. Person" (BRUGSCH-LEWY), Bd. 4.
LAACHE, S.: Die Wechselbeziehungen in d. menschl. Pathologie u. Therapie. Leipzig: F. Enke 1905.
LABBÉ, M., u. GILBERT-DREYFUS: Diabète et goitre exophthalm. etc. Ref. Zbl. Neur. **53**, 110.
LABHART, H.: Klinik der Inneren Sekretion. Berlin-Göttingen-Heidelberg: Springer 1957.
LADE: Zit. nach v. BORMANN.
LÄWEN, A.: Zur Kriegschirurgie etc. Springer 1943.
— Unters. üb. d. Durchbl. d. Fußes etc. Dtsch. Mil.-Arzt. **1942**, 479.
LAMPER, H.: Gleichseitiges Auftreten v. Körperschäden u. Spättuberkulose. Beitr. Klin. Tuberk. **97** (1942).
LAMPERT, H.: Vegetativ-nervöse Konstitution und physikalische Therapie. Med. Welt **1937**, 571.
„Lancet"-Leitartikel: Morb. Addison u. Schwangerschaft. Ref. Dtsch. med. Wschr. **1948**, 260.
— Der Wasserstoffwechsel in der Schwangerschaft. Ref. Dtsch. med. Wschr. **1946**, 238.
LANG, TH.: Sippschaftsuntersuchungen üb. Allgäuer Kretinen. Z. Neur. **119** (1929).
LANGE, BR.: Natürl. Resistenz u. spezif. Immun. etc. J.kurse ärztl. Fortbild. **21** (1930).
— Üb. d. Bedeutung exogener u. endogener Faktoren f. Entstehung u. Verlauf d. Tbc. Vortr. Med. Ges. Leipzig 18. 6. 1935.
— Beitr. klin. Tuberk. **97** (1942).
LANGE, FR.: Der blasse u. rote Hochdruck nach VOLHARD. Dtsch. med. Wschr. **1957**, 1109.
LANGE, J.: Über d. Paranoia u. d. paranoische Veranlag. Z. Neur. **94** (1925).
— In: Hb. d. Geisteskrankh. (LANGE-KRAEPELIN). Bd. 1, 1927.
— Gegenseit. Beeinflussung v. Krankheiten vom Standpunkt des Psychiaters. Dtsch. med. Wschr. **1932**, 399.
— Die Folgen der Entmannung Erwachsener. Leipzig: Georg Thieme 1934.
— Gesichtslupus und Persönlichkeit. Med. Klin. **1952**, 1018.
LANGE, J., u. E. MUNDT: D. Endokardit. d. kongenit. mißbildeten Herzens. Z. Kreisl.-Forsch. **44** (1954).
LANGE, M.: Erkrankungen der Wirbelsäule. Hb. d. Neurol. 10. Berlin 1936.
LANGE-EICHBAUM: FR. NIETZSCHE als psychiatr. Problem. Als Manuskript gedruckt. Hamburg 1945.
LANGSTEIN u. MEYER: Säugl.ernährung u. Säugl.stoffwechsel. J. F. Bergmann 1914.
LANNOIS: Zit. nach LYON (1925).
LAPINSKY, M.: Über Schmerzen visceralen Ursprungs. Arch. Psychiat. Nervenkr. **82** (1927).
LAPLANCHE, C.: L'Intérêt respect. les différents examens complémentaires dans l'asthme. Presse méd. **1955**, 863.
LAUBER, H.: Beobachtungen über Flimmerskotome. Klin. Mbl. Augenheilk. **114** (1945).
LAUCHE, A.: D. Entzündungen d. Lunge etc. Hb. HENKE-LUBARSCH, III/1. Berlin 1928.
LAUDA, E., u. A. LUGER: Klinik u. Ätiologie d. herpet. Affektionen. Ergebn. Inn. Med. Kinderheilk. **30** (1926).
LAUTERBACH, H.: Rechtliche u. allgemeine Grundlagen. In: Hb. d. ges. Unfallheilk. (BÜRKLE-DE LA CAMP u. ROSTOCK) Bd. 1. Stuttgart: F. Enke 1955.
LECHELLE, P., A. THÉVENARD u. M. COSTE: Amyotroph. Lat. skl. b. einer Akromegalen. Ref. Zbl. Neur. **76**, 366.
LEDERER, E. v., u. J. KÖNIG: Die Hypermotilität im Kindesalter. Stuttgart: F. Enke 1938.
LEDERER, R.: Kinderheilkunde. H. 1. v. Konstitutionspathol. in den med. Spezialwissenschaften. Berlin 1924.

LEHMANN, G.: Die Funktion d. menschl. Nase als Staubfilter. Arb.-physiol. 7 (1933).
— Arbeitsgestaltung u. Unfalldisposition. Die Berufsgenossensch. 1951, 33.
— Staublunge. Münch. med. Wschr. **1933.**
LEHMANN, W.: Chirurg. Therapie bei Erkrankungen d. N.-Systems. Hb. d. Neurol. VIII. Springer 1936.
LEHOCZKY, T. v.: Zur Pathologie d. amyotroph. Lateralskler. Arch. Psychiat. Nervenkr. **89** (1930).
LEIBER, B.: Altersbiologie des akuten Rheumatismus. Dresden u. Leipzig: Th. Steinkopff 1952.
LEIDLER, R., u. P. LÖWY: D. Schwindel b. Neurosen. Mschr. Ohrenheilk. **56** (1922).
LEIMBACH, G.: Fokalinfektion durch Dystrophie. Zbl. Chir. **1941**, 1044.
LEMKE, R.: Über die posttraumat. Multiple Sklerose. Psychiatrie, Neurol. u. med. Psychol. **3**, H.3.
LEMSER, H.: Kann eine Erbanlage für Diabetes latent sein? Erbarzt **1938**, 33.
LENHARTZ, H.: D. Beziehungen d. weibl. Geschl.org. z. inneren Erkr. 25. Intern. Kongr. Wien 1908.
LENNOX, W. G.: The heredity of epilepsy etc. Ref. Zbl. Neur. **118**, 215.
LENTZ, O.: Über Auslesekrankheiten. Klin. Wschr. **1924**, 1685.
LENZ, A.: Erkrankungen d. tieferen Luftwege ... durch Thomasschlacke. Leipzig: Joh. Ambr. Barth 1936.
LENZ, F.: Menschl. Erblichkeitslehre (BAUR-FISCHER-LENZ). 3. Aufl. München 1927.
— Rassenhygiene u. klin. Med. Klin. Wschr. **1933**, 1570.
LENZ, GG.: Zwei Arten des menschl. Denkens. In: G. C. HERNMARK. Festschr. z. Ehren v. Prof. Dr. jur. RUD. LAUN. Hamburg: Toth-Verl. 1948.
LEPEHNE, G.: Die Erkrankungen der Leber etc. München: J. F. Lehmann 1930.
LEPESCHKIN, E.: (Herausg. F. P. N. SCHENNETTEN) Das EKG. 3. Aufl. Dresden u. Leipzig: Th. Steinkopff 1957.
LERER, S.: Bericht über einen Fall v. Hirnblutung im Anfangsstadium d. Schwangerschaft. Ref. Zbl. Neur. **105**, 351.
LESCHKE: Zit. bei BÖTTNER.
LESCHKE, E., u. H. ULLMANN: Pigmentat u. endokrine Dystrophie. Z. klin. Med. **102** (1925).
LESER, A. J.: Über d. pept. Magen- ... Geschwüre u. Diabetes. Arch. klin. Mes. **182** (1935).
LESSE, ST.: Die Prognose der Herzkranken in der Schwangerschaft. Ref. Dtsch. med. Wschr. **1948**, 618.
LETTERER, E.: Pathol. anat. Beobachtungen an urethanbehandelten Erkr. Klin. Wschr. **1948**, 385.
LEUBE, W. v.: Spezielle Diagnostik d. Inneren Kr. 8. Aufl. Leipzig 1911.
LEUN, W., u. B. H. LANGMAACK: Die Grenzen u. Gefahren der Varizenverödung. Dtsch. med. Wschr. **1955**, 257.
LEV, M. W.: D. gleichzeitige Vorkommen v. Ang. pect. u. v. Hyperthyreoidismus. Ref. Zbl. Neur. **52**, 122.
LEV, M. W., u. W. HAMBURGER: Ref. Zbl. Neur. **52**, 122.
LE VAN HUNG: Malaria u. Schwangerschaft in Saigon. Ref. Dtsch. med. Wschr. **1951**, 1129.
LEVINGER, E., u. M. JAFFÉ: Zur Frage endokriner Gelenkerkrankgen. Zbl. Neur. **54**, 517.
LEWANDOWSKY, M.: Nachruf auf E. v. LEYDEN. Z. Neur. **4** (1910).
— Zit. nach J. BRAUN. Arch. klin. Med. **107.**
LEWIN: Phantastica ... D. betäubenden Genußmittel. Berlin 1924. Zit. Med. Klin. **1926**, Nr. 44.
LEWIN, A., u. TATERKA, H.: Die Veränderungen der Harnwege bei Tabes u. multipler Sklerose. Zbl. Neur. **53**, 126.
LEWIS, TH.: Ref. Zbl. Inn. Med. **94**, 133 (1938); **80**, 143 (1935); **97**, 568 (1939).
LEWIS, TH., u. G. W. PICKERING: Ref. Zbl. Inn. Med. **80**, 143 (1935).
LEWY, F. H.: Neuralgie, Neuritis etc. Z. Neur. **106** (1926).
— Zit. nach E. GUTTMANN (1927).
LEXER: Zit. nach M. LANGE.
LEY, H., u. TH. v. UEXKÜLL: Eine Methode z. Bestimmg. d. Tetaniebereitschaft. Z. klin. Med. **152** (1953).
LEYDEN, E. v.: Rede z. Eröffnung d. 1. Mediz. Klinik d. Charité. Dtsch. med. Wschr. **1885.**
— Nachruf auf FRERICHS. Dtsch. med. Wschr. **1885**, 775.
— Lebenserinnerungen. Dtsch. Verl. Anst. 1910.

LEYDEN, E. v.: Zit. nach JAKOBOWITZ.
LHERMITTE u. GUCCIONE: Lésions des vaisseaux ... dans la sclérose en plaques. C. R. Soc. Biol. (Paris) **66**, 474 (1909).
LIBMANN, E.: Observations on indiv. Sensitiveness to pain. J. Amer. med. Ass. **102** (1934).
LICHTENBERG, G. CHR.: Gesammelte Werke 2. Aufl. Bd. 1. Darmstadt: Holle-Verl. 1953.
— Zit. nach SUTERMEISTER (1955).
LICHTWITZ, L.: Die Praxis der Nierenkrankheiten. Berlin: J. Springer 1921.
— Diabetes. Hb. d. Inn. Med. 2.Aufl. IV/1.
— Schwangerschaftsniere. Klin. Wschr. **1933**, 169.
— Pathologie d. Funktionen u. Regulationen. Mart. Nijhof. Leiden 1936.
— Zit. nach HAHN u. STEIN.
LICHTWITZ, L., u. E. STEINITZ: Die Gicht. Hb. d. Inn. Med. 2. Aufl. IV/2. Berlin: J. Springer 1926.
LIEBER, TH.:Über d. ätiolog. Standpunkt in d. Psychiatrie. Neurol. Zbl. **1910**, 1136 (Orig.).
LIEBERMEISTER, C.: Typhus abdomin. In: ZIEMSSENS Hb. d. spez. Path. u. Therap. II/1. Leipzig 1874.
LIECHTI, A.: Die Rö.-Diagnostik der Wirbelsäule. Wien: Springer 1944.
LIECHTI, H.: Zweite Krankheit bei perniciöser Anäm. Schweiz. med. Wschr. **1939**, 172.
LIEPELT, A.: Über familiäre Spinalerkrankung bei famil. Biermerscher Anämie. Dtsch. Z. Nervenheilk. **90**.
LIEPMANN, H.: Über WERNICKES Einfl. auf d. klin. Psychiatrie. Berlin: S. Karger 1911.
— Zit. nach OPPENHEIM (1913).
LIMBURG: Frühcarcinome u. Schwangerschaft. Dtsch. med. Wschr. **1957**, 1944.
LINDE: Zit. nach TISCHENDORF u. LEGRAND.
LINDEMANN: Zit. nach GOETTE (1927).
LINDGREN, M.: Zur Frage der Verschleppung des Collumcarcinoms. Med. Welt **1938**, 1238.
LINDNER, W.: Über Krankheitsantagonismus u. sogen. konkurrierende Kr. Med. Mschr. **1949**, 177.
LINKE: Zit. nach GG. MAURER.
LINSER u. VOHWINKEL: Hb. d. Hautkr. (ARZT-ZIELER).
LIPSCHÜTZ, CL.: Innere Sekretion u. Persönlichkeit. Jb. Charakterolog. 2/3 (1926).
LISCHE: Zit. nach O. MARBURG (1936).
LITZNER, S., u. H. HAHN: Klin. Beobachtungen b. einer Feldfieber-Epidemie. Dtsch. med. Wschr. **1950**, 882.
LÖFFLER, H.: Familiengeschichtl. Untersuchungen b. Encephal. epidem. Arch. Psychiat. Nervenkr. **71** (1924).
LÖFFLER, W.: Zit. nach REINHARDT (1917).
— D. Stellung d. Inn. Medizin in d. Gegenwart. Verh. Dtsch. Ges. Inn. Med. **1954**, 176.
LÖHLEIN, M.: Ursachenbegriff u. kausales Denken. Med. Klin. **1917**, Nr. 50.
— Zit. nach LICHTWITZ (1921).
LÖHLEIN, W.: Die bitemporale Hemianopsie d. Schwangeren. Ref. Zbl. Neur. **38**, 172.
— Erbl. Fehlbildungen usw. Graefes Arch. Ophthal. **136** (1937).
LÖHR, K., u. H. REINWEIN: Konkordantes Auftreten v. Lebercirrhose u. Diabetes etc. Arch. klin. Med. **200** (1952).
LOEPER, M.: Médecine française. Presse méd. **1953**, Nr. 79.
LOESCHKE: Zit. nach F. KELLNER (1936).
LOEWEN, M.: Rekt. Carcin. u. Gravid. Zbl. Gynäk. **1948**, 103.
LÖWENFELD, W.: Akrodermat. atroph. etc. Wien. klin. Wschr. **1932**, 749.
LOEWENSTEIN, O.: Üb. den Krankheitswert des hyster. Symptoms. Neurol. Zbl. **39**, 782 (1920).
LÖWIT: Zit. nach M. HAHN.
LÖWY, J.: Üb. d. gegens. Beeinflussung innerer Krankh. Med. Klin. **1921**, 1195.
LOHMANN, R.: Über einen Fall v. Asthma, Tetanie-Epilepsie usw. Arch. Psychiat. Nervenkr. **195** (1957).
LOMMEL, F.: Erkrankungen der Muskeln, Gelenke etc. Hb. d. Inn. Med. 2. Aufl. IV/1.
— Ärzte als Patienten. „Psychotherapie" **1957**, H. 3.
LONDON: Zit. nach M. HAHN.

LORENZ, K.: Angeborene Instinktformeln beim Menschen. Dtsch. med. Wschr. **1953**, 1600.
LÖSSEN, H.: Strahlenschädigungen. Strahlenther. **93** (1954).
LUBARSCH, O.: Über d. primären Krebs d. Ileum nebst Bemerkungen über d. gleichzeitige Vorkommen v. Krebs u. Tbc. Virchows Arch. path. Anat. **111** (1888).
— Ursachenforschung, Ursachenbegriff u. Bedingungslehre. Dtsch. med. Wschr. **1919**, Nr. 1.
— Ein bewegtes Gelehrtenleben. Berlin: J. Springer 1931.
LUBOSCH, W.: Durchschnittsanatomie u. Individualanatomie. Jena: G. Fischer 1922.
LUCAS: Zit. nach VAN BOGAERT (1932).
LÜCHTRATH, H.: Besprechung v. MEYERING u. DIETZE, Slg. versorgungs- u. sozialgerichtlicher Gutachten. Stuttgart: Georg Thieme 1956. Med. Lit. Anz. **1955**, H. 5.
LUEG, W.: Beziehungen zw. Asthma bronch. u. Lungentbc. Z. klin. Med. **91** (1921).
LÜHR: Dtsch. Gesundh.-Wes. **1947**, 184.
LÜTHY, F.: Über die hepatolentikuläre Degeneration. Dtsch. Z. Nervenheilk. **123** (1923).
LUFT: Zit. nach MEESEN (1947).
LUMPE: Zit. nach SEITZ (1927).
LUSTIG, A.: Ein Fall von Raynaudscher Krankheit. Münch. med. Wschr. **1908**, 2384.
LUXENBURGER, H.: Erbpatholog. d. Schizophrenie. Hb. d. Erbkrankh. Bd. 2. Leipzig: Georg Thieme 1940.
LWOFF, CORNIL u. TARGOWLA: Torsionsdystonie im Anschl. an polyarthr. Chorea minor. Zit. nach E. STRAUS (1927).
LYDTIN: Zit. nach TISCHENDORF u. LEGRAND.
LYON, E.: Idiopath. Ödem. Z. Kinderheilk. **39**.
MAAS, O., u. H. J. SCHERER: Zur Klinik u. Anat. einiger seltener Kleinh.erkrankungen. Z. Neur. **145**.
MACKENZIE, J., u. C. J. ROTHBERGER: Herzkrankheiten. 2. Aufl. Berlin: J. Springer 1923.
MACKENZIE, J. M.: Zit. nach BODE u. KNOP.
MACKLIN, M. T.: Zit. nach RAUBITSCHEK. Wien. klin. Wschr. **1955**, 75.
— Zit. nach C. STERN (1950).
MADELUNG, O. W.: Die Chirurg. d. Abdom.typhus. Enke 1923.
MAIER, E.: In BOLLER, Diabetes. 1950.
MAINZER, F.: Über d. logischen Principien d. ärztl. Diagnose. Berlin: Bornträger 1925.
— Über d. Pathogenese d. Tetanie. Nervenarzt **1931**, H. 4.
MAKAROW, W. E.: Über psychotische Para- u. Mixovariationen etc. Z. Neur. **130** (1930).
MALAISÉ, v.: Die Prognose der Tabes dors. Mschr. Psychiat. Neurol. **18** (1906).
MALONE, W. H.: Psychose bei multipler Sklerose. Ref. Zbl. Neur. 88, 196.
MANDL, F.: Chirurg. Eingriffe. In: BOLLER, Diabetes. Wien 1950.
MANKOWSKI, B.: Ref. Zbl. Neur. **97**, 276.
MANKOWSKY u. CZERNY: Zur Frage über die Heredität d. Torsionsdystonie. Mschr. Psychiat. Neurol. **72** (1929).
MANN, L.: Klinik der Tabes. Hb. d. Neurol. 12. Berlin: J. Springer 1935.
MANTEUFEL, P.: D. gegenw. Stand. d. ätiol. Kenntn. vom infekt. Rheumat. Rheumaprob. Bd. 2. Leipzig: Georg Thieme 1931.
MARBE, K.: Prakt. Psychologie d. Unfälle u. Betriebsschäden. München: Oldenbourg 1928.
— Zur praktischen Psychologie d. Unfälle. Verh. physik.-med. Ges. Würzburg N. F. **49** (1925).
MARBURG, O.: D. traumat. Erkrankungen d. Gehirns etc. Hb. d. Neurol. XI. Berlin: Springer 1936.
— Akute mult. Skl. Jb. Psychiat. **27** (1906).
MARCHAND, L., u. A. COURTOIS: Traumatisme cranio-cérébral etc. Ref. Zbl. Neur. **50**, 645 (1928).
MARCUS, H.: Zit. nach CASSIRER-HIRSCHFELD.
— Acta psychiat. scand. (1930).
MARGGRAF: Zur Frage d. atyp. Lymphogranulomatose. Zbl. allg. Path. 88, 223 (1952).
MARGULIS, A.: Über d. Bedeutung d. Konstitutionalismus usw. Med. Klin. **1910**, Nr. 33 u. 34.
MARINESCO: Zit. nach L. MANN.
MARTENS, ÄNNE: Üb. mult. Sklerose. Med. I. D. Jena 1940.
MARTINECK: D. Begriff „Auslösen“ als Ursachenbegriff i. d. Reichsunfallversicherung u. Reichsversorgung. Ärztl. Sachverst. Ztg. **1938**, Nr. 1.

Martini, G. A., G. A. v. Harnack u. J. H. Hopp: Hepatitis u. Schwangerschaft. Dtsch. med. Wschr. **1953**, 661.
Martini, P.: Kausalität u. Med. Studium generale **1948**, H. 6.
— Einseitigkeit u. Mitte i. d. Medizin. Dtsch. med. Wschr. **1954**, 385.
— Die Therapie d. Morb. Basedow. Dtsch. med. Wschr. **1950**.
Martius, F.: Konstitution u. Vererbung in ihren Beziehungen zur Pathologie. Berlin: Springer 1914.
— Ziele u. Wege d. Konst. Forschg. Med. Klin. **1922**, 1082.
Martius, H.: Bedeutet eine Schwangerschaft eine ernste Gefahr für eine an Lungentbc. leidende Frau? Dtsch. med. Wschr. **1954**, 1540.
Martos: Zit. nach M. Hahn.
Marx: Otosklerose. Zit. nach Seiferth. Dtsch. med. Wschr. **1948**, 235.
Marx, C. Fr. Hrch.: Üb. d. Abnahme d.Krankheiten durch d. Zunahme der Civilisation. Abh. Kgl. Ges. d. Wiss. Göttingen. Bd. 2. 1845.
Marx, E.: Zit. nach M. Hahn.
Marx, H.: Innere Sekretion. Hb. Bergmanr-Staehelin. 3. Aufl. VI/1, 1941.
— Zur Klinik d. Hypophysen-Zwischenhirnsyst. Nervenarzt. **1947**.
Maschmeyer: Über Paraphrenie. Neurol. Zbl. **1920**, 680.
Masciocchi, A.: Die Arbeitsscheu d. Psychopathen. Ref. Zbl. Neur. **146**, 325.
Massini, R.: Influenza. Hb. Innere Med. 2. Aufl. I/1. 1925.
Masson, A.: Maladie de Raynaud etc. Ref. Zbl. Neur. **1912**, 1384.
Matakas: Disk. Bemerkg. Verh. Dtsch. Ges. Inn. Med. **1953**, 167.
Mathes, P. Der Infantilismus, die Asthenie etc. Berlin: S. Karger 1912.
— Die Konstitutionstypen des Weibes. Hb. Halban-Seitz. III. Berlin-Wien: Urban & Schwarzenberg 1924.
Matthes: In: Curschmann-Matthes. Diff.-Diagn. 8. Aufl. J. Springer 1937.
Matthes, M.: Eröffnungsrede. Verh. Dtsch. Ges. Inn. Med. München 1924.
Matzdorff, P.: Reflektor. bedingte u. ... ausgelöste Migräneanfälle. Nervenarzt **1939**, 225.
— Degenerationsvorgänge im Rückenmark ... bei durch ... Commot. spinalis geschwächtem ZNS. Z. Neur. **88** (1924).
Matzenauer: Zit. nach Königstein u. Wertheim.
Maurer, G.: Wetter u. Jahreszeiten in der Chirurgie. F. Enke 1938.
Mauz, F.: D. konstit. biol. Aufbau d. Psychosen als Grundl. einer klin. Systematik. Vortr. Ref. Zbl. Neur. **42**, 595.
— Zit. nach Kühn.
May, Ed.: Heilen und Denken. Berlin: Dr. Gg. Lüttke 1956.
May, W.: Eine neue interne Bhdlg. d. Hyperthyreosen. Verh. Ges. Inn. Med. **1937**, 347.
Mayer: D. Technik d. Hypnose. 2. Aufl. München: Lehmann 1937.
Mayer, Aug.: Tbc. u. Schwangerschaft. Med. Klin. **1931**, 761.
— Unterschiede d. Frauen untereinander. Konstitut. Anomalien. In Hb. d. Gynäk. 3.
— Die Konstitution in der Geburtshilfe u. Gynäkologie. Stuttgart 1938.
— Persönlichkeitsgynäkolog. In:Mayer u. Schätzing. Persönlichkeitsgynäkolog. Stuttgart: F. Enke 1950.
— Versäumnisse u. Irrungen im Kapitel Schwangersch. Unterbrechung wegen Lungentbc. Zbl. Gynäk. **1950**, 769.
Mayer-Gross W.: Die Auslösung der Schizophrenie etc. Hb. d. Geisteskr. (Bumke) IX, Berlin: Springer 1932.
— Krankheitsart u. Krankheitsbild i. d. klin. Psychiatrie d. Gegenwart. Die med. Welt **1933**, Nr. 2.
McMurray, G. A.: Experiment. Study of a case of insensivity to pain. Arch. Neur. **64** (1950).
McNee: Zit. nach Eppinger, Leberkrankheiten.
Medea, E.: Contribution à l'étude de la sclérose en plaques. Rev. neurol. **1924 I**, 764.
Medves, C. v.: Zum Mechanismus d. aliment. Blutzuckerkurve nach Doppelbelastung. Z. klin. Med. **125** (1933).
Meesen, H.: Zum Problem d. allerg. Pathogen. d. Arteriitis. Verh. Dtsch. Ges. Inn. Med. **1954**, 385.

MEESEN, H.: Über die Anwendung der Pathoklisenlehre C. u. O. VOGTS in d. pathol. Anatomie. Ärztl. Forsch. **1947**, H. 6/7.
MEGGENDORFER, F.: Die Spätlues des ZNS etc. Zbl. Neur. **78**, 166.
— Klin. u. genealog. Untersuchungen über moral insanity. Z. Neur. **66** (1921).
— Die psychischen Störungen bei der Huntingtonschen Chorea. Dtsch. Z. Nervenheilk. **82** (1923).
— Eine interessante Huntington-Familie. Dtsch. Z. Nervenheilk. **83** (1924).
— D. Rolle d. Konstit. bei d. Spätlues d. Nervensystems. Z. Neur. **139** (1936).
— Erbpathologie d. Psychosen. Hb. d. Erbbiol. V/2. Berlin 1939.
MEIER, FR.: Über die klimakterische Blutdrucksteigerung. Med. Klin. **1920**, 701.
MEIER-BLAAUW, R.: Zur Genese d. Rentenneurose. Allg. Z. Psychiat. **99** (1933).
MEINECKE, FR.: Vom geschichtl. Sinn u. vom Sinn d. Geschichte. 4. Aufl. Leipzig: Koehler u. Amelung 1939.
MELCHIOR, E.: Über „kasuistische" Mitteilungen. Med. Welt **1935**, Nr. 4.
MELZER: Zit. nach GOETTE (1927).
MENDEL, K.: D. Unfall i. d. Ätiologie d. Nervenkr. Berlin: S. Karger 1908.
— Familiäre periphere Radial.lähmung. Neurol. Zbl. **1928**, 58 (Orig.).
— u. E. TOBIAS: Die Tabes d. Frauen. Mschr. Psychiat. Nerv. **31** (1912).
MENDELSOHN, C. L.: Schwangerschaft u. kyphoskoliot. Herzleiden. Ref. Dtsch. med. Wschr. **1949**, 30.
— Schwangerschaft u. subakute bakterielle Endocarditis. Ref. Dtsch. med. Wschr. **1949**, 686.
— Koronararterienerkrankung in der Schwangerschaft. Ref. Dtsch. med. Wschr. **1952**, 1204.
MENGE: Zit. nach P. MATHES.
MENGERT u. LAUGHLIN: Zit. nach NAVRATIL.
MERING, V.: Zit. nach KREHL (1925).
MERTEN, A.: Über Veränderungen an d. Zunge während der Menstruation. Wien. klin. Wschr. **1942**, 512.
MEULENGRACHT: Zit. nach KRETZ.
MEULENGRACHT, E.: Morb. Based. u. pernic. Anäm. Ref. Zbl. Neur. **53**, 537.
MEYER: Zit. nach EWALD (1928).
MEYER, A.: Vgl. POLLAK u. REZEK.
MEYER, H.-H.: Statistisches zur Frage d. „Auslösung" endogener Psychosen etc. Nervenarzt **1953**, 498.
MEYER, H.-H., u. R. BÖTTINGER: Klin. statist. Bericht über d. Krankengut d. psych. neur. Kl. d. Univ. Heidbg. Arch. Neur. **196** (1957).
MEYER, L. F.: Zit. nach LEDERER.
MEYER, MAX: Der Begriff d. Konstellation usw. Arch. Psychiat. Nervenkr. **65** (1922).
MEYER, S., u. E. BURGHARD: Familiäre Erkrankungen an Scharlach. Mschr. Kinderheilk. **30** (1925).
MEYER-STEINEGG, TH., u. K. SUDHOFF: Geschichte der Medizin im Überblick. 3. Aufl. Jena: Gust. Fischer 1928.
MEYERINGH, H.: Vers.rechtliche Beurteilung innerer Krankheiten. Hamburg: Hubert Schaaf 1951.
MEYTHALER, F., G. LOBENHOFER u. W. HAGGENMILLER: Über d. adrenale Gegenregulation auf Insulin b. d. verschied. Körperbautypen. Verh. Dtsch. Ges. Inn. Med. **1950**, 202.
MICHAUD, L.: Les troubles nerveux dans l'anémie de BIERMER. Schweiz. med. Wschr. **1931**, 827.
MICHEL, H.: Grenzgebiete. Med. **1949**, 61.
MIESCHER, G.: Über d. Erythema nodos. Schweiz. med. Wschr. **1948**, H. 12.
MINKOWSKI: Zit. nach O. MARBURG.
MINKOWSKI, E.: Gutachten über ... amyot. Lat. skl. ... bei einem Diabetiker. Ref. Zbl. Neur. **58**, 600.
MINOR, L.: Das erbl. Zittern. Hb. Neurol. XVI. Berlin: J. Springer 1936.
MITTASCH, G.: Individualpathologie u. Krankheitslehre. Biolog. d. Person (BRUGSCH u. LEWY). Bd. I. Urban & Schwarzenberg. 1926
MÖBIUS, P. I.: Über d. Tabes. Berlin: S. Karger 1897.

MOEDE, W.: Unfäller u. Nichtunfäller im Lichte d. eignungstechn. Untersuchung. Die med. Welt **1935**, 208.

MÖLLER: Zit. nach STOECKEL (1947).

MOENCH, A., u. Mitarb.: Zur Pathogenese d. sog. gen. Lipoidnephrose. Verh. Dtsch. Ges. Inn. Med. **1955**, 293.

MOHR, F.: D. Wechselwkg. körperlicher u. seelischer Faktoren im Krankh. geschehen. Klin. Wschr. **1927**, 722.

— Die Verwendung bedingter Reflexe i. d. Psychotherap. Medizinische **1952**, Nr. 45.

MOMMSEN, H.: Der Keuchhusten. Med. Klin. **1942**, 1030.

— Hämatologischer Beitrag zum Problem der malignen Diphtherie. Arch. klin. Med. **175** (1933).

MONCHY, DE: Zit. nach MEGGENDORFER (1939).

MONDINI, U.: Atassia cerebello-spinale e scl. multipla. Ref. Neur. Zbl. **30** (1922).

MONOD, H.: Darf während einer Schwangerschaft eine Elektroschockbehandlung durchgeführt werden? Ref. Dtsch. med. Wschr. **1956**, 215.

MORAWITZ, P.: Untersuchungen über Chlorose. Münch. med. Wschr. **1910**, Nr. 27.

— Krankh. d. Kreislaufs. In: Lehrb. d. Inn. Med. 3. Aufl. Berlin: J. Springer 1936.

MORAWITZ, P., u. G. DENECKE: Blut u. Blutkr. Hb. d. Inn. Med. 1. Aufl. IV. Berlin: J. Springer 1926.

MOREAU: Tabes hérédosyph. tardif chez 4 soeurs. Amyotrophie des petits muscles des mains chez 3 d'entre elles ... J. Neurol. **29** (1929).

MORGULIS, S.: Hunger u. Unterernährung. Berlin: J. Springer 1923.

MORITSCH, P.: Narkose etc. In: BOLLER, Diabetes. Wien 1950.

MORITZ, H.: Rasse, Konstitution u. Seelenleben. Wien: F. Deuticke 1947.

MORO, E.: In: Lehrb. d. Kinderh. (FEER). 6. Aufl. Berlin: J. Springer 1920.

— Zit. Hb. Neurol. XVII, 155.

— Berl. klin. Wschr. **1911**, 938.

MORO, E., u. W. KELLER: Über Parallergie. Klin. Wschr. **1935**, 1.

MOSCHEL, U.: D. zivilrechtl. Bedeutg. d. Rentenneurose. Neumanns Z. Versich.wesen **1936**.

MOSER, K.: Erkrankungen d. Gehirns ... auf d. Boden innerer Erkrankungen. Hb. Neur. 13.

MOSS, J. M., u. H. B. MULHOLLAND: Diabetes und Schwangerschaft. Ref. Dtsch. med. Wschr. **1952**, 726

MUCH: Zit. nach v. SZONTAGH.

MUSSEY, R. C., S. F. HAINES u. E. WARD: Hyperthyreoidismus u. Schwangerschaft. Ref. Dtsch. med. Wschr. **1948**, 354.

MÜHLHAUS: Zit. nach E. FOCKEN.

MÜLLER, FR. v.: CARL GERHARDT. Arch. klin. Med. **74** (1902).

— Lebenserinnerungen. München: J. F. Lehmann 1951.

MÜLLER, GERH.: D. erbkonstitut. Hypogenitalismus d. Mannes als Dispos.faktor d. Lebercirrhose. Med. Klin. **1952**, 71.

MÜLLER, HELM.: Zur Frage d. Disposition zur Poliomyel. Mschr. Kinderheilk. **97** (1941).

MÜLLER, H. K.: Individ. patholog. Geschehen i. d. Augenheilk. In: ADAM-CURTIUS, Individualpatholog. Jena: Gustav Fischer 1939.

MÜLLER, J. H., u. C. BRUNNER: Normal. Partus ... nach erfolgr. Bhdlg. einer metast. Struma maligna etc. Schweiz. med. Wschr. **1953**, 54.

MÜLLER, L. R.: Dtsch. Tuberk.bl. **1938**, H. 6.

MÜLLER, M.: Zit. nach TISCHENDORF u. LEGRAND.

MÜLLER, MAX: Prognose u. Therapie der Geisteskrankheiten. 2. Aufl. Stuttgart: Georg Thieme 1949.

MÜLLER, OTFR. Die Kapillaren der menschl. Körperoberfläche in gesunden u. kranken Tagen. Stuttgart 1922.

— Nachwort (zur Arbeit KNITTELS). Klin. Wschr. **1930**, 2392.

— D. feinsten Blutgefäße d. Menschen. Stuttgart: F. Enke 1937 u. 1939.

MÜLLER, O., u. W. PARRISIUS: Die Blutdruckkrankheit. Enke 1932.

MÜLLEREISERT, F. A.: Kausalität u. Gleichzeitigkeit. Versicherungsarch. **1943**, Nr. 4—6.

MUMME, C.: Metapneumon. metastat. Pneumokokken-Eiterungen am loc. min. resist. Dtsch. med. Wschr. **1940**, 175.

MUNK, F.: Zit. nach STORZ. Dtsch. med. Wschr. **1951**, 28.

— VIRCHOW als Therapeut. Virchows Arch. path. Anat. **315** (1948).

MURRAY, C. D.: Psychogenic factors in the etiology of ulcerative colitis. Amer. J. med. **180** (1930).
NAEGELI, O.: Allgem. Konstitutionslehre. Berlin: Springer 1927.
— Blutkrankheiten. 5. Aufl. 1931.
— Über d. famil. Typus gewisser Erbkrankheiten. Schweiz. med. Wschr. **1932**.
— Differentialdiagnose der Inn. Medizin. 3. Aufl. Gg. Thieme 1948.
— The Importance of constitution in Health and Illness. State Med. **38**, Nr. 5.
NAEGELI, TH.: 100. Geburtstag CARL GARRÈS. Bruns Beitr. **196** (1958).
NAGÁI, S.: Individuum u. Individualität in Japan. In: BRUGSCH-LEWY, IV. Berlin-Wien 1929.
NAKAMURA: Arb. aus. d. neurol. Inst. Wien **29** (1927).
NAUJOKS: Zit. nach NAVRATIL sowie v. MIKULICZ (1951).
NAUMANN, M. E. A.: Pathogenie. Berlin 1940.
NAUNYN, B.: Ein Fall von Darmkonkrementen. Arch. klin. Med. **84**.
NAVRATIL, E.: Schwangerschaft u. Geburt. In: BOLLER, Diabetes 1950.
NEERGARD, K. v.: Der Einfl. d. Umwelt auf d. Frühstadien d. Erkrankungen. Dtsch. med. Wschr. **1940**, 480.
— Die Katarrh-Infektion. Steinkopff 1939.
— Dynamische Reaktionspathologie. Basel: Benno Schwabe 1946.
NEISSER: 7. Jahresvers. Dtsch. Nervenärzte.
NEUBÜRGER, K.: Encephalitis epidemica bei multipler Sklerose. Zbl. Neur. **33**, 515 (1923).
NEUFELD: Einige neue Ergebnisse d. epidemiolog. Forschung. Klin. Wschr. **1929 I**, 49.
NEUFFER, H.: D. Bedeutung d. wissenschaftl. Forschung für den Praktiker. Dtsch. med. Wschr. **1949**, 1037.
NEUGARTEN: Zit. nach GOETTE (1927).
NEUMANN: Zit. nach KÖNIGSTEIN u. WERTHEIM.
NEUMANN, R.: Leiomyom d. Lunge. Frankfurt. Z. Path. **52** (1938).
NEUMANN, W.: Die Klinik der Tbc Erwachsener. 2. Aufl. Wien 1930.
NEUREITER: Zit. Hb. d. Neurol. 11, 139.
NEUSSER, E.: Zur Diagnose des Status thymico-lymphaticus. Wien u. Leipzig: Braumüller 1911.
NEWSON, A. A., C. H. BRUCE, I. W. TABLER u. W. K. STROTHER: Leukämie und Schwangerschaft. Ref. Dtsch. med. Wschr. **1955**, 1109.
NIEDERMEYER, F.: D. Aufklärungspflicht d. Arztes gegenüber Patienten. Krankenhausarzt **1955**, 9.
NIENDORF, M.: Eigenartige Exanthemverteilung bei Scharlach als Zeichen veränderter Hautreaktion nach Besonnung. D. med. Welt **1933**, Nr. 17.
NISHII: Zit. nach YASKIN.
N. N.: Bilanz meines Medizinstudiums. Jungarzt **1936**, H. 17.
NOBEL, E., W. KORNFELD, A. RONALD u. R. WAGNER: Innere Sekretion u. Konstitution im Kindesalter. Wien: Wilh. Maudrich 1937.
NOBL, G.: Spontane Varixrupturen. Wien. klin. Wschr. **1930**, Nr. 21.
NOCHT, B.: Ätiol. . . . d. Schwarzwasserfiebers. Med. Welt **1939**, 25.
NOLEN, W.: Ref. Zbl. Inn. Med. **50**, 186 (1929).
NONNE, M.: Bemerkungen zum Gutachten v. Prof. Voss. Nervenarzt **1935**, H. 11.
— Zit. nach JANZEN. Verh. Dtsch. Ges. Inn. Med. **1955**, 77.
NONNENBRUCH, W.: Chron. heredit. hämolyt. Ikterus etc. Münch. med. Wschr. **1922**, 1346.
— Orig. Zbl. Gynäk. **1929**, 514; zit. nach W. FREY.
NOORDEN, v.: Zit. nach GUDZENT (1928).
NORDMANN: D. path. Anat. d. Kapillaren. In: Kapillarsystem u. Interstitium (BARTELHEIMER u. KÜCHMEISTER). Stuttgart: Georg Thieme 1955.
NOTHMANN, M.: Die Basedowsche Krankheit. Hb. d. Neurol. XV. Berlin: Springer 1937.
NOTHNAGEL, H.: Einige Bemerkungen über d. Diagnostizieren bei inneren Krankh. Wien: Wilh. Braumüller 1883.
— Zit. nach NEUBURGER, HERM. NOTHNAGEL. Rikola-Verlag. 1922.
NOTTER, L.: Das Trauma in der Auslösung der Poliomyel. Z. Kinderheilk. **63** (1943).
NYIRÖ, G.: Über d. schizophren gefärbten Formen d. Dem. paralyt. Ref. Zbl. Neur. **53**, 200.
OAKLEY, W.: Die Schwangerschaftsprognose des Diabetes. Ref. Dtsch. med. Wschr. **1953**, 1239.

Oberndorfer: Disk. Bemerkg. Zbl. Neur. **47**, 875.
Obmann, K.: Über die Einflüsse der Schwangerschaft auf die Lungentbc. Leipzig: Georg Thieme 1955.
Obständer, E.: Klin.-statist. Beitrag zur mult. Sklerose. Mschr. Psychiat. Neurol. **61** (1926).
Ochel, H. W.: Beitr. zur Klinik d. Whippleschen Krankh. Dtsch. med. J. **1955**, 256.
Ochsenius: Zit. nach Weitz (1936).
Oehme, C.: D. ärztl. Prognose. Münch. med. Wschr. **1929**, 396.
— Krankheiten der Nieren etc. Lehrb. d. Inn. Med. 6. Aufl. Bd. 2. Berlin-Göttingen-Heidelberg: Springer 1949.
Oehme, J.: Gefahren der angeborenen Lues u. ihre Verhütung. Dtsch. med. Wschr. **1956**, 159.
Ogita: Zit. nach H. Beck.
Oka, M.: D. Einfl. d. Schwangersch. auf das Auftreten u. d. Verlauf d. rheumat. Arthritis. Ref. Dtsch. med. Wschr. **1954**, 766.
Oldershausen, H. F. v.: Neuere Erkenntnisse über d. Virushepatitis. Dtsch. med. Wschr. **1950**, 1328.
Olshausen: Zit. Vjschr. gerichtl. Med. **42** (1911).
Oordt, van: Berl. klin. Wschr. **1898**, 699.
Oppenheim, H.: Lehrb. d. Nervenkrankheiten. 6. Aufl. Berlin: S. Karger 1913.
— Über Myohypertrophia kymoparalytica. Neurol. Zbl. **1914**, 1106 (Orig.).
Oppenheimer, R.: Wissensch. u. allgemeines Denken. Hamburg: Rowohlt 1955.
Oppenheimer u. Ross-Johnson: Zit. nach Dresel u. Himmelweit.
Orth: Zit. nach Wieland (1908).
Orth, J.: Was ist Todesursache? Berl. klin. Wschr. **1908**, 484.
— Patholog. anatom. Diagnostik etc. Berlin: Hirschwald 1917.
Orth, O.: D. chirurg. Bhdlg. d. schlummernden Infekt. Dtsch. Mil.-Arzt Febr. **1944**.
Ortner: Zit. nach Bartel.
Osterland: Zit. nach W. Block.
Ostertag, B.: Zur Histopathologie der Myoklonusepilepsie. Arch. Psychiat. Nervenkr. **73** (1925).
— Über eine neuartige heredo-degenerative Erkrankungsform usw. Arch. Psychiat. Nervenkr. **77** (1926).
— Verh. Dtsch. path. Ges. **1934**, 55.
— In: Eckhardt-Ostertag, Körperliche Erbkrankheiten. Leipzig 1940.
Ostmann: Untersuchungen üb. d. präpsychotische Persönlichkeit bei Schizophrenen. Allg. Z. Psychiat. **91** (1929).
Paddock: Zit. nach Weitz (1949).
Pagel, I. L.: Ludwig Traube. Allgem. Dtsch. Biogr. **38** (1894).
Pagel, W.: Zur Kenntn. d. Duoden. Tbc. Virchows Arch. path. Anat. **251** (1924).
— Ergebnisse d. Tuberkulosepathologie. Beih. Med. Klin. Dez. 1933.
— Immunitätsvorgänge. Dtsch. med. Wschr. **1930**, 2119.
Paget: Lancet **1882**; zit. nach Risak, Z. Neur. **127**, 255.
Pal, I.: Gefäßkrisen. Leipzig: S. Hirzel 1905.
Palisa, Ch.: Über ein schizophrenes Zustandsbild bei nicht vorbehandelter Paralyse. Nervenarzt **1936**, 521.
Pandy, K.: Zur Pathogenese d. Tabes. Z. Neur. **89** (1924).
Pankow u. Winter: Zit. nach Obmann.
Pannhorst: Zit. nach Lemser.
Panse, F.: Erbpathologie d. Psychopathien. Hb. d. Erbbiol. V/2. Berlin: Springer 1939.
— „Verursachung", Auslösung usw. Med. Klin. **1940**, Nr. 20.
— Z. Frage der Auslösung endogener Psychosen durch ak. Infektionen. Arch. Psychiat. Nervenkr. **182** (1949).
Pappenheim, E.: Zit. nach Junghenn u. Mitarb. Arch. Psychiat. Nervenkr. **182** (1949).
Paracelsus: Zit. nach L. Lazarovits, Wien klin. Wschr. **1932**, 1585.
Parenti, G. C., u. H. Lüdeke: Sarkom a. d. Boden einer Ostitis deform. Virchows Arch. path. Anat. **296** (1936).
Parrisius, W., u. K. im Brahm: Steinstaublunge b. Zwillingspaaren. „D. Staublungenerkrankungen" (Jötten u. Mitarb.), Bd. 2. Darmstadt: Dietr. Steinkopff 1954.

PASCHLAU, G.: Magengeschwür u. russ. Kriegsgefgschaft. Dtsch. med. Wschr. **1951**, 1622.
PASTEUR, L.: Zit. nach H. SELYE, Science **122**, 625 (1955).
PATON, D. M.: Schwangerschaft b. d. prädiabet. Kranken. Ref. Dtsch. med. Wschr. **1949**, 126.
PAUL u. KÖNIG: Zit. nach HEUBNER (1938).
PAYR: Zit. nach BRANDER.
PEARL: Zit. nach v. VERSCHUER.
PEDOWITZ, P., u. E. L. SHLEVIN: Diabetes und Schwangerschaft. Ref. Dtsch. med. Wschr. **1955**, 700.
PENDE, N.: Indroduction à la science de la constitution. In: Traité de médecine biotypologique (PENDE-MARTINY). Paris: G. DOIN & Co 1955.
PERITZ, G.: Über d. psych. . . . Verhalten d. Eunuchoiden. Arch. Frauenkr. **14** (1928).
PERNET: Zit. n. EWALD, Mschr. Psychiat. Neurol. **47** (1920).
PERRAULT u. Mitarb.: Zit. nach GSELL (1952).
PERRERO, E., u. E. FENOGLIETTO: Supra un caso di polinevrite gravidica etc. Ref. Zbl. Neur. **1914**, 249.
PERUTZ: Zit. nach BUSCHKE u. JADASSOHN, Hb. d. Dermatol. (JADASSOHN) 15 (1929).
PETERS, G.: Über d. gemeins. Vorkommen v. Encephal. epid. u. mult. Skl. Dtsch. Z. Nervenheilk. **138**.
PETERS, W.: Die Vererbung geistiger Eigenschaften. Jena: Gust. Fischer 1925.
— Personelle Beurteilung nach der praktischen Lebenseignung; b) psychologisch. In: Biologie der Person (BRUGSCH-LEWY), IV. Berlin-Wien 1929.
PETOW: Zit. Fortschr. Neur. **1933**, 38.
PETRILOWITSCH, N.: Schizophrenie-Begriff. Medizinische **1959**, Nr. 4.
PETTE, H.: Zit. nach KOBAYASHI, Arb. aus d. neurol. Inst. Univ. Wien **32** (1929).
— Infektion und Nervensystem. Dtsch. Z. Nervenheilk. **110** (1929).
— Über einen Modellversuch zum Problem d. Aktivierung apathogener Keime durch akute Infektionen. Zbl. Bakt. **113** (1929).
— Pachymeningitis u. Leptomeningitis. Hb. d. Neurol. 10. Berlin 1936.
PEUST: Konstitution, Veranlagung u. Vererbung b. d. Encephal. epidem. J. Psychol. u. Neurol. **37** (1928).
PFAFFENBERG, R.: Tbc u. Diab.mell. Dtsch. Tuberk.bl. **1941**, H. 7.
PFAFFENBERG, R., u. L. RICKMANN: Beitr. z. Frage d. Lungentbc. b. Diab. mell. Dtsch. Tuberk.bl. **1944**, 81.
PFAHLER, G.: System d. Typenlehren. 2. Aufl. Leipzig: Joh. Ambr. Barth 1936.
PFAU, P.: D. Schwangerschaft b. d. zuckerkranken Frau. Medizinische **1955**, 1172.
PFAUNDLER, M. v.: Ausgewählte Vorträge u. Abhandlungen. Springer 1947.
— Zit. nach NOBEL, KORNFELD, RONALD u. WAGNER.
PFAUNDLER, M. v., u. L. v. SEHT: Über Syntropie v. Krankheitszuständen. Z. Kinderheilk. **1921**.
PFISTER, O.: Das Christentum u. die Angst. Zürich: Artemis-Verlag 1944.
PHILIPP, E.: Lues u. Schwangerschaft. Dtsch. Ärztebl. **1945**, Nr. 2.
— Die Krise in der Medizin. Schlesw. Holst. Ärztebl. **1951**, H. 3.
— Fünf durch Laparotomie sichergestellte Fälle von Fehlen der weiblichen Keimdrüse. Dtsch. med. Wschr. **1952**, 1209.
— Schwangersch. . . . Lungentbc. Dtsch. med. Wschr. **1954**, 1539.
PIEPER, W.: Encephalographie u. psychische Funktionen. Med. I. D. Kiel 1951.
PIERY: Zit. nach W. NEUMANN.
PINEL: Zit. nach RICH. KOCH.
PIRQUET, v.: Zit. nach NOBEL-KORNFELD.
— Zit. nach TEZNER.
PIRQUET, v., u. SCHICK: Die Serumkrankheit. Hb. d. Inn. Med. 2. Aufl. I/1. Berlin: J. Springer 1925.
PITROLFFY-SZABÓ: Gemeinsames Vorkommen v. Nierentbc. u. Hypernephrom. Arch. klin. Chir. **182** (1935).
PITTARD, EUG.: A propos des charactères sexuels secondaires. Arch. Jul. Klaus-Stift. Vererb.-Forsch. **24** (1949).
PLATTNER, W.: Schizophrenie u. Kretinismus. Schweiz. Arch. Neurol. Psychiat. **39** (1937).

PLAUT: Zit. nach JAHNEL, Hb. d. Neur. 12 (1935).
PLEGER: Zit. nach BRUGGER (1937).
PLESCH, J.: Anamnese. Münch. med. Wschr. **1930**, 2105.
PLESSNER, H.: Erkenntnisquellen des Arztes. Klin. Wschr. **1923**, 503.
POHL, A.: Neuere Gesichtspunkte z. Ätiologie ... d. ... Gravid.anämie. Z. Geburtsh. **104**.
POHLEN: Zit. Berl. Tagebl. 30. 1. 1936.
POHLISCH, K.: Die erbliche Fallsucht. In: Hb. d. Erbkr. Bd. 3. Leipzig: Georg Thieme 1940.
POLLAK, E., u. PH. REZEK: Kohlenoxydvergiftung u. ZNS. Arb. neur. Inst. Univ. Wien **32** (1930).
POLSTORFF, F.: Zur Frage d. Beziehungen zw. mult. u. diffuser Sklerose auf Grund famil. Vorkommens. Z. Neur. **170** (1940).
POOR, F. v.: Durch Funktionsstörungen des weibl. Genitalsystems hervorgerufene Hauterkrankungen. Derm. Wschr. **82**, 293 (1926).
POPHAL, P.: Zur Frage d. Krankheitseinh. u. Krankh. Einteilung. Z. Neur. **102** (1926).
POPPER, H., u. F. SCHAFFNER: Liver: Structure and function. London: McGraw-Hill Book Comp. 1957.
PORGES: Zit. Hb. d. Inn. Med. 3. Aufl. III/2, S. 818.
PORTMANN, G.: Vasomotor. Affektionen d. inneren Ohres. Ref. Zbl. Neur. **56**, 686.
POSNER, C.: Konstitutionsfragen in der Urologie. Klin. Wschr. **1924**, 913.
POSTH, H.-E., u. W. BAUERMEISTER: D. Konst. d. Ulcuskranken. Z. Inn. Med. **10** (1955).
POYNTON u. SHELDON: Zit. nach BODE u. KNOP.
PREIDT, H.: Icterus haemolyt. als Unfallfolge. Münch. med. Wschr. **1931**, Nr. 31.
PREISWERK, P.: Die Erkrankungen der Mundhöhle. Hb. MOHR-STAEHELIN, III. Berlin: Springer 1918.
PREUSS, J., u. H. JACOBY: Peritonitis u. Tabes. Münch. med. Wschr. **1924**, 1273.
PRIBRAM, A.: Der ak. Gelenkrheumatism. Hb. NOTHNAGEL, V. Wien 1901.
PRIDDLE, H. D., W. R. LENZ, D. C. YOUNG u. C. S. STEVENSON: Poliomyelitis in Schwangerschaft und Wochenbett. Ref. Dtsch. med. Wschr. **1953**, 207.
PULAY, E.: Zur Pathologie der mult. Sklerose. Dtsch. Z. Nervenheilk. **54** (1916).
QUENSEL, F.: Mult. Sklerose u. Trauma. Ärztl. Wschr. **1949**, H. 5.
QUINCKE, H. J.: Zit. nach EPPINGER 1937 u. EPPINGER, Die hepatolienalen Erkrankungen. Berlin: Springer 1920.
— Zit. Hb. d. Neurol. 17, 367.
RABINER, A. M.: Über 2 bemerkenswerte Fälle v. choreiformer Enceph. Z. Neur. **89** (1924).
RACHFORD u. MURCHISON: Zit. b. v. PFAUNDLER, Hb. d. Erbbiol. **2** (1940).
RAD, v.: Frühdiagnose d. mult. Sklerose. Münch. med. Wschr. **1905**, 96.
— Über Pupillenstarre bei mult. Sklerose. Neurol. Zbl. **1911**, 584 (Orig.).
RANDERATH: In SARRE, MOENCH, KLUTHE. Phenacetinabucus etc. Stuttgart: Georg Thieme 1958.
RANZIER: Traité des maladies des vieillards. Paris 1909.
RATHER, L. J.: Zur Philosophie des Begriffs „Krankheit". Dtsch. med. Wschr. **1958**, 2012.
RATNER, J.: Zur Frage der endokrinen Arthritiden. Mittlg. Grenzgeb. Med. u. Chir. 41. Ref. Zbl. Neur. **56** (1930).
RAU: Klin. Erfahrungen bei d. Königsberger Di-Epidem. Vortr. Ref. Dtsch. med. Wschr. **1935**, Nr. 17.
RAUTMANN, H.: Die Kollektivmaßlehre in der klin. Med. 135 (1938).
RAVID: Zit. nach HILLER, Hb. Neurol. 11.
RAYMOND: Zit. nach H. OPPENHEIM (1913).
REBEL, H. H.: Karies u. Schwangerschaft. Dtsch. med. Wschr. **1953**, 1196.
— Präventive Zahnheilkunde. Dtsch. med. Wschr. **1955**, 137.
RECKLINGHAUSEN, v.: Zit. nach GOETTE (1927).
— Zit. nach LUBARSCH (1931).
RECKZEH, P.: Rheumabekämpfg. i. d. Soz. Versich. Dtsch. Ärztebl. **1947**, 113.
— Bedeutung des „vorherigen Zustands" ect. H. f. Unfallheilk. H. 23. F. C. W. Vogel 1938.
REDLICH u. v. ECONOMO: Disk. Bemerkg. Jb. Psychiat. Neurol. **30**, 280 (1908).
REDWITZ, E. v., u. H. FUSS: Die Pathogenese d. peptischen Geschwürs etc. Ferd. Enke 1928.
REHBERG: Zit. nach BRÄUNING.
REICHARDT, M.: Allgem. Z. Psychiat. **75** (1919); zit. bei BÜRGER, Altern u. Kr. 1. Aufl. Thieme 1947.
— Der heutige Stand der Beurteilung der sog. Unfallneurose. Dtsch. med. Wschr. **1928**, 8.

REICHARDT, M.: Einführung in die Unfall- u. Invaliditätsbegutachtung. 3. Aufl. Jena: Gust. Fischer 1942.
REICHEL, H., u. W. MILBRADT: D. Einfl. unspezif. Faktoren auf d. Tuberkulin ... Reaktion. Beitr. Klin. Tuberk. **77** (1931).
REICHENBACH, H.: Zit. nach HEUBNER (1938). Z. Hyg. **69**.
REICHMANN, FR.: Zur Psychopathologie des Asthmas. Med. Klin. **1922**, 1090.
Reichsversicherungsamt: Entscheidung vom 12. 11. 1930. Ia 8489/39/12.
REIN, H.: Einführung in die Physiologie. 5. u. 6. Aufl. 1941.
REINHART: Zit. nach BODECHTEL. Verh. Dtsch. Ges. Inn. Med. **1948**, 76.
REINHART, A.: Über d. Kombination v. Krebs u. Kropf mit Tbc. Virchows Arch. path. Anat. **224** (1917).
REISCH, O.: Studien an einer Huntington-Sippe. Arch. Psychiatr. Nervenkr. **86** (1929).
REISNER, A.: Über Krebsbildung auf ... Lupus vulgar. Arch. Derm. **157** (1929).
REITER, A.: Die Kausalgenese der Wirbelsäulenvarietäten etc. Z. menschl. Vererb.- u. Konstit.-Lehre **29** (1949).
REMAK, E.: Buchbesprechung. Z. klin. Med. **26**.
RENAUD: Zit. nach LAUCHE. Dtsch. med. Wschr. **1937**, 166.
RETSCH, H. H.: Komplikationen in der Schwangerschaft durch entzündliche Baucherkrankungen. (Orig.) Zbl. Gynäk. **1948**, 42.
RIBBERT, H.: Über d. Ursachenbegr. i. d. Mediz. Dtsch. med. Wschr. **1913**, 1106.
— Die Konstitution der Menschheit. Dtsch. med. Wschr. **1917**, Nr. 52.
— Über d. Begriff d. Krankh. Dtsch. Z. Nervenheilk. **60** (1918).
RICHARDSON, J. S.: Die Behandlung d. Schwangerschaftsfettsucht. Ref. Dtsch. med. Wschr. **1952**, 632.
RICHTER, H.: Tabes dorsalis. In: Hb. d. Neurol. (BUMKE-FOERSTER) 12 (1935).
— Die Migräne. Hb. Neur. 17. Berlin: J. Springer 1935.
RICHTER, R.: Zum Wesen der kong. angelegten Erythrokeratodermia etc. Arch. Derm. **182** (1942).
RICKER, G.: Allgemeine Pathophysiologie von A. D. SPERANSKY. 2. Aufl. Hippokrates-Verlag 1948.
— Zit. nach G. DÖRING.
RICKERT, H.: D. Philosoph. d. Lebens. Mohr & Siebeck 1920.
RIEGEL, FR.: Multiple Sklerose-Psychosen. Berliner I. D. 1940.
RIEL, VAN: Zit. nach GSELL (1952).
RIEMER, H.: Kombination v. offener Lungentbc. mit Bronchial-Ca. Dtsch. Tuberk.bl. **1939**, 70.
RIES, M.: Meningit. purul. bei monochor. Zwillingen. Mschr. Kinderheilk. **100** (1952).
RIETSCHEL: Zit. nach O. WIESE.
RIKE, P. M., u. R. M. FAWCETT: Diabetes i. d. Schwangerschaft. Ref. Dtsch. med. Wschr. **1949**, 319.
RIMPAU, W.: Zit. nach GSELL (1952).
RISAK, E.: Über die Disposition zur tabischen Arthropathie. Z. Neur. **127** (1930).
RISSMANN, P.: Milz u. Leber in ihren Beziehungen zu den Stoffwechselstörungen der Schwangerschaft. Zbl. Gynäk. **1917**, 641.
ROBIDA: Zit. nach BOHM u. TRÄNKLE.
ROBINSON: Zit. nach Pharma-Medico (Ysatfabrik), Okt. 1940.
ROBSON, H. N., u. L. S. P. DAVIDSON: Die Purpura in der Schwangerschaft. Lancet **1950 II**, 164; ref. Dtsch. med. Wschr. **1950**, 1211.
ROCH, M.: Dialogues cliniques. Lausanne: Payot 1949.
RODEWALD: Zit. v. H. MÜLLER u. VONESSEN; SCHRAG; GÖTTSCHING u. SCHOTT. Ärztl. Mitt. **1956**, 125f.
RÖDER, F.: D. philosoph. Grundfehler d. konditionalen Betrachtungsweise. Biol. Zbl. **37** (1917).
ROEMER, A.: Puerperalpsychosen. Z. Neur. **155** (1936).
RÖSGEN, M.: Moro u. Schutzpockenimpfung. Klin. u. Prax. **1946**, Nr. 10.
RÖSSLE, R.: Das Verhalten d. menschl. Hypophyse nach Katastration. Virchows Arch. path. Anat. **216** (1914).
— Innere Krankheitsbedingungen: ASCHOFF, Pathol. Anat. 4. Aufl. Jena: Gust. Fischer 1919.

RÖSSLE, R.: Bedeutg. u. Ergebn. d. Kriegspathol. In: J.kurse ärztl. Fortbild. 1919.
RÖSSLE, R.: Wachstum u. Altern. München: J. F. Bergmann 1923.
— Über das Zusammentreffen u. d. gegens. Beeinfl. v. Krankheiten. Dtsch. med. Wschr. **1932**, 163.
— Die Würzburger Vorlesungen VIRCHOWS. Virchows Arch. path. Anat. **300** (1937).
— Die pathologische Anatomie der Familie. Berlin: Springer 1940.
ROGER, H.: Introduction à l'étude de la pathologie générale. In: BOUCHARD, Traité de Pathol. Gén. Bd. 1. Paris: G. Masson 1895.
ROGER, H., u. P. BALOZET: Angiospasm. d. foss. Sylvii etc. Ref. Zbl. Neur. **106**, 34.
ROHDE: Rudiment. Entwicklung d. linken Schilddrüse. Kli. Wschr. **1922**, Nr. 35.
ROHDEN, F. v.: Methoden der konstitutionellen Körperbauforschung. Hb. Biol. Arb. Methoden Abt. IX, Teil 3, 1930.
ROHLEDERER: Zit. nach H. ECKARDT.
ROHR: D. einheim. Sprue. Dtsch. Z. Verdgs.-Kr. **1938**.
ROHR, K.: Das menschl. Knochenmark. 2. Aufl. Stuttgart: Georg Thieme 1949.
ROHRMOSER, H.-G.: Probleme der Asthmabehandlung. Med. Klin. **1956**, 1869.
ROHRMOSER, H. G., u. L. KRISCHJAHN: Erfahrungen bei der ambul. u. klin. Asthmabhdlg. Z. psychosomat. Med. **1956**, 112.
ROHRMOSER, H. G., u. D. SAATHOFF: Über die Behandlung der Rhinitis vasomotorica. Dtsch. med. Wschr. **1956**, Nr. 22.
ROKITANSKY, K.: Über d. Kombination u. wechselseit. Ausschließg. verschiedener Krankheiten etc. Öst. Jb. Med. **1838**.
— Lehrbuch d. pathol. Anatomie. 1855.
— Zit. nach HART. Ergebn. allg. Path. **20**, 284.
ROLLY, F.: Beziehungen zw. Lungentbc. u. akut. Gelenkrheumatism. Z. ärztl. Fortbild. **14** (1917).
ROLOFF, W.: D. Progn. d. Lungentbc. etc. Beitr. Klin. Tuberk. **97** (1942).
ROMBERG: Zit. nach TISCHENDORF u. LEGRAND.
ROMINGER. E.: Vegetat. Diathese im Kindesalter. Arch. Kinderheilk. **89** (1930).
ROMMELSPACHER, F.: D. Einfl. d. Kriegsgefangenschaft auf . . . Psychosen. Arch. Psychiat. Nervenkr. **182** (1949).
ROOS: Zit. nach KISSKALT 1929.
ROSEGGER, P.: Mein Weltleben. Berlin: L. Staackmann 1904.
ROSEMANN, R.: Art und Individualität. Med. Klin. **1921**, 1377.
ROSENBACH, O.: Inwieweit hat d. Bakteriologie d. Diagnostik gefördert u. d. Ätiologie geklärt? Dtsch. med. Wschr. **1898**, 659.
— Nervöse Zustände u. ihre psych. Behandlung. Berlin 1903.
— Gesammelte Abhandlungen. Bd. 1. 1909.
— Zit. nach DIEPGEN, Arch. Gesch. Med. **17** (1925).
ROSENBERG, M.: Diabetes u. Schwangerschaft. Z. klin. Med. **108** (1928).
ROSENBERG, M., u. A. KELLNER: Glykosurie u. Magenleiden. Dtsch. med. Wschr. **1927**, 183.
ROSENBERG, M.: Die „dysovariprive Depression“ etc. Z. Neur. **83** (1923).
ROSENGREN: Acta ophthalm. (Kbh.) **9**, Nr. 2.
ROSENSTERN, J.: Über die körperl. Entwicklung in der Pubertät. Ergebn. Inn. Med. Kinderheilk. **41**, 1933.
ROSTHORN, A. v.: Appendicitis u. Schwangerschaft. Med. Klin. **1907**, 339.
ROTH: Wschr. ges. Heilk. (CASPER). Berlin 1850, Nr. 19.
ROTH, F., u. J. SCHUMACHER: Über die Ursache der fieberhaften Spätreaktionen nach Bluttransfusionen. Dtsch. med. Wschr. **1940**, 966.
ROTHMANN, A.: Spättod nach Kriegsverletzungen. Jena: Gust. Fischer 1942.
ROUX: Zit. nach LAACHE.
LE ROY STEINBERG, CH.: Spondylit. ankylopoet. u. Schwangerschaft. Ref. Dtsch. med. Wschr. **1949**, 350.
RUBASCHOW, S.: Über die Prädisposition d. ektopischen Hodens zur Tumorbildung. Wien. klin. Wschr. **1926**, 1040.
RUEDA, M.: Schmerz u. Giftsucht. Ref. Zbl. Neur. **99** (1941).
RÜMKE: Zit. nach P. J. VON DER SCHAAR. Z. Neur. **151** (1934).

Ruge, H.: Ätiol. u. Bhdlg. d. Schwarzwasserfiebers. D. med. Welt **1939**, 99.
Ruhemann, E.: Beitr. z. Pathologie d. angioneurotischen exsudativen Diathese. Z. Neur. **115** (1928).
Rumpel: Über d. chron. Wirbelsäulen-Entzündg. Veröff. Geb. Mil. San. Wesens. H. 35.
Runge, H.: Psychopathie u. chron. Encephalitis epid. mit eigenartiger Symptomatologie. Arch. Psychiat. Nervenkr. **68** (1923).
— Beitr. zum Tic-Problem. Dtsch. Z. Nervenheilk. **127**.
— Symptomat. Epilepsie b. Geschwistern. Zbl. Neur. **102**, 503.
Runge u. Mestwerdt: Zit. nach Pfau.
Ruoff u. Strughold: Zit. nach Uhlenbruck.
Rywkin, J. A.: Beitrag zur Frage der Vererbung des Herzjagens. Z. klin. Med. **129** (1935).
Saathoff, D.: Kasuistische Beiträge zur splenogenen Markhemmung. Ärztl. Wschr. **1954**, 1196.
Sachou: Zit. Hb. d. Erbkrankh. Bd. 3. Thieme 1940.
Sachs, B.: Über angeb. part. Riesenwuchs. Z. Kinderheilk. **66** (1948).
Sack, W.: Zum Mechanismus d. psychophys. Schaltung. Nervenarzt **1933**, H. 2.
Sainton, P.: Les associations neuro-basedowiennes. Rev. de Med. **1924,** 210; ref. Zbl. Neur. **39**, 349.
Sainton, P., u. P. Véran: Erythromelalgie u. Basedow. Ref. Zbl. Neur. **51**, 594.
Saller, K.: Grundlagen der Anthropologie. Stuttgart: Curt E. Schwab 1949.
— Rasse und Konstitution. Philosoph. Jb. **1949**, H. 4.
— Allgemeine Konstitutionslehre 1950.
Saltykow, Z.: Konstitution u. pathol. Anatomie. Virchows Arch. path. Anat. **272**, 1929.
Salvesen: Zit. bei Volhard. Hb. Inn. Med. 2. Aufl. VI/1, S. 437.
Salzer: Zit. nach Navratil.
Salzmann: Zit. Dtsch. med. Wschr. **1952**, **437**.
Sarbo, A. v.: Syphilit. Erkrankungen des ZNS. Hb. Neur. XII. Berlin: Springer 1935.
Sauer, H.: Lebensbedrohl. Komplikat. durch extrapulm. Emphysem nach Thorakoplast. Dtsch. Tuberk.bl. **1938**, 265.
Saupe, H.: Unmittelb. Übergang einer ak. gonorrh. in eine tuberkulöse Epididymitis. Z. Haut- u. Geschl.-Kr. **1948**, H. 1/2.
Savy, P., C. Kohler u. P. Buffard: D. abdomin. Formen d. hepatolien. Degen. Ref. Dtsch. med. Wschr. **1949**, 157.
Schäfer, G.: Schwerer Diabetes mit mehreren geb.hilfl. Komplikationen. (Orig.) Zbl. Gynäk. **1950**, 459.
Schairer, E.: Organresistenz gegen Metastasenbildung. Dtsch. med. Wschr. **1937**, 1964.
Schaltenbrand, G.: Krankh. d. Nervensystems. Lehrb. d. Inn. Med. (Dennig). Stuttgart: Georg Thieme 1950.
Scheer, K.: Beitr. zur Syntropie v. Krankh.zuständen. Z. Kinderheilk. **49** (1930).
Scheid, K. F.: Über senile Charakterentwicklung. Z. Neur. **148** (1933).
Scheid, W., u. H. Wieck: ... Untersuchungen über d. Ursachen d. ... Häufung neurologischer Diphtheriekomplikationen. Schweiz. Arch. Neurol. Psychiat. **49**, 269 (1952).
Scheinker: Zit. nach Stengel. Z. Neur. **122**, 804.
Schellworth, W.: Neurosenfrage, Ursachenbegriff u. Rechtsprechg. 2. Aufl. Stuttgart: Georg Thieme 1953.
Schenk, E.: Welche Therapie erscheint b. d. tox. Diphtherien als d. erfolgreichste? Münch. med. Wschr. **1940**, 784.
Scherer, H. I.: Zur Frage d. Beziehungen zw. Leber- u. Gehirn-Veränderungen. Virchows Arch. path. Anat. **288** (1933).
Scherf, D.: Klinik u. Therap. d. Herzkr. Wien: Springer 1936.
Schettler, G.: Vorkrankheiten u. Arteriosklerose. Verh. Dtsch. Ges. Inn. Med. **1954**, 883.
— Das Arterioskleroseproblem. Dtsch. med. Wschr. **1956**, 526.
Scheuer, O.: Die Behaarung d. Menschen. Leipzig: Kabitzsch 1933.
Schick, Chr.: Zur Faktorenanalyse d. Konstit.typen. Z. menschl. Vererb.- u. Konstit.-Lehre **32** (1953).
Schickele, G.: Die sog. Wellenbewegungen im Leben des Weibes. Zbl. Gynäk. **1912**, 1356.
— D. Beziehungen d. Menstr. zu ... Erkrankungen. Ergebn. Inn. Med. Kinderheilk. **15** (1917).

SCHIFF, F.: Person u. Infekt. In: Biologie d. Person. Bd. 1. Berlin-Wien: Urban & Schwarzenberg 1926.
SCHILDER, P.: Zit. nach HERSCHMANN. Arch. Psychiat. Nervenkr. **70** (1924).
SCHILER, H.: Fragenbeantwortung (traumat. Diabetes - Verschlechterung). D. med. Welt **1935**, 1266.
SCHILLING, V.: Fragenbeantwortung. D. med. Welt **1938**, Nr. 47.
SCHINDLER: Die Konstitution als Faktor in der Pathol. u. Therap. der Syphilis. Berlin: S. Karger 1925.
— Metasyphilis u. d. Tendenz des Organismus zur Spontanheilung etc. Z. Neur. **106** (1926).
SCHINDLER, E.: Zit. nach BRANDER.
SCHINZ, H. R., W. E. BAENSCH, E. FRIEDL u. E. UEHLINGER: Lehrb. d. Rö.-Diagnostik. 5. Aufl. Stuttgart: Georg Thieme 1932.
SCHINZ, H. R., u. CH. BOTSZTEYN: Schwangerschaft und Krebs. Arch. Klaus-Stift. Vererb.-Forsch. **24** (1949).
SCHIRREN: Zur Ursache d. Lokalisation v. Hautexanthemen etc. Schlesw.-Holst. Ärztebl. Aug. 1952.
SCHIRRMEISTER: Zit. nach MEESEN (1947).
SCHITTENHELM, A.: Die Krankh. d. Blutes etc. Lehrb. d. Inn. Med. 3. Aufl. Bd. 2. Berlin: J. Springer 1936.
SCHLEICH, K. L.: Besonnte Vergangenheit. Berlin 1935.
SCHLEICHER, J.: Die Bedeutung d. Prophylaxe i. d. Medizin. Ärztl. Prax. 17. 5. 58.
SCHLESINGER, H.: Arbeiten aus d. neurol. Inst. d. Univ. Wien 17 (1909).
— D. Krankh. d. höheren Lebensalters. Wien u. Leipzig: Hölder 1914.
— Die Sehnen . . . Refl. . . . b. alten Leuten. Dtsch. Z. Nervenheilk. **47/48** (1915).
— Lungentbc. u. Syphilis. Beitr. Klin. Tuberk. **79**.
— Zit. nach JUL. BAUER (1924).
SCHLESINGER, O.: Zur Frage d. klimakter. Blutdrucksteigerung. Berl. klin. Wschr. **1921**, 545.
SCHLICK, M.: Allgem. Erkenntnislehre. Berlin: J. Springer 1918.
SCHLIEPHAKE, E.: Medizinische Poliklinik. Gust. Fischer 1953.
SCHLOSSMACHER: In Hb. LINIGER-WEICHBRODT-FISCHER, Bd. 1, 1931.
SCHLOSSMANN, A., u. A. ECKSTEIN: Individuelle Entwicklungslehre im Säuglings- u. Kindesalter. In: Biologie d. Person. Berlin u. Wien 1931.
SCHMELZER, H.: Zur Frage d. fam. Netzhautablösg. Arch. Augenheilk. **100**.
SCHMIDT, C.: Pathophysiolog. Frschg. in ihrer Bedeutung f. d. psychiatr. Klinik. Thieme 1942.
SCHMIDT, E.: D. Depression als psych. Veränderung bei mult. Sklerose. Psychiatr. Neurol. **5** (1953); ref. Zbl. Neur. **126**, 389.
SCHMIDT, G.: Imagination u. Verdrängung v. Schwangerschaft u. Geburt. Fortschr. Med. **1954**, 351.
SCHMIDT, HARTW.: Aktinomykose u. offene Tbc d. Lungen. Dtsch. Tuberk.bl. **1939**.
SCHMIDT, H.: Grundlagen der spezif. Therapie. Berlin: Bruno Schulz 1940.
SCHMIDT, R.: Zit. nach F. MARTIUS (1914).
— Mesencephal-hypophysär bedingte Symptomatologie. Klin. Wschr. **1932**, 1864.
SCHMIEDEN u. WESTHUES: Zit. nach K. H. BAUER (1940).
SCHMINCKE, A.: Gestaltungsfaktoren auf d. Ablauf d. menschl. Lungentbc. Beitr. Klin. Tuberk. **86** (1935).
SCHMORL, G.: Zur Kenntnis d. Ostit.fibrosa. Verh. Dtsch. path. Ges. **21** (1926).
SCHNEIDER, E.: Über erbl. Belastung b. atyp. Paralysen. Z. Neur. **97** (1923).
SCHNEIDER, J.: Zur Behdlg. d. veget. Dystonie. Dtsch. med. Wschr. **1954**, 582.
SCHNEIDER, K.: Studien über Persönlichk. u. Schicksal. eingeschrieb. Prostituierter. 2. Aufl. Berlin: J. Springer 1926.
— Probleme d. klin. Psychiatr. 1932.
— Zit. nach HEINZE.
SCHNORBUSCH, M. TH., u. BR. KUJATH: Untersuchungen i. d. Familien jugendlicher Krebskranker. Z. menschl. Vererb.- u. Konstit.-Lehre **21** (1938).
SCHOBER, W.: Erste Wiener Ärztetgg. Wien: Wilh. Maudrich 1950.
SCHOCH: Zit. nach KÖNIGSTEIN u. Wertheim. Derm. Wschr. **80**; sowie nach RÖSSLE (1949).
SCHÖLZKE, K. H.: Über die Häufigkeit menstrueller Hautveränderungen. Dtsch. med. Wschr. **1941**, 842.

SCHOEN, R., u. W. TISCHENDORF: Klin. Pathol. d. Blutkrankh. Thieme 1950.
— — Krankheiten d. Knochen, Gelenke, Muskeln. Hb. Inn. Med. 4. Aufl. VI/1, Berlin-Göttingen-Heidelberg: Springer 1954.
SCHÖNBAUER: Zit. Hb. Neur. XIV, S. 92.
SCHÖNLEBE, H.: Spätergebnisse nach oper. Milzentfernung. Dtsch. med. Wschr. **1950**, 823.
SCHOENLEIN, I. L.: Zit. nach NAEGELI. Schweiz. med. Wschr. **1933**, Nr. 17.
SCHÖPER: Zit. nach W. PIEPER.
SCHOLTZE: Zit. nach MARTINECK.
SCHOLZ, CHR.: Typhus u. Agranulocytose. Ärztl. Wschr. **1950**, Nr. 50.
SCHOLZ, HARRY: Gleichzeitiges Vorkommen v. pernic. Anämie u. Basedow. Dtsch. med. Wschr. **1941**, 55.
SCHOLZ, W.: Erforschg. anatomischer Prozesse i. d. Psychiatrie. Klin. Wschr. **1932**, 1489.
SCHOPENHAUER, A.: Zit. nach O. HERTWIG; sowie nach TIMERDING.
— Üb. d. vierfache Wurzel d. Satzes v. zureichd. Grunde. 2. Aufl. Brockhaus 1948.
SCHORER: Zit. nach GG. MAURER.
SCHORN: Zit. nach W. HERGT.
SCHORR, G.: D. Thanatologie in ihr. Bedtg. f. d. Person. Hb. BRUGSCH-LEWY, II. Berlin-Wien: Urban & Schwarzenberg 1931.
SCHOTTER, H., S. BRODSKAJA u. G. SINAI: Die Duodenalsondierung bei typhösen Erkrankungen. Münch. med. Wschr. **1928**, **432**.
SCHOTTLÄNDER: Graf H. KEYSERLING. Psyche 2, H. 1.
SCHOTTMÜLLER, H.: Die typhösen Erkrankungen. In: Hb. d. Inn. Med. 2. Aufl. I/2. Berlin: J. Springer 1925.
SCHROEDER, E.: Zur Endogenese . . . d. progr. Paralyse (Orig.). Neurol. Zbl. **1910**, 562.
SCHRÖDER, G.: Dtsch. Tuberk.bl. **1939**, 46.
— Dtsch. Tuberk.bl. **1940**, 167.
SCHRÖDER, P.: Rentensucht u. moral. Schwachsinn. Dtsch. med. Wschr. **1926**, 1325.
SCHRÖDER, R.: Die Schwangerschaften i. d. Leipziger Klinik. Leipzig: Georg Thieme 1949.
SCHRÖPL, E.: Ekzem in hyperästhetischer Haut. Derm. Wschr. **1932**, 103.
SCHÜLE: Zit. nach WEXBERG, Zbl. Neur. **35**.
SCHUGT, P.: Kapillar-Mikrokospie des Rö.-Erythems an der Bauchhaut. Dtsch. med. Wschr. **1922**, 1178.
SCHUKNECHT, TH.: Zur Pathogenese d. Adolescentenkyphose. Med. Mschr. **1950**, 38.
SCHULTE, W.: Die synkopalen Anfälle. 2. Aufl. Thieme 1949.
SCHULTEN, H.: Lehrb. d. klin. Hämatolg. Thieme 1939.
— D. Krankheiten d. Blutes. Lehrb. d. Inn. Med. (DENNIG). Bd. 1. Thieme 1950.
SCHULTZ, I. H.: Über ein diskord. eineiiges Zwill.paar. Z. Neur. **123** (1930).
— D. Behandlung d. abnormen nervösen Reaktion. Hb. d. Geisteskr. (BUMKE) V. Springer 1928.
— Charakter u. Krankheit. In: ADAM-CURTIUS, Individualpathologie. Jena: Gustav Fischer 1939.
SCHULTZ-HENCKE, H.: Der gehemmte Mensch. 2. Aufl. Leipzig: Gg. Thieme 1937.
SCHULTZE-RHONHOFF: Zit. nach OBMANN.
SCHULZ, BR.: Beitrag zur Genealogie der Chorea minor. Z. Neur. **117** (1928).
— Über d. hered. Beziehungen paranoid gefärbter Psychosen. Z. Neur. **129** (1930).
SCHULZ, FR. H.: Die Behandlung d. chron. Leukämie mit gehäuften Bluttransfusionen. Verh. Dtsch. Ges. Inn. Med. **1952**, 785.
SCHULZE, E.: Über d. Wirkg. d. Insulins etc. Klin. Wschr. **1946**, 265.
— Dtsch. Gesundh.-Wes. **1949**, H. 11.
SCHULZE, E. E.: Zur Behandlung Herzkranker in der Schwangerschaft etc. (Orig.) Zbl. Gynäk. **1949**, 1080.
SCHUMANN, R.: Ein Fall v. Anaemia pernic. . . . mit Diabetes. Münch. med. Wschr. **1931**, 1557.
SCHURICHT, F.: Zur Frage d. famil. Disposition zu Nierenkomplikationen b. Scharlach. Kinderärztl. Prax. **7**, 539 (1936).
SCHWAB, H.: Die verworrenen Schizophrenien. Arch. Psychiat. Nervenkr. **182** (1949).
SCHWALBE, E.: Entwicklung eines primären Carcinoms in einer tbc Lungenkaverne. Virchows Arch. path. Anat. **149**.

SCHWALBE, J.: Lehrb. d. Greisenkrankh. Enke 1909.
SCHWARTZ, PH.: Empfindlichkeit u. Schwindsucht. Leipzig: Joh. Ambr. Barth 1935.
SCHWARZ, G.: Medizinische Anthropologie. Leipzig: S. Hirzel 1929.
SCHWARZ, M.: Körperbau u. Schleimhautcharakter. Z. menschl. Vererb.-Lehre **21** (1937).
— Die Konstitution d. Schleimhaut. Z. Hals- usw. Heilk. **40** (1937).
SCHWARZ, O.: Miktionspathologie. Klin. Wschr. **1923**, 285.
SCHWEIGGER: Z. Kenntn. d. Kleinhirnsklerose. Arb. neurol. Inst. Univ. Wien **13** (1906).
SCHWENK, W.: D. Einfl. d. Varicellen auf d. Verlauf d. kindl. Tbc. Z. Kinderheilk. **49** (1930).
SCHWIEGK, H.: Krankh. d. Leber. Hb. d. Inn. Med. 3. Aufl. III/2. Berlin: J. Springer 1938.
SCHWYTER, M.: Über das Zusammentreffen von Tumoren und Mißbildungen der Lunge. Frankfurt. Z. Path. **36** (1928).
SCZUKA, H.: Tuberkulose u. Lues. Arch. Derm. **186** (1947).
SECKEL, H.: Über konstitutionelle Disposition zu schwerer Diphtherie. Jb. Kinderheilk. **145** (1935).
SEEGERS, J., u. F. JAHN: D. große Thoraxchirurgie während d. Schwangerschaft. Beitr. Klin. Tuberk. **102** (1949).
SEHNERT, H.-E.: Konstitutionspathol. Untersuchungen über d. Keratoconus. Med. I. D. Kiel 1952.
— Essentielle Hypoproteinaemie u. interkurr. Hepatitis. Klin. Wschr. **1954**, 14.
SEITZ, L.: Die Schwangerschaftstoxikosen. Hb. HALBAN-SEITZ, VII/1. Berlin-Wien: Urban & Schwarzenberg 1927.
— Die Störungen d. Lebensnerven i. d. Schwangerschaft. Arch. Gynäk. **145** (1931).
SEITZ, W., u. K. BALLOWITZ: Die Infektionskrankheiten. Urban & Schwarzenberg 1947.
SELBERG: Zit. nach E. MELCHIOR: Nachbehdlg. nach chir. Eingriffen. 2. Aufl. 1934.
SELBERG, W.: Beiträge zur Anatom. u. Patholog. d. menschl. Konstitution. Zieglers Beitr. **111** (1951).
SELLMER, A.: Untersuchungen üb. d. EKG unter Digitaliseinfluß. Schweiz. med. Wschr. **1942**, Nr. 23.
SELYE, H.: Einführung in die Lehre vom Adaptationssyndrom. Stuttgart: Georg Thieme 1954.
SEMON: Zit. nach J. H. SCHULTZ (1939).
SEUTTER, G. v.: Das Vorkommen v. Lungentbc. bei Lupus vulgar. Wien. klin. Wschr. **1926**, 1042.
SÉZE, S. DE, u. S.-H. JURMAND: Pachydermoperiostose etc. Bull. Soc. mèd. Hôp. Paris **66**, 860 (1950).
SHEPPARD: Zit. nach FERRERI (1926).
SHERMAN, E. D.: Sensitivity to pain. Canad. Med. Ass. J. **1943**, 437.
SHIR, M. M.: Zit. nach NAVRATIL.
SIDO: Die rechtserhebliche Kausalität exogen ausgelöster Anlagekrankheiten. Mitt. Verb. Kriegsbesch. **1953**, Nr. 8.
SIEBECK, R.: Doppels. hämatogene Nierenerkrankungen. Hb. d. Urologie III, S. 520.
— Medizin in Bewegung. Stuttgart: Georg Thieme 1949.
SIEBERT, A.: Diagnostik d. Krankh. d. Unterleibs. Erlangen: Ferd. Enke 1955.
SIEDE, W.: Die akuten Gelbsuchtsformen. Dtsch. med. Wschr. **1949**, 901.
SIEDECK, H., u. R. WAGNER: Schwangerschaft u. Koronarinsuffizienz. Wien. klin. Wschr. **1947**, 696.
SIEDHOFF, W.: Beitr. z. Häufigk. d. Kombin. . . . Diabetes u. Tbc. Tuberkulosearzt **7** (1953).
SIEGEL, W.: Das Asthma. Jena: G. Fischer 1912.
SIEGERT: D. Rachitisproblem b. d. Athyreose. Münch. med. Wschr. **1927**, 1072.
SIEGERT, F.: D. Schilddrüse, insbes. ihre Beziehg. zum weibl. Geschl. In: SEITZ: Biol. u. Pathol. d. Weibes. 2. Aufl. Bd. 1. Wien 1945.
SIEGMUND, H.: Anlage u. Abnutzung etc. Dtsch. Ärztebl. **1938**, Nr. 43.
— D. Ausbildung d. Arztes. Ärztl. Mitt. 1. 10. 1940.
— Probleme d. Fokalinfektion. Dtsch. med. Wschr. **1948**, 359.
SIEMENS, W.: Nierenmißbildung in Form d. zweigeteilten Langniere. Dtsch. Z. Chir. **254** (1941).
SIEMERLING, E.: Paranoia. In: Lehrb. d. Psychiatrie (BINSWANGER-SIERMERLING). 6. Aufl. Jena: Gust. Fischer 1923.

SIGERIST, H. E.: Wandlungen des Konstitutionsbegriffs. Karlsbader ärztl. Vorträge. Bd. 10. Jena: Gust. Fischer 1929.
— Große Ärzte. München: I. F. Lehmann 1932.
— In: PINNER u. MILLER, Was Ärzte als Patienten erzählten. Stuttgart: Gust. Kilpper 1953.
SIMMEL, G.: D. Probl. d. Geschichtsphilosophie. 3. Aufl. Berlin-München: Duncker & Humblot 1907.
— Lebensanschauung. Berlin-München: Duncker u. Humblot 1918.
SIMMEL, H.: Klin. Typenforschg. etc. Naturwissenschaften **1929**, H. 4.
SIMMERT, H.-U.: Über Nachweis u. Bhdlg. der Insulinempfindlichkeit. Dtsch. med. Welt **1938**, 1007.
SIMONS: Disk. Bemerkg. Neurol. Zbl. **1913**, 866.
SIMONSEN, M.: Nierencyste u. Nieren-Ca. Röntgenpraxis **8**, 32 (1935).
SJÖVALL, B.: Dystroph. Musculor. progressiva. Lund: Berlinska Boktryckeriet 1936.
SKALWEIT, W.: Konstit. u. Process i. d. Schizophrenie. Leipzig, Georg Thieme 1934.
SLATER, EL.: Psychotic and neurotic illnesses in twins. London. Her Majestys stationary office, 1953.
SLAUCK, A.: Üb. progressive hypertrophische Neuritis. Z. Neur. **92** (1924).
SLENTZ, L. A.: Leukämie und Schwangerschaft. Ref. Dtsch. med. Wschr. **1952**, 125.
SMITH u. COLVIN: Zit. nach SPANG u. KORTH.
SMITH u. COTTERMANN: Zit. SORSBY, Clinic. Genetics. London: Butterworth u. Co. 1953.
SNOW: Infektiöse epidem. Hepatitis. Ref. Fortschr. Med. **1955**, 517.
SNYDER, L. H.: The genetic approach to human individuality. Sci. Monthly **68** (1940).
SOMBART, W.: Vom Menschen. Versuch einer geisteswissenschaftlichen Anthropologie. Buchholz u. Weiswange 1938.
SONNENBERG, K.: Experiment. Erzeugung v. Arthrit. ankylopoet. Virchows Arch. path. Anat. **293** (1934).
SPANG, K.: Das Elektrokardiogramm bei der Diphtherie. Arch. Kreisl.-Forsch. **12**, (1943).
— Unterschwellige Herzmuskelschäden. Dtsch. med. Wschr. **1946**, 56.
SPANG, K., u. C. KORTH: Das EKG bei Überfunktionszuständen der Schilddrüse. Arch.Kreisl.-Forsch. **4** (1939).
SPECHT: Zit. nach BONHOEFFER.
SPIELER, FR.: Zur famil. Häufung d. Scharlachnephritis. Jb. Kinderheilk. **64** (1906).
SPIELMEYER, W.: ALZHEIMERS Lebenswerk. Z. Neur. **33** (1916).
— D. histol. Zusammengehörigkeit d. Wilsonschen Krankheit u. d. Pseudosklerose. Z. Neur. **57** (1920).
— Über örtl. Vulnerabilität. Z. Neur. **118** (1929).
— Anatom. Erblichk. Forschg. i. d. Psychiatrie. Naturwissenschaften **1934**.
SPILLER: A report of 2 cases of diss. scleros. etc. Amer. J. med. Sci. **125** (1903).
SPINOZA, B.: Zit. nach TIMERDING.
SPRENG, A.: Einheimische Sprue u. Schwangerschaft. Schweiz. med. Wschr. **1939**.
STÄUBLI: Zit. nach CURSCHMANN-MATTHES.
STÄUBLI, C.: Die klin. Bedeutung der Eosinophilie. Ergebn. Inn. Med. Kinderheilk. **6**, 192 (1910).
STAEHELIN, J. E.: Die Psychopathien. In: ST. ZURUKZOGLU, Verhütung erbkr. Nachwuchses. Basel: Benno Schwabe 1938.
STAEHELIN, R.: Erkrankungen aus äußeren physikal. Ursachen. Hb. d. Inn. Med. 2. Aufl. IV/2. Berlin: Springer 1927.
— Die typhösen Erkrankungen. Hb. d. Inn. Med. 3. Aufl. I. Springer 1934.
— Infektionskrankheiten. Lehrb. d. Inn. Med. 3. Aufl. Springer 1936.
— In: Hb. d. Inn. Med. 2. Aufl. II/2. Berlin 1936.
— Zit. nach CURSCHMANN (1948).
STAEHLER, W.: Zur Klinik der Zystenniere. Bruns Beitr. **159** (1934).
STAEMMLER, M.: Beitr. zur norm. u. path. Anat. d. Rückenmarkes. Z. Neur. **164** (1938).
STANDENATH, F.: Das Bindegewebe. Ergebn. allg. Path. **22**, 2 (1928).
STANOJEVIČ, L.: D. Frage d. Nystagmus im Verlaufe v. Tabes. Ref. Zbl. Neur. **66**, 75.
STANTON, E. F.: Schwangersch. b. üb. 44 J. alt. Frauen. Ref. Dtsch. med. Wschr. **1956**, 796.
STARCK: Zit. bei BÖTTNER.

STARKENSTEIN, E.: Pharmakotherap. d. Seekrankh. Med. Klin. **1927**, Nr. 39.
STARLINGER, F., u. O. v. FRISCH: Die Erfrierung. Dresden: Th. Steinkopff 1944.
Statist. Reichsamt Abt. IV: Rundschreiben an d. Ärzte vom 21. 12. 1936 betr. Ausstellung der Totenscheine.
STAUDER, K. H.: Über d. Dekompensation alter Hirnherde durch Inf.-Krankheiten. Arch. Psychiat. Nervenkr. **187** (1951).
STEARNS, F. R.: Individual Prognosis. Texas Rep. Biol. Med. **1** (1957).
STECK, H.: Les Syndromes mentaux postencéphal. Schweiz. Arch. Neurol. Psychiat. **27** (1931); ref. Zbl. Neur. **62**, 514.
STEFAN, H.: Lipom lokalisiert im Kleinhirnbrückenwinkel als Nebenbefund einer tuberl. Meningitis. Z. Neur. **145** (1933).
STEFFENS, HENR.: Was ich erlebte. Breslau: Jos. Max 1841.
STEINTHAL u. NAGEL: Zit. Hb. d. Erbkrankh. Bd. 3. Thieme 1940.
STELZNER, FR.: Über Entwicklungsstörungen bei Turmschädeln. Langenbecks Arch. klin. Chir. **263** (1950).
STENSTAM: Zit. nach HARRY SCHOLZ. Dtsch. med. Wschr. **1941**, 55.
STENVERS, H. W.: Rö.-Diagnostik. Hb. Neurol. VII/2. Berlin: J. Springer 1936.
STEPP, W.: Krankheiten der Verdauungsorgane. Lehrb. d. Inn. Med. 3. Aufl. Berlin: J. Springer 1936, u. 6.—7. Aufl. 1949.
STERN, C.: Principles of human genetics. San Francisco: W. H. Freeman & Co. 1950.
STERN, F.: Neurologische Begutachtung. Springer 1933.
— Psych. Störungen nach epidem. Encephal. Vortr. Ref. Zbl. Neur. **56**, 434.
— Epidem. Encephalitis. Hb. d. Neurol. 13. Springer 1936.
STERN, R.: Diff.-Diagnose von Morb. Basedow u. seinen unvollständigen Formen. Jb. Neur. u. Psych. **29** (1909).
— Über körperliche Kennzeichen d. Disposition zur Tabes. Wien: F. Deuticke 1912.
STERN, WILLIAM: Differentielle Psychologie. Leipzig: Joh. Ambr. Barth 1911.
STERNBERG, MAXIM.: D. Bedeutg. d. scholast. Philosph. f. das heutige medizinische Denken. Berlin: Gebr. Borntraeger 1926.
— D. Pneumon. d. Tabiker. Dtsch. Z. Nervenheilk. **107** (1929).
STERTZ: Zur Frage d. exogenen Reaktionstypen. Vortr. Ref. Zbl. Neur. **46**, 68.
STEVENSON, A. C.: Muscul. atrophy in Northern Ireland. Ann. Eugen. (Lond.) 18 (1953/54).
STEWART, G. J., u. F. A. H. SIMMONDS: Schwangerschaft u. Lungentbc. Ref. Dtsch. med. Wschr. **1948**, 142.
STICKER, G.: Der Keuchhusten. Nothnagels Hb. IV/1. 2. Abt. Wien 1896.
— Zit. nach WEITZ (1936).
STIDL: Zit. nach DUBITSCHER.
STIEFLER, G.: Tics. Hb. d. Neurol. XIV. Berlin: J. Springer 1936.
STIER, E.: Persönlichkeit und Unfall. In: ADAM-CURTIUS, Individualpathologie. Jena 1939.
STILLER, B.: Die asthenische Konst. Krankheit. Enke 1907.
STOCKINGER, W.: Über jugendl. Diabetes. Med. Welt. **1936**, Nr. 24.
STODTMEISTER, R., u. M. WEBER: Leukämie und Schwangerschaft. Ergebn. Inn. Med. Kinderheilk. **64** (1944).
STOECKEL, W.: Lehrb. d. Gynäkol. 11. Aufl. 1947.
STÖCKL, E.: Über plötzliche Todesfälle herzkranker Schwangerer (Orig.). Zbl. Gynäk. **1947**, Nr. 7.
STOERK, B.: Zit. nach JUL. BAUER (1921).
STOKVIS, B.: Exper. Unters. betr. . . . Hypertension. Schweiz. Arch. Neurol. Psychiat. **41**.
STORCH, A.: AUG. STRINDBERG. J. F. Bergmann 1921.
STORCK: Ref. Fortschr. Med. **1952**, 232.
STORM VAN LEEUWEN, W.: Adsorption v. Giften an Bestandteile d. tier. Körpers. Naunyn-Schmiedebergs Arch. exp. Path. Pharmak. 88 (1920).
— Über eitrige Pleuritis. Z. Kinderheilk. **49** (1930).
STRANSKY, E.: Grenzen der phänomenologischen Erkenntnis in der Psychopathologie.
STRANSKY, E.: Mschr. Psychiat. Neurol. **52** (1922).
STRASBURGER, J.: Die einzelnen Erkrankungen des Darms. Hb. d. Inn. Med. 2. Aufl. III/2. Berlin: J. Springer 1926.

STRAUB, H.: Krankheiten der Nieren etc. Lehrb. d. Inn. Med. 3. Aufl. Berlin: Jul. Springer 1936.
— Krankh. d. Wasser- u. Salzstoffwechsels etc. Lehrb. d. Inn. Med. 3. Aufl. Bd. 1. Berlin: J. Springer 1936.
STRAUB u. SCHAARE: Zit. nach TISCHENDORF u. LEGRAND.
STRAUCH, F. W.: Würgen und Erbrechen. Dtsch. med. Wschr. **1938**, 1771.
STRAUS, E.: Untersuchungen üb. d. postchoreatischen Motilitätsstörungen usw. Mschr. Psychiat. Neurol. **66** (1927).
— Ein Beitr. zur Pathol. d. Zwangserscheinungen. Mschr. Psychiat. Neurol. **98** (1938).
— Das Problem der Individualität. In BRUGSCH-LEWY, Bd. 1. Urban & Schwarzenberg 1926.
STRAUSS, H.: Die Stellung d. körperl. Minderwertigkeit in der klin. Pathologie. Z. ärztl. Fortbild. **1929**, 713 u. 753.
STREICHER, O.: Der Anteil der Lues congen. a. d. Verursachung d. Entmarkungszustände etc. Dtsch. Z. Nervenheilk. **104** (1928).
STRIECK, F.: Diabetes u. Lebercirrhose. Arch. klin. Med. **178** (1935).
STROEBE, F.: Typhus nach Typhusschutzimpfung. Z. klin. Med. **108** (1928).
— Spez. Pathologie d. Leberkr. Hb. d. Inn. Med. **3**. Aufl. III/2. Berlin: J. Springer 1938.
STUBBE, H.: Genmutation. Hb. d. Vererbgs.wissensch. Berlin: Bornträger 1938.
STUCK, K., u. H. HOSEMANN: Ileus u. Schwangerschaft. (Orig.) Zbl. Gynäk. **1947**, 7.
STÜHMER, A.: D. Bedingungen d. verschiedenen Verlaufs d. Syphilis. In: ARZT-ZIELER. D. Haut- u. Geschl.-Kr. Berlin-Wien: Urban & Schwarzenberg 1934.
— Nachgehende ärztl. Fürsorge u. Sicherung katamnestischen Wissensguts. Ärztl. Mitt. **1955**, 157.
STÜPER, P.: Beitr. z. Pathog. u. Klin. d. Miliartbc ... in der Schwangerschaft. Arch. Gynäk. **185**, (1954).
STÜRMER, K., u. G. PETERS: Über die Gefahren der Lues-Bhdlg. in der Schwangerschaft. Dtsch. med. Wschr. **1951**, 548.
STUHLFAUTH, K., u. V. STRUPPLER: Über d. Einfl. d. Operationstraumas etc. Verh. Dtsch. Ges. Inn. Med. **1954**, 778.
STUMPFL, F.: Erbpsychologie des Charakters. In: Hb. d. Erbbiol. V/1. Berlin 1939.
SULZER, H.: Zur Frage d. sog. Masernencephal. Jb. Kinderheilk. **128** (1930).
SURMANN, E.: Med. I. D. ROSTOCK 1941; zit. nach CURSCHMANN (1942).
SUTER, F.: D. ein- u. beiderseit. auftretend. Nierenkrankheiten. Hb. d. Inn. Med. (MOHR-STAEHELIN), Bd. 6. Berlin 1918.
SUTERMEISTER, H. M.: Vom ärztlichen Ethos. Praxis (Bern) **1955**, 708.
— G. CHR. LICHTENBERG u. d. Medizin. Münch. med. Wschr. **1955**, 1288.
SWIFT: Chorea a symptom, not a disease. J. Amer. med. Sci. **1910**, 396.
SYDENHAM, TH.: Zit. nach MEYER-STEINEGG u. SUDHOFF, Geschichte der Medizin im Überblick. 3. Aufl. Jena: Gust. Fischer 1928; sowie nach L. R. RATHER. Dtsch. med. Wschr. **1958**, 2012.
SYLLA, A.: Üb. d. Entstehung d. Lungenentzündungen. Klin. Wschr. **1943**, 9.
SZÉKAS, S.: Tabes u. Gravidität. Ref. Zbl. Neur. **77**, 275.
SZEKELY, P., u. L. SNAITH: Paroxysmale Tachycardie während der Schwangerschaft. Brit. Heart J. **15** (1953); ref. Dtsch. med. Wschr. **1953**, 1384.
SZEMSZÖ, G.: D. Schmerz als führendes Symptom. Z. klin. Med. **106** (1927).
SZONTAGH, F. v.: Über Disposition. Berlin 1918.
TAGA: Zur Kenntnis der senilen mult. Sklerose. Arb. neurol. Inst. Univ. Wien **31** (1929).
TAIPALE: Zit. Dtsch. med. Wschr. **1952**, 437.
TATERKA: Zit. nach W. PIEPER.
TAYLOR, E., STEWART, SIMONS u. JACK: Poliomyel. ant. ac. i. d. Schwangerschaft. Ref. Dtsch. med. Wschr. **1948**, 537.
TAYLOR, H. C.: Die neurovegetativ bedingten Störungen im kl. Becken der Frau. Arch. Gynäk. **180** (1951).
TELFORD, E. D., M. B. MACCANN u. D. M. MCCORMACK: Ref. Dtsch. med. Wschr. **1946**, 76.
TELLENBACH, H.: Zur gutachtl. Bewertung exogener Faktoren bei mult. Sklerose. Nervenarzt **1953**, 123.
TEMKIN, O.: Studien zum „Sinn"-Begriff i. d. Med. Kyklos **2** (1929) (Thieme).

TENDELOO, N. PH.: Konstellationspathologie u. Erblichkeit. Berlin: Jul. Springer 1921.
TERBRÜGGEN: Trauma u. progr. Paralyse. Klin. Wschr. **1934**, 155.
TEZNER, O.: Varicellen. Ergebn. Inn. Med. Kinderheilk. **41** (1931).
THADDEA, S., u. K. AUERSBACH: Auslösende Ursachen d. akuten Nebenniereninsuffizienz. Z. klin. Med. **135** (1939).
THEDERING, F.: Dg. u. Behdlg. d. larvierten Eisenmangelanämie. Med. Klin. **1956**, 1869.
THIELE: Zit. nach ALLERS.
THIELE, R.: Demonstration eines Falles v. postencephalit. Späterkrankg. Zbl. Neur. **32**, 59 (1923).
— Person u. Charakter. Leipzig 1940.
THIELEN: BIERS Anschauungen über Allopathie, Homoeopathie etc. Z. ärztl. Fortbild. **1939**, Nr. 8.
THIES: Zit. nach R. KNEBEL.
THIESEN, M.: D. Zunahme . . . d. Thrombosen etc. Mittlg. Grenzgeb. Med. u. Chir. 1933.
THOMA, R.: Über das Verhalten der Arterien b. Supraorbitalneuralg. Arch. klin. Med. **43** (1888).
THOMPSON, R. H. S., u. D. WATSON: Serumkupferspiegel in der Schwangerschaft. Ref. Dtsch. med. Wschr. **1949**, 1589.
TILING, E.: Neurose u. Wehrd.beschädg. Psychotherapie. H. 1 (1958).
TIMMERMANNS, F. D.: Konstitut. u. habit. Grundlagen des appendicitischen Krankheitsgeschehens. Ergebn. Inn. Med. Kinderheilk. **51** (1936).
TISCHENDORF, W., u. F. LEGRAND: Untersuchungen üb. d. Ausbreitung d. Lungentbc. etc. Dtsch. Tuberk.bl. **1943**, 25.
TOMKA: Zit. nach OPPENHEIM (1913).
TOMSON, G.: Morb. Basedow. u. Schwangerschaft. Ref. Zbl. Neur. **53**, 110.
TRAMER: Zit. nach O. MARBURG (1936).
TRAMM, K. A.: Unfallhäufigkeit u. persönl. Eigenschaften. Werkstatt-Technik, Bd. 18 (1924).
TRENDELENBURG, W.: Individ. Reaktionsformen i. d. normalen Sinnestätigkeit. In: ADAM-CURTIUS, Indiv. patholog. Jena: Gust. Fischer 1939.
TRÉNEL, M., et M. PRIEUR: Alopécie congén. famil. . . . avec cataracte précoce. Rev. neurol. **1930 II**, 561.
TREVAN: Proc. roy. Soc. Med. **101** (1927); zit. nach W. HEUBNER (1938).
TROISIER u. DUBOIS: Zit. Hb. d. Neur.XV, 366.
TROLL, W.: In: Urbild u. Ursache i. d. Biologie. Springer-Verl. 1948.
TROUSSEAU: Zit. Hb. d. Neurol. XV, 69. Sowie nach LAACHE.
TSCHERNING, R.: Über d. somat. u. psych. Konstit. b. Ulc. ventr. Arch. Verdgs.-Kr. **31** (1923).
TUCH: Zit. nach SPIELER (1906).
TÜRK: Zit. Hb. d. Inn. Med. 3. Aufl. VI/1, S. 557.
TURBAN: Die Vererbg. d. locus minoris resist. b. d. Lungentbc. Z. Tuberk. **1900**.
TURNER, H. M.: Schwangersch. u. Lungentbk. Ref. Neue med. Welt **1950**, 1609.
TYHURST: Ref. Zbl. Neur. **118**, 109 (1952).
UEBERMUTH, H.: Appendicitis u. Schwangerschaft. Geburtsh. u. Frauenheilk. **1941**, 525.
UHLEMANN, H.-J.: Zur vers.-rechtl. Beurteilung d. mult. Sklerose. Nervenarzt **1953**, 118.
UHLENHUTH: Disk. Bemerkg. Klin. Wschr. **1935**, 108.
ULLMANN, H.: Die Lebensdauer d. Menschen. In: Biol. d. Person (BRUGSCH-LEWY), Bd. 1. Berlin-Wien: Urban & Schwarzenberg 1926.
ULLRICH, O.: Dermatit. exfol. (Ritter) u. Erythroderm. desqu. (LEINER). Z. Kinderheilk. **40** (1925).
— Konstitution u. Kinderkrankheiten. Arch. Kinderheilk. **105** (1935).
UMBER, F.: Zit. nach GUDZENT (1928).
— Überraschd. Heilwirkungen pneumonischer Komplikationen auf einen mittelschw. Diabetes. Med. Klin. **1931**, 1167.
— Zeit- u. Streitfragen aus dem Gebiet des Diabetes. Dtsch. med. Wschr. **1936**, 1197.
— Disk. Bemerkg. Hufeland Ges. Berlin 13. 2. 36.
— In: Hb. Innere Med. 2. Aufl. III/2.
UMBER, F., u. M. ROSENBERG: Diab. u. Schwangersch. Z. klin. Med. **108** (1928).
UNDRITZ, E.: Die Therapie der allergischen Krankheiten. In: Fortschr. d. Allergielehre (KALLOS).

UNGLEY: Zit. Hb. Neur. 9, 112.
URECHIA, C. I., u. P. GOLDEMBERG: Traumatische Hirnsyphilis. Ref. Zbl. Neur. **51**, 119.

VANNOTTI: Ref. Dtsch. med. Wschr. **1941**, 80.
VATERNAHM, TH.: Taschenbuch d. Vertrauensarztes. 2. Aufl. Berlin: Jul. Springer 1942.
VEIEL, E.: Über gegenseit. Beeinflussung innerer Krankh. Münch. med. Wschr. **1923**, 796.
VEIEL, K.: Über Gelenkrheumatismus u. Basedowsche Kr. Klin. Wschr. **1939**, 569.
VERAGUTH, O.: D. Einfl. d. Traumas etc. Ref. Zbl. Neur. **61**, 509 (1932).
VERSCHUER, O. v.: Erbpathologie. Dresden: Th. Steinkopff 1934.
— Besprechung v. DIEHL: Das Erbe als Formgestalter der Tuberkulose. Erbarzt **1941**, 241.
VILLINGER, W.: Konstitut. Disposition zur Encephalitis epid. Münch. med. Wschr. **1921**, 913.
VIRCHOW, H.: D. Zusammensetzung d. Fußskeletts nach Form. Arch. orthop. Chir. **25** (1927).
VIRCHOW, R.: Zit. nach ACKERKNECHT (1855).
— Cellular-Pathologie. Virchows Arch. path. Anat. **8** (1855).
— Über d. Standpunkte i. d. wissensch. Med. Virchows Arch. path. Anat. **70** (1877).
— Krankheitswesen u. Krankheitsursachen. Virchows Arch. path. Anat. **79** (1880).
— Zit. nach HART (1922).
VOEGELI: Zit. nach BREYER.
VÖLSCH, M.: Ein Fall v. akuter mult. Sklerose. Psychiat. Wschr. **23** (1908).
— Über mult. Sklerose. Fortschr. Med. **1910**, Nr. 21.
VOGT, CÉCILE u. OSKAR: Sitz u. Wesen d. Krankheiten im Lichte der topistischen Hirnforschung u. des Variierens der Tiere. Leipzig: Joh. Ambr. Barth 1937.
VOGT, E.: Die geburtshilfl. Bedeutg. d. Status hypoplast. Dtsch. med. Wschr. **1913**, 1361.
— Morb. Addisonii u. Schwangerschaft. Münch. med. Wschr. **1913**, 1821.
VOGT, H.: Grundzüge der pathol. Physiologie. München-Berlin-Wien: Urban & Schwarzenberg 1953.
VOIGT, W.: Famil. Häufung v. Infekt.-Krankheiten, Serumexanthemen u. postdiphtherischen Lähmungen. Klin. Wschr. **1936**, 665.
VOIONMAA: Zit. nach O. MARBURG (1936).
VOLHARD, F.: Die doppels. hämat. Nierenerkrankungen. Hb. d. Inn. Med. 1. Aufl. III. Berlin: Jul. Springer 1918.
VORKASTNER: Über hered. Ataxie. Med. Klin. **1914**, 360.
VOSS, GG.: Ist die mult. Sklerose eine exogene Krankheit? Dtsch. med. Wschr. **1937**, 1515.
VOSS u. MEYER: Zit. nach O. MARBURG (1936).

WAARDENBURG, P. J.: Vererbungsforschg. i. d. Augenheilk. Fortschr. Erbpath. II (1938).
— Zit. nach W. CLAUSEN.
WACHHOLDER, K.: Die Variabilität des Lebendigen. Naturwissenschaften **1952**, Nr. 8 u. 9.
WAGNER, E.: Die Krankheitsanlage. Arch. klin. Med. **43** (1888).
WAGNER, G. A.: Zit. nach GLATZEL. Hb. Inn. Med. 3. Aufl. IV/2.
WAGNER, MARIA: Die Erbanlage bei Rentenneurotikern. Dtsch. Z. Nervenheilk. **123** (1932).
WAGNER, W.: Lehrb. d. Psychiatrie (LANGE-BOSTROEM). 6. Aufl. Thieme 1946.
— Über Paranoia u. Zwang.Arch. Psychiat. Nervenkr. **182** (1949).
— Die Exekution d. Typus. Stuttgart: Georg Thieme 1952.
WAGNER, WO.: Das Sudeck-Syndrom. Fortschr. Med. **1959**, 127.
— Das Sudeck-Syndrom. Wien: Maudrich 1959.
WAGNER-JAUREGG, J. v.: Infektions- u. Fiebertherapie. Hb. d. Neurol. VIII. Berlin: J. Springer 1936.
— Zit. nach L. MANN.
WALKO, K.: Typhus abdominalis mit haemorrhagischer Diathese. Med. Klin. **1915**, 361.
WALTHARD, M.: Zbl. Gynäk. **1908**, 564; **1912**, 489.
WALTHER, F.: Über Grippepsychosen. Bern: Ernst Bircher A. G. 1923.
WALTHER, G.: Über eine erbliche Thrombopathie etc. Z. ges. Inn. Med. **1953**, 221.
WAMOSCHER: Zit. nach M. HAHN.
WANKE, R.: Aktuelle Probleme der Behdlg. des Mamma-Carcinoms. Dtsch. med. Wschr. **1953**, 727.
WARREN, H. A., u. J. CHORNYAK: Cerebral manifestations of acute rheumat. fever. Ref. Zbl. Neur. **105**, 481.

WARTENBERG, R.: Zur Klinik u. Pathophysiolog. d. extrapyramid. Bewegungsstörungen. Z. Neur. **83** (1923).
— Brachialgia statica paraesthetica. Z. Neur. **154** (1936).
— Klinik gegen Laboratorium. Ärztl. Mitt. **1955**, 110.
WASSERMANN, M.: Üb. den locus minorus resist. bei Tbc. Wien. med. Presse **1904**, Nr. 43.
WEBER, H.: Basedowsche Kr. u. Bronchit. fibrinosa. Med. Klin. **1921**, 1143.
WEESE, K.: Perniciöse An. u. Based. Krankh. Klin. Wschr. **1936**, 717.
WEICHARDT, H.: Zur Ätiol. u. Pathogen. d. Erysipels in individualpathol. Betrachtung. Pro Medico **1950**, 445.
WEINBERG: Zit. nach JUL. LÖWY.
WEINSCHENK, C.: Über die Stellung des Bewußtseins im Organismus. Arch. Psych. **186** (1951). Vgl. auch Ref. d. Arbeit durch K. BALTHASAR, Zbl. Neur. **118**, 190.
WEISE, G.: Über d. erbl. Belastung in Fällen v. sog. traumatischer Epilepsie etc. Arch. Psychiat. Nervenkr. **85** (1928).
WEISS, E.: Zit. nach M. WERNER (1940).
WEISS, E., u. A. S. ENGLISH: Psychosomatic Medicine. 2. Aufl. Philadelphia u. London: W. B. Saunders Comp. 1949.
WEISS, E., O. SP. ENGLISH, H. K. FISCHER, M. KLEINBART u. J. ZATUCHNI: Emotionale Probleme beim Hochdruck. Ref. Zbl. Neur. **126**, 125.
WEISS, EDW.: Ref. Zbl. Neur. **113**, 421 (1951).
WEISS, F. H.: Zur Symptomatologie der Wabenlunge. Fortschr. Röntgenstr. **54** (1936).
WEITZ, W.: Die Vererbung innerer Krankheiten. Stuttgart 1936; 2. Aufl. Hamburg: Nölke 1949.
— Mitralstenose u. Schwangerschaft. Dtsch. med. Wschr. **1952**, 710.
WEITZMANN, G.: Physikal. Behandlung d. chron. Infektarthr. In: HOCHREIN, Rheumat. Erkrankungen. 2. Aufl. Stuttgart: Georg Thieme 1952.
WEIZSÄCKER, V. v.: Zum Begriff der Krankheit (Besprechung v. F. KRAUS. Die allgemeine und spezielle Pathologie der Person). Arch. klin. Med. **129** (1919).
— Ein ungewöhnlich perakut verlaufender Fall von multipler Sklerose etc. Mschr. Psychiat. Neurol. **49** (1921).
— Kritisches Ref. von KRETSCHMERs „Körperbau u. Charakter". Arch. klin. Med. **138** (1922).
— Kasuistische Beiträge zur Lehre vom Funktionswandel etc. Dtsch. Z. Nervenheilk. **117** bis **119** (1931).
— Angst, Symptom u. Krankheit. Dtsch. med. Wschr. **1933**, 1204.
— Ärztliche Fragen. 2. Aufl. 1935.
— Untersuchung der Sensibilität. Hb. Neurol. XVI. Berlin: Jul. Springer 1937.
— Begegnungen u. Entscheidungen. Stuttgart: Köhler-Verl. 1949.
— Der kranke Mensch (eine Einführung in die medizinische Anthropologie). Stuttgart: Köhler-Verl. 1951.
— Klinische Vorstellungen. 4. Aufl. Stuttgart: Hippokrates-Verl. 1955.
WELTE, E.: Zur Behandlung der MS mit d. Rohkost-Diätschema nach EVERS. Dtsch. med. Wschr. **1949**, 1441.
WENCKEBACH: Über die Neurosen des Herzens. Wien. med. Wschr. **1919**, Nr. 16.
— Zit. nach CURSCHMANN-MATTHES.
WERASSEJEW, W.: Bekenntnisse eines Arztes. 5. Aufl. Stuttgart: Rob. Lutz 1915.
WERDENBERG, E.: Beurteilung u. Behandlung der Augentuberkulose. Enke 1935.
WERNER, M.: Über die Erblichkeit der perniciösen Anämie. Verh. Dtsch. Ges. Inn. Med. **50** (1938).
— In: Erbbiol. d. Menschen II. Berlin 1940.
— Erbunterschiede bei . . . Funktionen des VN Syst. nach experim. Untersuchungen. Verh. Dtsch. Ges. Inn. Med. **1935**.
WERNER, TR.: Üb. gemeins. Vork. v. Syringomyel. etc. Zbl. Neur. **91** (1939)
WESTENHÖFER: Über die Erhaltung v. Vorfahrenmerkmalen beim Menschen etc. Med. Klin. **1923**, 1247.
WESTPHAL, K.: Untersuchungen zur Frage d. nervösen Entstehung peptischer Ulcera. Arch. klin. Med. **114** (1914).
WEXBERG, E.: Klinik der Neuritis. Hb. d. Neurol. 9, 112.
— Neuralgien. Hb. Neurol. 9. Berlin: J. Springer 1935.

WEYER, F., u. F. ZUMPT: Grundr. d. medizin. Entomologie. Hamburg 1941.
WEZLER, K.: In: OTTO-FELIX-LINKE: Organism. u. Umwelt. Dresden: Steinkopff 1934.
WHITE, P.: Diabetes als Schwangerschaftskomplikation. Ref. Dtsch. med. Wschr. **1946**, 327.
WIECK, H., u. Mitarb.: Klinische Untersuchungen zur Psychosomatik der Ulcuskrankheit. Fortschr. Neur. **27**, H. 3 (1959).
WIELAND, E.: Über Krankheitsdisposition. Beih. Med. Klin. **4** (1908).
WIESEL, J.: Innere Klinik des Klimakteriums. Hb. HALBAN-SEITZ, III. Berlin-Wien: Urban u. Schwarzenberg 1924.
WIESER, O.: Infekt. Krankh. beim tbc. Kind etc. Zbl. Tuberk.-Forsch. **39** (1933).
WIETING: Zit. nach W. BLOCK.
WILDBOLZ, H.: Lehrb. der Urologie. 2. Aufl. Berlin: Jul. Springer 1934.
WILDE, W.: Unfallneurose u. ihre Grenzen. Zbl. Soz.-Versichg. u. Versorg. 15. 3. 1951.
WILDE u. HITZELBERGER: Zit. nach SEHNERT (1955).
WILDER, J.: Vegetatives Nervensystem u. Psyche. Wien. med. Wschr. **1933**, Nr. 4 u. 5.
WILHELMY u. KÖNIG: Bericht üb. d. Dr. Hertzsche Kuranstalt i. d. Jahren 1849—1923. Bonn 1923.
WILLE, M.: Nimmt die Kehlkopf-Di an Häufigkeit zu? Dtsch. med. Wschr. **1944**, 115.
WILLEBRANDT, v., u. JÜRGENS: Über ... die konstitut. Thrombopathie. Arch. klin. Med. **175** (1933).
WILLIAMS: Zit. Zbl. Gynäk. **1951**, 151.
WILLIAMS, J. A.: Leukämie und Schwangerschaft. Ref. Dtsch. med. Wschr. **1948**, 659.
WILLIAMS, J. T.: Zit. Hb. Erbbiol. IV/2, 707.
WILLIAMS, R. J.: Biochemical individuality, the basis for the genotrophic concept. New York: John Wiley & Sons 1958; ref. Neue Züricher Ztg. 1958.
WILMANNS, K.: Die Schizophrenie. Z. Neur. **78** (1922).
WILMANNS, R.: Wie findet sich der Mensch mit der Amputation eines Gliedes ab? Klin. Wschr. **1935**, Nr. 49 u. 50.
WILSON: Zit. nach R. WARTENBERG. Klin. Wschr. **1928**, 2161.
WIMMER: Verh. Ges. Dtsch. Nervenärzte **1928**, 243.
WINDELBAND, W.: Einleitung i. d. Philosophie. Tübingen 1914.
WINKLER, A.: Üb. d. Begriff d. „wesentl. Verursachg.“ etc. Med. Klin. **1941**, 25.
WINKLER, H.: Ursachen u. Behandlung der Dysmenorrhoe. Münch. med. Wschr. **1937**, 1483.
WINKLER, W.: Zur Behandlung d. Brachialg. paraesth. Dtsch. med. Wschr. **1949**, 364.
WINTER, H.: Die Individualprognose i. d. Inneren Med. Wien: Franz Deuticke 1950.
WIRTH, E.: Experimentelle Untersuchungen über elekt. Lokalisationsfähigkeit bei Mandelkeimen. Z. Hals-, Nasen-Ohren-Heilk. **28** (1931).
WISKOTT: Zit. nach KELLNER (1956).
WITTELS, FR.: SIGMUND FREUD. Leipzig-Wien-Zürich: E. P. Tal u. Co. 1924.
WITTKOWER: D. Einfl. d. Gemütsbewegungen auf den Körper. Wien: Sensen-Verl. 1936.
WOHLWILL, Fr.: Zit. nach HOLFELDER.
— Multiple Sklerose. In: HENKE-LUBARSCH. Hb. d. allg. Pathol.
— Zwei seltene Kombinationen bei multipler Sklerose. Z. Psychiat. u. Neur. **37** (1929).
— Erkrankungen mit invisiblem filtrierbarem Virus. Hb. Neur. XIII. Berlin: J. Springer 1936.
WOLFENSBERGER: Zit. nach Hb. d. Erbkrankh. Bd. 3, S. 345. Leipzig: Georg Thieme.
WOLFF, J. R., u. L. R. LIMARZI: Blutarmut in der Schwangerschaft. Ref. Dtsch. med. Wschr. **1946**, 276.
WOLFF, K.: Eine general. Xanthomatose etc. Virchows Arch. path. Anat. **293** (1934).
WOLPAW: Zit. nach F. BÖHM.
WORM, M.: Diabetes und Gravidität. Dtsch. med. Wschr. **1958**, 802.
WRZODEK, A.: Über die Serumkrankh. mit besond. Berücksichtigung konstitutioneller Faktoren. Med. I. D. Hamburg 1947.
WÜLLENWEBER, G.: Ärztliches Denken am Krankenbett. Stuttgart: Georg Thieme 1947.
WUHRMANN, F., u. CH. WUNDERLY: D. Bluteiweißkörper des Menschen. 3. Aufl. Basel: Benno Schwabe 1957.
WULF: Über verschiedenartige Verlaufsformen d. kindl. Paratyphus bei ... Geschwistern. Arch. Kinderheilk. **116**, H. 1; ref. Dtsch. med. Wschr. **1939**, 819.
WULF, A. DE, u. L. VAN BOGAERT: Außergewöhnl. klin.-anatom. Verbindung v. epidem. Encephal. u. Mult. Skl. Zbl. Neur. **83**, 225.

WULF, HANS: Der Mensch ist der Partner Gottes. Die Welt 20. 1. 1951.
WULLSTEIN, H.: Einfluß der Gravidität auf die Otosklerose. Dtsch. med. Welt **1939**, 273.
WUNDERLICH, C.: Vorwort zu WILH. GRIESINGERs Gesammelten Abhandlungen. Berlin: Aug. Hirschwald. 1872.
— Wien u. Paris. Ein Beitrag zur Gesch. der gegenwärt. Heilkunde. Stuttgart: Ebner u. Seubert 1841.
WUNDT, W.: Logik. Erkenntnislehre. 2. Aufl. Enke 1893.
WYSS, D.: Entwicklung und Stand der psychosomat. Kreislauf-Forschung. Psyche **1951**, H. 8.
YASKIN, J. C.: Entwicklungsanomal. d. Kleinhirns etc. Arb. neurol. Inst. Univ. Wien **31** (1930).
ZANGEMEISTER: Zit. nach E. KEHRER, Hb. SEITZ-AMREICH, VII, 461.
— Zit. nach KYLIN (1930).
ZANGGER: Zit. nach W. HEUBNER (1925).
ZEHNER, K.: Gold gegen Lungentbc. in Kombin. mit Heuschnupfen. Med. Mitt. Schering-Kahlbaum **7**, H. 7.
ZELLER, W.: Konstitution u. Entwicklung. Verl. Psycholog. Rdsch. Göttingen 1952.
ZELLWEGER, H.: Betrachtungen zum Problem der Kinderkrämpfe. Dtsch. med. Wschr. **1953**, 1253.
ZELLWEGER, H., u. W. H. ADOLPH: Vitamine u. Vitaminkrankheiten. Hb. Inn. Med. 4. Aufl. VI/2. Berlin-Göttingen-Heidelberg: Springer 1954.
ZENKER: Zit. nach HAMPERL.
ZIEHEN, TH.: Über d. ätiolog. Standp. i. d. Psychiat. Neur. Zbl. **1910**, 1136 (Orig.).
ZIEMBICKI: Zit. nach DRESEL u. HIMMELWEIT.
ZIEMAN: Zit. nach BR. BLOCH: Karlsbader ärztl. Vorträge, Bd. 9, S. 478 (1928).
ZILLIACUS, H.: Schwangerschaft u. Diabetes. Ref. Dtsch. med. Wschr. **1950**, 1671.
ZIMMERMANN, W.: Vererbg. erworb. Eigenschaften u. Auslese. Jena: Gust. Fischer 1938.
ZIMMERMANN-MEINZINGEN, O. v.: Zusammenhänge zw. Gallenblasen- u. Herzkrankh. Dtsch. med. Wschr. **1933**, Nr. 2.
ZIPPEL, L.: Erfahrungen mit ... Therap. d. ... Asthma br. Arch. Kinderheilk. **144** (1952).
ZOLLINGER, F.: Unfall und unfallfremde Faktoren usw. Arch. Orthop.- u. Unfallchir. **36**, 384 (1936).
ZONDEK, H.: Herzbefunde bei Leuchtgasvergifteten. Ein Beitr. zur Lehre v. d. Organdisposition d. Herzens. Dtsch. med. Wschr. **1919**, Nr. 25.
— Die Krankh. d. endokrinen Drüsen. 2. Aufl. Berlin 1926.
ZUCKER, K.: Die spastisch vegetative u. vasomotor. Neurose. Arch. Psychiat Nervenkr. **109** (1939).
ZUKSCHWERDT, L., u. DOLLÉ: Die Anzeigestellung zu den wichtigsten chirurgischen Eingriffen während der Schwangerschaft. D. med. Welt 13. II. 1937.
ZURUKZOGLU, ST.: Zum gegenw. Stand. d. modern. Krimin.biologie. Arch. soz. Hyg. **1928**.
ZWEIG: Die Pathologie u. Therapie d. Enteroptose. Abhandl. Verdgs.- u. Stoffw.-Kr. **3**.

Namenverzeichnis

Die *kursiv* gesetzten Seitenzahlen beziehen sich auf das Literaturverzeichnis

Abicht, J., u. E. Stephan 238, *386*
Aboulker 359
—, P., u. S. Mühlrad *386*
Abraham *386*
Abrams 220
Abt, A., E. Aschenheim u. H. Finkelstein 40, *386*
Achard 100, *386*
Ackerknecht, E. H. 6, *386*
Adam, C., u. F. Curtius 346, *386*
—, R. s. Curtius, F. 176, 244, 248, 254, *394*
Adams 54
Adduko 203
Adelsberger 184
—, L., u. H. Munter 184, *386*
Adler, Alexandra 89, 117, *386*
—, L. 25, 117, *386*
Adlersberg D., u. P. Porges 355, 356, *386*
Adolph, W. H. s. Zellweger, H. 231, *436*
Adrian u. Feindel 237, *386*
Ahrens, H. 38, 39, 55, 90, 107, 130, *386*
Aiello, G. 270, 271, *386*
Aitken, J. 225, *386*
Albert, W. 302, *386*
Albertini, v. *386*
Albrecht, H. 69, 85, 185, *386*
—, O. *386*
—, W. 11, 85, 135, 136, *386*
Aldenhoven, H. *386*
Alexander, G. 176, *386*
—, H. 233, *386*
Allan, J. 237, *386*
Allen 346
Allers, R. 86, 245, 249, *386*
Altenburger, H. 104, *386*
Altmann 84, 116, *386*
—, Fr. *386*
Alvarez 290
Alzheimer, O. 247, *386*
Amelung 265
Aminjew, A. M. 88, *386*
Anderson, G. W., u. Mitarb. 236, *386*
Angle 219, 220
Angyal s. Somogyi 179, 190
Anschütz u. Konjetzny 131, *386*
Anselmino, K. J., u. Fr. Hoffmann 48, 101, *386*
Anthony, A. 248, 364, *386*
Antoine 359, *386*
Apitz, K. 190, *386*
Appel, H. 125, *386*
—, W. 188, *387*
Arnold, O. H., u. H. Gasteger 355, *387*
Aronson u. Meranze 190
Aschaffenburg, G. 200, *387*
Aschenheim, E. s. Abt, A. 40, *386*
Aschoff, L. 45, 116, 270, *387*
Askanazy, M. 91, 116, 130, 134, *387*
Ask-Upmark, E. 118, *387*
Asperger u. Goll 85, *387*
Assmann, H. 18, 24, 42, 44, 61, 83, 126, 129, 196, 233, 271, 275, 336, *387*
Astrow 126
Astwazaturoff, M. J. 182, 246, *387*
Audibert u. Legré 282, *387*
Auer, M. *387*
Auersbach, K., u. F. v. Mikulicz-Radecki 233, *387*
— s. Thaddea, S. 51, *432*
Aufrecht 129, *387*
Auler u. Martius 78
Auvard 221
Avellis 349, *387*
Axenfeld, Th. 40, 92, *387*
Axenow 225, *387*

Baader, E. W. 128, *387*
Babes 118
Bachus, G. 249, *387*
Bacmeister, A. 343, *387*
Bäckmann 352
Baensch, W. E. s. Schinz, H. R. 128, 328, *426*
Bäumler, Chr. 60, 100, *387*
Bahn, K. 123, *387*
Bail 256
Bailey s. Cushing 269, *394*
Baillart 271
Bakke, S. H. 126, *387*
Bakunin u. Mitarb. 39, *387*
Balestra, E. F. 237, *387*
Ball, E. 51, *387*
Ballin, L. 117, *387*
Ballowitz, K. s. Seitz, W. 268, *428*
Balozet, P. s. Roger, H. 100, *424*
Balthasar, K. 8, *387*
Balzli, H. *387*
Bamberger, Ph. 92, *387*
Banner, E. A., A. B. Hunt u. C. F. Dixon 237, *387*
Bansi 275
Barath, E. 40, *387*
Bardach *387*
Bargmann, W. 134, *387*
Barker 271
Barsony u. Holló 271, *388*
Bartel, J. 15, 117, 151, 155, *388*
Bartelheimer *388*
Bartels 14
Bary, A. 103, *388*
Bauer u. Hartweg 357, 360
—, J. 11, 42, 60, 68, 69, 70, 85, 101, 105, 117, 120, 124, 125, 133, 180, 188, 271, 282, 334, *388*
— u. P. Schilder *388*
— u. Vogl 186, *388*
—, K. H. 46, 77, 79, 125, 126, 127, 128, 131, 283, *388*
— u. W. Bode 126, 332, *388*
— s. Garrè 78, 182, 269, *399*
—, O. *388*
Bauermeister, W. s. Posth, H.-E. 70, *422*

Baum, Fr. 297, *388*
Baumes 233, *388*
Bayer, W. 89, *388*
Bazy 46
Becher-Bohnenkamp 6
Beck *388*
—, Ed. 179, 201, 221, *388*
—, H. 116, *388*
Becker, Gösta 124, *388*
—, P. E. 274, *388*
—, W. H., u. H. Nusselt *388*
Beckert, W. 187, *388*
Beckmann, K. 43, 287, *388*
Beek, C. van 235, *388*
Beer, A. 225, *388*
Beeson s. Cargill 219, *392*
Begemann, G. s. Heilmeyer, L. 281, 285, *403*
Behr 268, 276, *388*
—, D. *388*
Behrend, R. Ch. 55, *388*
Behring, E. v. *388*
Belart, W. 15, 16
Bellavistis, C., u. O. Sticsa *388*
Benard, M., u. K. E. Rotschuh *388*
Benda, Ch. E. 272, *388*
Bender, W. 360, *388*
Benedict, Therese 334, *388*
Beneke 123, *388*
—, F. W. 151, 345, *388*
Benettetal 219
Benkert, U., u. E. Kestermann 153, *388*
Bennhold, H. 101, 105, *388*
Benson, R. C. s. Dailey, M. E. 238, 358, 360, *394*
Benthin, W. 232, 238, *388*
Benze, H. s. Ickert, Fr. *406*
Berger, W. 36, 117, 122, *389*
Berghaus, W. *389*
Bergmann u. Kochmann 179, *389*
—, G. v. 6, 37, 61, 68, 268, 269, 280, *389*
—, Hugo 23, 271, *389*
Bergonzi, M. 88, *389*
Bergson, H. 23, 245
Bernatzik u. Vogt 101, *389*
Bernhardt 251
Bernheim 180, *389*
Bernstine, J. B., u. M. H. F. Friedman 237, *389*
Bertolini 239
Besnier 282
Besold, F. 253, 254, *389*
Bessau, G. 38, 39, 120, 225, *389*
Bessel *389*
Bettmann, E. 125, 283, *389*
—, S. 100, 372, *389*
Betzendahl, W. 27, 83, 86, 131, 272, *389*
Biach, M. 351, *389*
Biasio 358, *389*
Bibus, B. 118, 119, *389*
Bickel u. Frommel 183, *389*
Bickenbach, W. 359, *389*
—, M. Hess u. A. Loeser 238, 360, *389*
Biedl 11, 232
Bieling, R. 60, 90, 94, *389*
Bielschowsky, A. 50, 58, 87, *389*
—, M. *389*
— u. O. Maas 183, *389*
Biermer 35
Bigler 20
Bill, E. 125, *389*
Bing 274, 306, 312
Bingel, H. 47, *389*
Binswanger, L. 25, 249, *389*
—, O. 182, 246, 297, *389*
Binz 101, *390*
Biran, S. 49, *390*
Bircher, E. *390*
Birkelo u. Mitarb. 296, *390*
Birnbaum, K. 1, 31, 37, 44, 178, 186, 250, 273, 295, *390*
Bischof, M. 275, *390*
Bittorf 220, *390*
Bjelous, D. 155, *390*
Blau, J. N., and C. W. M. Whitty 105, *390*
Bleakley 238, *390*
Bleuler, E. 69, 70, 249, 273, 285, 345
—, M. 86, *390*
Bloch, Br. 32, 44, 122, 126, 132, 214, *390*
Block, W. 88, 270, 271, 304, *390*
Blotevogel, H. *390*
Boas 287, *390*
Bock *390*
—, H. E. *390*
Bode, O. B., u. F. Knop 123, *390*
—, W. s. Bauer, K. H. 126, 332, *388*
Bodechtel u. Guttmann *390*
—, G. 27, *390*
Böck, F. s. Dennig, H. 358, 359, *395*
Boecker, J. E. 220, *390*
Böhm, F. 121, *390*
Böhmig 53, *390*
—, R., u. P. Klein 47, *390*
Böhning, Fr. *390*
Boenninghaus, H.-G. s. Eigler, G. 83, *396*
Boerhave 3
Boeters, H. 86, 125, *390*
Böttinger, R. s. Meyer, H.-H. 272, *417*
Böttner, H. 275, *390*
Bogaert, L. van 34, 102, 130, 220, 224, *390*
— s. Wulf, A. de 125, *435*
Bohart *390*
Bohde 134
Bohm, K. 45, 91, 129, 154, 155, 289, 330, 350, 353, *390*
— u. G. Imholz 238, 360, 367, *390*
— u. W. Tränkle 31, 222, 224, 226, 288, 289, 333, 334, *390*
Boller, R. 156, 219, 254, 342, 351, 368, *390*
Bommer, S. 271, *390*
Bonano, A. M. 224, *390*
Bondin 329
Bonhoeffer, K. 43, 44, 61, 82, 83, 216, 220, 251, 254, 255, 271, 273, *390*
Bonnamour 202, *391*
Bonnet u. Wertheimer 48, *391*
Booth, G. C. *391*
Bopp, L. *391*
Borak, J. 85, 282, *391*
Borchardt u. Stich 333
— s. Garrè 182, 269, *399*
—, L. 14, 117, 129, *391*
Bordeu 233, *391*
Bormann, F. v. 61, 217, 220, *391*
Bornemann *391*
—, E. 364, *391*
Borst, M. 8, 17, 189, *391*
Boss 89
Bostroem, A. 51, 60, 85, 93, 103, 159, 179, 184, 272, 309, 312, *391*
Botszteyn, Ch. s. Schinz, H.R. 237, *426*
Bouchard *391*
Bouchardat 47
Bourgignon 105, *391*
Boutroux, Em. 19, *391*
Bovet, C. 29
Bowers, V. M., u. D. N. Danforth 236, *391*

Bowman, K. M. 244, *391*
Boyd, A. D., and L. W. Nie 182, 246, *391*
Boy-Ed, Ida 252, *391*
Bräuning, H. 43, 232, 233, 361, *391*
Brahm, K. im s. Parrisius, W. 121, *420*
Bram 155
Brander, T. *391*
Brandt, R. *391*
—, Rob. 13, *391*
Brauer, L. 101, 236, *391*
Braun *391*
—, E. 16, 27, 69, 70, 71, 87, 249, 250, 272, 276, *391*
—, H., K. Hofmeier u. G. Holzhausen 134, 221, *391*
Brav, A. 82, *391*
Bray 50
Brehmer 121
Breitbach, Th. 185, *391*
Breitmann, M. 293, *391*
Breitner, B. 25
Bremer, F. W. 34, 124, 290, 292, 307, *391*
Brentano, C. 48, 371, *391*
Breuer, I., u. S. Freud 249, *391*
Breyer, H. 104, 246, *391*
Brindeu 221
Brinkmann, E. 180, 222, *391*
Brock, J. 1, 55, 352, *392*
Brodskaja, S. s. Schotter, H. 224, *427*
Broser, Fr. 34, 41, 102, *392*
Broussais *392*
Brouwer, B. 51, *392*
Brown, C. H. s. Colvert, J. R. 126, *393*
Browne, F. J. 235, 358, 359, *392*
Bruce, C. H. s. Newson, A. A. 237, 357, *419*
Brück, D. 33, *392*
Brückner u. Rautenberg 187
Brüning, H. 337
Brugger, C. 100, 187, *392*
Brugsch, Th. 4, 13, 16, 68, 336, *392*
— u. F. H. Lewy 4, 203, *391*
Bruhns 130, *392*
Brummer, H. *392*
Brun 88
Brunner, C. s. Müller, J. H. 357, 359, *418*
—, H. 124
Bruno, Giordano 64, *392*
Bücher, J. *392*
Büchmann, P., u. G. Schenz 268, *392*
Büchner, F. 5, 42, 50, 232, *392*
Bücker 123
Büdinger 126, 221, *392*
Bürger, M. 25, 39, 67, 99, 131, 218, 275, *392*
Bürgers, I. 41, *392*
Büttner *392*
Buffard, P. s. Savy, P. *425*
Buinewitsch 222
Bumke, O. 286, 373
— u. E. Krapf 43, 351, *392*
Bunim 358
—, I. I., u. I. Rubricius 235, *392*
Bunse 265
Buresch, E. 301, 302, 304, 308, 309, *392*
Burger *392*
Burghard, E. 44, *392*
— s. Meyer, S. 105, 221, 223, *417*
Burkhardt, L. 134, 153, 180, 225, *392*
Burns, J. H. 21
Burt 232
Buschke 180, *392*
Butzengeiger 223, *392*
Buytendijk, F. J. J. 265, *392*
Buywid 132

Cachin, M. s. Duvoir, M. 238, *396*
Cahn, A. 1, 282, *392*
Camerer 122
Cantani *392*
Cargill 47
— u. Beeson 219, *392*
Carrel, A. 2, 3, 6, *392*
Carrière 109, 173
Cassirer, R. 93, 159, 274, 309, *392*
— u. R. Hirschfeld 271, *392*
Castaigne u. Rathery 223, *392*
Catola *392*
Catsch, A. 70, *392*
Caughey, J. L. s. Draper, G. 364, *396*
Cécile 83
Cederberg 105, *393*
Cervos-Navarro, J. 130, *393*
Cestan-Lejonne 274
Chajes, B. 282, *393*
Charcot, J. M. 18, 42, 49, 151, 249, 276, 279, 297, *393*
Charcot-Marie 286
Charrin u. Mitarb. 39, *393*
Charvat 372
Chauffard, P. E. 279, 295, *393*
Chiari, H. 129, 224, *393*
Chornyak, J. s. Warren, H. A. 184, *433*
Christensen, O., u. J. E. Holst 86, *393*
Christian 7
Chvostek, F. 44, 86, 88, 115, 133, 183, 276, 292, 382, *393*
Cilliacus 359
Cimbal, O. 111, 141, 146, 166, 168, 205, *393*
—, W., *393*
Clancy, J. F. *393*
Claras *393*
Clark u. Sharp *393*
Clarke 82, *393*
Clausen, W. 56, *393*
Clemens 187
Clement, G. *393*
Climenko 271
Cluta u. Mitarb. 359
Clute, H. M., u. D. H. Daniels 238, *393*
Cocchi, K. 44, *393*
Cohn, H. s. Goldstein, K. 189, *401*
—, T. s. Eulenburg, A. 274, *397*
—, Toby 10, 274, *393*
Cohnheim 33
Cole, N. N., F. Plotke, E. W. Thomas u. K. H. Jenkins 359, *393*
Collier 85, 124
Colvert, J. R., u. C. H. Brown 126, *393*
Colvin s. Smith 183, *429*
Conner 183, *393*
Conor 100, *393*
Conrad, K., u. B. Ott 277, *393*
Conradi, Joh. Wilh. Hrch. 24, *393*
Constam, G. K. 234, *393*
—, Hochstrasser u. Sinner 371, *393*
Cordier, J. 249, 256, *393*
Cornbleet, Th. 232, *393*
Cornil s. Lwoff 85, 124, *415*
Corvisart 30, *393*
Coste, M. s. Lechelle, P. 155, *412*
Cottermann s. Smith 46, *429*
Coulin, F. M. 372, *393*

Courtois, A. s. Marchand, L. 130, *415*
Cramer, A. 30, *393*
Creutzfeldt, H. G. 53, *393*
—, F. Curtius u. K. H. Krüger 274, 277, 286, *393*
Crinis, M. de *393*
Cristofoletti 25
Crouzon 282, 312
Cruchet, R. 278, *393*
Cruveilher 26, *393*
Cullen 233, *393*
Cummins 290
Curschmann, Hans 18, 53, 62, 83, 85, 101, 155, 187, 223, 247, 271, 274, 287, 333, 334, 335, *394*
—, Hrch. 1, 35, 334, *394*
Curtius, F., 15, 18, 26, 33, 35, 68, 83, 85, 87, 89, 91, 93, 95, 97, 117, 123, 158, 185, 206, 223, 271, 287, 307, 331, 340, 343, 344, 346, 353, 356, 364, *394*
— u. R. Adam 176, 244, 248, 254, *394*
— u. H. Feiereis 247, 290, *394*
— u. W. Kärst 31, 40, 43, 80, 100, 144, 154, 195, 200, 209, 217, 222, 289, 292, 337, 339, 365, *394*
— u. G. Korkhaus 102, 121, *394*
— u. K. H. Krüger 26, 34, 41, 42, 58, 69, 87, 91, 105, 108, 208, 232, 247, 251, 254, 271, 275, 282, 290, 297, 318, 330, 344, 365.
—, — u. A. L. Töwe 271
— u. J. Lorenz 118, 289, *394*
— u. H.-G. Rohrmoser 103, 151, 152, 154, 157, 158, 162, 183, 294, 343, 356, *394*
— u. H. Schlotter 186, 211, 222, 225, *394*
—, H. Schlotter u. E. Scholz 18, 31, 92, 123, 126, 155, 156, 159, 177, 186, 218, 220, 222, 225, 286, 309, 330, 338, 374, *394*
Curtius u. R. Schwandt 274, *394*
—, K. H. Störring u. K. Schönberg 33, 34, 46, 290, *394*
Curtius u. R. Strempel 181, 274, *394*
— u. M. Wallenberg 2, 43, 81, 222, 290, 339, *394*
—, J. Wilckhaus u. F. Grühn 31, 37, 43, 288, *394*
— s. Adam, C. 346, *386*
— s. Creutzfeld, H. G. 274, 277, 286, *393*
Cushing u. Bailey 269, *394*
Czerny s. Mankowsky 85, 124, *415*
—, A. 181, *394*
Czerny-Waldvogel, M. 182, 246, *394*

Dahlmann 57, *394*
Dahr *394*
Dailey, M. E., u. R. C. Benson 238, 358, 360, *394*
Danforth, D. N. s. Bowers, V. M. 236, *391*
Daniels, D. H. s. Clute, H. M. 238, *393*
Dansauer 41, 68
Davidson, L. S. P. s. Robson, H. N. 238, *423*
Davis, M. E., u. R. F. Wortmann 358, *394*
Davison, Ch., u. M. Keschner *395*
Dawidenkow 181, 274, 277, 285, 286, 290, 292, *394*
Dearborn, G. 182, 246, *395*
Debrunner, H. 88, *395*
Decaneas, D., u. K. Uiberrak 351, *395*
Decourt, J. 58, 269, *395*
Degkwitz, R. 153, 218, *395*
Dehio 47, *395*
Deist 233, *395*
Delafoy 202
Delff 2, *395*
Delijannis, G. 180, 192, *395*
— u. G. Petassis 180, *395*
Delius 297
Demant 271, *395*
Demme, H. 86, *395*
Dencker, S. J. 41, *395*
Denecke, G. s. Morawitz, P. 282, *418*
Dennig, H. 218, 281, *395*
— u. F. Böck 358, 359, *395*
Denzer, H. W. *395*
Derbolav, A. 234, *395*
Deshaies, G. *395*
Dessauer, Fr. 104, *395*
Dessoir, M. 252, *395*
Destunis 34
Determann 247, *395*
Deussen, J. 15, 51, *395*
Dibold, H. 188, 371, *395*
Dieckmann, H. 82, *395*
Diehl, K. 121, 122, *395*
— u. O. v. Verschuer 62, 234, *395*
Diekmann, H. s. Heller, L. 234, 235, 359, *403*
Diepgen, P. 6, *395*
Dietel, H. 42, 43, 236, *395*
— s. Kade, H. 234, *408*
Dietrich, A. 52, 92, 130, 297 *395*
Dietze, A. 119, *395*
Diezel 55, *395*
Dilthey, W. 3, 14, 22, *395*
Dingler, H. 29, *395*
Dippel, A. L. 357, 358, *395*
Dixon, C. F. s. Banner, E. A. 237, *387*
Dock s. French 346
Döring, G. *395*
Doerr, R. 49, *395*
—, W. 269, 273, *395*
Dollé s. Zukschwerdt 237, *436*
Domarus, A. v. 20, 38, 39, 60, 85, 92, 100, 118, 130, 183, 188, 217, 226, 235, 251, 270, 292, *395*
Domnick, O. u. G. 35, *395*
Donath 69
Dorno 58, *395*
Douglas 54
Dove, A. 8, *395*
Draper, G., C. W. Dupertuis u. J. L. Caughey 364, *396*
Dresel 68
—, K., u. Fr. Himmelweit *396*
Dretler, J. *396*
Driesch, H. 10, 23, 49, *396*
Drigalski 218
—, W. v., u. H. Martin *396*
Dubitscher, F. 301, 302, 303, 309, *396*
Dublin s. Walker 346
Dubois s. Kistler 308, *409*
— s. Troisier 238, *432*
—, M. *396*
Dürck 39, *396*
Dujardin, B. 50, 355, *396*
Duken *396*

Dunin, Th. 87, *396*
Dunlop, D. M. s. Gilbert, J. A. L. 234, *400*
Dupertuis, C. W. s. Draper, G. 364, *396*
Duvoir, M., L. Pollet u. M. Cachin 238, *396*

Eberhardt, F. *396*
Ebers, N. 100, *396*
Ebstein, W. 19, 30, *396*
Eckardt, H. *396*
Eckel u. Gosor 166
Eckert 40, *396*
Eckhardt 125
Eckstein s. Noeggerath 58
—, A. 124, *396*
— s. Schlossmann, A. *426*
Economo, C. v. 123, 125
— s. Redlich *422*
Edel, W. 121, 324, *396*
Edelhoff, J. 126, *396*
Edelmann 275
Edens, Z. 282, 297, *396*
Edge, J. R. 233, *396*
Edinger u. Helbing *396*
Effkemann, G. 231, 237, *396*
Eggel 131
Ehrenberg, R. 20, *396*
Ehrlich, Z. *396*
Ehrmann 180, *396*
Eichbaum, F. s. Eufinger, H. 57, *397*
Eichholtz, F. 87, 347, 348, 351, *396*
Eichhorst, H. 35, 100, 119, *396*
Eickhoff, Cl. 129, *396*
Eickstedt, E. v. 12, 14, 159, *396*
Eigler, G., u. H.-G. Boenninghaus 83, *396*
Eiselsberg, v. 89, *396*
Eitinger, L. 283, *396*
Elias, H. s. Kreindler, A. 274, 275, *411*
Eller, W. C. 91, 235, *396*
Elmer, W., u. L. Ptaszek 372, *396*
Elphindone, N. 360, *396*
Eltze 331
Emmerich s. Hueck 70
Engel 6, 129, 271, *397*
—, Fel. 120, *396*
—, R. 282, *396*
Engelen 155
Engelhorn 232, *397*
Engelmann, F. 60, *397*
English, A. S. s. Weiss, E. 36, 68, 249, *434*
—, O. Sp. s. Weiss, E. *434*
Enke, W. 51, 68, *397*
Entres, J. L. 151, *397*
Eppinger, H. 18, 42, 44, 50, 85, 88, 92, 101, 236, 248, 269, 280, 351, 364, *397*
—, u. L. Hess 35, 68, 87, 285, 289, 291, *397*
Epstein, J. D. 183, 343, *397*
Erbslöh, J. 337, *397*
Erdheim u. Stumme 91, *397*
Escherich, Th. *85*, *397*
Essen, K. W. 33, 34, 283, *397*
Esser, H., u. F.-E. Schmengler 185, *397*
Eufinger 231, 232, *397*
—, H., u. F. Eichbaum 57, *397*
Eulenburg, A., u. T. Cohn 274, *397*
Euler, v. 190, *397*
Evans, E., u. L. Pohmann 236, *397*
Ewald u. Heffter 347, *397*
—, G. 16, 200, 272, *397*
Eyrich, M. u. H. *86*, *397*

Faber, A. 125, *397*
Fagerberg, E. 35, 52, *397*
Fahr *397*
—, Th. 118, 189, 270, *397*
Falta, W. 180, 235, 358, *397*
Fauren 89
Fauser 86
Fawcett, R. M. s. Rike, P. M. 234, *423*
Frederking 357
Feer, E. 217, 218, *397*
Fehr, A. 159, *397*
Feiereis, H. 33, 77, 205, 297, *397*
— u. W. Kärst 33, 344, 356, *397*
— s. Curtius, F. 247, 290, *394*
Feinberg, 41, *397*
Feindel s. Adrian 237, *386*
Fellinger, K. *397*
Felsen, J., u. W. Wolarsky 237, *397*
Fenoglietto, E. s. Perrero, E. 155, *421*
Fenster 77
Fényes, J. 125, *397*
Ferger, O. 33, *398*
Ferreri, Gh. 176, *398*
Fett, A. 153, *398*
Feuchtinger, O. 15, 269, 275, *398*
Feudell, P. 236, *398*
Feyrter 273
Fick, R. 22, 372, *398*
Ficker 39, *398*
Fickler 41
Finger 180, *398*
Finkbeiner 121, 324
Finkelstein, H. s. Abt, A. 40, *386*
Fischer u. Hein 33, *398*
—, A. W. 118, 271, 306, *398*
—, B. 59, 64, 66, *398*
—, E. 14, 15, 26, *398*
—, H. 271, *398*
—, H. K. s. Weiss, E. *434*
—, Ö. s. Georgi, F. 39, *400*
—, S. 272
— s. Kehrer, F. *409*
Fischer-Wasels 77, 78
Fischler *398*
Fish, M. s. Hess, A. F. *404*
Flanders-Dunbar, H. 89, *398*
Flatau, E. *398*
—, G. 69, 271
Fleck, U. 53, 86, *398*
Fleckseder s. Neusser, V. 88
Fleiner 269
Fleischer, Br. 125, *398*
—, F. 44, *398*
Fleischmann 101, *398*
Flesch 86, 104, *398*
Fliess 279
Flinck, M. 231, 239, 358, *398*
Flörcken 88, *398*
Flynn, F. V., Ch. Harper u. P. de Mayo 231, *398*
Focken, E. 123, *398*
Föllmer, W. 239, *398*
Foerster, O. 50, 88, 104, 271, *398*
—, Rud. *398*
Ford, E. B. 122, *398*
Forel, A. 256
Forsgren, E. 188, 190, *398*
Forssner 198
Foster 28, *398*
Fouché, H. H., u. P. K. Switzer 238, *398*
Fouracre, H., u. M. E. Morgans 234, *398*
Fraatz 249
Fraenkel u. Hartwich 224
—, A. 129, 179, 185, 348, *398*
—, E. 49, 50, 301, *398*
Fränkel, Fr. s. Joel, E. 86, 101, *407*

Franceschetti u. Klein 46
Frank, A. 130, 188, *398*
—, E. 24, 69, 84, 133, 268, *398*
—, Jos. 233, *398*
Franke 33, 57, *398*
—, H. 152, *398*
—, M. 57, *399*
Frankl 49, 127, *399*
Frankl-Hochwarth, L. v. 46, *399*
Fredenhagen, H. 70, 365, *399*
French u. Dock 346
Frerichs 19, 20, 109, 236, 287
Freud, S. 30, 31, 44, 249, 251, 273, 279, *399*
— s. Breuer, I. 249, *391*
Freund, W. A. 252, *399*
Frey, W. *399*
Freyhan, F. A. s. Kahn, E. 70, *408*
Friedemann, U. 39, *399*
Friedjung, J. K. 217, *399*
Friedl, E. s. Schinz, H. R. 128, 328, *426*
Friedländer, A. 275, *399*
—, G. 131, *399*
Friedman, M. H. F. s. Bernstine, J. B. 237, *389*
Friedreich, N. *399*
Frik, P., u. A. Uffenheimer 156, *399*
Frisch, F. 190, 224, *399*
—, O. v. s. Starlinger, F. 88, 97, 131, *430*
Frischeisen-Köhler, M. 8, 22, 49, *399*
Froboese, C. 5, 10, 15, 16, 278, *399*
Fröhlich, M. 269
Frommel s. Bickel 183, *389*
Frommolt, G. 221, *399*
Fuchs, W. 9, 29, 290, *399*
Fünfgeld 275, 283
Fürstner 330
Fuss, H. s. Redwitz, E. v. 41, 42, 60, 286, 345, *422*
Fykow, A. 51, *399*

Gabele s. Spang 327
Gänsslen, M. 281, 282, *399*
Gärtner 220, *399*
Gagel, O. 69, *399*
Galdston, J. *399*
Gans, O. 28, *399*
Ganter, G. *399*
Gardiner-Hill, H. 238, *399*
Gardner, J. W., u. Mitarb. 87, *399*
Gardner-Paul 220
Garmier, R., J. Saunier u. J. Reboul 183, *399*
Garrè 47, 78, 256
— u. Bauer, K. H. 78
—, Borchardt, Stich u. Bauer 182, 269, *399*
Garre, C. Le 104, *399*
Gassko, S. M. *399*
Gasteger, H. s. Arnold, O. H. 355, *387*
Gaub, Hier. Dav. 26, 30, 34, 81, 115
Gaupp, R. 15, 18, 28, 272, 273, 280, 285, *399*
— u. F. Mauz *399*
Gauss 71, *399*
Gebbing, M. 249, *399*
Gebsattel, V. E. v. *400*
Geelvink 167
Geissendörfer, R. 306, *400*
Geissler, E. 53, 121, 129, *400*
Geldern, Chr. van 344, *400*
Geller, W., u. F. J. Laubenthal 185, *400*
Gemelli u. Ponzo 89, *400*
Gent, W. 248, *400*
Georgi, F. 182, 246, *400*
— u. O. Fischer 39, *400*
— u. R. Levy *400*
Gerhardt, C. 1, 18, 293, *400*
Gerlach *400*
Géronne, A. 287, *400*
Gerson, M. 187, *400*
Gerstmann u. Klaften 102, *400*
—, J., u. E. Sträussler 125, *400*
Gervais 89, 325, *400*
Gierke, E. v. 49, *400*
Giertmühlen 225, *400*
Giese, F. *400*
—, W. 154, *400*
Gifford, H., u. R. L. Hullinghorst 236, *400*
Gigon 11, 232, 334
Gilbert, J. A. L., u. D. M. Dunlop 234, *400*
Gilbert-Dreyfus s. Labbé, M. 372, *412*
Gildemeister 33
Gillcarey 50
Gins, A. *400*
Gisbertz, H. 127, *400*
Glanzmann 92, *400*
Glasser 26, *400*
Glatzel, H. 15, 28, 39, 61, 70, 84, 183, 231, 232, 269, *400*
Gleichmann, H. G. *400*
Gleissner, A. 120, 220, 223, *400*
Glénard 249, *400*
Goebel, F. 58, 92, *400*
Goeppert 179, *400*
Goethe 23, 24
Goette, K. 129, *400*
Goldberg, M. B., u. A. F. Maxwell 127, *400*
Goldeck, H., D. Remy u. H. Labhard 232, *400*
Goldemberg, D. s. Urechia, C. I. *433*
Goldflam, S. 151, 214, *400*
Goldhahn 88, *400*
Goldscheider, A. 115, 250, 252, 279, 293, 295, 297, 382, 383, *400*
Goldschmidt, Br. 372, *400*
Goldstein, K., u. H. Cohn 189, *401*
Goll s. Asperger 85, *387*
Golostschokow 221, 276, *401*
Gordon 85, 124
Gosor s. Eckel 166
Gossko 87
Gottschaldt 244, 248
Gottstein 33
Gowers 117
Graeff, S. 6, 33, *401*
Grafe, E. 33, 234, 302, 342, 343, 357, *401*
—, u. J. Kühnau 49, 234, *401*
Graff *401*
—, E. 85, 87, *401*
Gragert, O. *401*
Grammeltoft 221
Graul, G. 188, *401*
Greggersen 233, *401*
Greither, A. 282, *401*
Greven 104
Griesinger, W. 31, 218, 223, *401*
Griessmann, H. *401*
Grisolle 151, *401*
Groh, L. R. *401*
Grosch, H. 272, 287, *401*
Gross, A. 36, *401*
—, R., u. H. Ludwig 101, 238, *401*
Grosse-Brockhoff, F. 6, 232, *401*
Grossfeld 126, *401*
Grossmann 101, *401*
Grote, L. R. 8, 12, 13, 20, 135, 346, *401*
Grotjahn, A. 34, 41, 252, 253, *401*

Gruber, Gg. B. 119, 123, *401*
Grüb 89, *401*
Grühn, Fr. 14, 26, *401*
— s. Curtius, F. 31, 37, 43, 288, *394*
Grühnthal, E. 179, 294, 307, *401*
Gründler, W. 179, *401*
Gruhle, H. W. 28, 282, *401*
Grynberg, N. 238, *401*
Gsell, O. 219, 224, 244, *401*
Gubler 60, 100, *401*
Guccione s. Lhermitte 189, *414*
Gudzent, F. *401*
Günther, H. 14, 49, 88, *402*
Guhr, O. 42, 297, *401*
Guillain, G. 276, *401*
Gulecke, N. 256, *402*
Gumpert, M. 252, *402*
— u. Hahnemann *402*
Gundel 39
Gupta, J. C. s. Hecht, H. 26, *403*
Guseck 237
Guttmann s. Bodechtel *390*
—, A. 101, *402*
—, E. 124, 125, *402*
— u. J. Lange 45, 63, *402*
—, L. 26, 85, *402*
—, W. 19, *402*
Gutzeit 45

Haag, R. 106, 283, *402*
Haas u. Parade 183, *402*
Habbe, K. 57, 102, *402*
Haberland, H. F. O. 117, 131, *402*
Haberer, V. 232
Hackenbroch 125, *402*
Hadlich, E. 87, *402*
Hadorn, E. 49, *402*
Haering, Th. L. 23, *402*
Härtel, F. 221, *402*
Häusser, R. 272
Häussler, G. 52, 57, 166, *402*
Haffner, J. 250, *402*
Hagedorn 370
Hagentorn 38, *402*
Haggenmiller, W. s. Meythaler, F. 26, *417*
Hahn u. Stein 87
—, H. s. Litzner, S. 224, *414*
—, J. 146, 378
—, L. 271, 282, *402*
—, M. 21, 39, 40, 134, *402*
— s. Kroupa, E. *411*
Hahnemann 15, 17, *402*
Hahnemann s. Gumpert, M. *402*
Haim, E. 188, *402*
Haines, S. F. s. Mussey, R. C. 238, *418*
Hajòs, K. 352, *402*
Halhuber u. Mitarb. 287
Hallervorden, J. 23, 130, *402*
Hamann, M. 352, 356, *402*
Hamburger, W. s. Lev, M. W. 155, *413*
Hammerschlag, V. 271, *402*
Hamperl, H. 56, 67, 78, 132, 232, 269, *402*
Hangarter, W. 126, *402*
Hanhart, E. 13, 36, 87, 91, 117, 122, 135, 136, 162, 225, 234, 264, 334, *402*
Hansemann, D. v. 6, 27, 34, 45, 48, 49, 63, 66, 116,128, 132, 134, 180, *402*
Hansen, H. G. *402*
—, K. 233, 239, 358, *402*
Hanser 183, *402*
—, A. *402*
Hanslik 348
Hantar, J. H. 182, *402*
Haring, W. 89, *403*
—, W. Nichelmann u. W. Wels 189, *403*
Harms s. Holtzmann 53
Harnack, G. A. v. s. Martini, G. A. 62, 236, 359, *416*
Harper, Ch. s. Flynn, F. V. 231, *398*
Harrison, G. A. 287, *403*
Hart, C. 16, 45, 129, 132, 134, 334, *403*
Hartmann, Fr. 11, 16, 20, 41, 223, 293
—, M. 48, 49, *403*
Hartung, E. 239, *403*
Hartweg s. Bauer 357, 360
Hartwich s. Fraenkel 224
—, A. 281, *403*
Hartwig 33, 346
Hassenkamp, E. 247, *403*
Hattingberg, J. v. 182, 246, 357
Hauptmann 50, 220, *403*
Hauser 131
—, A., u. Mitarb. 360, *403*
Hayer 282
Hayek, H. v. 116, *403*
Heberer, H. 237, *403*
Hebra 151, 282, *403*
Hecht 180, *403*
—, H., u. J. C. Gupta 26, *403*
Hecht-Lucari, G. 238, *403*
Hecker 187, *403*
—, H. v. 73, *403*
Hedemann, J. W. 16, 29, *403*
Heffter s. Ewald 347, *397*
Hegemann, G. 278, *403*
Hegglin, R. 39, 296, *403*
Hegler, C. 184, *403*
Heidegger, M. 8, 16, *403*
Heidenhain, H. J. 6
Heijl, C. 135, *403*
Heilig, R., u. H. Hoff 57, *403*
Heilmeyer, L. 60, 103, 155, 208, 232, *403*
— u. G. Begemann 281, 285, *403*
Heim, G. *403*
Hein 233
— s. Fischer 33, *398*
Hein-Heifetz, F. B. 372, *403*
Heine, L. 221, 251, *403*
Heinsius, E. 44, 275, *403*
Heinze, H. 244, 248, *403*
Helbing s. Edinger *396*
Helbron, J. 232, 239, *403*
Heller, L. 183, 232, 238, *403*
— u. H. Diekmann 234, 235, 359, *403*
Hellwig, C. A. 85, *403*
Helmholtz, H. v. 289, *403*
Helmont, J. B. van 2
Helske *403*
Helwig, D. 15, 16, *403*
Hench 187
—, Kendall u. Mitarb. 183, *404*
Henke, H. 38, 47, 78, *404*
Henne, K., V. Pitha u. J. Vinar *404*
Henneberg, R. 155, *404*
Henner 357
Hennes u. Mitarb. 360
Hennessy, J. P., u. A. Rottino 237, *404*
Henning, N. 46, 101, 238, 366, *404*
Henri 245, *404*
Henry 125, 198, *404*
Henschen, C. 118, 276, *404*
Herakleitos 257, *404*
Hergt, W. 89, *404*
Herholz 203, 206
Hering 117, 245
Herlitz 102, *404*
Hermann, G. *404*
Hermannsdorfer, A. 33, 67, 302, 303, 304, 306, *404*
Herrick u. Mitarb. 94, *404*

Herrlich 359, *404*
Herter, H. 24, *404*
Herting, H. F. 352, *404*
Hertoghe 96
Hertwig, O. 56, 65, *404*
Herxheimer, H. 35, 353 , *404*
Herzog 120, 123, *404*
Hess, A. F., and M. Fish *404*
—, L. s. Eppinger, H. 35, 68, 87, 285, 289, 291, *397*
—, M. s. Bickenbach, W. 238, 360, *389*
—, P. 348, *404*
—, W. R. 133, 248, 364, *404*
Hesse, Herm. 16, *404*
—, Rich. 22, 90, *404*
Hetenyi 346
Heubner, O. 217, *404*
—, W. 15, 105, 345, 348, *404*
Heupke 87
Heyck, H. 82, *404*
Heyer, G. R. 2, 29, 355, 357, *404*
Heymann 119
Heymans u. Wiersma 86, *404*
Heymer, A. 233, 276, *404*
Hildebrand, M. 25, 89, *404*
Hildebrandt, K. *404*
Hilf 27, *404*
Hilgard u. Mitarb. 336
Hilgenreiner 125, *404*
Hiller, Fr. 270, 271, 287, 291, *404*
Hilpert, P. 82, *405*
Hilty, H. 26, *405*
Himmelweit, Fr. s. Dresel, K. *396*
Hines 334
Hinselmann, H. 232, *405*
Hippokrates 2, 8
Hirsch u. Starck 237, *405*
—, A. *405*
—, C. 224, *405*
—, Gg. 249, 251, *405*
—, M. 275, 282, *405*
—, S. 290, *405*
Hirschfeld 346
—, R. s. Cassirer, R. 271, *392*
Hirschmann, Joh. 239, *405*
Hitschmann, E. *405*
Hittmaier, A. 39, 223, *405*
Hitzelberger s. Wilde 288, *435*
Hoche, A. 1, 10, 15, 18, 51, 82, 83, 132, 159, 268, 272, 275, 277, 281, 285, 345, *405*
Hochrein u. Schleicher 58
Hochrein, M. 35, 92, 248, 297, 364, *405*
— u. A. Seggel 180, *405*
Hochstrasser s. Constam 371, *393*
Höfer, W. 90, *405*
Höring, F. O. 28, 38, 40, 54, 55, 59, 60, 102, 152, 153, 154, 157, 183, 218, 288, 342, 359, *405*
Hörmann *405*
— s. Philipp 359, *421*
—, G. 234, 359, *405*
Hoesslin, R. v. 37, 38, 44, 214, 224, *405*
Höstermann 100
Hoet, J. P. 232, 234, 235, 239, *405*
Hoeve, van der 121
Hof, A. 289, *405*
Hoff *405*
— u. Stengel 282, *405*
—, F. 26, 34, 281
—, H. s. Heilig, R. 57, *403*
Hoffa u. Wollenberg 275, *405*
Hoffmann, E. 180
—, Fr. 49, *405*
— s. Anselmino, K. J. 48, 101, *386*
—, H. 245, *405*
—, J. 274, 285, *405*
—, P. *405*
Hofmann, F. 52, 89, 278, 331, *405*
Hofmeier, K. *406*
— s. Braun, H. 134, 221, *391*
Hohlbein, R. 236, *406*
Holfelder, H. 131, 348, 349, *406*
Hollander 246
Hollenbach 350, *406*
Holler 39, 89, *406*
Holles *406*
Holló s. Barsony 271, *388*
Holm, K. 42, *406*
Holst 372
—, J. E. s. Christensen, O. 86, *393*
Holthusen u. Hopmann 124
Holtz 346
Holtzmann u. Harms 53
Holzhausen, G. v. s. Braun, H. 134, 221, *391*
Holzmann 325
Homann 53
Homburger, A. 85, *406*
Honigmann, G. 6, 8, 20, 33, 295, *406*
Hopmann s. Holthusen 124
Hopp, J. H. s. Martini, G. A. 62, 236, 359, *416*
Horst, van der *406*
Horster, H. 39, 153, 226, *406*
Horwitz, C. 34, *406*
Hosemann, H. s. Stuck, K. 237, *431*
Hoske 346, *406*
Hotz 44, *406*
Huber 121, *406*
—, H. G. 154, 157, *406*
—, H. J. 100
Hubl, G. 218, *406*
Hübner 187, *406*
Hübschmann, P. 5, 25, 131, 223, 269, *406*
Hueck, W. 5, 6, 13, 287, 323, *406*
— u. Emmerich 70
Hueppe 33, 49
—, F. *406*
Hufeland 8
Hughes 85, 124
Hullinghorst, R. L. s. Gifford, H. 236, *400*
Hultén 126, *406*
Hume *406*
Hungerland, H. 17, 21, *406*
Hunt, A. B., u. McConahey 238, *406*
— s. Banner, E. A. 237, *387*
Hunter, W. 33, *406*
Hutter, A. 46, *406*

Ickert, Fr. 39, *406*
— u. H. Benze *406*
Idelsohn *406*
Imholz, G. s. Bohm, K. 238, 360, 367, *390*
Isaac 372
Isakowitz, J. 44, 60, 66, 306, 308, *406*
Isenschmid, R. 82, *406*
Isserlin, M. *406*

Jack s. Taylor, E. 236, *431*
Jacklitsch u. Mitarb. 361
Jacob, H. 44, *406*
Jacobi, E. *406*
Jacobsohn, E. 182, *406*
Jacoby, H. s. Preuss, J. 183, *422*
Jadassohn 132
Jaensch, P. A. 276, *406*
—, W. *407*

Jaffè 221, 271, *407*
—, M. s. Levinger, E. *413*
Jagič 133
—, N. v., u. Nagl 102, *407*
Jahn, D. 13, *407*
—, Fr. 358
— s. Seegers, J. 359, *428*
Jahnel, F. 47, 220, 303, 312, *407*
Jahnke u. Scholtan 288, *407*
Jahrreiss, W. 69, 70, 133, *407*
Jakob 41, 282, *407*
— u. V. Kafka *407*
— u. Pannwitz 183
—, A. 55, 130, 271, *407*
Jakobowitz, R. *407*
Janet 264
Jansen, H. H. 129, *407*
Janssen, S. 21, 348, *407*
Janz, H. W. 41, 67, *407*
Janzen 303, *407*
Jaschke, Th. v. 235, 270, *407*
Jaspers, K. 1, 8, 9, 15, 22, 29, 37, 272, 345, 350, *407*
Jeckeln 97
Jendrassik 214, 274
Jenkins, K. H. s. Cole, N. N. 359, *393*
Jensch, Kl. 86, *407*
Jensen, K. 102, 237, 361, *407*
Jewsbury, E. C. O. 182, 246, *407*
Jiménez-Diáz 62
—, C., u. J. C. de Oya 87, *406*
Joachimovits u. Wilder 357, *407*
Joeck 126, *407*
Joel, E., u. Fr. Fränkel 86, 101, *407*
Johannes, Th. 159, *407*
John, J. H. 372, *407*
Johnson s. Short 346
Johnstone 325
Jolly 275
Joltrain, E. *407*
Jordan 202
Jores, A. 35, 87, 315, 344, 356, *407*
Jorge 239
Josephy, H. *407*
Joslin 346, 359
—, E. P., u. F. H. Lahey 372, *407*
Juda 187, *408*
Jürgens s. Willebrandt, v. 103, 188, *435*
—, Gg. 6, 33, 345, *408*
Jung, R. 13, *408*
Jungmann, H. 104, 249, 349, *408*
Jurmand, S.-H. s. Séze, S. de 86, *428*

Kade, H., u. H. Dietel 234, *408*
Kaeding, A. 120, 154, 219, 254, 293, *408*
Käding, K. 159, *408*
Kämmerer, H. 87, 360, *408*
— u. H. Michel 117, *408*
Kärst, W. 220, 321, *408*
— u. H.-G. Rohrmoser 31, 47, 203, 219, 222, 289, *408*
— s. Curtius, F. 31, 40, 43, 80, 100, 144, 154, 195, 200, 209, 217, 220, 222, 289, 290, 292, 337, 339, 365, *394*
— s. Feiereis, H. 33, 344, 356, *397*
Kafka, V. s. Jakob *407*
Kahlbaum 28
Kahlden, v. 129, *408*
Kahn, E. 16, 46, 245, 249, 297, *408*
— u. F. A. Freyhan 70, *408*
Kalb 86
Kalinowsky, L. *408*
Kalk, H. 88, 131, 220, *408*
Kalkhoff, K. W. *156*, *408*
Kallmann, F. J. 64, *408*
Kamrowski, Kl. 31, 37, 91, 270, *408*
Kant, I. *408*
Kapp, Br. *408*
—, H. 165, 239, *408*
Karminski u. Suic 357
Kartagener 127
— u. Ulrich 121, 122, *408*
Kasdon, J. Ch. 237, 360, *408*
Katase, A. *408*
Kathe 224, *408*
Katsch, G. 68, 153, *408*
Katzenfuss, H. 184
Kauffmann, Fr. u. M. Winkler 185, *408*
Kaufmann, E. 77, 78, 79, 162, *408*
—, Elisab. 31, 70, 87, 161, 289, 292, 365, *408*
Kaup, J. *408*
Keeser, E. 110, 203, 325, 347, 348, *408*
Kehrer, jun. 26, *409*
—, F. 16, 31, 34, 37, 41, 61, 84, 85, 86, 102, 124, 125, 179, 218, 271, 272, 273, 276, 283, 287, 319, 357, *408*, *409*
— u. S. Fischer *409*
Keil 99, *409*
Keller, R. 25, *409*
—, W. 90, 94, *409*
— s. Moro, E. *418*
Kellner 187, *409*
—, A. s. Rosenberg, M. 156, *424*
—, F. *409*
—, W. 271
Kemper, H. 130, *409*
Kendall s. Hench u. Mitarb. 183, *404*
Kennedy u. Weber 126, *409*
Kepp, K. *409*
Keschner, M. s. Davison, Ch. *395*
Kessler 233, *409*
Kestermann, E. s. Benkert, U. 153, *388*
Keyser 100, *409*
Kienböck 126
Kihn, B. 19, *409*
Killian 88, *409*
Kinchin 54
Kind, Hans *409*
Kindler, W. 49, *409*
Kino, F. 225, *409*
Kirchhoff 109, 243
Kirchmair 153
Kirsten 125
Kisch, Fr. 85, 333, *409*
Kissinger, Ph. 45, 329, *409*
Kisskalt, K. 21, 39, 57, 65, 90, 278, *409*
Kissling 39, *409*
Kistler, Zollinger, Dubois u. Oertli 308, *409*
Klaften s. Gerstmann 102, *400*
Klages, L. 15, 16, 245, *409*
Klausner, J. *409*
Klebs 33, 40 *409*
Klein s. Franceschetti 46
—, M. 124, *409*
—, P. s. Böhmig, R. 47, *390*
Kleinbart, M. s. Weiss, E. *434*
Kleine, H. O. *409*
Kleist, K. 43, 224, 272, 275, *409*
Klemm, H. *409*
Klemperer u. Rost 101, *409*
—, G. 233, 269, *409*

Klepzig, H. s. Krauss, H. 361, *411*
Klestadt, W. 296, *409*
Klewitz 183, *409*
Klinge, Fr. 38, 44, 59, 60, 61, 65, 278, 280, *409*
Klinke 34
Klinkert, D. 225, *409*
Kloos, G. *409*
Klose 219
Klotz 58, 71, *409*
Kluge 89, *409*
—, A. *409*
Klugkist, H. 239, *410*
Knauer, A. *410*
Knebel, R. *410*
Kneucker, A. W. 25, 29, *410*
Knoepfelmacher *410*
Knop, F. s. Bode, O. B. 123, *390*
Koch, G. *410*
—, Rich. 1, 2, 3, 4, 6, 8, 9, 21, 25, 29, 293, 295, *410*
—, Rob. *410*
—, W. 84, 123, 134, 269, *410*
— u. Lin Chengkong 123, 134, *410*
Kocher 41, 123
Kochgürtel 189, *410*
Kochmann s. Bergmann 179, *389*
Köbner 101
Köhler, W. *410*
Köhn, K. 131, *410*
Köhne, G. 33, *410*
Kölpin 214
Koelsch 323
König 44, 350, *410*
— s. Paul 348, *421*
— s. Wilhelmy 272, *435*
—, J. s. Lederer, E. v. 82, 85, 246, *412*
—, W. *410*
Königstein u. Wertheim 129, 180, 186, *410*
Körner, O. 184, 296, *410*
Koester 183, *410*
—, F. *410*
Köster, H. 372, *410*
Kohler, C. s. Savy, P. *425*
Kohlrausch, W., u. H. Leube 355, *410*
Kohnstamm, O. 284, 364, *410*
Kollarits 82, *410*
Kolle, K. 134, 272, *410*
Koller, S. 35, 90, *410*
Konjetzny 286
— s. Anschütz 131, *386*
Konstansoff 39
Koopmann, H. 129, *410*
Korkhaus, G. s. Curtius, F. 102, 121, *394*
Kornfeld, W. s. Nobel, E. 15, *419*
Korth, C. 16, 28, 39, 89, 103, *410*
— s. Spang, K. 84, 88, 93, 132, 183, 338, 351, 365, *429*
Koske 233, 358, *410*
Kotsowsky, D. *410*
Kourilsky s. Sergent 183
Kousmine 40
Kovàcs, F. 232, 239, 358, 359, 361, *410*
Kowalewsky *410*
Kowalsky 124, 324
Kraepelin, E. 43, 51, 86, 179, 200, 220, 273, 285, 307, *410*
Kral, A. 125, *410*
Kramer 271, *410*
Krapf, E. 43, 87, *410*
— s. Bumke, O. 43, 351, *392*
Kraus, Fr. 4, 6, 11, 244, 248, *410*
—, St. 124, *411*
Krause 41, *411*
Krauss, H., H. Reindell, H. Klepzig, K. Musshoff u. H. Stegmann 361, *411*
Krebs, E. 183, *411*
Krecke 183, 276, *411*
Krehl, L. 1, 3, 6, 9, 10, 17, 18, 19, 20, 27, 32, 40, 45, 99, 133, 218, 247, 249, 276, 279, 293, 295, 350, *411*
— u. F. Marchand 5, *411*
Kreibich *411*
Kreindler, A., u. H. Elias 274, 275, *411*
Kretschmer, E. 11, 13, 249, 275, 347
—, H. P. 119, *411*
Kretz, J. 130, 185, 282, *411*
Kreuz 125, *411*
Kries, J. v. 64
Krisch, H. 15, 306, *411*
Krische, K. 155, *411*
Krischjahn, L. s. Rohrmoser, H.-G. 340, *424*
Kröning, F. 128, *411*
Kroetz 325
Krogmann, W. M. 44, *411*
Krohn, H. *411*
Kroiss, O. 257, *411*
Kroll, F. W. *411*
—, H. 328
—, M. 37, 281, 283, *411*
Kron, H. *411*
Kronacher 44
Kroner, J. 65, 85, 105, *411*
Kronfeld, A. 1, 3, 15, 22, 23, 293, 357, *411*
Kroupa, E., u. L. Hahn *411*
Krüger. K.-H,, s. Curtius 26, 34, 41, 42, 58, 69, 85, 87, 88, 91, 105, 108, 208, 232, 247, 248, 251, 254, 271, 275, 282, 290, 297, 318, 330, 331, 344, 365, 367
—, s. Creutzfeld, H. G. 274, 277, 286, *393*
Krukower 296, *411*
Kühn, J.-H. 2, *411*
Kühnau, J. s. Grafe, E. 49, 234, *401*
Kühtemeyer, W. 64, *411*
Külbs, F. 221, 222, *411*
Kümmel 184, *411*
Künkel, Fr. 15, *411*
Küppers, E. 286, *411*
Küstner, H. 119, *411*
Kufs, H. *411*
Kujath, Br. s. Schnorbusch, M. Th. 127, *426*
Kulkow, A. E. 101, *412*
Kuntz, E. 57, *412*
Kuntze, J. 185, *412*
Kunze 58, *412*
Kuschinsky 275, *412*
Kusmine, C. *412*
Kussmaul, A. 1, 282
Kuthy 121, 324
Kutner 106, *412*
Kux 25, 352, *412*
Kylin, E. 25, 190, 232, 270, *412*

Laache, S. 151, *412*
Labbé, M., u. Gilbert-Dreyfus 372, *412*
Labhart, H. 177, *412*
— s. Goldeck, H. 232, *400*
Lade 61, *412*
Läwen, A. 88, 97, *412*
Lahey, F. H. s. Joslin, E. P. 372, *408*
Lampens 118
Lamper, H. *412*
Lampert, H. 15, *412*
Lang, Th. 42, *412*
Lange, Br. 38, 90, 121, *412*
—, Fr. 270, *412*

Lange, J. 63, 68, 82, 84, 157, 182, 188, 251, 255, 272, *412*
— u. E. Mundt 123, *412*
— s. Guttmann, E. 45, 63, *402*
—, M. *412*
Lange-Eichbaum 179, *412*
Langmaack, B. H. s. Leun, W. 360, *413*
Langstein u. Meyer 339, *412*
Lannois, 33, 105, *412*
Lapinsky, M. 182, 246, *412*
Laplanche, C. 36, *412*
Lasson 66
Laubenthal, F. J. s. Geller, W. 185, *400*
Lauber, H. 253, *412*
Lauche, A. 129, *412*
Lauda, E., u. A. Luger *412*
Laughlin s. Mengert 359, *417*
Lauterbach, H. 301, 304, 305, *412*
Lechelle, P., A. Thévenard u. M. Coste 155, *412*
Lederer, E. v., u. J. König 82, 85, 246, *412*
—, R. *412*
Legrand, F. s. Tischendorf, W. 233, *432*
Legré s. Audibert 282, *387*
Lehmann, G. 121, 305, *413*
—, W. 345, *413*
Lehoczky, T. v. 155, *413*
Leibbrand 8
Leiber, B. 60, 278, 321, *413*
Leidler, R., u. P. Löwy 246, *413*
Leimbach, G. 118, *413*
Leiner 273
Leipold 74, 353, 369
Lemke, R. 303, *413*
Lemser, H. 234, *413*
Lenhartz, H. *413*
Lennox W. G. 89, *413*
Lentz, O. 38, 40, *412*
Lenz u. Pichler 46
—, A. 121, *413*
—, F. 135, 136, *413*
—, Gg. 23, *413*
—, W. R. s. Priddle. H. D. 236, *422*
Lev, M. W., u. W. Hamburger 155, *413*
Lepehne. G. *413*
Lepeschkin, E. 46, *413*
Lerer, S. 235, *413*
Lersch 244
Leschke *413*
—, E., u. H. Ullmann 275, *413*
Leser, A. J. 156, *413*
Lesse, St. 235, *413*
Letterer, E. 189, 324, *413*
Leube, H. s. Kohlrausch, W. 355, *410*
—, W. v. 6, *413*
Leun, W., u. B. H. Langmaack 360, *413*
Le van Hung 359, *413*
Lev, M. W. 155, *413*
Levinger, E., u. M. Jaffé *413*
Levy, R. s. Georgi, F. *400*
Lewandowski, M. 16, 19, 35, 214, 271, 319, *413*
Lewin 101, 202, *413*
—, A., u. H. Taterka 173, *413*
Lewis, Th. 88, *413*
— u. G. W. Pickering 282, *413*
Lewy, F. H. 85, 124, 271, *413*
— s. Brugsch, Th. 4, 203, *392*
Lexer 134, *413*
Ley, H., u. Th. v. Uexküll 297, *413*
Leyden, E. v. 1, 6, 17, 19, 20, 293, *413*, *414*
Leyser 255
Lhermitte u. Guccione 189, *414*
Libmann, E. 246, *414*
Lichtenberg, G. Chr. 252, 253, 279, *414*
Lichtwitz, L. 4, 32, 48, 87, 101, 181, 251, 270, 280, 331, 372, *414*
— u. E. Steinitz *414*
Lieber, Th. *414*
Liebermeister, L. 218, *414*
Liechti, A. *414*
—, H. 153, 224, *414*
Liepelt, A. 124, *414*
Liepmann, H. 272, 278, *414*
Limarzi, L. R. s. Wolff, J. R. 232, *435*
Limburg *414*
Lin Cheng Kong s. Koch, W. 123, 134, *410*
Linde 233, *414*
Lindemann 129, *414*
Lindgren, M. 253, *414*
Lindner, W. 152, *414*
Linke 58, *414*
Linser u. Vohwinkel 43, *414*
Lipschütz, Cl. 12, *414*
Lische 89, *414*
Litzner, S., u. H. Hahn 224, *414*
Lobenhofer, G. s. Meythaler, F. 26, *417*
Löffler, H. 124, *414*
—, W. 4, 156, *414*
Löhlein, M. 64, 270, *414*
—, W. 28, 125, 133, 232, *414*
Löhr, K., u. H. Reinwein 288, *414*
Loeper, M. 24, *414*
Loeschke 271, *414*
Loeser, A. s. Bickenbach, W. 238, 360, *389*
Loewen, M. 237, *414*
Löwenfeld, W. 89, *414*
Loewenstein, O. 250, *414*
Löwenthal 53
Löwit 39, *414*
Löwy, J. 54, 151, *414*
Loewy, P. 69, 70, 71
Löwy, P. s. Leidler, R. 246, *413*
Lohmann, R. 319, 321, *414*
Lombroso 28
Lommel, F. 256, 275, *414*
London 39, *414*
Looser 128
Lorenz, J. s. Curtius, F. 118, 289, *394*
—, K. 246, *415*
Lossen, H. 348, *415*
Lottig 214
Lotze, 11, 63
Lubarsch, O. 45, 63, 77, 78, 119, 155, 156, *415*
Lubosch, W. *415*
Lucas 104, *415*
Lucke 6, 88, 250
Ludwig, H. s. Gross, R. 101, 238, *401*
Lüchtrath, H. 313, *415*
Lüdeke, H. s. Parenti, G. C. *420*
Lueg, W. 188, *415*
Lühr 224, *415*
Lüthy, F. 124, *415*
Luft 116, *415*
Luger, A. s. Lauda, E. *412*
Lumpe 101, *415*
Lustig, A. 271, *415*
Luxenburger, H. 25, 153, 172, 283, *415*
Lwoff, Cornil u. Targowla 85, 124, *415*
Lydtin 233, *415*
Lynch 128
Lyon, E. 105, *415*

Maas, O. 271
— u. H. J. Scherer 51, *415*
— s. Bielschowsky, M. 183, *389*
MacCann, M. B. s. Telford, E. D. 41, *431*
Mach 30
Machwitz 337
Mackenzie, J., u. C. J. Rothberger 157, *415*
—, J. K. 123
—, J. M. *415*
Macklin, M. T. 128, 307, *415*
Madelung, O. W. *415*
Maier, E. 155, *415*
Mainzer, F. 15, 16, 17, 44, 61, 278, 288, *415*
Makarow, W. E. 37, 86, 181, *415*
Malaguzzi-Valeri 84
Malaisé, v. 50, 218, *415*
Malone, W. H. 289, *415*
Mandl, F. 352, *415*
Mankowski, B. *415*
Mankowsky u. Czerny 85, 124, *415*
Mann, L. 50, 53, 92, 218, 271, 286, *415*
Mansfeld 202
Manteufel, P. 38, *415*
Marbe, K. 89, 305, *415*
Marburg, O. 41, 89, 93, 189, 276, 301, 307, *415*
Marchand, F. s. Krehl, L. 5, *411*
—, L., u. A. Courtois 130, *415*
Marcus, H. 47, *415*
Marggraf *415*
Margulis, A. 130, *415*
Marinesco 50, 58, 318, *415*
Marks s. Walker 346
Markus 124
Martens, Änne 357, *415*
Martin, H. s. Drigalski, W. v. *396*
Martineck 49, 65, 304, *415*
Martini, G. A., G. A. v. Harnack u. J. H. Hopp 62, 236, 359, *416*
—, P. 30, 56, 348, 352, *416*
Martius s. Auler 78
—, F. 13, 15, 16, 24, 33, 49, 64, 66, 89, 117, *416*
—, H. 233, 358, *416*
Martos 21, *416*
Marx 84, 92, 102, 155, 239, *416*
Marx C. Fr. Hrch. 274, *416*
—, E. 21, *416*
—, H. 15, 40, 42, 62, 85, 91, 102, 129, 185, 231, 269, 270, 276, 287, *416*
Maschmeyer *416*
Masciocchi, A. 264, *416*
Massenbach, W. v. 241, 243, 270, 367, 368, 380
Massini, R. 236, 288, *416*
Masson, A. 282, *416*
Matakas 297, *416*
Mathes, P. 85, *416*
Mathies 119
Matthes 247, 287, *416*
—, M. 3, 100, 119, 121, *416*
Matthessen 159
Matzdorf, P. 41, 48, 49, 57, 60, 131, *416*
Matzenauer 180, *416*
Maurer, G. 28, 40, 55, 58, *416*
Mauz, F. *416*
— s. Gaupp, R. *399*
Maxwell, A. F. s. Goldberg, M. B. 127, *400*
May, Ed. 244, *416*
—, W. 276, 324, *416*
Mayer *416*
—, Aug. 120, 121, 127, 233, 287, 324, 358, *416*
—, Rob. 57
Mayer-Gross, W. 36, 37, 38, 51, *416*
Mayo, P. de s. Flynn, F. V. 231, *398*
McConahey s. Hunt, A. B. 238, *406*
McCormack, D. M. s. Telford, E. D. 41, *431*
McCunc 79
McMurray, G. A. 182, 246, *416*, *417*
McNee 131, *419*
Medea, E. *416*
Medves, C. v. 26, *416*
Meesen, H. 6, 116, 125, 135, *416*, *417*
Meggendorfer, F. 43, 51, 85, 86, 124, 179, 220, 272, 273, 275, *417*
Meier, Fr. 87, *417*
Meier-Blaauw, R. 68, *417*
Meinecke, Fr. 66, *417*
Melchior, E. 28, *417*
Melzer 33, 129, *417*
Mendel, K. 100, 214, 303, 312, *417*
— u. E. Tobias 45, *417*
Mendelsohn, C. L. 235, 236, 358, 359, 361, *417*
Menge 69, *417*
Mengert u. Laughlin 359, *417*
Meranze s. Aronson 190
Mering v. 3, *417*
Merivale u. Mitarb. 232
Mestwerdt s. Runge 359, *425*
Merten, A. 354, *417*
Meulengracht *417*
—, E. 101, 155, *417*
Meyer 200, *417*
— s. Langstein 339, *412*
— s. Voss 89, *433*
—, A. 34, *417*
—, H.-H. 51, *417*
— u. R. Böttinger 272, *417*
—, L. F. *417*
—, Max 51, *417*
—, S., u. E. Burghard 105, 221, 223, *417*
—, Selma 119
Meyer-Steinegg, Th., u. K. Sudhoff *417*
Meyeringh, H. 265, 301, *417*
Meyersohn 53
Meythaler, F., G. Lobenhofer u. W. Haggenmiller 26, *417*
Michaelis 225
Michaud, L. *417*
Michel, H. 287, *417*
— s. Kämmerer, H. 117, *408*
Michon 53
Miescher, G. 282, *417*
Mikulicz-Radecki, F. v. 233, 234, 235
— s. Auersbach, K. 233, *387*
Milbradt, W. s. Reichel, H. 182, *423*
Mill, J. St. 22, 30, 63
Miller, B. F. s. Pinner, M. 253
Minkowski *417*
—, E. *417*
Minor, L. 151, 159, *417*
Mitscherlich 29, 244
Mittasch, A. 49, 56, 57
—, G. 29, *417*
Möbius, P. I. 42, *417*
Moede, W. 305, *418*
Möller 60, 102, *418*
Moench 270
—, A., u. Mitarb. *418*
Möschlin 166, 325
Mohr, F. 104, 270, 357, *418*
Molineus 306
Mommsen, H. 220, 339, *418*

Monakow, C. v. 88
Monchy, de 179, *418*
Mondini, U. *418*
Monod, H. 361, *418*
Monti, A. 85
Morawitz, P. 93, 202, 218, 279, *418*
— u. G. Denecke 282, *418*
Moreau 225, *418*
Morgagni, M. 269
Morgans, M. E. s. Fouracre, H. 234, *398*
Morgulis, S. 39, *418*
Moritsch, P. 352, *418*
Moritz, H. *418*
Moro, E. 39, 44, 49, 91, 283, *418*
— u. W. Keller *418*
Moschel, U. 64, 67, 71, 302, 304, 305, *418*
Moser, K. 102, *418*
Moss, J. M., u. H. B. Mulholland 234, *418*
Mosse 271
Much 44, 54, 55, 58, *418*
Mühlhaus 123, *418*
Mühlrad, S. s. Aboulker, P. *386*
Müller, E. 312
—, Fr. v. 1, 11, 19, 20, 25, *418*
—, Gerh. 31, 37, 44, 62, 88, 153, *418*
—, Helm. 54, 58, 61, 79, *418*
—, H. K. 125, 131, 297, *418*
—, H. R. 190
—, I. H. 359
—, J. H., u. C. Brunner 357, 359, *418*
—, L. R. *418*
—, M. 233, *418*
—, Max 2, 29, 83, *418*
—, Otfr. 270, 271, 330, 331, *418*
— u. W. Parrisius 270, *418*
Müllereisert, F. A. 29, *418*
Mulholland, H. B. s. Moss, J. M. 234, *418*
Mulzer 220
Mumme, C. 47, 130, *418*
Mundt, E. s. Lange, J. 123, *412*
Munk, F. 1, 15, 17, 18, 334, *418*
Munter, H. s. Adelsberger, L. 184, *386*
Munthe, Axel 279
Muralt, v. 248, 364
Murchison s. Rachford *422*
Murray, C. D. 44, 126, *419*
Mussey, R. C., S. F. Haines u. E. Ward 238, *418*
Musshoff, K. s. Krauss, H. 361, *411*

Naber 35, 352
Naegeli, O. 44, 48, 83, 91, 135, 189, 247, 270, 281, 285, 287, 289, *419*
—, Th. 256, *419*
Nagâi, S. *419*
Nagel s. Steinthal 41, *430*
Nagl s. Jagič, N. v. 102, *407*
Nakamura *419*
Naujoks 358, *419*
Naumann, M. E. A. 30, *419*
Naunyn, B. 46, 372, *419*
Navratil, E. 234, 359, *419*
Neergard, K. v. 1, 6, 7, 31, 34, 81, *419*
Neisser 220, *419*
Neubürger, K. 124, *419*
Neufeld 221, *419*
Neuffer, H. 5, 10, *419*
Neugarten 129, *419*
Neumann 180, *419*
—, R. *419*
—, W. *419*
Neureiter 93, *419*
Neusser, E. 94, *419*
—, V., u. Fleckseder 88
Newson, A. A., C. H. Bruce, I. W. Tabler u. W. K. Strother 237, 357, *419*
Nichelmann, W. s. Haring, W. 189, *403*
Nie, L. W. s. Boyd, A. D. 182, 246, *391*
Niedermeyer, F. 158, *419*
Niendorf, M. 190, *419*
Nishii *419*
Nissler u. Parnitzke 246
Nobel, E., W. Kornfeld, A. Ronald u. R. Wagner 15, *419*
Nobl, G. *419*
Nocht, B. 52, *419*
Noeggerath u. Eckstein 58
Nolen, W. 87, *419*
Nonne, M. 123, *419*
Nonnenbruch, W. 45, 87, *419*
Noorden, C. v. 68, 237, 371, 372, *419*
Nordmann 44, *419*
Nothmann, M. 84, 87, 118, 219, 276, 284, *419*
Nothnagel, H. 9, 42, 270, 275, 293, 294, 345, *419*
Notter, L. 55, *419*
Nusselt, H. s. Becker, W. H. *388*
Nyirö, G. 179, *419*

Oakley, W. 235, *419*
Oberndorfer 224, *420*
Obersteiner 41
Obmann, K. 232, 233, 358, *420*
Obständer, E. *420*
Ochsenius 119, *420*
Ochel, H. W. 282, *420*
Oehme, C. 9, 13, 48, 87, 270, *420*
—, J. 232, *420*
Oertli s. Kistler 308, *409*
Offergeld 357
Ogita 116, *420*
O'Hare 290
Ohm 87
Ohnsorge 69, 70
Oka, M. 236, *420*
Oldershausen, H. F. v. 49, *420*
Olshausen *420*
Oordt, van *420*
Oppenheim, H. 19, 47, 82, 85, 100, 111, 112, 124, 129, 159, 214, 218, 225, 270, 271, 274, 279, 284, 288, 293, *420*
Oppenheimer u. Ross-Johnson *420*
—, R. *420*
Orth 44, 65, 82, *420*
—, J. 29, 64, 132, *420*
—, O. 48, *420*
Ortner 28, *420*
Ossipowa 198
Osterland 88, *420*
Ostertag, B. 28, 124, 269, *420*
Ostmann 86, *420*
Ott, B. s. Conrad, K. 277, *393*
Oya, J. C. de s. Jiménez-Diáz 87, *406*

Paddock *420*
Page 275
Pagel, I. L. *420*
—, W. 1, 12, 19, 21, 22, 24, 53, 93, *420*
Paget 128, *420*
Pagliari 231
Pal, I. *420*
Palisa, Ch. *420*
Palitsch 124

Pandy, K. 124, *420*
Pankow u. Winter 233, *420*
Pannhorst 234, *420*
Pannwitz s. Jakob 183
Panse, F. 15, 51, 244, 248, 249, 301, 304, *420*
Pappenheim, E. 189, *420*
Paracelsus 186, *420*
Parade 248, 364
— s. Haas 183, *402*
Parenti, G. C., u. H. Lüdeke *420*
Parnitzke s. Nissler 246
Parrisius, W. 331
— u. K. im Brahm 121, *420*
— s. Müller, O. 270, *418*
Paschkis 109
Paschlau, G. 70, *421*
Pasteur, L. 33, *421*
Paton, D. M. 235, *421*
Patterson, J. T. 46
Patzig, B. 125
Paul u. König 348, *421*
Pawlow 246
Payr 119, 225, *421*
Pearl 133, 155, *421*
Pedowitz, P., u. E. L. Shlevin 358, *421*
Pende, N. *421*
Peritz, G. *421*
Pernet 179, *421*
Perrault 224, *421*
Perrero, E., u. E. Fenoglietto 155, *421*
Perutz 191, *421*
Petassis, G. s. Delijannis, G. 180, *395*
Peters, G. 125, *421*
— s. Stürmer, K. 359, *431*
—, W. 28, *421*
Petow 35, *421*
Petrilowitsch, N. 27, *421*
Pette, H. 54, 57, 58, 79, 276, 312, *421*
Peust 124, *421*
Pfaffenberg, R. *421*
— u. L. Rickmann 153, *421*
Pfahler, G. 16, *421*
Pfau, P. 234, 359, *421*
Pfaundler, M. v. 13, 42, 85, 136, 155, 162, 341, *421*
— u. L. v. Seht 151, *421*
Pfeffer u. Staudinger 58
Pfeiffer, R. A. 134
Pfister, O. 49, *421*
Philipp u. Hörmann 359, *421*
—, E. 10, 236, *421*
Pichler s. Lenz 46
Pickering, G. W. s. Lewis, Th. 282, *413*
Pieper, W. 26, *421*
Piery *421*
Pilgerstorfer 342
Pinel 30, *421*
Pinner, M., u. B. F. Miller 253
Pirquet, v. *421*
— u. Schick 225, *421*
Pitha, V. s. Henne, K. *404*
Pitrolffy-Szabó 119, *421*
Pittard, Eug. 1, *421*
Plattner, W. 184, *421*
Plaut 187, 220, *422*
Pleger 187, *422*
Plesch, J. *422*
Plessner, H. 7, 8, *422*
Plotke, F. s. Cole, N. N. 359, *393*
Pönitz 86
Pohl, A. 91, *422*
Pohlen *422*
Pohlisch, K. 38, 101, 102, *422*
Pohmann, L. s. Evans 236, *397*
Pollak, E., u. Ph. Rezek *422*
Pollet, L. s. Duvoir, M. 238, *396*
Pollnow 35
Polstorff, F. 53, 132, *422*
Ponfick 85
Pongor 341
Ponsold 324
Ponzo s. Gemelli 89, *400*
Poor, F. v. *422*
Pophal, P. 17, 277, *422*
Popper, H., u. F. Schaffner 287, *422*
Porges 45, *422*
—, P. s. Adlersberg, D. 355, 356, *386*
Porrot 33
Portmann, G. *422*
Posner, C. 13, *422*
Posselt 52
Posth, H.-E., u. W. Bauermeister 70, *422*
Poynton u. Sheldon 123, *422*
Preidt, H. 51, 305, *422*
Preiswerk, P. 232, *422*
Preuss, J., u. H. Jacoby 183, *422*
Pribram, A. 59, 184, *422*
Priddle, H. D., W. R. Lenz, D. C. Young u. C. S. Stevenson 236, *422*
Prieur, M. s. Trénel, M. 181, *432*
Ptaszek, L. s. Elmer, W. 372, *396*
Pulay, E. *422*

Quensel, F. 303, *422*
Quincke, H. J. 130, 269, *422*

Rabiner, A. M. 55, 130, *422*
Rachford u. Murchison *422*
Rackeman u. Toby 50
Rad, v. *422*
Randerath 275, *422*
Ranke, Leopold v. 8, 23
Ranzier 202, *422*
Rather, L. J. *422*
Rathery s. Castaigne 223, *392*
Ratner, J. 155, *422*
Rau 223, *422*
Rautenberg s. Brückner 187
Rautmann, H. 14, *422*
Ravid 102, *422*
Raymond 288, *422*
Rebel, H. H. *422*
Reboul, J. s. Garmier, R. 183, *399*
Récamier 275
Recklinghausen, v. 6, 129, *422*
Reckzeh, P. *422*
Redecker 53
Redlich 51, 282
— u. v. Economo *422*
Redwitz, E. v. 87
—, u. H. Fuss 41, 42, 60, 286, 345, *422*
Rehberg 47, *422*
Reichardt, M. 26, 48, 49, 50, 51, 54, 56, 64, 65, 66, 77, 202, 301, 303, 305, 307, *422*, *423*
Reichel, H., u. W. Milbradt 182, *423*
Reichenbach, H. 348, *423*
Reichmann, Fr. 35, *423*
Reimarus 252
Rein, H. 231, 232, *423*
Reinbold 306
Reindell, H. s. Krauss, H. 361, *411*
Reinhart *423*
—, A. 155, 156, *423*
Reinwein, H. s. Löhr, K. 288, *414*
Reisch, O. 125, *423*
Reisner, A. 131, *423*
Reiter, A. 15, *423*

Remak, E. 19, *423*
Remé, H. 141, 166, 167, 243
Remy, D. s. Goldeck, H. 232, *400*
Renaud *423*
Retsch, H. H. 237, *423*
Rettberg 15
Rezek, Ph. s. Pollak, E. *422*
Ribbert, H. 45, 47, 63, 78, 81, *423*
Richardson, J. S. 359, *423*
Richter 170
—, H. 82, 220, *423*
—, R. 62, *423*
Ricker, G. 6, 21, 38, 41, 134, 135, 347, *423*
Rickert, H. 22, 23, 49, *423*
Rickmann, L. s. Pfaffenberg, R. 153, *421*
Riecke 130
Rieder 237
Riegel, Fr. 51, 57, 164, 186, 222, 290, *423*
Riehm 133
Riel, van 224, *423*
Riemer, H. 156, *423*
Ries, M. 124, *423*
Rietschel *423*
Rike, P. M., u. R. M. Fawcett 234, 235, *423*
Rimpau, W. 224, *423*
Rindfleisch 239
Risak, E. 44, 126, 221, *423*
Rissmann, P. 101, 236, *423*
Ritter 273
Rizzacasa 126
Robida 224, *423*
Robinson 101, *423*
Robson, H. N., u. L. S. P. Davidson 238, *423*
Roch, M. 1, *423*
Rodewald 39, *423*
Röder, F. 64, *423*
Roemer, A. 51, *423*
—, G. A. 355
Rösgen, M. 39, 296, *423*
Rössle, R. 6, 11, 26, 27, 64, 66, 67, 84, 116, 119, 120, 121, 123, 127, 128, 131, 151, 152, 153, 155, 202, 225, 269, 280, 283, 287, *423*, *424*
Roger, H. 67, *424*
— u. P. Balozet 100, *424*
Rohde 57, 331, *424*
Rohden, F. v. 15, 16, *424*
Rohlederer 125, *424*
Rohr 44, *424*
—, K. 166, 281, *424*
Rohrmoser, H.-G. 36, 340, 344, 353, 354, 356, 369, *424*
— u. L. Krischjahn 340, *424*
— u. D. Saathoff 356, *424*
— s. Curtius, F. 103, 151, 152, 154, 157, 158, 162, 183, 294, 343, 356, *394*
— s. Kärst, W. 31, 47, 203, 219, 222, 289, *408*
Rokitansky, K. 151, 155, *424*
Roller 153
Rolly, F. *424*
Roloff, W. 335, *424*
Romberg, E. v. 20, 218, 233, 247, *424*
Rominger, E. 85, *424*
Rommelspacher, F. 272, *424*
Ronald, A. s. Nobel, E. 15, *419*
Roos *424*
Root 225
Rosegger, P. 252, *424*
Rosemann, R. 26, *424*
Rosenbach, O. 1, 6, 19, 33, 117, 355, *424*
Rosenberg, M. 38, 337, 357, 358, *424*
—, u. A. Kellner 156, *424*
— s. Umber, F. 102, *432*
Rosenfeld 189, 330
Rosengren 87, *424*
Rosenstern, J. 28, *424*
Ross 346
Ross-Johnson s. Oppenheimer *420*
Rossolimo 82
Rost s. Klemperer 101, *409*
Rosthorn, A. v. *424*
Roter 101
Roth 224, 285, *424*
—, F., u. J. Schumacher *424*
Rothberger, C. J. s. Mackenzie, J. 157, *415*
Rothmann, A. 130, *424*
Rotschuh, K. E. s. Benard, M. *388*
Rottino, A. s. Hennessy, J. P. 237, *404*
Roux, W. 22, 59, 62, 64, 65, 66, *424*
Roy Steinberg, Ch. Le 236, *424*
Rubaschow, S. 127, *424*
Rubner, M. 11
Rubricius, I. s. Bunim, I. I. 235, *392*
Rudder, B. de 40, 58
Rübe 48
Rueda, M. 182, 246, *424*
Rümke 37, *424*
Rüther 352
Ruge, H. 52, *425*
Ruhemann, E. 270, *425*
Ruhmann 70
Rumpel 284, *425*
Runge u. Mestwerdt 359, *425*
—, F. 181
—, H. 51, 53, 85, 124, *425*
Ruff u. Strughold 46, *425*
Rywkin, J. A. 187, *425*
Ryzow 126

Saathoff, D. 25, 36, 260, 344, *425*
— s. Rohrmoser, H.-G. 356, *424*
Sacchetto 124
Sachou 41, *425*
Sachs, B. *425*
Sack, W. *425*
Saenger s. Wilbrand 130
Sainton, P. *425*
— u. P. Vérau 155, *425*
Saller, K. 12, 16, 17, *425*
Salvesen *425*
Saltykow, Z. 15, 16, *425*
Salzer, F. 358, *425*
Salzmann 232, 238, *425*
Sarbô, A. v. 352, *425*
Sarre u. Wirtz 189
Sauer, H. 54, *425*
Sauerbruch, F. 276
Saunier, J. s. Garmier, R. 183, *399*
Saupe, H. 130, 133, *425*
Savy, P., C. Kohler u. P. Buffard *425*
Scala 297
Schaare s. Straub 233, *431*
Schade 105
Schäfer, G. 234, 239, 358, *425*
Schäfgen 53
Schaffer 225
Schaffner, F. s. Popper, H. 287, *422*
Schairer, E. 116, *425*
Schaltenbrand, G. 27, 164, 270, *425*
Scharpff 346
Scheer, K. 152, *425*
Scheid, K. F. 86, *425*
—, W., u. H. Wieck 219, 292, *425*

Scheinker *425*
Scheller 189
Schelling, Fr. W. 8, 24
Schellworth, W. 41, 68, 256, *425*
Schenk, E. *425*
Schenz, G. s. Büchmann 268, *392*
Scherer, H. J. *425*
— s. Maas, O. 51, *415*
Scherf, D. 182, 251, *425*
Schettler, G. 33, 92, *425*
Scheuer, O. 25, *425*
Schibalski, H. 275
Schick s. Pirquet, v. 225, *421*
—, Chr. 225, *425*
Schickele, G. 49, 85, 236, *425*
Schiff, F. 90, 153, 223, 224, 236, 239, *426*
Schilder, P. *426*
— s. Bauer, J. *388*
Schiler, H. 301, *426*
Schilling, Claus 50
—, V. 355, *426*
Schindler 134, 220, *426*
—, E. 225, *426*
Schinz 275
—, H. R., W. E. Baensch, E. Friedl u. E. Uehlinger 128, 328, *426*
— u. Ch. Botszteyn 237, *426*
Schirren *426*
Schirrmeister 116, *426*
Schittenhelm, A. 25, 35, 60, 92, *426*
Schlayer 346
Schleich, K. L. 21, 288, *426*
Schleicher s. Hochrein 58
—, J. 34, 122, 248, 364, *426*
Schlesinger, H. 202, 351, 355, *426*
—, O. 85, *426*
Schlick, M. 15, 22, 26, 30, *426*
Schliephake, E. *426*
Schlittler 306
Schlomka 17, 330
Schlossmacher *426*
Schlossmann, A., u. A. Eckstein *426*
Schlotter, H. s. Curtius, F. 18, 31, 92, 123, 126, 155, 156, 159, 177, 186, 211, 218, 220, 222, 225, 286, 309, 330, 338, 374, *394*
Schmaus 41
Schmelzer, H. 44, *426*
Schmengler, F.-E. s. Esser, H. 185, *397*
Schmidt, A. 35
—, C. 243, *426*
—, E. 57, *426*
—, G. 67, 110, 215, *426*
—, H. 220, 225, *426*
—, Hartw. 159, *426*
—, R. 91, 287, *426*
Schmieden 126
— u. Westhues 126, *426*
Schmincke, A. 45, 61, 90, *426*
Schmorl, G. 132, 189, *426*
Schneider, E. 86, *426*
—, J. 297, *426*
—, K. 16, 28, 245, *426*
Schnorbusch, M. Th., u. Br. Kujath 127, *426*
Schober, W. 49, 70, *426*
Schoch 100, 186, *426*
Schölzke, K. H. 188, *426*
Schoen, R. 327
— u. W. Tischendorf 51, 101, 208, 231, 232, *427*
Schönbauer *427*
Schönberg, K. s. Curtius, F. 33, 34, 46, 290, *394*
Schönfeld 79
Schönlebe, H. 189, *427*
Schoenlein, J. L. 151, 153, *427*
Schöpe 26
Schöper *427*
Schötz 331
Scholtan s. Jahnke 288, *407*
Scholtze 49, *427*
Scholz, Chr. 144, 167, 219, 281, *427*
—, E. s. Curtius, F. 18, 92, 123, 155, 159, 177, 222, 225, 309, 338, *394*
—, Harry *427*
—, W. 283, *427*
Schopenhauer, A. 56, 63, 65, *427*
Schorer 58, *427*
Schorn *427*
Schorr, G. 23, 44, 67, *427*
Schott 270
Schotter, H., S. Brodskaja u. G. Sinai 224, *427*
Schottländer *427*
Schottmüller, H. 100, 222, 223, 224, 292, *427*
Schridde 129
Schroeder, E. 37, *427*
Schröder, G. 183, 345, *427*
—, P. 256, *427*
—, R. 91, 221, 231, *427*
Schröpl, E. 185, *427*
Schuberth 69, 297
Schüle 102, *427*
Schürer, v. 88
Schugt, P. 348, *427*
Schuhknecht, Th. 33, *427*
Schulte, H. 51, 83
—, W. 49, 70, 101, 103, 297, 330, *427*
Schulten, H. 25, 46, 65, 268, *427*
Schultz, I. H. 68, 69, 245, 246, 254, 277, 357, 373, *427*
—, W. 61, 281
Schultz-Hencke, H. 69, 245, 246, 249, *427*
Schultze, Fr. 275
Schultze-Rhonhoff 233, *427*
Schulz, Br. 86, 124, 125, 198, *427*
—, Fr. H. 67, *427*
—, W. 11
Schulze, E. 361, 372, *427*
—, E. E. 235, 360, *427*
Schumacher, J. s. Roth, F. *424*
Schumann, R. 155, *427*
Schuricht, F. 119, *427*
Schwab, H. 272, *427*
Schwalbe, E. 131, *427*
—, J. 202, *428*
Schwandt, R. s. Curtius, F. 274, *394*
Schwartz, Ph. 121, *428*
Schwarz, G. 14, *428*
—, M. 121, 122, 135, *428*
—, O. 118, *428*
Schweigger *428*
Schwendtner, H. 355
Schwenk, W. 188, *428*
Schwiegk, H. 51, 231, *428*
Schwöbel 68, 315
Schwyter, M. 127, 132, *428*
Sczuka, H. 180, *428*
Seckel, H. 220, *428*
Seefelder 232
Seegers 233
—, J., u. F. Jahn 359, *428*
Seel, H. 347
Seelert 86
Seggel, A. s. Hochrein, M. 180, *405*
Segond 79
Sehnert, H.-E. 33, 187, 188, 205, 286, 288, 316, 324, 346, *428*
Seht, L. v. s. Pfaundler, M. v. 151, *421*

Sein 126
Seitz, L. 102, 109, 232, *428*
—, W., u. K. Ballowitz 268, *428*
Selberg *428*
—, W. 26, 43, *428*
Sellmer, A. 348, *428*
Selye, H. 25, 57, 58, *428*
Semerau-Siemianowski 274
Semon 245, *428*
Senator 271
Sergent u. Kourilsky 183
Seutter, G. v. 156, *428*
Sèze, S. de, u. S.-H. Jurmand 86, *428*
Sharp s. Clark *393*
Sheldon 15
— s. Poynton 123, *422*
Sheppard 176, *428*
Sherman, E. D. 246, *428*
Shir, M. M. 358, *428*
Shlevin, E. L. s. Pedowitz, P. 358, *421*
Short u. Johnson 346
— s. Walker 346
Sido, O. H. 301, 302, 304, 305, 308, *428*
Siebeck, R. 34, 88, 183, 234, 247, 277, 330, 358, *428*
Siebert, A. 30, *428*
Siede, W. 49, *428*
Siedeck, H., u. R. Wagner 232, *428*
Siedhoff, W. 153, *428*
Siegel, W. 349, *428*
Siegert 156, *428*
—, F. 87, *428*
Sieglbauer 26
Siegmund, H. 1, 6, 10, 22, *428*
Siegrist 306
Siemens, W. 119, 135, 136, *428*
Siemerling, E. 53, 92, *428*
Sigaud 118
Sigerist, H. E. 2, 11, 255, *429*
Simmel, G. 16, 22, 23, 30, *429*
—, H. *429*
Simmert, H.-U. 351, *429*
Simmonds, F. A. H. s. Stewart, G. J. 233, *430*
Simons 86, 124, *429*
— s. Taylor, E. 236, *431*
Simonsen, M. 127, *429*
Sinai, G. s. Schotter, H. 224, *427*
Sinner s. Constam 371, *393*
Sjöstrand 324
Sjövall, B. 274, *429*
Skalweit, W. *429*
Slater, El. *429*
Slauck, A. 118, 286, *429*
Slentz, L. A. 237, *429*
Smith u. Colvin 183, *429*
— u. Cottermann 46, *429*
Snaith, L. s. Szekely, P. 236, *431*
Snow 287, *429*
Snyder, L. H. 26, *429*
Sombart, W. *429*
Sommer, W. 30
Somogyi u. Angyal 179, 190
Sonnenberg, K. 47, *429*
Sonntag 78
Spang u. Gabele 327
—, K. 28, 89, *429*
— u. C. Korth 84, 88, 93, 132, 183, 338, 351, 365, *429*
Spatz 125, 283
Specht 43, *429*
Speransky 135, 347
Spider 119
Spieler, Fr. 223, *429*
Spielmeyer, W. 124, 178, 189, 283, *429*
Spiller *429*
Spinoza, B. *429*
Spitzer 187
Spreng, A. 238, *429*
Staden 271
Staehelin, J. E. *429*
—, R. 47, 50, 88, 100, 119, 128, 180, 218, 222, 223, 270, 340, 344, *429*
Staehler, W. 119, *429*
Staemmler, M. 132, 141, *429*
Stäubli 35, *429*
—, C. 182, *429*
Stahl 3
Standenath, F. *429*
Stanojevič, L. 185, *429*
Stanton, E. F. *429*
Starck 275, *429*
— s. Hirsch 237, *405*
Starkenstein, E. *430*
Starlinger, F., u. O. v. Frisch 88, 97, 131, *430*
Staub 26
Stauder, K. H. 53, *430*
Staudinger s. Pfeffer 58
Stearns, F. R. 334, 335, 336, *430*
Steck, H. 186, *430*
Stefan, H. 155, *430*
Steffens, Henr. 24, 265, *430*
Stegmann, H. s. Krauss, H. 361, *411*
Stein s. Hahn 87
Steiner, G. 53
Steinitz, E. s. Lichtwitz, L. *414*
Steinthal u. Nagel 41, *430*
Stelzner, Fr. 276, *430*
Stengel s. Hoff 282, *405*
Stenstam 155, *430*
Stenvers, H. W. *430*
Stephan, E. s. Abicht, J. 238, *386*
Stepp, W. 41, 100, 126, 132, 269, 292, *430*
Stern, C. 128, 234, *430*
—, F. 125, 141, 179, 285, 306, 312, *430*
—, R. 91, 92, 155, 218, 248, *430*
—, William 4, *430*
Sternberg, Maxim. 151, *430*
Stertz *430*
Stevenson, A. C. 274, *430*
—, C. S. s. Priddle, H. D. 236, *422*
Stewart s. Taylor, E. 236, *431*
—, G. J., u. F. A. H. Simmonds 233, *430*
Stich s. Borchardt 333
— s. Garrè 182, 269, *399*
Sticsa, O. s. Bellavistis, C. *388*
Sticker, G. 122, 187, *430*
Stidl *430*
Stiefler, G. 28, 282, *430*
Stier, E. 101, *430*
Stiller, B. 15, 70, *430*
Stockinger, W. 254, 372, *430*
Stodtmeister, R., u. M. Weber 237, *430*
Stoeckel, W. 102, 237, *430*
Stöckl, E. 235, 358, 361, *430*
Störch 35
Stören 125
Stoerk, B. 12, 232, *430*
Stoermer 265
Störring, K. s. Curtius, F. 33, 34, 46, 290, *394*
Stokvis, B. 71, *430*
Stolte 93
Storch, A. 86, *430*
Storck 33, *430*
Storm van Leeuwen, W. 128, 190, *430*
Sträussler, E. s. Gerstmann, J. 125, *400*
Strandgaard 121, 324
Stransky, E. *430*
Strasburger, J. 87, 101, 130, 184, *430*

Straub u. Schaare 233, *431*
—, H. 48, 52, 89, 94, 118, 270, *431*
Strauch, F. W. 296, *431*
Straus, E. 12, 13, 85, 124, 245, 253, 264, *431*
Strauss, H. 115, 225, 382, *431*
Strehlow 338
Streicher, O. 187, *431*
Strempel, R. s. Curtius, F. 181, *394*
Stricker, E. u. Mitarb. 34
Strieck, F. *431*
Strindberg 86
Stroebe, F. 224, 231, *431*
Strohmeyer 214
Strother, W. K. s. Newson, A. A. 237, 357, *419*
Strümpell, A. 35, 87, 117
Strughold s. Ruff 46, *425*
Struppler, V. s. Stuhlfauth, K. 57, *431*
Stubbe, H. 46, 49, *431*
Stuck, K., u. H. Hosemann 237, *431*
Stücke, K. 329
Stühmer, A. 28, 130, 351, *431*
Stüper, P. 234, 357, *431*
Stürmer, K., u. G. Peters 359, *431*
Stuhlfauth, K., u. V. Struppler 57, *431*
Stumme s. Erdheim 91, *397*
Stumpfl, F. 16, 27, 244, 248, *431*
Sturm 347
Sudhoff, K. s. Meyer-Steinegg, Th. *417*
Suic s. Karminski 357
Sulzer, H. 224, *431*
Surmann, E. 158, *431*
Suter, F. 26, 119, *431*
Sutermeister, H. M. 18, *431*
Swift *431*
Switzer, P. K. s. Fouché, H. H. 238, *398*
Sydenham, Th. 2, 285, *431*
Sylla, A. 39, *431*
Székács, S. 182, *431*
Szekely, P., u. L. Snaith 236, *431*
Szemzö, G. 182, *431*
Szerzo 246
Szontagh, F. v. 33, 38, 40, *431*

Tabler, I. W. s. Newson, A. A. 237, 357, *419*
Taga 189, *431*
Taipale 232, 238, *431*
Tandler, 11
Targowla s. Lwoff 85, 124, *415*
Tarnowsky 37
Taterka 26, *431*
—, H. s. A. Lewin 173, *413*
Taylor, E., Stewart, Simons u. Jack 236, *431*
—, H. C. *431*
Telford, E. D., M. B. MacCann u. D. M. McCormack 41, *431*
Tellenbach, H. 308, *431*
Temkin, O. 2, 3, 29, 381, *431*
Tendeloo, N. Ph. 11, 34, 42, 45, 62, 64, 66, 186, *432*
Terbrüggen 303, 304, *432*
Tezner, O. 130, *432*
Thaddea, S., u. K. Auersbach 51, *432*
Thannhauser, S. 269
Thauer 104
Thaysen 87
Thedering, F. 354, *432*
Thévenard, A. s. Lechelle, P. 155, *412*
Thiele 7, 15, 16, 86, 153, 179, *432*
—, R. *432*
Thielemann 133, 176
Thielen *432*
Thiem 77
Thies *432*
Thiesen, M. *432*
Thoma, R. 47, *432*
Thomas, E. W. s. Cole N. N. 359, *393*
Thompson, R. H. S., u. D. Watson 231, *432*
Thukydides 2
Tiling, E. 68, *432*
Timmermann, F. D. 118, *432*
Timoféeff-Ressowsky, N. W. 46
Tischendorf, W., u. F. Legrand 233, *432*
— s. Schoen, R. 51, 101, 208, 231, 232, *427*
Tixier 239
Tobias, E. s. Mendel, K. 45, *417*
Toby s. Rackeman 50
Tönnies 167
Töpfer, H. 2, 31, 81, 222
Töwe, A. L. s. Curtius 271
Tomka, 222, *432*
Tomson, G. 188, *432*
Tränkle, W. s. Bohm, K. 31, 222, 224, 226, 288, 289, 333, 334, *390*
Tramer 89, *432*
Tramm, K. A. *432*
Trapl 239
Traube, L. 19
Trendelenburg, W. *432*
Trénel, M., u. M. Prieur 181, *432*
Trevan 348, *432*
Troisier u. Dubois 238, *432*
Troll, W. *432*
Trousseau 151, 285, *432*
Tscherning, R. 70, *432*
Tuch 223, *432*
Tuczek 275
Türk 84, *432*
Turban 121, 324, *432*
Turner, H. M. 233, *432*
Tyhurst 256, *432*

Uebermuth, H. 126, 237, *432*
Uexküll, Th. v. s. Ley, H. 297, *413*
Uehlinger, E. s. Schinz, H. R. 128, 328, *426*
Uffenheimer, A. s. Frik, P. 156, *399*
Uhlemann, H.-J. *432*
Uhlenbruck 224, 330
Uhlenhuth 44, 134, *432*
Uhthoff 286
Uiberrak, K. s. Decaneas, D. 351, *395*
Ullmann, H. 335, *432*
— s. Leschke, E. 275, *413*
Ullrich, O. 39, 273, *432*
Umber, F. 49, 117, 120, 183, 194, 236, 238, 254, 275, 352, 371, 372, *432*
— u. M. Rosenberg 102, *432*
Undritz, E. *432*
Ungley 102, *433*
Unseld 301, 302
Urechia, C. I., u. P. Goldemberg *433*
Utchida 307
Ulrich s. Kartagener 121, 122, *408*

Vannotti 155, *433*
Vaternahm, Th. 152, *433*
Veiel, E. 151, *433*
—, K. 276, 355, *433*
Veraguth, O. 53, 301, 303, *433*
Veran, P. s. Sainton, P. 155, *425*

Verschuer, O. v. 15, 121, *433*
— s. Diehl, K. 62, 234, *395*
Verworn, M. 63
Vetlesen 275
Villinger, W. 124, *433*
Vinar, J. s. Henne, K. *404*
Virchow, H. *433*
—, R. 6, 14, 17, 18, 24, 32, 43, 84, 126, 297, 345, *433*
Voegeli 251, *433*
Völsch, M. *433*
Vogl s. Bauer, J. 186, *388*
— s. Bernatzik 101, *389*
Vogt, Cécile u. Oskar 94, 123, 125, *433*
—, E. 238, 346, *433*
—, H. 6, 232, 270, *433*
—, O. 83, 135
—, Oskar s. Vogt, Cécile 94, 123, 125, *433*
Vohwinkel s. Linser 43, *414*
Voigt, W. 225, *433*
Voionmaa 89, *433*
Volhard, F. 20, 52, 60, 89, 187, 270, 278, 331, 337, *433*
Vorkastner *433*
Voss u. Meyer 89, *433*
—, Gg. 25, *433*

Waardenburg, P. J. 121, *433*
Wachholder, K. 22, 26, *433*
Wagner, E. 9, 17, 130, 132, 133, *433*
—, G. A. 42, *433*
—, Maria 249, *433*
—, R. s. Nobel, E. 15, *419*
— s. Siedeck, H. 232, *428*
—, W. 16, 272, 273, 275, *433*
—, Wo. *433*
Wagner-Jauregg, J. v. 50, 72, 157, 183, 187, 190, 225, 358, *433*
Waldenström 288
Walker, Short, Dublin u. Marks 346
Walko, K. 218, *433*
Wallenberg, M. s. Curtius, F. 2, 43, 81, 222, 290, 339, *394*
Waller 154
Walthard, M. 69, 85, 132, *433*
Walther, F. 43, *433*
—, G. 268, *433*
Walz 129
Wamoscher 21, *433*
Wanke, R. 166, 167, 237, *433*
Ward, E. s. Mussey, R. C. 238, *418*
Warren, H. A., u. J. Chornyak 184, *433*
Wartenberg, R. 34, 41, 104, 271, 296, 307, *434*
Wassermann, M. 118, *434*
Waterhouse 132
Watson 54
—, D. s. Thompson, R. H. S. 231, *432*
Weber s. Kennedy 126, *409*
—, H. 35, 187, *434*
—, M. s. Stodtmeister, E. 237, *430*
Webster 221
Wedler, W. 132, 289
Weese, K. *434*
Wegener 224
Weichardt, H. 47, *434*
Weinberg *434*
Weinschenk, C. *434*
Weischer 221
Weise, G. 307, *434*
Weiss, E. 87, *434*
— u. A. S. English 36, 68, 249, *434*
—, O. Sp. English, H. K. Fischer, M. Kleinbart u. J. Zatuchni *434*
—, Edw. *434*
—, F. H. 121, *434*
Weitbrecht 8
Weitz, W. 122, 131, 134, 135, 136, 235, 269, 357, 361, *434*
Weitzmann, G. 371, *434*
Weizsäcker, V. v. 4, 7, 8, 9, 14, 17, 18, 27, 29, 31, 36, 71, 125, 214, 218, 249, 253, 256, 261, 282, 383, *434*
Wels, W. s. Haring, W. 189, *403*
Welte, E. 348, *434*
Wenckebach 92, 102, 123, *434*
Wendlberger 190
Werassejew, W. 293, *434*
Werdenberg, E. 276, *434*
Werner, M. 68, 89, 103, 118, *434*
—, Tr. 67, *434*
Wernicke, C. 272, 273, 285
Wertheim s. Königstein 129, 180, 186, *410*
Wertheimer s. Bonnet 48, *391*
Westenhöfer 27, 45, 63, 116, *434*
Westhues s. Schmieden 126, *426*
Westphal, A. 124
—, K. 68, 87, 271, *434*
Wethmar 190
Wexberg, E. 61, 102, 159, 239, 255, *434*
Weyer, F., u. F. Zumpt 44, *435*
Wezler, K. 104, *435*
White, P. 234, 359, 361, *435*
Whitty, C. W. M. s. Blau, J. N. 105, *390*
Wichmann 297
Wichura 54
Widal 270
Wieck, H. 70, *435*
— s. Scheid, W. 219, 292, *425*
Wieland, E. 39, 82, 94, 132, 135, *435*
Wiersma s. Heymans 86, *404*
Wiese, O. 53, 58, 121
Wiesel, J. 28, 85, *435*
Wieser, O. *435*
Wieting 88, *435*
Wilbrand u. Saenger 130
Wilckhaus, J. s. Curtius, F. 31, 37, 43, 288, *394*
Wildbolz, H. 269, *435*
Wilde u. Hitzelberger 288, *435*
—, W. 17, 302, *435*
Wilder s. Joachimovits 357, *407*
—, J. 68, 69, 71, 89, 104, 245, 255, 275, 287, *435*
Wildermuth 214
Wilhelmy u. König 272, *435*
Wille, M. 220, *435*
Willebrandt, v., u. Jürgens 103, 188, *435*
William 221
Williams 35, 236, *435*
—, J. A. 237, *435*
—, J. T. 231, *435*
—, R. J. 26, *435*
Wilmanns, K. 225, 272, *435*
—, R. 256, *435*
Wilson 282, 307, *435*
Wimmer 272, *435*
Windelband, W. 8, 63, 66, *435*
Winkler, A. 128, *435*
—, H. 69, *435*
—, M. s. Kauffmann, Fr. 185, *408*
—, W. *435*

Winter s. Pankow 233, *420*
—, H. 333, 334, 335, 336, 337, 338, 339, 341, 343, *435*
Wintrich 35
Wirth, E. 126, *435*
Wirtz s. Sarre 189
Wiskott 271, *435*
Wissing 128
Wittels, Fr. 276, 279, *435*
Wittkower 35, 104, *435*
Wohlwill, Fr. 60, 124, 189, *435*
Wolarsky, W. s. Felsen, J. 237, *397*
Wolf 357
Wolfensberger 100, *435*
Wolff, J. R., u. L. R. Limarzi 232, *435*
—, K. 132, *435*
Wollenberg s. Hoffa 275, *405*
Wolpaw 121, *435*
Wood 156
Worm, M. 91, 359, *435*
Wortmann, R. F. s. Davis, M. E. 358, *394*
Wright u. Mitarb. 232
Wrzodek, A. 222, 225, 289, *435*
Wüllenweber, G. 31, *435*
Wuhrmann, F., u. Ch. Wunderly 190, *435*
Wulf 120, *435*
—, A. de, u. L. van Bogaert 125, *435*
—, Hans *436*
Wullstein, H. 239, *436*
Wunderlich, C. 1, 3, 7, 8, 11, 17, 31, 117, 155, 216, 217, 293, 347, *436*
Wunderly, Ch. s. Wuhrmann, F. 190, *435*
Wundt, W. 63, 66, *436*
Wyss, D. 36, 247, 249, *436*
Wyssokowitsch 132

Yaskin, J. C. *436*
Young, D. C. s. Priddle, H. D. 236, *422*

Zander 232
Zangemeister 232, 270, *436*
Zangger *436*
Zatuchni, J. s. Weiss, E. *434*
Zehner, K. 352, *436*
Zeiss, E. 118
Zeller, W. 26, 28, 346, *436*
Zellweger, H. 102, *436*
— u. W. H. Adolph 231, *436*
Zenker 131, *436*
Ziehen, Th. 1, 31, 44, 46, 59, 182, 273, *436*
Zieman 102, *436*
Ziembicki 57, *436*
Zilliacus, H. 234, *436*
Zimmermann, W. *436*
Zimmermann-Meinzingen, O. v. 183, 188, *436*
Zippel, L. *436*
Zollinger s. Kistler 308, *409*
—, F. *436*
Zondek, H. 89, 123, 132, 133, *436*
Zucker, K. 289, *436*
Zukschwerdt, L., u. Dollé 237, *436*
Zumpt, F. s. Weyer, F. 44, *435*
Zurukzoglu, St. 28, *436*
Zweig 221, *436*

Sachverzeichnis

Die *kursiv* gesetzten Seitenzahlen bezeichnen den Ort der ausführlichen Darstellung.

Abiotrophie 117
Ablatio retinae, Kausalanalyse 306
Abstrahieren 1, 12, 15, 16, 17, 18, 19, 29, 150
Abwehreinrichtungen (Infektionen) 40
Adäquanztheorie 64, 66
Adaptationssyndrom 58
Addisonsche Krankheit, Fehldiagnose 177
Äquivalenztheorie 64
Ätiologie, eigentliche Wortbedeutung 248
Ätiologisches Denken 38
Ätiologische Krankheitseinteilung 278, 284
— Kurzschlüsse 33, 38
„Ätiologische Therapie" 38
Affinitäten von Krankheiten 153
Agranulocytäre Pneumonie 189
Agranulocytose, Entwicklung des Begriffs 281
Aktivierung von Krankheiten 53, 58, 74, 102, 129/130, 168, 188, 200
Allelomorphismus, multipler 277
Allergische Diathese, Organdisposition 117, 122, 132
— — und Trauma 133
— Krankheiten, Komplikationen 225
Allgemeinerkenntnisse durch Individualpathologie 27, 28
Allgemeines in der Krankheitslehre 16, 66
Allgemeinkonstitution 226
Allgemeinkrankheiten und Organdisposition 132
Allgemeinprognose 337
Alltag, ärztlicher 351
Alter 25, 81, 88, 222, 333
Alternativstandpunkt, ätiologischer 42
Amputierten-Schicksal 256
Anämie, Typenwandel 204
Analgesie, tabische (Pathoplastik) 211, 212
Anamnese, indiv. patholog. Bedeutung 296
Anamnesefälschung 319
Anamnese-Objektivierung 93, 119, 296, 319
Anatomische Forschung 4, 26, 131, 132, 133, 134, 135, 136, 189, 217, 275, 278
Anfälligkeit und Struktur 84, 117, 119, 122, 130/131, 135
„Angeborener Charakter" 245
Angina pectoris 42, 46, 50, 143, 155, 182, 188, 195, 213, 251, 252, 282, 374
Angiopathien und Kästchendiagnostik 271
Angiospastische Diathese 34, 71, 88, 93, 97, 279, 287, 291
„Anlaß" der Krankheit 47, 56, 65, 66, 304
Anstoß 48, 56, 65, 71, 214
„Antagonistische Krankheiten" 155
Anthropologische Medizin 8
Antriebsmangel 263, 264
Appendicitis, Verkennung durch Einheitsregel 158
Appendicitis-Auslösung 55
Apriorische Thesen, Ablehnung 136
Arbeitswille 256, 262f., 264
Areflexie, erbliche 214
Arrhythmieauslösung (Steinkolik) 75
Artdisposition 116
Arten (natürliche) von Krankheiten 278
Arteriosklerose, Fehlannahme von Unfallentstehung 320
—, Pathogenese 290
—, Variabilität 284
Arthritis urica bei klass. Arthritismus 163
Arthritismus 153, 163, 346
Arthropathie, Fehldiagnose 275
—, Organdisposition 126, 129, 145
— (Syringomyelie) und Trauma 328
Arthrotypus, erblicher 224
Arzneiwirkung, individueller Faktor 347
Ascites, komplexe Verursachung 210
Atmungstetanie, neurotische 355
„Atypische Fälle" 15, 18, 104, 180, 184, *268ff.*, 271, 293, 295
Aufbaubetrachtung, zergliedernde 9, 16, 18, 25, 27, 28, 295
Auge, erworbene Organdisposition 131
Ausdrucksbewegung 246
Ausdrucksgemeinschaft von organ. u. funkt. Störungen 282
Auslösung, Fehlannahme 49, 50, 56, 71
—, mechanische (Tumorentwicklung) 76
—, Variokausalität 60
— von Krankheiten 35, 36, 38, 41, *48ff.*, 70, 71, 81, 152, 153, 179, 188, 229
— — Psychosen 51, 57, 60, 179, 200, 201, 204
— — Symptomen 49, 70, 71, 179
— — Syndromen 52
Auslösungsbegriff 49, 58, 66
Auslösungsfaktor, Art 55
Auslösungsfaktoren, individuumspezifische 103
Auslösungskausalität 57
Auslösungsvorgang, Analyse 56, 65, 153
—, Häufigkeit 54
—, Kennzeichen 56, 153
—, morpholog. Substrat 53
—, Vernachlässigung 54, 56, 57
—, Wesen 50, 153
Ausnahmen im Krankheitssystem 16, 293
Ausschlußverhältnis von Krankheiten 155, 156
Ausweitungstendenz, typologische 15
Autoplastisches Krankheitsbild *250f.*, 265, 297
Autoritätsglaube 25, 270, 276, 287, 359
Auxiliation 46

Bahnung von Krankheiten 55
Bakteriämie 130
Bakterienlatenz 48

Bakterienlokalisation, elektive 126
Bakteriozentrische Beurteilung 47, 278
Bandscheiben-Chirurgie 279
Barbitursäurevergiftung bei Psychopathie 199
Basedowsche Krankheit 42, 61, 84, 88, 153, 155, 183, 187, 188, 276, 285, 359, 360, 367, 372, 379
— —, vorgeschädigtes Herz 88
Basedowthymus 16
Bechterewsche Krankheit 45, 129, 153, 155, 236, 257, 285
Begriffsdiagnostik 2, 272
Begutachtung 172, 173, *301ff.*
Bergarbeiternystagmus 50, 52, 58, 87
Berufskrankheit, Fehlannahme 174
Betriebsunfall 89, 143, 312, 313, 315, 328, 329
Bewegungstyp und Erkrankung 85
Biochemismus, individueller 26
Biographische Anamnese 245
Bioklimatische Faktoren 55, 56 58, 61
Bleivergiftung 289
Blick, intuitiver 8
Blutsverwandte, anatomische Untersuchung 84
Bradykardie der Sportsleute 92
Brechneigung, individuelle 209
Bronchialasthma *35*, 49, 50, 57, 68, 71, 85, 87, 93, 117, 157, 183, 214, 242, 252, 315, 352, 356, 369
— und Lungentbc 183, 188
Bronchiektasien, Pneumoniedisposition 129
Bronchitis, Pneumoniedisposition 129
—, präpneumonische 129

Capillarstruktur, organspezifische 134
Caput medusae, individuelle Bedingtheit 86
Cellularpathologie 36
Cerebraler Gelenkrheumatismus 184
Cerebrale Reaktion auf Fieber 111, 113
Charakter und Krankheitsgestaltung 106, 107, 109, 110, 111, 146, 175, 176, 177, 179, 196, 199, 206, 215, 216, *244f.*, 319, 321, 357, 357, 370, 371
Charakterformeln, Kritik 16
Charakterologie 244
Charcotsche Trias 287
„Chlorose ohne Anämie" 279
Chorea minor, Reflexbefunde 214
— —, topische Disposition 124
Circulus vitiosus 87
Cirrhosehäufigkeit bei Alkoholpsychotikern 133
„Commotio cordis", Fragwürdigkeit 329
Commotionssyndrom, Unspezifität 166
Conditio sine qua non 71, 306
Corticalperson 248
Cystenniere, Dispositionsfaktor 119, 127

Darmbrandepidemie 54
Delir, rezidivierendes 109
Denken, ärztliches 1, 3, 4, 23, 277, 279, 302
Denklehre, medizinische 4, 302
Dermatosen und Menstruation 188
—, Polymorphismus 274
Determinationsfaktor 33, 59, 66
Diabetes 65, 67, 75, 86, 90, 99, 102, 117, 119, 120, 142, 153, 155, 156, 157, 164, 165, 171, 178, 180, 185, 188, 190, 194, 195, 196, 219, 226, 234, 243, 254, 261, 370, 373, 375, 378
—, „schwer einstellbarer" 261, 370
— und Thyreotoxikose 372
— — Tuberkulose 90, 153, 180, 190, 192, 194, 225
— — Ulcus 156
Diabetesauslösung durch Herzinfarkt 75
— — Schwangerschaft 234
Diabeteskomplikationen 226, 370
Diabetesprognose und Persönlichkeit 254
Diabetischer Infantilismus 261
Diätetik, Individualisieren 346
Diagnose 19, 93, 150, 157, 158, 161, 181, 182, 184, 246, 270, 271, 272, 273, 274, 275, 277, 279, 285—288, 289, *293ff.*, 309, 310
— und Krankheitskombinationen *157f.*
—, „neue" 293
Diagnostik (objektive), Fragwürdigkeit 279
—, suggestiver Einfluß 279
Diagnostische Einheitsregel 151, 158, 172, 294, 310, 330, 366
— —, Vernachlässigung 378
Diagnostischer Nihilismus 273
Diencephalosen 289
Diphtherie, individuelle Disposition 223
Disposition 40, 44, 47, 54, 60, 62, 65, 66, 67, 82, 87, 88, 90, 91, 97, 101, 280, 305, 306, 327
—, arthritische 126
—, erregerspezifische 219
—, extraneurale 123
—, negative 116
—, organismusbedingte 219
—, regionäre 130
—, topische 123, 125, 141
Dogmatismus 9, 20, 24, 25, 244, 267, 270, 279, *280*, 287, 293, 327, 332, 344, 358, 359
Doppelinfektion, experimentelle 190
Doppelinfektionen 154, 157
Durchblutungsstörungen 88, 271, 274, 282, 327
Durchschnittsbetrachtung 3, 13, 14
Durchschnittsbevölkerung 44
Durchschnittstypus 14, 28
Dysmenorrhoe 69
Dystrophie 151, 152, 155

Einzelbedingungen 22, 309
Einzelheit (allgemeine Bedeutung) 66
Einzelkranker 4, 5, 9, 10, 12, 13, 14, 17, 18, 24, 29, 116, 136, 222, 245, 268, 274, 276, 277, 284, 285, 291, 293, 297, 301, 333, 335, 336, 337, 346, 355, 357, 362, 371
Einzelkrankheit, individueller Charakter 17, 222, 284
Einzelperson, Problem 12
Einzigartigkeit 66
Eklampsie, Disposition 91, 241
Empfindlichkeit des Einzelmenschen 246

Encephalitis 37, 40, 44, 54, 55, 124, 130, 131, 179, 181, 186, 224, 283, 285, 290
Encephalitispsychosen 86, 290
Endocarditis, erbliche Organdisposition 122
Endogene Reinfektion 53
Endokrinopathien, Teilbilder 132
Endothelumstimmung, experimentelle 190
Ens morbi 17, 20
Entfettungskur 346
Entgiftungsvermögen, individuelle Variabilität 203
Entpersonalisierung der Krankheit 20
Entspannungsbehandlung 246, *343*, 349, 352, 356, 360, 366, 367, 374
Entweder/Oder-Denken 40, 42, 247, 272, 309, 325, 327, 355
Entwicklungsphasen und Komplikationen 222
Entwicklungsvariabilität 26
Epilepsie 49, 93, 157, 172, 190, 273, 282, 283, 306
— nach Malariabehandlung 186
Epistaxis bei Heuschnupfen 184
Erbanalyse 12, 13, 14, 86, 88, 89, 91, 92, 93, 100, 101, 102, 111, 120, 121, 122, 152, 160, 161, 162, 170, 172, 179, 180, 186, 187, 198, 200, 201, 214, 220, 223, 245, 262f., 274, 277, *280*, 283, 286, 290, 292, *297*, 307, 310, 320, 323, 332, 368, 373, 379
Erbliche Veranlagung, unspezifische 92
Erblichkeit 68, 69, 86, 89, 100, 101, 102, 103, 105, 111, 116, 117, 118f., 120, 135, 152, 153, 160, 161, 162, 170, 172, 179, 180, 186, 187, 198, 200, 201, 203, 214, 220, 223, 224, 243, 246, 247, 248, 247, 261, 262f., 274, 290, 307, 379
Erbrechen, habituelles 106
Erfrierungen 90
—, Disposition 88
Erlebnisse 245
Erlebnisverarbeitung 245
Ermüdungsgefühl 248
Erreger, Pathospezifität 219, 220, 223, 224, 278
„Erster Krankheitstag" 81
Exklusionstheorie (ROKITANSKY) 155
Exogener Reaktionstyp 43, 82
Experiment und Individuum 10
Experimentalpsychologie und Persönlichkeit 245

Familiäre Idiosymptomatik 100, 120, *186*, 324, 373, 379
Familientypische Symptomgestaltung 82, 100
Fehlbegutachtung 218, 302, 303, 308, 309, 310, 314, 315, 316, 317, 319, 320, 321, 324, 328, 330, 332
Fehldiagnosen bei Krankheitskombinationen 157, 158, 172, 173, 176
Fehlerquellen der Schuldiagnostik 294
Fehlhandlungen, therapeutische 49, 74, 164, 176, 177, 212, 364, 366, 367, 369, 371, 372, 373, 376, 379
Fehloperationen 350
Feldfieber 222, 223, 224
—, Leberschaden 224
—, schwerer Verlauf 203
Feldfiebermeningitis, Häufigkeit 218, 246
Fettsucht und Infektionskrankheiten 220
Fiktionen 15, 267, 268, 293, 336
Fokalinfektion 154, 279
Forscherpersönlichkeit und nosologisches System 270, 276, 287, 359
Fraktionierte Behandlung 354, 361, 362, 372, 374
Frühsymptome (angiosp. Diathese) 290
Funktionelle Pathologie 6, 279

Gallenanfall (initialer) bei Pneumonie 214
Ganzheitsbetrachtung 180
Gastrische Krisen, Disposition 225
Gefäßanordnung, organspezifische 134
Gefäßhypoplasie (einseitige), erbliche 134
Gehirnalter und Rückbildungsfähigkeit 88
Geisteswissenschaft 6
Gelegenheitsursachen 56, 65, 66, 304, 314, 330
Gelenkdysplasie, Dispositionsfaktor 125
Gelenkreaktion nach Typhus-Schutzimpfungen 113
Gen-Pathologie 283
Generalisierung 10, 14, 20, 22, 23, 29, 44, 48, 67, 99, 289, 306, 334, 336, 337, 346, 360, 361
Genetische Symptomatologie *291*
Genius epidemicus 220
Genotyp, Wechselwirkungen 46, 122
Genotypisches Milieu 46, 290
Gesamtkonstitution 11, 81, 121, 221, 226, 339
Geschichte des Individualisierens 2
Geschichtsforschung und Medizin 8, 23
Geschlechtsdisposition 220
Geschwulstentwicklung, posttraumatische 78
Geschwulstklassifikation, Problematik 269
Gesetzeswissenschaft 5, 10, 21, 23, 151, 218
Gewebsdisposition 45, 132
—, erbliche 102, 122
Gewebsimmunität 90, 130
Gewichtsabnahme, altersbedingte 202
Gewichtschwankungen bei Depression 266
Giftempfindlichkeit, individuelle 101
— bei Kachexie 202
Glomerulosklerose, erbliche Disposition 142
Grippeempyem 224
Grippeencephalitis, individuelle Disposition 224
Grippepleuritis, individuelle Disposition 224
Grippepyelitis, individuelle Disposition 224
Grippeverlauf und Alter 222
Grundkrankheit 65, 92, 143, 156, 158, 170, 185, 217, 218, 366
Grundstörung, pathologische 280, 285, 292
Gruppenkonstitution 12, 14
„Gürteltiermenschen" 246
Gutachtliche Diskrepanzen 302

Hämatomyelie, Disposition 307
Hämochromatose 224
Hämolytische Disposition 52
Hämoptoe und prämorbider Zustand 223
Hämorrhagische Diathese, individuumspezifische 205
Hämorrhoidalblutung, cholämische 167

Haftfähigkeit (Gewöhnung) 246
Hauptkrankheit 151
Hauptursache 32, 56, 59, 63, 64, 66, 68, 185, 304, 305, 308, 312, 314
—, Relativität 65, 68, 326
Hauptsymptom, Auslöschung 183
Haut, Organdisposition 146
Heilfieber 157, 187
Heilplan, individueller 346
Heilungsverzögerung 184, *207*
Hepatitis bei Hypoproteinämie 187
Hepatitisauslösung durch Pyelitis 74
Hepatitisverschlechterung bei Perniciosa 205
Hepatopathie, Resistenzminderung 203
Heredodegenerationen und Blutdrüsensystem 164
Herpes, infektiöser 223
Herzblock und Psyche 260
Herzinfarkt 65, 76, 204, 211, 222
— und Psychose 204
—, schmerzloser 211
Herzinfarktauslösung durch Erregung 76
Herzmuskelschaden, unterschwelliger 88
Herzsteckschuß, subjektives Beschwerdebild 265
Herztod nach Gonokokkenvaccine 90
Hilfsursachen der Erkrankung 30, 50, 65, 91, 120, 129, 132, 134, 185, 225, 240
Hirnabsceß, Fehlannahme 175
Hirnarteriosklerose, prämorbider Zustand 179, 201, 202
Hirntrauma 52, 55, 57, 93, 134, 143, 179, 185, 278, 307, 312, 313, 319, 326, 328
Hochdruckformen, Problematik 270
Hochschullehrerpersönlichkeit, Schematisierungstendenz 19
Hochschulunterricht, Erneuerungsbedürftigkeit 9, 10, 18, 19, 20, 25
Hodenektopie, Tumordisposition 127
Hoffmansche Krankheit, Fragwürdigkeit 286
Hypermotilitätsneurose 246
—, prämorbide 85
Hypermotorik, konstitutionelle 246
Hyperpathen *246*, 350
Hyperpathie, erbliche 111
Hypoadrenie, benigne 177
Hypoglykämischer Schock bei Kachexie 202
Hypopathen *246*
Hypoplastische Konstitution 74
Hypoproteinämie und interkurrente Hepatits 188
Hyporeflexie, erbliche 214
Hyposensibilität und Diagnose 246
— bei schwerer Infektion 110
Hypothesenmedizin 24
Hypotrichose, prämorbide 88
Hysterischer Anfall, Regellosigkeit 276

Ich 7
Icterus e graviditate 109
Idealtypus 14, 15, 18, 22, 23, 268
Idiodispositionelle Krankheiten 52
Idiographische Wissenschaften 8
„Idiopathische" Krankheiten 283
Idiosymptomatik, familiäre 100, 120, *186*, 324, 373, 379
Immunität, natürliche 58
Impfmalaria 72
Inaktivitätsatrophie, persönlichkeitsbedingte 262
Incompabilité morbide 151
Individualanalyse im Längsschnitt 99
Individualdiagnose 1, 27, *293f.*, 346
—, Aufgaben 295
—, Vorgehen 295
Individualforschung, Wissenschaftlichkeit 23
Individualgesetze 28, 226, 273
Individualisieren 1, 8, 19, 20, 28, 244, 245, 284, 337, 345, 348, 359, 361, 366
Individualisierende Beurteilung 5, 9, 12, 21, 24, 28, 136
Individualisierender Empiriker 19
Individualität 1, 2, 3, 4, 7, 8, 10, 11, 12, 13, 14, 18, 22, 29, 40, 63, 66, 67, 93, 99, 136, 180, 244, 280, 285, 289, 290, 301, 307, 310
—, begriffliche Erfassung 23
—, Erkenntnisgrundform 23
Individualitätssymptome 290
Individualpathologie 7, 9, 13, 14, 15, 19, 21, 25, 27 29, 31, 67, 85, 90, 94, 99, 136, 217, 222, 226, 232, 234, 235, 240, 244, 247, 273, 285, 288, 291, 296, 297, 301, 302, 309, 346, 351
—, massenstatistische Beurteilung 90, 100
Individualprognose 180, 184, 295, *333f.*
—, Schema 337
Individualreaktion, erbbedingte 100, 273
Individualtherapie 1, 20, 21, 104, 106, 158, 159, 185, 190, *344ff.*
Individualverlauf, Ausklammerung 233
Individuation 14
Individuelle Disposition 6
— Kausalität 23, 273
— Konstitution 13, 273
— Reaktionsweise, physiologische Analyse 103/104
— —, Variokausalität 103
— —, vitale Bedeutung 101
— —, Wechsel 103
— Symptomatik 53, 295
— Todesbedingungen 45
Induktive Methode 29
Industriereklame 279
Infektionskrankheit, Hilfsfaktoren 37, 38, 39, 40, 129, 132, 134, *222f.*, 225
Infektionskrankheiten und Individualität 223—225
Infektionspsychosen 43, 51, 100, 109, 112/113, 179, 198, 199, 200, 201
Initialdelir (Typhus), Prädisposition 199/200
Innerer Körperbau 222
Innere Spannung 264
Insulinresistenz 351, 368
Insulinschock, individueller Verlauf 102
Insulinüberempfindlichkeit
Instinktformeln, angeborene 246
Interferenz von Krankheiten 143, 158, 159, 180, 194, 205, 253, 328, 341, 342, 374
— — Symptomen 158, 195
Intuition und Krankheitsbeurteilung 8, 14
Invalidität, psychische Faktoren 256, 257

Jungarzt, Ratlosigkeit 293

Kältewirkung und Vorschäden 131
Kästchendiagnostik 274, 277, 293
Kardinalsymptome 274, 277, 285, 286
Kastratenhypophyse 84
Kasuistik, Bedeutung 9, 27, 28, 29
Katalysatorwirkung (Auslösung) 56
Katamnestische Forschung 28
Katarrhneigung, Erbdisposition 122
Kausalbetrachtung, philosophische 66
Kausaldenken, diszipliniertes 303
Kausalfrage, sozialmedizinische Bedeutung 301
—, unterschiedliche Gerichtsbeurteilung 301, 304
Kausalität, psychische 67
Kernsymptome (Achsensymptome) 285, 288
„Klassische" Krankheitsbilder 9, 18, 151, 178, 180, 217, 218, 267, 268, 269, 271, 272, 287, 289, 324, 332, 343, 351
— Symptome 287
Klimakterium 49, 59, 81, 85, 102, 379
— und Migräne 62
—, prämorbide Konstitution 85
—, Totenfinger 62
Klimakuren, individueller Faktor 349
Klinisch-genetischer Parallelismus 274
Körperbau (Dispositionsfaktor) 220
—, relative Bedeutungslosigkeit 13, 85, 99, 334
Kohlenoxyd-Vergiftung, Individualität 324
Koincidenz von Krankheiten 154, 162, 179, 227, 374
Kollektives Denken 9, 13, 17, 21, 23, 28, 30
Kombinationsbehandlung 357
Kombinationswirkung 45, 66, 374
Komplexe Krankheitsbilder 158, 159, 170, 173, 174, 180, 181, 187, 199, 205, 243, 269, 271, 277, 280, 284, 294, 309, 310, 327, 331, 374
Komplexität der Krankheit 26, 136, 180, 187, 309, 355, 362
Komplikation 204, *217f.*, 275
Komplikationen, Entstehungsbedingungen 218, 225
—, exogenetische Erklärung 220
—, Individualkonstitution 223, 225
—, individuelle 159, 185, 250, 284
—, — Bedingtheit 222, 225
—, individuumspezifische 226
—, individuumtypische 100, 120
— durch Krankheitskombinationen 228, 230, 341
— und Krankheitsschwere 219
Komplikationsbegriff, Problematik 217
Komplikationsneigung, anlagebedingte 230
—, umweltbedingte 230
Konditionaldenken in der Begutachtung 303, 309
Konditionalismus 23, 45, 47, 48, 57, 63, 244
Konkurrierende Todesursachen 45
Konstellation 9, 25, 42, 43, 45, 46, 59, 60, 61, 62, 64, 65, 66, 67, 73, 78, 89, 152, 153, 170, 178, 186, 226, 230, 250, 305, 312, 325, 333, 343, 351, 352, 357, 361
Konstitution, Definition 11
Konsitutionell präformierte Syndrome *83*, 283
Konstitutionsformeln, Kritik 16
Konstitutionsforschung 11
—, individualbiologische 12, 291
—, typologische 11, 12, 13, 14, 15, 26, 220, 247, 291, 301, 333, 338, 346
Konstitutionsradikale 84
Konstitutionssymptom 281
„Konstitutionstherapie" 345
Konstitutionstyp 11, 12, 13, 15
Konstitutionstypisierung, metaindividuelle 13
Konstitutionsvarianten 269
Konstruktives Denken 9
Kopftrauma bei Hypophysenadenom 166
Kopfverletzungen 41, 166, 186
Korrelationen 49, 57, 67, 151
—, erbbiologische 33, 67, 70, 71, 151, 153, 160, 164, 226
Korrelationspathologie 6, 13
Krampfneigung und Globulinvermehrung 190
Krankengeschichte 2, 7, 8
—, subjektive 252
Krankheit, „die" abstrahierte *1f.*, *11f.*, *14f.*, 293
—, namenlose 18
— und Persönlichkeit *244f.*, 292, 340, 350, 364, 369/70, 371, 373, 375
—, Zusammengesetztheit 187
Krankheiten als Substrat des prämorbiden Zustandes 89
Krankheitsatypie 9, 180
Krankheitsbedingungen 25, 27, 30, 32, 65, 136
Krankheitsbegriff 17, 187, 273, 284
—, erlernter 1
—, individueller 1, 284
Krankheitsbewältigung von Ärzten 256
Krankheitsbilder, geschichtl. Entwicklung 273
—, unnötige 27, *273ff.*, 284
Krankheitsdisposition, typologische 13, 20
Krankheitseinheit, bakteriologische (Fragwürdigkeit) 284
—, echte 276
—, spezifische 267f., *280f.*, 284
—, scheinbare 159, 187, 269
Krankheitseinheiten als Vorstellungen 279
Krankheitserlebnis 7, *244*, 250
—, subjektives 250, 252, 265
Krankheitserzeugung, experimentelle 267
Krankheitsgestaltung 7, 30, 159, 284
—, experimentelle Analyse 267
—, individuelle 67, 133, 136, 143, 159, 185, *250f.*, 284, 291
Krankheitshäufung, individuelle 154
Krankheitsklassen, offizielle 1, 180
Krankheitsklassifikation, kritiklose 269, 276, 279
Krankheitskombinationen 67, *151ff.*, 180, 323, *369ff.*
—, Bestimmungsschema 152
— und Diagnostik 157f.
—, Entstehung 152
—, indifferente 187
— und Krankheitsgestaltung 152, 156, 180, 185, 194—196, 369, 372, 374
— — Pathoplastik 157, 180, 210

Krankheitskombinationen, sozialmedizinische Bedeutung 152, 323
— und Therapie *351*, *353*
— als Therapiefolgen 154
Krankheitslatenz 219, 284
Krankheitslehre, psychiatrische 273
—, Unsicherheiten 267, 276, 280
Krankheitsnamen, ontologisierende 17, 18, 273, 274, 293
Krankheitsnorm 22
Krankheitsprozeß 285
Krankheitssystem, biologisches 280
—, Fragwürdigkeit 267, 268, 269, 276, 277, *279*, *280*, 284
—, unbiologisches 268, 276
Krankheitsschicksal 250, 253, 256
Krankheitsschwere und Symptombildung 219, 292
Krankheitsstadien 284
Krankheitstypus 154, 268
Krankheitsuniformität, angebliche 217, 293
Krankheitsursachen, spezifische 30, 59
Krankheitsvariabilität, angeblich bacillär bedingt 90
Krankheitsvarianten, Übereinteilung 276
Krankheitsverlauf 3, 22, 40, 136, 250, 253, 276, 284
—, „anomaler" 216
—, individuumspezifischer 104
Krankheitswert 250, 330
Krankheitszusammengehörigkeit *273f.*
Krasenpathologie 155
Krebs 25, 44, 48, 153, 155, 156, 168, 170, 189, 247, 253, 256, 377, 379, 381
Krebskranke, jugendliche 127
Kreislauffunktionsstörungen, Fehldeutung 247
Kriminalbiologie 28
Krise der Konstitutionstypologie 13
Krisen (tabische), Fehlannahme 212
Krisenauslösung (Gastroenteritis) 213
Kurbehandlung, unzweckmäßige 249

Labormethoden, didaktische Überschätzung 9
Labyrinth, konstitutionelle Übererregbarkeit 176
Längsschnittbetrachtung 119
Langerhanssche Inseln, Unterwertigkeit 117
Larvierte Pneumonie 179, 185
Latente Bereitschaften 52, 226, 231, 312, 314
Latenz von Erbkrankheiten 52, 189, 284
Lebensalter und Komplikationen 222
Lebercirrhose, Ca-Disposition 131, 146
Lebercoma, psychotische Abwandlung 215, 216
Leberkrebs bei Cirrhose 131, 146
Leberschaden, Reaktivierung 74
Lehrbuchschema 1, 3, 9, 10, 19, 20, 26, 289, 324, 333, 343
Lehrmeinung, herrschende 279
Lehrsystem, medizinisches 9
Leistungsminderung 162, 245, 249, 256, 258
Leitbilder 1, 21
Leitsymptome 289
Leptospirose, anikterische 224
Lipophilie 84
Lippenherpes, hämorrhagischer 205
Locus minoris resistentiae 117, 118, 119, 121, 129, 130, 134, 136, 141, 143, 306, 324
Lokaldisposition 142
Lokalisation, Überschätzung 180, 280
— im ZNS, Individualität 27, 123f.
Lokalisationsfaktor 66, 88, 117, 120, 121, 124, 125, 126, 130, 131, 132, 142, 180, 185, 224, 279, 280, 283, 301
Lokalistische Krankheitsauffassung 4, 5, 279, 280
Luftkörperwechsel 50, 55
Lunatummalacie, Dispositionsfaktor 126
Lungenentfaltbarkeit, Pneumoniedisposition 129
Lungenkrankheiten, erbliche Organdisposition 121
Lungenödem, emotionelle Auslösung 75
Lymphocytose, postinfektiöse 208

Malariatherapie 156
—, individueller Faktor 190
Marasmus senilis als Dispositionsfaktor 202
Masernencephalitis, individuelle Disposition 224
Mastfettsucht bei Antriebsmangel 263
Maximaldosen, Relativität 347
Mechanische Schäden 41, 48, 77/78, 130, 132, 133, 220, 278, 307, 312, 314, 315, 320, 327, 328
Melanosarkom, mechanische Auslösung 78
Ménière-Auslösung durch Zoster 49, 192
Meningismus bei Pneumonie (Vorschaden) 144
Meningitis 40, 124, 130, 141, 153, 155, 199, 218, 276, 278
—, Erbdisposition 124, 141
Menschenbeurteilung, ärztliche 7
Menstruation, individuelle Reaktionsweise 102
Menstruelle Otitis-Sekretion 107
Metaphysik in Medizin bzw. Geschichte 8, 9, 24
Meteorismus hystericus 184
Methode der Individualpathologie 29f.
Migräne 34, 50, 57, 60, 62, 68, 82, 87, 157, 161, 187, 270, 282, 289
—, atypische erbliche 108
Migräneäquivalente, individuelle 103
Migräneformen, familiäre 82
Migräneskotom, Seltenheit 289
Mikrobiologie und Organdisposition 134
Mikroheredodegenerationen 290
Mischfälle 16, 150, 247, 248, 254, 269, 273, 274, 310, 331
Mitursache, wesentliche 79
Mitverursachung 59, 309, 314
Modellfälle 222
Modeströmungen, medizinische 35, 279, 295
Modifikationsfaktoren 190
Monoideismus 15, 23
Mononucleose (hepatitische) bei EZ 220
Morbiditätsstatistik 338
Morbus compositus 26, 30, 150, *151f.*, 156, 159, 170, 173, 174, 184, 185, 331, 354
— nocens 157
— salutarius 156, 182, 216, 343
Morphologische Pathologie 5, 6, 13
Mosaiksyndrom 93, 150, *159*, *175*

Motivation 68
Multiple Sklerose 18, 25, 53 57, 67, 124, 132, 164, 182, 183, 185, 187, 189, 287, 289, 290, 312, 314, 316, 317, 322, 330
— —, posttraumatische 312
Multiple Sklerose-Psychosen 51, 57, 164, 222, 290
Muskeldystrophie, unhaltbare Formen 274
Mutationen, somatische 46
Myelodysplasie-Lehre 290
Myotonische Dystrophie, Diagnostik 286
Myxödem, prämorbide Konstitution 85, 95

Nachkriegsendokarditis, Disposition 327
Nasenbluten bei Infektionskrankheiten 223
—, symptomatisches 184
Natürliche Resistenz 38
Naturexperiment 151
Naturwissenschaft 5, 6, 7, 21, 22, 32
Nebenbedingung 65, 304
„Nebenbefund", individuell wichtiger 101, 375
„Nebenbefunde" 203
—, Überwertung 251
Nebenursache 66, 304, 308, 325
Nephritis 91, 96, 97, 134, 138, 144, 189, 241, 270, 292, 331
—, hypogenetische 118, 134
Nephritisschub, Reaktivierung 73, 89, 144
Nephrolithiasis, Recidivieren in der Schwangerschaft 109
Nervenkrankheiten (exogene), Organdisposition 123f.
„Neue" Krankheit 181, 268, *274*, 284, 286
Neukombinationen 156
Neuralgische Charakterveränderung 255
Neurofibromatose, Variabilität 284
Neuropathie, prämorbide 85, 184
Neuropathische Konstitution 123, 198, 199, 202, 209, 214, 225, 307, 316, 317, 373
Neurophysiologisches Verhalten, Individualität 104
Neurosedisposition 249
Neurotiker 69, 89, 244, 245, 246, 248, 249, 253, 255, 273

Niere, spezifische Erbdisposition 119
Nierenfehlbildungen als Dispositionsfaktor 118
Nomothetische Wissenschaften 22
Norm 12, 14, 26
„Normale" Disposition von Versuchstieren 39
Normalmaße, Fragwürdigkeit 26
Normativer Gesichtspunkt 135
Normung, Normierung 3, 5, 21
Nosographie, schematisierende 18, *267 f.*
Nosologie, individualpathologische 273
Nosologisches System 267
Nosologismus 279
Nystagmus bei Tabes 184

„Objektiver Befund" 218
Objektive Diagnostik, Fehlerquellen 296
Objektivität 7
Ödembildung, individuelle Faktoren 105
Ödementstehung, komplexe Verursachung 210
Oesophagusspasmus als Präcancerose 146
Oesophagus-Tbc 129
Ontologischer Krankheitsbegriff 2, 17, 32, 81, 217, 273, 277, 280, 281, 283, 284, 336, 345
Operationsbereitschaft 254
Operationsfurcht 253
Orchitisauslösung durch Cholecystitis 165
Ordnungsbestrebungen 1, 10, 29
Organbeschaffenheit, ursprüngliche 84
Organdisposition 48, 52, 68, 89, *115 f.*, 152, 225, 226, 306, 332
— und allergische Diathese 117, 122, 225
—, erbliche *118 f.*, 165, 226
—, erworbene *128 f.*, 170
— und Komplikationen 226
—, morphologisches Substrat 134
—, physiologische 116
—, Summationswirkungen 133
Organdispositionshypothesen, unwahrscheinliche 117/118
Organdispositionslehre, Kritik 135
Organempfindlichkeit, spezifische 133, 134

Organempfindlichkeit und vegetativer Tonus 133
Organismus 4, 284, 291, 297
— und Krankheitsentstehung 220
Organpathologie 4, 5, 6, 280
Organwahl, erbliche 121
— bei Infektionskrankheiten 120
Osteochondropathien als Anlagestörung 126
Osteogenesis imperfecta, Sarkomdisposition 142
Otitis media, Erbdisposition 223
Otogene Neurasthenie 176
Ovariprive Gelenkerkrankungen 65

Paarigkeit (des Auges) und Organdispositionslehre 131
Pandiathese 12
Parallergische Reaktion 59, 61
Paralyse, Fehldiagnose 93
—, posttraumatische 130
— und prämorbider Zustand 85, 130, 179
Parkinsonismus, Verschwinden (Fieber) 211
Partialkausalität 308, 315, 317, 326, 327
Partialkonstitutionen 11
Pathognomonische Symptome 185, 286—288, 294
Pathoklise 83, 123, 125, 135
Pathologie, allgemeine 5, 6, 24
—, einseitige Bestimmung 6
Pathologischer Rausch 97
Pathomorphose 327
Pathophysiologie 3, 6, 7, 18, 39, 104, 291, 346
Pathoplastik 144, 151, 157, 162, 170, *178 f.*, 240, 255, 272, 275
—, anatomische Befunde 189
—, System 179
Pathoplastische Faktoren (psychisch) 179
— — (somatisch) 180
Periarthritis destruens, Unhaltbarkeit 275
Persönlichkeit 7, 11, 16, *244 ff.*, 292
— des Arztes 254
— und Krankheit *244 f.*, 256, 292, 344
— — Krankheitsschicksal
Persönlichkeitsanalyse, mangelhafte 251, 254
Persönlichkeitskrankheit 244
Persönlichkeitslehre, theoretische Begründung 20

Persönlichkeitsumgestaltung durch Krankheit 254
Persönlichkeitswurzeln 248
Person 4, 7, 12, 20
Personalismus 4
Personallehre 4, 13
Phänomenologie 9
Phänotypen 12
Pharmakologie, individualisierende 348
Philosophie und Medizin 8, 22/23
Phlebektasien d. Locus Kiesselbachii 223
„Photographische" Ähnlichkeit von Krankheitsphasen 100
Physikalische Therapie, Notwendigkeit des Individualisierens 371
Physiologie 6, 15, 24, 26, 48, 56, 103
Physiologische Heilkunde 24
Pigmentierungsstörung, erbliche 203
Pleiotrope Genwirkung 292
Pleuraverwachsungen, Dispositionsfaktor 129, 147
Plurikausalität *32f.*, 35, 36, 38, 39, 44, 64, 89, 185, 307, 308, 342
—, System 64
Plurivalenz von Erregern 278
Pneumokokkenabscesse 47, 130
Pneumonie 2, 39, 50, 51, 81, 90, 129, 130, 133, 142, 143, 144, 154, 157, 171, 179, 183, 185, 187, 188, 211, 214, 216, 217, 219, 271, 322
— (unspezifische) bei Tbc 129
Pneumonie-Delir 222
Poliomyelitis 40, 53, 54, 58, 61
Polyarthritis, halbseitige 185
Polydipsie, „echte" und „unechte" 269
Polymorphie, symptomatologische 285
— des Tabesverlaufs 218
„Postencephalitische Wesensveränderung" 86
Postoperative Alarmreaktion 57
Posttraumatische Epilepsie 307
Präcancerose und erworbene Organdisposition 131
Präncancerosen, erbliche 126
— durch funktionelle Störung 146
Prädispositionsprinzip, kritiklose Anwendung 91/92
Präexistenter Lymphatismus 94
Prämorbide Persönlichkeit 245, 250, 278, 317
Prämorbider Zustand 40, 41, 66, 73, *81ff.*, *94*, 128, 129, 130, 132, 143, 144, 152, 165, 166, 172, 179, 181, 184, 186, 187, 197, 198, 199, 202, 206, 210, 216, 219, 220, 223, 224, 225, 227, 245, 250, 251, 255, 257, 278, 280, 290, 305, 310, 313, 315, 317, 320, 325, 326, 327, 328, 330, 338
— — und Blutdrüsenerkrankungen 84
— — als Dispositionsfaktor 88, 306
— — und Einzelsymptome 86
— — in der Psychiatrie 85, 179, 196
— —, Wesen 83
„Präsklerotiker" 290
Prätraumatischer Zustand 306
Praktische Medizin 4, 5, 7, 18, 20, 25, 180
Pressen der Typen 15, 28
Prognose und Individualität 333f.
—, individuelle 170, 284, *333f.*
Prognoseverschlechterung durch Initialdelir 200
Prognostik (allgemeine), Fragwürdigkeit 335
Prozeßleiden 290
Pseudobulbärparalyse, pathoplastische Färbung 201
Pseudohysterie bei Meningitis 198
Pseudokomplikationen 230
Pseudomyelitis bei Adiesyndrom 176
Pseudoparalyse bei Schwachsinn 176
Pseudoptosis hysterica 112
Pseudotypen, anthropologische 159
Psychische Krankheitsverursachung *67ff.*, 75, 76, 106, 110, 111, 112, 176, 182, 184, 198, *244f.*
— Überlagerung 247
Psychoanalyse 244, 254, 355, 356
Psychogene Entstehung innerer Krankheiten 68, 356
— Störungen, Häufigkeit 244
— Zustandsbilder 67, 112, 176
Psychopathie 68, 89, 93, 106, 110, 176, 181, 188, 198, 199, 206, 215, 230, 242, 245, 249, 250, 257, 264, 272, 309, 317, 320, 330, 350, 369
Psychopathologie, Abgrenzungsschwierigkeiten 272, 275, 277, 280
Psychophysische Beziehungen 4, 7, *67f.*, 355
Psychosenbeeinflussung durch Fieber 183
Psychosomatik 68, 104, 247, 355 bis 357
Psychotherapie, individueller Faktor 349
Pyelitis bei Nierenptose 142

Randsymptome 285, 286
Rassendisposition 116
Rassenpathologie 220
Rationalisierung in der Medizin 7
Reaktionsbereitschaft, genotypische 51, 65
—, präexistente 82, 83, 85
Reaktionslage, Abänderung 190
Reaktionsweise, individuelle 40, 43, 81, 82, 90, *99f.*, 136, 143, 156, 163, 176, 185, 190, 199, 200, 202 bis 204, 209, 215, 223, 224, 226, 227, 270, 278, 284, 307, 344
—, psychische 69, 86, 198/99
Reaktivierung von Krankheiten 89, 97, 129, 143, 166, 204, 224, 226, 234
Realisationsfaktoren 56, 59
Receptieren, individualisierendes 347
Rechenrassen 14
Rechtsschmälerung infolge schematischer Begutachtung 324
Reflektorische Pupillenstarre, Bewertung 286
Reflexbeeinflussung (Fieber) 212
Regelhaftigkeit bei individueller Konstellation 156, 178
Reichsversicherungsamt 152
Reichsversorgungsgesetz 152
Reine Haltungen, tuberkulöse 90
Reinfektion, tuberkulöse 90
Reiznachwirkungen 56
Rentenneurotiker 68, 256, 257, 262, 264, 302, 321
Residuärzustand (postencephalitischer), Dispositionsfaktor 131

Resistenzlosigkeit durch Entmutigung 250
— bei Morphinismus 110
Resistenzminderung 39, 40, 47, 55, 58, 80, 90, 113, 119, 134, 152, 154, 166, 168, 170, 189, 196, 203, 216, 234, 250, 327, 339, 378
Restalbuminurie 251
Rheumabesserung (Hepatitis) 211
„Rheumatismus infectiosus“ 61
Rudimentäre Krankheiten 18, 269, 283, 286, 338

Salivalitis epidemica 217
Salvarsanempfindlichkeit der Polysklerotiker 53
Schablone 16
Scharlach, Individuumtyp 223
— (septischer), Erbdisposition 223
Scharlachangina, rudimentäre 211
Scharlachnephritis, Erbdisposition 223
Scharlachrheumatoid, Disposition 144/145
Scharlachsymptome, banale 223
—, besondere 223
Schematisierung 1, 2, 9, 12 bis 16, 18, 23, 24, 25, 150, 178, 245, 267, 269, 270, 271, 273, 274, 276, 284, 327, 336, 345, 352, 359, 360, 361, 362, 371
—, Ursachen 276
Schick-Reaktion und Krankheitsdisposition 90
Schilddrüsenschwächlinge, prämorbide 85
Schizoidie vor Schizophrenieprozeß 86
Schlankwuchs bei Ulcus 70
Schleimhautschwäche, anlagebedingte 122, 135
Schmerz, individuelle Faktoren 182
Schmerzauslösung durch interkurrente Infekte 72
Schmerzerlebnis, Individualität 26
Schmerzüberempfindlichkeit 246
Schmerzunempfindlichkeit 246
Schnelldiagnose, überindividuelle 285
Schulmedizin 3, 25, 29
Schulsystem (medizinisches), Fragwürdigkeit 280, 284, 287, 293, 294, 295, 337, 372
Schußverletzung, Dispositionsfaktor 130
Schwangerschaft, Eklampsie 60, 242, 359
—, irrtümliche 67
—, komplizierte *231ff.*, *357ff.*
—, labiles Gleichgewicht 232
—, Pathoplastik 240
— als Auslösungsfaktor 240
— — Modellversuch 233
— und Allergosen 237
— — allgemeine Pathologie 239
— — Appendix-Gangrän 183
— — Blutdrüsenerkrankungen 238
— — Blutkrankheiten 237
— — Colitis 237
— — Coronarerkrankungen 236
— — Diabetes *234*, 243, 358, *359*
— — Elektroschock 361
— — entzündliche Baucherkrankungen 237
— — exogener Reaktionstyp 242
— — Hepatitis 43, 63, *109*, 236, 241, 242, 243, 359
— — Herzblock 236
— — Herzleiden *235*, 241, 243, 360, 361
— — Hypertension *235*, 243, 358, 359
— — Individualität 232
— — individuelle Reaktionsweise 101/102
— — Infektionskrankheiten 236, 359
— — Lymphogranulomatose 360
— — Malaria 359
— — Miliar-Tbc 234
— — Mitralklappensprengung 361
— — Myxödem 62
— — Nervenkrankheiten 239
— — Operationen 237, 359, 360, 361, 365
— — paroxysmale Tachykardie 236
— — Perniciosa 51
— — Poliomyelitis 236
— — Sprue 238
— — Tabes 182
— — Thyreotoxikose 188, 238, 359, *360*, 367
— — Tuberkulose 53, *232f.*, 358
— — Tumoren 237, 359
— — Typhus 209
— — Ulcus 237
Schwangerschaftsendocarditis 241, 243
Schwangerschaftshepatitis 43, 63
Schwangerschaftskomplikationen, Notwendigkeit der Frühdiagnose 239
—, Therapie *357 5*
Schwangerschaftsnephropathie 243
Schwangerschaftspurpura 238
Schwangerschaftstoxikose mit Ikterus 241
Schwangerschaftsunterbrechung *358*, 360, 361
Schwangerschaftsveränderungen, physiologische 231
Schwindel 246
Selbstbeobachtung, kritische 251
Selbständigkeit der Krankheitsbilder 268
Sensitivität 182
Sepsis durch Resistenzminderung 203
Serumkrankheit 222, 224, 225
Sigauds Lehre, Kritik 118
Simplifikation 16, 23
„Sinn der Krankheit“ 8
Skeletsystem, erbliche Organdisposition 125
Sonderanlagen, spezifische 82
Sosein 16, 22, 27
Sparsamkeit der Setzungen, Grundsatz 151
Spezielle Pathologie, Relativität 280
„Spezifische“ Krankheitsursachen 283
Spezifitätsfrage (bakteriologische) 39, 65
Spezifitätslehre, psychiatrische 43, 44
Spontanpneumothorax, komplexe Verursachung 315
Spritzenabsceß, vorbereitender Schaden 79
Statistik und Individualpathologie 31, 92, 100, 127, 162, 288, 332, 334, 335, 337, 338
—, ungenügende Anwendung 289, 337
Status dysraphicus 289, 290, 307
— epilepticus bei Di. 157
— varicosus, Dispositionsfaktor 206, 223
Staubbindungsvermögen, individuelle Schwankungen 120
Steinhauerlunge und Tuberkulose 152
Stenokardieauslösung durch Gallenkoliken 188

Stenosewetter 61
Stigma 290
Strahlentherapie, Individualisieren 348
Striäres System, erbliche Organdisposition 125
Strukturanalyse (Aufbaubetrachtung) 9, 16, 18, 25, 27, 28, 30, *31*, 37, 44, 61, 67, 87, 158, 180, 185, 222, 230, 231, 245, 277, 284, 295, 301, 302, 308, 309, 310, 325, 327, 331, 336, 346
Strukturtypus 14
Subileus (typhöser) bei Prädisposition 210
— nach Steinkolik 163, 212
Subjekt in der Medizin 7, 8
Sucht, iatrogene 251
Suchttherapie, individualisierende 366
Sulfonamide, allergische Reaktion 154
Summation von Krankheitsfaktoren 48, 65, 209, 210, 229, 242, 243, 368, 374, 379
Sympathetisches Einfühlen 245
Sympathicuskrisen 208
„Sympathie" von Krankheiten 153
Symptomata essentialia 285
— morbi 289
— reactionis 289
Symptomatologie, genetische 31
„Symptomatische" Krankheiten 283
— Labilität 43
— Psychosen 43, 51, 100, 109, 112/113, *179*, 196, 198, 199, 200, 201, 204, 215, 216, 218, 219, 220
Symptome, erregerspezifische 219
—, individualitätsbedingte 289
—, individualpathologische Beurteilung *285f.*
—, nicht idealtypische *207*
—, nicht obligate 86
—, obligate 285, 287
—, primäre 285, 286
—, prozeßbedingte 289
—, Verschiedenwertigkeit 285—287
Symptomabschwächung 182, 187, 207
Symptomabwandlung, qualitative *184f.*, *207*, *214*
—, quantitative *181f.*, *207*
Symptomenbilder, imaginäre 287
Symptomdurchmischung 168
Symptomfärbung 185, 208, *215*
Symptomfixierung 184
Symptomüberdeckung *207*
Symptomunabhängigkeit 292
Symptomverbindungen, bereitstehende 82
Symptomverstärkung 181, 188, *207*
Symptomwertigkeit, Relativität 287
Syndrome, konstitutionell präformierte *83*, 283
—, überindividuelle 86
Syndromlehre *280f.*
—, histopathologische 283
Syntropie 151, 152, 153
Syringomyelie 164, 208, 213, 328
System, nosologisches 21, 267ff.
—, pathogenetisches 23
Systematik, starre 20, 21, 23, 24, *267ff.*
Systematisierungsbedürfnis 268
Systemdiagnostik 293
Systemkrankheit 196, 217, 226, 271, 274
Syzygiologie 4

Tabakarbeiterlunge und Tuberkulose 152
Tabes 18, 37, 44, 45, 49, 50, 53, 58, 59, 74, 92, 93, 123, 125, 126, 129, 155, 159, 173, 176, 182, 183, 185, 187, 211, 212, 213, 218, 222, 225, 275, 276, 283, 286, 291, 302, 304, 309, 330, 338, 366, 373
— juvenilis 222
— —, Idiosymptomatik 186
—, topische Disposition 123
Tabesarthropathie 220
Tabesverlauf, angebliche Monotonie 218
Tabesverschlimmerung durch Pneumonie 74
Taboparalyse, Entstehungsbedingungen 225
Technisierung des Medizinunterrichts 9
Teilbereitschaft 117
Teilursachen 23, 30, 48, 66, 306f., 309, 325, 326
Temperament 245, 248
— und Krankheit 179
Thanatologie 44
Theoretische Medizin 5, 20
Thoraxanomalien, Pneumoniedisposition 129
Thrombophlebitis, individuelle Disposition 223
Tiefenperson 247, 248, 256
Tiefenpsychologie 244
Tiertumoren, erbliche Organdisposition 128
Tiervariation 21
Tod, Gelegenheitsursache 56, 325
—, gewöhnlicher 67
—, zufälliger 67
— aus natürlicher Ursache 326
— infolge Summationswirkung 170, 194, 195, 243, 309, 314, 325, 327
— und Vorzustand 45, 93, 170, 194, 195, 309
Todesursache 35, 44, 45, 93, 152, 170, 309, 314, 325
Todesursachenstatistik 34
Topische Disposition 123, 125, 141
Topistische Einheit 84
Toxische Gleichung, individuelle 101
Tradition, nosologische 277
Trauma 65, 130, 132, 133, 166, 307
— und Nervenkrankheiten 307
Trigeminusneuralgie und Psyche 255
Tuberkulinreaktion, pathoplastischeb Awandlung 182
—, Reaktivierung 90
Tuberkulose 1, 22, 23, 38, 40, 43, 44, 47, 53, 62, 67, 86, 90, 93, 100, 118, 119, 120, 124, 128, 129, 130, 150, 152, 153, 155, 156, 157, 159, 164, 166, 173, 174, 180, 183, 190, 203, 206, 250, 253, 324, 352
— und Krebs 155
—, pneumonoide Form 180, 192
Tuberkulosekachexie und psychopathische Anorexie 206
Tuberkuloseverkennung, diagnostische 164
Tumorentwicklung (vorzeitige) nach Trauma 166
Typengruppen, riesige 15
Typenpathologie 13, 14
Typenschematismus 16, *55*
„typisch" 14
„Typische" Syndrome 288
Typisiertes Idealbild 9, 150, 158, 178, 180, 181, 184, 191, 217, 268, 271, 287, 336
Typisierung 14, 16
Typhus abdominalis 40, 47, 153, 154, 157, 183, 194, 195, 199, 209, 210, 213, 218, 222, 289, 292, 334
— und Agranulocytose 219

Typhusbronchitis, Disposition 222
Typhuscholecystitis, individuelle Disposition 224
Typhusdelir bei Geschwistern 199
Typhus-Encephalitis, individuelle Disposition 224
Typhusosteomyelitis, individuelle Disposition 224
Typhusprognose bei Fettsucht 195
Typhussterblichkeit 217
Typhus-Thrombophlebitis 223
Typhusüberdeckung durch Cystitisrezidiv 2/3
Typhusverlauf, angebliche Monotonie 218
Typus, Definition 14
—, Seltenheit 13, 150
Typus-Kritik 13, 14f., 150

Überdeckung von Krankheiten usw. 151, 158, 174, 183, 195, 202, 205, *212*, 214, 218, 237, 238
„Übereinteilung" von Geschwülsten 269
Übergang krank/gesund 270
Übergänge von Krankheiten 268, 270, 271, 273, 274, 280, 281, 282
Ulcus 41, 52, 60, 68, 70, 71, 87, 156, 161, 162, 170, 173, 174, 183, 213, 237, 291, 292, 373
Ulcusbeschwerden, Überdeckung 212
Ulcusperforation (schmerzlose), Tabes 183, 212
„Ulcuspersönlichkeit" 70
„Umstand" 66
„Umstände" 65
Unfall, Tumorauslösung 77/78, 307
Unfallaffinität 89, 305, 317
Unfallbedingungen 89, 126, 307
Unfalldisposition bei Postencephalitikern 99
Unfallfolgen und Persönlichkeit 256, 257, 278
Unfallgeschädigtes Gewebe 130, 143
Unfallneurose 68, 257, 278
Unfallversicherung 89, 256
Unicentrische Systeme 24, 295
Unikausalismus 6, 25, 34, 37, 38, 40, 43, 44, 52, 68, 92, 185, 187, 249, 277, 295, 302, 308, 314, 315, 355
Unspezifität von Erregerwirkungen 60, 278
— des Gelenkrheumatismuserregers 60
— mechanischer Einwirkungen 278
Unterkieferkrebs, Lokaldisposition 170
Urämieauslösung durch Fehlverhalten 74
Ursache, Fehlannahme 69, 70, 72
— im Rechtssinne 66, 308, 309
—, unwesentliche 72
—, wesentliche 72
— im engsten Sinne 56, 65
Ursachenbegriff, Fehlanwendung 185
—, philosophischer 63, 64
Ursachenbündel, Komplexität 60, 62, 308, 309
Ursachenkomplex 38, 146, 308
Ursachenkonstellation, individuelle 65, 66, 146, 306, 308
Ursachenlehre, eingleisige 41, 45, 185
—, sozialmedizinische 305, 308
Ursachewirkungsverhältnis, Umkehrung 85, 87

Vaccine-Encephalitis, individuelle Disposition 224
Variabilität 1, 2, 7, 10, 12, 14, 15, 16, 17, 19, 22, 26, 31, 62, 63, 103, 104, 203
—, ungenügende Einschätzung 106
Variokausalität 56, *59*, 66, 103, 224
— beim Auslösungsvorgang 60, 103
Vasomotorenapparat (Erbpathologie) 290
Vegetativ-endokrines Syndrom 69, 177, 208, *274*, 297, 318, 366
Vegetative Symptome, prämorbide Bedingtheit 87
Verallgemeinerung 2, 3, 10, 12, 16, 17, 19, 22, 25, 44, 136, 150, 178, 217, 284, 336, 371
Veranlagung, überragende Bedeutung 88
Vereinfachung, irreführende 270
Vergewaltigung, typologische 17, 24
Verlaufsbeurteilung 28
Versehrte, Schicksalsbewältigung 256
Vertrauensärztliche Beurteilung von Doppelkrankheiten 152
Viersäftelehre 24
Virchowsche Drüse, diagnostische Geringwertigkeit 287
Vitalität 248
Vorbereitende Schäden 54, 55, 59, 79
Vorhofflattern nach Thyreoidin 365
Vorkrankheiten 220
— und Infektionsentstehung 90
Vorzustand und Unfall 89

Wabenlunge, Dispositionsfaktor 171
Waldenström-Syndrom 288
Wechselwirkung von Krankheiten 52, 90, 97, 98, 143, 144, 154, 166, 168, 170, 176, 180, 188, 190, 194, 195, 196, 203, 204, 205, 206, 208, 209, 210, 211, 212, 213, 214, 215, 216, 217, 291
Wertskala der Krankheitsursachen 30, 64
Widerstandskraft, örtliche 132
Wille und Krankheitsbewältigung 256
Wirbelsäulennorm, Fragwürdigkeit 14, 15
Wirklichkeitsentfremdung, schematisierende 28
Wirkung und Gegenwirkung 56
Wirkungen, Summation 62
Wundheilungsverzögerung bei Syringomyelie 213

Zauberbergatmosphäre 254, 350, 364
Zellmißbildung, Tumordisposition 126
Zergliederung 30
Zufall 22, 23, 31, 45, *66*, 154, 156, 161, 179, 224, 230, 233, 234, 280, 304, 333, 351, 362
Zusammenwirken der Ursachenfaktoren 37, 38, 40, 41, 42, 43, 46, 47
Zusatzfaktoren 151, 309, 338
—, Auswechselbarkeit 59, 60
Zusatzsymptome, individuelle 286
Zustandsbilder 3
Zweite Krankheit 152, 153, 229
Zweitkrankheiten 152, 153, 156
Zwillingspathologie 41, 107, 121, 124, 225, 234, 250, 290, 306
Zwischenglieder, pathogenetische 154